HANDBUCH DER HAUT- UND GESCHLECHTSKRANKHEITEN

BEARBEITET VON

A. ALEXANDER · G. ALEXANDER† · J. ALMKVIST · K. ALTMANN · L. ARZT · J. BARNEWITZ
S. C. BECK † · C. BENDA† · FR. BERING · H. BIBERSTEIN · K. BIERBAUM · G. BIRNBAUM
A. BITTORF · B. BLOCH † · FR. BLUMENTHAL · H. BOAS · H. BOEMINGHAUS · R. BRANDT · F. BREINL
C. BRUCK · C. BRUHNS · ST. R. BRÜNAUER · A. BUSCHKE · F. CALLOMON · E. DELBANCO
F. DIETEL · O. DITTRICH · J. DÖRFFEL · S. EHRMANN † · C. EVELBAUER · O. FEHR · J. v. FICK †
E. FINGER · H. FISCHER · F. FISCHL · P. FRANGENHEIM† · R. FRANZ · W. FREI · W. FREUDENTHAL
M. v. FREY† · R. FRÜHWALD · D. FUCHS · H. FUHS · F. FÜLLEBORN · E. GALEWSKY · O. GANS
A. GIGON · E. GLANZMANN · H. GOTTRON · A. GROENOUW · K. GRÖN · K. GRÜNBERG† · O. GRÜTZ
H. GUHRAUER · J. GUSZMANN · E. GUTTMANN · R. HABERMANN · L. HALBERSTAEDTER
F. HAMMER · L. HAUCK · H. HAUSTEIN · H. HECHT · J. HELLER† · G. HERXHEIMER
K. HERXHEIMER · W. HEUCK · W. HILGERS · R. HIRSCHFELD · C. HOCHSINGER · H. HOEPKE
C. A. HOFFMNAN · E. HOFFMANN · H. HOFFMANN · V. HOFFMANN · E. HOFMANN
J. IGERSHEIMER · F. JACOBI · F. JACOBSOHN · H. JACOBY · J. JADASSOHN · W. JADASSOHN
F. JAHNEL · A. JESIONEK · M. JESSNER · S. JESSNER † · A. JOSEPH · F. JULIUSBERG · V. KAFKA
C. KAISERLING · E. KAUFMANN · PH. KELLER · W. KERL · O. KIESS · L. KLEEBERG · W. KLESTADT
V. KLINGMÜLLER · FR. KOGOJ · A. KOLLMANN · H. KÖNIGSTEIN · P. KRANZ · A. KRAUS†
C. KREIBICH† · O. KREN · L. KUMER · E. KUZNITZKY · M. LANG · E. LANGER · R. LEDERMANN
C. LEINER † · F. LESSER · A. LIECHTI · A. LIEVEN · P. LINSER · B. LIPSCHÜTZ† · H. LÖHE
S. LOMHOLT · W. LUTZ · A. v. MALLINCKRODT-HAUPT · P. MANTEUFEL · H. MARTIN
E. MARTINI · R. MATZENAUER† · R. L. MAYER · M. MAYER · J. K. MAYR · E. MEIROWSKY
L. MERK† · H. MICHAEL · G. MIESCHER · C. MONCORPS · H. MORAWETZ† · A. MORGENSTERN
F. MRAS · V. MUCHA† · ERICH MÜLLER · HUGO MÜLLER · RUDOLF MÜLLER · P. MULZER
E. G. NAUCK · O. NAEGELI · G. NOBL · M. OPPENHEIM · K. ORZECHOWSKI · E. PASCHEN
B. PEISER · A. PERUTZ · E. PICK · W. PICK † · F. PINKUS · H. v. PLANNER † · K. PLATZER
F. PLAUT · A. POEHLMANN · J. POHL · R. POLLAND · C. POSNER† · H. L. POSNER
L. PULVERMACHER† · H. REIN · P. RICHTER · E. RIECKE · G. RIEHL · H. RIETSCHEL
H. DA ROCHA LIMA · K. ROSCHER · O. ROSENTHAL · R. ROSNER · G. A. ROST · ST. ROTHMAN
A. RUETE · E. SAALFELD † · U. SAALFELD · H. SACHS · O. SACHS † · W. SACK · F. SCHAAF
G. SCHERBER · H. SCHLESINGER · E. SCHMIDT · S. SCHOENHOF · W. SCHOLTZ · W. SCHÖNFELD
H. TH. SCHREUS · R. SIEBECK · C. SIEBERT · H. W. SIEMENS · B. SKLAREK · G. SOBERNHEIM
W. SPALTEHOLZ · R. SPITZER · O. SPRINZ · R. O. STEIN · G. STEINER · K. STEINER
G. STICKER · J. STRANDBERG · H. STREIT · A. STÜHMER · G. STÜMPKE · P. TACHAU · G. THEISSING
L. TÖRÖK · K. TOUTON · K. ULLMANN · P. G. UNNA † · P. UNNA · E. URBACH · F. VEIEL
R. VOLK · C. WEGELIN · W. WEISE · L. WERTHEIM · J. WERTHER · P. WICHMANN · F. WINKLER
K. WINKLER · M. WINKLER · R. WINTERNITZ · FR. G. M. WIRZ · W. WORMS · H. ZIEMANN
F. ZINSSER · L. v. ZUMBUSCH · E. ZURHELLE

IM AUFTRAGE
DER DEUTSCHEN DERMATOLOGISCHEN GESELLSCHAFT

HERAUSGEGEBEN GEMEINSAM MIT

B. BLOCH† · A. BUSCHKE · E. FINGER · E. HOFFMANN · C. KREIBICH †
F. PINKUS · G. RIEHL · L. v. ZUMBUSCH

VON

J. JADASSOHN

SCHRIFTLEITUNG: O. SPRINZ

ZWÖLFTER BAND · DRITTER TEIL

SPRINGER-VERLAG BERLIN HEIDELBERG GMBH 1933

GESCHWÜLSTE DER HAUT

II

BEARBEITET VON

S. C. BECK † · W. FREUDENTHAL · O. KREN
M. LANG · B. LIPSCHÜTZ † · G. MIESCHER
R. SPITZER · K. ULLMANN · K. WINKLER
E. ZURHELLE

MIT 323 ZUM TEIL FARBIGEN ABBILDUNGEN

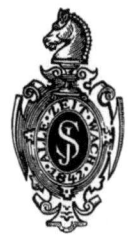

SPRINGER-VERLAG BERLIN HEIDELBERG GMBH 1933

ISBN 978-3-7091-5956-9   ISBN 978-3-7091-5990-3 (eBook)
DOI 10.1007/978-3-7091-5990-3

ALLE RECHTE, INSBESONDERE DAS DER ÜBERSETZUNG
IN FREMDE SPRACHEN, VORBEHALTEN.
COPYRIGHT 1933 BY SPRINGER-VERLAG BERLIN HEIDELBERG
URSPRÜNGLICH ERSCHIENEN BEI JULIUS SPRINGER IN BERLIN 1933
SOFTCOVER REPRINT OF THE HARDCOVER 1ST EDITION 1933

Inhaltsverzeichnis.

Molluscum contagiosum (Bateman).
Von Professor Dr. B. Lipschütz †-Wien. (Mit 12 Abbildungen.)

	Seite
1. Einleitung und Geschichte der Erforschung des Molluscum contagiosum	1
2. Klinische Symptomatologie	4
3. Die Diagnose und Differentialdiagnose des Molluscum contagiosum	11
4. Über die kontagiöse Natur des Molluscum contagiosum	12
a) Klinische Beobachtungen über spontane Impfbarkeit des Molluscum	12
b) Die experimentelle Übertragung des Molluscum contagiosum	13
c) Die experimentelle Molluscumübertragung mittels Filtraten	14
5. Die Pathogenese und das pathologische Substrat des Molluscum contagiosum	15
6. Die Parasitologie des Molluscum contagiosum	20
7. Biologie des Molluscumvirus	25
8. Die Stellung des Molluscum contagiosum im System der Dermatosen und seine Beziehungen zu einer Reihe von Hauterkrankungen	27
9. Die Prognose des Molluscum contagiosum	28
10. Die Therapie	28
Literatur	29

Warzen und Kondylome.
Von Privatdozent Dr. W. Freudenthal-Breslau und Dr. R. Spitzer-Breslau. (Mit 41 Abbildungen.)

	Seite
Einleitung	33
I. Warzen	34
A. Nomenklatur	34
B. Statistik	34
C. Klinik	35
1. Die Verruca vulgaris (s. papillomatosa)	35
a) Lokalisation und Morphologie	35
b) Gruppierung und Disseminierung	41
c) Zahl, Wachstum und Rückbildung	42
d) Histologie	43
2. Die Verrucae planae juveniles	47
a) Lokalisation und Morphologie	47
b) Beschwerden	50
c) Zahl	50
d) Histologie	51
3. Tier-Papillomatose	52
4. Warzen an Schleimhäuten	53
a) Vulgäre Warzen der Mundschleimhaut	54
b) Plane Warzen der Mundschleimhaut	54
D. Differentialdiagnose	55
E. Komplikationen, Prognose, Spontanheilung	59
1. Komplikationen	59
2. Prognose	59
3. Spontanheilung	59
Spontanheilung unbehandelter nach Behandlung anderer Warzen	61
F. Ätiologie der Warzen	64
Einleitung	64

	Seite
1. Zufällige Übertragung	65
2. Experimentelle Übertragung	67
3. Mikroorganismen	69
4. Hilfsursachen	71
G. Koinzidenz und Beziehung (Identität) der planen und vulgären Warzen, Kondylome und Papillome	75
1. Beziehung und Koinzidenz der planen und vulgären Warzen	75
2. Beziehung und Koinzidenz der Warzen und Kondylome	78
3. Warzen und Larynxpapillome	82
4. Die Stellung der Blasenpapillome zu den infektiösen Epitheliosen	83
Anhang: Epidermodysplasia verruciformis	83
H. Therapie der Warzen	88
1. Innere Behandlung der Warzen	88
2. Äußerliche Behandlung der Warzen	95
Kombination mit innerlicher Behandlung	109
3. Die Immuntherapie der Warzen	109
4. Die Suggestivbehandlung der Warzen und Kondylome	113
5. Allgemeine therapeutische Richtlinien	119
Anhang: Verruca senilis	119
A. Klinik	120
Histologie	123
B. Differentialdiagnose	128
C. Ätiologie	128
D. Therapie	129
II. Condylomata acuminata. Feigwarzen	130
A. Synonyme	130
B. Geschichte der Kondylome im Altertum	130
C. Klinik der Condylomata acuminata	131
1. Morphologie. Lokalisation. Zahl. Gravidität	131
2. Histologie	136
3. Carcinomatöse Entartung	141
4. Extragenitale Kondylome	147
D. Differentialdiagnose	154
E. Komplikationen, Prognose, Spontanheilung	156
F. Ätiologie der spitzen Kondylome	158
1. Historische Einleitung	158
a) Die spitzen Kondylome eine Teilerscheinung der Lues	158
b) Die spitzen Kondylome eine Teilerscheinung des Trippers	159
c) Spitze Kondylome kontagiös, aber nicht auf Lues oder Gonorrhöe beruhend; eine selbständige Krankheit	160
2. Nichtexperimentelle Übertragung der Kondylome	160
3. Experimentelle Übertragung der Kondylome	162
4. Mikroorganismen	165
Chlamydozoen-Strongyloplasmen	168
5. Hilfsursachen	169
Experimentelle mechanische Reizung	171
G. Therapie der spitzen Kondylome	172
1. Interne Therapie	172
2. Vaccinebehandlung	173
3. Suggestivbehandlung	173
4. Äußerliche Behandlung	174
5. Die Behandlung der Kondylome an besonderen Lokalisationen	182
Literatur	188

Epitheliome.

Von Professor Dr. S. C. BECK †-Pécs.

Mit den Beiträgen **Strahlentherapie und Elektrokoagulation der Epitheliome, Adenoma sebaceum.** Von Privatdozent Dr. M. LANG-Pécs.

(Mit 83 Abbildungen.)

I. Allgemeiner Teil	208
Geschichtliches. Wandlungen in der pathologischen, pathogenetischen und ätiologischen Auffassung des Krebses	208

	Seite
Begriffsbestimmung und Einteilung der Epitheliome der Haut und der Schleimhäute	218
Die bösartigen Epitheliome der Haut	220
Klinik	229
Die Multiplizität der Epitheliome	237
Histologie der Epitheliome	240
A. Der Stachelzellenkrebs (Carcinoma spinocellulare)	241
B. Der Basalzellenkrebs (Carcinoma basocellulare)	254
C. Die Hautkrebse mit gemischtem Typ und mit Übergangsepithelien	266
Die Therapie der Hautepitheliome	270
Die Strahlentherapie der Epitheliome. Von Dr. M. LANG	288
Ultraviolette und Wärmestrahlen	288
Röntgen- und Radiumtherapie	289
Strahlenwirkung beim Carcinom	289
Strahlenempfindlichkeit der Carcinome	295
Methoden zur Steigerung der Strahlenempfindlichkeit der Carcinome	299
A. Chemische Methoden	299
B. Physikalische Methoden	302
Kombination der Strahlentherapie mit chirurgischen Eingriffen	305
Dosierung. Bestrahlungsmethoden	307
Vorbestrahlung	312
Nachbestrahlung	313
Technik der Radiumbehandlung	314
Radiumemanation	318
Mesothorium	319
Erfolge der Röntgen- und Radiumbehandlung	322
Allgemeine Indikationen der Röntgen- und Radiumstrahlen	325
Die Epitheliome der Zunge und der Mundschleimhaut	331
Die Epitheliome der äußeren Genitalorgane	335
Die Diathermie in der Behandlung der Epitheliome. Von Dr. M. LANG	337
II. Spezieller Teil	344
Die Epitheliome des Kopfes	344
Die Epitheliome der Gesichtshaut	346
Der Lippenkrebs	361
Die Epitheliome der Zunge und der Mundschleimhaut	370
Die Epitheliome des Rumpfes	379
Die Epitheliome der Extremitäten	384
Die Epitheliome der äußeren Genitalorgane	389
Der metastatische Hautkrebs	398
Das Rezidiv	403
Die Präcancerosen	407
Erkrankungen und Veränderungen der Haut und der angrenzenden Schleimhäute, welche zu Epitheliombildung führen können. Die Präcancerosen der Haut und der Schleimhäute	407
PAGETs disease of the nipple	425
Die BOWENsche Krankheit	433
Die Hautcarcinoide	441
Die gutartigen Epitheliome der Haut und ihrer Anhangsorgane	445
Epithelioma adenoides cysticum (BROOKE)	446
Die Syringome	454
Verschiedene Formen der Schweißdrüsenepitheliome	459
Das Cylindrom	462
Das verkalkte Epitheliom. Épithéliome calcifié des glandes sébacées (MALHERBE et CHENANTAIS)	468
Adenoma sebaceum. Von Dr. M. LANG	473
Talgdrüsennaevi	475
Morbus PRINGLE (Adenoma sebaceum PRINGLE)	478
Dermoide, Epidermoide (HESCHL, FRANKE) und traumatische Epithelcysten (REVERDIN, GARRÉ). Von Professor Dr. S. C. BECK †-Pécs	492
Das Milium. Grutum. Hautgrieß	498
Literatur	503
Literatur-Nachtrag	1136

Krebsbildung in der Gewerbemedizin und ihre Beziehungen zur experimentellen Geschwulstforschung.

Von Obermedizinalrat Privatdozent Dr. K. ULLMANN-Wien. (Mit 61 Abbildungen.)

	Seite
Krebs- und Geschwulstbildung der Haut in der Gewerbepathologie	551
Historischer Überblick über die Berufskrebs- und Geschwulstbildung	554
Traumatische Geschwulstbildung	556
Einmaliges Trauma als Krebsursache	556
Trauma als auslösender Faktor	564
Dauernde oder wiederholte mechanische Reize und Geschwulstbildung	570
Krebsbildung durch Hitze- und Frostwirkung	576
Lichtkrebs	591
Berufliche Geschwulstbildung durch Röntgen- und Radiumstrahlung	595
Blutveränderungen durch Radium und andere radioaktive Substanzen	607
Bösartige Gewächsbildung durch chemisch wirkende Reizstoffe	614
Gewerblich industrieller Arsenkrebs	615
Können organische As-Präparate krebsbildend auf Haut oder Schleimhaut wirken?	624
Lungenkrebs	627
Anilinkrebs der Blase	628
Die verschiedenen Teerkrebsformen	630
Kohlenkrebs	630
Ruß- und Schornsteinfegerkrebs	631
Teerkrebs im engeren Sinne	634
Paraffin-, Petroleum-, Spinnerkrebs (mule-spinners' cancer)	665
Mule-spinners' cancer. Baumwollspinnerkrebs	672
Zur Diagnose und Entstehung beruflicher bösartiger Gewächse	676
Bemerkungen zur Prognose, Behandlung und Vorbeugung beruflich entstandener Krebsbildung	682
Schlußbemerkungen	688
Literatur	697
Literatur-Nachtrag	1138

Sarkome. (Pathologisch-anatomischer Teil.)

Von Medizinalrat Professor Dr. K. WINKLER-Breslau. (Mit 11 Abbildungen.)

A. Geschichte	720
B. Pathogenese und Ätiologie	721
1. Bedeutung von Bakterien für die Sarkomentstehung	722
2. Bedeutung tierischer Parasiten für die Sarkomentstehung	724
3. Physikalische Ursachen	724
a) Bedeutung der Einwirkung äußerer Einflüsse für die Sarkombildung	724
b) Einwirkung von strahlender Energie als Geschwulstursache	726
4. Bedeutung chemischer Einwirkungen für die Sarkombildung	728
5. Regenerationsvorgänge und Sarkombildung	729
6. Verlagerung embryonaler Keime	731
C. Pathologische Anatomie	737
1. Einteilung	739
2. Sarkome niederster Reife	741
a) Das Rundzellensarkom	743
b) Das Spindelzellensarkom	749
c) Fibrosarkom	759
d) Alveolarsarkom	764
e) Riesenzellensarkom	767
f) Polymorphzelliges Sarkom	771
3. Sarkome höherer Reife	773
a) Myxosarkom	774
b) Lipoplastisches Sarkom	775
c) Sarkome des Gefäßgewebes	778
d) Sarkome des pigmentbildenden Gewebes (der blauen Naevi und Mongolenflecke)	788
e) Myoplastische Sarkome	793
D. Vorkommen und Verbreitung der Hautsarkome	795
Literatur	797

Sarkome. (Klinischer Teil.)

Von Professor Dr. E. Zurhelle-Groningen. (Mit 18 Abbildungen.)

	Seite
I. Definition, Benennung, Häufigkeit	805
II. Pathogenese der Sarkome. Allgemeines	807
1. Von der Mutter übertragene sowie fetale und kongenitale Sarkome	807
2. Entstehung auf dem Boden von Mißbildungen	807
3. Entstehung auf dem Boden von Geschwülsten	810
4. Entstehung durch Reize	811
III. Formen unreifer Sarkome (Rund-, Spindel-, Gemischt- und Riesenzellensarkome)	819
1. Primärsarkome	819
a) Solitäre Sarkome	819
b) Multiple Sarkome	824
Kasuistik der dermalen Formen der Sarcomatosis cutis	828
2. Sekundäre Sarkome der Haut	831
a) Lokale Metastasenbildung	831
b) Allgemeine oder generalisierte Metastasenbildung	832
IV. Formen reiferer Sarkome	833
1. Das angioplastische Sarkom	833
2. Das fibroplastische Sarkom	838
3. Das lipoplastische Sarkom	842
4. Das myoplastische Sarkom	843
5. Das myxoplastische Sarkom	844
6. Das neuroplastische Sarkom	844
V. Klinik der unreifen und reiferen Sarkomformen	844
1. Kopf	845
2. Rumpf und Extremitäten	850
3. Männliche und weibliche äußere Geschlechtsorgane	851
a) Männliche Genitalien	851
b) Weibliche Genitalien	853
4. Sarkomerkrankung im Kindesalter	854
VI. Die Differentialdiagnose des Sarkoms	859
1. Das solitäre Sarkom	859
2. Die Differentialdiagnose der multiplen Sarkome	862
VII. Komplikationen	864
VIII. Prognose	865
IX. Therapie	865
Literatur	873

Sarcoma idiopathicum haemorrhagicum (Kaposi).

Von Professor Dr. O. Kren-Wien. (Mit 43 Abbildungen.)

Geschichte	891
Synonyma	893
Primäreffloreszenzen	893
Klinik	898
Die Lokalisation der ersten Erscheinungen	916
Beginn und Verlauf der Erkrankung	917
Weiterer Verlauf	919
Veränderungen des Blutes	921
Nervensymptome	923
Knochenveränderungen	924
Veränderungen an den Innenorganen	926
Erscheinungen am Lebenden (Komplikationen)	926
Schleimhautveränderungen im Munde, Rachen, Kehlkopf und in der Nase	928
Alter, Geschlecht und Beruf der Patienten	932
Vorkommen der Erkrankung	934
Pathologische Anatomie der erkrankten Innenorgane	936
Histologie	944
Pathogenese	968
Einreihung der Erkrankung	978
Ätiologie	982

	Seite
Diagnose	984
Prognose	988
Therapie	989
Literatur	994

Melanom.

Von Professor Dr. G. Miescher-Zürich. (Mit 54 Abbildungen.)

	Seite
Definition und Einteilung der Melanome	1007
Das Wesen der Pigmentzellen	1007
I. Die gutartigen Melanome der Haut	1012
Gutartige Melanome mit epidermaler Abstammung der Pigmentzellen. Pigmentzellnaevus (Naevus melas von Virchow)	1013
Gutartige Melanome mit cutaner Abstammung der Pigmentzellen	1037
Mongolenfleck	1037
Der blaue Naevus	1041
II. Die bösartigen Melanome der Haut (Melanomalignome)	1046
Die Melanomalignome epidermaler Abstammung	1046
Histologie der malignen Melanome	1061
III. Präceröses Vorstadium des Melanoms, präceröse Melanose	1085
Histologie der präcancerösen Melanose	1089
Abgrenzung gegenüber dem Naevus tardus	1091
Beziehungen der epidermogenen Melanome zu anderen pigmentierten Neubildungen und zum Morbus Paget	1095
IV. Das Melanomalignom cutanen Ursprungs	1097
V. Melanome der Schleimhäute	1101
VI. Melanome der Haut bei Tieren	1105
Melanomalignome	1105
VII. Die Behandlung der Melanome	1109
1. Naevi	1109
2. Melanomalignome	1112
VIII. Prognose	1121
Literatur	1122
Nachtrag zur Literatur des Beitrages Epitheliome	1136
Nachtrag zur Literatur des Beitrages Krebsbildung in der Gewerbemedizin	1138
Namenverzeichnis	1139
Sachverzeichnis	1176

Molluscum contagiosum (BATEMAN).

Von

B. LIPSCHÜTZ †-Wien.

Mit 13 Abbildungen.

1. Einleitung und Geschichte der Erforschung des Molluscum contagiosum.

Die Bezeichnung Molluscum contagiosum rührt von BATEMAN (1817) her und hat allgemein Eingang in die dermatologische Praxis gefunden, denn wie BESNIER mit Recht bemerkt, hat dieser zwar nicht ganz zutreffende Name immerhin den Vorzug, von Allen verstanden zu werden.

In *ethymologischer* Hinsicht dürfte die Bezeichnung, wie BODIN ausführt, von der nicht sehr derben Konsistenz der kleinen Geschwulst abgeleitet worden sein, ähnlich wie manche weiche Geschwülste (Fibroma molluscum) und des weiteren in der Zoologie Tiere mit weicher Beschaffenheit der Körperoberfläche (Mollusken) mit ähnlichen Namen belegt erscheinen.

Der Name „Molluscum" für die uns hier beschäftigende Affektion rührt von PLEUCK (1776) her, der die Bezeichnung im adjektivischen Sinne gebraucht (Verruca cornea seu mollusca). Das Substantiv „Molluscum" ist zuerst von BATEMAN 1817 angewendet worden, der unter dem gemeinsamen Namen Molluscum neben der PLEUCKschen Verruca mollusca noch ein bis dahin unbekanntes Gebilde als „Molluscum contagiosum" beschrieb und abbildete. Von späteren Autoren wurden beide Tumoren häufig miteinander verwechselt und erst VIRCHOW trennte beide scharf, indem er ein „Fibroma molluscum" und ein „Epithelioma molluscum", das er mit dem Molluscum contagiosum für identisch erklärte, voneinander schied.

Wie UNNA jedoch mit Recht ausführt, macht die auffällig elastische Konsistenz der Knötchen den Namen „Molluscum" unbrauchbar; er hält daher auch diese Bezeichnung für ungeeignet und ersetzt sie durch „Epithelioma contagiosum".

Die große Zahl der *Synonyma*, die NEISSER und BODIN aus der Literatur zusammengestellt haben[1], weist ebenfalls auf die besondere Unklarheit der Vorstellungen hin, die in früheren Jahrzehnten über den Sitz und Ausgangspunkt, über das pathologische Substrat und über die Ätiologie der Hautveränderung vertreten wurden. Auf diese Unklarheit weist ferner auch die von ALIBERT

---

[1] Tumeurs folliculaires (R. WILLIS). — Elevures folliculeuses (RAYER). — Molluscum atheromatosum (JACOBOWICZ). — Ecdermoptosis (HUGUIER). — Acné molluscoïde (CAILLAULT). — Acné molluscum (CHAUSIT). — Acné tuberculoïde (DEVERGIE). — Acné tuberculeuse ombiliquée (PIOGEY). — Acné ombiliquée (BAZIN). — Varus ombiliquée (BAZIN). — Molluscum sebaceum (HEBRA und KAPOSI). — Molluscum épithélial. — Acné varioliforme (BAZIN). — Molluscum contagiosum (BATEMAN). — Verruca sebacea (F. HEBRA). — Condyloma porcelaneum (FRITZE). — Condyloma subcutaneum et endocysticum (ZEISSL, HAUCK). — Molluscum verrucosum (KAPOSI). — Epithelioma molluscum (VIRCHOW, GEBER). — Parakanthoma verrucosum (H. v. HEBRA). — Colloidmilium (AUSPITZ). — Epithelioma contagiosum (NEISSER, UNNA).

vorgeschlagene Bezeichnung ,,Mykosis fungoides" für das Molluscum contagiosum hin sowie die von SIMON vertretene Anschauung, daß das Molluscum überhaupt kein selbständiges Leiden darstelle. Die Mannigfaltigkeit der über die Natur des Molluscum geäußerten Ansichten geht, wie NEISSER bemerkt, aus einer übergroßen Literatur hervor, die in keinem Verhältnis zu der geringen praktischen Bedeutung des Molluscum steht, vielmehr ausschließlich in den für die theoretische Dermatologie so außerordentlich bemerkenswerten Befunden des pathologisch-anatomischen Bildes der Hautaffektion ihre Erklärung findet. Namentlich hegte man vor mehreren Jahrzehnten die stille Hoffnung, aus den ätiologischen Forschungsergebnissen über das Molluscum contagiosum Rückschlüsse auf die Ursache des Carcinoms ziehen zu können, obwohl v. HANSEMANN schon 1899 klar ausgesprochen hatte, daß der Vergleich der Krebse mit dem Molluscum contagiosum ,,auf beiden Füßen hinke". Übersieht man jedoch die von zahlreichen Dermatologen und von hervorragenden Pathologen (CORNIL und RANVIER, VIRCHOW, LUBARSCH, MARCHAND, BENDA) und in der letzten Zeit von Protistenforschern (v. PROWAZEK, HARTMANN) über die Natur des Molluscum contagiosum geleistete Arbeit, berücksichtigt man ferner die namentlich durch die Untersuchungen von BORREL und LIPSCHÜTZ nachgewiesenen biologischen Beziehungen des Molluscum contagiosum zu einer großen Reihe infektiöser Erkrankungen nicht allein der Haut, sondern auch zahlreicher anderer Gewebssysteme, so wird man das Interesse für das Studium des bis vor wenigen Jahren noch ganz rätselhaft erschienenen pathologischen Substrates des Molluscum durchaus begreiflich finden. In *ätiologischer* Hinsicht scheint heute, hauptsächlich durch die Untersuchungen von JULIUSBERG, LIPSCHÜTZ, v. PROWAZEK u. a. ein gewisser Abschluß in der Erforschung des Molluscum contagiosum erreicht worden zu sein.

Das Molluscum contagiosum wird schon im ,,Handbuch über die venerischen Krankheiten" von FRITZE (1797) als ,,Condyloma porcelaneum" erwähnt; HAUCK (1890), KRÄMER (1897), ZEISSL (1869), LOSTORFER (1871) und BIESADECKI (1877) beschreiben die Affektion als ,,subcutanes, endofolliculäres oder endocystisches Condylom". Diese Benennung weist darauf hin, daß in früherer Zeit die Dermatose vielfach mit venerischen Affektionen in ursächliche Beziehung gebracht wurde.

BATEMAN schildert zwei Arten von Molluscum, und zwar einmal das *Molluscum simplex s. pendulum,* welches früher schon von WILLAN studiert worden war und ferner die Hautveränderung, die er mit dem Beiwort ,,contagiosum" belegt hat. Nach BATEMAN soll WILLAN diese zweite Form nicht gesehen haben; ,,Molluscum" nennt er sie wegen ihrer äußeren Ähnlichkeit mit dem Molluscum pendulum und ,,contagiosum", weil er sie auf Grund klinischer Beobachtungen für übertragbar hält.

KAPOSI bezweifelte jedoch, ob das Molluscum contagiosum BATEMAN wirklich ein Molluscum contagiosum war oder nur ,,atheromatös entarteten Talgdrüsen" entsprach. Er meint daher, daß man zweierlei Formen unterscheiden müsse:

1. Die von BATEMAN geschilderten Geschwülste, die in BATEMANs Delineations etc. pl. LXI und in HEBRAS Atlas in Lief. VII, Tafel 11 dargestellt sind und

2. das Gebilde, das in der Literatur mit verschiedenen Namen belegt erscheint, das sogenannte Molluscum contagiosum der Autoren (HENDERSON, PATERSON, COTTON, BIZZOZERO und MANFREDI, RETZIUS u. a.), das HEBRA in seinem Atlas in Lief. VII und Tafel X und WILSON in seinen ,,Portraits of diseases of the skin" auf Tafel 32 abgebildet hat.

Die von BATEMAN studierte Hautaffektion stellt nach KAPOSI in ihrem Balge verdickte Talgdrüsen mit epidermoidalen und fettigen Inhalt," also eigentlich kleine Atherome dar. Da aber auch KAPOSI das Molluscum contagiosum von Talgdrüsen ableitet, so sind die von ihm studierte zweite Form und das Molluscum contagiosum BATEMAN nicht im Wesen, sondern nur in der Intensität verschieden; beide Formen kommen, nach KAPOSI, miteinander gar nicht vor. Je nach der klinischen Form und zum Behufe der leichteren gegenseitigen Verständigung trennt KAPOSI das BATEMANsche Molluscum contagiosum als *Molluscum atheromatosum* und das von ihm studierte warzenähnliche als *Molluscum verrucosum* ab; beide Arten wären unter dem schon von HEBRA adoptierten Namen *Molluscum sebaceum* zu führen. Nachdem KAPOSI die Kontagiosität für unerwiesen hielt, schlug er schließlich auch vor, den Namen Molluscum contagiosum aus der Terminologie überhaupt zu streichen.

Diese in der klinischen Erforschung des Molluscum contagiosum *historisch* bemerkenswerten Einzelheiten wurden hier genauer angeführt, weil sie von einem der hervorragendsten Vertreter unseres Faches gelehrt wurden, *obschon keine einzige der von* KAPOSI *aufgestellten Thesen sich als begründet erwiesen hat*.

Das Lager der älteren Dermatologen war aber schon durch die Frage des *Sitzes* des Molluscum, bzw. durch die Beantwortung der Frage gespalten: Ist das Molluscum contagiosum eine vergrößerte und entsprechend modifizierte Talgdrüse oder eine Wucherung des Epithels und geht letztere aus den Epithelien der Oberhaut hervor oder von denen des Follikelausführungsganges, bzw. der Haarwurzelscheide? Während KAPOSI an der Genese des Molluscum von Talgdrüsen festhielt, bezeichnete NEISSER das Epithel, und zwar das Deckepithel als Ausgangspunkt des Molluscum contagiosum.

Aber auch über die Frage der Kontagiosität oder Nichtübertragbarkeit der Affektion und nicht zuletzt über die Natur der eigenartigen, im Molluscum konstant nachweisbaren Gebilde konnte man zu keiner einheitlichen Auffassung gelangen. ALBERT NEISSER hatte sich in zahlreichen Arbeiten, ohne jedoch stichhaltige Gründe anführen zu können, für die Protozoennatur der im Epithel vorkommenden Zellveränderungen eingesetzt, aber nur eine geringe Anzahl von Anhängern um sich zu scharen vermocht. Die Mehrzahl der mikroskopierenden Dermatologen und fast sämtliche Pathologen sprachen sich vielmehr für die degenerative Natur der Gebilde aus. CASPARY konnte daher mit Recht ausführen, daß trotz dem großen Interesse und den fleißigen Arbeiten alles, bis auf den Namen, an der kleinen, klinisch nicht gar viel bedeutenden Geschwulst strittig geblieben war: Kontagiosität, Ursache, Entwicklung, Sitz und Chemismus.

Eine Wendung brachten erst der zunächst von KAPOSI angezweifelte Übertragungsversuch von RETZIUS (1869), dem in rascher Folge die Mitteilungen von VIDAL und HAAB und die genauen Untersuchungen von F. J. PICK folgten, wodurch zahlreiche ältere klinische Beobachtungen über den ansteckenden Charakter des Molluscum contagiosum vollkommene Bestätigung erfuhren und — entgegen KAPOSI — die BATEMANsche Bezeichnung als vollkommen zu Recht bestehend erhärteten

Um so weniger wollte es jedoch gelingen, den Schleier von dem eigenartigen pathologisch-anatomischen Bild des Molluscum contagiosum zu lüften und Anhaltspunkte über die Natur des Erregers zu gewinnen. Wie bei vielen anderen Kapiteln unseres Faches hatten auch hier auf dem Gebiete der Schwesterndisziplinen gewonnene Erfahrungen befruchtend eingewirkt. Ausgehend von dem Vorhandensein eines filtrierbaren Virus bei der Geflügelpocke konnte JULIUSBERG (1915) zeigen, daß auch das Virus des Molluscum contagiosum bakteriendichte Filter passiere, wodurch die Rolle der „Molluscumkörperchen" als Erreger des Molluscum contagiosum völlig unhaltbar wurde, da sie infolge ihrer Größendimensionen zweifellos vom Filter zurückgehalten werden. Aber auch durch diesen grundlegenden Versuch erschien die mikroskopische Erforschung der Ätiologie des Molluscum contagiosum nicht geklärt; im Gegenteil, entsprechend den um das Ende des vorigen Jahrhunderts herum herrschenden Ansichten, mußte das Virus des Molluscum contagiosum als ein mit den uns zur Verfügung stehenden wissenschaftlichen Arbeitsmethoden und optischen Hilfsmitteln *mikroskopisch nicht darstellbares Virus* erklärt und in die Gruppe der sog. „sub-" oder „ultramikroskopischen" Erreger eingereiht werden (siehe auch meinen Beitrag über „das filtrierbare Virus in der Dermatologie", dieses Handbuch Bd. II). Durch die Untersuchungen von LIPSCHÜTZ „über Strongyloplasmen" konnte jedoch gezeigt werden, daß bakteriendichte Filterpassierende Mikroben sich keinesfalls dem mikroskopischen Nachweis entziehen müssen und der von Lipschütz für das Molluscum beschriebene Befund wurde nahezu von sämtlichen Autoren, die sich in der Folge mit ätiologischen Untersuchungen dieser Hautaffektion beschäftigt haben (v. Prowazek, Hartmann, Kreibich, Leber, Fontana, Gaviali, Goodpasture u. a.), bestätigt und im Sinne des Erregers des Molluscum contagiosum gedeutet.

2. Klinische Symptomatologie.

Das Molluscum contagiosum stellt stecknadelkopf- bis erbsengroße, rundliche, halbkugelige, über das Niveau der Haut emporgewölbte, weiß schimmernde oder mit der normalen Haut gleich gefärbte, manchmal etwas transparente, kleine Geschwülste dar. Die größeren Knötchen zeigen in der Mitte eine deutliche, dellige Vertiefung, die jedoch keiner Follikelmündung entspricht. Drückt man von der Seite her, evtl. nach vorausgegangener Durchtrennung der das Knötchen bedeckenden dünnen Epidermisschicht, so wird das ganze Gebilde aus seinem Bett herausbefördert, wobei es infolge der dabei eingerissenen Blutgefäßchen zu einer geringen Blutung kommt, die das zurückgebliebene seichte Bindegewebsbett des Molluscum ausfüllt. Das zutage geförderte Gebilde stellt sich bei Betrachtung mit freiem Auge als ein Träubchen dar, das aus runden, glatten, weißen Läppchen zusammengefügt ist, die peripherwärts an einem kurzen zentralen Strang hängen. Wird auf das Gebilde ein stärkerer Druck ausgeübt, so platzt die stramme Hülle der einzelnen Läppchen, und man bekommt eine breiige Masse (klassische Schilderung Kaposis).

Die Knötchen kommen entweder einzeln oder zahlreich, bis zu 20, 50, 100 und darüber und dann in verschiedener Größe vor, von kaum bemerkbaren, punktförmigen bis erbsengroßen Efflorescenzen. Kaposi hat in einem Fall bis 135 Einzelknötchen gezählt und in einem Fall Eberts war das Augenlid durch die Menge und Last der auf ihm sitzenden Mollusca herabgezogen und das Sehen behindert.

Im allgemeinen kommen die Efflorescenzen zerstreut angeordnet vor, sie können aber durch Zusammendrängen kreuzergroße und umfangreichere, flach erhabene, drusig-höckerige Herde bilden (Kaposi), in welchen man die Konturen der Einzelknötchen und die Dellen nicht mehr wahrnehmen kann. Die Hautfelderung ist über den Knötchen verstrichen.

Die Entwicklung der Mollusca geht ohne merkliche subjektive Erscheinungen und manchmal ziemlich rasch vor sich, so daß die Kranken über den Beginn nichts Genaues angeben können und daher von einem plötzlichen Auftreten sprechen.

Bei größeren und namentlich bei am Genitale lokalisierten Mollusca kann Juckreiz auftreten, wobei es durch Kratzen zum Einimpfen des Virus an früher nicht befallenen Hautstellen kommt. Desgleichen kann sich auch bei ausgedehnten und konfluierenden Mollusca Juckreiz bemerkbar machen.

Bei den allerkleinsten, kaum über die Oberfläche hervorragenden Geschwülstchen, die nur einer Acanthose des Epithels entsprechen, ist auch mit der Lupe eine Öffnung nicht zu sehen (Neisser, Caspary). Einmal entstanden, bleiben viele Efflorescenzen auf dem kleinsten Umfang stehen und weisen durch Monate und selbst Jahre das gleiche einförmige klinische Bild auf, ein Merkmal, das auch bei ungleich großen und verschiedenalterigen Efflorescenzen im klinischen Aussehen gewahrt bleibt. Sie können sich aber auch spontan zurückbilden und spurlos verschwinden oder aber sich durch Wochen und Monate vergrößern und vermehren. Durch Jucken und Kratzen können sich immer neue, durch Einimpfung bedingte Mollusca ausbilden; Hebra hat sie häufig bei Pruriginösen beobachtet, Kaposi, Neumann, H. v. Zeissl bei Ekzematikern, sowie bei

Maceration der Haut durch profuse Schweiße oder bei Wasserbettpatienten (KAPOSI). In einem dieser Fälle waren beide Arme mit Hunderten von Mollusca bedeckt, die am Ende des dritten Monats spontan abheilten. Reichliche akute Vermehrung von Mollusca erwähnen auch H. V. ZEISSL bei einer Puerpera, ferner GEBER, VIDAL, CASPARY u. a.

Durch gelegentliches Kratzen, durch Entzündung und Sekundärinfektion können die Efflorescenzen herauseitern und mit Hinterlassung einer vertieften Narbe, ähnlich wie bei einer Variolapustel (KAPOSI) abheilen.

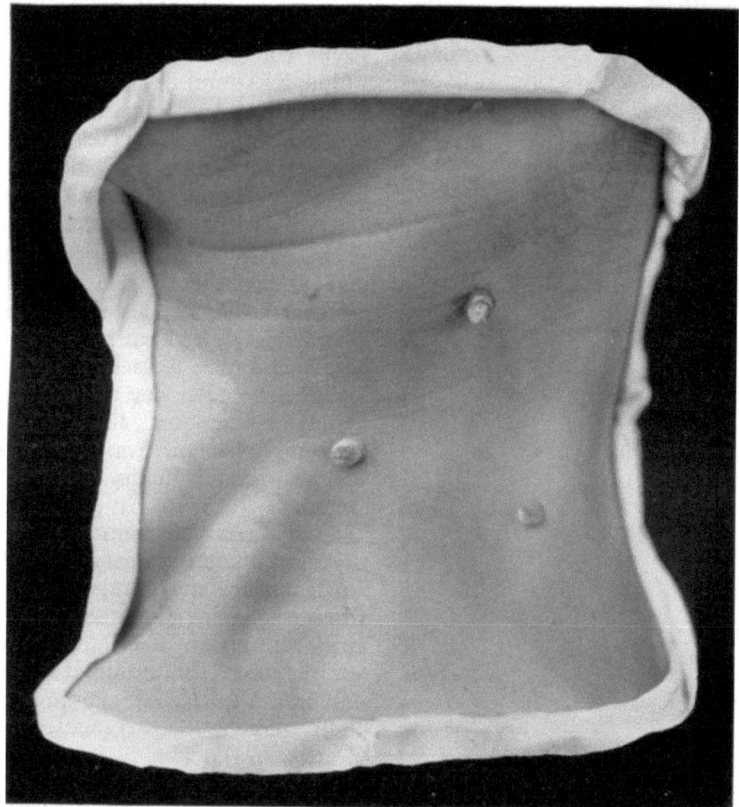

Abb. 1. Mollusca contagiosa am Halse von ungleicher Größe; durch seitlichen Druck Austreten einer breiigen Masse.

Die *Lokalisation* des Molluscum ist in der Regel auf bestimmte Körperabschnitte beschränkt. Das Genitale, die Augenlider, Hals und Gesicht stellen gewissermaßen den Lieblingssitz der Affektion dar. Selten kommt sie am Stamm und an den Extremitäten vor; es gibt aber kaum eine Körperstelle, die nicht einmal von Molluscum befallen werden kann.

So demonstrierte SPITZER Mollusca im Nacken einer Frau mit kurzgeschnittenem Haar, DORA FUCHS solche in der Achselhöhle und LEINER (bei einem 16 Monate alten Kind) Mollusca zu beiden Seiten der Analfurche, um den After und an den großen Labien. HABERMANN und KUTSCH demonstrierten eine 71 Jahre alte Frau, die in den Supraclaviculargruben beiderseits symmetrisch gelegene dreimarkstückgroße, prominente, knorpelharte, gelappte, lividbräunliche Knotenbildungen mit zahlreichen Dellenbildungen der einzelnen Läppchen aufwies. Obwohl der histologische Befund undeutlich war, wurden die Tumoren von einzelnen Diskussionsrednern als Mollusca angesprochen.

REDSLOH beschreibt einen kleinbohnengroßen Tumor der rechten Conjunctiva bulbi in der Höhe der Lidspalte, der sich bei der näheren Untersuchung als Molluscum erwies. Er meint daher auch, daß man bei mikroskopischer Untersuchung aller als „Warzen", „Cysten" oder „Papillome" diagnostizierten Tumoren häufiger auf Mollusca stoßen würde, als es jetzt geschieht.

QUATTRINI beobachtete bei einem drei Monate alten Kind einen kleinen am Kopf oberflächlich sitzenden, kugeligen, nicht entzündlichen Tumor mit glatter, hellbrauner Oberfläche, opalinem Aussehen und weicher parenchymatöser Konsistenz; die Dellenbildung fehlte. Der mikroskopische Befund ergab ein Molluscum contagiosum.

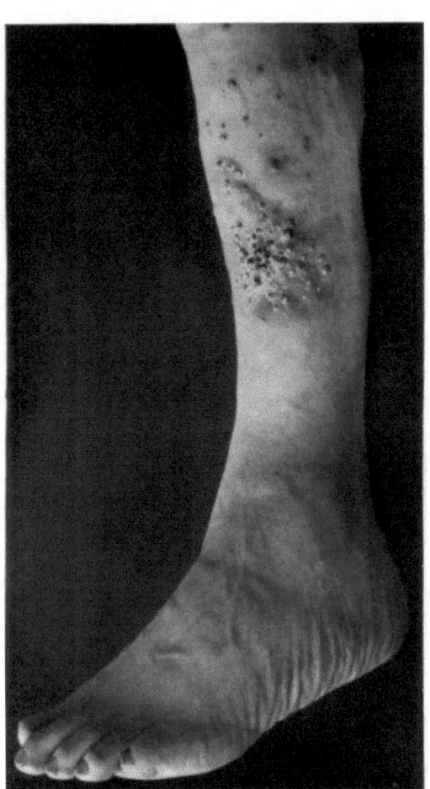

Abb. 2. Seltene Lokalisation am Unterschenkel.

Über Mollusca mit besonders *seltenem* und gewissermaßen abnormen Sitz findet sich in der Literatur eine Reihe von Beobachtungen vor. So erwähnt KLAUBER das Vorkommen eines Tumors der Areola mamillae, bei dem zunächst eine maligne Neubildung vorgetäuscht worden war, die sich aber bei der mikroskopischen Untersuchung als Molluscum contagiosum entpuppte.

In einer Beobachtung von BALZER und ALQUIER fand sich in der Mitte des inneren Fußrandes eine linsengroße Geschwulst, die 1 cm im Durchmesser besaß und das Aussehen eines Papilloms zeigte. Bei der mikroskopischen Untersuchung fand sich ein Molluscum contagiosum. Am ganzen übrigen Körper war kein Molluscumknötchen zu sehen.

Auch das Vorkommen am Fußrücken (SPRECHER, *eigene Beobachtung*), am Handrücken (LILIENTHAL), an den Unterschenkeln (FOLKENBURG), Crena ani (SCHIFF), an der Glans penis sowie am inneren Präputialblatt (CIPOLLA und im äußeren Gehörgang (FORSCHNER) stellt eine seltene Lokalisation des Molluscum dar.

Während das Molluscum contagiosum in der Regel ein durchaus typisches und kaum zu verkennendes Aussehen zeigt, kommen mitunter teils in morphologisch-klinischer Hinsicht, teils durch die enorme Ausbreitung und Zusammenfließen der Mollusca sowie durch sekundäre Hautveränderungen bedingte Varianten vor, die eine besondere Besprechung erheischen.

a) Hier und da gelangen Mollusca zur Beobachtung, die nicht breitbasig der Hautoberfläche aufsitzen, sondern an der Basis leicht eingeschnürt sind und daher ein mehr pilzförmiges Aussehen (LELOIR und VIDAL) darbieten: *Molluscum contagiosum pediculatum.*

b) Auch im *Farbenton* des Molluscum und seiner nächsten Umgebung können sich einige Abweichungen von der Norm ergeben. Das Molluscum erscheint dann nicht weißschimmernd oder mit der normalen Haut gleichgefärbt, sondern, wie bei einem von KNOWLES demonstriertem Fall, zeigten die Efflorescenzen eine auffällige Färbung: weiß, gelbbraun bis rötlichschwarz. Eine histologische Untersuchung des Falles liegt nicht vor.

Ich selbst hatte zu wiederholten Malen Gelegenheit, Mollusca auf der stark pigmentierten Haut des Corpus penis zu beobachten, die sich nicht allein durch ihren weißen Farbenton von der Umgebung kontrastreich abhoben, sondern auch von einem ausgesprochenen *leukodermatischen*, ein bis mehrere Millimeter breiten, rundlichen Hof umgeben waren. In diesen Fällen hatte sich die Depigmentierung (siehe auch den Abschnitt über Histologie des Molluscum) nicht allein auf das Molluscum, sondern zum Teil auch auf die normale Haut der Umgebung erstreckt.

c) Hier sei auch einer vor kurzem gemachten Beobachtung von FABRY und BAKHOLT gedacht, bei der der Reiz der Entwicklung von Mollusca contagiosa

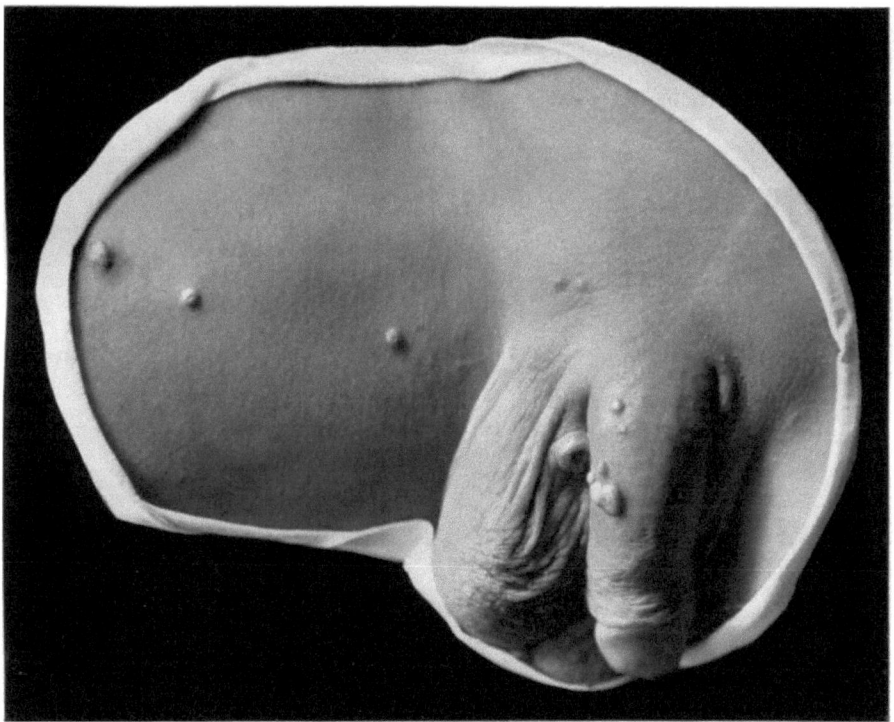

Abb. 3. Mollusca am Genitale und Unterbauch.

in der Haut genügte, um bei allen Efflorescenzen eine *keloidartige* Randzone zu erzeugen; der Kranke zeigte an anderer Körperstelle echte Keloide. Es handelt sich hier somit um die Fähigkeit des Bindegewebes bei prädisponierten Individuen auf gewisse Reize mit Fibrombildung zu reagieren. Auch DREYER erwähnt einen Fall von sehr starker Ausbreitung der Mollusca mit Umwandlung eines Teiles der Herde in Fibrome. An der Stelle eines entfernten Molluscum contagiosum hatte sich ein Hauthorn gebildet.

d) *Das Molluscum contagiosum giganteum et generalisatum.* Diese klinische Variante gelangt zwar nur ausnahmsweise zur Beobachtung, erheischt jedoch besondere Betonung. Als erster hat LUTZ (1860) über einzelne, zum Teil sehr exzessive Geschwülste berichtet, die sich neben gewöhnlichen Mollusca vorfanden. LAACHE hat dann (1882) unter dem schon von ihm gewählten Titel „Molluscum giganteum" ähnliche Beobachtungen mitgeteilt. Es folgen die Veröffentlichungen von EBERT (1885) und von VIDAL (1889). Der Fall VIDALs

(„Acne molluscum contagiosum généralisé. Acne varioliforme de BAZIN") zeichnete sich durch besondere Größe und Ausdehnung aus. Die Eruption der Mollusca hatte am Handrücken begonnen und nachher auf den behaarten Kopf, Gesicht, Stamm und Scrotum übergegriffen. Auf der Kopfhaut entstand eine Geschwulst von dem Umfang einer halben Orange, daneben erbsen- bis haselnußgroße Mollusca; auf einer Stelle des Unterleibes ein konfluierender Herd mit einer gemeinschaftlichen Kruste, im übrigen zahlreiche typische Mollusca, darunter einzelne gestielt. Der große Tumor der behaarten Kopfhaut wurde auf PÉANs Klinik operativ entfernt und zeigte bei der histologischen Untersuchung ein Molluscum contagiosum.

Eine sehr ausgedehnte Molluscumeruption nach Art eines diffus aufgetretenen Ausschlages hat GEBER mitgeteilt. Die Knötchen fanden sich am ganzen Körper zerstreut. Vom Gesicht angefangen bis zum Epigastrium waren sie vereinzelt, hingegen besonders gehäuft am Genitale. Die behaarte Kopfhaut und sämtliche Extremitäten erwiesen sich desgleichen befallen. Hier

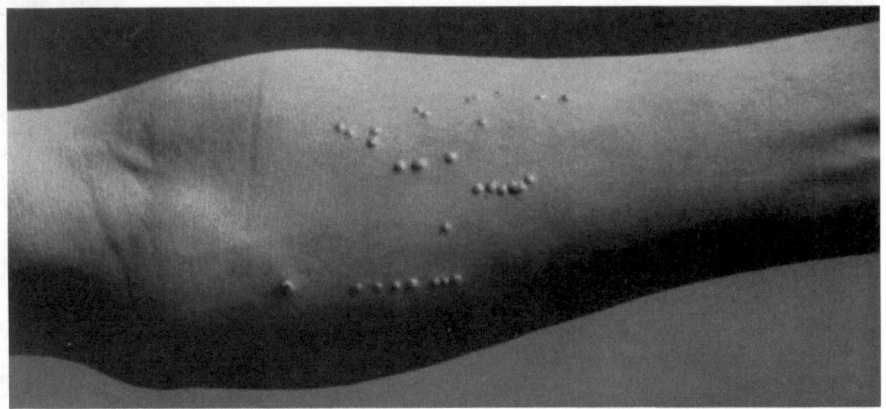

Abb. 4. Mollusca contagiosa am Unterarm; strichförmige Anordnung.

und da entstanden durch Confluenz Geschwülste von besonderer Größe. Mikroskopisch wurde der typische Befund erhoben.

Schließlich kommt besonderes Interesse einem von KAPOSI bei einem sechs Monate alten Knaben beschriebenen Fall von *Molluscum contagiosum giganteum* zu, der ein klinisch ganz außergewöhnliches Bild darbot, derart, daß er im ersten Augenblick sogar als *Bromacne* imponierte.

Capillitium und Ohrmuscheln waren fast gleichmäßig befallen und mit einer dicken Gneisschichte bedeckt. Beide Wangen waren von größeren Herden bedeckt, die ganze Stirn und das Kinn reich besetzt mit teils disseminierten, teils dicht gedrängten bis konfluierenden, linsen- bis kreuzergroßen Herden, an der Oberfläche vielfach zerklüftet und mit schwarzbraunen Massen inkrustiert. Beide Arme erwiesen sich von den Schultern bis zur Handwurzel gleichmäßig besetzt mit schwarzbraunen, vorspringenden, durch Querfurchung vielfach abgeteilten Geschwülsten, die sich allenthalben gegen die normale Haut scharf und steilrandig absetzten. Schließlich zeigte auch der linke Unterschenkel einen größeren und der rechte Unterschenkel einige kleinere Herde.

Bei der genau vorgenommenen Untersuchung fanden sich an zahlreichen Stellen, namentlich am Nacken, Hunderte von Efflorescenzen verschiedenster Größe und Beschaffenheit, darunter klinisch vollkommen typisch ausgebildete Molluscumknötchen von perlmutterartigem Schimmer und zentraler Delle. Mikroskopisch konnte KAPOSI den typischen histologischen Befund mit dem Nachweis von „Molluscumkörpern" erbringen.

Es handelt sich hier um eine *akute*, im Laufe von zwei Monaten zur Ausbildung gelangte Entwicklung des Molluscum contagiosum. Die Entstehung ausgedehnter *geschwulstartiger* Formen erklärt KAPOSI durch die bei der spontanen Exfoliation der Mollusca auftretenden Entzündungserscheinungen. Dabei können auch scheinbare *papilläre* Bildungen resultieren, indem die zwischen den einzelnen Molluscumgeschwülsten nach deren Ausfallen zurückbleibenden normalen Papillarreste nunmehr gleichsam Warzenhervorragungen darstellen (KAPOSI).

Mit Rücksicht auf die Größe der Herde, die riesige Ausdehnung und das akute Auftreten, wären Fälle, wie sie hier geschildert wurden, als „Molluscum contagiosum acutum giganteum et generalisatum" zu benennen. Derartige Beobachtungen stellen immerhin große Seltenheiten dar und werden in der Literatur der letzten Jahre gar nicht mehr erwähnt. Nur LINDSTRÖM hat noch (1896) über einen in Kiew beobachteten Fall von Molluscum berichtet, der fast am ganzen Körper verbreitet war, während im Falle STÜMPKEs die Knötchen bloß den größten Teil des Abdomens einnahmen, und in einem von ARZT demonstrierten Fall Capillitium, Stirne, Gesichts- und Brusthaut mit sehr zahlreichen Efflorescenzen bedeckt waren.

e) Im Gegensatz zum Molluscum contagiosum giganteum sei das *Molluscum contagiosum miliare* erwähnt, dessen hier und da gedacht wird, und das ich vereinzelte Male zu beobachten Gelegenheit hatte. Die kaum stecknadelkopfgroßen Efflorescenzen ragen knapp über das Hautniveau vor und lassen die Dellenbildung vermissen. Sie hängen nicht mit den Follikeln zusammen und lassen bei Lupenbetrachtung ein durchscheinendes, zartes Zentrum erkennen (keine Vertiefung), aus dem sich eine gelatinöse Masse herausdrücken läßt (WHITFIELD). Ihre Diagnose kann nur bei gleichzeitigem Vorkommen typisch ausgebildeter Mollusca, mit denen sie auch in der Regel vergesellschaftet zur Ausbildung gelangen, oder durch die mikroskopische Untersuchung einwandfrei festgestellt werden.

f) Ferner seien hier noch die atypischen Fälle von ZADIK und WOHLWILL sowie von SKLAWUNOS erwähnt, in denen infolge eingetretener Komplikationen sogar der Verdacht auf ein *Neoplasma*, bzw. auf einen *syphilitischen Primäraffekt* rege wurde.

In dem Falle von ZADIK und WOHLWILL handelte es sich um einen 18jährigen Jüngling, bei dem seit sechs Wochen in der Entfernung von 2 cm vom linken Mundwinkel eine etwa haselnußgroße, das Hautniveau etwa $^1/_2$ cm überragende, blaurote, kreisrunde, derbteigige, nicht fluktuierende, mit der Unterlage unverschieblich verlötete, auf Druck wenig empfindliche Geschwulst zur Ausbildung gelangt war. Es bestand eine deutlich sichtbare, unregelmäßig begrenzte Mündung, die mit verkrustetem, eitrig serösen Sekret verklebt war. Am gleichseitigen Unterkieferwinkel und unter dem Kinn je eine etwa kirschgroße, harte, bewegliche Lymphdrüse.

Die an einem kleinen Gewebsstückchen vorgenommene Untersuchung ließ an ein Cancroid denken. Der Tumor wurde daher weit im Gesunden exstirpiert. Bei der eingehenden mikroskopischen Untersuchung wurden zunächst nur ein starkes entzündliches Infiltrat, später jedoch „Molluscumkörperchen" und LIPSCHÜTZsche „Elementarkörperchen" aufgefunden; ebenso konnten noch Reste des ursprünglichen Molluscumgewebes nachgewiesen werden. Bakterien waren in den Schnitten nicht enthalten.

Es handelt sich somit um ein Molluscum contagiosum mit ungewöhnlich hochgradigen und ungewöhnlich gearteten sekundären Veränderungen (WOHLWILL), wodurch die klinische und anfangs auch die histologische Diagnose besonders erschwert worden war.

Eine Mischinfektion mit Eitererregern, wie ein solches Vorkommnis vielfach beobachtet worden ist und als Selbstheilung des Molluscum gedeutet werden muß (BLASCHKO, ROSENTHAL, UNNA u. a.), kann für die Erklärung der Genese des Falles von ZADIK und WOHLWILL nicht herangezogen werden. Es dürfte sich vielmehr — wie WOHLWILL ausführt — um eine intensive Reaktion in Form eines sehr mächtigen Granulationsgewebes handeln, bedingt durch die

Ausstreuung von „Molluscumkörpern" und virushaltigen Epithelien in das benachbarte Gewebe bei der (von seiten der Mutter des Patienten) vorgenommenen Zerquetschung der epithelialen Massen.

Fall SKLAWUNOS: Bei einer 29 Jahre alten Frau bestand seit $^3/_4$ Jahren an der Oberlippe, in der Nähe des Lippenrots eine linsengroße, in der Mitte geschwürige, im ganzen nur wenig über das Niveau der Haut erhabene, derbe, mäßig empfindliche Geschwulst. Der Geschwürsgrund war gelblichweiß und zottig. Das umgebende Lippengewebe war stark verdickt.

Die Diagnose schwankte zunächst zwischen *Neoplasma* und *Primäraffekt*. Die mikroskopische Untersuchung der exzidierten Geschwulst ergab den Befund eines typischen Granulationsgewebes; an den Randpartien fand sich jedoch das gewöhnliche Bild des Molluscum contagiosum. Hier hatten somit sekundäre Ereignisse zur starken Entzündungsreaktion mit Zerstörung der Oberhaut und des Papillarkörpers und zum Verrücken und Eingebettetsein des Molluscum in das entzündliche Granulationsgewebe geführt.

Die Frage der Genese des klinisch von der Norm völlig abweichenden Bildes läßt SKLAWUNOS offen, wenn er auch am ehesten eine Reizfernwirkung des spezifischen Molluscumvirus auf die obersten Cutisschichten in Betracht zieht.

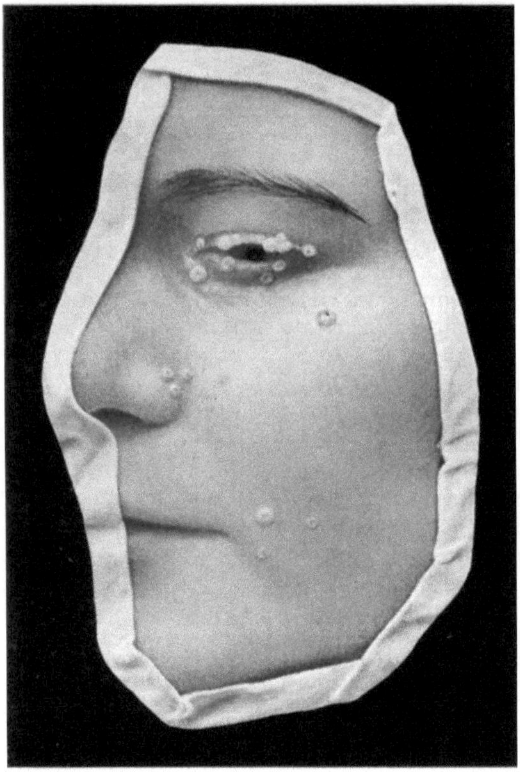

Fälle, wie sie hier ausführlicher wiedergegeben worden sind, beanspruchen große *praktische* Bedeutung, weil sie vor allem die klinische und histologische Diagnosenstellung erschweren und ferner, weil sie zu besonderen Konsequenzen in therapeutischer Hinsicht führen können.

g) Schließlich ist noch das Molluscum der *Augenlider* zu erwähnen, das schon wegen der praktischen Bedeutung des Leidens eine etwas eingehendere Erörterung erfordert, zumal diese Frage in dermatologischen Abhandlungen meist stiefmütterlich behandelt erscheint.

Abb. 5. Mollusca im Gesicht und an den Augenlidern.

STEFFAN (1895), DE WECKER (1896) und MUETZE (1896) haben zuerst auf die Bedeutung der Mollusca für die Genese chronischer Bindehautkatarrhe hingewiesen. Genauer sind sie dann vor allem von ELSCHNIG studiert worden, der 1897 sieben einschlägige Fälle mitgeteilt hat. Nach ELSCHNIG ist an den Augenlidern die äußere Lidkante ein Lieblingssitz des Molluscum, so daß es, so lange es noch klein ist, zwischen den Wimpern verborgen ist. Durch seine hellgelbe Farbe, die besonders bei dieser Lokalisation frühzeitig deutlich hervortritt, unterscheidet es sich leicht von Hautwärzchen oder kleinen Papillomen, wie sie bei chronischen Lidekzemen recht häufig vorkommen (ELSCHNIG).

In den selbst beobachteten Fällen weist dieser Autor auf das Auftreten follikulärer Conjunctividen hin, die dem Trachom beinahe gleichen. Die Reizung der Bindehaut wird, nach ELSCHNIG, hervorgerufen einmal durch die Wucherungen am Lidrand und ferner durch die *infektiöse* Beschaffenheit des Molluscum selbst.

Später berichtete ELSCHNIG, daß auch Keratitis und Phlyktänen durch Mollusca hervorgerufen werden können. Dieser Umstand soll darauf hinweisen, daß die Disposition des Individuums (exsudative Diathese) für die Zeit der Störung von Bedeutung ist. Denn während gewöhnlich Bindehautentzündung auftritt, zeigt sich hier das Bild der Phlyktäne.

Eine spezifische Wirkung des Molluscum wird von ELSCHNIG, im Gegensatz zu BRONS, nicht angenommen.

Auch nach H. und S. R. GIFFORD beruht eine beträchtliche Anzahl chronischer Conjunctivitiden, die allen möglichen Behandlungsmethoden trotzen, auf der Anwesenheit eines oder mehrerer Mollusca in der Nähe des Lidrandes. Durch Reiben soll Sekret aus den Molluscumknötchen in den Conjunctivalsack gebracht werden, wo es dann die Conjunctivitis auslöst.

Italienische Autoren (CAVARA, NICHELOTTI) haben die gleichen Beobachtungen gemacht. Das klinisch mitunter dem Trachom ähnliche Krankheitsbild heilt nach Ausquetschen oder Abtragen der Mollusca innerhalb weniger Tage ab.

Eine experimentelle Erzeugung der Bindehauterkrankung durch eingeträufelte Aufschwemmung von Molluscumbrei oder Einbringen kleiner Fragmente des Molluscum unter die Bindehaut ist CAVARA nicht gelungen; es muß nach diesem Verfasser eine gewisse „Disposition" mit im Spiele sein.

Auch NICHELOTTI hebt die Berechtigung hervor, eine eigene Form der Bindehautentzündung durch Molluscum contagiosa abzusondern; sie ergibt sich aus der Beschränkung, der Affektion auf die mit Mollusca behaftete Seite, aus der Bevorzugung des Unterlides, aus dem kennzeichnenden klinischen Bild und aus der prompten Wirkung der Beseitigung der Mollusca, während jede andere, noch so lange fortgesetzte Behandlung erfolglos bleibt.

Das Molluscum contagiosum zeigt *pandemische* Verbreitung. Nach v. PROWAZEK kommt es auch in den Tropen mit wechselnder Häufigkeit vor (in Brasilien, Java, Sumatra, Neu-Guinea, China, Deutsch-Ostafrika und Samoa).

Das Molluscum stellt eine Erkrankung des kindlichen und jugendlichen Alters dar. Bei Säuglingen wird die Affektion verhältnismäßig selten beobachtet.

Bei jüngeren Puellae publicae findet sich das Molluscum gelegentlich am Genitale, seltener an anderen Stellen, offenbar hervorgerufen durch Übertragung der in der Genitalgegend ursprünglich lokalisierten Infektion.

In der zweiten Lebenshälfte gelangt das Molluscum sehr selten zur Ausbildung, jedoch fand ich in der Moulagensammlung des Hospital St. Louis ein an der Kopfhaut einer Greisin lokalisiertes riesiges Molluscum contagiosum.

Bezüglich der *Häufigkeit* des Vorkommens des Molluscum contagiosum teilen nur einzelne Autoren genauere Angaben mit. MACLEOD hat (1914) unter 2000 im Krankenhaus und in der Privatpraxis untersuchten Dermatosen acht Fälle von Mollusca, also $4^0/_{00}$ gesehen, während für das Londoner Material die Häufigkeit des Molluscum $1—2^0/_{00}$ beträgt. Nach augenärztlichen Erfahrungen (ELSCHNIG) werden unter 10 000 Augenfällen jährlich etwa vier Fälle von Molluscum contagiosum beobachtet. Von älteren Autoren teilt GEBER einen auffallend hohen Prozentsatz mit; unter 889 Kranken 57 Fälle von Molluscum contagiosum, somit etwas über 6%. Wie häufig das Molluscum unter bestimmten äußeren Bedingungen zur Beobachtung gelangt, wird noch in einem weiteren Abschnitt (über die kontagiöse Natur des Molluscum) erwähnt werden.

3. Die Diagnose und Differentialdiagnose des Molluscum contagiosum

bereitet bei isolierten Efflorescenzen, auf Grund der außerordentlich typischen klinischen Merkmale, keine Schwierigkeiten; gegenüber kleineren Warzen, Milien, dem Syringocystadenom der Lider oder kleinen syphilitischen Papeln am Genitale ist in diagnostischer Hinsicht namentlich auf die zentrale Delle zu achten. Zeigt das Molluscum einen ungewöhnlichen Sitz oder handelt es sich um generalisierte Formen von miteinander konfluierenden, beetartig aussehenden Mollusca, so können sich immerhin diagnostische Zweifel ergeben. Wie BARTHÉLEMY hervorhebt, werden Mollusca an den Händen meist für Warzen und am behaarten Kopf für Papillome gehalten, und HALLOPEAU teilte eine Beobachtung mit, in der die Differentialdiagnose gegenüber einem frambösiformen Naevus vorzunehmen war. Ein von RUSCH im Wiedener Krankenhaus beobachtetes Molluscum mit dem Sitz am Lidrand täuschte bei makroskopischer Untersuchung ein Basalzellenepitheliom vor, und ließ erst mikroskopisch die richtige Diagnose stellen. Hier sei auch eine Beobachtung von JOFFÉ angeführt, in der die an beiden Unterarmen und Händen lokalisierten Mollusca zunächst als Gewerbeekzem oder Epizoonose imponierten.

Bei konfluierenden Formen sucht man die Peripherie der Hautveränderung auf das Vorkommen isolierter Knötchen ab, die dann meist das typische Bild aufweisen. Bestehen trotzdem Zweifel, so können sie behoben werden entweder durch Herausheben der kleinen Geschwulst aus ihrem Bindegewebsbett und durch den Nachweis des aus runden, glatten, weißen Läppchen zierlich aufgebauten träubchenförmigen Gebildes oder mikroskopisch durch die histologische Untersuchung, bzw. einfacher durch den Befund von „Molluscumkörpern" im Ausstrich- oder Quetschpräparat.

4. Über die kontagiöse Natur des Molluscum contagiosum.

a) Klinische Beobachtungen über spontane Impfbarkeit des Molluscum

Noch bevor das Impfexperiment die Übertragung des Molluscum contagiosum demonstriert hatte, wurde der ansteckende Charakter der Affektion von älteren Autoren erschlossen, indem sie feststellten, daß in Schulen, Familien oder in geschlossenen Kreisen und Instituten usw., falls ein Kind Mollusca aufwies, nach einiger Zeit dieselbe Erkrankung, oft in viel größerer Zahl, bei zahlreichen anderen Kindern zu beobachten war. Diese Wahrnehmungen hat NEISSER aus der älteren Literatur genauer zusammengestellt: BARNES (1878), BATEMAN (1817), CAILLAULT (1859), CARSWELL (1821), CASPARY (1882), CHARLES W. ALLEN (1886), DUBOIS-HAVENITH (1887), EBERT (1865), LIVEING (1878), MACKENZIE (1879), MITTENDORF (1886). In diesen Beobachtungen wurde das Auftreten von Mollusca bei Familienmitgliedern, bei Amme und Säugling u. dgl. wahrgenommen oder in endemischer Form in Kinderasylen, über die namentlich CH. W. ALLEN (48 Molluscumfälle unter 100 Kindern) und MITTENDORF (27 und 41 Fälle in Kinderinstituten) berichtet haben.

Anhänger der Kontagiositätslehre sind ferner, meist auf eigene klinische Beobachtungen gestützt: BESNIER, DEVERGIE, DUCKWORTH, HARDY und BÉHIER, HUTCHINSON, MAJOCCHI, PATERSON, SANGITER, W. G. SMITH, TILBURY FOX, CÄSAR BOECK, LANG, NEISSER, VIDAL, GANDOROW, PICK, SELDOWITSCH, LINDSTRÖM, POLLITZER, HARTZELL, ARAGÃO und VIANNA und MAC LEOD. Von hervorragenden Pathologen sind VIRCHOW und RINDFLEISCH zu nennen; ersterer wurde von einem Zweifler, auf Grund der EBERTschen Beobachtungen, ein Gläubiger der Kontagiosität.

Indessen wurde in früheren Jahren die Übertragbarkeit des Molluscum contagiosum auch energisch bestritten, so vor allem von den Begründern der Wiener Schule FERDINAND HEBRA und KAPOSI. Zu den Antikontagionisten sind auch DUHRING, PURDON, T. C. FOX und G. FOX, GEBER, WILSON, SIMON, BÄRENSPRUNG und der Pathologe ROKITANSKY zuzurechnen. Den Standpunkt der Antikontagionisten hat KAPOSI (1877) folgendermaßen ausgedrückt: „Es ist weder kasuistisch, noch experimentell die Übertragbarkeit der Molluscumwarzen dargetan worden. Deshalb halte ich dieselben auch für nicht ansteckend und ihren Beinamen „contagiosum" für nicht gerechtfertigt" und noch 1892 zweifelte KAPOSI an der Richtigkeit der von ihm selbst gemachten Beobachtung des Auftretens zahlreicher Mollusca, sowohl in seiner Familie als auch auf der Klinik, und war nicht geneigt, aus solchen Wahrnehmungen bindende Schlußfolgerungen zu ziehen. Desgleichen glaubt er auch dem Übertragungsversuch von RETZIUS die Beweiskraft abzusprechen.

Auf die Kontagiosität des Molluscum und auf die diesbezüglich bestehende weitgehende Analogie zwischen Molluscum und Warzen hat auch JADASSOHN hingewiesen, der, gleich EHRMANN, an durch Kratzen verletzten Hautstellen, genau entsprechend den Strichen, Mollusca lokalisiert fand. JULIUSBERG hat desgleichen bei seinen Impfexperimenten (siehe weiter unten) in Strichen angeordnete Mollusca beschrieben. In einer Beobachtung HERXHEIMERs schien die große Anzahl der Mollusca am Kinn beim Rasieren eingeimpft worden zu sein. Für die Kontagiosität spricht ferner auch das Vorkommen kleinerer Mollusca, die nach Art der Warzen, um eine größere Efflorescenz gruppiert angeordnet sind (LANG)

In jüngster Zeit wurde wiederholt über endemisches Auftreten von Mollusca in einer Schulklasse nach gemeinsamen Baden, offenbar durch gemeinsame Benutzung der Badetücher (LANGER, FISCHER) berichtet. Auch die Übertragung der Mollusca nach Benützung türkischer Bäder dürfte durch Handtücher herbeigeführt werden (CROWLEY) Auf das türkische Bad als Infektionsquelle haben bereits ältere Dermatologen (HUTCHINSON, CROCKER u. a.) hingewiesen.

b) Die experimentelle Übertragung des Molluscum contagiosum.

Während in klinischen Beobachtungen die Kontagiosität des Molluscum nur aus zufälligen Koinzidenzen erschlossen werden konnte, ermöglichten die Versuche, die Affektion im Experiment zu erzeugen, mit Sicherheit für die spezifisch-kontagiöse Natur derselben einzutreten.

RETZIUS scheint zuerst (1869) ein derartiger Übertragungsversuch geglückt zu sein. Mitte März 1869 rieb sich RETZIUS den ausgedrückten Inhalt eines Molluscum etwas nach außen von der linken Brustwarze ein und befestigte über die Stelle ein Uhrglas mittelst Heftpflaster. Nach 2 Monaten war an der Stelle nichts zu bemerken, „im Laufe des Sommers" trat an der eingeriebenen Stelle ein „Cornedo" auf, welcher allmählich ein dem Molluscum contagiosum eigentümliches Aussehen annahm. Das Knötchen war stecknadelkopfgroß, blieb bis Dezember bestehen und verschwand nachher. Bei wiederholter Untersuchung fanden sich „Molluscumkörper".

Über je einen zweifellos gelungenen Übertragungsversuch des Molluscum contagiosum berichteten dann VIDAL und HAAB. Ersterer stellte am 22. Juni 1878 einen Arzt vor, bei dem drei Monate nach Einimpfung des Inhaltes von Mollusca sich eine typische Efflorescenz gebildet hatte. Die Inkubation war um die Hälfte kürzer als bei RETZIUS.

1888 hat HAAB einen Selbstversuch mit dem Inhalt eines frisch exstirpierten Knötchen durch Verreiben auf seinem Vorderarm ausgeführt; nach mehr als einem halben Jahr, nachdem er die Impfung schon vergessen hatte, trat an der Impfstelle ein typisches Molluscum auf, das auch mikroskopisch den typischen Befund der Hautveränderung zeigte. 1890 berichtete STANZIALE, daß es ihm gelungen sei, einmal (von 21 Personen) das Molluscum, mit einer Inkubation von drei Monaten, zu übertragen.

Schließlich hat F. J. PICK 1891 in einer Reihe vollkommen einwandfreier Versuche den Nachweis der Impfbarkeit des Molluscum contagiosum erbracht, indem bei intraepidermoidaler Überimpfung an neun von zwölf Impfstellen bei zwei Personen typische Mollusca erzeugt wurden.

Das Material rührte von Mollusca her, die kranzförmig um die Lidränder eines älteren Mannes lokalisiert waren. Die Überimpfung wurde an zwei Kindern, und zwar im Schenkeldreieck beider Extremitäten vorgenommen, an drei, etwa 2 cm voneinander entfernten Stellen. In der 10. Woche war bei dem einen Kind an zwei Impfstellen des rechten Schenkels eine verdächtige Efflorescenz wahrnehmbar, die nach weiteren acht Tagen mit der Lupe einwandfrei als Molluscum zu erkennen war. Die gleiche Wahrnehmung wurde dann an weiteren sieben Impfstellen gemacht und mikroskopisch der typische Befund nachgewiesen.

1893 bestätigte G. NOBL die in der Literatur bereits vorliegenden Ergebnisse der Übertragungsversuche des Molluscum contagiosum; die ersten Efflorescenzen konnte er bereits nach sieben Wochen auftreten sehen.

1896 hat DILIBERTO Übertragungsversuche des Molluscum vorgenommen und zwar an fünf Kindern und an einer älteren Frau. Nur bei einem Kind entwickelten sich drei Mollusca, jedoch nicht an den Impfstellen, sondern mehrere Zentimeter von diesen entfernt, am inneren Augenwinkel. Ob es diesem Autor gelungen ist, experimentell Mollusca auftreten zu lassen, erscheint demnach nicht einwandfrei erwiesen.

Vollkommen einwandfrei ist der Übertragungsversuch MAX JULIUSBERGs (1905) an der NEISSERschen Klinik, ausgezeichnet durch die große Zahl — 29 typische Efflorescenzen — der erzeugten Mollusca und durch ihre Anordnung längs der Impfstriche.

Aus den letzten Jahren liegt eine Selbstbeobachtung von CIPOLLA vor, der anläßlich von mit Molluscummaterial ausgeführten Versuchen am rechten Zeigefinger die typische Hautveränderung auftreten sah.

In den angeführten Übertragungsversuchen schwankte die Inkubation und betrug sechs Monate (RETZIUS), drei Monate (VIDAL), mehr als ein halbes Jahr (HAAB), zehn Wochen (F. J. PICK), sieben Wochen (NOBL) und 50 Tage (JULIUSBERG) (mit filtriertem Material).

Der jüngste Autor, der sich mit dieser Frage befaßt hat, CIPOLLA will in einer persönlichen Beobachtung bloß eine Inkubation von 17 Tagen festgestellt haben.

Ich selbst habe vor vielen Jahren in mehrfachen Selbstversuchen ein Haften des Virus nicht erzielen können. Auch NOBL berichtet bei weiteren Impfversuchen bloß negative Ergebnisse erreicht zu haben. Es scheinen somit sehr verschiedenartige Momente zusammenzuwirken zu müssen, um das Haften des Erregers herbeizuführen; nebst genauer Technik dürfte nicht allein das individuelle Verhalten der geimpften Personen eine Rolle spielen, sondern auch die Akuität der Erkrankung, also die Virulenz des Ausgangsmateriales von Bedeutung sein.

c) Die experimentelle Molluscumübertragung mittels Filtraten.

Die klinischen Beobachtungen über spontane Impfbarkeit des Molluscum und die hier referierten experimentellen Übertragungen der Affektion hatten zwar mit Sicherheit den ansteckenden Charakter derselben bewiesen, unsere Kenntnisse vom Erreger des Molluscum contagiosum aber nicht zu fördern vermocht. In eine neue bedeutsame Phase gelangte die ätiologische Erforschung des Molluscum erst durch den grundlegenden Versuch von MAX JULIUSBERG (1905, JADASSOHNs Berner Klinik) über den Nachweis der *Filtrierbarkeit* des Molluscumvirus, wodurch überhaupt zum ersten Male die Existenz eines filtrierbaren Virus bei einer menschlichen Dermatose erbracht worden ist. Die Anregung zur Ausführung der Versuche hatte JULIUSBERG durch die Untersuchungen von MARX und STICKER erhalten, die 1902 ein filtrierbares Virus bei einer, namentlich in früheren Jahren oft mit dem Molluscum contagiosum vergleichend studierten Affektion, der Geflügelpocke, festgestellt hatten.

Im JULIUSBERGschen Versuch wurde der Inhalt von acht Mollusca, nach Verreiben mit feinem Sand und etwas Bouillon durch ein Chamberlandfilter geschickt. Vor und nach der Benützung wurde das Filter auf Bakteriendurchlässigkeit geprüft, wobei von beiden Proben angelegte Kulturen steril blieben. Mit dem Filtrat impfte JULIUSBERG sich selbst und zwei Ärzte durch Einreiben der Haut des linken Oberarmes, nachdem die Haut durch Reiben mit Schmirgelpapier oberflächlich verletzt worden war. Ein mit Filtratflüssigkeit befeuchteter kleiner Mullstreifen wurde auf die verletzte Hautstelle angebracht und nach 24 Stunden entfernt. Es entstand zunächst eine Dermatitis, die nach drei Tagen abheilte. Nur bei einem Kollegen traten 50 Tage nach der Impfung an der Impfstelle 60 deutliche Mollusca auf, die sich allmählich immer weiter entwickelten und den typischen mikroskopischen Befund zeigten. Eine Verlängerung der Inkubation wurde im Filtrationsversuch nicht bemerkt, denn auch bei Übertragung mit unfiltriertem Material kann bekanntlich die Inkubation zwischen zwei und sechs Monaten schwanken.

Nach einer mir vor Jahren gemachten Mitteilung LEWANDOWSKYs wurde das von JULIUSBERG mit Filtrat erzeugte Molluscum in drei Generationen weitergeimpft. Die dritte Passage am Vorderarme LEWANDOWSKYs konnte ich 1907 untersuchen und den gesetzmäßigen cytologischen und mikroskopischen Befund feststellen.

Weitere Untersuchungen über die Filtrierbarkeit des Molluscumvirus liegen von DE BLASI (1904) vor, der in fünf Fällen bloß negative Ergebnisse zu verzeichnen hatte; ferner von SERRA und WHILE und KINGERY. Ersterer erzielte Haftung des Virus nach Filtration durch Berkefeld W in zwei von drei Fällen mit einer Inkubationsdauer von 30 bis 90 Tagen; letztere beschreiben das Auftreten von Mollusca 60 Tage nach subcutaner Injektion des Berkefeldfiltrates bei zwei Personen. Ein nach drei Wochen mit dem gleichen, in Glycerin aufbewahrtem Material vorgenommener Impfversuch mißlang. Schließlich seien hier noch die in jüngster Zeit von GAVIATI (1923) vorgenommenen Filtrationsversuche angeführt, die ebenfalls ein negatives Ergebnis zeitigten.

Die in diesem Kapitel aneinandergereihten Tatsachen beweisen mit Sicherheit die kontagiöse Natur des Molluscum contagiosum; über die Art des Infektionserregers war man aber zu keiner exakten Vorstellung gelangt und nur auf Grund der Ergebnisse der Filtrationsversuche wurde das Virus des Molluscum contagiosum unter die „unsichtbaren", „sub"- oder „ultramikroskopischen" Krankheitserreger eingereiht — eine Annahme, die heute durch die Untersuchungen von LIPSCHÜTZ wesentlich modifiziert erscheint (siehe Parasitologie des Molluscum contagiosum).

5. Die Pathogenese und das pathologische Substrat des Molluscum contagiosum.

Auf die Ansiedlung des Virus reagiert die Oberhaut in Form einer eigenartigen Acanthose, mit charakteristischen Veränderungen der Mehrzahl der Stachelzellen. Über die Entstehung des Molluscum liefert TÖRÖK eine ausgezeichnete Schilderung, die ich wegen ihrer Anschaulichkeit hier wiedergebe.

Die Wucherung geht von einem Punkt der MALPIGHIschen Schicht aus. Es entstehen breite Zellkolben oder Zellappen, die gegen die Lederhaut nach abwärts und seitwärts unter die benachbarte Epidermis wuchern. Die auf diese Weise entstehende Epithelmasse ist in symmetrischer Weise um die Stelle der MALPIGHIschen Schicht herum gelagert, an der die Proliferation begonnen hat. Durch letztere wird die unter ihr gelegene Partie der Lederhaut nach abwärts gedrängt und eine ganz dünne Schicht der Lederhaut mit der bedeckenden Epidermis emporgehoben und im höchsten Grade gespannt. Die neu entstandene Epithelmasse befindet sich demnach zwischen einer oberflächlichen, von der stark gespannten und verdünnten Epidermis mit einer ganz schmalen Lederhautschicht gebildeten Decke und einer nach abwärts gedrängten Partie des Papillarkörpers. Sie hängt mit der Epidermis vermittels einer relativ dünnen, halsartigen Stelle zusammen, unterhalb welcher sich die wuchernde Epithelmasse unter die benachbarte Epidermis weiterschiebt. Es ist, als würde ein blumenkohlartiges Gewächs, welches mit einem dünnen, sehr kurzen und hohlen Stiel mit der Unterfläche der Epidermis zusammenhängt, in die Lederhaut hineingewuchert sein.

Die hierdurch entstehende Hautveränderung springt infolge ihres oberflächlichen Entstehungsortes scharf an der Hautoberfläche empor. Die gleichmäßig um eine zentrale Stelle aufgehäufte *gefäßlose* Epithelmasse bildet eine halbkugelige, weiße Vorwölbung, deren Oberfläche infolge der Spannung glänzt und die aus derselben Ursache eine derbe Konsistenz besitzt. In der Mitte der Hautveränderung findet sich ein nabelartiges Grübchen, welches von Hornzellen ausgefüllt ist. Dieses Grübchen entspricht der Stelle, von der aus die Wucherung der MALPIGHIschen Schicht gegen die Tiefe der Lederhaut ausgegangen ist. An derselben Stelle ist die Hornschicht der in die Tiefe gewucherten Stachelschicht gewissermaßen nachgesunken, d. h. die Verhornung findet an dieser Stelle nicht mehr im Niveau der benachbarten gesunden Haut, sondern an der in die Tiefe gedrungenen Stachelschicht, somit *unter* dem Niveau der benachbarten Haut statt. Der enge, halsartige Abschnitt, durch welchen die nach abwärts gewucherte Stachelschicht mit der benachbarten Epidermis zusammenhängt, erhält hierdurch ein Lumen, welches mit losgelösten Hornzellen ausgefüllt ist. Dieser halsartige Teil erscheint von der Oberfläche aus gesehen als nabelartige Einziehung im Zentrum der halbkugeligen Vorwölbung. Die in dieser nabelartigen Einziehung bzw. in dem halsartigen Abschnitte der Epithelwucherung liegenden Hornzellen stammen zum Teil von der Hornschicht dieses Abschnittes, zum Teil von der Oberfläche der weiter abwärts gelegenen lappenförmigen Epithelwucherungen (TÖRÖK).

An dieses grobstrukturelle Bild des Molluscum contagiosum sei hier das *dermatoskopische* Aussehen der Hautveränderung angereiht, wie es von SAPHIER geschildert wird. Bei hautmikroskopischer Untersuchung sieht man die wuchernden Epidermismassen, die aus rundlichen, hellgelben Schollen bestehen; ihre mittleren Partien sind infolge des gegenseitigen Druckes abgeflacht. In der Umgebung der kleinsten Knötchen sieht man die auseinandergedrängten, in der Regel erweiterten Gefäße. In größeren Knötchen sind die Gefäßveränderungen intensiver. Oft kommt es zur enormen Gefäßerweiterung, die unter Umständen mit Stauung verbunden ist. Diese Gefäßveränderungen und das Bild der Wucherungen sind durch den histologischen Bau des Molluscum bedingt. In den Bindegewebssepten zwischen den äußeren Protuberanzen der Geschwulst sieht man die Gefäße des subpapillaren Netzes, bzw. die noch erhaltenen Papillargefäße. SAPHIER bezeichnet das Bild als für das Molluscum charakteristisch, da es bei anderen epithelialen Wucherungen vermißt wird.

Für das genaue Verständnis der Genese und des Baues des Molluscum contagiosum ist vor allem die von UNNA gegebene Schilderung von besonderer Bedeutung. Die traubige Form des Molluscum hatte in früherer Zeit manche

Autoren bewogen, die Affektion als degenerierte Talgdrüse zu betrachten oder zumindest das Follikelepithel als Ausgangspunkt für ihre Genese anzunehmen. VIRCHOW, RINDFLEISCH, BIERADECKI, RENAUT, ISRAEL, SELDOWITSCH, OMELTSCHENKO, FERDINAND HEBRA, P. FOX, HUTCHINSON, GAGGE, STARTIN, PYE SMITH, CROCKER, ZEISSL und vor allem KAPOSI glaubten das Molluscum von einer Wucherung von Talgdrüsen ableiten zu müssen, während eine große Reihe von Forschern, wie O. SIMON, NEISSER, CASPARY, GEBER, LUKOWSKY, THIN, TAYLOR, SANGSTER, BOECK, BIZZOZERO und MANFREDI, TÖRÖK und TOMMASOLI, KROMAYER gegen diese Auffassung Stellung nahmen und das Molluscum von einer Wucherung des Deckepithels ableiteten, eine Ansicht, die, wie UNNA mit Recht ausführt, jetzt allgemein geteilt wird. In seltenen Fällen hängt ein Lanugohärchen mit oder ohne Talgdrüsenanhang seitlich einem Knötchen an, aber auch dann ist keine besondere Beziehung der Epithelwucherung zur Talgdrüse oder zum Follikel aufzufinden (UNNA). Obwohl die Follikelmündungen für die Ansiedlung von Infektionserregern der Haut geradezu prädisponiert sind, kommt somit eine follikuläre Lokalisation des Molluscum gar nicht oder nur ganz ausnahmsweise (ISRAEL) vor.

Hat man Gelegenheit, eben entstehende, makroskopisch noch kaum sichtbare Knötchen in der Umgebung älterer zu untersuchen, so kann man die Ableitung der Affektion vom Deckepithel in überzeugender Weise klarlegen. Es wird zunächst ein einzelner

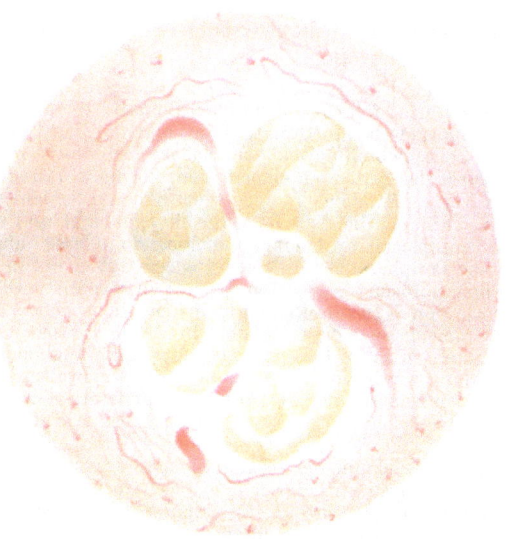

Abb. 6. „Molluscum contagiosum".
Dermatoskopisches Bild des Molluscum.
(Aus SAPHIER: Arch. f. Dermat. 136, 1912.)

runder „Buckel" (UNNA) senkrecht nach unten getrieben und an dieser Stelle der Papillarkörper abgeflacht. Wiederholt sich der Vorgang an mehreren benachbarten Stellen und kommt es zur Konfluenz der sich vergrößernden Buckel, so resultiert bereits ein Gebilde von acinösem Aussehen, das zunächst noch eine mehr flächenhafte Gestalt besitzt. Durch weiteres Wachstum der Buckel und durch sekundäre Buckelbildung entsteht schließlich ein lobuläres Gebilde, das eine halbkugelige, in sich vielfach gefaltete und auf möglichst kleinen Raum zusammengedrängte Epithelmasse darstellt, die das Deckepithel der Nachbarschaft anspannt und verdünnt. Das Charakteristische des Vorganges besteht weiter nach UNNA darin, daß die Epithelzapfen nicht in gewöhnlicher Weise proliferieren, sondern daß einige Zellen und Zellgruppen besonders stark anschwellen, daher der betreffende Epithelbezirk kugelig vergrößert und buckelförmig vorgetrieben wird. Nachdem dazwischen normale Zellen zurückbleiben, die an dem weiter unten zu schildernden spezifischen Zellvorgang nicht anteilnehmen, vielmehr beim Vortreiben der geschwellten Zellterritorien zurückbleiben und letztere konzentrisch umfassen, kommt es zur ausgesprochenen läppchenförmigen Gestaltung der spezifischen Acanthose. UNNA definiert daher in knappen Worten das *mechanische Prinzip des Wachstums als eine Wucherung und gleichzeitige Anschwellung zerstreuter Epithelbezirke unter äußerer Raumbeschränkung.*

Beim Vortreiben der buckelförmigen Epithelzapfen weicht das Bindegewebe aus. Innerhalb des Molluscum bleiben daher die Papillen nur ausnahmsweise bestehen und die Bindegewebssepta, die man hier und da zwischen den äußeren Anteilen der Geschwulst vorfindet, entsprechen nur selten früheren Papillen (UNNA).

Wenden wir uns nun dem eigentlichen *histologischen* Bau des Molluscum zu, so muß BENDA vollkommen zugestimmt werden, daß es sich hier nur um eine mäßige Zellwucherung, das heißt, nur um eine sehr geringe numerische Zunahme der Zellen, hingegen um eine ganz außerordentliche Zellhypertrophie handelt. Desgleichen meint auch CHARLES AUDRY mit Recht, daß das Molluscum kein Neoplasma im VIRCHOWschen Sinne, sondern eine spezifische Metaplasie des Epithels darstelle.

Bei der Untersuchung eines wohlausgebildeten Molluscum findet man nach NEISSER, JARISCH u. a. folgenden typischen Befund: In der Epithelwucherung, die als kolbige Masse ins Bindegewebe hineinragt, findet man die Basalzellenschicht und die darüber befindlichen zwei Zellschichten normal. Die nächste Zellschicht zeigt bereits Veränderungen, und zwar ist daselbst das Auftreten einer feinen, körnigen Trübung im Protoplasma, meist in der Nähe des Kernes zu sehen. In der nächst höheren Schicht haben die Zellen in der Regel die Faserung verloren, die Zelle ist vergrößert, gebläht und der Kern wird immer mehr durch eine im Protoplasma an Umfang zunehmende „Masse" aus seiner ursprünglichen zentralen Lage an die Peripherie der Zelle gedrängt, so daß er nur in Form einer schmalen, im Durchschnitt halbmondförmig begrenzten Scheibe zu sehen ist. Die im Protoplasma wachsende Substanz wurde von NEISSER als aus kleinsten, dicht neben einander gelagerten hellen Körperchen zusammengesetzt beschrieben. In Alkoholpräparaten erschien die „Masse" mit dunklen Punkten, in Form kurzer, stäbchenartiger, länglicher Gebilde durchsetzt. Als weitere Entwicklung wurde von NEISSER das Zusammentreten der kleinen Kügelchen zu Einzelhaufen angenommen, die sich in Form abgegrenzter, heller, glänzender Körper von runder, ovaler oder länglicher Form präsentieren. Diese Körper nannte er „Sporen"; ihre Zahl betrug sechs bis acht. Sie waren durch eine Art Balkennetz getrennt. Damit sollte der Höhepunkt in der Entwicklung der vermeintlichen Parasiten erreicht worden sein. Nun setzen regressive Veränderungen ein; durch eine rasch fortschreitende Verhornung wird die Zelle kleiner, undurchsichtiger, so daß die „Sporen" fast ganz verdeckt werden; die „Masse" ist zum „Molluscumkörper" geworden.

Wie L. PFEIFFER und NEISSER hervorheben, machen nicht alle Zellen die beschriebene Metamorphose durch; ein Teil der Zellen wird nicht befallen, wird jedoch von den geblähten Nachbarzellen stark zusammengedrängt, so daß in den ganz schmalen Protoplasmazonen oft nur die Kerne noch deutlich sichtbar sind.

Über das Verhalten der *Mitosen* beim Molluscum contagiosum liegen Angaben von HEIBERG vor, der angeregt durch Äußerungen v. HANSEMANNs (1893) die Mitosengröße untersucht hat, ohne Anhaltspunkte für eine Vergrößerung des Durchmessers der Äquatorialebene zu finden.

In der großen Literatur, die sich im Anschluß an die Veröffentlichungen NEISSERs entwickelte, haben die meisten Autoren sich hauptsächlich dem Studium der „Molluscumkörper" („peculiar globes" von HENDERSON und PATERSON oder auch „paradoxale Zellen" von französischen Autoren genannt) zugewendet und das Verhalten der Zellveränderungen in der Stachelschicht meist nur wenig beachtet. Nach BENDA handelt es sich aber bei den „Molluscumkörpern" nicht um eine in der gewöhnlichen Weise verhornte Zelle und die Veränderungen in den tieferen Zellagen sind von denen in den oberflächlichen Schichten zu trennen. Verfolgt man die in letzteren sich abspielenden Vorgänge, so findet man kleine, ziemlich scharf abgegrenzte, lichtbrechende Gebilde, die zuerst von TOUTON beschrieben worden sind (TOUTONsche Körperchen oder NEISSERsche „Keimkörperchen"). Sie liegen ungefähr in der dritten oder vierten Zellage vom Stratum cylindricum aus. Während BENDA gegen die Deutung der „Molluscumkörperchen" als Parasiten Stellung nimmt, glaubt er den „TOUTONschen Körperchen" eine derartige Rolle zuschreiben zu können.

KROMAYER, ebenfalls ein Gegner der Parasitennatur der „Molluscumkörper", führt das Auftreten der feinkörnigen Protoplasmamasse auf den Zerfall von Epithelfasern zurück.

C. BECK beschreibt im Protoplasma der großen geblähten Epithelien der zentralen Geschwulstpartien kleine, homogene, scharf begrenzte „Fleckchen", die er als Produkt einer regressiven Zellmetamorphose deutet.

Eingehend befaßt sich UNNA mit den Veränderungen der Stachelschicht, in denen er die Vorgänger der „Molluscumkörper" erblickt. Auf Grund spezifischer Färbungen (z. B. mit Säurefuchsin) deutet UNNA die im Zellprotoplasma auftretende „Masse" als kolloide oder hyaline Substanz; aus ihr gehen dann durch die hinzutretende *normale* Verhornung der Stachelzellen die eigenartigen „Molluscumkörper" hervor. UNNA betont ferner mit Recht, daß nur ein Teil des Protoplasmas die eigenartigen Veränderungen erleidet; die „Masse" baut sich aus einzelnen Anteilen auf, die sich gegenseitig abflachen, während ein kleinerer Anteil des Protoplasmas in netzförmiger Anordnung erhalten bleibt, wodurch das Durchschnittsbild der Zelle ein septiertes Aussehen gewinnt. Mitunter, speziell in Alkoholpräparaten, lassen sich im Zellprotoplasma auch einzelne kleinere und größere Vakuolen nachweisen, die zum Teil auf Schrumpfung zurückzuführen sind, zum Teil jedoch auf Verflüssigung des nicht von der „Masse" ergriffenen Anteiles des Protoplasmas beruhen dürften.

Ohne jede scharfe Grenze gehen nun die Veränderungen der Stachelschicht in die der Hornschicht über. Durch Verhornung an der Zell*oberfläche* kommen dann die „peculiar globes" zustande, in denen oft noch die Septierung nachzuweisen ist und die noch ein Kernrudiment in Form eines blaß gefärbten Gebildes an einem Zellpol erkennen ließen. Mit fortschreitender Verhornung geht später die Septierung verloren und die „Molluscumkörper" gewinnen ein durchaus homogenes Aussehen.

Im Bereiche der Delle findet man fast nur degenerierte Hornzellen (UNNA). Bei schwacher Vergrößerung unterscheidet man schon den zentralen hornigen Pfropf von den nach unten radiär ausstrahlenden nicht verhornten Anteilen des Molluscum. Beide Anteile sind durch eine stark gefärbte Zone von Keratohyalin getrennt, das in netzartig angeordneten groben Körnern die „Molluscumkörper" umfassen. CEDERCREUTZ erwähnt ein recht breites Stratum lucidum, das er in den Seitenteilen des Molluscum oberhalb der normal entwickelten keratohyalinhaltigen Zellen feststellen konnte.

Für das Studium der Verhornungsverhältnisse bietet, nach den Untersuchungen von DREYSEL und OPPLER das Molluscum contagiosum ein sehr geeignetes Material. An den zwischen den „Molluscumkörperchen" liegenden, bereits von NEISSER erwähnten, nicht befallenen Epithelien ist nämlich in den tieferen Partien ein besonders starker Keratohyalingehalt, in den oberen schön ausgebildetes Eleidin zu finden. HANAWA beschreibt beim Molluscum contagiosum neben dem RANVIERschen Eleidin auch eine von ihm gefundene Substanz, die er wegen ihrer morphologischen Ähnlichkeit mit dem Eleidin und ihrer Färbarkeit mit Hämatoxylin und Hämalaun als „Hämatox-Eleidin" bezeichnet.

Schließlich sei hier noch erwähnt, daß BRUNNER Glykogen in den Molluscumzapfen, und zwar in den tieferen Partien, unterhalb des Stratum granulosum und oberhalb der Basalzellen beschreibt. Es liegt nur in den die Molluscumumwandlung nicht eingehenden Epithelien.

Das Bindegewebe verhält sich entweder ganz indifferent oder weist nur eine leichte Zellvermehrung auf, wobei die Zahl der Mastzellen vergrößert ist; Plasmazellen fehlen. Die Gefäße sind hier und da erweitert. Handelt es sich um sekundär infizierte Mollusca, so begegnet man allen Zeichen der eitrigen Entzündung und massenhaft Kokken an der Oberfläche und in der Delle in die Tiefe vordringend (UNNA).

Die „Molluscumkörper" sind nativ und im gefärbten Präparat als große, rundliche oder ovoide mit glatten, scharfen Konturen versehene Gebilde, die bis auf eine manchmal etwas dichter gewebte periphere Zone gleichmäßig homogen sind und leicht Farbstoffe annehmen. Sie quellen in 30% Kalilauge auf (WINOGRADOW), färben sich mit Jodtinktur mäßig gelbbraun bis braun und erleiden nach Zusatz von Schwefelsäure keine weitere Veränderung; Salpetersäure färbt sie gelbgrün. Nach TÖRÖK und TOMMASOLI werden die ,,Molluscumkörper" von konzentrierten Säuren, von Kalilauge und Ammoniak gar nicht oder kaum verändert; sie schwellen höchstens etwas an und werden blässer. Auch bei künstlicher Verdauung (in Pepsinsalzsäure) erweisen sie sich sehr resistent. In Alkohol und Äther sind sie unlöslich, mit Osmiumsäure sollen sie sich schwärzen. CEDERCREUTZ beschreibt mit Scharlachrot färbbare kleinere Körner, die er im Stratum germinativum, ferner in den oberflächlichen Zellagen nachweisen konnte. Sie liegen intra- und extracellulär und sind *Lipoidsubstanzen*, die auch sonst häufig bei Entartungszuständen des Gewebes angetroffen werden. Interesse verdient noch die Angabe dieses Autors, daß bei Untersuchung im polarisierten Lichte *doppelbrechende Substanzen* im Molluscum nicht aufzufinden waren.

Nach Gram nehmen die vollkommen entwickelten ,,Molluscumkörper'' die Farbe an. Aus dem chemischen und färberischen Verhalten kann eine keratinartige Degeneration des Protoplasmas für die Entstehung der eigenartigen Gebilde verantwortlich gemacht werden.

Über die *Pigment*verhältnisse beim Molluscum contagiosum liegen spärliche Angaben vor. GEBER erwähnt, daß gleich an der Übergangsstelle zum normalen Epithelzapfen das Fehlen des Pigments auffällt. Eingehendere Untersuchungen hat dann BECK ausgeführt. Die Epithelzellen des Molluscum selbst sind pigmentfrei, während das umgrenzende Bindegewebe pigmenthaltige Zellen aufweist (BECK). Die das Molluscum bedeckende Epidermispartie zeigt in den untersten Zellschichten normale Pigmentierung, während die oberen Zellschichten immer pigmentärmer werden. Der Übergang ist ein allmählicher. Ganz vereinzelt findet sich Pigment aber auch in der Epithelpartie vor, welche die Molluscumdelle umgibt. BECK vertritt die Ansicht, daß die Stachelzellen nicht imstande sind Pigmentkörnchen aufzunehmen, obwohl in der Basalzellenschicht noch verzweigte Melanoblasten zu sehen sind und er bezeichnet daher den Zustand als pathologisch.

CIPOLLA beschreibt und bildet bei einem am Praeputium, somit in einer stark pigmentierten Hautregion sitzenden Molluscum einen besonderen Typus dieser Hautveränderung ab, bei dem das krankhafte Substrat durch einen besonderen Reichtum an ,,Chromatophoren" (im Sinne BLOCHs wohl als *Melanoblasten* zu deuten) ausgezeichnet war.

6. Die Parasitologie des Molluscum contagiosum.

Die Bestrebungen, den Erreger des Molluscum nachzuweisen, bzw. die Natur der ,,Molluscumkörperchen" zu ergründen, haben eine außerordentlich reichhaltige Literatur gezeitigt.

Nachdem der von ANGELUCCI (1881) als Ursache des Molluscum beschriebene Bakterienbefund (Bacterium lepogenum) von OSKAR SIMON, UNNA, VIDAL, NEISSER, KAPOSI, JAMIESON und THIN entschieden abgelehnt worden war, hatte ALBERT NEISSER in zahlreichen Arbeiten den Nachweis zu führen versucht, daß die (1891 von PATERSON und HENDERSON entdeckten ,,Molluscumkörperchen" den Erreger darstellen, und zwar deutete er sie als Protozoen (Gregarinen). Während NEISSER ursprünglich (1882) die eigenartigen Gebilde in toto als Parasiten bezeichnete, sprach er sich später (1888) dahin aus, daß nur die in den ,,Molluscumkörperchen" vorkommenden als ,,Sporen" gedeuteten Gebilde den Erreger darstellen. Entsprechend den auch von BOLLINGER vertretenen Ansichten rechnete er nunmehr den Parasiten zu den Coccidien und verwies auf die auch von VIRCHOW betonte Ähnlichkeit der ,,Molluscumkörper" mit den im Darm und in den Parenchymorganen des Kaninchens vorkommenden Befunden der Coccidiose. VIRCHOW hat jedoch später hervorgehoben, daß er ,,nichts wahrgenommen habe, was auf einen parasitären Ursprung der ,Molluscumkörper' hinweise".

Die Coccidientheorie der ,,Molluscumkörper" von BOLLINGER und NEISSER hat zum Entstehen einer sehr umfangreichen Literatur geführt, jedoch nur spärliche Anhänger (Touton, Rivolta, Darier, Ziegler, Winogradow) gefunden, während die meisten Autoren (v. Hansemann, O. Israel, Kromayer, Macallum, Török und Tomasoli, Unna, Caspary, Kuznitzky, Blaschko, Audry, Mütze, Bech, Benda, Egdahl, Hartzell u. a.) die parasitäre Natur der „Molluscumkörper" ablehnten und die einer eigenartigen Degeneration der Epithelzellen vertraten. Welcher Art diese Degeneration sei, wurde von den einzelnen Autoren sehr verschieden beantwortet.

Nach Bärensprung sollen die „Molluscumkörper" dadurch entstehen, daß die Zelle eine Imbibition mit einer eiweißhaltigen Flüssigkeit erhält. Geber deutet den mittleren Anteil des „Molluscumkörpers" als Hyalin, während die Rindenschicht verhornt ist.

Nach Audry handelt es sich um eine kolloide oder hyaline Degeneration der Stachelzellen, nach Kaposi um amyloide, nach Leloir und Vidal um kolloide Umwandlung, während Renaut, Gaucher und Sergent, Stanziale eine pathologische Verhornung und Blaschko eine hyaline Degeneration vertreten. Nach Benda kann es sich weder um Hyalin, noch um Kolloid handeln, ebenso hebt Cäsar Boeck hervor, daß die „Molluscumkörper" keine Amyloid- und keine Fettreaktion geben; Thin erklärt die Entwicklung des Molluscum abhängig von einer noch unbekannten *neuen* Substanz in den Oberhautzellen und Lubarsch erklärt einfach: „Es kann keinem Zweifel unterliegen, daß die Beurteilung der in den Epithelien liegenden Körper eine sehr schwierige ist." Der Vollständigkeit halber sei erwähnt, daß Lukomsky die „Molluscumkörper" von Leukocyten ableiten zu können glaubt.

Der parasitären Theorie der „Molluscumkörper" wurde jedoch durch den Nachweis eines filtrierbaren Virus (Juliusberg) der Boden gänzlich entzogen und die 1907 erschienenen Untersuchungen von Lipschütz konnten dann endgültig das Virus des Molluscum contagiosum in seiner mikroskopischen Form feststellen.

Somit lassen sich in der ätiologischen Erforschung des Molluscum contagiosum *drei* Perioden unterscheiden: Die erste, durch Albert Neisser, Bollinger u. a. vertreten, glaubte die infektiöse Neubildung durch Protozoen bedingt (*Coccidientheorie*); die zweite, durch v. Hansemann, Unna, Kromayer, Török und Tommasoli und viele andere Autoren vertretene Periode sprach den Zellveränderungen, speziell den „Molluscumkörperchen" jede parasitäre Deutung ab und trat für die Annahme einer eigenartigen Degeneration der Epithelzellen ein (*Degenerationstheorie*). Schließlich gelangte man durch die Untersuchungen von Borrel, Lipschütz, v. Prowazek, da Rocha Lima, Hartmann u. a. zu der heute wohl allgemein akzeptierten Lehre von den *Chlamydocoa-Strongyloplasmen* in der Ätiologie des Molluscum contagiosum.

Schien nun auch dieser Teil der Erforschung der Ätiologie des Molluscum contagiosum eine feste Grundlage gewonnen zu haben, so blieben doch bis in die jüngste Zeit neue „Entdeckungen" des Molluscumvirus nicht aus. Galli-Valerio beschrieb Gebilde, die er als Blastomyceten deutete; Herzog, der in vier von sieben Fällen die zentrale Delle massenhaft mit Staphylokokken erfüllt fand, glaubte diese banalen Keime für den Wucherungsprozeß verantwortlich machen zu müssen und sprach das Molluscum als ein gutartiges „Acanthoma staphylogenes" an; Saul beschrieb im Ausstrichpräparat des Molluscum Streptokokken, die auf keinem Nährboden wuchsen und Berkefeldfilter passierten; Rhease fand in der Kultur einen grampositiven Coccus, der nur anaerob und am besten auf Blutnährböden zu züchten war, während Clarke J. Jackson Flagellatenformen beschrieb, bei denen sich die Geißel ablösen und als „Spirochäte" oder „Spirillum" weiter vegetieren soll. Das „Molluscumkörperchen" soll ein Protozoon sein (Plasmomyca contagiosa). Auch nach Serra dürfte der Erreger des Molluscum zu den Protozoen gehören. Erwähnt seien hier auch schließlich ältere Angaben von Benda und Bose, die im Zellprotoplasma kleinste Körperchen beobachtet hatten, ohne ihre Bedeutung für die Ätiologie des Molluscum sicher feststellen zu können und ferner die Untersuchungen Casagrandis, der im Molluscumfiltrat lebhaft bewegliche längliche oder birnförmige Körperchen erwähnt.

Die Untersuchungen von Lipschütz über die mikroskopische Erforschung der Ätiologie des Molluscum contagiosum gehen in methodologischer Hinsicht einen wesentlich anderen Weg, als er bis dahin in der enorm angewachsenen Molluscumliteratur befolgt worden war. Indem zunächst histologische Arbeitsmethoden gänzlich unberücksichtigt blieben, wurde durch native Untersuchung bei Dunkelfeldbeleuchtung sowie durch Färbung im *Ausstrich-* und *Klatschpräparat* versucht, den Nachweis des Molluscumvirus zu erbringen. In nach LÖFFLERs Geißelfärbungsmethode oder nach Giemsa gefärbten Deckglaspräparaten gelingt es, außerordentlich zahlreiche, kleinste, kaum $^1/_4\,\mu$ große, rundliche Körperchen nachzuweisen, die das Molluscum in enormen Mengen durchsetzen und daher schon in kleinsten Partikelchen desselben nachzuweisen sind. Bei Dunkelfeldbeleuchtung erscheinen sie wenig lichtbrechend, als rein weißliche, rundlich-kugelige, unbewegliche Körperchen, die weder Geißel noch Membran erkennen lassen. Mit gewöhnlichen Methoden nehmen sie keine Farbe an, nach Gram zeigen sie ein negatives Verhalten. Intravital sind sie mit Brillantkresylblau und Neutralrot darzustellen (v. PROWAZEK).

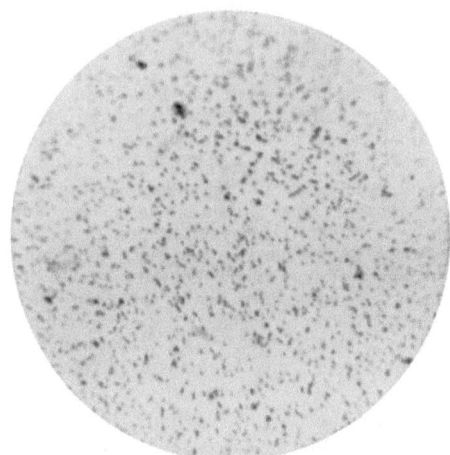

Abb. 7. Strongyloplasma hominis. Ausstrichpräparat eines Molluscum contagiosum. 1000fache Vergr. LÖFFLERs Geißelfärbung. (LIPSCHÜTZ.)

Die Vermehrung der Körperchen erfolgt durch eine Art hantelförmiger Teilung, so daß neben Diploformen auch solche vorkommen, in denen die zwei Körperchen bereits voneinander gewichen sind, offenbar aber noch zusammengehören, indem sie durch eine sehr zarte, schwach gefärbte, fadenförmige Brücke miteinander verbunden sind.

Die Bedeutung dieser im Sinne von *Strongyloplasmen* gedeuteten Körperchen für die Ätiologie des Molluscum contagiosum geht besonders auch aus dem

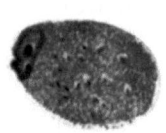 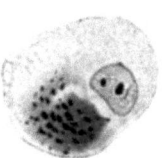 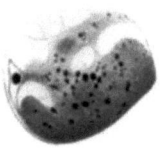

Abb. 8.   Abb. 9.   Abb. 10.

Abb. 8. Nachweis der Strongyloplasmen im Schnitt. Fixation in Sublimatalkohol, feuchte Giemsafärbung. Die stark geblähte Retezelle ist von den Elementarkörperchen ganz durchsetzt, der Kern ist peripher verdrängt. Die plumpen stäbchenförmigen oder kugeligen Gebilde stellen Plastinsubstanzen dar. Immers., Ok. 8.

Abb. 9 u. 10. Geblähte Retezellen mit plastinartigen Reaktionsprodukten und Auftreten einer den Kern verdrängenden vakuolisierten Masse. Alkoholfixation. Pappenheimfärbung, Immers., Ok. 4.

später erbrachten histologischen Nachweis der Gebilde hervor, der eine vollkommene Übereinstimmung der Untersuchungsergebnisse mit den typischen Befunden im Ausstrich- und Klatschpräparat aufweist.

In nach der *feuchten* Giemsamethode (nach Sublimatalkoholfixation) behandelten Schnitten ist das Protoplasma der in den tieferen und mittleren Anteilen des Molluscum gelegenen, stark geblähten Stachelzellen von tief dunkelrot gefärbten Strongyloplasmen fast ganz erfüllt. Sie liegen in einer kaum oder schwach rötlich gefärbten Grundsubstanz eingebettet, in einzelnen kompakten Haufen, die voneinander durch schmale, ungefärbte Räume getrennt sind.

An Stelle der den größten Teil des Protoplasmas einnehmenden, den Kern peripher verdrängenden ,,Masse" ist somit ein großer Haufen von Strongyloplasmen zu sehen, *die gemeinsam mit dem hüllenartigen Reaktionsprodukt der Zelle, das Einschlußgebilde aufbauen* (siehe auch ,,die Einschlußkrankheiten der Haut, dieses Handbuch Bd. II).

Verfolgt man nun die erkrankte Stachelschicht weiter nach oben, so findet man die wohl ausgebildeten großen ,,Molluscumkörper" (HENDERSON und PATERSON) nach Giemsa blau gefärbt, jedoch weisen sie noch in der einen Hälfte mehr oder weniger deutlich (je nach der Intensität der Differenzierung gefärbte) Strongyloplasmen auf. In den obersten, der Hornschicht entsprechenden Gewebsabschnitten, sind die ,,Molluscumkörper" vollkommen homogen dunkelblau gefärbt.

Anläßlich cytologischer Untersuchungen über das Molluscum contagiosum konnte LIPSCHÜTZ noch auf einen weiteren Befund hinweisen, der in der Literatur bereits von mehreren Seiten diskutiert worden war, ohne einer endgültigen Lösung zugeführt worden zu sein. Es ist dies die Mitbeteiligung des Kernes, oder, allgemeiner ausgedrückt, von Kernsubstanzen überhaupt am Aufbau der ,,Molluscumkörper"

Schon A. B. MACALLUM hatte auf Kernveränderungen beim Molluscum hingewiesen und KUZNITZKY ging soweit anzunehmen, daß der Kern nicht nur die allerersten Veränderungen überhaupt aufweist, sondern daß er schließlich vollständig in der Protoplasmamischung aufgeht. Auch CEDERCREUTZ glaubt die Bedeutung des Kernes bei der Entstehung kugel- und stäbchenförmiger Gebilde im Protoplasma der erkrankten Zellen hervorheben zu müssen. SANFELICE verlegt ebenfalls die wichtigsten Veränderungen in den Zellkern und glaubt die Genese der protoplasmatischen Zelleinschlüsse auf ausgestoßene *Nukleolen* zurückführen zu können, die sich im Protoplasma stark vergrößern, eine rötliche Farbe und ein granuliertes Aussehen annehmen.

Gegen die Anschauungen SANFELICEs nimmt jedoch BERTI Stellung und vertritt die Ansicht, daß die ,,Molluscumkörper" im Protoplasma, unabhängig vom Kern entstehen. Daß ausgestoßene Kernkörperchen zu den Zelleinschlüssen in Beziehung stehen dürften, wurde schon früher von MACALLUM vertreten, und auch PIFFARD und KROMAYER sprechen sich für die nukleäre Genese der Gebilde aus.

Übrigens hatte auch NEISSER von Kernsubstanzen abzuleitende Gebilde gesehen und sie als weitere Entwicklungsform des Erregers gedeutet.

Beim Studium gewöhnlicher Hämalaun-Eosinpräparate, noch schärfer in Pappenheim- oder Giemsaschnitten, begegnet man regelmäßig innerhalb der geblähten, infizierten Stachelzellen zahlreichen, größeren und kleineren, unregelmäßig gestalteten, plumpen, stäbchenförmigen oder kugeligen Gebilden, die regellos im Cytoplasma, innerhalb des Einschlußgebildes zerstreut angeordnet sind und zu den frühesten Zellveränderungen des Molluscum gehören. Für ihre Ableitung von Kernsubstanzen spricht ihr färberisches Verhalten (Pyronin rot, nach Giemsa blau gefärbt); ob sie aber plastinartige, aus dem Kern selbst stammende Substanzen darstellen, ist um so schwieriger zu entscheiden, als

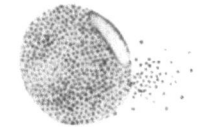

Abb. 11. Molluscumzelle. Auswanderung der Elementarkörperchen im frischen Präparat. (Aus ROCHA LIMA: Verh. dtsch. path. Ges. **1913**.)

ihre *Lagerungs*verhältnisse nicht geeignet sind, diese Ansicht zu stützen. Möglich wäre auch ihre Abstammung von bereits normalerweise im Cytoplasma vorhandenen, hypertrophierten, *plastinartigen* Stoffen, wie solche durch Untersuchungen von HERTWIG u. a. nachgewiesen worden sind — ein Vorgang, den wir uns als unter dem Einfluß des Moluscumvirus ausgelöst vorstellen könnten, in Ähnlichkeit mit gewissen Gebilden bei der Geflügelpocke und anderen Krankheiten (siehe ,,Einschlußkrankheiten" der Haut, dieses Handbuch Bd. II). Bezeichnet man nach der von LIPSCHÜTZ vorgeschlagenen Nomenklatur die großen im Protoplasma der Stachelzellen zur Ausbildung gelangenden Gebilde bzw. die ,,Molluscumkörper" in der Hornschicht als ,,Einschlüsse I. Ordnung", so käme den geschilderten, plastinartigen Stoffen, die Benennung von „Einschlüssen II. Ordnung" zu. Die „Einschlüsse I. Ordnung" sind als Analoga der NEGRIschen Körper bei Lyssa oder der GUARNIERIschen Körper bei Vaccine aufzufassen (PALTAUF, v. PROWAZEK, HARTMANN, LIPSCHÜTZ, BORREL, DA ROCHA LIMA u. a.). Sie stellen *charakteristische Reaktionsprodukte der Zelle auf das spezifische Virus dar und sind, nebst der von der Zelle gelieferten Grundsubstanz als Hüllenmaterial, aus außerordentlich zahlreichen Strongyloplasmen aufgebaut.*

Entsprechend den Erfahrungen über die *gesetzmäßige* Lokalisation von „Zelleinschlüssen" in *bestimmten* Anteilen des erkrankten Gewebes, leitet LIPSCHÜTZ, zum Teil im Gegensatz zu älteren Anschauungen, die „Molluscumkörper" (HENDERSON und PATERSON) nicht von der in der Tiefe des Epithels nachweisbaren Zellveränderungen ab, sondern deutet sie als unmittelbar in den infizierten Zellen der obersten Schicht, speziell des Stratum corneum, entstandene, charakteristische Reaktionsprodukte auf das Molluscumvirus.

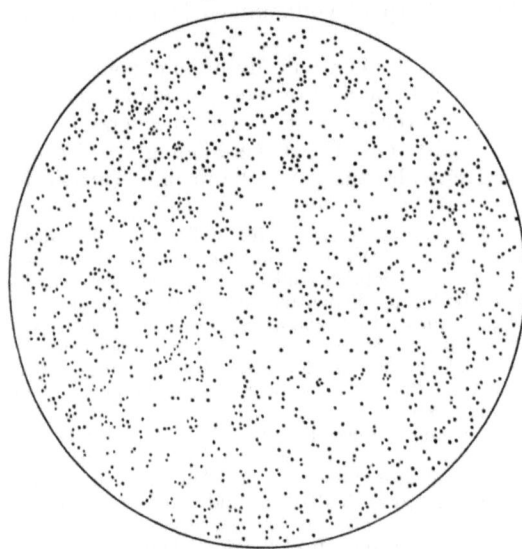

Abb. 12. Molluscum contagiosum. Ausstrichpräparat einer Emulsion. LÖFFLERS Geißelfärbung. 1000 fache Vergrößerung. (Nach LIPSCHÜTZ.)

Die mikroskopischen Befunde von LIPSCHÜTZ sind bisher allgemein bestätigt worden (v. PROWAZEK, HARTMANN, DA ROCHA LIMA, PASCHEN [persönliche Mitteilung], PICK, MARIANI, KREIBICH, LEBER, FONTANA, CIPOLLA, GAVIATI). KREIBICH hat sich namentlich mit dem Verhalten der Molluscumstrongyloplasmen bei Dunkelfeldbeleuchtung beschäftigt; FONTANA hat sie eingehend mikroskopisch, namentlich mit der Silbrimprägnationsmethode (TRIBONDEAU-FONTANA) studiert und mikrophotographisch wiedergegeben und GAVIATI auch im Schnitt nachgewiesen.

Besondere Beachtung beanspruchen die die Angaben von LIPSCHÜTZ bestätigenden Untersuchungen von GOODPASTURE und KING. Diese Autoren sind in eingehenden cytologischen Untersuchungen der Frage nachgegangen, ob die Strongyloplasmen kleinste Mikroorganismen, somit *zellfremde* Elemente oder *autochtone* Zellbestandteile, als Produkte der Degeneration des Zellplasmas oder Zellkernes darstellen. Namentlich sollten die Beziehungen der Strongyloplasmen zu den Mitochondrien geklärt werden. Die Autoren gelangen zur Ansicht, daß die Strongyloplasmen körperfremde Gebilde sind, die keine genetischen Beziehungen zu den Mitochondrien oder zu ausgestoßenen Nucleoalsubstanzen aufweisen. Letztere lösen sich im Cytoplasma auf und führen zur Bildung eines unregelmäßigen Netzwerkes, in dessen Maschen die Strongyloplasmen liegen. Indem sich diese enorm vermehren, bedingen sie die starke Blähung der Stachelzellen. Im Sinne von LIPSCHÜTZ werden die Strongyloplasmen als der wahrscheinliche Erreger des Molluscum contagiosum angesprochen.

Beachtung verdienen ferner die bestätigenden Untersuchungen von LEBER, der auch über gelungene Kulturversuche des Molluscumvirus berichtet. Das steril aus der Tiefe des Molluscum entnommene Material wurde anaerob in menschliches Serum versenkt. Nach 48 Stunden konnte bereits eine Vermehrung der verimpften Formelemente festgestellt werden, die nach längerer Zeit eine Trübung des Serums verursachten. Subkulturen gelangen mehrfach bis zur 10. Generation, desgleichen auch in mit Filtraten der Kulturen vorgenommenen Weiterzüchtungen. Dabei traten nicht nur typische Strongyloplasmen, sondern auch größere, von LEBER beschriebene kokkenähnliche Gebilde auf. Die Strongyloplasmen zeigten sich in einer zoogloeaartigen Masse eingelagert.

Impfversuche mit Kulturen fielen negativ aus, jedoch verweist LEBER mit Recht darauf, daß selbst mit originärem Molluscummaterial vorgenommene Übertragungen nur selten und schwer angehen. Die nachgewiesene Vermehrung der Strongyloplasmen in Kulturmedien spricht nach LEBER für ihre ätiologische Bedeutung in der Genese des Molluscum. Für das Molluscumvirus hat LIPSCHÜTZ die Bezeichnung *Strongyloplasma hominis* vorgeschlagen.

Anhangsweise sei hier noch angeführt, daß im zentralen Porus des Molluscum contagiosum mit genitalem Sitz neben Kokken und Bacillen auch Spirochäten vom Refringenstypus vorkommen können (KREIBICH). Sie lassen sich auch im Levaditipräparat nachweisen, sind aber als Sekundärinfektion zu deuten, ähnlich etwa dem Wuchern von Spirochaetae refringentes an der Oberfläche macerierter spitzer Condylome. Ob Spirochäten etwa auch im Porus von nicht am Genitale sitzenden Mollusca vorkommen, läßt KREIBICH unbeantwortet.

Im Zusammenhang mit der Mitteilung KREIBICHs sei auch die Beobachtung von MRAS gedacht, der Spirochaetae pallidae im Quetschserum unverändert gebliebener Mollusca am ersten Eruptionstag eines maculapapulösen Exanthems nachweisen konnte. Den Befund möchte ich, nachdem das Molluscum selbst gefäßlos ist, durch Eröffnung kleinster Blut- und Lymphgefäße zwecks Gewinnung des Reizserums bei der Herstellung der Präparate deuten und er würde dann nur dafür sprechen, daß zur Zeit der allgemeinen Virusaussaat Spirochaetae pallidae sich in den Gefäßen des das Molluscum umgebenden Bindegewebes auffinden lassen.

MAJOCCHI vertritt allerdings die Ansicht, daß das Syphilisvirus in jedes entzündliche oder neoplastische Produkt eines Luetikers auf hämatogenem Weg gelangen könne.

7. Biologie des Molluscumvirus.

Die Erforschung der biologischen Eigenschaften des Molluscumvirus hat bisher nur geringe Fortschritte gezeitigt, dementsprechend lassen sich auch nur vereinzelte Angaben machen.

Die Infektion erfolgt höchstwahrscheinlich durch direkte Übertragung des Virus und Einimpfung desselben in kleinste Epithelabschürfungen, worauf schon das von älteren Autoren zu wiederholten Malen hervorgehobene Auftreten generalisierter Mollusca bei juckenden Dermatosen, bei Prurigo usw. hinweist.

Von der Beobachtung ausgehend, daß man bei mit Mollusca behafteten Kranken sehr häufig Pediculi capitis, bzw. Phthirii pubis — je nach dem Sitz der Mollusca im Gesicht oder am Genitale — findet, haben EHRMANN und FICK die Meinung ausgesprochen, daß möglicherweise diese Insekten die *Zwischenträger* des Virus abgeben könnten. Parasitologische oder experimentelle Untersuchungen liegen nach dieser Richtung bisher nicht vor; Interesse würde derartigen Versuchen bei der bekannten Rolle der Läuse als Zwischenträger von Rikettsien und Spirochäten (Rekurrens) zweifellos zukommen.

Die *Haftung* des Virus scheint auf jeder Stelle der Hautdecke erfolgen zu können, so daß neben den bekannten Prädilektionsstellen, auch seltenere Gegenden wie Kopfhaut, Fußrücken usw. Mollusca aufweisen können. Auffallend ist die schwere Haftbarkeit des Virus, auf die schon oben hingewiesen wurde. Neben individuellen Momenten (Infektionsbereitschaft) scheint auch das Alter der Versuchsperson eine Rolle zu spielen, indem bei Kindern das Molluscumvirus leichter zu haften pflegt; wie einzelne Beobachtungen lehren, kommt es aber auch in der zweiten Lebenshälfte nicht zur Ausbildung einer völligen Immunität.

Sukzessivimpfungen (Superinfektionen) mit Molluscum sind möglich (nach einer persönlichen Mitteilung von BROCQ).

Auf Versuchstiere ist das Molluscum contagiosum *nicht* impfbar. Ältere Versuche von AUDRY mit peritonealer Impfung von Kaninchen und Meerschweinchen, von EBERT an Hunden, sind ebenso negativ ausgefallen, wie die Versuche von TÖRÖK und TOMMASOLI, von GAVIATI an Kaninchen, von HOFMANN, SALMON (persönliche Mitteilung), von CHALMARS und N. MACDONALD an niederen und selbst an anthropoiden Affen, von LIPSCHÜTZ und DIAMARE an Kaninchen und Tauben, obwohl BOLLINGER die Übertragung des Molluscum namentlich auf Geflügel für aussichtsreich gehalten hatte. Zu dem gleichen negativen Ergebnis haben auch in jüngster Zeit vorgenommene Versuche von CIPOLLA an Kaninchen, Meerschweinchen und Tauben geführt. Nur CAMPANA und SABELLA wollen bei Impfung kleiner Molluscumfragmente in die vordere Augenkammer von Kaninchen zwar in der Regel auch nur negative Resultate verzeichnet haben, bei Transplantationen der zweiten Serie sollen jedoch Erscheinungen aufgetreten sein, die auf gelungene Haftung des Virus hindeuten würden, indem „Molluscumkörperchen" nachgewiesen werden konnten. LIPSCHÜTZ konnte diese Angaben nicht bestätigen. Schließlich sei noch erwähnt, daß SALVIOLI nach subduraler Implantation kleiner Molluscumfragmente bei Kaninchen besondere Krankheitserscheinungen beobachtet haben will. Die Angaben dieses Autors wurden in der Aussprache stark bezweifelt.

Die biologische Wirkung des Molluscumvirus auf die menschliche Haut ist spezifisch und von der Wirkung pyogener oder plasmomerregender Mikroben streng zu trennen. Der Erreger des Molluscum ist ein Zell-, oder, genauer gesagt, ein Epithelparasit der *Citooikongruppe* (LIPSCHÜTZ) der *Chlamydozoa-Strongyloplasmen*; er lebt gewissermaßen in Symbiose mit den Zellen der Stachelschicht („symbiocelluläres Virus"), wobei letztere zwar weitgehende Veränderungen erleiden, aber nicht zugrunde gehen, vielmehr bis zu einem gewissen Grad ihre Integrität bewahren.

Der Erreger befällt *ausschließlich* das Epithel und ist somit ein rein *epidermales* Virus, das im Corium keine oder jedenfalls nicht spezifische Veränderungen auslöst. Von den *dermotropen* Erregern (siehe „filtrierbares Virus in der Dermatologie, dieses Handbuch) ist das Molluscumvirus zu trennen.

Die *Immunitätsverhältnisse* sind bisher beim Molluscum nur sehr spärlich erforscht worden. LEBER hat Untersuchungen ausgeführt, um zu entscheiden, ob und in welcher Weise eine allgemeine Anteilnahme des Organismus an dem spezifischen Infektionsprozeß stattfindet. Serologische Prüfungen des Serums molluscumkranker Personen auf Komplementbindung nach BORDET-GENGOU verliefen negativ. Cutanreaktionen mit Molluscumextrakten übten bei molluscumfreien Menschen mitunter eine primäre toxische Wirkung in Form einer reaktiven Hautentzündung aus, wobei sich der wässerige Extrakt dem alkoholischen überlegen erwies. Unentschieden blieb in diesen Versuchen, ob diese Wirkung durch das Virus selbst oder durch ein von ihm produziertes Toxin ausgelöst wird.

Die Frage, ob es sich bei dem Ausbleiben der Cutireaktion bei molluscumkranken Menschen um einen Zustand erworbener Immunität handelt, konnte nicht sicher entschieden werden. LEBER hält es jedoch für wahrscheinlich, daß selbst bei der Lokalisation des Molluscum in einem umschriebenen Hautanteil der biologische Zustand der übrigen Hautdecke nicht unbeeinflußt bleibt.

Wenn man bedenkt, daß es sich im wesentlichen um eine Affektion handelt, bei der das Virus auf das Epithel beschränkt bleibt und die Reaktion im Corium äußerst gering ist oder fast fehlt, so wird man das Ausbleiben ausgesprochener Immunitätsvorgänge leicht erklärlich finden.

8. Die Stellung des Molluscum contagiosum im System der Dermatosen und seine Beziehungen zu einer Reihe von Hauterkrankungen.

Im System der Dermatosen ist das Molluscum contagiosum in die Gruppe der „infektiösen Hauterkrankungen" und zwar in die Untergruppe der „infektiösen Akanthome" (UNNA, LIPSCHÜTZ) (benigne Epitheliome — JADASSOHN) einzureihen. Außer dem Molluscum rechnen wir hierher, von *menschlichen* Affektionen, die *Verruca vulgaris*, das *Condyloma acuminatum*, die *Papillome der Mundhöhlenschleimhaut*, das *Larynxpapillom* (ULLMANN) und vielleicht auch gewisse in der Literatur als *Papillomatosis cutis* (Fall GANTL u. a.) bezeichnete Fälle; von *tierischen* Hauterkrankungen wären die *Karpfenpocke*, die *Papillomatose der Pferde* (an der Hautdecke) und die *Condylomata acuminata* am Genitale von *Hunden*, *Pferden* und *Rindern* anzuführen. Soweit abgeschlossene Untersuchungen über die hier aufgezählten Hauterkrankungen vorliegen, sind, im Sinne der Lehre von AUSPITZ und UNNA, Ausgangspunkt und Schwergewicht der pathologischen Veränderungen in der Erkrankung des Epithels zu erblicken; das Corium spielt nur eine passive Rolle und ist daher auch nur geringfügig mitbeteiligt.

Die „infektiösen Akanthome" sind *lokalisierte* Erkrankungen des Hautorgans, bzw. der Schleimhaut; sie sind daher von den durch *dermotrope* Virusarten, bei allgemeiner Organismusdurchseuchung, auf hämatogenem Weg hervorgerufenen Hautveränderungen (Vaccine-Variola, Geflügelpocke usw.) biologisch und genetisch zu trennen.

Die Erreger der „infektiösen Akanthome" sind, soweit sie bereits einem genauen Studium unterzogen worden sind, *filtrierbare* Virusarten und lösen das Auftreten charakteristischer „Zelleinschlüsse", teils im *Protoplasma* (Molluscum contagiosum), teils im *Kern* (Verruca vulgaris usw.) aus. Näheres über „Einschlußkrankheiten" siehe meinen Beitrag über „das filtrierbare Virus in der Dermatologie" (dieses Handbuch, Bd. II).

Über die Beziehungen des Molluscum contagiosum zur Geflügelpocke sowie zu einer Reihe von Dermatosen mit unbekannter oder wenig geklärter Ätiologie liegen in der älteren Literatur Angaben vor, die zum Teil einer genauen Revision unterzogen werden müssen, zum Teil aber, als unhaltbar, abzulehnen sind. So glaubten ältere Autoren (CZOKOV, BOLLINGER), Molluscum contagiosum und Epithelioma contagiosum der Tauben und Hühner miteinander identifizieren zu können, indem sie auf eine Reihe von äußerlichen Ähnlichkeiten zwischen beiden Krankheiten hinwiesen. Nach neueren Untersuchungen sind jedoch diese histologisch und pathogenetisch vollkommen verschiedenartigen Infektionskrankheiten zu trennen. Die Geflügelpocke ist auf den Menschen ebensowenig übertragbar (JULIUSBERG), wie das Molluscum contagiosum auf Tauben (LIPSCHÜTZ, SANFELICE). Der Erreger der letzteren ist ein rein epidermales, der der Geflügelpocke ein dermotropes Virus.

In einer mehrere Jahrzehnte zurückliegenden Periode wissenschaftlicher Forschung wurde auf Grund der Befunde angeblicher Blastomyceten (SANFELICE) oder Protozoen (*Procospennien, Coccidien*) das Molluscum contagiosum, die Geflügelpocke, die Psorospermosis follicularis vegetans (DARIER), das Condyloma acuminatum (DUCREY und ORO), die Pagets disease (Befunde von WICKHAM und DARIER) usw. zu einer gemeinsamen Gruppe der „Psorospermosae" vereinigt. Heute ist die degenerative Natur der für Parasiten gehaltenen Gebilde längst anerkannt, bzw. haben die Untersuchungen von v. PROWAZEK, LIPSCHÜTZ u. a. wesentlich andere Deutungen der eigenartigen Zellbefunde angebahnt.

In früheren Jahren wurde schließlich versucht, zwischen Molluscum contagiosum und *Carcinom* Beziehungen nachzuweisen (NEISSER), wie bereits an anderer Stelle ausgeführt worden ist. Die diesbezüglich angestellten Vergleiche und die vergeblichen Versuche, auf dem Wege des ätiologischen Studiums des Molluscum Anhaltspunkte für die Erforschung der Ursache der bösartigen Geschwülste zu gewinnen, scheinen einem Abschnitt medizinischer Forschung anzugehören, dem heute nur mehr historisches Interesse zukommt. Mußte doch selbst BORREL, der aus dem Studium der „infektiösen Epitheliosen" (Molluscum contagiosum", Geflügelpocke usw.). Anhaltspunkte und Anregungen für das Studium des Carcinoms erhoffte, zugeben, daß zwischen diesen Erkrankungen bloß gewisse Ähnlichkeiten festzustellen sind.

Der Nachweis der Filtrierbarkeit des Agens des Hühnersarkoms (ROUS) und die Feststellung typischer cytologischer Befunde (LIPSCHÜTZ) in zahlreichen Passagen dieser heute allgemein als echtes Blastom anerkannten Hühnergeschwulst stellen uns aber heute vor neuen Aufgaben und weisen auf Fragestellungen hin, die, bei dem jetzigen Stande unseres Wissens, nur, wie das hier geschehen ist, in ganz groben Umrissen und mit großer Reserve angedeutet werden können.

9. Die Prognose des Molluscum contagiosum

ist stets günstig zu stellen, bis auf eine in Betracht kommende geringe kosmetische Verunstaltung der Haut etwa beim Herauseitern zahlreicher Efflorescenzen im Gesicht und Abheilung mit Narbenbildung oder vereinzelten Fällen bei generalisierten und konfluierten Mollusca, wenn ihre Abheilung durch Entzündung erfolgt.

10. Die Therapie

bereitet bei spärlichen und einzeln sitzenden Efflorescenzen keine Schwierigkeit und besteht in Abtragung der Efflorescenzen, bzw. im Ausdrücken desselben, was oft erst nach Ritzen der sie bedeckenden dünnen Epithelschicht von der Delle aus gelingt. Einzelne Autoren empfehlen Auslösen des Molluscum aus seinem Bindegewebsbett mit der Curette und Verschorfung mit Argentum nitricum.

Bei messerscheuen Patienten kann man die Efflorescenzen zum Abheilen bringen, indem man nach BALZER und ALQUIER ein in Jodtinktur getränktes Holzstäbchen in die zentrale Molluscumdelle einführt. Zur gleichen Behandlung empfiehlt SELDOWITSCH Argentum nitricum, RAVEN Natrium aethylicum und CHARLES DAWIS Trichloressigsäure. Sobald keine Sekundärinfektion hinzutritt, erfolgt die Heilung glatt, ohne Narbenbildung.

Andere Behandlungsmethoden, wie z. B. die Elektrolyse, kommen beim Sitz der Mollusca am freien Lidrand in Betracht, während die von L. F. COPE, H. FOX, SCHÖNHOFF u. a. empfohlenen Röntgenstrahlen wohl kaum in Anwendung gelangen dürften.

Interesse verdient auch eine von SAKURANE empfohlene innerliche Behandlung des Molluscum, die bisher in Europa noch nicht überprüft worden ist. Nach der Mitteilung dieses Autors soll in Japan ein Dekokt des Kornes von Tränengras (Coix lacryma L. Graminae), und zwar 10—20 g täglich zur Anwendung gelangen. Neun derart behandelte Fälle heilten in zwei Wochen ab.

Bei sehr ausgedehnten und konfluierenden Mollusca wird man von operativen und ätzenden Verfahren Abstand nehmen und nach dem Vorgange KAPOSIS versuchen, durch partienweise Anwendung (BESNIER, KAPOSI) erweichender und auflösender Mittel, unter Beobachtung der Regel, nirgends ausgedehnte Entzündung herbeizuführen, ein Schrumpfen und Ausfallen der Efflorescenzen und selbst der größeren Herde herbeizuführen. Zur Anwendung gelangen methodisch und wechselweise Sapo viridis, Emplastrum saponato-salicylicum, Unguentum sulfuratum Wilkinsoni, Bor- und Diachylonsalbe und Seifenwaschungen.

Auch nach totaler Entfernung der Mollusca ist mit der Möglichkeit des Auftretens neuer Efflorescenzen zu rechnen. Diese sind nicht als Rezidive zu

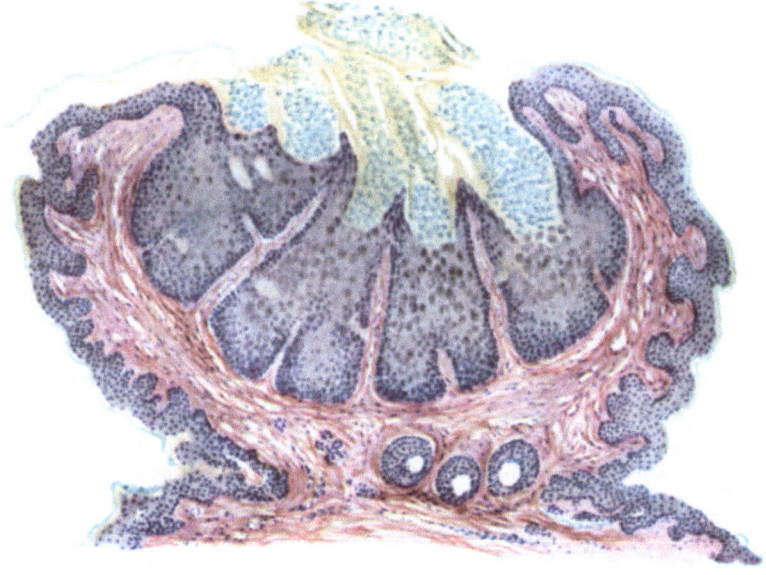

Abb. 13. Molluscum contagiosum[1]. (♀, 13jähr., Stirn.) Übersichtsbild. Die Unterschiede im Aufbau der veränderten Epithelien äußern sich in dem verschiedenen Verhalten zum polychromen Methylenblau besonders deutlich. Polychromes Methylenblau und neutr. Orcein. O 66:1; R 50:1.
(Nach GANS.)

deuten, vielmehr als junge Efflorescenzen, die wegen der bekanntlich langen Inkubationszeit des Molluscum, zur Zeit der Behandlung noch nicht der makroskopischen Besichtigung zugänglich waren. Man wird daher oft erst nach vielen Wochen von neuem an die Entfernung der Mollusca herangehen müssen.

Schließlich sei auch hier nochmals angeführt, daß die Abtragung von am freien Lidrand sitzenden Mollusca das einzige Verfahren darstellt, um die Abheilung der oft bestehenden chronischen und hartnäckigen Bindehautkatarrhe herbeizuführen.

Literatur.

ALIBERT: Monographie der Dermatosen, Bd. 2, S. 296. Übersetzt von BLOEZT. Leipzig 1837. Zit. nach GEBER. — ALLEN, CH. W.: Molluscum contagiosum. J. of cutan. a. ven. Dis. 1886. — ANGELUCCI: Über die parasitäre Natur des Molluscum contagiosum. Internat. med. Kongr. 1881. Ref. Arch. f. Dermat. 1882. — ARAGÃO u. VIANNA: Ref. Arch. f. Dermat.

---

[1] Der Verfasser hat leider vor seinem Ableben über histologische Abbildungen nichts bestimmt, so daß wir infolgedessen die Abbildung aus GANS gewählt haben, die ja alles Wesentliche wiedergibt. *Die Herausgeber.*

119 (1914). — ARZT, L.: Ref. Zbl. Hautkrkh. **24** (1927). — AUDRY, CH.: Sur la lésion du Molluscum contagiosum. Ann. de Dermat. **1899**. — AUSPITZ: Über das Verhältnis der Oberhaut zur Papillarschicht, 1870 und ZIEMSSENs Handbuch 1883.
BÄRENSPRUNG: (a) Jo Godofredi Rheinhardi (de Mühlberg) viri L. annorum. Lipsiae 1793; zit. nach KAPOSI. (b) Molluscum contagiosum. Beitr. path. Anat. Ref. Arch. f. Dermat. **1898**, 97. — BALZER et ALQUIER: Molluscum contagiosum en tumeur à la plante du pied. Soc. Dermat. franç., 13. April 1900. — BARNES: Brit med. J. **1878**. Ref. Arch. f. Dermat. **1879**, 175. — BARTHÉLEMY: Soc. Dermat. franç. **1895**. — BATEMAN: Delineations of skin-diseases. London 1817. — BECK, C.: Beiträge zur Kenntnis des Molluscum contagiosum. Arch. f. Dermat. **37** (1896). — BENDA: Untersuchungen über die Elemente des Molluscum contagiosum. Dermat. Z. **1895**. — BERTI, G.: Contributo allo studio dei cosidatti corpuscoli del mollusco contagioso. Sperimentale **79** (1925). — BESNIER: Ann. de Dermat. **1900**. — BIESADECKI: Beiträge zur physikalischen und pathologischen Anatomie der Haut. Sitzgsber. Akad. Wiss. Wien, Math.-naturwiss. Kl. **1877**. Zit. nach KAPOSI. BIZZOZERO u. MANFREDI: Ref. Arch. f. Dermat. **1871**, 599. — BLASCHKO: Ref. Arch. f. Dermat. **1889**. — BLASI, DE: Contributo alla conoscenza dei virus filtrabili. Roma 1904. — BODIN, E.: In Pratique dermat., Artikel „Molluscum contagiosum". — BOECK, CÄSAR: Über Molluscum contagiosum und die sog. „Molluskumkörper". Arch. f. Dermat. **1875**. — BOLLINGER: (a) Über Epithelioma contagiosum beim Haushuhn und die sog. Pocken der Geflügel. Virchows Arch. **58**, H. 4. (b) Über die Ursache des Molluscum contagiosum. Naturforsch.verslg **1878**. Ref. Arch. f. Dermat. **1879**. — BORREL: Les épithéliomas infectieuses et les épithéliomas. Ann. Inst. Pasteur **1905**. — BOSC: C. r. Soc. Biol. Paris **1905**. BROUS: Molluscum contagiosum. In Erg. Path., Erg.-Bd. **14** (1906—09). — BRUNNER: Über Glykogen in der gesunden und kranken Haut. Dtsch. dermat. Ges. Kongr. Bern 1906.
CAILLAULT: Traité pratique des mollusques de la peau chez les enfants, 1859. — CAMPANA: Über die Molluskumkörperchen. Giorn. ital. mal. vener. pelle **1886**. — CASAGRANDI: Boll. Soc. Cultori Sci. med. e natur. Cagliari **1906**; Zbl. path. Anat. 8, 872. — CASPARY: Über Molluscum contagiosum. Vjschr. Dermat. **1882**. — CAVARA, V.: Le congiuntiniti da mollusco contagioso delle palpebre. Osservazioni clin. ed esperimenti. Boll. Ocul. **3** (1929). Ref. Zbl. Hautkrkh. **16** (1925). — CEDERKREUTZ, A.: Histologische Beobachtungen über die Epithelentartung im Molluscum contagiosum. Arch. f. Dermat. **127** (1919). — CHALMERS, A. and N. MACDONALD: Molluscum contagiosum. J. trop. Med. **24** (1921). — CIPOLLA, G.: Contributo clinico, anatomo-pathologico ed etiologico alla conoscenza del mollusco contagioso. Giorn. ital. Mal. vener Pelle **1923**. — COPE, F. L.: Lancet **1915**. — COTTON: Edinburgh med. J. **1848**. Zit. nach KAPOSI. — CROCKER: Med. Rec. **1912**. — CROWLEY: Molluscum contagiosum and Turkish baths. Brit. J. Dermat. **1929**. — CZOKOV: Über das Molluscum contagiosum des Geflügels. Allg. Wien. med. Ztg **1883**; Vorträge für Tierärzte, 1889.
DAWIS, L.: J. of cutan. Dis. incl. Syph. **1915**. — DEVERGIE: Maladies des follicules sébacées, 1854. Zit. nach NEISSER. — DIAMARE, V.: Giorn. ital. mal. vener. pelle **1917**, 58. — DILIBERTO: Sulla transmissibilità del mollusco contagioso. Giorn. ital. vener. pelle **31**, 375 (1896). — DREYSLER u. OPPLER: Beiträge zur Kenntnis des Eleidins. Arch. f. Dermat. **30** (1895). — DUBOIS-HAVENITH: J. Méd. Brux. 1887. Zit. nach NEISSER. — DUCKWORTH: The Molluscum contagiosum of Bateman. St. Barth. Hosp. Rep. Lond. **1872**. Zit. nach NEISSER. — DUHRING: Diseases of the skin, 1882.
EBERT: (a) Über Molluscum contagiosum. Innsbrucker Naturforscherverslg 1869. Ref. Arch. f. Dermat. **1870**. (b) Berl. Klin. Wschr. **1885**. — EGDAHL: Report of a case of molluscum contagiosum. Amer. J. med. Sci. **1905**. — EHRMANN u. FICK: Einführung in das mikroskopische Studium der normalen und kranken Haut. Wien. — ELSCHNIG: (a) Molluscum contagiosum und Conjunctivitis follicularis. Wien. klin. Wschr. **1897**, Nr 43; Prag. med. Wschr. **1908**, Nr 11. (b) Beitrag zur Ätiologie und Therapie der chronischen Conjunctivitis. Dtsch. med. Wschr. **1908**, Nr 26, 1133. — ELSCHNIG, A.: The significance of moll. cont. as an aetiological factor of conjunctival and corneal disease. Arch. of Ophthalm. **51** (1922).
FABRY u. BOCKHOLT: Dermat. Wschr. **76** (1923). — FISCHER, W.: Ref. Zbl. Hautkrkh. **20** (1926). — FONTANA: Giorn. ital. mal. vener. pelle **1920**. — FORSCHNER: Mschr. Ohrenheilk. **1929**, 1333. — FOX, G.: Trans. amer. med. Assoc. **1878**. — FOX, H.: Arch. f. Dermat. **12** (1925). — FOX, T. C.: Ref. Arch. f. Dermat. **1879**, 175. — FRITZE: Handbuch über die venerischen Krankheiten, 1797. Zit. nach KAPOSI. — FUCHS, DORA: Ref. Zbl. Hautkrkh. **20** (1926).
GALLI-VALERIO: Nôtes de parasitologie etc. Zbl. Bakter. I Orig. **39** (1905); Arch. de Parasitol. **9** (1904). — GAUCHER et SERGENT: Arch. Méd. expér. **1898**. — GAVIATI: Le dermatosi da virus filtrabili. Sassari 1923. — GEBER: Das Epithelioma molluscum (VIRCHOW). ZIEMSSENs spez. Path. u. Ther. 1884. Vjschr. Dermat. **9** (1882). — GIFFORD, H. and SAUFORD R. GIFFORD: Molluscum conjunctivitis. Arch. of Ophthalm. **50** (1921). — GOODPASTURE, E. W. and HOWARD KLING: A cytologic study of molluscum contagiosum. Amer.

J. Path. **3** (1927). — GUNDOLOW: Zur Frage der Kontagiosität des Molluscum contagiosum. Ref. Arch. f. Dermat. **1917**.
HAAB: Korresp.bl. Schweiz. Ärzte **1888**, Nr 8. — HABERMANN u. KUTSCH: Ref. Zbl. Hautkrkh. **25** (1928). — HALLOPEAU: Soc. Dermat. franç. **1899**. — HANAWA: Zur Kenntnis des Glykogens und des Eleidins in der Oberhaut. Arch. f. Dermat. **118**. — HANSEMANN: Kritische Bemerkungen über die Ätiologie der Carcinome. Berl. klin. Wschr. **1894**. — HARDY et BÉFIER: Leçons sur les maladies de la peau, 1863. — HARTMANN, MAX: Ref. Zbl. Bakter. I. Ref. **47** (1910). — HARTZELL: Med. Rec. **1912**. — HAUCK: Med. Ver.ztg Berlin **1840**, Nr 51. Zit. nach KAPOSI. — HEBRA, F.: Lehrbuch der Hautkrankheiten, 1872. — HEBRA, HANS v.: Die krankhaften Veränderungen der Haut, 1884. — HEIBERG: Z. Krebsforschg **29** (1929). — HENDERSON: Edinburgh med. J. **1841**. — HERZOG, H.: Über einen neuen Befund bei Molluscum contagiosum. Virchows Arch. **176**, H. 3, 515. — HUTCHINSON: Lecture on clinical Surgery. London 1878. Zit. nach NEISSER.
ISRAEL, O.: Epithelioma folliculare cutis. Virchows Arch. (Festschrift VIRCHOW) **1891**.
JACKSON, CH. J.: A note on molluscum contagiosum. Brit. J. of Dermat. **35** (1923). — JADASSOHN, J.: (a) Dtsch. med. Wschr. **1894**. (b) Benigne Epitheliome. Arch. f. Dermat. **117**. — JAFFÉ, R.: Ref. Zbl. Hautkrkh. **11** (1924). — JARISCH, A.: Die Hautkrankheiten. Wien: Alfred Hölder 1900. — JOSEPH, MAX: MRACEKS Handbuch der Hautkrankheiten, Artikel „Molluscum contagiosum". — JULIUSBERG, MAX: Zur Kenntnis des Virus der Molluscum contagiosum des Menschen. Dtsch. med. Wschr. **1905**, Nr 40.
KAPOSI, M.: (a) Vjschr. Dermat. **1877**. (b) Wien. med. Presse **1877**. (c) Pathologie und Therapie der Hautkrankheiten in Vorlesungen 1882 u. 1887. (d) Wien. klin. Wschr. **1896**, Nr 26. (e) Arch. f. Dermat. **38**, 144 (1897). — KINGERY: Arch. of Dermat. **2** (1920). — KLAUBER, O.: Molluscum contagiosum als Tumor der Areola mamillae. Prag. med. Wschr. **1904**. — KNOWLES. J. amer. med. Assoc. **53** (1909). — KRÄMER: Über Condylome und Warzen. Göttingen 1847. Zit. nach KAPOSI. — KREIBICH: Zur Ätiologie des Molluscum contagiosum. Arch. f. Dermat. **1913**. — KROMAYER: Die Histogenese der Molluskumkörperchen. Virchows Arch. **132**. — KUZNITZKY, M.: Beitrag zur Kontroverse über die Natur der Zellveränderungen bei Molluscum contagiosum. Arch. f. Dermat. **2** (1895).
LAACHE: Nord. med. Wschr. **14**, 21 (1882). Zit. nach KAPOSI. — LANG: Arch. f. Dermat. **1893**. — LANGER: Ref. Zbl. Hautkrkh. **19** (1926). — LEBER: Untersuchung über das Virus des Molluscum contagiosum. Zbl. Bakter. I Orig. **67**, 58. — LEINER: Ref. Zbl. Hautkrkh. **18** (1926). — LELOIR et VIDAL: Traité descriptif des maladies de la peau, 1889—1894. Zit. nach BODIN in Pratique derm. — LILIENTHAL: Verh. Berl. dermat. Ges. **1900**. — LINDSTRÖM: Zur Frage des Molluscum contagiosum. Arch. f. Dermat. **1896**. — LIPSCHÜTZ, B.: (a) Zur Kenntnis des Molluscum contagiosum. Wien. klin. Wschr. **1907**, Nr 9. (b) Untersuchungen über Molluscum contagiosum. Dermat. Z. **14** (1907). (c) Über Strongyloplasmen (mikroskopisch sichtbare, filtrierbare Virusarten). Zbl. Bakter. I Orig. **48** (1908). (d) Molluscum contagiosum. Wien. klin. Wschr. **1910**, Nr 2. (e) Weitere Beiträge zur Kenntnis des Molluscum contagiosum. Arch. f. Dermat. **1911**. (f) Bakteriologischer Grundriß und Atlas der Geschlechtskrankheiten. Leipzig: Joh. Ambr. Barth 1913. (g) Ergebnisse cytologischer Untersuchungen an Geschwülsten. Z. Krebsforschg **28** (1929). — LIVEING: Lancet **1878**. Ref. Arch. f. Dermat. **1879**. — LOSTORFER: Arch. f. Dermat. **1871**. — LUBARSCH: Erg. Path. II 1 (1894); **5**, 681. — LUKOWSKY: Über Molluscum contagiosum. Virchows Arch. **65** (1875). — LUTZ: De l'hypertrophie génerale du système sébacé. Paris 1860. Zit. bei KAPOSI.
MACALLUM: J. of cutan. genito-urin. Dis. **1892**. Zit. bei LUBARSCH. — MACKENZIE: Brit. med. J. **1879**. Ref. Arch. f. Dermat. **1880**. — MAC LEOD: Brit. J. Dermat. **27** (1915). — MAJOCCHI: Gazz. med. Roma 1880. — MARCHAND: Internat. Kongr. Berlin, Bd. 2. Zit. nach JOSEPH. — MARIANI, G.: Beitrag zum Studium der Ätiologie und Pathogenese des Molluscum contagiosum und des Epithelioma contagiosum der Vögel. Arch. Protistenkde **21** (1911). — MARX u. STICKER: Dtsch. med. Wschr. **1902** u. **1903**. — MITTENDORF: Zwei Epidemien von Molluscum contagiosum. Ref. Arch. f. Dermat. **1887**. — MRAS: Nachweis von Spirochaetae pallidae in Mollusca contagiosa während des Proruptionsstadiums einer sekundären Lues. Wien. klin. Wschr. **34** (1921). — MÜTZE: Beitrag zur Kenntnis des Molluscum contagiosum der Lider. Arch. Augenheilk. **33**, 302.
NEISSER, A.: (a) Über die parasitäre Natur des Molluscum contagiosum. Mh. Dermat. **1882**. (b) Über das Epithelioma (sive Molluscum) contagiosum. Arch. f. Dermat. **1888**. (c) Über den gegenwärtigen Stand der Psorospermosenlehre. 3. Kongr. dtsch. dermat. Ges. 1892. — NEUMANN, J.: Diskussionsbemerkungen. 3. Kongr. dtsch. dermat. Ges. 1892. — NICHELOTTI, P.: Contributo clinico allo studio della conginutivite da mollusco contagioso delle palpebre. Lett. oftalm. **5** (1928). Ref. Zbl. Hautkrkh. **29** (1929). — NOBL, G.: Experimenteller Beitrag zur Inokulationsfähigkeit des Molluscum contagiosum. Arch. f. Dermat. **31**, 231 (1895).
OMELTSCHENKO: Ref. Erg. Path.

Paltauf, R.: Sitzgsber. Ges. Ärzte Wien. Wien. klin. Wschr. 1906. — Paterson: Edinburgh med. J. 1841. — Pfeiffer, L.: Z. Hyg. 1889. — Phease: A brief description of a case of Mol. cont. etc. J. Army med. Corps 1923. Ref. Zbl. Hyg. 1924. — Pick, F. J.: Ist das Molluscum contagiosum kontagiös? 3. Kongr. dtsch. dermat. Ges. 1891. Ref. Arch. f. Dermat. 1892. — Pick, W.: Zur Kenntnis des Molluscum contagiosum. Wien. klin. Wschr. 1908. — Piffard: The histology of molluscum contagiosum. J. of cutan. a. genito-urin. Dis. 10 (1892). — Pleuck: Doctrina de morbis cutaneis. Viennae 1776. Zit. nach Wolff, Die Krebskrankheit. — Pollitzer: Ref. Arch. f. Dermat. 1917. — Prowazek, v.: Zur Ätiologie des Molluscum contagiosum. Arch. Schiffs- u. Tropenhyg. 1911. — Purdon: Zit. nach Neisser. — Pye-Smith: Lancet 1880.

Quattrini, M.: Un eccezionale caso di „molluscum contagiosum giganteum solitarium" al cuoio capelluto di un bambino lattante. Giorn. ital. Mal. vener. Pelle 63 (1922). — Quinquaud: Trib. méd. 1889.

Raven: Treatment of molluscum with sodium ethylate. Brit. med. J. 1900. Redsloh, E.: Molluscum contagiosum à localisation ecceptionelle. Bull. Soc. Ophthalm. Paris 1927. Ref. Zbl. Hautkrkh. 26 (1928). — Remlinger: Les microbes filtrants. Bull. Inst. Pasteur 1906. — Renault: C. r. Soc. Biol. Paris 1877; Ann. de Dermat. 1888. — Retzius: Du molluscum contagiosum. Dtsch. Klin. 1871. — Rindfleisch: Lehrbuch der pathologischen Gewebelehre 1878. — da Rocha Lima, H.: Chlamydozoon-Strongyloplasmen im Handbuch der pathogenen Protozoen und Verh. dtsch. path. Ges. 1913. — Rokitansky: Pathologische Anatomie, S. 76. — Rous, P.: J. of exper. Med. 1910/11.

Sabella: Experimentelle Untersuchungen über das Molluscum contagiosum des Menschen. Zbl. Bakter. I Orig. 51 (1909). — Sakurare: Eine innerliche Behandlung des Molluscum contagiosum. Dermat. Z. 1905, 503. — Salvioli, G.: Prove di inoculazione del mollusco contagioso nel coniglio. Gazz. Osp. 48 (1927). — Sanfelice: Ann. Igiene 1916; Ann. Inst. Pasteur 32 (1918). — Sangster: Brit. med. J. 1880. Zit. nach Neisser. — Saphier: Die Dermatoskopie. Arch. f. Dermat. 128, (1920); 136 (1921). — Saul: Zbl. Bakter. I Orig. 79 (1917); 92 (1924). — Schönhoff: Ref. Zbl. Hautkrkh. 16 (1925). — Seldowitsch: Russ. Arch. Path. 1898. Ref. Erg. Path. siehe Lubarsch. — Serra: Sulla filtrabilita del virus del mollusco contagio dell'uomo. Boll. Soc. Cultori Sci. med. e natur. Cagliari 1907. — Simon, O.: Über Molluscum contagiosum. Arch. f. Dermat. 1876. — Sklawunos, Th. G.: Ein Beitrag zur Histologie des Molluscum contagiosum. (Über ein solitäres exulceriertes Molluscum contagiosum der Oberlippe, ein Lippencarcinom vortäuschend.) Virchows Arch. 270 (1928). — Spitzer, E.: Ref. Zbl. Hautkrkh. 27 (1928.) Sprecher: Dermat. Zbl. 1899. — Stanziale: Giorn. ital. Sci. Med. 1890. — Stephan: Zit. nach Elschnig. — Stümpke: Ref. Zbl. Hautkrkh. 5 (1922).

Taylor: Pathol. society of London. Lancet 1880. — Thin: J. Anat. et Physiol. 1882. Zit. nach Joseph. — Török: (a) Die neueren Arbeiten über die Psorospermien der Haut. Mh. Dermat. 15 (1892). (b) Spezielle Diagnostik der Hautkrankheiten. Wien 1906. — Török und Tommasoli: Über das Wesen des Epithelioma contagiosum. Mh. Dermat. 1 (1890). — Touton: (a) Beiträge zur Lehre von der parasitären Natur des Molluscum contagiosum. Verh. dtsch. dermat. Ges. 1894. (b) Bemerkungen zu Kuznitzkys „Beitrag zur Kontroverse usw." Arch. f. Dermat. 1895.

Unna, P. G.: Histologie, 1894.

Vidal: (a) Inoculabilité de l'acné varioliforme. Soc. Biol. 1878. Ref. Arch. f. Dermat. 1879. (b) Acné molluscum contagiosum générale. La France méd., 27. Juni u. 2. Juli 1889. Virchow, R.: Über Molluscum contagiosum. Virchows Arch. 1865; Berl. klin. Wschr. 1865.

Wecker, de: Zit. nach Elschnig. — Wile and Kingery: The etiology of Molluscum contagiosum. J. of cutan. Dis. Chicago 1919, 431. — Whitefield: Clinical notes on Molluscum contagiosum miliare. Brit. J. Dermat. 1929. — Wilson: Dis. of the skin. London 1863. Zit. nach Joseph. — Winogradow: Ref. Zbl. path. Anat. 3, 915.

Zadik, P. u. Fr. Wohlwill: Über eine ungewöhnliche Komplikation bei Molluscum contagiosum. Arch. f. Dermat. 149 (1925). — Zeissl, H. v.: Arch. f. Dermat. 1869. — Ziegler: Diskussionsbemerkungen. Ref. Zbl. allg. Path. 7.

Eine Reihe älterer Angaben, bei denen die Einsichtnahme in die Originalarbeiten unmöglich war, habe ich nach Kaposi, Albert Neisser, Geber u. a. zitiert.

Warzen und Kondylome.

Von

W. Freudenthal und Rud. Spitzer

(Breslau).

Mit 41 Abbildungen.

Einleitung.

Als **benigne infektiöse Epitheliome** bezeichnet man circumscripte tumorähnliche Bildungen, die sich von den eigentlichen Neoplasmen (Blastomen) durch ihre nachgewiesene Infektiosität unterscheiden. Nach Meinung vieler Autoren ist in ihrer Pathogenese die Epithelvermehrung das Maßgebende und Wesentliche, wie auch experimentelle Erfahrungen dafür sprechen, daß im *Epithel* das primum movens der Erkrankung liegt [s. Jadassohn (a)]. Es ist darum bedauerlich, daß in dem für sie von Gans zur Abtrennung von den echten Blastomen vorgeschlagenen Namen: „*Örtliche übertragbare infektiöse Gewebsneubildungen*" die Hervorhebung des *epithelialen* Charakters ganz wegfällt. Vielleicht kann dem Bestreben, das Wort „*Epitheliom*" für *nicht* blastomatöse Bildungen zu vermeiden, dadurch Rechnung getragen werden, daß sich der letzte Vorschlag Jadassohns[1] „*infektiöse Epitheliosen*" einbürgert.

Zu der Diskussion, ob man diese Bildungen zu den Geschwülsten rechnen soll, verweisen wir auf Wegelin, der sich dazu ganz *positiv* äußert: Denn, wenn es auch nicht sehr wahrscheinlich sei, daß das Wachstum der Bildungen auch ohne Virus weitergehen kann, so könne man doch deswegen den Geschwulstcharakter nicht bezweifeln, ebensowenig wie bei einem Uterusmyom, das nach Sistieren der Ovarialfunktion verschwindet.

Gewiß ist, dies mag zugegeben werden, die Möglichkeit der *Involution* kein Beweis gegen die Blastomnatur einer Neubildung, wohl aber spricht doch die *Infektiosität* nach der Auffassung vieler gegen diese.

Zu der Gruppe der benignen infektiösen Epitheliome sind bekanntlich zu rechnen:

1. *Molluscum contagiosum*. 2. *Verruca (vulgaris, plana* und, weil die Infektiosität nicht nachgewiesen ist, anhangsweise *senilis)*. 3. *Condyloma acuminatum*.

Die Einordnung dieser Affektionen beruht auf ihrer *Infektiosität* und auf ihrem *klinisch-histologischen Befund*.

In letzter Zeit hat Lipschütz auf Grund der aus seinen Zellforschungen resultierenden einheitlichen ätiologischen Gesichtspunkte die benignen infektiösen Epitheliome in ein anderes System, in die Gruppe der sog. „*Einschlußkrankheiten*" der Haut *(Chlamydozoen-Strongyloplasmen)* eingereiht. Aus seiner Feder stammt der Beitrag „*Das filtrierbare Virus in der Dermatologie*" (dieses Handbuch II/1), welcher in den betreffenden Abschnitten eine Darstellung der

---

[1] Jadassohn: Ref. zu Gans (Histologie): Klin. Wschr. **1928**, 324.

histologischen und cytologischen Befunde bei Molluscum contagiosum, Warzen und Kondylom enthält. — Ohne diese Befunde, wie sie von LIPSCHÜTZ und anderen Untersuchern (s. auch S. 71) erhoben wurden, zu bezweifeln, muß man doch hervorheben, daß die Frage, ob Strongyloplasmen wirklich die Erreger dieser Krankheiten darstellen, noch *keineswegs als völlig geklärt* anzusehen ist.

Es erscheint daher, zumal Einzelheiten über die Natur des Erregers und über die Frage, ob verschiedene oder einheitliche Erreger bei den verschiedenen Formen der Warzen und dem Kondylom eine Rolle spielen, nicht bekannt sind, richtiger, die Einordnung dieser Erkrankungen unter die „benignen infektiösen Epitheliome" bzw. „infektiösen Epitheliosen" beizubehalten.

Da das *Molluscum contagiosum* in mannigfacher — auch cytologischer — Hinsicht eine besondere Stellung innerhalb der bezeichneten Gruppe hat, ist es an anderer Stelle dieses Bandes (S. 1) von LIPSCHÜTZ besonders abgehandelt.

Warzen und *Kondylome* hingegen bilden von so zahlreichen und mannigfachen Gesichtspunkten aus eine zusammenhängende Gruppe, daß ihre Darstellung in *einem* Abschnitt notwendig erscheint und vielfache Hinweise in jedem einzelnen der folgenden Kapitel diesen Zusammenhang unterstreichen müssen.

I. Warzen.

A. Nomenklatur.

Verruca *(Warze)* war natürlich früher ein rein morphologischer Begriff; daher sprach man von *weichen* Warzen, von *verruciformen Naevi* usw. und im Gegensatz dazu von den echten *harten* Warzen *(V. durae)*.

Bei diesen ist wiederum zu unterscheiden zwischen der *Verruca (dura) papillomatosa s. vulgaris* und der *Verruca (dura) plana juvenilis*.

Da mit Recht jetzt die Bezeichnung „*Warze*" nur den echten infektiösen Warzen und der *Verruca senilis* (abgesehen von der *Verruga peruviana*) vorbehalten bleibt, ist der Begriff „*weiche Warze*" ganz aufgegeben und damit auch die Bezeichnung „harte Warze" *(Verruca dura)* überflüssig geworden. Es genügt jetzt vollauf, von *Verruca vulgaris* und *Verruca plana* zu sprechen.

B. Statistik.

Wie in dem entsprechenden Abschnitt des Beitrages „Geographische Verteilung der Hautkrankheiten" (dieses Handbuch XIV/2) auseinandergesetzt ist, erscheint für jede Statistik der Warzen der Unterschied von *privatärztlichem* und *poliklinischem* Material von Bedeutung.

In der *poliklinischen* Klientel finden die Warzen zunächst meist keine Beachtung und erst, wenn exzessive Warzenbildung, z. B. an den Händen, den Träger geradezu entstellt oder bei der Arbeit behindert, wird die poliklinische Ordination aufgesucht. Gerade durch diese Verzögerung aber wird die Weiterverbreitung auf Verwandte und Bekannte ermöglicht, und gerade dadurch die Zahl der Warzenfälle auch absolut in den ärmeren Volksschichten *vermehrt*, so daß man in den *Polikliniken* letzten Endes die Verrucosis sowohl häufiger als auch in *exzessiveren Formen* zu Gesicht bekommt. Zudem ist zu berücksichtigen, daß die Berührung mit allerlei zersetzten *organischen* Substanzen (Erde, Schmutz) von Bedeutung für die Entstehung von Warzen zu sein scheint, so daß auch hierdurch die größere Häufigkeit der Verrucosis bei den ärmeren Schichten zu erklären ist.

Die erreichbaren *Statistiken* zeigen eine immerhin auffallende *Häufigkeit* der *Verruca vulgaris* in *Deutschland*. In den Polikliniken der Universitäts-Hautklinik in Kiel 0,9%, in Breslau 1%, in meiner (SPITZER) Krankenkassenpraxis sogar 2,6%. Letzteres mag darauf zurückzuführen sein, daß wegen dieser einfachen und häufigen Erkrankung die Polikliniken nicht in so hohem Maße aufgesucht werden wie die freipraktizierenden Ärzte.

Da die meisten Statistiken *plane* und *vulgäre* Warzen einheitlich behandeln, ist es zweckmäßig, auch für die *Kieler* und *Breslauer* Statistik, die *planen* Warzen — in allen drei Statistiken recht gut übereinstimmend 0,45% — hinzuzufügen. Für die *Warzen insgesamt* ergeben sich in der *Kieler* und *Breslauer* Universitäts-*Poliklinik* etwa 1,35—1,45%, Breslauer *Kassenpraxis*: 3%. *Wien* (CONRADI: Allgemeine Poliklinik 1897/98, 34 Warzen: 2500 Fällen) = 1,36%. *Königsberg* (Privat-Poliklinik) 1%. *Oslo:* BECK: unter 1420 Lungenkranken 597 Hautkranke, davon 14 Verruca vulgaris = 2,3%, 1 Verruca sebacea = 0,17%.

Im *übrigen* Europa doch anscheinend *seltener:* *Toulouse*: 0,4%, *Prag:* 0,4% *London* (RADCLIFF CROCKER 1903): 0,327%, *Belfast:* 0,3%, in *Nordamerika*, nach den größten Statistiken (Amer. Dermat. Assoc.) wieder etwas häufiger: ziemlich konstant 1% (Literatur s. auch dieses Handbuch XIV/2, S. 323).

Sicher sind die Warzen noch wesentlich *häufiger*, als diese Zahlen vermuten lassen, da gerade sie erfahrungsgemäß besonders häufig von den Patienten gar nicht oder selbst behandelt werden, und die *Selbstbehandlung* durch die öffentliche Anpreisung von Warzenmitteln in Zeitungen sehr gefördert wird.

C. Klinik.
1. Die Verruca vulgaris (s. papillomatosa).

Die Verruca vulgaris ist eine *papilläre* und *hyperkeratotische* Wucherung, welche den ausgesprochenen Typus einer verrukösen Veränderung darstellt.

a) Lokalisation und Morphologie.

Die vulgäre Warze (volkstümlich „Hühnerwurzel" usw.) findet sich am *allerhäufigsten an Hand- und Fingerrücken*; von den *Seitenkanten* der Finger sind besonders die — nicht von Nachbarfingern bedeckten — *Radialseiten von Daumen und Zeigefinger, die Ulnarkante* des *Kleinfingers*, an der *Hand* die *Ulnarkante* befallen. Etwas *seltener* erkranken die *Beugeseiten* der Finger und die *Volae manuum*.

Von den Händen erstrecken sich die Warzen oft bis zu den Beuge- und Streckseiten des *Handgelenks* und der unteren Teile der *Vorderarme*. Erst in großem Abstand von der Häufigkeit an Händen und Nachbargebieten folgt die Beteiligung des *Gesichts* und *behaarten Kopfes* und der *Füße* (dorsum und planta); alle anderen Lokalisationen gehören zu den enormen Seltenheiten. Warzen am *Rumpf* fanden sich in den „exanthemartigen" Fällen JADASSOHNs (a). In früheren Jahren hielt man irrtümlicherweise auch die Warzen an den *Füßen* für eine große Rarität [HUTCHINSON (a)]. Über die Warzen an *Schleimhäuten* siehe S. 53.

Warzen an Hand- und Fingerrücken. Die häufige — auch für viele andere Lokalisationen typische — Warze an *Hand- und Fingerrücken* beginnt mit einer *stecknadelkopfgroßen, harten, kugel-kalottartigen bis halbkugeligen* Erhebung von *blaßgelber, rötlicher, meist aber normaler Hautfarbe*.

Manchmal (vielleicht immer) ist *zu Beginn* die plane oder halbkugelige *Oberfläche glatt* und kann selbst den Eindruck *starker Spannung* machen, da die *Kontinuität der Hornschicht* darüber *völlig erhalten ist*. Erst nachträglich mit zunehmender Größe der Warze wird die *Kontinuität aufgehoben* und die *Oberfläche rauh;* doch kann in seltenen Fällen diese Spannung der intakten Hornschicht auch bei größeren Warzen noch erhalten bleiben. Dieses eigenartige Bild beschrieb JADASSOHN (c) auf Grund der Beobachtungen an seiner eigenen Hand: eine *ganz glatte, unregelmäßig gewölbte, prall gespannte, druckempfindliche und auffallend gerötete Erhebung* erweist sich histologisch als *Verruca vulgaris mit völlig im Zusammenhang erhaltener Hornschicht.*

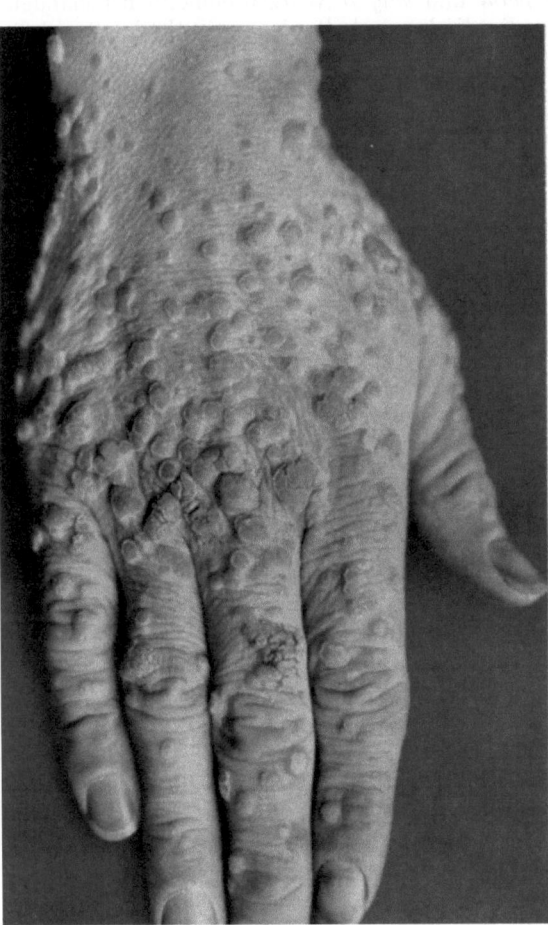

Abb. 1. Verrucae vulgares: Hand und Fingerrücken.

In der Regel aber — früher oder später, jedenfalls meist schon recht früh — wird die *Kontinuität* der obersten Hornschicht *gesprengt*, und die *Oberfläche* der Warze erscheint mit *feinsten warzigen $1/3$—$1/2$ mm breiten rundlichen Erhabenheiten* besetzt, welche bei Individuen mit besonders zarter Haut deutlich sichtbar, im *Zentrum* je einen *roten* Punkt tragen. Im frühesten Stadium ist die *junge Verruca vulgaris* klinisch und histologisch von der *Verruca plana* gar nicht zu trennen.

Ist die Warze *ausgewachsen*, so kann sie *Erbsen-*, seltener *Bohnengröße* erreichen; der *Durchmesser* beträgt 5—10 mm; ihre Erhebung ragt aus der gesunden Haut steil etwa 1—3 mm hoch empor; um die Warze findet sich manchmal — besonders bei palmaren und plantaren Warzen — ein *leichter hyperkeratotischer wallartiger Ring.* Sonst ist die *Umgebung* meist *reaktionslos*; nur bei solchen Warzen, welche noch eine *glatte gespannte* Oberfläche haben (s. o.), findet sich ein *roter Hof* [KAPOSI (a)].

Die *Kontur* der ausgewachsenen Warze ist *rund* oder (seltener) unregelmäßig *polygonal.*

Die *Oberfläche* der *reifen* Warze ist fast *flach* oder *halbkugelig abgerundet, zerklüftet und fühlt sich hart* an; gegenüber der normalen Hautfarbe der *jungen* Warze ist sie nunmehr oft von *gelb- bis grauschwarzer* Farbe, die zum Teil wohl auf *äußere Verunreinigungen* zurückzuführen ist (vielleicht „*Hornschwarz*"?), *schmerzlos, ohne Röte* oder sonstige entzündliche Erscheinung. Auf der Oberfläche hat sich, wie erwähnt, der Zusammenhang der obersten Schichten gelöst und zahlreiche *Furchen* sind erkennbar, welche die Warze in *Prismen* von $1/2$

bis 1 mm Dicke, entsprechend den verlängerten Papillen, teilen. Je nach der Ausbildung dieses Netzes von Furchen findet man alle Übergänge von *feinwarzigem*, durch seichte Furchen angedeutetem Aussehen bis zum ausgesprochen *zottenförmigen* Zustand, bei dem hohe, verhornte Papillensäulen durch tiefe Furchen abgetrennt sind.

Über die von JADASSOHN als „*Mosaikwarzen*" bezeichnete besondere Form siehe S. 39.

Das von WILLIAMS (a) demonstrierte verhornte filiforme Gewächs am Zeigefinger ist wohl eher als nichtinfektiöses *Papillom* denn als Verruca aufzufassen.

Oft sind an den seitlichen Abhängen der Warze schwarze vertikale Streifen zu erkennen, die als schwarze Pünktchen an der Papillenspitze erscheinen. Hobelt man die Spitze der papillären Excrescenzen mit parallelen Horizontalschnitten ab, so erfolgt plötzlich aus diesen schwarzen Punkten eine abundante kapilläre Blutung, ein Beweis, daß diese schwarzen Streifen — bzw. bei Aufsicht Punkte — nichts anderes sind als die Verlängerung der *Papillencapillaren*, die im unteren Teil der Papillarsäule wohl erhalten und blutführend, im oberen Teil trocken, thrombosiert, schwärzlich sind [DUBREUILH (a, d)].

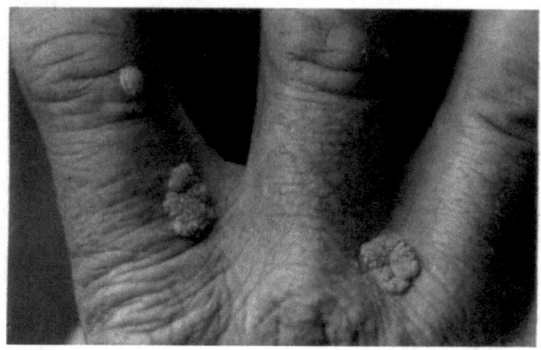

Abb. 2. Interdigitale papilläre Warzen und gewöhnliche Warzen am Zeigefinger.

Eine besonders stark verhornte filiforme, einem *Cornu cutaneum ähnliche* Warze am Fingerendglied zeigt Abb. 17.

Bei der von VOLLMER beschriebenen eigenartigen Warzenbildung am Fingerrücken dürfte es sich möglicherweise um *Keloid*bildung nach Warzenentfernung handeln.

Warzen am Nagel. Wie bei der Prädilektion der gewöhnlichen Warzen für den Fingerrücken nicht weiter verwunderlich, bildet auch die *Nagelgegend aller* Finger eine häufige und meist exzessive Lokalisation der Verrucosis (s. Abb. 14, 22). Vielleicht kann bis zu einem gewissen Grade von einer besonderen Prädilektion für den *Daumennagel* (KAPOSI und BESNIER-DOYON) gesprochen werden, jedoch bleibt kein Finger verschont. *Meist* sind *mehrere*, bisweilen alle einer Hand, in einzelnen Fällen (P. A. MORROW) *sämtliche Nägel beider Hände* befallen. Am häufigsten findet sich die Verruca vulgaris am *seitlichen* Nagelfalz, von wo sie unter die Nagelplatte dringen und diese hochheben kann.

Etwas seltener erscheinen die Verrucae am *hinteren Nagelrand*; befallen sie, was zu den großen Raritäten gehört, von hier aus die Nagelmatrix, so können sie *Deformitäten* der Nagelplatte im Gefolge haben.

Am seltensten finden sich Warzen distal am *freien Nagelrand*, von wo sie, in das Nagelbett vordringend, mitunter die Platte abrollen und emporheben.

Die Nagelwarzen erscheinen nicht nur als abgerundete Erhabenheiten, sondern auch als walzenförmige, hyperkeratotische Gebilde, welche kranz- oder halbmondartig den Nagel umranden (s. Abb. 22).

Alle Nagelwarzen sind durch die Einmauerung zwischen Falz, Nagelplatte und dem sehr empfindlichen Nagelbett recht *schmerzhafte* Gebilde, — neben den plantaren Warzen die einzige wirklich häufig zu Beschwerden führende Lokalisation der Verrucosis.

Interdigitale Warzen. Gegenüber den häufigen Warzen an den Streckseiten der Finger selbst, stellen die Warzen im *Interdigitalraum* eine gewisse Seltenheit dar. Durch den engen Kontakt der Finger können sie sich hier nicht zu den gewöhnlichen runden Prominenzen entwickeln, sondern bilden *flache, beetartige, feinpapillomatöse, leicht durchfeuchtete, scharf abgesetzte Rasen* (Abb. 2).

Palmare Warzen. Die, entweder *mit planen* oder meist *allein,* an *Palmae* und *Plantae* auftretenden vulgären Warzen stehen an *Häufigkeit* den gewöhnlichen Warzen an Hand-(und Fuß-)rücken bedeutend nach. Ihre Form ist erheblich *breiter* und *flacher* als an anderen Stellen.

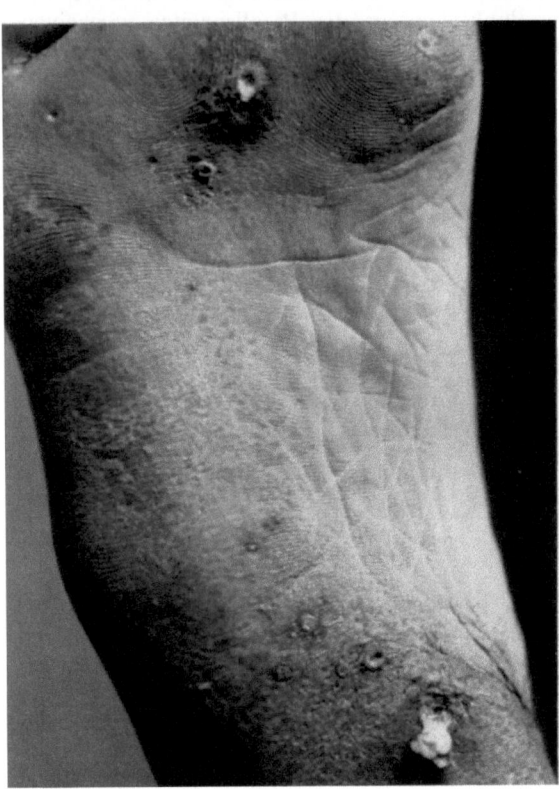

Abb. 3. Verrucae vulgares plantares.

Die Besonderheiten in der Entwicklung und Gestalt der *palmaren* Warzen sind durch die *Dicke der Haut* in der Vola manus und durch den *Druck* bedingt, denen sie an dieser Stelle ausgesetzt sind.

Sie erscheinen meist in Form eines sehr wenig erhabenen *Kegelstumpfes* oder sinken sogar bis zum normalen Niveau der Haut in die Epidermis ein.

Das *Zentrum* der Bildung, die *eigentliche Warze*, ist *flach, grau bis grauschwarz* und besonders stark *zerklüftet, fissuriert, höckerig* mit einzelnen kleinen abgerundeten Spitzen; um diese Warze zieht sich ein *ringartiger Wall grauweißer, gebräunter, stärker verhornter Epidermis* der Nachbarschaft, der sich durch seine *Homogenität* (undeutliche oder fehlende Felderung) und *halbe Transparenz* von der *normalen* Hornschicht der benachbarten Epidermis etwas abhebt.

Plantare Warzen. Diese Eigenschaften treten bei den — zuerst von Dubreuilh (b—e) und Melchior Robert (a) treffend geschilderten — *Plantar*warzen durch die vermehrte Dicke der Plantarhaut und die erhöhte äußere Belastung noch weit ausgesprochener in Erscheinung. Auch die *Schmerzhaftigkeit* der plantaren Warzen ist weit größer als die der Bildungen an der Palma.

An den *Plantae* finden sich die Verrucae vulgares, wie die *Clavi,* mit denen sie manche Ähnlichkeiten aufweisen, besonders an den Stellen *erhöhter Belastung,* am *Vorderfuß* in der Gegend des *dritten Metatarsalköpfchens,* etwas seltener am *ersten und fünften,* sowie an der Beugeseite der *Zehen,* am *hinteren* Teil vor allem an der Unterseite der *Ferse.* Auch an allen anderen Stellen der Planta können bei Druck von Schuhnägeln, Strumpffalten usw. und eventuell kleinsten

Verletzungen Plantarwarzen provoziert werden (über Warzen bei *Fußdeformitäten* s. S. 74).

In den letzten Jahren zeigt sich eine auffallende *Häufung* der Warzen der Fußsohle bei *jungen* Leuten beider Geschlechter in USA. (TAUSSIG und MILLER, BOWEN, BOWEN und WIGGLESWORTH: 34 Fälle: 28 Männer, 6 Frauen).

Es liegt nahe, die starke Inanspruchnahme der Fußsohlen bei den verschiedenen *Sportarten* (Leichtathletik, Tennis sowie Wassersport) für diese Vermehrung verantwortlich zu machen.

Oft erkennt man an den genannten Stellen der Fußsohle zunächst nur eine breite, besonders schmerzhafte *Schwiele*, durch welche das *Gehen* fast *unmöglich* gemacht wird. Bei genauer Untersuchung findet sich inmitten dieser Hornscheibe ein *bis linsengroßes Loch*, durch das man ein *weiches* und doch *widerstandsfähiges* Gewebe erblickt. Nach Abtragung der umgebenden oberflächlichen Hornschicht wird deutlich, daß das Loch — wie ein *Kegelstumpf* — nach unten weiter wird als an der Öffnung und sich das weiche Gewebe von weißlich-opaker Färbung wie feinstes Werg nur äußerst schwer abschneiden läßt. Nur mit Mühe kann der scharfe Löffel zunächst in dieser weichen Masse vordringen, nach einer gewissen Tiefe aber lassen sich dann ohne Schwierigkeit Massen auskratzen, die aus weichen, von unten nach oben verlaufenden Strängen — den hypertrophischen *Warzenpapillen* — mit zahlreichen leichtblutenden *Capillaren* bestehen (DUBREUILH). Im Gegensatz zum *Clavus* wird aber durch das Abtragen die *Schmerzhaftigkeit nicht gemildert* oder gar aufgehoben. Auf die be-

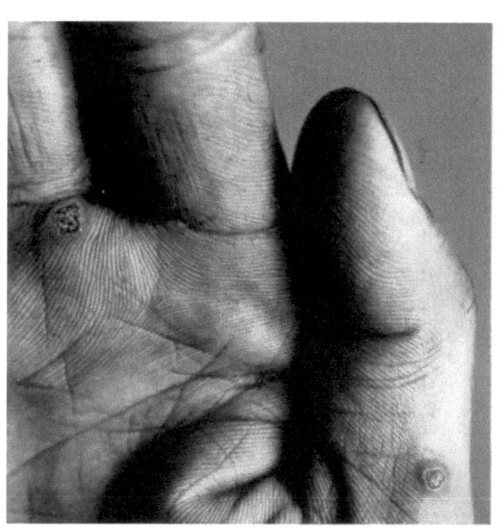

Abb. 4. Mosaikwarzen.

schriebene Weise höhlt man einen bis 2 cm tiefen *Hohlraum* (Nische, Loge, Brunnenschacht, daher „*Verrue en puits*" [Brunnenschacht] MELCHIOR-ROBERT) aus, den sich die Warze unter dem Druck des Körpergewichtes in dem Derma der Planta gebildet hat. Der umgebende *Hornring* — vgl. Verruca palmaris — erscheint hier als die erwähnte *Hornschwiele*, die das ganze warzige Gebilde unter Umständen fast völlig verdecken kann.

In der Regel tritt die Verruca plantaris nur in einigen *wenigen* Exemplaren auf, doch sind auch sehr ausgedehnte Fälle mit zahlreicher Aussaat beschrieben [R. SUTTON (b) u. a.]. Zumeist finden sich die Plantarwarzen *allein*, selten mit anderen, besonders *Handwarzen*, kombiniert.

Außer diesen tief in die Epidermis eingebohrten Warzen findet man an — dem äußeren Druck weniger exponierten — Stellen der *Palma* (seltener an der Planta) auch Warzen, deren Oberfläche ganz *flach* ist und eine deutliche *Mosaikfelderung* aufweist: umgeben sind diese von JADASSOHN (a) als „**Mosaikwarzen**" (Abb. 4) bezeichneten Bildungen von einem kreisrunden, nach innen sich scharf absetzenden, nach außen allmählich abfallenden, wallartigen Saum verhornter Epidermis, der das warzige Zentrum oft leicht überragt, so daß dieses als *Delle* erscheint. Durch diesen erhabenen Saum und die Mosaikfelderung erinnern diese Warzen sehr an facettierte Juwelen, welche auf die von den Juwelieren ,,*mille griffes*" genannte Art gefaßt sind.

Stellen auch *Palma* (und *Planta*) die *Lieblingslokalisation* der ,,*Mosaikwarzen*" dar, so finden sich diese — wenngleich seltener — auch an Handund *Fußrücken*.

JADASSOHN ist geneigt in diesen Gebilden, die — etwas größer als die meisten planen — aus anscheinend *planen* entstehen und in typische *papillomatöse* übergehen können, morphologisch eine Art *Zwischen- und Übergangsform* von *planen* und *vulgären* Warzen zu sehen.

Möglicherweise stellt diese zentral gedellte Form auch einen Übergang zu den von VÖRNER unter dem Namen ,,*Helodermia simplex et annularis*" als besondere Krankheit geschilderten Formen dar; zweifellos gibt es zentral abheilende Formen, die sich histologisch als *Verrucae* erweisen [JADASSOHN (c)].

Fußrücken. Die — seltenen — vulgären Warzen des *Fußrückens* und *Fußgelenkes* entsprechen ganz dem Typus der Verrucae an Handrücken und Hand-

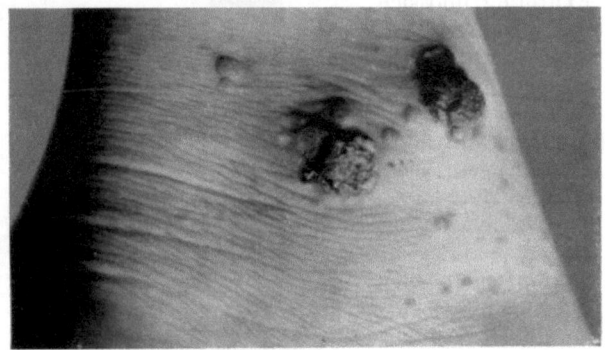

Abb. 5. Papillomatöse Verrucae vulgares. Malleolengegend.

gelenk; meist handelt es sich um *einzelne, gewucherte, zerklüftete, papillomatöse, dunkelgraue* Exemplare.

Lit.: BRAULT (b): 4 riesenhafte, papilläre Warzen bedecken fast den ganzen Fußrücken (eingeborener Algerier).

Gesicht. Die normale Verruca vulgaris des *Gesichts* hat in der zarten gefäßreichen Gesichtshaut mangels jeden äußeren Druckes eine den *palmaren* und *plantaren* Warzen genau entgegengesetzte Entwicklungstendenz.

Ohne jeden hyperkeratotischen *Ring* erhebt sich die 1—2—3 mm breite Warze 3—6 mm hoch steil aus der reaktionslosen normalen Haut. Die *Basis* der Warze bildet ein *rosaroter, weicher*, mit dünner Epidermis bedeckter *Zylinder*, der sich bald in viele $1/_2$—1 mm dicke Papillen teilt, die mit fadenartigen (filiformen) dünnen Ausläufern zu der angegebenen Höhe emporstreben und durch tiefe — meist exkoriierte — Furchen voneinander getrennt sind. Die Papillen sind harte, verhornte, gefaserte Bildungen, welche den Warzen mit Recht auch die Bezeichnung ,,*Pinselwarzen*" (Verrue en pinceau) oder ,,*Fadenwarzen*" **(Verrucae filiformes)** eingetragen haben.

Wie die Warze der Hände entwickelt sich auch die filiforme Gesichtswarze aus einer *kleinen, stecknadelkopfgroßen, halbkugeligen* Erhebung mit warziger Oberfläche, in welcher jedes einzelne runde warzige Element einen zentralen rosa Punkt (Capillare) aufweist. (Näheres über die Entwicklung der Warze s. o. S. 36.)

Ist auch, verglichen mit den Hand- und Fingerwarzen, die Warze der Gesichtshaut nicht gerade häufig, so stellt sie doch keineswegs eine Seltenheit dar. Ihre größere Ausbreitung in der Bartgegend kann oft auf *Rasierinfektion* zurückgeführt werden.

Besonders *Augenlider, Ohrmuscheln, Lippenrot* und die Schleimhaut der *Caruncula lacrimalis* und der *Mundhöhle* sind ihre Lieblingslokalisation (vgl. FREY): an den Schleimhäuten wandeln sich die Warzen zu großer Ähnlichkeit mit spitzen *Kondylomen* um (*Schleimhautwarzen* s. S. 53).

Andererseits sah JADASSOHN (c) an der *Nasenöffnung* eines mit Fingerwarzen behafteten Kindes *kleine Hauthörner*, die sich histologisch als typische Verrucae filiformes mit kollossaler *Hyperkeratose* herausstellten (vgl. auch *Differentialdiagnose*).

Kopf. Nacken. Hals. *Mit* und — vielleicht häufiger — *ohne* gleichzeitige *Verrucae der Hände* stellen die *filiformen* Warzen des *behaarten Kopfes (Nacken* und *Halses)* eine ziemlich häufige Lokalisation dar. Mit den filiformen Gesichtswarzen weisen sie oft größte Ähnlichkeit auf, nur erreichen sie noch größere Dimensionen von bis 6 mm Durchmesser mit langen filiformen Papillen. Gegenüber den Gesichtswarzen haben sie weniger Neigung ihre Papillen steil emporzutragen, sondern legen diese wie flache *hahnenkamm-* und *maulwurftatzenartige* Gebilde flach über die Haut des Kopfes (oder Nackens) hin. Möglicherweise werden sie zu diesem Wachstum durch äußere mechanische Ursachen (Frisieren) gebracht.

Aus dieser Schilderung ergibt sich schon eine gewisse Ähnlichkeit der filiformen Kopfwarzen mit den *spitzen Kondylomen*, nur sind die Verrucae meistens stark verhornt, trocken und daher von grauer, gelbbrauner oder normaler Hautfarbe. DUBREUILH (c) unterscheidet geradezu zwei Typen in Gesicht und am behaarten Kopf: 1. eine *warzenähnliche* bei *Kindern* und *Jünglingen*, mit *gleichzeitigen* Warzen der Hände und 2. eine *kondylomähnliche* bei *Erwachsenen* und im *reifen Alter* ohne Verrucae der Hände, welche sich an Lidern und Kopf nur sehr langsam entwickelt und jahrelang stationär bleibt. Die Warzen des behaarten Kopfes können aber auch ganz gewöhnliches Aussehen — wie die der Hände usw. — bieten; nur sind sie im allgemeinen weicher und weniger verhornt. An den verrukösen Stellen ist der *Haarwuchs* erhalten, aber doch offenbar *weniger dicht* als an gleichgroßen Flächen der benachbarten gesunden Kopfhaut (DUBREUILH, Pratique dermat.).

Manchmal verdanken die Kopfwarzen ihre Entstehung anscheinend einer gewissen *individuellen Disposition*; jedenfalls sind uns in einer Familie drei Brüder bekannt, die jahrelang ausschließlich rezidivierende filiforme Warzen des behaarten Kopfes aufwiesen, ohne sich jemals trotz häufigen Zupfens und Reißens an diesen Gewächsen mit Warzen an den Händen zu infizieren (dieses Handbuch XIV/2, S. 290).

Am *After* (häufiger Sitz der *spitzen Kondylome*) demonstrierte VAN LEEUWEN eine handflächengroße warzige Wucherung, die von SIEMENS als *atypisches Condyloma acuminatum* oder exzessive *Verruca vulgaris* diagnostiziert wurde.

b) Gruppierung und Disseminierung.

Von VIDAL (s. JADASSOHN) stammt die sehr prägnante Bezeichnung „*Verrue mère*" und „*Verrues filles*" für eine *größere* Warze, welche von einem mehr oder weniger großen *Schwarm* von *kleinen* umgeben ist, eine Gruppierung, welche mit größter Wahrscheinlichkeit für eine *Autoinokulation* und eventuelle *partielle Immunisierung* der Warzen spricht (vgl. Lues corymbiformis). Die Anordnung kleiner Warzen in *Kratzstrichen* findet sich — vielleicht etwas seltener als bei planen — auch bei papillomatösen Warzen; über „*Kometenschweif-*

form" der im Kratzstrich lokalisierten Warzen s. GÉMY (S. 67). Eine besonders interessante Form der Ausbreitung der vulgären Warzen stellen die *„exanthemartig"* über große Teile des Körpers *disseminierten* kleinen papillomatösen Warzen dar, welche JADASSOHN (a) bei juckenden Hautkrankheiten (Scabies, Pruritus) beobachtet hat, und die durch Autoinokulation von einer primären Verruca dura entstehen. Während bei diesen Formen die Zugehörigkeit zu den Verrucae durae also niemals zweifelhaft war, stehen andere „generalisierte Warzenbildungen" heute zur Diskussion. Ob diese letzteren echte Verrucae oder naevusartige Bildungen im Sinne der „Epidermodysplasia verruciformis" darstellen, wird S. 83 ff. eingehend behandelt.

c) Zahl, Wachstum und Rückbildung.

In relativ *seltenen* Fällen tritt die Verruca vulgaris nur *vereinzelt* auf — wohl nur bei *Erwachsenen* —, *häufiger* trifft man sie *multipel*, besonders zahlreich bei *Kindern*. Erst erscheint z. B. an einer Hand eine solitäre, dann schießen, ohne daß die betroffene Person die Entwicklung im einzelnen merkt, mehrere an beiden Händen auf (nach GUYOT sollen etwa alle 8—14 Tage 1—2 neue entstehen) und schließlich finden sich 10—20—40 und mehr ohne jede Regel verstreut oder in den eben skizzierten bekannten Gruppierungen (s. o.) an beiden Händen und können von dort zu Autoinokulationen an anderen Stellen führen. Benachbarte *konfluieren* zu 1—2 cm breiten unregelmäßigen großen verrukösen Gebilden (z. B. am Nagel); an anderen Körperstellen (Fuß, Gesicht, Kopf) bleibt die Zahl meist auf wenigere beschränkt, wenngleich ganz beträchtliche Aussaat auch an diesen Stellen — allerdings häufiger bei planen — beobachtet wird.

Über die *disseminierte* Warzenverbreitung als „exanthemartige" Ausbreitung s. oben und S. 67; über generalisierte Warzenbildung s. bei *Epidermodysplasie*.

In den ersten Wochen und Monaten kann ein recht schnelles Wachstum einsetzen, aber auch schon Stillstand auf „planer" Stufe und selbst — nach 5—6 Monaten — Involution beginnen.

Allmählich wird in den meisten Fällen das Wachstum dann wesentlich langsamer, um schließlich in eine jahrelange Persistenz überzugehen.

In einem nicht unerheblichen Teil verschwinden die Warzen spontan (vgl. *Spontanheilung* S. 59), und zwar bemerkt man eigentlich gar keine Volumenverminderung, sondern kann nur plötzlich feststellen, daß an den betroffenen Stellen weniger Warzen vorhanden oder gar schon alle verschwunden sind, wobei sie entweder gar keine oder nur braune oder hellere Flecke als *Residuen* hinterließen.

Lebensalter. Auch die papillomatöse Warze ist beim *jugendlichen* und *heranwachsenden* Menschen beiderlei Geschlechts *häufiger* zu finden als bei älteren Personen, auch wenn man nicht mit JOSEPH Warzen jenseits des 30. Lebensjahrs als Seltenheit bezeichnen kann. Weiteres siehe unter Altersdisposition S. 71.

Geschlecht, Beruf. Das *Geschlecht* ist ohne Einfluß, wohl aber sollen einerseits *Berufe*, die mit *Schmutz und Erde* zu tun haben (Landarbeiter, Erdarbeiter, Gärtner), und andererseits solche, die zu besonderer *Durchfeuchtung der Epidermis* führen (Köchinnen, Wäscherinnen usw.) bevorzugt sein (vgl. Ätiologie Teil IV, Hilfsursachen). Über *Beschwerden* und *Komplikationen* (Risse, Blutung, Infektion) s. S. 59.

Malignität. Übergang in *Malignität* gehört zu den allergrößten *Seltenheiten*; wenn RAPOK angibt, daß $1/3$ aller malignen Tumoren auf „warzige" Gebilde zurückzuführen sei, so dürften echte Verrucae darunter kaum vertreten sein.

WISNIEWSKI demonstrierte ein großes Sarkom im Interscapularraum bei einem 79jährigen Mann, das angeblich nach Wegkratzen einer Warze entstanden sein soll; weitere Literatur siehe (Histologie) S. 46.

Pigmentation. WARD beschrieb schwarz *pigmentierte*, flacherhabene, stecknadelkopf- bis erbsengroße, warzige Excrescenzen in der *Gravidität*. Bei der ersten Schwangerschaft traten sie in den letzten Monaten auf und verschwanden nach der Entbindung nur zum kleinen Teil; in der 2. Gravidität — 5 Jahre später — trat eine erneute Eruption auf, welche zur Zeit der Demonstration nach 3 Jahren noch zum allergrößten Teil bestand und jeder Therapie getrotzt hatte. Ob es sich in diesem Fall wirklich um echte Warzen handelte, mag *fraglich* erscheinen (die Verff.).

Als weitere *Demonstrationen* sind zu erwähnen:

Perionychale Verrucae: MONTGOMERY und CULVER, SPRINZ.

Plantare: DUBREUILH und CHAUSSE.

Ober- und Unterschenkel und Fußrücken: JUNGMANN (Hamburger Dermat. Ges. 6. Nov. 1901).

Ausgedehnte: K. ULLMANN (a), BUSCHKE (c).

d) Histologie.

Die erste eingehende Darstellung — und bis heute die beste — gibt UNNA in seiner Histopathologie.

UNNA unterscheidet drei Stadien: den Beginn, die Acme und den Rückgang.

Im Beginn besteht eine scheibenförmige Verdickung der Stachel- und der Hornschicht; durch die gleichzeitig eintretende Akanthose und Hyperkeratose werden die Papillen niedergedrückt mit Ausnahme

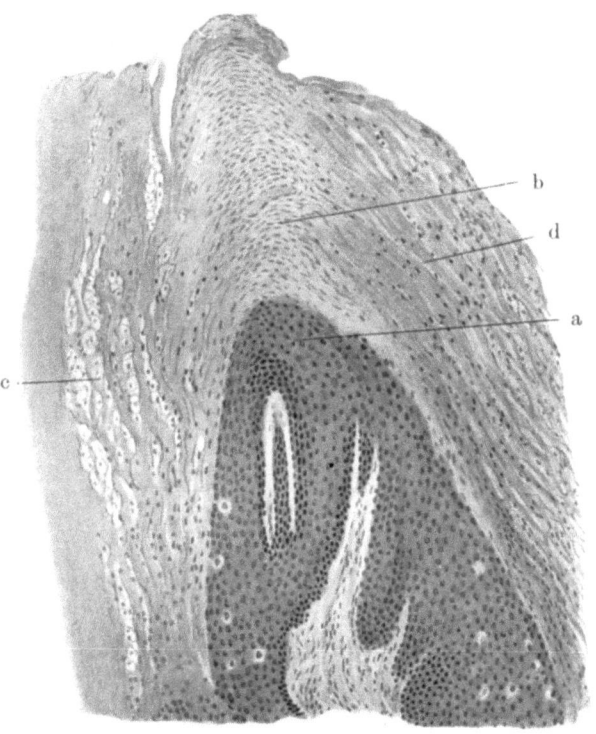

Abb. 6. Verruca vulgaris.
a Kuppelförmige Erhabenheit der Stachelschicht (Papillenkopf); b Hornfingerhut; c und d einschlußführende Kerne; bei c die Zellen deutlich größer als bei d. 80fache Vergr.
(Sammlung LIPSCHÜTZ. Nach O. GANS.)

weniger widerstehender; diese werden in die Länge ausgezogen. Die Zahl der Papillen in einer Warze ist also verringert, eine Tatsache, die bereits GUSTAV SIMON bekannt war. Die Körnerschicht ist verbreitert, in der Hornschicht sind die Kerne teilweise erhalten. Die Warze beginnt somit als starkverhornendes Akanthom, ohne alle entzündlichen Erscheinungen in der Cutis.

Diese treten erst im zweiten Stadium in geringem Maße ein und bleiben auf den Papillarkörper beschränkt. Zugleich dringen Epithelzapfen mit spitzen Fortsätzen in die Tiefe, wobei an der Peripherie der Warze befindliche Zapfen häufig nach dem Zentrum zu eingebogen sind. Die Warze sitzt also in der Cutis wie in einer Kugelschale; hieraus erklärt es sich, daß man sie mit dem scharfen Löffel relativ leicht in toto herausheben kann. Der stärker gewucherten Epidermis entsprechen länger ausgezogene Papillen; diese bilden am Fuße der Warze eine Art Papillenstock, von dem aus sie im Zentrum der Warze senkrecht, in deren peripheren Teilen leicht gekrümmt zwischen den Epidermiszapfen hochziehen. Die elastischen Fasern in diesen ausgezogenen Papillen fehlen nach Du Mesnil-Rochemont fast völlig. In diesem Stadium kommt es höchst selten noch zu einer Abtrennung weiterer Sekundärpapillen durch wuchernde Epidermissprossen; dies ist nach Unna ein wesentlicher Unterschied gegenüber dem Condyloma acuminatum. Das histologische Bild wird durch das ganz erheblich verbreiterte Rete beherrscht. In den unteren Reihen sind die Zellen klein, dicht gedrängt und zeigen Mitosen; nach oben hin, selbst noch in der Körner- und Hornschicht, sind sie auffallend voluminös; die Intercellularräume sind breit, die Epithelfasern gut darstellbar. Ehrmann weist auf die sehr ausgesprochene Hemichromasie dieser Stachelzellen hin. Die Körner-

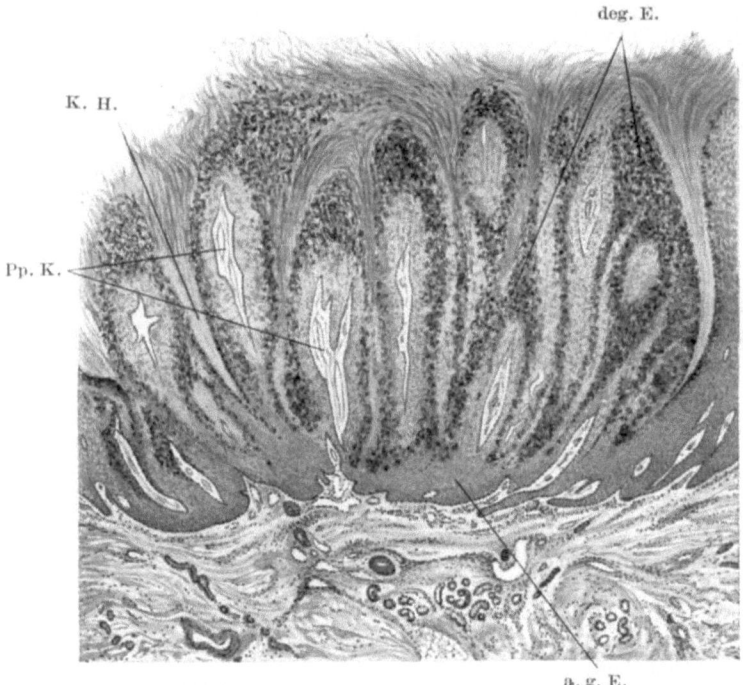

Abb. 7. Verruca plantaris (Übersichtsbild). Pp. K. Verlängerte Cutispapillen; H. K. Hyperkeratose; deg. E. Zelldegeneration; a. g. E. Akanthose. Gefäße erweitert, aber ohne entzündliche Veränderungen. O 18:1; R 18:1. (Nach Kyrle.)

schicht ist gewöhnlich verbreitert, und zwar am stärksten — bis zu 10 Lagen und mehr — im Raume zwischen den Papillen, weniger über den Papillenspitzen. Einzelne, ganz besonders hoch in die Warze aufragende und fast stets von kleinen Blutungen überlagerte Papillen zeigen die Spitze ganz frei von einem Keratohyalinmantel. Dubreuilh führt diese Blutungen auf Thrombosierung der in die Länge gezogenen Gefäßschlingen zurück. Das Eleidin verhält sich nach Kühnemann und M. Joseph ganz ähnlich wie das Keratohyalin. In der Hornschicht fehlen die Kerne gewöhnlich in den interpapillären Einsenkungen, während über den Papillen ein parakeratotischer „Fingerhut" aufsitzt (Abb. 6). Die Schweißdrüsen treten an den Epitheleinsenkungen ein und durchziehen die Epidermis in gestreckterem Laufe als gewöhnlich; um die Schweißporen befindet sich eine kernlose Hyperkeratose (Kühnemann). An den Rändern der Warze läßt sich Hyperkeratose und Akanthose noch eine kleine Strecke weit verfolgen, ehe die Epidermis ganz zur Norm zurückkehrt.

Im dritten Stadium nehmen die Mitosen ab, die Neubildung von Stachelzellen hört auf, und die Hornschicht dringt tiefer in die interpapillären Einsenkungen hinab, wobei nach UNNA tütenförmige Hornkomplexe herausbrechen, so daß der papillomatöse Bau der Warze offen zutage tritt.

Nach M. JOSEPH kann man im allgemeinen zwischen keratoiden und akanthoiden Warzen unterscheiden. Bei keratoiden findet sich eine „monotone" reine Hyperkeratose, nur gelegentlich hornperlenartige Abschnürungen (mit denen sich HUGO FRIEDMANN näher beschäftigte), bei den akanthoiden steht die Hypertrophie und Hyperplasie der Stachelschicht im Vordergrund, auch sind hier die Entzündungserscheinungen verhältnismäßig mehr ausgeprägt, besonders stark naturgemäß dann, wenn äußere Insulte eine Reizung hervorgerufen haben (Plasmazellhaufen, tiefgreifende Entzündung usw.).

Von feineren histologischen Einzelheiten erwähnen wir zunächst eigenartige Zellveränderungen in der verbreiterten Stachelschicht, die besonders stark ausgebildet bei palmaren und plantaren Warzen, und zwar besonders über den Papillenspitzen vorkommen (Abb. 7). Kern und Plasma quillt auf, im Plasma zeigen sich Vakuolen, das Chromatin der Kerne nimmt an Masse zu, und, was besonders auffällt, die Nucleoli erfahren eine oft excessive Vergrößerung, sie treten aus dem Kerne in das Protoplasma über und werden acidophil (Abb. 8). Diese „geradezu grotesken" Bilder sind nach KYRLES Erfahrung bei keinem anderen Prozeß in dieser Weise entwickelt. Das Virus hat offenbar eine besondere Affinität zum Nucleolus. Eine „Nuclear-

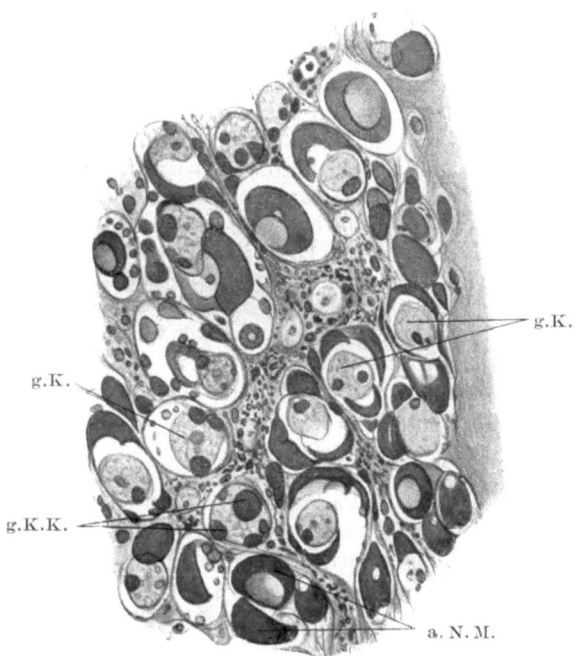

Abb. 8. Dasselbe Präparat wie in Abb. 7. Stelle aus dem Rete Malpighi mit intensiver Zelldegeneration. Vergr. 500.
g.K. gequollene Kerne; g.K.K. gequollene Kernkörperchen; a.N.M. ausgetretene Nucleolarmasse.
(Nach KYRLE.)

reaktion" ist nach KYRLE in Einklang mit LIPSCHÜTZS Lehre etwas für die ganze Gruppe der Warzen einschließlich der Mollusca contagiosa Charakteristisches.

Mehr oder weniger ähnliche Zellveränderungen sind wiederholt, so bereits 1881 von MAJOCCHI (zit. nach MARTINOTTI), dann von DUBREUILH, JADASSOHN, BOWEN und SUTTON beobachtet und in neuerer Zeit von MARTINOTTI mit Hilfe seiner Färbemethoden besonders eingehend untersucht worden. MARTINOTTI möchte diese Veränderungen, die er in Form von Körnern, Schollen, Halbmonden und Ringen gesehen hat, am ehesten der keratohyalinen Umwandlung an die Seite stellen, obwohl die Gebilde sich färberisch nicht wie Keratohyalin verhalten. Bemerkenswert ist auch seine Feststellung, daß zwischen Warzen und spitzen Kondylomen keine prinzipiellen Unterschiede, was die Verhornung betrifft, zu erkennen sind. Auf die von ihm beim Studium von Papillomen und Warzen geschaffenen allgemein-pathologisch wichtigen Begriffe des Eleidinoma, Pareleidinoma, Eleidokeratoma, der Hyperialosis und Dysialosis möchten wird hier wenigstens hinweisen.

LIPSCHÜTZ hält die von MARTINOTTI und anderen beschriebenen degenerativen Veränderungen ätiologisch nicht für irgendwie charakteristisch; das seien nur seine „Kerneinschlüsse", auf die im Zusammenhang mit seiner Chlamydozoenlehre eingegangen wird. In eigenen Untersuchungen findet LIPSCHÜTZ die degenerative Substanz gramnegativ; er kann in einzelnen Fällen noch eine besondere fibrinoide Degeneration des Plasmas feststellen, die den Kern vollkommen an die Peripherie verdrängt, die aber ebenfalls für die Warzen nicht charakteristisch, sondern zu der hydropischen Degeneration zu rechnen ist. Schließlich findet LIPSCHÜTZ noch sehr selten in kerneinschlußführenden Zellen Körner und Bröckel, die deren Protoplasma in großer Zahl ausfüllen, und die möglicherweise zu der von UNNA beim Hauthorn beschriebenen „nukleären" Degeneration in Beziehung stehen. In der Hornschicht macht LIPSCHÜTZ auf durch Amitose entstandene Riesenhornzellen aufmerksam.

Bei seinen Untersuchungen über Glykogen in der gesunden und kranken Haut fand BRUNNER diesen Körper reichlich bei der Verruca vulgaris, der Verruca senilis und dem Condyloma acuminatum in den mittleren Schichten des gewucherten Epithels gewöhnlich in Halbmondform, seltener diffus.

Bei der Pathogenese der Warze sind in neuerer Zeit wohl alle Autoren darin einig, daß sich der primäre und bestimmende Prozeß in der Epidermis abspielt, nur PRINGLE hält die bindegewebigen Veränderungen für die wesentlichen.

Sehr wenig gesichert erscheint die Möglichkeit einer karzinomatösen Umwandlung einer Verruca vulgaris (s. oben). Zwar glaubt FOURNIER (1900) an solche Beziehungen, BATHURST (1921) meint sogar, daß „häufig eine epitheliomatöse Umwandlung dieser als harmlos angesehenen Bildungen erfolgt". In der Literatur fanden wir sonst diese Möglichkeit nur von J. LIPPE bei einem Epitheliom des Gesichtes eines 4jährigen Mädchens in Betracht gezogen und dabei erwähnt, daß KEEN 25 Fälle maligner Entartung angeführt hat. LIPPEs Arbeit war uns nur im Referat zugänglich, KEENs Veröffentlichung vermochten wir nicht aufzufinden. Ferner demonstriert WISNIEWSKI (s. o.) ein kindfaustgroßes Sarkom des Rückens „angeblich nach Wegkratzen einer Warze (?) entstanden". Die Unterlagen für die maligne Umwandlung der Warzen sind also äußerst gering.

Dagegen wird von allen Autoren zugegeben, daß die Differentialdiagnose zwischen Verruca vulgaris und einem beginnenden (Spinalzellen-) Epitheliom mitunter die größten Schwierigkeiten bereiten kann. EHRMANN hat 1906 in seiner Histopathologie die Unterschiede tabellarisch gegenübergestellt und verweist beim Spinalzellenepitheliom auf die vielverzweigten Papillen und Retezapfen, das stärkere Infiltrat mit Plasmazellen, die Hornperlenbildung, auf Degenerationserscheinungen an den Epidermiszellen und die weniger scharf ausgeprägte Grenze zwischen Epidermis und Bindegewebe. Ohne den Wert solcher schematischer Zusammenstellungen in Abrede zu stellen, darf man darüber nicht vergessen, daß diese und andere Unterschiede (Form und Größe der Mitosen, Verhalten der elastischen Fasern usw.) nur gradueller, nicht prinzipieller Art sind. Ein unbedingt sicheres pathognomonisches Zeichen für die Malignität einer epithelialen Wucherung gibt es nicht. Ebenso wichtig ist es, neben dem histologischen Bild immer die besonderen klinischen Umstände des einzelnen Falles (Sitz der Warze, vorangegangene Irritationen und ähnliches) sorgfältig zu berücksichtigen. Trotzdem wird es immer Fälle geben, in denen man die verantwortliche Entscheidung, ob Warze oder Epitheliom, auf Grund des histologischen Bildes auch bei sorgfältigster Durchmusterung der lückenlosen Schnittserie nicht stellen kann; man soll sich dann nicht scheuen, dies offen auszusprechen. Wir haben den Eindruck gewonnen, daß gerade der in den pathologisch-anatomischen Veränderungen der Haut weniger Erfahrene die hier vorhandenen Schwierigkeiten unterschätzt bzw. nicht kennt und, indem er eine Entscheidung fällt, zu Fehlurteilen nach beiden Richtungen kommt.

2. Die Verrucae planae juveniles.

Geschichte. Die erste, kurze Beschreibung stammt von BESNIER und DOYON in der französischen Auflage des KAPOSIschen Lehrbuches; die ersten genaueren klinischen Darstellungen von THIN (1881; an unusual case of warty growths on the face), DARIER (1888; Verrucs planes juvéniles de la face) und HERXHEIMER und MARX (1894; Zur Kenntnis der Verrucae planae juveniles); Demonstrationen u. a. von TENNESSON (1889), FEULARD (1893), DJAMDJEFF (1897).

Beziehung zu den vulgären Warzen. Die Stellung der planen Warzen im System der infektiösen Epitheliosen, d. h. ihre Beziehung zu den vulgären (morphologische Variante oder ätiologische Differenz?), ist in einem besonderen Abschnitt (S. 75) eingehend behandelt.

a) Lokalisation und Morphologie.

Die *Hauptlokalisationen* der planen juvenilen Warzen sind *Gesicht* und *Hände*; doch ist ersteres entschieden seltener befallen als die Hände, bei denen — wie bei den vulgären — in erster Reihe *Hand- und Fingerrücken*, viel weniger die *Beugeseiten* ergriffen sind; am Fingerrücken sind die Verrucae planae, wie die vulgares, auch an den *Nagelgegenden* lokalisiert, andererseits gehen sie auch recht oft auf Streck- und Beugeseiten des *Handgelenks* und der unteren Teile des *Unterarmes* über.

Im *Gesicht*, wo sie jedenfalls häufiger sind als die vulgären Warzen, werden alle Teile der Gesichtshaut befallen, besonders *Stirn*, *Wangen* und *Kinn*, ferner am *Kopf:* die *Schläfen*, die *Stirnhaargrenze*, die Gegend *hinter dem Ohr*, die vorderen Partien des *behaarten Kopfes*, *Nacken*, *Hals* und — besonders bei Männern durch Rasierinfektion wie bei Verruca vulgaris — *Bartgegend* oder Teile derselben. Die bei den vulgären Warzen so ausgesprochene Anordnung um die Öffnungen (Lider, Lippen, Ohrmuschel) ist bei den planen Warzen nicht so deutlich.

Unter 29 Fällen (HERXHEIMER und MARX, l. c.) waren bei 22 die *Hände*, bei 16 das *Gesicht*, 4 *Unterarme*, 1 *behaarter Kopf* von Verrucae planae ergriffen. Ferner sind plane Warzen an *Geschlechtsteilen* und *Unterschenkeln* [GÉMY (a, b)] beschrieben.

Über plane Warzen der *Schleimhaut* s. S. 54.

Hand- und Fingerrücken. Am *Hand- und Fingerrücken* erscheinen die planen Warzen als *kleine, sehr wenig erhabene, runde bis ovale, sehr oft aber — namentlich an den Händen — nur wenig unregelmäßig polygonale, flache epidermale Papeln.*

Sie *ragen* kaum mehr, oft weniger (besonders im Gesicht), als $1/2$ mm *empor*, sind aber wegen ihres ganz scharfen Abfalles doch oft recht leicht *tastbar*. Der *Durchmesser* beträgt häufig weniger als 1 mm, selten etwas mehr (Hirsekorngröße), kann aber bis 1 cm und darüber erreichen; konfluieren mehrere Knötchen, so entstehen flache, breite, unregelmäßig polygonal begrenzte Plaques.

Die *Farbe* ist *weißlich, gelbgrau, gelbbraun, fast hautfarben*, jedenfalls *nie so schmutzig grau* wie bei den vulgären Warzen, in seltenen Fällen auch speziell an den Handrücken *rötlichviolett* [JADASSOHN (c)] (s. Abb. 9), bei *jugendlichen* Individuen *gelblicher* (HERXHEIMER und MARX). Die *Oberfläche* ist *glatt*, wie *fein bestäubt* oder selbst ganz *feinwarzig*; die normale Hautfelderung ist an diesen kleinen Erhabenheiten unterbrochen, nur die ganz großen Hautfurchen traversieren die Gebilde; öfter ist das *Zentrum* etwas *gedellt*. Mit der *Lupe* erkennt man auf der glatten Oberfläche eine *feine Felderung* durch kleinste gleichmäßig abgerundete warzige Erhebungen; oft ist eine feine, leichte, trockene *Schuppung* sichtbar, wie auch die Umgebung einen feinen *Schuppensaum* (collerette) tragen kann.

Bei der *Palpation* bemerkt man eine *ganz leichte* Erhebung, *keine* eigentliche *Induration;* bei *multiplen* dichtstehenden Warzen findet sich eine leichte

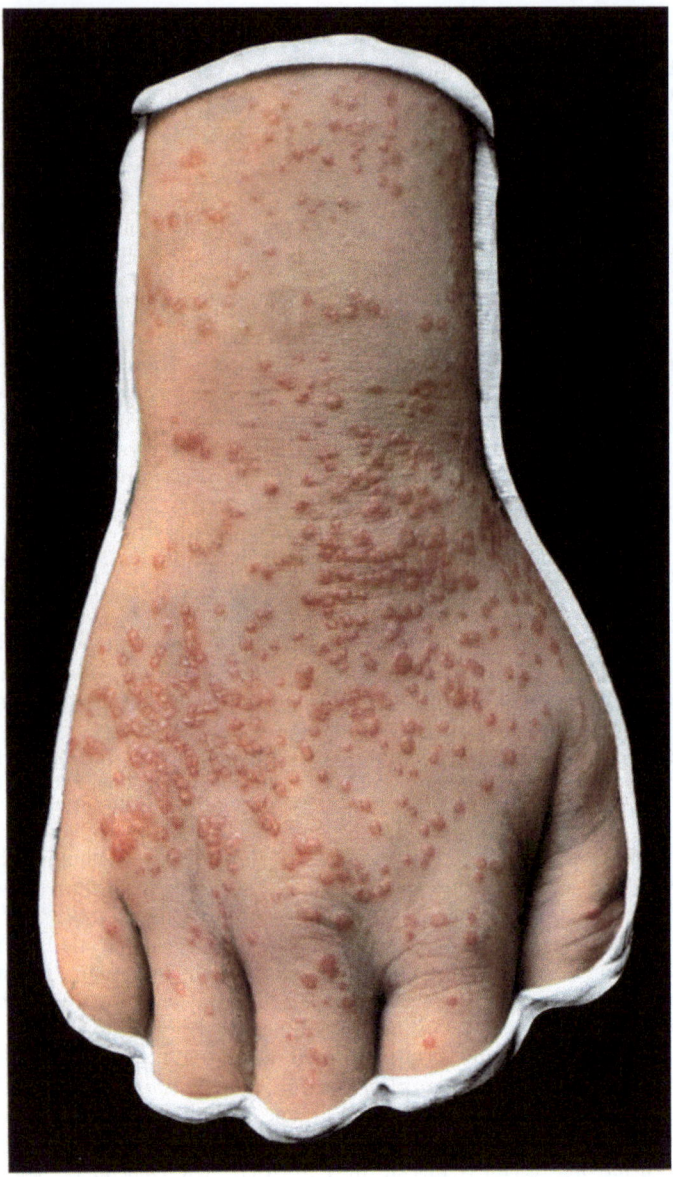

Abb. 9. Verrucae planae juveniles: Lichen ruber-ähnlich.
(Moulage der Univ.-Hautklinik Breslau.)

Chagrinierung. Mit dem Fingernagel sind die Bildungen leicht *abkratzbar*, ihr Grund blutet alsdann ähnlich wie bei *Psoriasis*.

Der Unterschied gegen junge *vulgäre* Warzen ist — namentlich am Handrücken — oft nur sehr gering.

Arme. An *Vorderarmen* und *Fingern* bieten sie ein ganz gleiches Bild; nur sind sie an den Vorderarmen etwas größer, härter, schon ohne Kratzen leicht schuppend, unter Umständen xanthomähnlich [WIRZ (a)].

Handteller. Die Verrucae planae der *Handteller* bieten einen ganz besonderen Anblick: In der normalen Hornschicht präsentiert sich ein rundlicher 1—6 oder 7 mm breiter wie ausgestanzter *Substanzverlust* mit horniger, glänzender, schwach rosa gefärbter Oberfläche; an den Rändern sind die normalen Hautfurchen der Palma plötzlich wie abgebrochen, so daß sie auf der Läsion völlig fehlen oder nur sehr undeutlich sichtbar sind. Im allgemeinen sinkt die Warzenoberfläche nicht unter das Niveau der umgebenden Haut ein, ist aber durch einen zarten Epidermiseinschnitt besonders scharf betont, der diese

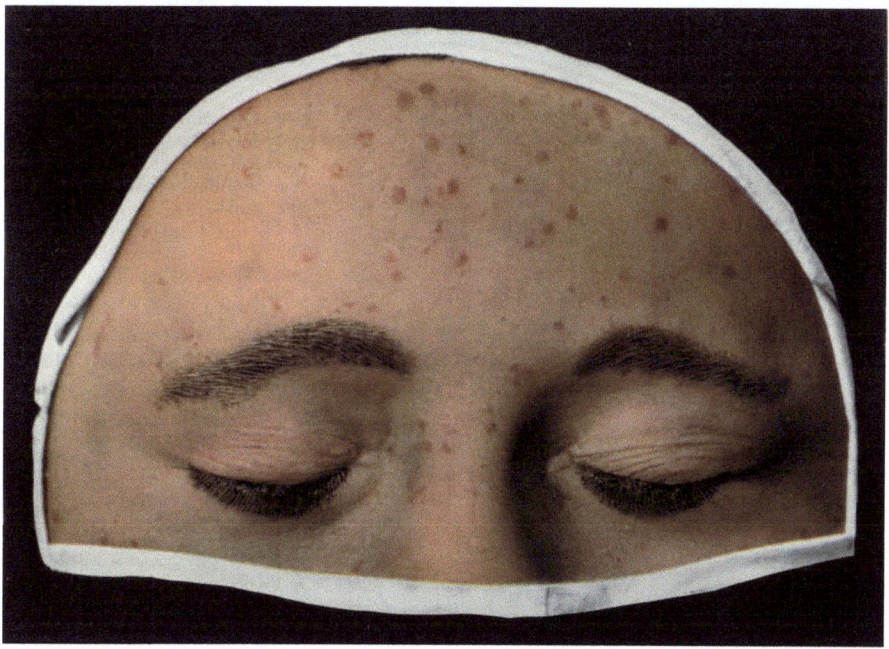

Abb. 10. Verrucae planae juveniles: Stirn. (Moulage der Univ.-Hautklinik Breslau.)

kleine rundliche Stelle, auf der die Papillenleisten ganz aufgehoben sind, umkreist. *Palpatorisch* ist das Gebilde nicht nachweisbar. Ist die Warze kaum größer als 1 mm, so stellt sie eine kleine Einsenkung in die normale Haut dar und unterscheidet sich nur durch ihre Beständigkeit von den wurmstichähnlichen Defekten, welche der berufsmäßige Kontakt mit Wasser auf schwieligen Händen hinterläßt.

Größere Warzen ragen ein wenig mit einer etwas welligen oder warzigen Oberfläche hervor, von der man dicke festsitzende Schuppen abkratzen kann.

Neben diesen eingesenkten Warzen sieht man aber auch — wie bei den vulgären — an der Palma auch die üblichen planen, die ganz denen an anderen Körperstellen entsprechen: abgeflachte und flachaufsitzende, scharf abgesetzte, runde bis polygonale hautfarbene bis graugelbe Erhabenheiten mit noch erhaltener oder verwischter Oberhautzeichnung (DUBREUILH: Pratique dermat. und KIESS: dieses Handbuch XIV/1, S. 634).

Gesicht. Die Verrucae planae *faciei* sind fast *runde, glatte, kaum erhabene* $^{1}/_{2}$—3 *mm große Knötchen von gelber (bis xanthomartiger), milchkaffeefarbener oder dunkler brauner Farbe*, erscheinen aber auf gebräuntem Grunde in manchen Fällen auch *weißlich*. Ihre *Erhebung* ist zwar nicht über $^{1}/_{4}$ mm hoch, aber durch ihre sehr scharfe Abgrenzung oft sehr deutlich *palpierbar*; fehlt die Niveaudifferenz ganz, so erscheinen die planen Warzen wie *Pigmentflecke* (s. Differentialdiagnose).

Die *planen juvenilen Gesichtswarzen* finden sich an den bezeichneten Stellen (s. o.) in mehr oder weniger großen *Gruppen* unregelmäßiger Dichte und Konfiguration, oft außerordentlich zahlreich (z. B. SEQUEIRA als Stirnband).

In den Fällen von THIN und DUBREUILH (Prat. dermat.) war über die Hälfte der Gesichtshaut besetzt und kaum 1 qcm frei, so daß von weitem das Gesicht wie sonngebräunt erschien und erst bei näherem Hinsehen die massenhaften, konfluierenden Plaques planer Warzen erkennbar wurden.

Bei MEURISSE blieben nur noch die Nasenflügel, Ohren und behaarter Kopf frei.

Kopf. Am *Kopf* — vor allem Vorderkopf — sind die planen Warzen glatte, nur wenig braune, schuppende Erhebungen bis zu Linsengröße [WIRZ (b)].

b) Beschwerden.

Beschwerden sind noch seltener als bei den vulgären, *Komplikationen* kaum beobachtet.

Über ihre *Koinzidenz mit vulgären* s. S. 77.

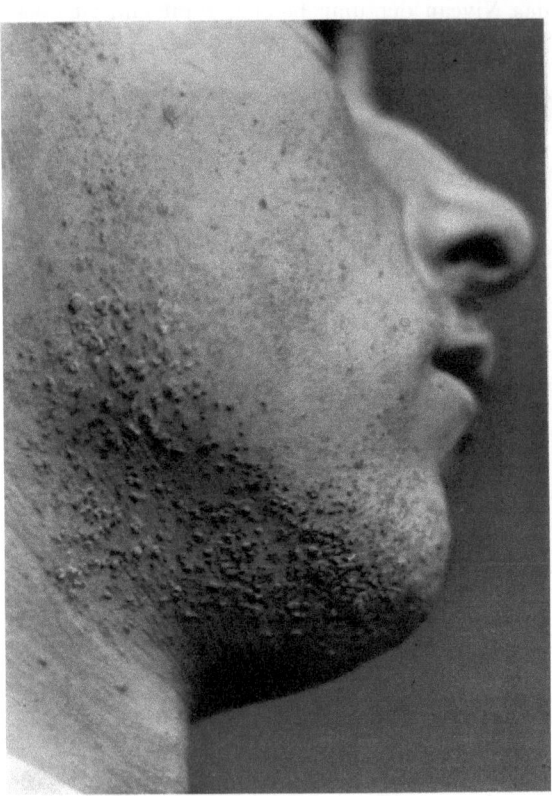

Abb. 11. Verrucae planae: Bartgegend.

c) Zahl.

Sehr *selten* finden sich plane Warzen *vereinzelt*, fast immer sind sie in kleineren oder größeren Gruppen aggregiert; entweder tritt erst eine *einzelne* auf und in langsamer Entwicklung schließen sich die übrigen an oder im Laufe kurzer Zeit von wenigen Wochen oder selbst Tagen [A. KRAUS (b, c)] schießt eine ganze Aussaat auf, verschwindet nach einigen Monaten spontan (s. S. 59) oder kann Jahre hindurch ohne Änderung bestehen bleiben.

Die Anordnung als „*Mutterwarze*" mit „*Tochterwarzen*" ist — wenn auch seltener als bei Verrucae vulgares — auch bei *planen* Warzen beobachtet, die Anordnung in *Kratzstrichen* häufiger.

Die meisten von planen Warzen befallenen Personen sind *Kinder* und *junge Mädchen* — nach FEULARD vom 5.—10. Lebensjahre —, etwas seltener *junge Frauen*. Beim *erwachsenen Mann* sind plane Warzen recht *selten* und dann meist nur in *vereinzelten* oder wenigen Exemplaren vorhanden.

Weitere Kasuistik. Gesichtshaut: FISCHEL, KRAUS (b, c), SAALFELD (d). *Behaarte Kopfhaut:* WIRZ (b); *Nacken und Arm:* LÖWENFELD; *Brusthaut:* SOLOWJEFF.

d) Histologie.

Die Anatomie der *Verruca plana* bildete nicht eben häufig Gegenstand des speziellen Studiums; die erste Untersuchung stammt von THIN (1881), die erste eingehende Beschreibung von DARIER (1888).

Die Hornschicht ist auf das Doppelte oder darüber verbreitet; SEQUEIRA und SIEMENS finden sie in je einem Fall kaum bzw. nicht verbreitet. Sie ist nicht kompakt, vielmehr sind die Hornlamellen locker übereinandergeschichtet. In dieser Ähnlichkeit mit einer Schuppe besteht nach DUBREUILH ein wesentlicher Unterschied gegenüber der vulgären Warze, während MARTINOTTI in seinen bekannten Verhornungsstudien junge Verrucae vulgares und Verrucae

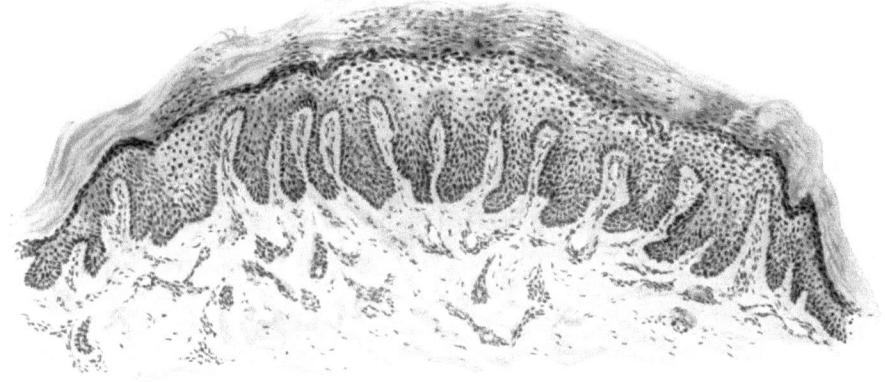

Abb. 12. Epidermale, plane Papel. Verruca plana juvenilis. (♀, 16jähr., Handrücken.) Klinisch eben sichtbare Papel. Scharf abgesetzte scheibenförmige Verbreiterung der Stachel- und Hornschicht, fleckweise Parakeratose. Umgestaltung des Papillarkörpers durch wuchernde Epithelleisten, deren Spitzen in der kennzeichnenden Weise zur Warzenmitte „abgebogen" sind. Im Corium mäßige Gefäßerweiterung. O 66:1; R 66:1. (Nach O. GANS, Histologie II.)

planae histologisch als identisch bezeichnet. In jedem Falle sind große Ähnlichkeiten vorhanden. Die Hornschicht ist von einigen Untersuchern vollkommen kernlos (vgl. Abb. 29 in DARIER: Précis de dermatologie IV. édit. 1928), von anderen dagegen mehr oder weniger kernhaltig befunden worden. Wir fanden, daß beide Anschauungen zu Recht bestehen. Besonders ausgeprägt war die Parakeratose (und zugleich die entzündlichen Erscheinungen) in 2 von unseren Fällen, bei denen die Verrucae planae vor ganz kurzer Zeit plötzlich aufgetreten waren.

Die Eleidinschicht und das Stratum granulosum sind etwas verbreitet, ebenso das Stratum spinosum; die Verruca plana ist somit, wie die übrigen Warzen, unter die Akanthome einzureihen. Die Acanthose steht nach KYRLE erst bei der älteren Verruca plana im Vordergrund. Anfangs ist die Hyperkeratose stärker ausgeprägt. Die Akanthose ist scharf gegenüber der normalen Epidermis abgesetzt und bildet, räumlich gesehen, eine kleine Scheibe oder besser eine Linse. In diesem Bereich ist die Stachelschicht zunächst durchweg etwa auf das Doppelte verbreitet, überdies stoßen am unteren Rande ziemlich regelmäßig gestaltete Epidermiszapfen nochmals in gleicher Breite oder etwas darüber in den Papillarkörper vor; die Spitzen randständiger Zapfen können, wie bei der vulgären Warze, nach der Warzenmitte zu abgebogen sein (GANS). Die Zellen der verbreiterten Epidermis sind vollkommen normal (DARIER) oder etwas

4*

größer und blasser gefärbt. KYRLE fand sie sowohl in den tieferen Lagen wie in der Verhornungszone gelegentlich etwas degeneriert, sowie Kern und Plasma gequollen. Eine Aufblähung und Vakuolisierung der Zellen spielt schließlich in der Debatte über die Stellung der Epidermodysplasia verruciformis eine Rolle (s. S. 83).

Im Papillarkörper steigen die Papillen, von etwas erweiterten Gefäßen durchzogen, zwischen den Retezapfen in die Höhe; sie erreichen die Epidermis an deren schmalster Stelle, da bei der Verruca plana die Epidermis über den Papillenköpfen nicht verbreitert und in die Länge ausgezogen ist, wie dies häufig bei der Verruca vulgaris, besonders ihrer papillomatösen Form, der Fall ist.

Die Cutis verhält sich somit durchaus passiv, d. h. sie duldet das Eindringen der Epidermiszapfen in den Papillarkörper; es kommt aber über den Papillen-

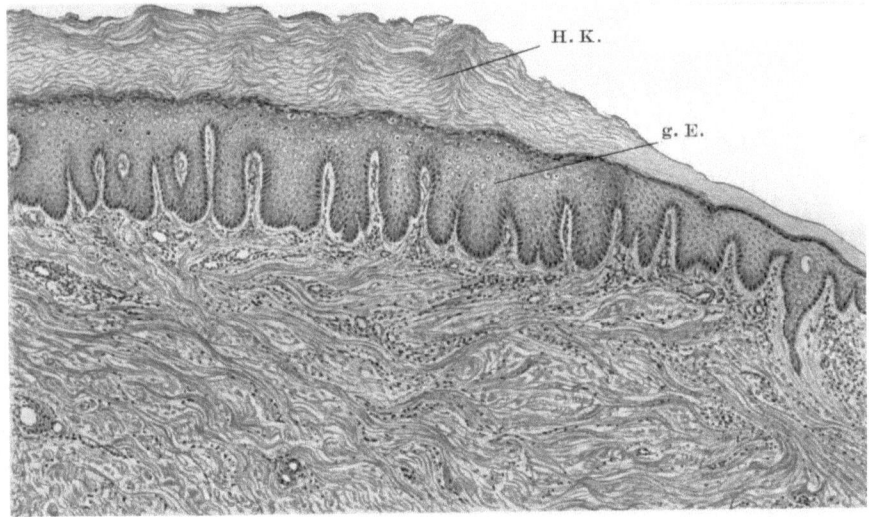

Abb. 13. Schnitt durch juvenile Warze des Handrückens. Vergr. 42. H. K. Hyperkeratose; g. E. acanthotisch gewucherte Epidermis. Mangel jeglicher Entzündungserscheinungen. (Nach KYRLE.)

köpfen keine Verbreiterung der Epidermis zustande. Dieses Verhalten spricht im Verein mit den gewöhnlich sehr geringfügigen cutanen Entzündungserscheinungen bei dieser Warzenform ganz besonders eindeutig für die epidermidale Pathogenese.

Ein ziemlich starkes lymphocytäres Infiltrat im Papillarkörper, eine Akanthose mit deutlichem inter- und intracellularem Ödem, sowie eine starke Parakeratose beobachteten wir bei einem Kind, bei dem im Gesicht vor 8 Tagen eine Anzahl planer, kleinpapulöser Efflorescenzen aufgetreten war; nach weiteren 10—12 Tagen war alles ohne Therapie verschwunden. Wir müssen es hier wohl offen lassen, ob es sich um eine sehr flüchtige und histologisch ekzemähnliche Warzeneruption oder um ein Ekzem gehandelt hat.

3. Tier-Papillomatose.

Warzen finden sich häufig an der Haut von *Pferden* und *Rindern* und an der Schleimhaut des *Hundes*. Der Form nach handelt es sich vor allem um *papillomatöse* und *filiforme* Verrucae.

Klinische Beschreibung der *Warzen des Jungrindes (Rinder-Papillomatose)* s. S. 112 (Vaccinebehandlung mit Rinderwarzen). Im übrigen sei auf die Übersicht in Bd. XIV/1, S. 867 dieses Handbuches verwiesen: HELLER: *Die wichtigsten Tierdermatosen.*

4. Warzen an Schleimhäuten.

Die *benignen infektiösen Epitheliome* befallen auch die der Haut benachbarten *Schleimhäute des Mundes und der oberen Luftwege*. Wenn diese Lokalisation der Warzen und Kondylome auch recht selten ist — *Mollusca contagiosa* kommen anscheinend hier überhaupt nicht vor — so besitzt doch gerade die Schleimhautbeteiligung besonderes *theoretisches* Interesse bezüglich der *Identität* der beiden erst erwähnten Arten. E. FREY wies darauf hin, daß an den Übergangsstellen der äußeren Haut und Schleimhaut (Lippe, Lider) sich das klinische und histologische Bild der *Warzen* dem der *Kondylome* nähert, indem der *papilläre* Charakter mehr in den Vordergrund, die *Verhornung* mehr zurücktritt, so daß — wenigstens die vulgären — Warzen an diesen Stellen *kondylomähnlicher* werden. Darüber hinaus tritt auf der Schleimhaut selbst mit größerer Entfernung vom Lippenrand der kondylomatöse Charakter immer mehr hervor.

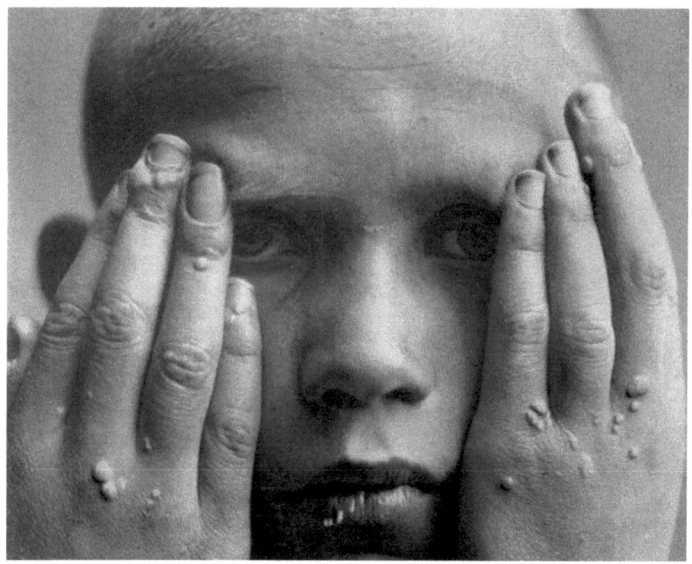

Abb. 14. Vulgäre Warzen an Händen, Fingern und Nägeln; gleichzeitig filiforme Warzen des Lippenrots.

Die benignen infektiösen Epitheliome lassen daher an der Schleimhaut des Mundes und Rachens usw. in dem eben angedeuteten Sinne eine gewisse — durch das Terrain bedingte — Prädilektion der einzelnen Formen erkennen: Die *Verrucae* finden sich u. a. an *Lippenrot, Schleimhautseite der Lippe, Mundwinkel* und angrenzenden Teilen der Wangenschleimhaut, evtl. *Zunge*; die *spitzen Kondylome* an *Zunge, Gaumen, Gaumenbögen, Uvula* und die — ätiologisch nahestehenden oder identischen — *Larynxpapillome* (s. S. 82) am *Kehlkopf*. In diesem Rahmen hängt es bei der großen Ähnlichkeit der Formen sehr oft von der persönlichen Auffassung des Autors ab, ob ein Gebilde als *Verruca* (s. ds. Kapitel) oder als *Kondylom* (s. S. 149) der *Mundschleimhaut* eingereiht wird. Es kommt hinzu, daß die Zahl der Fälle von *Mundschleimhautkondylomen* bei *gleichzeitigen Verrucae der Hände*, bei denen im Einzelfall also eine *Inokulation* mehr oder weniger wahrscheinlich ist, gar nicht unbedeutend ist (vgl. S. 150), so daß gerade derartige Beobachtungen für eine *Identität* dieser Bildungen zu sprechen scheinen, welche — ätiologisch einheitlich — auf verschiedenem Terrain (Haut, Schleimhaut) verschiedene morphologische Bilder ergeben.

Während die an *Naseneingang* oder *Lidern* sitzenden Gebilde als filiforme *Gesichtswarzen* oder ausnahmsweise auch als *Kondylome* (S. 148) beschrieben werden, sind die auf der *Schleimhaut* der *Nase* oder *Conjunctiva* erscheinenden Gewächse allgemein als *Papillome* (nicht als Warzen) angesprochen und entsprechend (S. 148) abgehandelt worden.

a) Vulgäre Warzen der Mundschleimhaut.

Die vulgären Warzen zeigen an *Lippenrot* (s. Abb. 14), *Schleimhautseite der Lippen* (Abb. 15), *Mundwinkel* und *Zunge* [OLSON (b), WILLIAMS (b)] — wie an der benachbarten Gesichtshaut — häufig das Bild *büschelförmiger, filiformer* Gebilde. Die *Farbe* gleicht der der benachbarten Schleimhaut oder hebt sich bei besonders starker Hyperkeratose *schneeweiß* von der Nachbarschaft ab (Abb. 15).

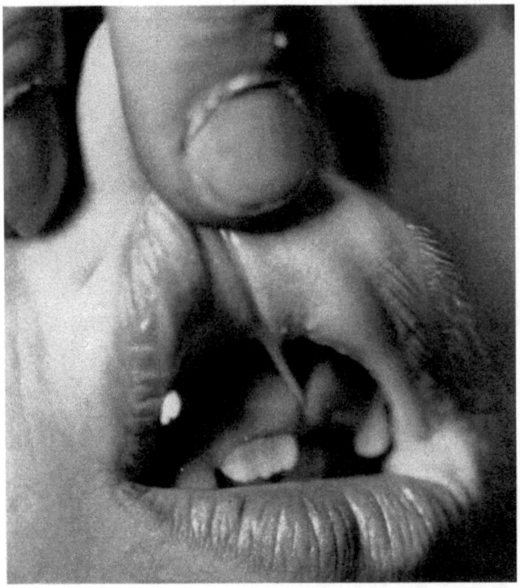

Ausnahmsweise finden sie sich auch am *weichen Gaumen*:

CARCO: Über erbsengroße, breitbasige „*Verruca spinosa*" am rechten hinteren *Gaumenbogen*.

An den *Lippen* beschrieb ABRAHAM (b) bei einem 18jährigen Mädchen eine eigentümliche, krustöse, schwer identifizierbare Affektion, die er auf Grund der gleichzeitigen Anwesenheit von Verrucae vulgares an *Gesicht und Händen* als vulgäre Warzen ansprach und, nachdem die verschiedenste Therapie vorher erfolglos gewesen war, mit Ac. salicylicum wesentlich besserte.

An der *Zunge* können Warzen als kleine *fleischfarbene Plaques* erscheinen; so beschreibt WILLIAMS (b) — neben einer typischen 1 mm großen Warze der Zungenspitze — einen 3 mm großen, fleischfarbenen, leicht infiltrierten, aber nicht harten, seit mehreren Monaten bestehenden plaqueförmigen Herd am Zungenrücken, bei welchem er die Differentialdiagnose: *Verruca* oder *Epitheliom* zur Erwägung stellte, und TRIMBLE: *Verruca*, WHITEHOUSE: *Papillom*, LANE: *Fibrom* diagnostizierte.

Abb. 15. Filiforme Warze: Stark verhornt; am Übergang zur Lippenschleimhaut.

b) Plane Warzen der Mundschleimhaut.

Etwas *häufiger* als vulgäre finden sich *plane* Warzen der Mundschleimhaut als *kleine, nicht sehr derbe, papelartige* Erhabenheiten.

Wenn auch RASCH [Hosp.tid. (dän.) 1894] als erster das Vorkommen von *Warzen* im Munde betonte, so hat doch wahrscheinlich schon CASPARI (1891) diese Bildungen demonstriert.

Der von ihm als „*polypöse Wucherungen der Mund- und Lippenschleimhaut*" vorgestellte 17jährige junge Mann zeigte an Ober- und Unterlippe glatte, flache oder rundliche, ungefähr stecknadelkopfgroße, weiche Efflorescenzen, von denen einige eine punktförmige Vertiefung im Zentrum aufwiesen (?). Die Innenseite des Mundwinkel war von diesen Bildungen übersät, eine Gruppe stand an der Mündung des Ductus Stenonianus, einzelne an den Gaumenbögen.

Wenn Verf. auch keine sichere Diagnose stellte, so spricht doch vieles dafür, daß es sich um *plane Verrucae* handelte (s. auch LÖWENBACH). RASCH (a) berichtete weiter 1898 über ein 2jähriges Mädchen mit 20—30 Warzen an der Wangenschleimhaut. Letzthin beschrieb

PLOEGER Warzen an Lippenrot und Schleimhautseite der Lippe, SCHLASSBERG plane Warzen der Wangenschleimhaut (junger Mann) und BRUHNS (a) „weiche Warzen" (?), Aussaat an der Mundschleimhaut eines Kindes; E. STERN schildert bei einem 14jährigen Mädchen in typischer Weise:

An der Innenfläche der Ober- und Unterlippe, vereinzelt auch an beiden Mundwinkeln, zahlreiche, ziemlich dicht beieinanderstehende, weiche, kleine, kreisrunde, stecknadelkopf- bis sagokorngroße Efflorescenzen, die das Niveau der Mundschleimhaut um 1—2 mm überragen, in der Farbe sich nicht von der Umgebung unterscheiden, auch histologisch typische plane Warzen von akanthoidem Typ darstellen; an Händen usw. keine Warzen.

Wenn E. STERN und BRUHNS hier und andernorts (s. Zbl. Hautkrkh. Bd. 15, S. 196: Verrues planes mit „weichen Warzen" übersetzt) für plane Warzen den Ausdruck „*weiche Warzen*" gebrauchen, so entspricht dies nicht der üblichen Terminologie (s. S. 34).

Selbstverständlich sind die Warzen der Schleimhaut — ebenso wie die Kondylome des Mundes (s. o.) — häufig durch *Inokulation* von Warzen an Fingern und Händen entstanden (s. Abb. 14), auch wenn dieses nicht durch gewohnheitsmäßiges Lecken an den Fingerwarzen (RASCH — 2. Fall —, ANDERSSON, DRUELLE) im Einzelfalle mit großer Wahrscheinlichkeit nachweisbar ist. Es gehört sogar geradezu zu den Ausnahmen, daß Mundwarzen ohne Verrucae an den Händen zur Beobachtung kommen; STERN ermittelte außer dem eigenen unter den vor ihm (1922) veröffentlichten 7 Fällen nur noch einen (ALLAN: The N.-Y. Postgraduate, Mai 1901), später kamen noch die Fälle WILLIAMS und CARCO hinzu.

Ob der von STEVENS und HASLEY als „*extensive verrucae of the oral mucosa*" vorgestellte merkwürdige Fall echte *Warzen* oder, wie HOWARD FOX in der Diskussion meinte, *eine papilläre Hypertrophie der Zungen- und Wangenschleimhaut offenbar nicht kongenitaler Art*" (?) darstellte, ist unentschieden.

D. Differentialdiagnose.

Eine ganze Reihe warziger Bildungen verschiedenster Art kann wohl gelegentlich Veranlassung zu differentialdiagnostischer Abgrenzung gegen Verrucae durae geben; aber im allgemeinen ist die Diagnose der Warzen — besonders der *vulgären* — leicht, und größere Schwierigkeiten sind selten.

Wegen ihrer verschiedenen Gestalt ist die getrennte Behandlung von *vulgären* und *planen* Warzen auch hierbei zweckmäßig.

Verrucae vulgares. Die anderen *infektiösen Epitheliome*, sowohl *Molluscum contagiosum* wie *Condyloma acuminatum*, können gelegentlich Anlaß zu differentialdiagnostischen Erwägungen abgeben. Beim Molluscum contagiosum wird — besonders gegenüber *Mosaikwarzen* — der Mattglanz, die Auspreßbarkeit des Molluscumbreis, beim Condyloma acuminatum die Farbe, der papilläre Aufbau den Weg weisen. Ob die Abgrenzung gegen die spitzen Kondylome überhaupt von prinzipieller Wichtigkeit ist, wird angesichts der gegenwärtigen Diskussion über ihre Identität (S. 78) vom Standpunkt des Untersuchers abhängen. *Senile Warzen* sind durch Lokalisation, Farbe, Abkratzbarkeit, manchmal fettigen Überzug zu erkennen (S. 128).

Weiche und *harte Naevi* sind den vulgären Warzen gegenüber meist nicht schwer abzutrennen, z. B. der *Naevus keratoides* UNNA in einem Falle AUDRYS (b); andererseits sahen wir in der letzten Zeit bei einem 22jährigen jungen Mann ein Gewächs am äußeren Rand der Ohrmuschel, das zunächst sehr an eine Verruca vulgaris erinnerte, während es sich histologisch als *weicher Naevus mit beginnender maligner Entartung* herausstellte.

Häufiger können *plane* Warzen gegen Naevi schwerer abgrenzbar sein.

Gegenüber dem *Angiokeratoma* (MIBELLI) verwendet RAU, falls diagnostische Schwierigkeiten entstehen sollten, die *Diaskopie*: bei seitlicher Kompression blaßt die Warze ab, während beim Angiokeratom die ausgedehnten Gefäße bestehen bleiben.

Die beim *Xeroderma pigmentosum* zeitweise erscheinenden warzigen Excrescenzen sind leicht von Verrucae zu unterscheiden (ADAMS).

Schwierigkeiten hingegen können an manchen Körperstellen, z. B. am Ohr, *Cancroide* machen.

Gonorrhoische Keratosen können an Gesicht und Händen in Frage kommen; ARMSTRONG klärte die Diagnose durch Opsoninbestimmung (und heilte durch

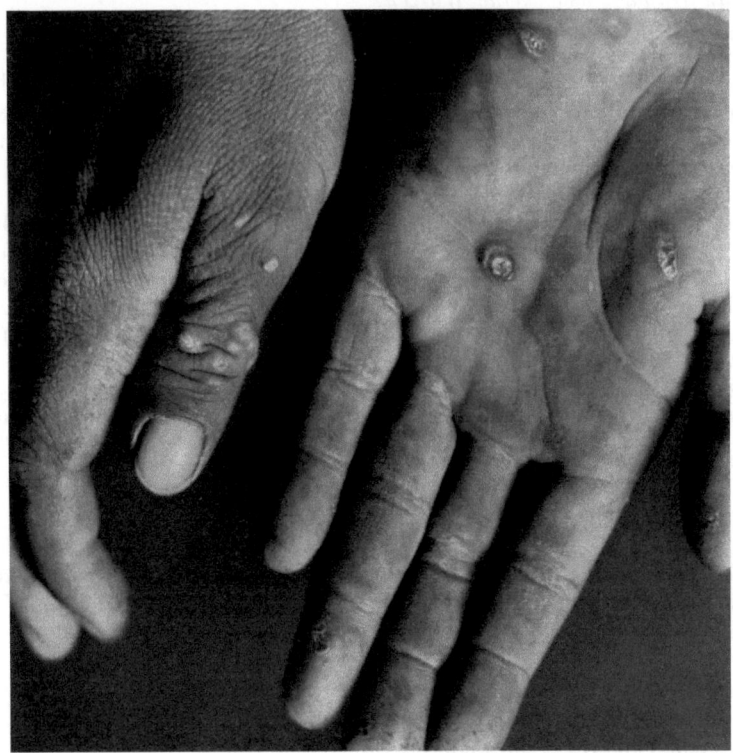

Abb. 16. Verrucae vulgares und Lues II palmaris.

Gonokokkenvaccine); vielleicht gehört auch der Fall LEDO (s. S. 173), der nach Chromacrin heilte, hierher.

Auch verruköse *Röntgen*schädigungen sind zu erwähnen.

HUTCHINSON (b) beschreibt RAYNAUDsche Erscheinungen an den Händen mit stecknadelkopf- bis schrotkorngroßen tiefblauroten Erhebungen an den Fingerseiten, die er als „*thrombotische Warzen*" bezeichnet.

Am Handrücken ist die Abgrenzung gegen *Granuloma annulare* einfach.

An *Handtellern und Fußsohlen* sind folgende Affektionen gegenüber den Verrucae vulgares zu erwägen:

Bei den *Arsenkeratosen* dieser Gegend sind *erythematöse* Begleiterscheinungen und neben dem auch sonst andersartigen Befund die *Anamnese* von Bedeutung.

Das *Keratoma palmare und plantare*, sowie verwandte Krankheiten, weisen neben verrukösen Einzelherden zumeist auch *flächenhafte* Keratosen auf.

Die *Psoriasis vulgaris* ist wohl höchstens auch nur an diesen Stellen gegenüber vulgären Warzen in Betracht zu ziehen; auch hier gibt — wenn schon nicht der entzündliche Charakter — doch die unscharfe Begrenzung, die Art und Ausdehnung der Schuppung einen Anhalt.

Ebenso ist der *Lichen ruber verrucosus* leicht zu erkennen. Bei den von Chavarria und Shipley beschriebenen subungualen Hyperkeratosen handelt es sich um durch Pilze hervorgerufene Bildungen, die von ihnen fälschlich als „Warzen" bezeichnet werden (s. S. 70).

Verruköse Papillome, Verrucae und palmare Keratosen gehören auch zu dem Bilde der „*Pechhaut*". O. Ehrmann beschreibt multiple warzenartige Bildungen an der pechexponierten Haut (Gesicht, Hände — evtl. unter Bevorzugung der arbeitenden Hand — die entblößten Teile von Hals, Nacken, Rücken und Brust). Teils haben die Bildungen den Charakter von vulgären Warzen, teils sind sie gelappt wie spitze Kondylome; vielfach finden sich im Gesicht (Nase, Kinn, Schnurrbartgegend) ganz kleine weiße Wärzchen als Folgen des Kontakts mit verdampften Pech. Seltener sind an den Händen breite verruköse Bildungen oder Warzen an der Palma (besonders der rechten arbeitenden). Die breiten Bildungen ähneln aber nicht Druckschwielen, sondern prominenten zerklüfteten Verrukositäten. Ein Teil dieser „Pechwarzen" verschwindet wieder spontan. Für die Diagnose „Pechwarze" spricht die Lokalisation an den erwähnten pechexponierten Körperstellen.

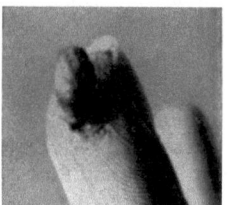

Abb. 17. Cornu cutaneum-ähnliche Verruca vulgaris (Fingerbeere).

An den *Füßen* kann die Abgrenzung gegen *Hühneraugen* schwierig sein. Beide Bildungen sitzen an prominenten und dem Druck exponierten Stellen (s. S. 74) und sind sehr schmerzhaft. Die Clavi weisen zentral einen *glatten* keilförmigen Hornzapfen auf, durch dessen Entfernung die Schmerzen nachlassen, während die Warzen in der Mitte die *zerklüftete* Warzenmasse tragen, nach deren Entfernung der Schmerz *nicht* aufhört, und zudem besonders leicht bluten (Wohl).

Die sog. *Clavi syphilitici* zeigen — wenigstens zu Beginn — entzündlichen Charakter; differentialdiagnostische Abgrenzung ergab sich in den Fällen H. Fox (e) (Diskussion: Highman und Whitehouse) und Holsten; letzterer faßte die warzigen Gebilde nicht so sehr als essentiell luisch als vielmehr als Hypertrophien auf luischer und hyperämischer Basis auf (?).

Die Tuberculosis cutis verrucosa (einschließlich Verruca necrogenica = Leichentuberkel) ist durch den entzündlichen Saum und oft durch die Eiterherdchen von den Warzen abzugrenzen.

Bei Warzen am *Nagel* können *Primäraffekte* und *torpide Panaritien* erwogen werden.

Hauthörner können mit besonders verhornten filiformen Warzen im Gesicht oder am Finger (Abb. 17) verwechselt werden. v. Veress verweist hierauf besonders und erwähnt neben „echten" Hauthörnern eine Reihe von „falschen", darunter die verhornten Warzen, bei denen sich die Aufteilung in mehrere Büschel doch nicht immer erkennen läßt.

Schwielenbildungen an Palma und Planta sind ebenso wie die Verrucae oft Folge vorausgegangener *Hyperhidrosis* (Landau, v. Hebra, Kaposi — Diskussion zu Hebra); meist sind sie von Warzen leicht zu unterscheiden.

Warzige Veränderungen bei der von Bosellini beschriebenen „*warzenartigen Dermatitis der unbedeckten Körperstellen*" oder der Blastomykose („*Dermatitis verrucosa*", Chromoblastomykose, eine besonders amerikanische Blastomykoseart) (Pawlow) sind leicht abzugrenzen.

Bedeutungsvoller als bei den — zumeist leicht erkennbaren — vulgären Warzen ist die Differentialdiagnose bei den **planen** *Warzen:*

Im *Gesicht* kommen *Sommersprossen (Epheliden), Lentigines* (Naevi spili) — *flach* und *nicht* abkratzbar —, *Xanthome, Syringome, M. Pringle, Epithelioma adenoides cysticum* und — häufiger als allgemein in Betracht gezogen — plane *Ekzemknötchen* in Frage; wir kennen mehrere Fälle von Verrucae planae juveniles faciei an Schläfen, Stirn oder Kinn, die längere Zeit als *Ekzem* angesprochen worden waren; doch sind die Ekzemknötchen meist nicht so scharf abgesetzt.

An Händen und Unterarmen, gelegentlich auch an anderen Körperregionen, kann die Unterscheidung gegen plane Knötchen von *Ekzem* und vor allem von *Lichen ruber planus* Schwierigkeiten machen (s. Abb. 9), zumal auch letztere oft in Kratzstrichen angeordnet sind (LION, TENNESSON, VISCHNEPOLSKY, ZINSSER); die Abkratzbarkeit spricht für Verrucae, die Dellenbildung, der metallische Glanz, evtl. andere typische Schleimhautstellen (und andere Lokalisationen) sprechen für Lichen ruber; hingegen möchten wir LION in dem Punkte nicht folgen, daß er den Erfolg einer 5monatlichen Behandlung mit Sublimatcarbolsalbe nebst interner Gabe von *Liquor Fowleri* differentialdiagnostisch für Lichen ruber verwendet, da „gewöhnliche Warzen" sich nicht so schnell involvieren. Diese Skepsis bezüglich einer so lange Zeit durchgeführten Arsentherapie der Warzen erscheint uns nicht begründet.

Wie der Lichen ruber können auch — diesem ja oft zum Verwechseln ähnliche — Knötchen von *herd- und strichförmigen verrukösen Naevi* Schwierigkeiten bei der Diagnose gegenüber planen Warzen machen [Berl. dermat. Ver.igg, 6. Jan. 1893: SAALFELD (c), LEWIN, KROMAYER]. Der Pigmentgehalt und die Anamnese können meist den richtigen Weg weisen; vgl. allerdings pigmentierte Warzen (WARD, S. 43).

An den Beugeseiten der Unterarme fand WIRZ (a) Verrucae planae, die wie *Xanthome* aussahen, während sie an Händen und Gesicht ganz typisch erschienen.

Sehr schwierig ist die Unterscheidung von dem — mancherseits auch zu den Naevis gerechneten („Dyskeratoma naevicum") — *Morbus Darier.* Bei diesem treten an Händen und Fingern prominente Bildungen auf, welche nach Meinung sehr vieler Autoren [MALINOWSKI (a), CIVATTE und DARIER (Diskussion zu MILIAN und PÉRIN) u. v. a.] von echten planen oder kleinen vulgären Warzen überhaupt nicht zu trennen sind, so daß oft auf eine Unterscheidung verzichtet werden muß. MILIAN und PÉRIN hatten ihren, wahrscheinlich zum M. Darier gehörigen Fall — 24jährige Frau; seit 9. Lebensjahr — als *plane Warzen an jedem Handrücken und Vorderarm mit seniler präepithelialer Keratose an Thorax und Abdomen* (kleine, papulöse, dunkle, mit Schuppen und Krüstchen bedeckte Efflorescenzen, darunter rosarote Knötchen) beschrieben.

Die *Porokeratosis* (MIBELLI) = Hyperkeratosis centrifuga RESPIGHI kann planen Warzen gegenüber erwogen werden (RESPIGHI); aber, wie erwähnt, gehört zentrales Abheilen bei Warzen zu den großen Seltenheiten, ist freilich von JADASSOHN (c) beschrieben.

Aus letzterem Grunde hält JADASSOHN es auch für fraglich, inwieweit die *Helodermia simplex et annularis* (VÖRNER) wirklich von den Verrucae zu sondern und selbständig zu registrieren ist.

An der *Mundschleimhaut* sind plane Warzen abzugrenzen: an den *Lippen,* gegen *Schleimdrüsenhyperplasien,* FORDYCEsche „*Krankheit*" (Talgdrüsen), an *Wange und Gaumen* gegen *Lichen ruber* und *Morbus Darier.*

E. Komplikationen, Prognose, Spontanheilung.
1. Komplikationen.

Bei größeren Warzen — namentlich an Händen, Fingern und Fußsohlen — entstehen nicht selten, teils durch die kleinen Verletzungen des täglichen Lebens, teils auch spontan, schmerzhafte *Risse*, gelegentlich mit *Blutungen*. Diese Risse können alsdann auch leicht Veranlassung zu *pyogener Infektion, Lymphangitis* usw. geben; sei es, daß dabei die in den Gruben der zerklüfteten Warze befindlichen sehr reichlichen Mikroben in die durch den Riß eröffneten Lymphbahnen gelangen (s. auch Elektrokaustik S. 103), sei es, daß die Rhagade zur Eintrittspforte für die von außen kommenden spezifischen oder unspezifischen Infektionskeime wird. Bei der ungeheuren Verbreitung der Warzen gehören diese Zustände freilich offenbar zu den größten *Seltenheiten*.

An besonderen Lokalisationen, welche erhöhten Druck, Belastung usw. auszuhalten haben, können die Warzen allerdings häufig recht *schmerzhaft* werden, zumal sich an solchen Stellen auch besonders oft Einrisse finden; in erster Reihe handelt es sich hierbei um die Warzen am Nagelwall *(Verrucae perionychales)* und an der Fußsohle *(Verrucae plantares)*.

2. Prognose.

Die Warzen sind ein durchaus harmloses Leiden, dessen Bedeutung vor allem auf *kosmetischem* Gebiete zu suchen ist: sie entwickeln sich sehr verschieden schnell, bleiben in einigen oder wenigen Exemplaren stationär (s. S. 42) oder multiplizieren sich — mit oder ohne nachweisbare Gelegenheitsursache — besonders an den Händen recht oft zu sehr *starker*, bisweilen *entstellender*, *Ausbreitung*, die viele Jahre *bestehen* oder *spontan* wieder *verschwinden* kann (s. u.). Durch diese Gefahr exzessiver Verbreitung bei demselben Menschen (Autoinokulation) und — wenn auch weniger häufig nachweisbar — der Übertragung auf andere (Kontagion) verlangen die Warzen in jedem Fall Behandlung, die bei einer größeren Anzahl stark entwickelter Warzen keineswegs immer leicht bis zur vollen Beseitigung durchzuführen ist.

3. Spontanheilung.

Plane und *vulgäre* Warzen können — wie auch *Condyloma acuminatum* (S. 157) und *Tierpapillomatose* (S. 112) — nach kürzerem oder längerem Bestand wieder verschwinden, unter Umständen sogar schon nach sehr kurzer Zeit und innerhalb eines sehr kurzen Zeitraumes. Nach GUYOT wird die Spontanheilung am ehesten nach etwa 5—6 Monaten beobachtet, eine Angabe, die sehr gut mit den neueren Untersuchungen MEMMESHEIMERS und EISENLOHRS über *Spontan- und Suggestivheilung* übereinstimmt. Über diese vergleichenden Untersuchungen sei, soweit sie sich auf Spontanheilung beziehen, schon hier berichtet:

Von 70 Patienten mit planen und vulgären Warzen, die ohne jede Behandlung belassen, und bei denen durch sehr vorsichtige Beobachtung jeder psychische Eindruck der Kontrolle vermieden wurde, heilten 20 spontan ab, und zwar

in $1/2$—1 Monat 2,
in 2—3 Monaten 3,
in 6 und mehr Monaten . . 15.

Mit zunehmender Beobachtungszeit wird die Zahl der Spontanheilungen immer größer (Höhepunkt 6 Monate).

Lebensalter: 5—10 Jahre, von 28 Fällen spontan geheilt 10 = 36%,
11—20 ,, ,, 25 ,, ,, ,, 6 = 24%,
über 20 ,, ,, 17 ,, ,, ,, 4 = 24%.

Je jünger der Befallene ist, desto *mehr Spontanheilungen*.

Plane und vulgäre: Von 38 Fällen von Verrucae vulgares verschwanden sie in 9,
„ 32 „ „ Verrucae planae „ „ „ 11.
Also bei *planen verhältnismäßig mehr Spontanheilungen*, was wohl auch der allgemeinen Erfahrung entspricht.

Auch die *experimentell erzeugten* oder *zufällig* durch Verletzung bei Ärzten *inokulierten* Warzen [s. Ätiologie S. 65/66; JADASSOHN, PAYNE, WÄLSCH (c)] verschwanden zum Teil, bei JADASSOHN (a) fast ausnahmslos, spontan.

Über die Gründe dieser — bei „Geschwülsten" doch immerhin recht auffallenden — Spontanheilungen lassen sich nur Vermutungen aufstellen, die, wie oft auf derartigen Gebieten, *Virus* und *Milieu* als veränderliche Momente berücksichtigen. *Erstens* besteht an sich natürlich die Möglichkeit, daß diese labilen Gebilde nur ein *kurzes Lebensalter* besitzen und ohne erkennbare andere Ursache als eben ihre *geringe Vitalität* oder ein im Einzelfalle *besonders schwaches Virus* wieder resorbiert werden; dies geschieht bei *planen* Warzen z. B. nach MEMMESHEIMER und EISENLOHR in einem *Drittel* aller Fälle.

Von einzelnen Seiten [KRAUS (c) und persönliche Mitteilung BIBERSTEIN] wurden bei planen Warzen *Wellenbewegungen, Auftreten, Verschwinden und Rezidiv* selbst innerhalb weniger Tage beobachtet; dies würde also eine Analogie z. B. zum *Herpes recidivans* darstellen.

Zweitens aber müssen bei der Bedeutung, die *andere Faktoren* (s. Ätiologie; Hilfsursachen S. 71) für die *Entstehung* der Warzen haben, *Änderungen* dieser Faktoren auch wiederum die Möglichkeit eines *Verschwindens* der Warzen mit sich bringen können. Solche Einwirkungen sind sehr wahrscheinlich bis sicher in jenen Fällen, bei denen Warzen unter dem Einfluß des *Lichtes* im Sommer auftraten, im Winter wieder verschwanden und sich dieser Zyklus mehrmals wiederholte (S. 74); hätte man diese Patienten nur im Herbst beobachten können, so hätte man reine Spontanheilungen diagnostizieren müssen. Freilich liegen die Verhältnisse nur sehr selten so offen erkennbar wie die eben angeführten, auch *feinere Vorgänge im Organismus, nervöse Erregungen und Umstimmungen* spielen bei der Spontanheilung eine Rolle; wie GUYOT annimmt, daß bei der *Entstehung* der Warzen Aufregungen und Sorgen von Bedeutung seien, so müssen diese oder entgegengesetzte Faktoren wohl auch umgekehrt im Sinne des *Verschwindens* der Warzen wirken können; und die Beobachtung MEMMESHEIMERs und EISENLOHRs, daß bei den Kindern ihrer oben erwähnten Statistik auffallend viel plane Warzen während der *Weihnachtszeit* „spontan" verschwunden seien, wird auch von den — sonst gegenüber psychischen Einflüssen sehr vorsichtig urteilenden — Autoren durchaus in dem angeführten Sinne *(nervöse Erregung, daher Änderung der Blutverteilung usw.)* gedeutet; in gleicher Richtung liegen auch die Spontanheilungen der Warzen bei *Milieuwechsel* (Höhenluftkurort), über welche K. ULLMANN (g) berichtet, und die er auf Autosuggestion zurückführt. In dieser Richtung liegt ja wohl auch die Erklärung für die Wirkung der *Suggestivbehandlung* (S. 113); aber nicht nur nervöse Momente, sondern auch Veränderungen des *immunisatorischen* Zustandes im Organismus können möglicherweise in diesem Sinne wirken, wie ja auch Verschwinden (und Entstehen) von Warzen im Anschluß an *akute Infektionskrankheiten* beobachtet wurde [GALEWSKY (b), STOWERS]. Angesichts dieser — gewiß bisher nur vereinzelten — Beobachtungen ist die Meinung nicht von der Hand zu weisen, daß Veränderungen im Organismus, die uns nur zum Teil bekannt sind oder auch von uns übersehen werden, in einem — vielleicht nicht kleinen — Teil der Fälle als „exogene", d. h. außerhalb der Warzen liegende Momente, bei der „Spontanheilung" eine Rolle spielen. Als ein solches exogenes Moment schlechthin ist ganz allgemein auch das „*Terrain*" der Befallenen aufzufassen; hierbei sei auf jene Fälle aufmerksam gemacht, bei denen ein sehr *massiger* Infekt bei den experimentellen Inokulationen und bei den zufälligen blutigen Verletzungen der Ärzte auf einem wenig geeigneten Terrain zwar zum Haften kam (keine der schon älteren Personen hatte zuvor Warzen gehabt), aber nach kürzerer Zeit das „Terrain" den Infekt wieder eliminierte, und die Warze wieder spontan verschwand. Unter den hierher gehörigen Fällen [JADASSOHN (a), WAELSCH, PAYNE usw.] ist die *Spontanheilung* zwar keineswegs die Regel, aber doch *häufiger*, als sonst der Erfahrung entspricht; bei JADASSOHN fast ausnahmslos.

Sehr oft werden natürlich auch bei der Warzenspontanheilung beide erwähnten Momente, die *geringe Aktivität* des Virus und *Milieuwirkungen* im weitesten Sinne, zusammen zur Geltung kommen.

Spontanheilung unbehandelter nach Behandlung anderer Warzen.

Nach dem eben Gesagten stellt das Verschwinden von Warzen *nach Behandlung* eines *Teiles* von ihnen nur einen Spezialfall des Problems der Spontanheilung dar; nur daß die hierbei wirkenden Faktoren wenn möglich noch mehr im dunklen liegen.

Als Einleitung soll ein *Bericht* über die bisher, schon in ansehnlicher Zahl, gesammelten Beobachtungen derartiger Heilungen folgen, welche ja auch für unsere Auffassung von der *Prognose* der Warzen und für die *Behandlung* ausgedehnter Fälle von Bedeutung sind.

Vorausgeschickt sei, daß — im Gegensatz zu einer früher vertretenen Auffassung — die zur Teilbehandlung angewandte lokale spezielle *Methode* für die Heilung der unbehandelten *ohne Bedeutung* ist.

WAELSCH (b) sah diese Erscheinung nur bei *planen* Warzen; 1. 14 Tage nach *Excochleation* und *Lapisätzung* an der *linken* Hand werden die Warzen der *rechten* Hand zunächst kleiner und verschwinden nach weiteren 14 Tagen spontan; 2. schon 6 Tage nach Behandlung auf der *einen* Hand gehen die Warzen der *anderen* zurück.

ROTHBAUM: Nach Behandlung einiger Warzen der linken Hand (*Ac. nitr. fum.*) verschwinden einzelne auf der *anderen*; nach Behandlung an der *rechten* Hand verschwinden die noch unbehandelten *links*.

GENEWEIN: 1. Nach Behandlung einer *Verruca vulgaris* an der *Hand* mit *Trichloressigsäure* verschwindet eine Warze am *Kinn*. 2. Nach Ätzung der *größten* Warze verschwinden *kleinere*.

PECH (zit. bei NINI): Unzählige Warzen an beiden Händen; nach *Excision* von 4 Warzen links und *Elektrolyse* von 3 Warzen rechts verschwinden alle unbehandelten nach einigen Wochen.

FOURNIER: Durch Beseitigung einiger verschwinden *alle*.

ORSOS (Diskussion zu E. MÜLLER): Desgl. nach 6 Wochen.

RUSSEL und CELLIER: Nach Entfernung der *größten* verschwinden die *übrigen* Verrucae vulgares.

GALEWSKY (b): 1. 100—200 Verrucae vulgares an beiden Händen; nach Elektrolyse einzelner verschwinden alle übrigen. 2. Sehr hartnäckige Verrucae planae (Röntgen ganz erfolglos). Nach Elektrolyse an der *einen* Hand verschwinden im Laufe eines Monats auch die an der *anderen*.

GALEWSKY betont, daß die genannten Fälle in seinem großen Warzenmaterial die *einzigen* geblieben wären; vielleicht habe er bei anderen nicht lange genug gewartet.

LESTIDEAU: Nach Entfernung der *zuerst* aufgetretenen verschwinden alle *übrigen* (auch C. a.).

BRAULT (a): Besteht eine einzelne „Mutterwarze" mit kleinen Satelliten, so genügt in der Regel die Entfernung der großen, handelt es sich aber — wie oft — um mehrere große, mittlere und kleine, so müssen sämtliche großen und mittleren ausgeschaltet werden, will man die „Spontanheilung" der kleinen erreichen.

VIEILLE und CAVANIOL: Nach *Entfernung* der „*Mutterwarze*" verschwinden alle *übrigen*.

MERIAN: 1. Nach *Ätzung* der „*Mutterwarze*" mit Salzsäure verschwinden die „*Tochterwarzen*". 2. Nach *Excochleation* und anschließender *Lapisierung* von Warzen an den *Händen* wurden nach 14 Tagen alle *unbehandelten* Warzen an Gesicht, Stirn, Ohren,

Unterarmen etwas *höher, größer und dunkler*, bildeten sich danach mit der Zeit zurück und waren nach $2^{1}/_{2}$ Monaten völlig *geschwunden*.

NONELL: Nach CO_2-Behandlung an einer *Hand* gehen die unbehandelten an *derselben* und der *anderen* Hand in 4—5 Wochen spontan zurück.

BARRIO DE MEDINA: Plane Warzen an Gesicht und Händen: 5,0 *Neosalvarsan* o ine Erfolg; *Salicylcollodium* an den *Händen* beseitigt dort die Warzen, worauf durch Fernwirkung auch die unbehandelten im Gesicht verschwinden (Nachwirkung der Salvarsanbehandlung? die Verff.).

HALBERSTAEDTER: Plane Warzen an den Händen, vielfach erfolglos behandelt. 2 Stellen werden unter exakter Bleiabdeckung der Umgebung mit $^{1}/_{3} + ^{1}/_{2}$ ED bzw. nur $^{1}/_{2}$ ED *Röntgen* bestrahlt. Einige Tage nach der Bestrahlung: *Rötung* der *bestrahlten Warzen* — nicht der gesunden bestrahlten Haut —, die mit der Zeit auch etwas *prominenter* werden und eigentümlich *jucken*; die angrenzende mitbestrahlte Haut ist zunächst also nicht an der Reaktion beteiligt, pigmentiert aber dann stark nach. Nach einiger Zeit treten sämtliche *nicht bestrahlten* Warzen *derselben* und der *anderen* Hand in das gleiche *entzündliche Reaktionsstadium*; erst nach $2^{1}/_{2}$ Monaten geht diese Reaktion zurück und alle Warzen *verschwinden* zum Teil unter Hinterlassung von Pigmentflecken.

DELBANCO (a): Verrucae vulgares beider Hände; nach *Röntgen* (1 ED in 3 Sitzungen) der *einen*, verschwinden im gleichen Tempo auch die Warzen der *anderen* Hand.

SCHÖNHOF (c): 3 Fälle; nach *Röntgen* verschwinden auch die nicht bestrahlten Warzen.
BROWN: desgl. — DANLOS, BELOT: desgl.

BARCAT (a): Nach *Radium* an der einen Hand verschwinden die Warzen an der andern.

YOUNGH: In 25% aller Fälle gehen nach *Röntgen* und *Radium* auch die unbehandelten Nachbarwarzen zurück. (Der Referent SOBOTKA weist darauf hin, daß nach anderen Verfahren der gleiche Effekt auftritt und nicht nur die benachbarten, sondern auch weit entfernte betrifft.)

FALCHI: Nach *Radium* Heilung der unbehandelten.

Auch bei den Warzen des *Jungrindes* gehen *kleinere* nach Entfernung der größeren zurück (EW. WEBER).

Die *Deutung* dieser Spontanheilung unbehandelter Warzen ist schon immer sehr dubiös gewesen; und selbst heute — in der Zeit der erfolgreichen *Suggestivbehandlung* — hat sie keinen festeren Boden bekommen. Zur Erklärung dieses Phänomens könnte man folgende Hypothesen heranziehen:

a) Die psychogene Theorie. Diese Anschauung sieht in dem Vorgang eine durch *Schmerzen* bei der Teilbehandlung — daher oft auch nach Verweigerung der Weiterbehandlung seitens des Patienten (z. B. ORSOS: Diskussion zu E. MÜLLER) — oder durch *Befriedigung* über den Teilerfolg hervorgerufene *Suggestivheilung* der nichtbehandelten Warzen. So wie die extremen Verfechter der Suggestivtherapie in dem Erfolg *jeder* Warzenbehandlung einen sehr starken suggestiven Anteil sehen, so glauben sie wenigstens in diesen Fällen eine Suggestivwirkung auf die unbehandelten erkennen zu können.

Hierzu ist ein — von mancher Seite überhaupt gegen die Annahme allzu großer Wirkungsmöglichkeiten suggestiver Maßnahmen gegen die Warzen gemachter — Einwand anzuführen, nämlich die geringe Wirkung der gewiß psychisch doch sehr eindrucksvollen *Röntgen*bestrahlung. Auch unter den teilbehandelten Fällen befinden sich solche (GALEWSKYs zweiter Fall), die vorher gegenüber Röntgen ganz refraktär geblieben waren, also demnach wohl nicht gerade als günstige Medien für suggestive Heilvorgänge anzusprechen waren, und doch bei einer anderen später an einem Teil angewandten wirksameren Methode (Elektrolyse) Heilung der unbehandelten zeigten. Auch eine lang fortgesetzte *Salvarsankur* (BARRIO DE MEDINA) stellt eine gewiß ungewöhnliche psychische Einwirkung dar und war dennoch erfolglos, während nachher Lokalbehandlung der einen auch Heilung der anderen unbehandelten Warzen brachte (Kritik an diesem Fall betreffs Spontanheilung s. o.).

b) Die Reflextheorie (KREIBICH). MASSA, WAELSCH (b), GALEWSKY (b), C. RITTER halten die Reflextheorie KREIBICHs zur Erklärung des Vorganges für diskutabel. Durch die *schmerzhafte* Einwirkung der Teilbehandlung (CO_2,

Auskratzung, Lapis, Elektrolyse) werden durch *Gefäßnervenreflexe* an der entsprechenden *symmetrischen* Stelle der *anderen* Körperseite Vorgänge ausgelöst, die auf dem Wege über das Gefäßsystem zum Verschwinden der Warze führen (in Analogie mit anderen angioneurotischen Vorgängen an symmetrischen Hautstellen, mit der sympathischen Ophthalmie usw.). Die Anschauung hat eine gewisse Ähnlichkeit mit der Theorie der Suggestivwirkung, nur daß sie den Vorgang aus dem rein Seelischen in das Reflexspiel der Gefäßnerven verlegt. Diese Theorie könnte natürlich nur jene Fälle erklären, bei denen symmetrische Hautstellen z. B. beide Handrücken ergriffen sind [WAELSCH (b), ROTHBAUM, GALEWSKY (2.), DELBANCO, BARCAT (a)]; Fälle wie der von ROTHBAUM, in denen *wechselseitig* immer gerade die unbehandelten Warzen der jeweils *anderen* Hand verschwanden, scheinen in der Tat in dieser Richtung deutbar zu sein; aber die eher zahlreicheren Fälle, in welchen es sich *gar nicht* um symmetrische Hautstellen handelte, können durch die Reflextheorie, selbst wenn sie für die symmetrischen Fälle stimmen sollte, keinesfalls erklärt werden.

c) **Die Annahme einer gesteigerten Antigenresorption und Immunkörperbildung.** Ausgehend von den Fällen mit *Lokalreaktion* aller — auch der *unbehandelten* — Warzen nahm HALBERSTAEDTER an, daß unter der Behandlung spezifische Substanzen frei werden, in die Zirkulation gelangen und an allen gleichartigen Gebilden zu einer — der Tuberkulinreaktion analogen — Reaktion führen, durch welche eine Heilwirkung ausgelöst wird.

LEWANDOWSKY (Diskussion zu DELBANCO) weist diesen Substanzen spezifisch *immunisierende* bzw. *lytische* Kräfte auf die unbehandelten Warzen zu; und auch MIESCHER, der diesen Vorgang nur bei *reichlichem* Vorhandensein von Warzen beobachtete, vertritt den gleichen Standpunkt; ebenso K. ULLMANN.

MARTENSTEIN (b) macht den Einwand, daß diese Abgabe von lytischen Stoffen aus den zerfallenen Warzen doch eben nur dann vorstellbar sei, wenn Warzen — z. B. unter Bestrahlung — sich zurückbilden; daß aber dort, wo nach totaler chirurgischer Entfernung ein Zerfall von Gewebe gar nicht stattfinde, auch diese Theorie versage. Trotzdem mag dieser Einwand nicht so durchschlagend sein, wie er auf den ersten Blick erscheinen mag: denn in dem Fall MERIAN (2) kam es trotz Entfernung der Warzen durch *Auskratzung* nach 14 Tagen zu einer *Lokalreaktion* der *unbehandelten* Geschwülstchen, eine Erscheinung, die jedenfalls der Auffassung von immunisatorischen Vorgängen auch bei Auskratzung nicht widerspricht.

In dieses Gebiet gehört auch die in den Fällen VIEILLE und CAVANIOL, MERIAN (1) und darüber hinaus noch sehr oft beobachtete Tatsache, daß nach Entfernung der *„Mutterwarze"* die *Töchtergeschwülste* oder nach Entfernung der *größeren* die *kleineren* [GENEWEIN (2), RUSSEL und CELLIER] oder nach Entfernung der *zuerst* entstandenen die *späteren* (LESTIDEAU) spontan zurückgehen. Ob es sich um eine Veränderung der Immunitätsvorgänge handelt, wofür vor allem das Verschwinden kleiner Satelliten nach Entfernung der Mutterwarze spricht, bei deren Beziehung ja immunisatorische Vorgänge an sich eine gewisse Wahrscheinlichkeit haben oder ob man sich die Unterbrechung eines ständigen Virusschubes von den größeren oder primären zu den kleineren oder sekundären vorzustellen hat, ist natürlich auf diesem noch ganz hypothetischen Gebiet gar nicht zu entscheiden.

Jedenfalls wären diese immunisatorischen Vorgänge nicht ganz ohne Analogie in der menschlichen Pathologie, weder bei *Infektionskrankheiten* noch bei *Geschwülsten*. RITTER verweist auf die *Tuberkulose*, bei welcher Ausschaltung eines tuberkulösen Herdes durch Amputation einer tuberkulösen erkrankten Extremität Heilung tuberkulöser Prozesse *anderer* Organe zur Folge habe;

JADASSOHN (c) erinnert daran, daß auch bei echten *Neoplasmen* immunisatorische Vorgänge vermutet würden, wenn nach der Operation der *Muttergeschwulst Tochtergeschwülste* zurückgehen *(Chorionepitheliom,* JADASSOHN *London. Kongr.)* und auch beim *Granuloma annulare* kann durch Partialexcision Spontanheilung des Restes hervorgerufen werden.

d) Von vornherein läßt sich der Gedanke nicht ablehnen, *daß es sich in diesen Fällen um* **Spontanheilungen im üblichen Sinne** *handelt, die nur, weil sie gerade von dem behandelten Arzt beobachtet werden, fälschlich in eine Beziehung zu dem Eingriff gebracht wurden.*

Wenn z. B. YOUNGH die Spontanheilung benachbarter Warzen nach Bestrahlung einer einzelnen auf 25% der Fälle beziffert, so ist diese Zahl allerdings nicht überzeugend, wenn man dagegen 28,5% Spontanheilungen (20 : 70) bei MEMMESHEIMER und EISENLOHR hält. *Man kann hier den Eindruck haben, daß in der Tat die Spontanheilung nach Teilbehandlung sich durchaus im Rahmen der zu erwartenden reinen Spontanheilung halte.*

Gegen diese Auffassung sprechen einmal natürlich jene Fälle, in denen *Reaktionen der unbehandelten Warzen* der Abheilung vorausgingen (z. B. HALBERSTAEDTER) und ferner der Umstand, daß diese *reinen Spontanheilungen* erst recht *spät* (etwa 6 Monate s. o.) (nach wie langem Bestand?) erscheinen, während die *Teilheilungen* — jedenfalls nach den Berichten — viel eher aufzutreten pflegen; aber GALEWSKY weist doch vielleicht nicht mit Unrecht darauf hin, daß er, der Teilheilungen nur ganz ausnahmsweise sah (s. o.), vielleicht viel mehr zu beobachten bekommen hätte, wenn er lange genug abgewartet hätte. Hier können offenbar nur größere und über eine genügend lange Beobachtungszeit fortgeführte Vergleichsuntersuchungen eine Klärung bringen.

Diese vier Auffassungen (der *psychogenen, angioneurotischen, immunisatorischen und rein spontanen Restheilung*) können zur Zeit auf diesem eigenartigen Gebiete diskutiert werden; ob eine, oder mehrere nebeneinander, zu Recht bestehen, ob andere bisher noch nicht angedeutete Hypothesen den Tatsachen näher kommen, darüber läßt sich heute auch nicht einmal eine Vermutung aussprechen.

F. Ätiologie der Warzen.
Einleitung.

Bis an das Ende des 19. Jahrhunderts herrschte über die Ätiologie der Verrucae durae noch vollkommene Unklarheit.

Ein Teil der Forscher betrachtete die Warzen als *Äußerung einer Bereitschaft der Haut, in gewissen Lebensperioden und an gewissen Stellen auf banale Reize mit einer circumscripten und charakteristischen Hyperplasie zu reagieren* (WEBER in PITHA-BILLROTHS Chirurgie V, S. 44).

Demgegenüber stand der *Volksglaube,* daß die Warzen durch *Ansteckung* — besonders mit dem Blut der Warze — entstehen, durch *Autoinokulation* sich beim selben Individuum verbreiten und auf andere Menschen *übertragen* werden können (vgl. Kapitel Suggestivbehandlung S. 113). Aber von vielen Wissenschaftlern (WILSON, FERD. HEBRA, NEUMANN, GEBER, KAPOSI) wurde diese These ganz abgelehnt, während andererseits auf Grund der klinischen Erfahrungen und der Analogien mit dem *Molluscum contagiosum* NEISSER, GÉMY, BROCQ, UNNA, BESNIER sich für die Infektiosität aussprachen [zit. nach JADASSOHN (a)]. Von den Anhängern der Infektionstheorie wurde außer auf jene Fälle, die nur als Kontagion bzw. Autoinokulation gedeutet werden konnten (s. nächsten Abschnitt 1.) auf folgende klinische Momente verwiesen. Vgl. auch Klinik S. 41.

1. Die *Anordnung kleiner*, vor allem planer *Warzen in Strichform* (mitunter mit den deutlichen Zeichen des *Kratzeffektes*), wie sie bei allen Krankheiten vorkommen, bei denen Kratzstriche die *Übertragung* bedingen.

2. Die Anordnung eines Schwarmes kleiner Warzen um eine zentrale größere; von VIDAL stammt (s. oben) die sehr charakteristische Bezeichnung „*Verrue mère*" und „*Verrues filles*". Dieser Befund spricht einmal für das Entstehen der kleineren durch eine von der zentralen Warze bedingte *Infektion*, zum anderen für eine *partielle Immunität*, die von der „Mutterwarze" ausgehend bewirkt, daß die Satelliten auch bei noch so langem Bestand *niemals* die Größe jener erreichen. Die Erscheinung findet ihr Analogon auch bei Condyloma acuminatum und Molluscum contagiosum, ferner in der korymbiformen Anordnung der Efflorescenzen bei Lues, Lichen ruber, Psoriasis (GUYOT verweist allerdings die Existenz von Mutterwarzen in das Reich der Fabel). Eine gewisse Bestätigung für eine bei Warzen wie bei anderen Infektionskrankheiten vorhandene *Immunität* bringt in letzter Zeit die BIBERSTEINsche *Vaccinebehandlung* der Warzen, die Bedeutung der Immunität hingegen bei der *Spontanheilung* einzelner Warzen *nach Entfernung eines Teiles* ist noch ganz ungeklärt.

Außer dieser Satellitenanordnung sind recht eindrucksvoll jene Fälle, in denen von der ersten großen Warze durch einen Kratzstrich — wie ein *Kometenschweif* (GÉMY) — eine Reihe kleiner, mit der Entfernung von der Mutterwarze immer kleiner werdender Tochterwarzen abgeht, sich mit einer anderen gleichartigen Warzenreihe trifft und an der *Kreuzung* wiederum eine ein wenig *größere* Warze entstehen läßt [*Addition des Infektes* (GÉMY) (a)]. Auch die bekannte gute Beeinflußbarkeit durch *As und Hg* sowie durch äußere *Desinfizientien* (ARNING: $^1/_2$ Teelöffel *Kreolin*, 1 Liter Wasser) wurde immer für die infektiöse Genese gedeutet. Die Auseinandersetzung über die Ätiologie der Warzen fand ein Ende, als VARIOT in einem Einzelfall und JADASSOHN (a) zum erstenmal in einer *größeren* Versuchsreihe die *experimentelle Übertragbarkeit* der Warzen nachwies und damit der Lehre von ihrer Infektiosität endgültig zum Siege verhalf (5. Dtsch. Dermat. Kongr. Graz 1895).

Hiermit war auch für die weitere Forschung ein fester Boden gegeben (vgl. folgenden Abschnitt 3).

1907 wies CIUFFO die *Filtrierbarkeit* des Warzenvirus nach und in dem letzten Jahrzehnt baute LIPSCHÜTZ seine Lehre von der *Chlamydozoen-Strongyloplasmennatur* des Warzenerregers aus. Ein endgültiges Urteil freilich über die Bedeutung der LIPSCHÜTZschen Befunde läßt sich — ebenso wie bei den anderen infektiösen Epitheliosen — so auch bei den Warzen heute noch nicht abgeben.

Vieles spricht dafür, daß die Warzen nicht nur unmittelbar durch Kontagion von einem anderen Warzenträger (Mensch oder Tier) übertragen werden, sondern daß das Virus auch in der *Außenwelt* vorkommt und sich in allerlei zersetzten organischen Substanzen *(Erde, Schmutz* in weitestem Sinne*)* aufhält und von dort auf die menschliche Haut gelangt, so daß besonders häufig *Landarbeiter* usw. erkranken (s. WINIWARTER, zit. bei JADASSOHN). Daß außer der Infektion mit Virus noch andere Momente in der Ätiologie der Warzen von Wichtigkeit sind, beweisen mannigfache Erfahrungen (Abschnitt 4); es erscheint möglich, daß diese *disponierenden* Momente nicht nur für das *Auftreten*, sondern auch für die *Weiterexistenz* der Warzen bedeutungsvoll sind.

1. Zufällige Übertragung.

Während die *Autoinokulabilität* der Warzen recht *groß* ist, scheint die *Kontagiosität* (Übertragung auf andere Personen) *nicht sehr bedeutend* zu sein.

a) Inokulation bei Ärzten durch Verletzung bei der Behandlung von Warzen. CRUVEILHIER berichtet, daß ihm BARUEL an seinem Handrücken Warzen gezeigt habe, die durch Blut aus der operierten Warze eines Patienten entstanden seien; trotz ihrer großen Autorität fanden beide aber keinen Glauben (BERNA, HEBRA und KAPOSI).

JADASSOHN (a) verletzte sich bei der Auslöffelung einer großen papillomatösen Warze am Mittelfinger der linken Hand, so daß an der Endphalange zwei leicht blutende Wunden entstanden, die von selbst glatt verheilten. Nach mehreren Monaten entstanden an diesen Stellen typische harte Warzen, die längere Zeit bestanden und sich dann *spontan* involvierten.

Ebenso infizierte sich WAELSCH (c) auf gleiche Weise; auch diese Warze ging *spontan* zurück.

PAYNE entfernte einem 11jährigen Jungen Warzen durch Auskratzung, dabei nahm er gedankenlos auch seinen *Daumennagel* zu Hilfe; nach wenigen Tagen begann an diesem Nagel eine Schwellung und nach einer Woche entwickelte sich eine subunguale Warze, der bald eine zweite und dritte am Fingerrücken folgte. Nach einigen Wochen gingen auch diese *spontan* zurück. PAYNE selbst litt früher nie an Warzen; *auffallend* ist in diesem Fall die ganz besonders *kurze Inkubationszeit*.

Auch der eine von uns (S.) verletzte sich bei der Excochleation von Warzen mit dem scharfen Löffel an der rechten Daumenbeere; die Wunde heilte nicht völlig zu, sondern es blieb ein schmerzhafter Riß bestehen. Nach mehreren Wochen entwickelte sich in diesem Riß, die Wundränder wie eine Erbse in der Schote auseinanderdrängend, eine typische Verruca vulgaris, die bis auf Erbsengröße anwuchs und nach mehreren Monaten operativ entfernt werden mußte.

LANZ (b) infizierte sich bei seinen Versuchen (s. Abschnitt 2); einige Monate nachher traten an der Zeigefingerbeere, die er zum mechanischen Reiben der Verrucae benutzt hatte, und einige Zeit nachher am Mittelfinger drei Warzen auf.

Ähnliche Inokulationen sind sicher noch vielfach erfolgt, ohne publiziert zu werden.

Bei Entfernung eines *Larynxpapilloms* wurde ein Kind an der *Lippenschleimhaut* mit der Curette verletzt; nach 3 Monaten entstanden an der verwundeten Stelle *Warzen*, die später auch auf die *Wangenhaut* übergingen [E. V. ULLMANN (a)]; in der Diskussion zu diesem Bericht erinnert HEINDL daran, daß Larynxpapillome bei der operativen Entfernung dort metastasieren, wo die Pinzette oder der Haarpinsel kleinste Verletzungen gesetzt hatte; daher empfiehlt er zur Cocainisierung im Larynx stets weiche Wattepinsel. Nach Mitteilung von otologischer Seite ist man wegen dieser großen Inokulationsgefahr jetzt von der operativen Entfernung der Papillome abgegangen und hat sich der aussichtsreicheren Röntgenbestrahlung zugewandt. Wenn man natürlich bei diesen „Überimpfungen" innerhalb des Larynx an die Möglichkeit denken muß, daß die kleinen Insulte lediglich als *disponierender Reiz* in dem papillomatösen Kehlkopf gewirkt haben, so ist doch die Annahme einer *Inokulation* sicher näherliegend.

b) **Warzen nach Verletzungen.** In einer ganzen Reihe von Fällen sind Warzen im Anschluß an größere und vor allem kleinere Verletzungen beobachtet worden (z. B. *Rasieren*). Die — meisten — Fälle, in denen eine Ausgangswarze nicht ermittelt wurde, lassen die Frage offen, ob die Verletzung die Infektion setzte oder nur als disponierender Reiz für die Entstehung der Warze anzusehen war; in Übereinstimmung mit MARTENSTEIN sollen diese Fälle [HABERMANN, HEUSNER, KREN (a), OPPENHEIM, SELIGMANN, WALKER] im Abschnitt „Hilfsursachen" S. 72 u. 74 abgehandelt werden. Hingegen hat der Patient BRUHNS' (b), perionychale Warzen am vierten Finger, eine Ausgangswarze am Fingerrücken.

c) **Warzen bei Hausgenossen.** Zahllos sind natürlich die Fälle, in denen Warzen bei Menschen, die in innigem Konnex miteinander lebten, gleichzeitig zur Beobachtung kamen.

Da sie bei der seit langem anerkannten Infektiosität der Verrucae heute keine große Bedeutung mehr haben, sei nur aus historisch-literarischem Interesse an dieser Stelle über einige Angaben aus der älteren Literatur berichtet.

VIVÈS: Junges Mädchen, anschließend Mutter und 2 Brüder. Vater und 2 andere Brüder frei.

MORTON: Infektion von 3 *Kindern* einer Familie nach Dienstantritt einer mit zahlreichen Warzen behafteten *Magd*.

SERRANO und SAINZ DE AJA: 2 *Brüder* mit planen juvenilen Warzen.

STERN, K.: *Köchin*, seit einem Jahr plane und vulgäre Warzen; das *Stubenmädchen* benutzt *dasselbe* Handtuch und erkrankt (nur) an planen Warzen.

CIUFFO und OSSOLA: *Schulepidemie* planer Warzen in *Pavia*.

JACQUET (zit. DUBREUILH, Prat. dermat.): 1. 4 *Schwestern*, 27—38jährig — jenseits des ausgesprochen prädisponierten Alters — benutzen oft das gleiche Nähzeug, erkranken gleichzeitig an Warzen. 2. Warzenfamilie: Vater, 4 Kinder, 1 Base.

BARTHÉLÉMY: Ein *Kinderfräulein* mit Warzen an *beiden* Händen führt längere Zeit hindurch 2 ihm anvertraute Kinder täglich an der Hand in die Schule usw., so daß jedes Kind immer die *gleiche* Hand ergreift; nach einiger Zeit erkranken beide *Kinder* an Warzen, und zwar nur an *der* dem Kinderfräulein gereichten Hand.

d) Exanthemartige Ausbreitung bei juckenden Dermatosen und ähnliches.

JADASSOHN (a) war zu seiner Auffassung von der Infektiosität der Warzen unter anderem durch einige klinische Beobachtungen gebracht worden, die nicht anders denn als disseminierte Autoinokulationen gedeutet werden konnten.

1. 30jähriger Mann mit *Scabies* und 4—5 papillären *Warzen* am Rücken. Wegen schweren postscabiösen Juckens wurde der Patient täglich sehr gründlich untersucht, dadurch kam JADASSOHN in die Lage zu konstatieren, wie wirklich „fast über Nacht" an Rücken und Flanken, welche ganz besonders stark juckten, eine große Anzahl winziger, sich allmählich typisch entwickelnder Verrues filles entstanden.

2. 70jähriger, sehr ängstlicher Patient mit oberflächlichem, aber sehr stark juckendem generalisiertem *Ekzem*; anfangs 2 kleine *Warzen* am Ellenbogen; auch bei ihm fast tägliche, ganz genaue Inspektion; ganz plötzlich entsteht eine Aussaat kleinster Warzen am Rumpf.

Ähnlich diesen Fällen sind die schon mehrfach erwähnten Berichte GÉMYS. 1. (a) Algerier, an beiden Unterschenkeln Unzahl von Warzen. Man erkennt deutlich eine Anzahl von „*Mutterwarzen*", von denen „*kometenschweifartige*" Reihen von Tochterwarzen ausgehen, die mit der Entfernung von der Mutterwarze immer kleiner werden. Da die Streifen von der Mutterwarze unregelmäßig „in allen Richtungen der Windrose" abgehen, kreuzen sich auch manchmal die „Kometenschweife" und es entsteht an der Kreuzungsstelle durch *Summation der Infekte* eine etwas *größere* Warze (s. oben). Es bestand zwar keine juckende Hautkrankheit, doch hatte der sehr unsaubere Eingeborene die Angewohnheit seine Unterschenkel stark zu kratzen.

2. (b) 30jähriger Algerier, seit 5 Jahren *Mutterwarze* am Peno-Scrotal-Winkel; seit einigen Wochen veranlassen *Phthirii* den Patienten zu starkem Kratzen in der Genitalgegend, woraufhin sich am Scrotum von der *Mutterwarze ausgehend 5 Reihen von je 10—12 immer kleiner werdenden Warzen* entwickeln.

Also auch in den beiden GÉMYschen Fällen Autoinokulation der Verrucae durch Kratzen bei juckenden Affektionen.

GASSMANN: Ausbreitung von papillomatösen Warzen auf einer stark juckenden *Psoriasis*; die Warzenverbreitung entspricht ganz der Schuppenflechte; überall zahlreiche Kratzeffekte.

GEBERT: Warzen auf juckendem *Ekzem*.

SAALFELD (Diskussion zu GEBERT): Warzen auf juckendem *Gesichtsekzem*.

BRINITZER: Starke Aussaat zahlreicher graubräunlicher Warzen an den Streckseiten beider Vorderarme; zuvor starkes Jucken und Kratzen.

2. Experimentelle Übertragung.

(Vgl. auch experimentelle Übertragung der Kondylome und Papillome.)

Die Anschauung von der *infektiösen* Natur der harten Warzen hat erst spät in der medizinischen Welt festen Fuß fassen können (S. 64); begreiflicherweise haben daher auch die Versuche, Warzen experimentell zu übertragen, erst recht *spät* eingesetzt, später als bei dem Condyloma acuminatum.

RAYER gab an, daß seine Versuche stets negativ verlaufen wären. Weitere negative Versuche berichtet BERNA aus der WOLLFFschen Klinik 1890 (3 Fälle).

LANZ (b) (1891) versuchte vergeblich, Warzen durch Inokulation unter die Haut zu übertragen; auch der Versuch durch zweimal tägliches Reiben einer großen Verruca und deren Umgebung Tochterwarzen zu erzeugen, mißlang (hierbei infizierte er sich selbst s. S. 66).

Erst JADASSOHN konnte auf dem 5. Dtsch. Dermat. Kongr. Mitteilung von seinen, im Breslauer Allerheiligen-Hospital angestellten, gelungenen Impfversuchen machen, durch welche die Infektiosität der Verrucae ein für alle Mal sichergestellt wurde. Zu diesen Experimenten war JADASSOHN durch eine Selbstinokulation bei der Excochleation einer Verruca (S. 66) und durch charakteristische klinische Beobachtungen („exanthemartige" Ausbreitung S. 67) angeregt worden.

Im ganzen wurden 74 Inokulationen an 6 verschiedenen Versuchspersonen mit Material von 4 verschiedenen Warzenträgern in 15 Versuchsgruppen gemacht. Die Inokulation erfolgte in der Weise, daß *kleine Warzenpartikel in eine möglichst oberflächliche, intraepidermale Tasche* der Versuchsperson *versenkt* wurden,; nach 24 Stunden waren die Warzenstücke an der Impfstelle noch zu sehen, dann verschwanden sie und die Stelle blieb reaktionslos; *nach 6 Wochen bis zu 8 Monaten entstanden typische Verrucae durae*.

Diese *intraepidermale* Methode ist offenbar von größter Bedeutung für den Impferfolg, der bei den früher *subcutan* vorgenommenen Impfungen anderer Autoren stets ausgeblieben war. *Von den erwähnten 74 Impfungen waren 33 erfolgreich*; für den Erfolg der Impfung sind außer der Impfmethode offenbar verschiedene Momente bedeutsam: erstens das *Ausgangsmaterial*; denn während bei den meisten Reihen die positiven Resultate viel spärlicher waren, gingen in einer Reihe (Material: reichlich ausgesprengte Warzen bei einem Knaben) bei sämtlichen Personen fast alle Impfungen an; ferner ist auch die *individuelle Disposition der geimpften Personen* von Bedeutung, so hafteten bei einer Versuchsperson (Laboratoriumsdiener N., s. Abb. 18) auffallend viele Inokulationen, bei einer Versuchsreihe sogar bei ihm als einzigem und sogar an allen vier Stellen. Andererseits setzt der Impferfolg eine spezielle Disposition *nicht* voraus, denn jede einzelne der 6 Impfpersonen ergab positive Resultate, ohne daß sie jemals früher oder in letzter Zeit selbst Warzen gehabt hätte. Zudem handelte es sich auch ausschließlich um *Erwachsene*, bei — disponierteren — Kindern wären die Resultate vielleicht noch günstiger gewesen.

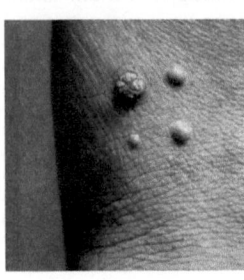

Abb. 18. Verrucae: Inokulation mit papillomatösem Warzenmaterial. Handrücken des Laborat.-Dieners N. (JADASSOHN: 5. Dtsch. Dermat.-Kongreß Graz 1895.)

Örtlich besonders disponiert erwiesen sich *Gesicht* und *Hände*. Was die Differenzierung von *planen* und *vulgären* Warzen anlangt (S. 75), so ergaben die JADASSOHNschen Versuche kein definitives Resultat; denn während in dem einzigen, mit *planae* als Material geimpften Fall *typische plane* entstanden, waren in den anderen mit *vulgären* oder „*Mosaikwarzen*" geimpften Fällen die *Impfprodukte plane*, die sich entweder als solche *involvierten* oder zu *mosaikartigen* oder *papillären* weiterentwickelten.

Kurz vor JADASSOHN veröffentlichte (s. o.) VARIOT (a) (1894) *ein positives* experimentelles Impfresultat mit einer papillomatösen Warze (Inkubationszeit 2 Monate) und bald nachher DE FINE LICHT (1895) von 6 Inokulationen *ein* positives Resultat an der Hand mit einer Inkubationszeit von 6 Monaten.

LANZ (c) gelang es 1898 durch intracutane Impfung mit Warzenbrei am Handrücken nach $1^1/_2$ Monaten Warzen zu erzeugen, so daß sie die Form der Impffigur „J" nachahmten. MERIAN rieb den Gewebssaft einer frisch ausgekratzten Warze auf den Mittelfinger und scarifizierte die Stelle, nach 10 Wochen entstand eine hanfkorngroße, solitäre harte Warze.

Zu dieser Zeit wurde noch vielfach diskutiert, ob die Impfversuche für die Übertragung eines *lebenden Krankheitserregers* oder einer wuchernden „*Warzenzelle*" sprechen mögen. Daß die Impfungen nur als *Reiz* zur Wucherung des Papillarkörpers im Sinne WEBERs (s. o.) gewirkt hätten, war schon dadurch auszuschließen, daß die Versuchspersonen, die selbst zuvor nie Warzen gehabt hatten, in der ganzen Inkubationszeit einer großen Zahl beruflicher (ärztlicher)

Reize ausgesetzt waren und dennoch ausschließlich an den Impfstellen Warzen auftraten. Zur Frage, ob Erreger oder „Warzenzelle", wiesen JADASSOHN und LANZ (c) gegenüber den Anschauungen KAPOSIS [Dtsch. dermat. Ges. 2 u. 3, 96 f. (1892)] besonders auf die so sehr lange Inkubationszeit hin, die, mit der Übertragung wuchernder Zellen kaum vereinbar, für die Übertragung eines *lebenden Erregers* spräche (s. unten). Durch die Überimpfung mit *Berkefeldfiltraten* ist diese Frage später eindeutig in diesem Sinne entschieden worden.

Warzen und andere infektiöse Epitheliosen konnte E. HOFFMANN *nicht* vom Menschen auf *Affen* und DELBANCO nicht auf weiße *Mäuse* übertragen.

Während SCHINDELKA (Handbuch der Hautkrankheiten bei Haustieren) über gelungene Übertragung von Warzen von Tier auf Tier berichtet, konnte SCÜCZ in letzter Zeit (1927) bei Übertragung von *Haustierpapillomatose* (Rind, Pferd, Schwein) in 40 Fällen *keine* positiven Resultate erlangen. Hingegen konnten MCFADYEAN und HOBDAY die *Mundpapillomatose* des *Hundes* übertragen (s. S. 163). JADASSOHN gelang (1903) — s. FRANK SCHULTZ — die Inokulation von *Rinderwarzen* vom Euter einer Kuh auf den Menschen: in einem von 3 Fällen (Handrücken, Ärzte) entstanden nach 3 Jahren (!) typische — auch histologisch-typische — Warzen. TUCCIO und COPPOLINO (1912) überimpften Materialbrei (in physikalischer NaCl-Lösung) von *filiformen* Warzen des Halses auf scarifizierte Stellen anderer Individuen: in 5 Fällen entstanden nach mehreren Monaten Warzen; Tierversuche blieben negativ.

Die Filtrierbarkeit des Warzenvirus. CIUFFO (1907) verrieb Material von Handwarzen eines jungen Mannes mit physiologischer NaCl-Lösung und schickte diesen Brei durch ein *Berkefeldfilter.* Nachkontrolle bakterienfrei. Das Filtrat verimpfte CIUFFO in Scarifikationsstriche am Handrücken; nach 5 Monaten entstanden Warzen, die zuerst mehr „verrukösen", später mehr „papillomatösen" Charakter annahmen. CIUFFO führt dies darauf zurück, daß bei ihm jene zufälligen Hilfsursachen der Warzenentstehung (Traumen) fehlten, die sonst vor allem die Epidermis statt des Papillarkörpers zur Hypertrophie reizen. Schon vor CIUFFO hatte Dr. FAUCONNET an der JADASSOHNschen Klinik in Bern mit Berkefeldfiltrat positive Impfungen erreicht, diese aber nicht veröffentlicht, da die Kontrolle des Filters auf Bakterienfreiheit unterblieben war.

Die positiven Resultate wurden 1908 durch SERRA (a) bestätigt: Zerriebenes Material von Warzen wurde durch Berkefeldfilter W gesandt, das Filtrat in Haut und Schleimhaut inokuliert; ebenfalls nach 5—6 Monaten entstanden typische Warzen an den Impfstellen. Am besten gelangen — vgl. auch JADASSOHN — die Impfungen an den Händen: einige Versager führt SERRA auf individuelle Disposition zurück.

Weitere gelungene Versuche mit Berkefeldfiltrat von Warzenbrei stellten KINGERY und WILE an (1921). 4—8 Wochen nach *subcutaner Verimpfung* des Filtrates entstanden Warzen; von diesen impfte KINGERY (allein) mit gleicher Technik erfolgreich eine zweite Generation weiter, die erst nach 6 Monaten — also viel später — anging. Da sich die Impfversuche mit *Larynxpapillomen* in der *zweiten Generation* [E. V. ULLMANN (b, c) s. S. 165] bezüglich *Inkubationszeit* genau entgegengesetzt (zweite Inkubation *kürzer*) verhielten, sind zur Klärung dieser Passageversuche noch weitere Reihen erforderlich.

3. Mikroorganismen.

Wie oben erwähnt, mußte noch *nach* den gelungenen Versuchen JADASSOHN gegenüber der Anschauung KAPOSIS, daß eine wuchernde Zelle

„*Warzenzelle*" übertragen würde, die Existenz eines lebenden Agens und dessen ätiologische Bedeutung verteidigen; noch später nahm WAELSCH (c) („Seminium") die KAPOSIsche These auf. Auf der anderen Seite haben schon *vor* den erwähnten positiven Versuchen und dem damit endgültig erbrachten Beweis von der infektiösen Genese der Verrucae Forscher, die von dieser Ätiologie überzeugt waren, die *mikroskopische und bakteriologische* Forschung nach dem supponierten Warzenerreger eifrigst betrieben, zum Teil sogar — irrtümlicherweise — geglaubt, ihm auf der Spur zu sein, während sie nur gewöhnliche *saprophytische* oder sonst bedeutungslose Keime vor sich gehabt haben.

RICHTER (Dresden) (1871) fand im abgekratzten Warzenmaterial („Warzenpulver") einen vibrioartigen Bacillus.

MAJOCCHI (1881): in Schnitten von Mensch- und Tierwarzen ein Bacterium, dem er den Namen *Bacterium porri* gab.

BABÈS (1894): kleine — in Paaren oder kleinen Gruppen gelagerte — Mikrokokken.

DARIER (a): Bacillen und Kokken, denen er selbst gar keine Bedeutung beilegt.

KÜHNEMANN (Klinik SCHWENINGER) 1889: innerhalb der Stachelzellen, sowie in den Intercellularräumen, seltener in den übrigen Epidermisschichten und der angrenzenden Cutis Kokken und kurze *Stäbchen*; während er sich zunächst noch über ihre pathognomische Rolle zurückhaltend äußert (a, b), schrieb er bald danach (c, d) den Stäbchen *ätiologische* Bedeutung zu (KÜHNEMANN und SCHWENINGER). KÜHNEMANN beschreibt diese Keime als $1^{1}/_{2}\,\mu$ lange, feine Stäbchen (Dicke : Länge = 1 : 6) im Stratum dentatum; je älter die Warze, desto spärlicher sind sie zu finden. Am besten seien sie mit der von KÜHNE modifizierten Gramfärbung zu färben, im übrigen verhielten sie sich färberisch dem Tuberkelbacillus ähnlich; Kulturen auf Gelatine und Agarplatten gelangen, und nach erfolgreichen Tierversuchen wurden Experimente am Menschen in Aussicht gestellt, über die allerdings nie eine Mitteilung mehr erschien.

An großem Material konnten JADASSOHN, BERNA und DUBREUILH diese Befunde *nicht* bestätigen.

Auch LUPIS (1897) und DE AMICIS (b) (1898) konnten weder mikroskopisch noch auf den üblichen Nährböden (Bouillon, Agar, Gelatine) Mikroorganismen nachweisen, die nicht als gewöhnliche Saprophyten anzusprechen gewesen wären.

M. SCHÜLLER (1907) beschreibt in den tiefsten Epidermisschichten und oberen Coriumlagen eine große Zahl elliptischer und ovaler Kügelchen von 3—5 μ Durchmesser mit doppelter Kontur.

SAUL (a) fand in Ausstrichpräparaten von Verruca vulgaris regelmäßig mit Carbolfuchsin färbbare *Streptokokken*, die auch im Berkefeldfiltrat des Warzenbreis zu finden sind; Kultur gelang nicht, auch nicht der Nachweis im Schnittpräparat.

Wie an anderer Stelle erwähnt, zieht SAUL auch bei *Molluscum* und *Condyloma acuminatum* Streptokokken als Erreger in Betracht.

HASHIMOTO und AOKI, die in *Japan* verschiedene Formen von planen Warzen, davon nur *eine* infektiöse, annehmen, züchteten *Stäbchen* und *Fadenpilze*; ebenso CHAVARRIA und SHIPLEY aus den in *Latein-Amerika* sehr häufigen *perionychalen* Warzen Pilze, die sie als Erreger anzusprechen geneigt sind. Man darf wohl annehmen, daß diese *exotischen* Bildungen *nicht* mit unseren Warzen *identisch* sind (s. auch Differentialdiagnose).

Für diese müßte man überhaupt die letzten — nach 1907 — liegenden Bakterien- usw. Befunde als Anachronismen ansehen, da zu dieser Zeit die positiven Impfversuche CIUFFOS mit dem Warzenbrei-Berkefeldfiltrat zur Genüge nachgewiesen haben dürften, daß Bakterien und Pilze nicht als Erreger in Frage kommen. Freilich hält es GUYOT noch 1928 für möglich, daß *neben* dem *Virus* auch *Bakterien* (Colibacillen?) in Betracht zu ziehen seien.

Aber jedenfalls wiesen die Ergebnisse der Impfungen CIUFFOS, SERRAS, KINGERYS mit Filtraten der Erregerforschung neue Wege. An dieser Stelle soll erwähnt werden, daß JADASSOHN schon 1895 gelegentlich der ersten Mitteilung starke Zweifel äußerte, ob überhaupt *Bakterien*, die bei allen uns bekannten Infektionskrankheiten ihre Hauptveränderungen im *Gefäßbindegewebsapparat* setzten, für die infektiösen Epitheliosen als Erreger in Betracht kommen könnten, ob nicht vielmehr andere Mikrobenformen viel wahrscheinlicher seien.

Bei der Bearbeitung des *filtrierbaren Virus* der infektiösen Epitheliosen stehen die LIPSCHÜTZschen Arbeiten über die sog. „*Einschlußkrankheiten*", die *Chlamydozoen-Strongyloplasmen*, ganz im Vordergrund; auf seinen Beitrag über das filtrierbare Virus in diesem Handbuch Bd. XI/1 sowie über Molluscum contagiosum (S. 1) und auf den entsprechenden Teil bei Condyloma acuminatum (S. 168) sei hier verwiesen; im folgenden sei nur ganz kurz über seine Befunde referiert:

LIPSCHÜTZ rechnet die Warzen zur *Karyooikongruppe* der Chlamydozoen-Strongyloplasmen mit *basophilen* Einschlüssen. Die von LIPSCHÜTZ beobachteten histopathologischen Veränderungen finden sich hauptsächlich in den *jüngsten* Entwicklungsstadien der Warzen, vor allem in der *Hornschicht*, dann auch in den *oberen* und — an den Papillenabhängen — *tieferen* Lagen des *Stratum spinosum*. Die befallenen Zellen sind infolge *Anschwellung des Kernes* stark *aufgetrieben*; diese Anschwellung wird durch die das Chromatingerüst verdrängende *Kerneinschlußmasse* bedingt. Die *Kerne* werden *wurst- oder birnförmig*, in späteren Stadien spärlicher und gehen schließlich zugrunde.

BOWEN und WIGGLESWORTH hatten schon früher *Einschlüsse* an den Kernen der Retezellen bei Verruca vulgaris beschrieben.

SANGIORGI fand in *Schnitten von Verrucae* und *Condyloma acuminatum* (Fixierung mit SCHAUDINNschem Sublimatalkohol, Färbung nach MANN) Gebilde, die er als *Chlamydozoen* anspricht; im *Ausstrich* gelang der Nachweis nicht.

FONTANA (b) folgte dem Verfahren BORRELS, der bei der Geflügelpocke den supponierten winzigen Erreger durch Farbstoffapposition mit Beizung über die mikroskopische Sichtbarkeit erheben wollte. FONTANA benutzte die *Spirochätendarstellung mit Ammonium-Silbernitrat* auch für die Strongyloplasmen und konnte sie als braune oder schwarze Gebilde auf hellem Grunde feststellen; das gleiche gelang ihm — bemerkenswerterweise — auch in dem durch *Berkefeldfilter* gegangenem Material.

Auch hier sei nochmals betont, daß die *ätiologische* Rolle der Chlamydozoen bis jetzt noch keineswegs endgültig geklärt ist, so wenig die *histologischen* Befunde von LIPSCHÜTZ u. a. bezweifelt werden sollen.

4. Hilfsursachen.

In der Ätiologie der Warzen ist für das Zustandekommen der Infektion eine Reihe anderer Faktoren von mehr oder weniger großer Bedeutung.

Die experimentellen Inokulationen zeigten bereits, daß eine *regionäre Disposition* von Bedeutung ist und ganz besonders häufig die *unbedeckten* Körperstellen, in erster Reihe die *Hände*, in zweiter das *Gesicht* für das Angehen der Impfung besonders geeignet waren, womit ja auch die klinischen Erfahrungen in gutem Einklang stehen. Diese regionäre Disposition und nicht, wie man früher annahm, die an diesen Stellen besonders zahlreichen äußeren Reize als disponierendes Moment [RAYER, BAZIN (a)] geben die Ursache für die häufigen Warzen an diesen Körperstellen ab. Umgekehrt besteht offenbar eine besonders *geringe Disposition* der *Mund- und Rachenschleimhaut*, denn sonst wäre in Anbetracht der großen Übertragungsmöglichkeit von den Händen an diese Stellen die große Seltenheit der Warzen (und Papillome) an den Schleimhäuten kaum zu erklären; freilich machen Pharynxwarzen kaum Beschwerden und werden schon aus diesem Grunde leicht übersehen (PAGANO).

Darüber hinaus besteht eine spezielle *regionäre Disposition* für die einzelnen Warzenarten: *vulgares: Hände; planae: Gesicht, Hände; filiforme: Gesicht; Mosaikwarzen: Palmae*.

Eine große Rolle spielt bei den Befallenen das jugendliche *Alter*, in dem sicher eine erhöhte Disposition für Warzen vorliegt.

Nach JOSEPH sind Warzen jenseits des 30. Lebensjahres sehr selten (?). In der Statistik von MEMMESHEIMER und EISENLOHR fanden sich von 140 Befallenen:

        59 im Alter von   5—10 Jahren
        47 ,,   ,,   ,, 11—20 ,,
        34 ,,   ,, über   20   ,,

bei den *plantaren* Warzen BOWENs unter 34 Befallenen:

        22 unter   20 Jahren
         7 zwischen 20—25   ,,
         5 ,,   25—60   ,,

Eine gewisse *individuelle Disposition* ist nicht zu verkennen, wenn auch ihre Bedeutung nicht überschätzt werden soll. Viele Menschen infizieren sich in gewissen Zeitabständen immer wieder von neuem mit Warzen, ohne daß in ihrer Umgebung oder im Beruf eine erhöhte Gelegenheit hierzu festzustellen wäre; auch experimentell fiel eine besonders große Empfänglichkeit einzelner Personen auf [JADASSOHN (a): Laboratoriumsdiener N. s. Abb. 18, vgl. S. 68] und umgekehrt erscheint doch wohl sicher, daß sich Hautärzte keineswegs so oft in ihrer Praxis mit Warzen anstecken, wie dies bei Annahme einer schrankenlosen Infektiosität der Fall wäre.

BILLROTH (zit. nach BERNA) u. a. versuchten diese individuelle Disposition im Zeitalter der Krasenlehre als *Acrimonia seu Dyscrasia verrucosa* darzustellen.

GUYOT sieht das für die Entwicklung des Erregers günstige Terrain in *physischen* (Wachstum, ungünstige hygienische oder Ernährungsbedingungen, die zu Lymphatismus oder selbst orthostatischer Albuminurie und Kachexie führen) oder *nervösen Ursachen* (Erschrecken, Langeweile, geschäftliche Sorgen, lebhafte und andauernde Gemütserregungen, die Nervosität und Hypertension erzeugen).

RAYER berichtet über Warzen im Gesicht und Händen nach einer *Apoplexie*: DREYER (b) über *Verrucae planae juveniles* bei einem *phthisischen* Kinde. DREYER erwägt, ob die Tuberkulose selbst oder ihre Toxine solche Efflorescenzen hervorbringen oder wenigstens die Disposition für das Angehen der Warzenerreger abgeben können.

Die Angabe GUYOTS, daß während der *Inkubationszeit* eine *Störung des Allgemeinbefindens, lymphatisches* Aussehen bei *Kindern, anämisches* bei *Erwachsenen* zu verzeichnen wäre, dürfte wohl vereinzelt dastehen.

Nach BRANDES ist oft eine *Obstipation* vorhanden; den „Warzenkranken fehlt nichts als der Stuhlgang".

Im Sinne einer *Geschwulstdisposition* deutet MÜHLPFORDT (a) das *gleichzeitige* Auftreten von *Warzen, Kondylomen und Keloid*, PRINGLE das gleichzeitige Auftreten mit *Adenoma sebaceum*.

Ob in der Tat eine *familiäre* Disposition vorliegt, oder ob nicht vielmehr die erhöhte Infektionsmöglichkeit in dem engen familiären Kontakt diese nur vortäuscht, läßt sich noch nicht entscheiden. HUTCHINSON (a) glaubt, daß Kinder von Krebskranken besonders oft an Warzen erkranken.

Von einer *Rassendisposition* ist nichts bekannt.

In der *Rekonvaleszenz nach Infektionskrankheiten* können Warzen exacerbieren (und verschwinden) (GALEWSKY, STOWERS).

BROCK will seine Erfolge mit *Thymus-Röntgenbestrahlung* und *Thymus-Extrakt-Injektionen bei Verrucae planae juveniles* auf endokrin bedingte Faktoren in der Warzendisposition zurückführen.

Beziehungen zur *Gravidität* finden sich im Fall WARD (S. 43).

Neben diesen allgemeinen Zuständen spielt sicher eine Reihe *lokaler* Faktoren als Hilfsursachen in engerem Sinne mit: in erster Linie alle Momente, durch welche eine *Aufweichung* und *Maceration* der Haut und damit ein leichteres Haften des Warzenvirus herbeigeführt wird. Schon UNNA wies auf das häufige Vorkommen der Warzen bei Personen hin, die viel mit *Waschen* und *Kochen* beschäftigt sind; in der Tat entspricht dies der allgemeinen Erfahrung. MONTGOMERY und KLIMENTOVÁ sehen speziell in der *feuchten Hitze* ein prädisponierendes Moment; in einem Falle genügte allein heißes Wasser dazu, um Warzen hervorzurufen. In das gleiche Gebiet gehört auch die *Rasierinfektion:* in der durch den Seifenschaum aufgeweichten Haut finden die überdies mechanisch über die Bartgegend verbreiteten Infektionserreger eine günstige Eintrittspforte; dazu kommt natürlich auch die rein mechanisch reizende, eventuell kleinste Verletzungen setzende Wirkung des Rasierens selbst; die Ausbreitung der Verrucae planae im Bart ist oft als Rasierinfektion aufzufassen (Abb. 11) (HABERMANN, SCHUBERT, SELIGMANN).

Auch die *Hyperhidrosis* (universalis und localis) bedeutet aus diesen Gründen einen günstigen Boden für die Warzenentstehung, wie besonders von K. ULLMANN (c, d), HARDAWAY und ALLISON mehrfach hervorgehoben wurde; entsprechend führt auch übermäßige *Talgsekretion* zu großer rasenartiger Verbrei-

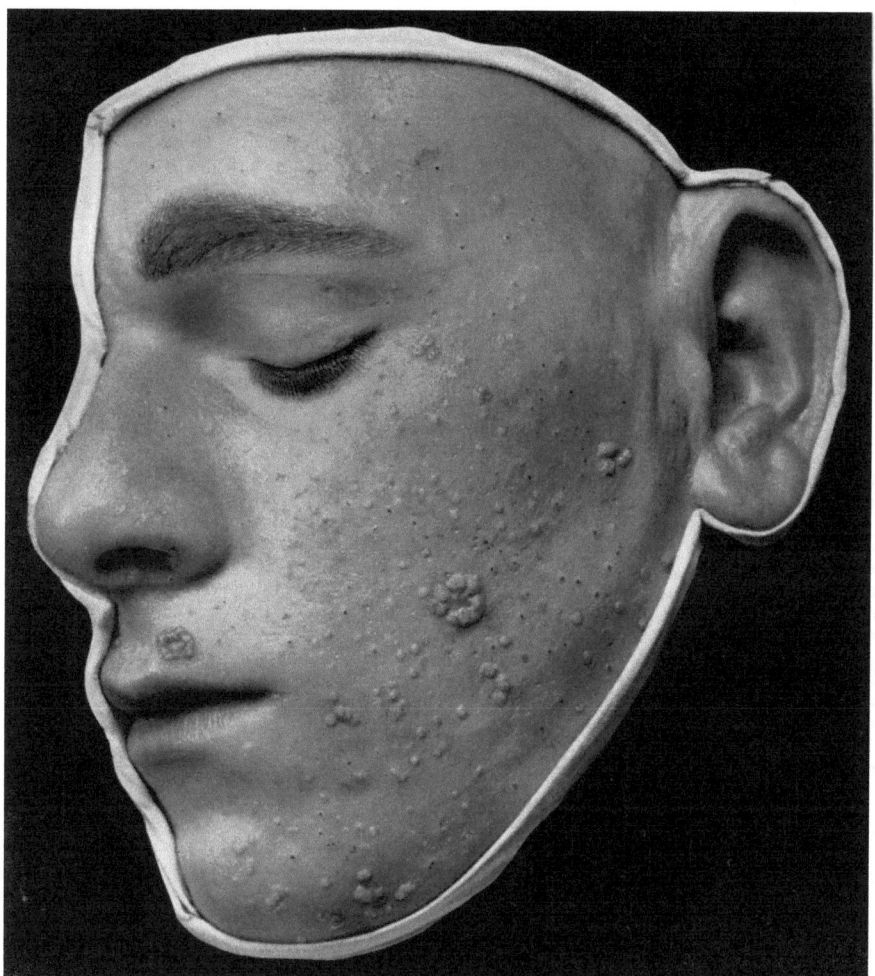

Abb. 19. Verrucae vulgares und Comedonen. (Moulage der Univ.-Hautklinik Breslau.)

tung der Warzen; z. B auf dem Kopf [ULLMANN (g)]. Vulgäre Warzen im Gesicht bei Status seborrhoicus und Comedonen zeigt die Abb. 19.

Die Beobachtung KREIBICHS (a), daß an *paretischen* Händen mit *Hyperhidrosis* leichter Warzen entstehen, gehört in das gleiche Gebiet, leitet aber zugleich zu jener Auffassung über, daß Warzen besonders gern auf dem Boden von *Zirkulationsstörungen* zur Entwicklung kommen (PAGNERZ). Die Anschauung BONJOURS freilich (Näheres s. *Suggestivbehandlung*), daß die Verrucae ausschließlich auf Zirkulationsstörungen beruhen, ist sowohl in dieser Ausschließlichkeit — BONJOUR bestreitet die Kontagiosität der Warzen — wie auch nur als regelmäßig mitwirkender Faktor in der Entstehung der Warzen nicht anzuerkennen.

Viele *mechanische* Ursachen können die Bildung der Warzen fördern. Hierzu gehören die gewöhnlichen traumatischen Reizungen des *täglichen Lebens*; besonders bei Menschen, welche *schwere Arbeit* verrichten, vor allem, wenn dabei die nötige Sauberkeit außer acht gelassen wird und die Hände lange Zeit mit (gewissen Sorten [?] von) *Schmutz*, der anscheinend oft das Warzenvirus beherbergt, in Kontakt bleiben.

Als Beweis für die große Bedeutung derartiger mechanischer Arbeitsinsulte berichtet VIRCHOW (zit. nach HÜTER, s. BERNA) über einen *handlos* geborenen Menschen, welcher — genötigt, alle Arbeit nur mit den Füßen zu verrichten — Warzen an den *Füßen* bekam, die immerhin eine sonst etwas seltenere Lokalisation darstellen.

SPRINZ berichtet über *perionychale* Warzen, die sich innerhalb 1½ Jahren an allen Fingern der rechten Hand einer *Schreibmaschinistin* bildeten.

FUSS sah teils einzelstehende teils kranzartig angeordnete bis erbsengroße Warzen, teils mehr diffus höckerige und hyperkeratotische Excrescenzen im Bereich der Nagelwälle sämtlicher Finger, die wahrscheinlich infolge *Nagelkauens* vom ursprünglichen Herd am Daumen weiterverimpft worden waren.

KREN (a) demonstrierte eine 62jährige Frau mit zahllosen Warzen an rechter Hand und Vorderarm, die durch immerwährende Verletzungen mit *Tannenreisig*, welches die Frau verkaufte, begünstigt worden waren (s. auch Fall JACQUET S. 67: *Nähzeug*).

WALKER und OPPENHEIM berichten über Warzen auf *Tätowierungen*, welche die tätowierte Figur ganz genau nachahmen und sich auf diese beschränken. Bei WALKER hatte der Tätowierte (Engländer) früher *keine* Warzen, bei OPPENHEIM bestand vorher in der Nähe der Tätowierung eine Warze.

CRONQUIST (b) erwähnt einen Offizier, der öfters an Warzen litt; einmal entstand eine auf Grund einer *Verbrennungsblase*, ein andermal auf Grund einer *Impetigo*. WAELSCH (d) gibt hierzu kritische Bemerkungen und lehnt diesen Zusammenhang ab.

HEUSNER: Patient — Alopecia praematura — bekam nach einem Stich mit der *Schere* auf dem Kopf nach wenigen Tagen eine etwa erbsengroße Verruca vulgaris papillomatosa und in der Umgebung etwa 10 Verrucae planae. Der Haarschneider, der die Verletzung gemacht hatte, hatte selbst keine Warzen an den Händen; trotzdem glaubt HEUSNER, daß er die Warzen übertragen habe. Natürlich kann der Scherenstich evtl. nur provozierend gewirkt haben.

SCHAAL weist den Fremdkörpern in der Genese der Warzen eine geradezu phantastische Rolle zu, indem er alle Warzen auf solche zurückführt, die als sog. „Wurzel" der Warze die Geschwulst dauernd unterhalten, so daß diese erst nach Beseitigung der „Wurzel" verschwinden.

Auch NÉKÁM (Diskussion zu E. MÜLLER) führt wenigstens einen Teil der Warzen lediglich auf mechanische Insulte (Glassplitter) zurück.

Auch bei den *plantaren* Warzen werden besondere mechanisch reizende Momente ätiologisch in Betracht gezogen; so glaubt BOWEN, wie im klinischen Teil schon erwähnt, die Häufung der Verucae plantares bei jungen Menschen in Amerika während der letzten Jahrzehnte auf die Irritationen des *Sports* (Tennis usw.), DUBREUILH (b, c, d) die Verrucae plantares unter Umständen auf den *Druck der Schuhnägel* und der *Nähte* und *Falten* in den Strümpfen zurückzuführen. HARDAWAY und ALLISON betonen den Zusammenhang von *Plattfuß* und *Hyperhidrosis*; als Folge der letzteren treten häufig (s. o.) Warzen auf, die wieder ihrerseits die fehlerhafte Fußstellung bedingen oder verschlimmern, so daß ein Circulus vitiosus die Folge ist, da die Fußdeformität wieder die Hyperhidrosis und die Verrucae plantares fördert. Die beste Behandlung der Hyperhidrosis und der Warzen sei die *orthopädische,* durch welche oft Warzen beseitigt würden, die zuvor einer direkt auf sie gerichteten Therapie völlig widerstanden haben. Auch McCAFFERTY und McCARTHY befürworten — neben Röntgen — orthopädische Behandlung.

Sehr bedeutsam für die große Wichtigkeit *äußerer disponierender* Momente in der Warzenentstehung ist die Rolle des *Lichtes*.

JESIONEK schätzt diese in der Genese der planen juvenilen Warzen ganz besonders hoch ein; sehr oft sitzen die erwähnten Gebilde einzeln oder in großen Massen an den Prädilektionsstellen der *Lichtdermatosen (Nase* und *Ohr)*, verschwinden im Herbst um im Frühjahr neu zu erscheinen und sind durch Lichtschutzmaßnahmen zur Rückbildung zu bringen.

MIRCK beschreibt plane juvenile Warzen — stellenweise Zentralefflorescenz mit Trabanten —, die ausschließlich an Gesicht, Hals und Handrücken lokalisiert waren. Am Halse setzen sie sich mit ganz scharfer Linie gegen die bedeckte Haut ab; an Händen und Rückseite des Handgelenks zeigen sie auffällige Übereinstimmung mit der Lokalisation der Lichtpigmentierung. Die erwähnte Aussaat planer Warzen trat auf, als sich Patient in der Rekonvaleszenz nach langer Krankheit zum ersten Male wieder intensiverer Belichtung aussetzte; im *Winter* trat eine angebliche *Verringerung*, im *Frühjahr* eine *Verstärkung* der Warzen ein. Ebenso berichtet Du Castel (La semaine méd. 1900, zit. bei Joseph) über Verrucae planae am Handrücken in Gruppierung um eine Mutterwarze; in jedem Winter verschwanden alle Gebilde bis auf die Mutterwarze, im Sommer kamen auch die anderen wieder.

Ein Gegenstück dazu sah Jadassohn (c): Ausgedehnte Verrucae planae an der auffallend *blassen* Stirn eines jungen Mannes mit ausgedehntem *Chloasma faciei*; es ist nicht analogielos, daß das Pigment in einem Fall die Disposition *erhöht* (Fall Mirck), im anderen *herabsetzt* (Fall Jadassohn).

Rajka (Diskussion zu E. Müller) glaubt, daß physikalische Faktoren, wie Sonnenwärme und kalte Witterung, auf Warzen heilend wirken.

Gerade diese letzten Beobachtungen zeigen die Wichtigkeit dieser disponierenden Faktoren nicht nur für die Entstehung, sondern auch für den *Fortbestand* der Warzen derart, daß mit dem Wegfall des betreffenden Momentes (z. B. Licht im Winter) die Warzen verschwinden (Du Castel) oder sich verringern (Mirck).

Es liegt also sehr nahe, zu vermuten, daß auch in vielen Fällen die sog. ,,Spontanheilung'' der Warzen darauf beruht, daß disponierende Momente exo- oder endogener Art in Wegfall kommen, ohne daß derartige Faktoren im Einzelfall deutlich nachweisbar wären; freilich ist auch diese Anschauung nur zu verfechten, wenn außerdem eine besonders große *Labilität* der Gebilde angenommen wird, wofür mehrere Erfahrungen auf dem Gebiete der Warzentherapie sprechen (s. Suggestivtherapie).

G. Koinzidenz und Beziehung (Identität) der planen und vulgären Warzen, Kondylome und Papillome.

Die Stellung der *planen* Warzen zu den *vulgären* ist heute noch ebenso ungeklärt wie die Beziehung der *Warzen* überhaupt zu den *Kondylomen*. Mögen auch viele Momente für eine recht *nahe Verwandtschaft* all dieser Gebilde sprechen, so ist doch eine Gewißheit darüber, wie weit diese Verwandtschaft geht oder ob sogar *Identität* vorliegt, noch nicht gegeben und wird vielleicht erst durch die Auffindung eines oder verschiedener Erreger geschaffen werden können. Nur mehr oder weniger bestimmte Vermutungen, die allerdings in der letzten Zeit sich immer mehr im Sinne der *Einheitlichkeit* geltend machen, sind von den einzelnen Autoren geäußert worden.

1. Beziehung und Koinzidenz der planen und vulgären Warzen.

Ursprünglich hat man der Abgrenzung der flachen Warzen von den papillomatösen wohl keine besondere Bedeutung beigemessen und in ihnen, analog etwa den *filiformen* oder *plantaren*, lediglich eine morphologische *Variante* gesehen, ohne dieser Frage viel Interesse zuzuwenden (z. B. Neumann). Auch nach der genauen klinischen Beschreibung der planen Warzen durch Thin, Darier, Herxheimer und Marx (s. klinischer Teil) haben Kaposi, Brocq, Kühnemann diesen Standpunkt bewahrt und in ihnen nur eine Variation der gewöhnlichen Verrucae anerkannt. Unna identifizierte die planen Warzen zum Teil mit seinen *Verrucae dorsi manus*, die er als *systematisierte harte Naevi* auffaßt, zum Teil scheint er sie nur als *junge Verrucae vulgares* aufzufassen.

Andererseits ist außer Thin, Darier, Dubreuilh, Rasch, Donat ganz besonders Herxheimer für ihre *Sonderstellung* eingetreten und hat sie auf Grund ihrer Besonderheiten bezüglich *Lebensalter, Sitz, Form, Farbe, Größe, Ausbreitung, therapeutische Beeinflussung durch Arsen* als ein *besonderes*

Krankheitsbild angesprochen. Auch JADASSOHN stellte sich schon auf dem Grazer Kongreß auf einen ähnlichen Standpunkt und hat — wenngleich mit Vorsicht — bis jetzt die Anschauung bewahrt, daß die beiden Warzenarten *ätiologisch different*, wenn auch durch ein sehr nahverwandtes Virus bedingt, und nicht etwa nur morphologische Varianten derselben — ätiologisch einheitlichen — Krankheit seien.

Den *entgegengesetzten* Standpunkt hat in Deutschland unter den ersten vor allem BLASCHKO (a) vertreten; gelegentlich einer Demonstration eines jungen Mannes mit *planen* Warzen an der *Stirn* und einer *papillären* im *Mundwinkel* äußerte er die Auffassung, daß lediglich die *regionär verschiedene Struktur des Papillarkörpers* an Stirn und Mundwinkel hier *papilläre*, dort *plane* Warzen entstehen ließe, wie überhaupt alle Warzenarten, nicht nur *plane* und *vulgäre*, sondern auch *senile* und die *spitzen Kondylome* auf einen *ätiologisch einheitlichen Faktor* zurückzuführen seien, und die *morphologische* Verschiedenheit nur auf *Differenzen des Standortes und äußeren Einwirkungen* beruhe.

Dieser *unitaristische* Standpunkt, den unter anderen auch schon PAYNE und andere vertraten, daß die planen Warzen lediglich durch das *Terrain (Gesicht, Hände)* bedingte Variationen der vulgären seien, etwa so wie wohl anerkanntermaßen an gewissen Stellen die *filiformen*, hat in neuerer Zeit zunehmend Anhänger gefunden und verdient, gerade mit Rücksicht auf die Bestrebungen, auch die *spitzen Kondylome* in gleicher Weise einzureihen und zu identifizieren, jetzt allergrößte Beachtung.

Wie verhalten sich nun zu diesen Anschauungen die *klinischen Beobachtungen*?

Alter. Gewiß sind die *planen* Warzen z. B. des Gesichtes vorzugsweise eine Erkrankung der *Kindheit und frühen Jugend*, aber erstens sind ja *beide* Warzenarten — wie schon betont — besonders bei *jugendlichen* Menschen anzutreffen, und umgekehrt ist das Auftreten *planer* Warzen im Gesicht bei *Erwachsenen* ganz gewiß nicht gerade eine *Seltenheit*, das Erscheinen *papillomatöser* Wucherungen am Handrücken und Fingern von *Kindern* vollends ist, selbst in sehr großer Aussaat, sogar recht *häufig*. Die Bedeutung des *Lebensalters* spricht jedenfalls nicht ausschließlich dafür, daß es sich bei *planen* und *vulgären* Warzen um ätiologisch identische, nur in den verschiedenen Lebensaltern in differenter Form auftretende Varianten handeln könnte.

Form. Es ist wohl als gesichert anzusehen, daß *typische papillomatöse* Warzen oft ein Stadium durchlaufen, in dem sie *planen* zum Verwechseln ähnlich sehen (s. auch UNNA oben). Bei den Inokulationsversuchen JADASSOHNS zeigte sich, daß später sicher *vulgäre* sich zunächst ganz so entwickeln wie *plane* und lange Zeit in dieser Form *verharren*, ein Teil sich sogar in diesem Stadium *involviert*.

Am Handrücken kann man auch sehr häufig neben großen *papillomatösen* Gebilden *flache* Warzen sehen, die von planen gar nicht zu unterscheiden sind. Auch daß die um eine *Verrue mère* gruppierten *Tochterwarzen* nicht nur kleiner, sondern auch flach und damit ganz den *planen* morphologisch entsprechend werden können, ist allgemein bekannt (s. u. Koinzidenz).

Die von JADASSOHN beschriebenen „*Mosaikwarzen*" können sehr wohl als eine *Übergangs- und Zwischenform* von planen und vulgären angesehen werden. JADASSOHN und BRANDES sahen sie unmittelbar aus planen entstehen und in papillomatöse weiterhin übergehen — z. B. in den JADASSOHNschen Inokulationsversuchen; gewiß ein Moment, das für allernächste Verwandtschaft, wenn nicht Identität der planen, Mosaik- und vulgären Warzen spricht.

Histologisch bestehen *keine* wirklich wesentlichen *Unterschiede* zwischen beginnenden — noch planen — vulgären und typischen planen.

Therapie. Wie im Abschnitt Arsentherapie auseinandergesetzt werden wird, bestehen zwischen planen und vulgären Warzen, im Gegensatz zu der namentlich von HERXHEIMER vertretenen Auffassung, *keine* prinzipiellen, sondern offenbar nur quantitative *Unterschiede* bezüglich der Heilbarkeit durch Arsen (und Hg). Zu einer wirklichen Differenzierung regelmäßig As-resistenter oder As-sensibler Typen in Übereinstimmung mit etwaigen *klinischen* Differenzen reichen die geringen Unterschiede in der Heilbarkeit durch Arsen keinesfalls aus.

Koinzidenz. Ganz gewiß kommen *plane* und *papillomatöse* Warzen nicht nur *nebeneinander*, sondern auch an *verschiedenen Körperregionen* desselben Individuums *gleichzeitig* vor (etwa *plane* an der *Stirn*, *vulgäre* an den *Händen*). Daß um eine *papillomatöse Mutterwarze* sich „*plane*" Tochtergeschwülste gruppieren können, wurde schon erwähnt. Es ist auch in der Tat sehr eindrucksvoll, wenn — Fall HEUSNER (s. S. 74) — nach einer Stichverletzung beim Haarschneiden an der Stichstelle eine *papillomatöse* und danach in der Umgebung zahlreiche *plane* auftreten, so daß sich der Gedanke aufdrängen muß, durch den *gleichen Infekt* seien hier *beide Warzenarten* gewissermaßen vor den Augen des Beobachters entstanden; aber hier muß die Kritik aus einem Gesichtspunkte erfolgen, durch welchen überhaupt vorläufig die ganze Differenzierung fast unlösbar erscheint, nämlich die schon erwähnte bis zum Verwechseln gehende *Ähnlichkeit* der *jungen vulgären* mit *echten planen*. Es läßt sich in der Tat gar nicht sagen, ob in dem erwähnten und ähnlichen Fällen, in denen man den Beweis sozusagen vor Augen zu sehen glaubt, die um die primäre papillomatöse gruppierten Verrucae junge „*planaähnliche*" vulgäre Warzen oder *echte plane* gewesen sind. *Klinisch* und *histologisch* lassen sich diese Gebilde nicht differenzieren, und über klinische und histologische Methoden hinaus sind kaum Wege gangbar (As-Therapie, Immuntherapie, Inokulationen). Zudem ist ja dieses *gleichzeitige* Vorkommen von vulgären und planen gewiß *nicht die Regel*; sehr oft findet man plane Warzen allein ohne Beimischung von papillomatösen, selbst an Stellen, an welchen sich letztere sonst gern entwickeln, so daß gerade dieser Gesichtspunkt dafür spricht, daß doch in ihrer Ursache *verschiedenartige Krankheiten* vorliegen [JADASSOHN (a)].

Experimente. Auch die *Inokulationsversuche* haben in dieser Hinsicht *keine Klärung* zu bringen vermocht. In den JADASSOHNschen Versuchen entstanden bei dem einzigen mit *planen* als Ausgangsmaterial geimpften Fall zwar typische *plane* und blieben so, in allen anderen aber mit typischen *verrukösen* oder *Mosaikwarzen* geimpften Fällen waren die Impfprodukte *plane*, die sich entweder als solche *involvierten* oder mit der Zeit *mosaikartig gefeldert* oder *papillomatös* wurden.

Ebenso verliefen die Impfversuche CIUFFOS; und auch die anderen Experimente waren bisher nicht geeignet zur Klärung der Beziehungen der beiden Warzenarten beizutragen.

Terrain. Lassen sich aus der Lokalisation der Warzen Schlüsse ziehen? *Plane* Warzen sitzen gewöhnlich auf dem *Handrücken* und im *Gesicht*, während die *vulgären* mit Vorliebe an Stellen, die *äußeren Reizungen* stärker exponiert sind, lokalisiert sind, wie die *Finger*, die *Ulnarseiten der Hände*, die *Außenseiten der Zehen*, *des Fußrandes*, seltener im Gesicht und anderen Stellen. MÜHLPFORDT (a) sagt allgemein, daß *plane* mehr in *zarter* (daher bei Kindern), *vulgäre* in *dicker* Haut sitzen. MÜHLPFORDT sah z. B. 1. *vulgäre* an der *inneren Hautfalte* an einem Interphalangealgelenk des rechten fünften Fingers und gleichzeitig eine *plane* in der *zarteren* Haut über dem Grundglied desselben Fingers zwischen den Gelenken oder 2. *kirschkerngroße* Verruca unter dem *Nagel* des dritten linken Fingers und $1/2$ Jahr später an der *zarteren* Dorsalseite des gleichen Fingers mehrere *plane*.

Auch die Beobachtung WAELSCHs (c) und WAELSCH und HABERMANNs, daß bei Einimpfung des Kondylombreis in die *zarte* Haut seines Vorderarmes eine *flache*, aber bei der Autoinokulation des Patienten mit Analkondylomen in die, stärkeren Reizen ausgesetzte, und mit einer *dicken* Hornschicht versehene, Gesäßhaut eine *vulgäre* Warze entstand, gehört hierher.

Trotzdem ist aber auch in dieser Hinsicht von einer größeren Regelmäßigkeit keine Rede und oft sitzen plane und vulgäre Warzen auf demselben, nach dieser oder jener Richtung hin ausgesprochenen Terrain (zarte oder dicke Haut) nebeneinander.

Zusammenfassend muß also gesagt werden, daß eine Entscheidung zur Zeit noch *nicht* gefällt werden kann; daß bezüglich *Lebensalter, Körpergegend, Hautbeschaffenheit* eine wirklich entscheidende Prädisposition für die eine oder andere Art — im Sinne der nur morphologischen Variation derselben Noxe — *nicht* zu konstatieren ist, daß speziell bezüglich *Lokalisation* die Verhältnisse viel *komplizierter* liegen als bei den *filiformen* Warzen des Gesichts und Kopfes. Andererseits aber haben weder die genaue Prüfung der *Arsenempfindlichkeit* noch die *Experimente* Argumente für eine Trennung ergeben; die Entwicklung *vulgärer* aus Jugendformen, die mit *planen* zu verwechseln sind, sowie die eigenartige Stellung der ,,*Mosaikwarzen*" als *Zwischenform* von *planen* und *vulgären* stellt sogar ein wichtiges Moment für die Meinung der Unitaristen dar.

Dieser heute sehr verbreiteten Meinung gegenüber kann aber nach dem Gesagten die ablehnende oder zumindest reservierte Haltung JADASSOHNs, DUBREUILHs u. a. wenigstens durchaus Verständnis verlangen.

Die Entscheidung ist auch hierbei nur von zahlreichen weiteren Inokulationen und der ätiologischen Virusforschung zu erwarten.

2. Beziehung und Koinzidenz der Warzen und Kondylome.

Die Frage der *Identität* der *spitzen Kondylome* und der *gewöhnlichen Warzen* ist immer wieder aufgeworfen und von den verschiedensten Seiten her beleuchtet worden.

Wenn auch eine endgültige Klärung nur durch den Nachweis eines identischen Infektionserregers gebracht werden kann, so können sich die meisten Autoren heute nicht der Schlußfolgerung entziehen, *daß Warzen und Kondylome entweder durch den gleichen oder zumindest durch nahverwandte Erreger* (wie plane und vulgäre Warzen) *hervorgerufen werden und lediglich durch die Besonderheiten des Terrains* (Haut und Schleimhaut) *ihr verschiedenes morphologisches Bild erhalten.* Für die große Bedeutung besonderer *Terraineigentümlichkeiten* erinnert MÜHLPFORDT (a) in diesem Zusammenhang an die Besonderheiten der *luischen Papel* auf *seborrhoischem* und des *Flohstiches* auf *exsudativem* Terrain.

Die Vermutung einer gleichen Ursache für Warzen und Kondylome tauchte natürlich schon zu einer Zeit auf, als die infektiöse Genese bei beiden noch keineswegs sichergestellt war; so glaubte HUTCHINSON eine gleichartige ,,*Disposition*" für beide annehmen zu können.

Als BLASCHKO (b) sich vor Jahrzehnten mit Überzeugung für die *Identität* der Bildungen einsetzte, fand er noch bei SAALFELD, PINKUS, LEDERMANN entschiedene *Opposition*; heute erntet FREY, der diese These in letzter Zeit besonders exakt formuliert hat, bereits weitgehende *Zustimmung* (MARTENSTEIN) und TIÈCHE, der noch 1918 (a) Argumente *gegen* die Identität brachte (angebliches Fehlen des Condyloma acuminatum bei der Landbevölkerung), drückte 4 Jahre später (b) die *Änderung* seiner Anschauung dahin aus, daß die Condylomata acuminata vielleicht durch Schleimhautgewöhnung modifizierte Warzen seien.

FREY sieht die unitarische Auffassung der Warzen und Kondylome begründet im besonderen durch

a) die *histologische* Ähnlichkeit von *vulgären* und *planen* Warzen und *spitzen Kondylomen*,

b) die *Koinzidenz* beim gleichen Individuum,

c) das *gleichsinnige* Verhalten in *therapeutischer* Hinsicht,

d) die *gleiche Inkubationszeit*,

e) *Übergänge*, besonders bei *Impfversuchen*.

a) Die histologische Ähnlichkeit, namentlich der jüngeren Stadien von planen, vulgären und akuminaten wird in letzter Zeit von LIPSCHÜTZ, MARTINOTTI, SERRA, WAELSCH und HABERMANN betont. MARTINOTTI bemerkt, daß die genaue Untersuchung der *Verhornung* keinen Unterschied erkennen läßt, da die Verhornungsvorgänge für keinen Typ spezifisch sind. HABERMANN und WAELSCH fanden klinische und histologische *Übergangsformen*.

b) Gleichzeitiges Vorkommen von Warzen und Kondylomen. THIBIERGE (fils) wies 1906 auf das sehr häufige Zusammentreffen von *Warzen und Condyloma acumiatum* hin; gelegentlich einer Demonstration eines 18jährigen Mädchens mit mehreren *planen* und drei *papillomatösen* Warzen an den Händen und gleichzeitiger Gonorrhöe und *Feigwarzen* verschiedenster Form an den Labien schätzte er, daß $1/4$ *aller Kondylompatienten auch an vulgären Warzen* leidet; das Zusammentreffen mit *planen* Warzen ist seltener, was schon durch die Differenz der in der Regel betroffenen *Altersstufen* bedingt ist, wurde aber auch schon von GÉMY, DUBREUILH, BARTHÉLÉMY (zit. bei THIBIERGE) beobachtet; nach den Angaben BRANDES' müssen bei diesen Warzen-Condyloma acuminatum-Patienten immer *beide* Arten von Geschwülsten entfernt werden, wenn man Rezidive verhindern will, da sehr leicht die eine Art, wenn man sie persistieren läßt, zum Rezidiv der anderen führt.

BRANDES sah im *St. Georgs-Krankenhaus Hamburg* unter 38 Condyloma acuminatum-Fällen 26mal = 68,42% Warzen, ARNING zuvor auf der gleichen Abteilung 58%; umgekehrt fanden sich bei einer Gegenkontrolle alle an einem Tage im Hospital befindlichen fünf weiblichen Warzenträgerinnen gleichzeitig mit Condyloma acuminatum behaftet, von sieben männlichen Insassen allerdings nur zwei.

In letzter Zeit wurde, abgesehen von diesen Zusammenstellungen, von WAELSCH und HABERMANN bei 5 Patienten alle Übergänge von spitzen Kondylomen zu harten, flachen Warzen festgestellt. WAELSCH (c) berichtete über einen jungen Mann mit circumanalen *Kondylomen* und *Pruritus ani*, der nach einem Jahre an der rechten Gesäßbacke eine flache, allmählich sich fein papillär entwickelnde *Warze* bekam, die dem Impferfolg an WAELSCHs Unterarm glich (S. 163) und histologisch einer Verruca vulgaris entsprach. Auch in anderen Fällen folgten die Warzen den zuerst vorhandenen Condylomata acuminata nach (BRANDES), während die umgekehrte Reihenfolge wohl häufiger ist. MÜHLPFORDT (a) beschreibt typische plane Warzen und typische kleine Condylomata acuminata nebeneinander im *Gesicht* bei gleichzeitigen vulgares am Daumen; VON BLEYEL *Condylomata acuminata des Gehörganges* und *Warzen* an *Händen* und *Brust*; ebenso I. CH. MÜLLER und HELLMANN; WIENER: *Kondylome der Vulva, Papillome der Uvula* und *des einen Gaumenbogens* und *Warzen* an den *Händen*; SCHÖNHOF (d): *Kondylome am Mundwinkel* und *plane* Warzen an der *Wange*; *Kondylome der Mundschleimhaut* und *Warzen* an den *Händen* wurden ferner gleichzeitig beobachtet von AUDRY (c), DRUELLE, PAGANO, PER, MUSGER, RASCH und SPRECHER.

Sicherlich ist die Koinzidenz viel häufiger, als diese Berichte vermuten lassen, die ARNINGschen und BRANDESschen Zahlen dürften den Tatsachen sehr wohl entsprechen.

Interessant ist der Fall AUBERT: Altes Ehepaar (Landwirte) mit *Kondylomen*, Sohn: *Warzen* an den Händen, Kuh: *Rinderpapillomatose*. Nach E. V. ULLMANN (a) und THOST finden sich bei Kindern, die an *Larynxpapillomen* leiden, häufig *plane Warzen*.

Bemerkenswert bleibt auch, daß die von BRANDES beobachteten *Warzenträger* mit *gleichzeitigem Condyloma acuminatum* sämtlich die Warzen an *beiden* Händen oder an der *rechten* hatten, der einzige mit Warzen an der *linken* Hand war *Linkshänder*, so daß also mühelos der *Kontakt* zwischen den Lokalisationsstellen der Warzen und der genitalen Kondylome hergestellt ist.

c) Gleichsinniges therapeutisches Verhalten. Das therapeutische Verhalten der Warzen und spitzen Kondylome ist in der Tat recht weitgehend übereinstimmend (vgl. die betreffenden Abschnitte).

Kondylome werden sowohl durch *Arsen* (CEDERKREUTZ, WAELSCH) wie *Hydrargyrum ox. flav.* [ZIEGLER (a)] und *Magn. sulfur.* (ARONSTAM), also den wichtigsten internen Warzenmitteln beseitigt und auch *äußerlich* findet Arsen *(Liquor Fowleri)* in beiden Fällen erfolgreich Anwendung.

Röntgen hat sich sowohl bei Warzen wie Kondylomen (bei beiden in beschränktem Maße) eingebürgert und jedenfalls eine Reihe warmer Befürworter gefunden. Auch die *Suggestivbehandlung* (BONJOUR) ist nicht nur bei Warzen, sondern auch bei Kondylomen erfolgreich, wenn auch bei letzterem erheblich weniger erprobt; auf beide Formen wendet BONJOUR seine Theorie der Genese und des Zustandekommens der Suggestivbehandlung (erhöhte Blutdruckminima) gleichsinnig an.

Schließlich wirft auch die *Vaccinetherapie* (BIBERSTEIN) bezeichnendes Licht auf dieses Gebiet; denn mit der aus *Kondylomen* hergestellten Vaccine konnten auch *Warzen* (von 12 Fällen 5 geheilt) und umgekehrt mit *Rinderwarzenvaccine* nicht nur in zahlreichen Fällen *Warzen*, sondern auch *Kondylome* (von 10 Fällen 9 = 90% geheilt) beseitigt werden. Wenn auch die Frage der *spezifischen* Komponente der Vaccinewirkung noch nicht ganz eindeutig in positivem Sinne beantwortet erscheint, so zeigen diese therapeutischen Erfolge der wechselseitigen Vaccination doch einen gewissen Anhalt für enge Beziehungen zwischen Warzen und Condyloma acuminatum. Die von E. V. ULLMANN angekündigte Mitteilung über Erfahrungen mit der *Vaccinetherapie des Larynxpapilloms* steht noch aus.

d) Inkubationszeit. Bei den experimentell ausgeführten Inokulationen von Warzen und Feigwarzen erwies sich die *Inkubationszeit* als recht *lang* mit einer gewissen *Variationsbreite*, aber bei *beiden* Gruppen von recht *übereinstimmender* Dauer, etwa $2^1/_2$—6 Monate.

Sie betrug bei *Warzen:*

LANZ ($1^1/_2$ Monate), JADASSOHN ($1^1/_2$—8 Monate), VARIOT (2 Monate), DE FINE LICHT (6 Monate), WAELSCH (3 Monate), MERIAN ($2^1/_2$ Monate), TUCCIO und COPPOLINO (mehrere Monate), SERRA (a) (5—6 Monate), KINGERY, erste Impfung (1—2 Monate), Weiterimpfung (6 Monate), *Rinderwarze* (JADASSOHN-FRANK SCHULTZ) 3 Jahre (!).

Bei *Kondylomen:*

WAELSCH (c) und FANTL ($2^1/_2$—9 Monate), FREY (2 Monate), ZIEGLER ($1^1/_2$ Jahre!), SERRA (b) ($5^1/_2$ Monate).

Bei *Kehlkopfpapillomen:*

ULLMANN (3 Monate).

Die Angabe BRANDES, daß die Condylomata acuminata mit gleichzeitiger Gonorrhöe meist 2—5 Monate post infectionem veneream erscheinen, schließt sich den experimentellen Erfahrungen gut an, wenn man beide Infektionen auf die gleiche Gelegenheit zurückführt (?!). Interessanterweise hat auch RASCH (c) schon 30 Jahre früher lediglich auf Grund seiner klinischen Beobachtungen die Inkubation des Condyloma acuminatum auf 2—4 Monate bemessen.

e) **Übergänge zwischen Warzen und Kondylomen, besonders bei Impfversuchen.** Gewiß sind Übergänge zwischen Warzen und Kondylomen selten, werden aber doch gelegentlich von aufmerksamen Beobachtern beschrieben; WAELSCH und HABERMANN fanden bei fünf männlichen und weiblichen Patienten alle Übergänge von harten Warzen zu spitzen Kondylomen nebeneinander und konnten die Übergänge auch histologisch verifizieren: An der *Haut* des äußeren Genitales fanden sich *harte Warzen*, an der *Übergangshaut* eigenartige *papilläre Warzen* und schließlich an der mehr oder weniger *irritierten Übergangshaut* und der *Genitalschleimhaut* selbst *spitze Kondylome*. Ein Teil der Patienten hatte zudem *Warzen an den Händen*, z. B. der männliche Partner des von WAELSCH veröffentlichten Partnerfalles (f), der am Praeputium erst eine *flache, den venerischen ganz unähnliche* Warze aufwies, und nach einigen Monaten mehrere *typische zerklüftete, hahnenkammartige Condylomata acuminata* zeigte. Ein derartiger Fall wurde von WAELSCH (e) besonders demonstriert: es handelte sich um *spitze kondylomähnliche akanthoide Warzen* am Genitale, wie sie sich durch Übertragung von Warzen auf Vorhautinnenblatt oder Glans entwickeln.

Mikroskopisch ließ sich im Material WAELSCHs und HABERMANNs die Entstehung vielfach *typischer verästelter spitzer Kondylome aus spornartig gestielten Wucherungen* erkennen.

Interesse verdienen auch die von JADASSOHN (c) so genannten „planen spitzen Kondylome", *kleine flach erhabene oder halbkugelig gewölbte blasse Knötchen*, die *weder makroskopisch noch mikroskopisch* irgendeine *Papillenbildung* erkennen lassen (s. Klinik der Condylomata acuminata S. 132) und sich oft neben typischen papillären Kondylomen oder auch allein finden und Analoga zu den *planen juvenilen Warzen* darstellen.

An den *Übergangsstellen der äußeren Haut zu der Schleimhaut*, besonders an Lippen und Lidern, nähert sich das klinische und histologische Bild der Warzen den spitzen Kondylomen, indem der filiforme papillomatöse Charakter mehr in den Vordergrund, die Verhornung mehr in den Hintergrund tritt. Und umgekehrt findet sich bei den — seltenen — Kondylomen der äußeren Haut, falls hier stärkere Macerationserscheinungen fehlen, eine Angleichung des klinischen Bildes an die filiformen Warzen mit stärkerer Ausprägung der Hyperkeratose (FREY).

Ganz besonders eindrucksvoll und erwähnenswert sind jene Fälle, in denen durch zufällige oder experimentelle Einimpfung von Kondylommaterial Warzen entstanden:

Zufällige Übertragung. COOPER (s. S. 161) berichtet über seinen Assistenten, der bei Auskratzung eines *Kondyloms* mit dem Instrument am Daumennagel verletzt wurde und nach einiger Zeit an der betreffenden Stelle eine typische *Warze* bekam.

Das gleiche berichtet, wie schon mehrfach erwähnt, E. V. ULLMANN von der Übertragung des *Larynxpapilloms*; ein wegen Kehlkopfpapilloms curettiertes Kind wird bei dem Eingriff versehentlich mit der Curette an der Lippe verletzt; nach 3 Monaten entstehen an der verletzten Stelle typische plane Warzen, die allmählich auch auf die Haut der Wange übergehen. WAELSCH (c) berichtete über einen jungen Mann, bei dem von *circumanalen Kondylomen* eine Autoinokulation in der *Gesäßhaut* statthatte und dort eine typische papillomatöse *Verruca vulgaris* entstand.

Experimentelle Übertragung. Larynxpapillom. Bei den ersten experimentellen Übertragungen mit *Larynxpapillommaterial* erzeugte E. V. ULLMANN zunächst an seinem Oberarm und in Weiterimpfung bei einer anderen Versuchsperson Wucherungen, die vorerst *plan*, dann allerdings *papillomähnlich* (brombeerartig) wurden; aber in zwei späteren Fällen entstanden durch Verimpfung von Larynxpapillom auf Kopf- und Gesichtshaut — ganz analog der oben berichteten zufälligen Übertragung — typische *plane Warzen*, die auch so blieben.

Kondylome. Auch bei allen mit *Kondylommaterial* (auch den Versuchen mit *Berkefeldfiltraten*) erfolgreich geimpften Fällen entstanden, sofern die Inokulation an der Haut des *Armes* oder ähnlichen Stellen vorgenommen wurde, *Warzen* (Näheres s. S. 164); so bei WAELSCH (und FANTL) (c): bei beiden Autoren *Warzen am Arm*, während das gleiche Material am *Genitale* einer Virgo *Kondylome* ergab; bei FREY plane Warzen, ZIEGLER (b) (s. Abb. 41) histologische und klinische Verrucae vulgares.

SERRA (b): 1. Ausgangsmaterial: *Papillom der Regio suprapubica:* bei zwei Versuchspersonen am *Daumen Warzen*; 2. Ausgangsmaterial: *Kondylome des Sulcus coron:* am *Fuß warzenähnliche*, in der *Regio suprapubica papillomähnliche* Wucherungen.

Gerade diese letzteren Beobachtungen, daß mit *Papillom-* und *Kondylommaterial* auf Körperstellen, die ein exquisites „*Warzenterrain*" darstellen, *mit Regelmäßigkeit Warzen*, auf „*Papillomterrain*" *Papillome* erzeugt wurden, läßt die Neigung der überwiegenden Mehrzahl der Untersucher begreiflich erscheinen, alle diese Gebilde zu *identifizieren*.

Mag auch das letzte Wort erst nach Auffindung der Erreger gesprochen werden können, zusammen mit den anderen Gesichtspunkten (FREY) weisen gerade diese Impfergebnisse darauf hin, daß *Warze, Condyloma acuminatum und Larynxpapillom nur verschiedene Reaktionen auf die gleiche Grundursache darstellen; Reaktionen, die wahrscheinlich wesentlich durch die Struktur des Standortes bedingt sind,* „wobei die anatomisch-physiologischen Eigenschaften der geimpften Haut die Ursache dafür sind, daß das eine Mal nach der Impfung mit Kondylombrei *flache Warzen*, das andere Mal *spitze Kondylome* entstehen" [WAELSCH (c), WAELSCH und HABERMANN].

3. Warzen und Larynxpapillome.

Namentlich durch die — schon mehrfach erwähnten — *klinischen* und *experimentellen* Untersuchungen des Laryngologen E. V. ULLMANN sind die *Larynxpapillome*, mit denen die entsprechenden Gebilde der *Epiglottis* und der *Nasenschleimhaut* wohl *identisch* sind (RASCH), in ihren engen Beziehungen zu Warzen und Kondylomen erforscht worden. Nachdem an mehreren Stellen bereits auf Einzelheiten Bezug genommen wurde und die experimentellen Arbeiten später im Zusammenhang mit den experimentellen Studien am Condyloma acuminatum dargestellt werden sollen, ist im folgenden vor allem eine, die den Warzen und dem Condyloma acuminatum gemeinsamen Gesichtspunkte erfassende, Zusammenstellung zu geben:

1. *Die Papillome der Larynx* sind gleichfalls *infektiös*; sehr häufig wird bei der Curettierung bei Kindern der Kehlkopf — namentlich die *Epiglottis* — verletzt und an der betreffenden Stelle *Papillom-Impfmetastasen* erzeugt.

2. *Bei Verletzungen an der Lippe oder Wangenhaut* sind die auf diese Weise entstehenden Impfprodukte als „*plane Warzen*" anzusprechen.

3. Auch die *experimentelle* Übertragung auf *Gesichts- und Kopfhaut* erzeugt *typische plane* Warzen; an den *Armen* des Menschen und an der *Vaginalschleimhaut* eines Hundes entstanden *Papillome*.

4. Sehr häufig haben *Larynxpapillompatienten gleichzeitig plane juvenile Warzen*; bei Kindern mit Larynxpapillom, bei welchen eine *Tracheotomie* erforderlich wurde, finden sich auf der *äußeren Haut* in der Umgebung der *Fistelöffnung plane Warzen*.

5. Ebenso wie bei Warzen und Condyloma acuminatum ist der ätiologische Faktor der Larynxpapillome ein *ultravisibles, filtrierbares* Virus; *Passageimpfungen* gelangen.

6. Die *Inkubationszeit* betrug bei der Erstimpfung 3 Monate; bei der Passage 6 Wochen (vgl. Warzen und Condyloma acuminatum).

7. Eine *absolute Kontagiosität* besteht *nicht*; stets sind mehrere Versuchspersonen zu impfen, wenn man positive Impfresultate erlangen will (s. Warzen und Condyloma acuminatum).

8. Auf *Röntgenbestrahlungen* reagieren die Larynxpapillome sehr günstig.

9. Larynxpapillome *verschwinden spontan*.

10. Auch die Larynxpapillome sind exquisit eine Krankheit des *jugendlichen Alters*.

All diese Momente sprechen für allerengste Beziehungen sowohl zu Verrucae wie zu spitzen Kondylomen und gerade dadurch auch für engste Beziehungen zwischen diesen beiden. Ob diese Verwandtschaft soweit geht, daß eine Identität besteht, ist auch bei den Larynxpapillomen, solange die Erreger nicht ermittelt sind, nicht zu entscheiden.

4. Die Stellung der Blasenpapillome zu den infektiösen Epitheliosen.

Im Gegensatz zu den vorhergehenden Abschnitten, in denen eine genaue klinische und experimentelle Arbeit wenigstens die Grundlagen für eine gemeinsame Betrachtung der erwähnten Bildungen gegeben hat, ist die Stellung der *Blasenpapillome* zu den Warzen und besonders zu den Kondylomen noch im wesentlichen als *ungeklärt* anzusehen.

RASCH (b) neigte dazu, sie auf Grund eines Falles in Kombination mit papillomatösen Naevis und Verrucae seniles (?), als „*innere Naevi tardivi*" (vgl. Verruca senilis) zu deuten.

Ohne hier weiter auf die eigenartige Pathologie der Blasenpapillome einzugehen, sei nur betont, daß schon allein ihre häufige Neigung zur *malignen Entartung* es wohl richtiger erscheinen läßt, sie *nicht in die Nähe der infektiösen Epitheliosen* zu stellen. Auch manche Fälle von *Papillomatose der hinteren Harnröhre* mögen nicht als Kondylome, sondern in Beziehung zu der *Papillomatose der Harnblase* zu rubrizieren sein.

Anhang.
Epidermodysplasia verruciformis.

Im Jahre 1922 veröffentlichten LEWANDOWSKY und LUTZ einen Fall unter dem Namen „Epidermodysplasia verruciformis"; im Anschluß an diesen und eine Reihe mehr oder weniger ähnlicher Fälle wurde die Frage aufgeworfen, ob es sich bei dieser Erkrankung wirklich um eine naeviforme Affektion handele, wie LEWANDOWSKY annahm, oder nicht vielmehr um eine disseminierte bzw. generalisierte *Warzen*erkrankung; daher, und weil die Krankheit weder bei den Keratosen noch bei den Naevi besprochen worden ist, möchten wir sie hier mit abhandeln.

LEWANDOWSKYS Fall ist eine 29 jährige Frau, deren Eltern blutsverwandt (Geschwisterkinder) sind. Die Hautaffektion besteht unverändert seit Geburt. Über den ganzen Körper verbreitet finden sich scharfbegrenzte, plane, blaßrosa bis lividrote, rundliche, ovale oder polygonale Papeln von 1—20 mm Durchmesser, meist mit dünnen, grauweißlichen oder dicken, gelblichen, eigentümlich fettigen Schuppenmassen bedeckt. Die Herde stehen am dichtesten am Stamm, wo sich auch die größten Efflorescenzen vorfinden; durch stellenweisen Zusammenhang bilden sie eine Art Netzwerk; die dazwischenliegende Haut ist auffallend bräunlich verfärbt und zeigt eine deutliche kleinlamellöse Schuppung.

Oberarme weniger, Vorderarme und Hände, besonders Fingerrücken, stärker betroffen. An den Handinnenflächen zahlreiche kleinste, kaum prominente, bläschenartige Efflorescenzen. Außerdem einige typische gewöhnliche Warzen. Kopfhaut bedeckt mit wachsartig gelben,

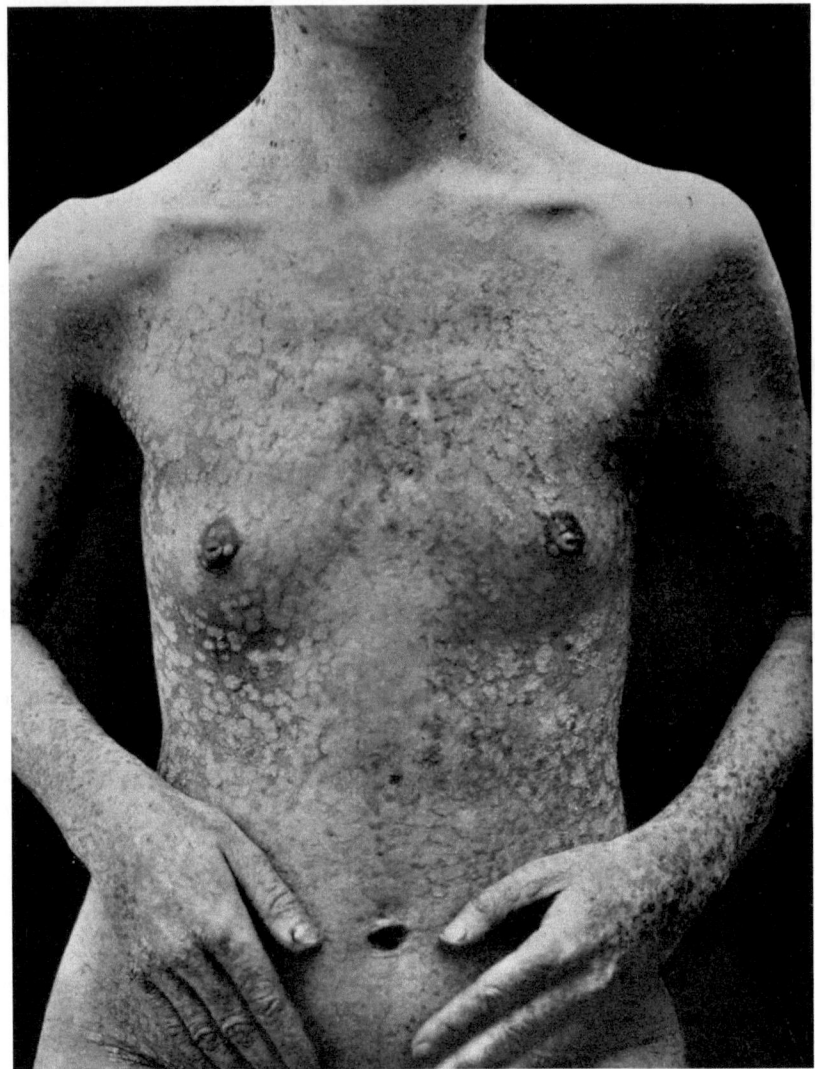

Abb. 20. Epidermodysplasia verruciformis. (Nach LEWANDOWSKY und LUTZ.)

festhaftenden Schuppen. An der Stirn 2 Spinalzellcarcinome, die sich seit 2 bzw. $^1/_2$ Jahren entwickelt haben.

Histologisch findet sich reine Hyperkeratose oder Parakeratose mit lockerer Aufsplitterung der Hornlamellen, wobei die Hornschicht mitunter in ein feinfädiges Maschenwerk verwandelt erscheint. Reine Acanthose oder eigentümliche blasige Umwandlung und Auftreibung auch der unteren Reihen des Stratum spinosum.

Unter Röntgenbestrahlungen flachen die Efflorescenzen am Körper deutlich ab, treten aber sehr bald wieder mehr hervor; bei nochmaliger Bestrahlung verschwinden sie ganz, zeigen sich aber nach kurzer Zeit wieder in ihrer ursprünglichen Form.

Lewandowsky sah seinen Fall als eine eigentümliche, auf kongenitaler Anlageanomalie beruhende Hauterkrankung an. Für die Namengebung war die Ähnlichkeit mit planen Warzen mitbestimmend.

Der Epidermodysplasia verruciformis reihte Fuchs seinen Fall an, bei dem die Eltern gleichfalls blutsverwandt waren, die Affektion jedoch erst im 11. Lebensjahr im Anschluß an Masern auftrat und sich von den Händen allmählich auf Vorderarme, Hals und obere Brust ziemlich symmetrisch ausbreitete.

Ebenso ordnen 2 japanische Autoren, Hidaka und Masuda, ihre Fälle in die Epidermodysplasia verruciformis ein. In Masudas Fall hat die Erkrankung im Säuglingsalter im Anschluß an das Rasieren der Kopfhaare zunächst am Kopf begonnen und sich allmählich über den Körper ausgebreitet, nur Achselhöhlen, äußerer Gehörgang, Fußsohlen und ein kleiner Teil der Wangen ist frei. Außerdem an der Stirn ein großes ulceriertes *Carcinom*, das sich vor 7 Jahren, im 40. Lebensjahr, zu entwickeln begann.

Die von Hidaka beobachtete Erkrankung begann mit 38 Jahren am Bauch und breitete sich in Form von kleinen, schuppigen, nicht follikulären Efflorescenzen fast symmetrisch

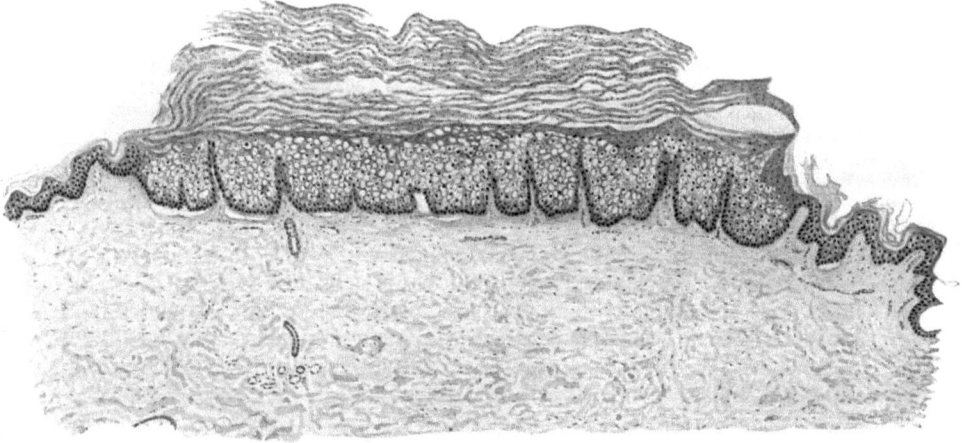

Abb. 21. Epidermodysplasia verruciformis. (Nach Lewandowsky und Lutz.)

aus; an den Händen ähnlich planen Warzen. Hidaka schlägt die Bezeichnung „Verrucae dyskeratoticae congen." vor; hierzu soll außer der Epidermodysplasia verruciformis auch die Dariersche Krankheit und eine klinisch letzterer, histologisch ersterer ähnliche von Hidaka beschriebene Dermatose gehören.

Während die bisher genannten Autoren sich Lewandowskys Auffassung der Epidermodysplasia verruciformis anschlossen, ziehen gleichzeitig und unabhängig voneinander E. Hoffmann und Kogoj an Hand ihrer eigenen Fälle die Naevusnatur der Epidermodysplasia verruciformis in Zweifel.

In Kogojs 1. Fall ist die Erkrankung mit 10 Jahren nach einem Keuchhusten aufgetreten; der ganze Körper ist befallen, jedoch Achselhöhlen, Kniekehlen, Inguinalfalten und Malleolargegend frei (Lokalisation also ähnlich wie bei Masuda).

Im 2. Falle besteht eine Lungentuberkulose, ferner eine Periostitis und Tuberculosis verrucosa cutis am rechten Unterarm und Handrücken. Am rechten Unterarm treten von Zeit zu Zeit Anschwellungen auf, an die sich Schübe von hirsekorngroßen, warzenähnlichen Gebilden anschließen, die auf dem rechten Unterarm beschränkt bleiben, „vielleicht eine lokalisierte Epidermodysplasia verruciformis".

Histologisch findet Kogoj ebenso wie die bisher genannten Autoren die Vakuolisierung der Retezellen, allerdings nicht sehr weit basalwärts, etwa in Art einer „forme fruste". Die Vakuolisierung sei nun aber bei den meisten mit Hornbildungsanomalien einhergehenden Dermatosen anzutreffen, so auch bei den Warzen. (Darauf hatte übrigens bereits Lewandowsky hingewiesen.) Die Aufstellung einer neuen klinischen und histologischen Entität, fußend hauptsächlich nur auf einer mächtigeren Entwicklung der beschriebenen Epitheldegeneration, erscheint Kogoj nicht gerechtfertigt. Er ist vielmehr der Ansicht, daß die Epidermodysplasia verruciformis nur eine besonders verbreitete (hämatogene?) Form der

Warzenerkrankung ist; er hält deshalb die Bezeichnung „Verrucae disseminatae" für derartige Fälle für geeigneter.

Zu einer ähnlichen Auffassung kommt E. HOFFMANN an Hand zweier eigener Fälle.

Im 1. Fall zeigte sich die Erkrankung bei der jetzt 36jährigen tuberkulösen Patientin vor 9 Jahren an beiden Armen, 2 Jahre später auch am übrigen Körper; einige Jahre vorher waren ihr Warzen an der Fußsohle und am Handrücken entfernt worden. Die Hautveränderungen erinnern bei flüchtiger Betrachtung durch geringe, stellenweise stärkere Schuppung und Papelform an eine atypische Psoriasis oder Parasporiasis, sind aber durch die scharfe, polycyclische Begrenzung von ihr verschieden. Außerdem finden sich alle Übergänge zu lichenartigen Papeln und planen Warzen. Die Anordnung in Strich- oder Reihenform ist stellenweise deutlich ausgeprägt. Bei genauer Betrachtung finden sich massenhaft echte Verrucae in allen Formen.

Aus den histologischen Befunden ist neben ausgedehnter Vakuolisierung der Spinalzellen ein bemerkenswerter Befund in einer flachen, bräunlichen Efflorescenz an der Schläfe hervorzuheben: *große Epidermisfelder* in der Cutis, die zum Teil mit gewucherten schmalen Zapfen des Rete zusammenhängen, stellenweise auch mit Anhangsgebilden der Haut Verbindung zeigen.

Alle therapeutischen Versuche einschließlich Suggestion und Warzenextrakt nach BIBERSTEIN, ebenso auch Überimpfungsversuche auf Erwachsene blieben erfolglos.

Fall 2. 66jähriger Mann; vor fast 50 Jahren Beginn an den Händen, allmähliche Verbreitung auf Gesicht, Hals, Unterarme, Beine und (wenig) Brust; sehr polymorph, planen (auch helodermieartigen) und senilen Warzen, daneben „präkanzeröse, warzige Wucherungen, denen die lange Warzenerkrankung den Boden bereitet zu haben scheint". Schließlich finden sich auch Epitheliome, so ein Spinalzellepitheliom am Handrücken.

E. HOFFMANN glaubt nicht, daß die Epidermodysplasia verruciformis ein neues Krankheitsbild ist, sondern eher, „daß durch irgendeine besondere Beschaffenheit der Haut die langjährige Warzenerkrankung bei besonders disponierten Individuen zu so exzessiver Ausdehnung und zu so eigentümlicher klinischer und histologischer Gestaltung auswachsen kann". Er empfiehlt daher den Namen „Verrucosis generalisata aut disseminata".

MASCHKILLEISON tritt an Hand zweier Fälle entgegen HOFFMANN und KOGOJ für die LEWANDOWSKYsche Auffassung ein.

Sein erster Patient, ein 23jähriger Mann, hat fast den ganzen Körper, außer Handflächen und Fußsohlen, bedeckt mit bis überlinsengroßen, hautfarbenen bis rötlich lividen, meist grauweißlich-schuppenden Papeln; gelegentlich konfluieren diese, wobei die Haut wie lichenifiziert aussieht. Keine Entzündungserscheinungen. Warzentherapie erfolglos, ebenso Autoinokulation und Inokulation auf Kaninchenhaut. *Histologisch:* Acanthose, Hyperkeratose; im Stratum granulosum und spinosum „große Partien von Konglomeraten vergrößerter, angedrungener, eigenartig aufgehellter Zellen". Kern meist an der Wand liegend, mißgestaltet; einzelne Zellen kernlos, andere mit mehreren Kernen. Diese „helle Degeneration" ist das Resultat einer angeborenen Anomalie gewisser Partien der Epidermis, sie ist nicht das Produkt einer Entzündung wie etwa die Altération cavitaire, von dieser auch morphologisch verschieden. Verfasser hat diese helle Degeneration bei der Verruca plana in eigenen Untersuchungen nicht vorgefunden, muß allerdings zugeben, daß sie „zufällig" bei den verschiedensten Dermatosen auftreten kann, z. B. bei Tuberculosis verrucosa cutis, Verrucae, Molluscum contagiosum, Carcinom, Keratoma hereditarium palmare et plantare, nach WORONOW auch bei der linearen Dermatose und beim Naevus corneus.

MASCHKILLEISON hält es nicht für berechtigt die Epidermodysplasie mit der generalisierten Verrucositas zu identifizieren, es sei nur die unbestreitbare klinische Ähnlichkeit vieler Elemente der Epidermodysplasie mit der Verruca plana vorhanden. Die Epidermodysplasie sei eine Genodermatose, gehöre zu den Hautdystrophien, sie existiert von Geburt oder frühester Kindheit an, in einigen Fällen entsteht sie während oder vor Beginn der Pubertät. Häufig tritt sie bei geschwächtem Organismus, nach Infektionskrankheiten, Tuberkulose usw. auf. Sie steht der Gruppe der präkanzerösen Zustände, besonders der BOWENschen Krankheit nahe.

Seinen zweiten Fall beschreibt Verfasser kurz folgendermaßen:

23jähriger Mann. ,,Rechts auf der Stirn auf der Grenze mit behaarter Kopfhaut scharf abgegrenzte, hervorstehende, teilweise linienartige, lappige Neubildung, gelblichdunkler Farbe, weicher Konsistenz, $7^{1}/_{2}$ cm lang, $1^{1}/_{2}$ cm breit. Einzelne papulöse, durch peripheres Wachsen verschmolzene Neubildungen deutlich zu unterscheiden. Klinisch konnte man an einen Naevus sebaceus denken." Histologisch analog dem ersten Fall, nur graduelle Unterschiede.

MASCHKILLEISON will seinen zweiten Fall als Epidermodysplasia verruciformis circumscripta (localisata) betrachtet wissen; er stellt ihn neben KOGOJs zweite Beobachtung und SANTALOWs Fall 2.

Wir schließen eine Anzahl demonstrierter bzw. kurz referierter sowie einige weiter abseits stehende Fälle an:

Die von W. RICHTER als Epidermodysplasie demonstrierte 65jährige Frau hat seit ihrem 20. Lebensjahr einen über den ganzen Stamm verbreiteten, unveränderlichen Hautausschlag. Histologische Veränderungen: Hyperkeratose (auch in den erweiterten Follikeln), Granulose, Akanthose mit Aufhellung größerer Partien des gesamten Stratum spinosum und zahlreichen vakuolisierten Zellen mit sichelförmig an den Rand gedrängten Kernen. Im Papillarkörper geringe perivaskuläre Infiltration.

Als Verrucosis generalisata demonstriert SIEMENS einen 18jährigen Mann, dessen Handrücken, Unterarme, Fußrücken und distale Unterschenkel mit matten plateauartigen Erhabenheiten bedeckt sind; sie sollen seit dem 5. Lebensjahr bestehen und allmählich zahlreicher geworden sein.

Erwähnung verdient hier ein von LEDER demonstrierter Mann: Am Stamm massenhaft, an den Extremitäten spärliche als Verrucae seniles erscheinende Tumoren. Histologisch wie Verrucae seniles. An Händen, Fußrücken und -sohlen hyperkeratotische, papilläre Herde, wohl als Naevus linearis aufzufassen. JADASSOHN bemerkt in der Diskussion, Verrucae seniles könnten zwar auch präsenil in kolossaler Ausdehnung vorkommen, das Zusammentreffen mit den palmaren und plantaren Hyperkeratosen könne hier jedoch schwerlich als bloße Koinzidenz gedeutet werden; man müßte wohl auch an die Epidermodysplasie bzw. Verrucosis (E. HOFFMANN) denken.

Für die Auffassung, daß es sich bei LEDERs Fall um naevusartige Hautveränderungen handelt, kann geltend gemacht werden, daß in der Literatur noch ein zweiter, ganz ähnlicher Fall von GOTTHEIL existiert, ebenfalls mit Verdickung der Haut an Handtellern und Fußsohlen. Erinnnert sei ferner daran, daß die *Dermatosis papulosa nigra*, die als naeviforme Hautveränderung angesehen wird, mitunter das histologische Bild der Verruca senilis nachahmt (MICHAEL und SEALE vgl. S. 124).

Von japanischen Autoren stammen nicht weniger als 10 Fälle von Epidermodysplasie: KOIKE und TANAKA (je 1 Fall), GUJO (5 Fälle) und TANIMURA (3 Fälle), beide letztgenannte Autoren fanden auffälligerweise gleichzeitig körperliche und psychische Entwicklungsanomalien; röntgenologisch eine Vergrößerung der Hypophyse. Leider gestattet das kurze Referat kein näheres Eingehen auf diese Fälle; das gilt auch für die folgenden: GLAUBERSOHN (im Anschluß an Pneumonie), FISCHER (2 Fälle), DSAFAROV, SANTALOV (2 Fälle) und TORNABUONI (mit zahlreichen spitzen Kondylomen). BUSCHKE deutet bei einem Warzenfall eine mögliche Beziehung zur Epidermodysplasie an.

SCHREUS denkt in einem ,,Fall zur Diagnose" an Amyloiddegeneration oder Epidermodysplasie, schließlich weisen RAMEL und RAVAUT bei GOUGEROT und CARTEAUD: *Papillomatose pigmentée papuleuse et réticulée* auf die Ähnlichkeit mit der Epidermodysplasie hin, was die letztgenannten Autoren zwar bestreiten, was aber immerhin Beachtung verdient

Erwähnt seien auch noch die Fälle von HOPF, von ihm zuerst als ungewöhnlich ausgebreitete und lokalisierte Verrucae mit Nageldystrophie, später als warzenartige Keratose an Hand- und Fußrücken demonstriert. Im histologischen Bild fehlt die Vakuolisierung und Zelldegeneration, es ähnelt nicht planen Warzen, sondern einer lokalen Ichthyosis. HOPF schlägt die Bezeichnung *Akrokeratosis verruciformis* vor, BRANN betont in der Aussprache die Zugehörigkeit des ersten Falles von HOPF zu den Keratodermien oder Keratomen (MANTOUX, BUSCHKE und FISCHER, BRAUER).

Die Frage, die bei den meisten hier erwähnten Fällen immer wieder erörtert wird, ist, ob es sich nicht lediglich um *Warzen* in ungewöhnlicher Anzahl und Lokalisation handelt.

Daß Warzen mitunter eine sehr große Ausdehnung auch auf gewöhnlich freie Körpergegenden nehmen können, ist längst bekannt [DARIER, DUBREUILH, GÉMY, GUIBOUT, SSUTEJEV, THIN u. a. (den Fall von MILIAN und PÉRIN halten wir allerdings mit CIVATTE und DARIER selbst, entgegen E. HOFFMANN, für eine DARIERsche Dermatose)].

Einige besonders eindrucksvolle Fälle von gewissermaßen exanthematischem Auftreten von Warzen schildern JADASSOHN, SAALFELD, GASSMANN, GEBERT und BRINITZER (s. S. 67).

Ob man, wie genannte Autoren, an eine exogene Verbreitung oder wie KOGOJ und E. HOFFMANN an eine hämatogene denkt, jedenfalls wird man das gelegentliche Auftreten einer Warzenaussaat auch an Körpergegenden, die gewöhnlich von Warzen nicht befallen werden, als gegeben ansehen müssen.

Wenn man nun zur Frage der Epidermodysplasia verruciformis Stellung nehmen will, wird man davon ausgehen müssen, was LEWANDOWSKY und LUTZ dazu bestimmte, an Hand ihres Falles ein eigenes Krankheitsbild anzunehmen. Es war dies eine *Häufung verschiedener eigentümlicher Umstände:* Eine polymorphwarzenähnliche, am ganzen Körper verbreitete Dermatose, ihr Bestehen seit Geburt, die Konsanguinität der Eltern und das Auftreten zweier Carcinome in sehr frühem Alter; histologisch die Vakuolisierung der Spinalzellen. *Das Zusammentreffen aller dieser Momente* bildete offenbar für LEWANDOWSKY die Veranlassung, das Bild der Epidermodysplasie aufzustellen; diese unter die Naevi einzureihen, ist um so weniger bedenklich, als warzenähnliche Gebilde bei den Naevi längst bekannt sind.

Bei keinem der seither publizierten Fälle sind, soweit wir sehen, alle diese Momente vollzählig vorhanden. Das erschwert die Einordnung des einzelnen Falles naturgemäß sehr, ohne daß man unseres Erachtens deshalb die Epidermodysplasie als eigne Krankheit anzweifeln *müßte*. So glauben wir, daß z. B. bereits eine carcinomatöse Entartung Anlaß genug bietet, um einen solchen Fall von den Warzen abzutrennen und der Epidermodysplasie zuzugesellen, wenn man bedenkt, daß von maligner Umwandlung der Warzen uns so gut wie nichts bekannt ist. Eine gewisse, aber doch geringere Bedeutung möchten wir den großen, hellen „blasigen" Zellkomplexen im Stratum spinosum zuschreiben. Diese Dysplasie der Zellen ist zwar für die Epidermodysplasie recht charakteristisch, ist aber bei anderen Dermatosen, so auch bei Warzen, wenngleich selten, angetroffen worden.

Es gibt somit nur ganz wenige Fälle, die man mit guten Gründen als Epidermodysplasie ansehen kann, zahlreicher sind diejenigen, bei denen man die Frage, ob Epidermodysplasie oder disseminierte Warzen offen lassen muß, bis ein größeres Material vorliegt.

H. Therapie der Warzen.

1. Innere Behandlung der Warzen.

a) **Die Arsenbehandlung.** *Die innere Behandlung der Warzen mit dem schon lange bewährten Arsen und dem in letzter Zeit erfolgreich angewandten Hydrargyrum findet in der Praxis ihr Hauptanwendungsgebiet bei den Verrucae planae juveniles.* Während bei diesen der großen Zahl günstiger Erfahrungen nur wenige völlig ablehnende Stimmen [O. ROSENTHAL (a), BRUHNS (c, d), DUBOIS-HAVENITH, DUBREUILH (e) ROXBURGH] gegenüberstehen, liegen die Verhältnisse bei den *Verrucae vulgares*, sowohl was das Arsen wie das Quecksilber anlangt, gewiß *ungünstiger*; und die Erfahrungen von LOEB (b), SAALFELD (e), HERXHEIMER und MARX, daß bei demselben Patienten nach Arsen die *planen Warzen* prompt heilten, die *Verrucae vulgares* hingegen ganz unbeeinflußt blieben, decken sich mit den Beobachtungen der allermeisten Therapeuten. Trotzdem ist in *Einzelfällen* sowohl durch *Arsen* [PULLIN, LEWIN, BLASCHKO (c), SYMPSON] wie noch deutlicher durch *Hydragyrum* (s. u.) eine *günstige Beeinflussung auch bei Verrucae vulgares* erzielt worden (z. B. JADASSOHN, Dtsch. dermat. Kongr.). Andererseits geben selbst die begeistertsten Befürworter der As-Therapie bei *Verrucae planae juveniles* zu, daß auch hierbei *Versager* vorkommen. Der Unterschied in der Heilbarkeit durch *Arsen* (und Hg) ist daher bei beiden Warzenarten wohl nur ein *quantitativer* und läßt sich nicht, wie HERXHEIMER und MARX wollten, differentialdiagnostisch verwerten; vielmehr gilt noch der alte von BLASCHKO und JADASSOHN formulierte Satz: daß *eine typische Wiederkehr besonderer klinischer Eigenschaften derjenigen Warzen, die unter dem Gebrauch von Arsen verschwinden, gegenüber den ,,anderen" nicht zu konstatieren ist;* wenn auch selbstverständlich die kleinen, flachen Warzen — wenn sie es überhaupt tun — schneller reagieren als die stark verhornten papillomatösen (s. JADASSOHN, 5. dtsch. dermat. Kongr.).

Das *Arsen* wirkt vielleicht dadurch, daß es beim Durchtritt durch die Haut vermöge seiner im einzelnen noch ungeklärten Affinität zur Haut und der besonderen Hinfälligkeit mancher pathologischer Gebilde (z. B. Verrucae planae juveniles) die Efflorescenzen beseitigt (BEHRMANN). Die spezifische Affinität des Arsens zur Hornsubstanz — vgl. z. B. Lokalreaktion des Lichen ruber verrucosus auf Salvarsan (SPITZER) usw. — läßt von vornherein eine Einwirkung auf die Warzen möglich erscheinen. Nicht im Widerspruch hierzu steht, daß andererseits auch die toxische As-Wirkung in bedeutendem Maße zu verrukösen und keratotischen Veränderungen führen kann, und so unter Umständen ähnliche morphologische Gebilde erzeugt wie verhindert [BLASCHKO (c)]. — Vgl. Lichen ruber-artige Salvarsanexantheme nach dem Satze: similia similibus (JADASSOHN).

SYMPSON empfiehlt schon 1893, bei Warzen, welche auf Lokalbehandlung nicht in 10—14 Tagen zurückgingen, kleine Arsendosen 2—3mal täglich zu verabreichen, und erreicht hiermit oft in 2 Wochen (zuweilen auch schon eher) völliges Verschwinden. Offenbar beziehen sich diese günstigen Erfahrungen auch auf *Verrucae vulgares*.

Bei der Behandlung der *Verrucae planae juveniles* hat sich die *Arsentherapie* einen so festen Platz gesichert, daß die Anführung einzelner Befürworter überflüssig erscheint; erst in jüngster Zeit rühmten JORDAN und ZINSSER (Diskussion zu DREYER) ihren frappanten Erfolg, und die Empfehlung der Arsenbehandlung hat in allen Lehrbüchern Eingang gefunden.

Zu empfehlen ist:

Liquor. Fowleri 10,0   oder   Sol. ac. arsenic. 0,05/200,0
Aq. menth. pip. 20,0   S: 3 × tägl. 1 Eßlöffel.
DS: 3 × tägl. 3—20 (— 25) Tropfen.   (SAALFELD.)
(Hautklinik Breslau.)

Bezüglich der übrigen üblichen und bewährten Verschreibeformen sei auf die ausgiebige Arsenrezeptur in dem Beitrag ,,Lichen ruber" dieses Handbuches VII/2, S. 133 verwiesen.

Die Arsenbehandlung der Verrucae planae juveniles ist im allgemeinen 3—6 Wochen durchzuführen, bis ein Erfolg eintritt oder diese Therapie als aussichtslos aufgegeben und andere Wege eingeschlagen werden müssen.

Bezüglich der *Beziehung der Arsen- zur Hg-Behandlung* kann man öfters beobachten, daß viele Fälle, welche *vergeblich* 3—4 Wochen mit dem *einen* der beiden Medikamente behandelt wurden, dann sehr prompt und mitunter überraschend *schnell* auf das *andere* ansprechen, daß aber daneben *nicht wenige* Fälle — nicht nur von Verrucae vulgares sondern auch von Verrucae planae juveniles — sich *beiden* Medikationen gegenüber *refraktär* verhalten.

Begreiflicherweise hat man nach der Auffindung des *Salvarsans* das neue Präparat bei einer ganzen Reihe *nichtluischer* Affektionen angewandt, mit besonderen Erwartungen natürlich bei solchen Erkrankungen, die erfahrungsgemäß gut auf *Arsen* reagieren; so hat man seit Beginn der *Salvarsan-Ära* auch die *Verrucae planae juveniles* der Salvarsanbehandlung zugeführt. Sehr gute Erfolge mit ,,606" verzeichneten ZARUBIN und LOEB. LOEB (a, b) berichtet über 2 Fälle mit schon längere Zeit bestehenden *Verrucae planae juveniles* an beiden Handrücken und Gesicht: am Tage nach der intramuskulären Injektion von 0,26 g ,,606" oder der intravenösen Anwendung von Dosis IV Neosalvarsan (0,6) wurden die Warzen rot und succulent, am 3. Tage kleiner, am 6. Tage waren die Warzen im Gesicht, am 19. Tage an den Händen geheilt; stellenweise blieben an den Stellen kleine, krausenförmige Schuppensäume bestehen. In einem 3. Falle von *Verrucae planae* und *vulgares* (bei gleichzeitiger Urticaria) war längere Anwendung von Salvarsan (3,45 Salvarsan alk. i. v.) erfolglos, spätere Darreichung von Liquor Fowleri heilte die *planen* Warzen, war aber gegen die Verrucae *vulgares* — entsprechend den sonstigen Erfahrungen — *ergebnislos*. In letzter Zeit berichtete LINDSAY über *multiple Warzen* des behaarten *Kopfes*, die lange Zeit vergeblich — auch chirurgisch — behandelt worden waren und innerhalb einer Woche nach 0,6 Neosalvarsan i. v. verschwanden; ein kleines Rezidiv wurde durch Wiederholung der gleichen Dosis definitiv beseitigt, ebenso hat GREENWOOD mit Neosalvarsan gute Erfahrungen bei Verrucae planae juveniles gesammelt. GALEWSKY sah nach einer Salvarsaninjektion harte Warzen so rasch verschwinden, daß er fast an eine Spontanheilung glaubte. MERENLAENDER (a) erzielte mit nur 0,3 Neosalvarsan, R. SUTTONE in 6 Fällen mit je einer Injektion 0,4 Sulpharsphenamine i. m. Verschwinden der *Verrucae planae*. Auch MACKEE (Diskussion zu WISE) und BIDDLE empfehlen Sulpharsphenamine. Trotz dieser günstigen Berichte mag es verständlich sein, daß die — immerhin doch an eine gewisse Injektionstechnik gebundene, wenngleich nur minimal gefährliche Salvarsanmedikation sich in der Behandlung der *Verrucae planae juveniles* nicht sehr eingebürgert hat, zumal der Aufwand in keinem Verhältnis zur Bedeutung des Leidens steht. Der Vorteil der Methode liegt offenbar darin, daß, wenigstens in den berichteten Fällen, *eine* einzige Injektion zum Erfolg genügte; die Heilungsdauer jedoch scheint sich im Bereich der mit der üblichen anorganischen Arsentherapie erreichbaren zu halten. Auf der anderen Seite blieben auch Versager nicht aus: BARRIO DE MEDINA: 5,0 Neosalvarsan völlig erfolglos; VAN RHEE: Sulpharsphenamine erfolglos. PERKINS sah bei Warzen der Erwachsenen bessere Erfolge als bei Kindern.

Lokalreaktion. Die von LOEB (s. oben) erwähnte *reaktive Rötung und Succulenz* der Warzen tritt begreiflicherweise nach intravenöser (aber auch intramuskulärer) Salvarsaninjektion besonders deutlich auf; doch ist sie auch bei Behandlung mit *anorganischem Arsen (und Quecksilber)* häufig zu beobachten und bei planen Warzen von JADASSOHN mehrfach erwähnt [vgl. Lokalreaktion auf Arsen bei Psoriasis, Lichen ruber (JADASSOHN)]. Daß die gelegentlich auftretende hochgradige Reaktion für eine *spezifische Wirkung* des Arsens *auf die Warzenerreger* spricht, sei nur nebenbei erwähnt; es ist aber interessant zu konstatieren, daß neben den in ihrem Wesen typisch entzündlichen Infektionskrankheiten auch eine *infektiöse* Bildung wie die *Warzen*, welche in ihrem ganzen Aufbau *neoplastisch* ist und in deren histologischem Bild die *Entzündung ganz zurücktritt*, *auf das spezifisch therapeutische Agens* mit einer solchen *Entzündung* reagiert.

Insbesondere scheinen die *therapeutisch sehr gut reagierenden* Fälle im Laufe der ersten Woche ein solches erythematös-succulentes Reaktionsstadium zu durchlaufen, der Art, daß man aus dem Auftreten einer *Lokalreaktion* geradezu eine *günstige Prognose für den therapeutischen Effekt* und die schließliche Resorption der Warzen im Einzelfall stellen kann.

Lokale Arsenanwendung. Die günstigen Erfahrungen mit der *allgemeinen* Arsenbehandlung ließen es auch angezeigt erscheinen, das Arsen *örtlich* an die Warzen heranzubringen. Es erscheint zweckmäßig, über diese Methode an dieser Stelle und nicht bei der Lokaltherapie zu berichten.

In diesem Sinne hat ULLMANN (c, d, e) mehrfach tägliche Pinselungen mit *Liquor Fowleri* bei Jugendlichen, mit *2%iger alkoholischer Arsenlösung* bei Erwachsenen angeraten. Evtl. *kombiniert* er diese *äußerliche* Anwendung mit der *inneren* Darreichung von *Arsen oder Atropin* (s. d.). Ebenso sah HOUSTON mit der lokalen Methode bei Warzen und gestielten Papillomen gute Heilerfolge. Auch bei dieser örtlichen Anwendung stellte er nach einigen Tagen eine geringe *Lokalreaktion* fest, nach deren Abklingen das Verfahren bis zum völligen Schwinden der Warzen fortzusetzen ist (alte Methode der Lupusbehandlung; vgl. auch Kondylome).

Eine interessante *Kombination* von *Arsen* und *Quecksilber* empfiehlt ALTSCHUL örtlich:

Ungt. cinereum mit 5—10% Arsenikzusatz

gegen *Verrucae vulgares*,

und CREMER:

Ac. arsenicos. 0,02
Hg. pr. alb. 2,0
Zinc. oxyd. 2,0
Terr. silic. 1,0
Adip. benzoat. 14,0

gegen *Verrucae seniles.*

Hierher gehört auch das *Arsen-Quecksilber*-Pflaster (BEYERSDORFF Nr. 18).

Selbst die *Injektion von Salvarsan in die Basis der Warze* wurde von SIEMENS (a) therapeutisch angewandt. SIEMENS injizierte einmalig 1—1$^1/_2$ Teilstriche einer *Neosalvarsan-Lösung* 0,15 : 40—15 phys. NaCl-Lösung unter die Warze. Von 11 *genügend beobachteten* Fällen wurden 9 geheilt, 2 waren unbeeinflußt; unter 13 *nicht genügend* lang beobachteten Fällen waren 4 zum Teil geheilt, 5 gebessert, 4 unverändert. Die Warzen wurden lockerer, weicher; aus dem Zentrum fielen Bröckel heraus, schließlich flachten sich die erhabenen Ränder ab. Bemerkenswerterweise waren Parallelversuche mit Sol. ac. arsenicosi 1% ohne Erfolg (keine Suggestivwirkung!).

Im Gegensatz zu den intraverrukösen Injektionen von *Extr. Thujae* (SICARD), die mehr zur *lokalen Verödungstherapie* gehören und daher dort abgehandelt werden sollen, gehört die Methode von SIEMENS — wenigstens nach der Ansicht des Verf., als *spezifische Arsenwirkung* — hierher; für eine andersartige Wirkung mag vielleicht auch die sehr verzögerte Wirkung der Salvarsaninjektionen angeführt werden; denn während nach Injektion von Extr. Thujae die Gebilde in 1 bis höchstens 2 Wochen verschwanden, vergingen nach Salvarsan 6 Wochen bis 4 Monate bis zur Heilung. Ein *endgültiges Urteil* über die Wirkungsweise der Salvarsaninjektionen ist freilich damit *keinesfalls* gegeben.

b) Die Quecksilberbehandlung. Die von CH. J. WHITE eingeführte Behandlung der *planen juvenilen Warzen* mit kleinen innerlichen Quecksilbergaben gehört heute zu dem festen Bestand der Therapie und wird von einer sehr großen Anzahl von Kliniken und Praktikern regelmäßig angewandt. WHITE berichtete 1915 über seine Erfolge mit *Hg jodatum flavum (gelbes Quecksilber-Jodid),* durch welches in 6 von 7 Fällen die sehr zahlreichen *planen Warzen* zum Verschwinden gelangten; diesem Bericht ließ er ein Jahr später die Mitteilung über 4 weitere Erfolge nachfolgen, bei denen sich *3mal Hg jodid* und *1mal Hg Cl$_2$* wirksam zeigte. Durch den guten Erfolg dieser Sublimatpillen — wie auch anderer

Hg-Salze — ist zur Genüge bewiesen, daß in dem, meist gebrauchten, Hg-Jodid das Quecksilber und nicht das Jod den wirksamen Anteil darstellt.

JADASSOHN bestätigte kurz nachher die günstigen Erfahrungen (nur 1 Mißerfolg unter 6—7 Fällen).

ZIEGLER aus der JADASSOHNschen Klinik in Breslau (a) konnte von 22 Fällen mit typischen Verrucae planae 5 Fälle mit 30 Pillen Hg jodat. flav. (0,01—0,02), 3 mit 60 und 1 Fall mit 90 Pillen heilen. Eine Patientin nahm versehentlich 30 Pillen = 0,6 Hg jodat flav. auf einmal; sie erkrankte an einer schweren Hg-Stomatitis, während gleichzeitig die Warzen verschwanden; in 5 Fällen erzielte ZIEGLER deutliche Besserung der Warzen.

> Rp. Hydrargyr. jodat. flav. 0,6 (!)
> Mass. pil. q. sat. ut f. pil. No XXX.
> S: 3 × tägl. eine Pille nach dem Essen.

Auch mit etwas kleineren Dosen: 3× tägl. 0,016 ($= ^1/_4$ Gran) [H. FOX (a, b)] und sogar nur 0,01—0,015 pro dosi [DOHI (b)] wurden gute Erfolge erzielt.

Auch *Hg oxydatum tannicum* (60 Pillen à 0,03) bewährte sich in 3 Fällen bei ZIEGLER.

DREYER (a) verwendet *Hg oxydatum flavum*, BLAISDELL: *Hg jodatum virid.* (grünes Quecksilber-Jodid); SWEITZER und ARMSTRONG [Diskussion zu OLSON (a)], ABRAMOWITZ sahen gute Erfolge von Quecksilber (ohne Angabe des Salzes).

Im allgemeinen tritt schon etwa *nach 10 Tagen* (30 Pillen) eine merkliche Rückbildung der planen Warzen ein, die schließlich vollkommen narbenlos verschwinden; aber da nach mehrfacher Erfahrung (s. auch ZIEGLER) eine Reihe von Fällen *erst nach 3—4 Wochen* (etwa 90 Pillen) deutlich ansprechen, ist es empfehlenswert, die Behandlung doch etwa über *einen Monat* auszudehnen, ehe man sie — wenn erfolglos — abbrechen sollte (vgl. auch *Arsen*). Ja die Besserung kann unter Umständen sogar *erst Wochen nachher* eintreten, so in einem Falle von SIEMENS erst 3 Wochen *nach* der Beendigung der Kur (90 Pillen).

Bei *Kindern* sind selbstverständlich geringere Dosen angezeigt, z. B. Hg jodat flav. 0,4/XXX Pl.; 2—3× tägl. eine Pille.

Gelegentlich auftretende *Hg-Durchfälle* können durch Beifügung von etwas *Extr. opii* zu den Pillen bekämpft werden; meist ist dies nicht notwendig. Es hat den Anschein, als ob diejenigen Fälle, bei welchen eine besonders *deutliche* Hg-Wirkung auf den *Darm* eintritt, auch gleichzeitig eine besonders *gute Hg-Wirkung* auf die *Warzen* zeigen. *Stomatitiden* werden selten beobachtet; doch ist auf jeden Fall prophylaktisch sorgfältige *Mundpflege* wie bei anderen Quecksilberkuren angezeigt.

Selbstverständlich hat auch die *parenterale* Zuführung des Quecksilbers erfolgreiche Anwendung bei den *planen juvenilen Warzen* gefunden.

D. BERGER gab in 6 Fällen je 3—6 intramuskuläre Injektionen von je 1 ccm 10% Hg salicyl.-Emulsion. Die Warzen verschwanden, mitunter allerdings erst innerhalb einiger Monate. SKOLNIK injizierte 2× wöchentlich 0,2—0,5 ccm der erwähnten Emulsion. Die Resorption beginnt nach seinen Erfahrungen schon nach der ersten; öfter erst nach der 5.—6. Einspritzung; mehr als 10 Injektionen wurden nicht gemacht. Von 167 in dieser Weise mit Hg salicyl. behandelten Fällen wurden 72 genügend beobachtet, davon waren 56 Heilungen und 16 Mißerfolge zu verzeichnen.

LOUSTE (Diskussion zu SÉZARY) empfiehlt intravenöse Injektion von *Hg cyanat*.

Die Einspritzung von *bernsteinsaurem Quecksilber* gab Anlaß zu einem Schadenersatzprozeß, über welchen MELDNER berichtet: Ein Arzt hatte zur

Beseitigung von 2 Warzen an der Hand (vulgares ? d. Verf.) einem Patienten je *2 ccm bernsteinsaures Quecksilber unter die Warze* (mit Cocainzusatz) injiziert. Danach waren an den Injektionsstellen erhebliche Entzündungserscheinungen aufgetreten, die operative Eingriffe erforderten und die erwähnte Schadenersatzklage zur Folge hatten.

Das Sachverständigen-Gutachten führte eine Verurteilung des Arztes zum Schadenersatz herbei, da er bei der großen Auswahl von Warzenmitteln gerade eine Methode angewandt hatte, von der die Möglichkeit schädigender Folgen bekannt war. Der Einwand des Arztes, daß er bereits mehrfach mit dieser Methode Warzen geheilt habe, blieb ohne Wirkung. Die in diesem Falle geübte Unterspritzung der Warzen mit Quecksilbersalzlösung findet ihr Analogon in der gleichen Anwendung des Salvarsans durch SIEMENS (s. d.).

Bilden auch, entsprechend der *Arsenbehandlung*, die *planen juvenilen* Warzen das Hauptgebiet der *Quecksilber-Medikation*, so hat ZIEGLER damit auch Erfolge bei *Verrucae vulgares*, bei denen Hg offenbar besser wirkt als As, und *Kondylomen* erzielt: weitere Nachprüfung auch bei Verrucae vulgares scheinen auch nach eigenen Erfahrungen lohnend.

Selbstverständlich erinnert die gute Wirkung des *Arsens und Quecksilbers* bei den (planen) Warzen an die spezifische Rolle dieser Medikamente bei der *Lues-Therapie* und unterstützt die Auffassung, welche in den Warzen eine Infektionskrankheit sui generis sieht; auch wenn die Meinung LOEBs, der aus diesen Gründen auch bei den Warzen eine *Spirillose* für möglich hält, heute nicht mehr Zustimmung finden dürfte.

c) **Die Magnesiumbehandlung.** Die innere Darreichung von *Magnesiumsalzen* wurde namentlich früher *bei den planen juvenilen Warzen* öfters angewandt, hat aber auch in letzter Zeit Befürworter gefunden (JUSTER, GREENWOOD, SEMON). Ihre aktuelle Bedeutung dürfte trotzdem hinter der Arsen- und Hg-Therapie weit zurückstehen.

PETGES heilte eine Frau mit Verrucae planae im Gesicht im Laufe von 14 Tagen durch Darreichung von 4,0 g *Magnesia usta* täglich. Auch *Magnesiumsulfat* (Epsom-Salz) wird von JONES, OLSON (a), LAMBERT, GREENWOOD, SEMON, SWEITZER, ARMSTRONG und WRIGHT empfohlen.

Täglich nur 0,6 Magnesia — andere Autoren 0,5—1,0 — gab MANTELIN einem 11jährigen Mädchen mit sehr zahlreichen planen Warzen an Lippen-Commissuren und Händen; nach einem Monat war der Erfolg ein vollkommener. (Daneben lokale Schälkur! d. Verf.)

HALL befreite einen jungen Mann von seinen sich rapid ausbreitenden Warzen der Kopfhaut und Stirn nach vergeblicher Lokalbehandlung mit folgender Magnesiumlösung:

```
Magnes. sulfur.              30,0
Magnes. carbonic.             1,0
Spirit. Chloroform.
Aqu. menthae pip. āā ad     100,0
```

Von mehreren Autoren (u. a. ALVARENHA, DUBOIS-HAVENITH) wird freilich der Magnesia jede Wirkung auf die Warzen abgesprochen; aus Deutschland liegen Veröffentlichungen nicht vor.

Parenteral wurde *Magnesium-Chlorid* bei *Verrucae vulgares* von GRECO angewandt (intravenöse Injektionen von 0,2—0,5 in wässeriger Lösung). Nach 2—4 Wochen verschwinden die Warzen völlig. Bei vorsichtiger Dosierung sind die unangenehmen Nebenerscheinungen: Kopfschmerzen, Durchfall, Muskelschwäche, Appetitlosigkeit, Übelkeit, leichte Beklemmung, allgemeine Erregung, Wärmegefühl in erträglichen Grenzen zu halten. Immerhin scheint das Verfahren doch nicht ganz ungefährlich zu sein.

Fernandez und Bigatti geben bei Papillomen der Mundschleimhaut ebenfalls *intravenöse Magnesiumchlorid-Injektionen* (40% Lösung, bis insgesamt 5,95 g der Lösung in 14 Tagen). Verfasser raten, vor Anwendung ätzender oder blutiger Verfahren erst einmal einen Versuch mit dieser Therapie zu machen.

Magnesiumionisation bei *Verrucae planae juveniles* empfehlen De Verteuil und Wainwright:

2% Magnes. sulfur. an der + Elektrode 7—8 MA. 20 Min.
oder 3% ,, ,, ,, ,, + ,, 3—5 ,, 15 ,,

d) Andere Methoden innerer Behandlung. *Zinkionisation* der *planen* Warzen empfiehlt Jones.

Die oben erwähnte innerliche Behandlung mit *Magn. usta* ist teilweise als eine Darminfektion aufzufassen; es wurde von mancher Seite 3 Wochen lang in solchen Mengen gegeben, daß täglich 2—3 flüssige Entleerungen eintraten. Man hat daher folgerichtig neben Magnes. sulfur. auch Natr. sulf. 2,0 pro die gegeben oder 30—40 Tropfen *Tr. Thujae* vor dem Essen (Journ. des practic.) (Greenwood). (Bezüglich Thuja-Tr. s. auch Lokalbehandlung.)

Kalkwasser innerlich gab Kennard in einem Fall von *Verrucae vulgares* an den Händen in Mengen von $1/4$ Liter pro die. Nach 4 Tagen waren sämtliche seit 3—4 Jahren bestehenden und verschiedentlich — auch mit Röntgen — bereits behandelten Warzen verschwunden.

Von dem Gedanken ausgehend, daß zur Entstehung der Warzen außer dem spezifischen Virus noch eine von der Norm abweichende Reaktionsfähigkeit des Patienten notwendig sein müsse, wurden verschiedentlich Injektionen *von arteigenem und artfremden Eiweiß* versucht.

Sézary behandelte 4 Fälle von *Verrucae vulgares* erfolgreich mit *Eigenblut* (8—12 Injektionen à 10 ccm), ebenso Zwick. Dietel (a) verwandte *intracutane Milchinjektionen*; während der Erfolg auf *Verrucae vulgares und Kondylome* ausblieb, gelang bei *planen Warzen* unter 24 Fällen in 80% die Heilung (2—4 intracutane Quaddeln à 1 Teilstrich, 2mal wöchentlich).

Da Clement Simon bei der *Eigenblutmethode* Sézarys (s. oben) den Einwand machte, daß der Erfolg wesentlich als Suggestivwirkung anzusehen sei, begegnete Dietel diesem Einwand durch Parallelversuche mit *nicht eiweißhaltigen* Injektionen, die auch bei Verrucae planae *ergebnislos* verliefen.

Ebenfalls als *parenterale* Reiztherapie — falls nicht auch hierbei Suggestivwirkung angenommen wird — könnte man den Erfolg der *Revaccination* (Staple) auffassen: Bei 15jährigen Mädchen mit zahlreichen Warzen an beiden Händen (an *einer* Hand 94 gezählt) verschwinden diese etwa 7 Wochen nach der Wiederimpfung und sind nach 3 Monaten bei der Nachbesichtigung geheilt geblieben.

In das gleiche Gebiet der Beeinflussung der konstitutionellen Disposition gehört die *endokrine* Therapie Brocks, der bei der *Thymus-Röntgenbestrahlung* und der *Injektionsbehandlung mit Thymusextrakt* — außer bei Psoriasis — auch bei *planen juvenilen Warzen* eine zumindest unterstützende Heilwirkung sah.

Durch *Purgation des Darmes* (s. oben Mg.) heilte Watson (a) einen 13jährigen Knaben, mit zahllosen *Verrucae planae juveniles* an Gesicht, Händen und Beinen. *Ol. Castori*, in der ersten Woche 2× tägl. 1 Eßlöffel, in den folgenden Wochen je 1 Eßlöffel wöchentlich führte zu gründlicher Darmentleerung. Nach 1 Woche begannen die Warzen zu verschwinden, nach 3 Wochen war der Rückgang sehr deutlich (vgl. Brandes, S. 72). Zwei gleichzeitig bestehende *Naevi* an den Unterschenkeln blieben *unbeeinflußt*. Auch bei dieser derivativen Therapie ist an die Möglichkeit einer Proteinkörperwirkung zu denken.

Guyot behandelt die Warzen innerlich nach dem Grundsatz der *Remineralisation* und hat dabei nur 10—11% Mißerfolge zu verzeichnen. Auf Grund langjähriger Erfahrung empfiehlt er sehr langsames Vorgehen und eine Behandlungsdauer von mindestens 2 Monaten: Von folgender Mischung ist täglich ein Pulver vor der Hauptmahlzeit zu nehmen:

Calcium phosphoricum tribasicum	6,0	Schwere Magnesia usta	35,0
Ferrum phosphoricum	3,0	Natrium hydrofluosilicat.	2,0
Mangan. phosphoricum	3,0	Carbo lignea	0,1
Magnesium phosphoricum	4,0	Cortex chinae	1,0
Leichte Magnesia usta	45,0		

In Dosen zu je 0,55 g zu teilen.

Nach Abschluß der Behandlung ist der Erfolg abzuwarten, der meist im folgenden Monat eintritt. Bei einem, immerhin möglichen Mißerfolg, soll die Kur in Abständen von 2 Monaten noch ein oder mehrere Male wiederholt werden. Von 1604 Fällen behandelte GUYOT 1428 *mit* und 176 *ohne Erfolg*; davon waren 158 vorher ergebnislos mit den verschiedensten Methoden traktiert worden.

Nach ULLMANN (c) ist die *Hyperhidrosis* (s. S. 73) ein *disponierendes* Moment für die Warzenentstehung; er empfiehlt daher, bei Patienten, welche stark schwitzen, *Atropinpillen* (2 × tägl. $^1/_4$ mg Atropin. sulfur.) an den 3 ersten Tagen der Woche unter Umständen *neben der gleichzeitigen Arsenkur*, da nach seiner Erfahrung *Arsen bei ,,Schwitzern"* nur wirkt, wenn die Hyperhidrosis eingeschränkt wird. ULLMANN berichtet über 2 Fälle, in denen bei ,,Schwitzern" diese Behandlung in Kombination mit der von ihm angewandten *äußerlichen Arsenapplikation (Bepinselung mit Liquor Fowleri oder alkoholischer As-Lösung)* zum Verschwinden jahrelang bestehender Warzen führte.

2. Äußerliche Behandlung der Warzen.

a) Chirurgische, Ätz- und Schälmethoden. Bei einzelstehenden Warzen *(planae und vulgares)* ist die *Auskratzung mit dem scharfen Löffel* die Methode der Wahl (BLENDERMANN, BLANCK, LÄMMLE). Nach Einpinselung mit Jodtinktur wird die Anästhesie durch *Chloräthylspray* erreicht; in besonders leichten Fällen mag auch dieser nicht einmal notwendig sein. Seltener kommt die *tiefe Ausschneidung größerer Warzen* mit dem Skalpell oder der krummen Schere in Frage [DOLS, SAALFELD (b)]; sitzen *mehrere große Verrucae vulgares* beetartig beisammen, so ist unter Umständen die *oväläre Excision* nicht zu vermeiden und hierzu die *Lokalanästhesie mit Novocain-Suprarenin-Injektion* auszuführen. Bei den besonders schmerzhaften *subungualen und perionychalen* Warzen, bei welchen unter Umständen Teile der Nagelplatte entfernt werden müssen, ist *Leitungsanästhesie nach* OBERST nötig. KROMAYER empfiehlt zur Entfernung der Warzen seine *Zylindermesser*, ähnlich den Bohrern der Zahnärzte geformte Instrumente.

Filiforme Warzen werden am besten mit der *gebogenen Schere* an der Basis abgeknipst und der Grund verätzt (JACKSON).

Während sich KAPOSI noch in den meisten Fällen mit Blutstillung durch Kompressen begnügte, nehmen die meisten Autoren nach der blutigen Entfernung der Warze eine Ätzung des Wundgrundes mit *Liquor ferri sesquichlorati, verdünnter Salpetersäure* (1 : 2) oder am besten mit *Carbolsäure* (JADASSOHN in EBSTEIN-SCHWALBE) vor. Vielfach wird auch die Wunde mit dem *Galvanokauter* (FOURNIER) oder *Pacquelin* betupft; dabei ist nach vorheriger Anwendung von *Chloräthylspray größte Vorsicht* wegen der *Explosionsgefahr* geboten (besser zu vermeiden). DIETEL (b) berichtete erst in allerletzter Zeit über einen tragischen Unfall. Die Versorgung der Wunde erfolgt dann mit Jodoform, Dermatol [O. ROSENTHAL (b)], Airol usw.

Die *Ligatur* spielt in der Behandlung der Warzen heute kaum noch eine Rolle.

Zur **Ätzung** und **Erweichung** der Warzen in Fällen, in welchen die Auskratzung mit dem scharfen Löffel auf Schwierigkeiten stößt (zahlreiche Verrucae vulgares im Gesicht), oder bei ängstlichen Patienten ist eine große Anzahl von Ätz- und Schälmitteln empfohlen.

Auch kann die erweichende Behandlung zur Erleichterung der chirurgischen Entfernung dieser vorausgeschickt werden; ZURHELLE u. a. empfehlen eine Kombination in der Weise, daß Ätzung und schichtweise Abtragung des geätzten Gewebes mit der gebogenen Schere in 6—8 Sitzungen abwechselnd vorgenommen werden.

Unter den *erweichenden Mitteln (Keratolytica)* steht die *Salicylsäure* (Ac. salicylicum) an erster Stelle; zur Warzenbehandlung wurde sie besonders von LUSTGARTEN, JACKSON, SHERWELL (Diskussion zu PIFFARD) empfohlen. Sie kann pur (weiße Krystalle) oder in Kombination mit anderen Ätz- und Schälmitteln zur Anwendung kommen.

JULIUSBERG empfiehlt:

        Ac. salicyl.   1,0
        Acet. glacial. 10,0

S. Tgl. für einige Minuten mit Wattestäbchen an die Warze anpressen.

In Collodium el. wird Salicylsäure 10—15% (BARRIO DE MEDINA) bis 20% (SAALFELD (b, g, h)] benutzt. Auch die Kombination mit *Milchsäure* (Ac. lacticum, Gärungsmilchsäure, Äthylidenmilchsäure, α-Oxyproprionsäure) ist empfehlenswert. JADASSOHN gibt Salicyl-Milchsäure-Kollodium āā 10%.

Rp. Ac. salicyl.
    Ac. lactic.   āā   1,0
    Hg bichlor. corr.   0,01
    Collod.   ad   10,0
    (KNOCHE, zit. bei LEISTIKOW.)

Ac. salicyl.
    Ac. lactic.   āā   0,5
    Collod. elast.   7,0
    (MACGOWEN.)

Ac. salicyl.   3,0
Ac. lactic.   2,0
Collod.   ad   50,0

Chloral. hydr.
    Ac. acetic.   āā   1,0
    Ac. salicyl.
    Aether. sulf.   āā   4,0
    Collod.   15,0
    (MANTHELIUS.)

HYDE verwendet eine Kombination mit *Extr. Cannabis*.

    Rp. Extr. Cannabis ind.   0,6
        Ac. salicyl.   1,2
        Collod.   32,0
    (Mh. Dermat. 1, 319; zit. bei J. BLOCH und LEDERMANN.)

Das Kollodium wird täglich eingepinselt und nach einigen Tagen das stark macerierte Gewebe abgekratzt; danach evtl. erneuter Turnus angeschlossen. Bei Warzen der *Handteller* und *Fußsohlen* ist es zweckmäßig, die Salicylwirkung jeden 2. Tag durch *heiße Fußbäder* zu unterstützen. Häufig findet die *Salicylsäure* in BEIERSDORFFschen *Pflastern* Verwendung: Guttaplast 113 (LEISTIKOW) (Acid. salicyl. 10,0 Sapo med. 1,0)[1], Nr. 10 (Acid. salicyl. 10,0), Nr. 9 (25,0), Nr. 82 (50,0) (SAALFELD, BOWEN usw.), Nr. 64 (Acid. salicyl. 20,0, Extr.-Cannabis 15,0), Nr. 76, 78, 81 (Acid. salicyl. 10,0—50,0 + Kreosot 20,0—50,0), als Salicyl-*Kreosot-Resorcin*-Guttaplast. In *Trikoplast* als 10—20% Salicyl-Trikoplast (Trikoplast 431).

Weitere zur Warzenbehandlung geeignete Pflaster sind das 10% *Arsen-Quecksilberpflaster* nach TÄNZER (BEIERSDORFF Nr. 18) und 10% *Chrysarobin-*

---

[1] Arzneimittelgehalt in Gramm Substanz angegeben, die auf einem 2000 qcm großen Stück Pflaster enthalten sind.

Pflaster (Nr. 5). — Die Pflaster werden täglich gewechselt und mit Benzintupfern die Pflasterreste mitsamt den erweichten Hornmassen entfernt.

Das *Chrysarobin* kann ferner 10—20% mit Vorteil dem Salicylkollodium (s. oben) beigefügt, in Traumaticin 5—10% oder Lanolin (DUBREUILH) zur Anwendung gelangen. Empfehlenswert ist:

        Rp. Ac. salicyl.   0,5
        Chrysarobin.   1,0
        Ichthyol.   2,0
        Lanolin.   8,0
        Vaselin.   12,0

PHILIPS gab an Stelle von Kollodium einen Firnis „Krystalline" an, der im wesentlichen eine Auflösung von Schießbaumwolle in Xylol darstellt. Über *Resorcin* s. Behandlung der planen Warzen S. 99.

Sublimat (Hg bichlor. corros.) findet als 5—10% S.-Kollodium Verwendung. Über lokale *Arsen*behandlung s. S. 91.

Von stärkeren *Ätzmitteln* ist die *rauchende Salpetersäure* (Ac. nitric. fumans), *Chlorzink* und *Höllenstein* (Arg. nitr.) zu nennen. Unter den im Volk üblichen Warzenmitteln stehen sie an erster Stelle. Da sie aber sehr leicht *tiefgehende Verätzungen* und *Keloide* verursachen, so mehren sich die Stimmen, welche vor ihrer Anwendung, besonders vor Ac. nitr. fumans, *warnen* (JADASSOHN); LEDERMANN wendet sie allerhöchstens an den Händen an, SAALFELD mahnt zu größter Vorsicht und rät, lieber häufiger, aber jedesmal nur oberflächlich zu ätzen und die *Umgebung* sorgfältig mit Vaseline oder Schutzpflastern *abzudecken*. Andererseits setzen sich DUBREUILH (d, e) und ROXBURGH besonders für die Verwendung der reinen Salpetersäure ein und nennen sie mit an erster Stelle. Unter den im Handel befindlichen Warzenmitteln werden auch Geheimmittel propagiert, die stark ätzende Substanzen, u. a. die genannten, enthalten und bei zu reichlicher Verwendung schwere Ulcerationen hervorrufen können. Z. B. sah SPITZER [Wien] (c) nach Warzentinktur „*Warz-ab*" schwere Geschwüre und Narbenhypertrophien, desgleichen FALKENSTEIN in 4 Fällen nach „*Dea unschädlich*". Besonders tragisch ist die Mitteilung ROSTS über einen Fall, in welchem zu starke Ätzungen zu einer fortschreitenden Gangrän des Armes und schließlicher Amputation der Extremität führten.

Nicht ganz so gefährlich wie rauchende Salpetersäure ist *Acidum nitricum crudum* mit einem Gehalt von 61—65% HNO_3 und etwas Stickstoffperoxyd.

LEWIDOW empfiehlt *Henna*, das die gepulverten Blätter des Zypernstrauches Lawsonia inermis enthält, und dessen Wirkung wohl auf dem *Tanningehalt* beruht.

SMITH pinselt auf die Warzen täglich *Terpentinöl* (Ol. terebinthinae).

DANIEL (Bielefeld) und JOSEPH (MRACEK) empfehlen Einpinselungen mit 40% *Formalin*. 2—3 Anwendungen führen zu völliger Schrumpfung der Warze. Wegen der starken Schmerzen (s. auch Kondylome) ist eine 2—5% Cocainpinselung vorauszuschicken (s. SIEBERT, dieses Handbuch V/1, S. 418).

In größerem Umfang bewährte sich die *Essigsäure* (Eisessig, Ac. acet. glaciale = 96% Ac. acetic.) — Rezept s. oben bei Salicylsäure — oder ALLEN: Mixtur aus Acet. glaciale, Sulfur, Glycerin und vor allem die *Trichloressigsäure* (Ac. trichloraceticum). Letztere gelangt als 20—50%-Lösung — 50% = „*Acetokaustin*" (Hersteller Dr. Marquardt, Beuel a. Rh.) (WOLKENFUSS) — oder mit nur ganz wenig Wasser angerührt oder als reines Pulver zur Anwendung. Die Ätzwirkung beruht auf freiwerdendem *Chlor*.

DAVIS empfiehlt, die Warzen mit Alkohol zu reinigen, die Trichloressigsäure auf die Geschwulst zu applizieren, dann mit Wasser abzutupfen und mit Alkali (4—5% Labarraque-Watte) zu neutralisieren.

Für die Anwendung der *reinen* Trichloressigsäure setzte sich vor längerer Zeit besonders LANZ (a) ein, indem er die kleinen Krystalle entweder unmittelbar oder an eine Sonde angeschmolzen an die Warze brachte; je nach ihrer Größe waren eine oder mehrere Sitzungen erforderlich. Die Vorzüge der *Trichloressigsäure* sieht er 1. in der weitgehenden Schmerzlosigkeit, 2. der sauberen und glatten Schorfbildung und fast reaktionslosen Heilung und 3. der genauen Abgrenzbarkeit. Heute ist die Trichloressigsäure durch EUGEN JOSEPH bei der Behandlung der *Blasenpapillome* — mit und ohne gleichzeitige Elektrokoagulation — mehr zu Verwendung gekommen.

Früher spielte die *Tinctura Thujae* bei der Warzenbehandlung eine große Rolle, und zwar sowohl *innerlich* (s. d.), wie als *äußerliche* Pinselung [PIFFARD, KEYES und CUTLER (Diskussion zu PIFFARD]. CUTLER heilte durch Pinselung einen Fall mit 1000 Warzen.

SICARD und LARNE *spritzen einige Tropfen* der Thuja-Tinktur mit einer Pravazspritze — am besten von zwei Seiten — so in *die Basis* der Warze ein, daß diese vollkommen durchtränkt ist. In den nächsten Tagen wird die Warze nekrotisch und fällt schließlich ab; mittelgroße Warzen verschwinden nach etwa einer Woche, große müssen nach etwa 5—6 Tagen erneut behandelt werden und erfordern unter Umständen mehrere (5—6) Wiederholungen.

In ähnlicher Weise sind von SPIETSCHKA und RIEDL (s. MUCHA) Injektionen von *Thiosinamin* (1 ccm einer Lösung 0,1/1000,0) in die Substanz der Warze, von RITTER Einspritzungen mit *Cholin* empfohlen worden.

PIETZSCH entfernte Pferdewarzen durch Injektion einer 50% *Harnstofflösung* ($^1/_4$—1 g) in die Warze; bei allen 4 so behandelten Pferden schrumpften die Warzen und fielen ab.

Betreffs *Salvarsan*-Injektion in die Warze s. S. 91.

ULLMANN empfiehlt als Präventivmittel gegen plantare Warzen *künstliche Säuerung* der Haut mit 5% Bor-Spiritus.

Aus der Fülle der *Warzenkräuter* sei über folgende Befunde berichtet. DACCOMO und TOMMASOLI isolierten aus der in gewissen Gegenden Italiens sehr geschätzten *Anagallis arvensis* ein *peptonisierendes Ferment* als amorphe, weiße, wasserlösliche, nach Sauerteig riechende Substanz. Der wässerige Pflanzenauszug löst rohes Fleisch und Fibrin in relativ kurzer Zeit, so daß der Ruf der Pflanze als *Warzenkraut* durchaus bestätigt wird.

In *Frankreich* wird die *Euphorbia helioscopia L.* als „Morgenwecker" oder „Warzenkraut" bezeichnet. Der Pflanzensaft ruft an den damit bestrichenen Augenlidern Schwellung und starkes Brennen hervor und weckt dadurch den Langschläfer. Warzen, die mit dem Milchsaft bestrichen werden, schwinden in spätestens einem Monat. MICHON heilte einen bereits seit 2 Monaten kryo- und galvanotherapeutisch behandelten Fall mit zahllosen Verrucae vulgares der Arme und Hände prompt ohne Narbenbildung mit Euphorbiensaft. Nach 2—3 Monaten entstand ein Neuausbruch, nach Ansicht MICHONs ein Beweis, daß *kein* Zufall oder Suggestion vorliege (?). GAITHER verwendet Extr. fluid. euphorbiae piluliferae zur Behandlung von *Condylomata acuminata*.

Auch das *Chelidonium majus* (Schöllkraut) mit seinem orangengelben Milchsaft heißt in Frankreich *Warzenkraut*, scheint aber nur von geringer Wirkung zu sein (MICHON, HISSARD).

Hingegen sah HISSARD prompte Erfolge von *Feigensaft*, besonders bei großer Aussaat von Verrucae planae juveniles, die in einigen Tagen verschwanden. Nach der Einreibung trat eine mehr oder weniger starke Rötung von einigen Minuten auf; danach schwollen die Warzen an; es bildete sich auf jeder Warze eine Kruste, die in den nächsten Tagen abfiel. Auffallend oft zeigte die Haut eine *Pigmentierung*, wie wenn eine *lichtempfindliche* Substanz in dem Safte enthalten wäre. — Die Bedeutung der Kuren mit *Warzenkräutern* wird allerdings neuerdings in ein anderes Licht gerückt: CHELNOCKY (Diskussion zu E. MÜLLER) hatte mit dem Saft von *Euphorbia ciparissias* unter 20 Fällen mit gleichzeitiger *Verbalsuggestion* 14mal, ohne Suggestion unter 20 Fällen nur 2mal Erfolge. Sollten sich diese Erfahrungen bestätigen, so wäre eine wesentliche suggestive Komponente bei den Warzenkräutern — wie auch vielen anderen Volksheilmitteln — nicht abzustreiten.

Einen Übergang zu den Methoden mechanischer Einwirkung bildet die von WONG LUN HING empfohlene *Einreibung* der Warzen mit *Kreide*. GRAM verwendet Calc. carbon. praecip. 20,0, verrieben mit Adeps lanae 30,0 oder — seltener — Calc. phosphor. praecip. Falls bei Warzen an den Händen die Verbände tagsüber als zu störend empfunden werden, genüge im Notfalle auch Nachtbehandlung. Auch starke Calc. chlorat.-Salben gelangen im gleichen Sinne zur Verwendung: nach 2—3 Wochen könne schon die erste Wirkung konstatiert werden. — SAALFELD lehnt die Methode ab.

In das Gebiet der äußerlichen Behandlung gehört auch die von RITTER angegebene *Stauungsbehandlung* der Warzen, mit wiederholter BIERscher Stauung der Extremität oder *Saugbehandlung*. RITTER sieht in den mit diesem Vorgehen erzielten Erfolgen einen erneuten Beweis für die infektiöse Natur der Warzen; in Parallele zu den Erfolgen der Stauungsbehandlung bei anderen infektiösen Prozessen. Freilich wird gerade hierbei eine Suggestivwirkung schwer auszuschließen sein (MARTENSTEIN): die Methode findet ihr Analogon in dem von der Volksmedizin geübten Abschnüren der Finger und wird auch von LIPSCHÜTZ (a) empfohlen.

Die Lokalbehandlung der **planen** *Warzen.* Selbstverständlich kommen bei den *planen juvenilen* Warzen die starken oben erwähnten Ätzmittel nur in ganz geringem Umfange in Frage und leichtere bis mittelstarke Schälkuren haben hier ihre Domäne; immerhin gibt SEMON bei Verrucae planae an den Händen 2× tägl. Einpinselungen mit *Eisessig*.

Das *Resorcin* wird in *wässeriger* Lösung (CUNNINGHAM), als 5—10% Resorcin-Seifenspiritus (SAALFELD), als 5—10% Resorcin-Salicylspiritus (SEMON) oder -Salbe (ZURHELLE) verwandt. JULIUSBERG gibt 10—20% Resorcin-Zinkpaste, JADASSOHN 30—50% Resorcinschälung, DUBOIS-HAVENITH läßt der Einreibung mit HEBRAschem *Seifenspiritus* die Applikation 10% Resorcin- oder Salicylpflaster folgen. FEULARD gibt: *Salol* 1,0, Hg bichlorat. corr. 0,15, Spiritus ad 150,0.

KAPOSI empfahl *Pflasterverbände mit Sapo viridis* oder Pinselung mit *Essigsäure*.

Rp. Ac. acetic. concentr. pur. 10,0
Flor. sulfuris 20,0
Glycerin. 50,0

Reinen Eisessig verwenden SEMON und ROXBURGH.

Sie warnen aber vor Resorcinpflastern im Gesicht, die schlechte Narben ergäben. *Naphthol, Schwefel* und *Quecksilber* enthalten folgende Rezepte: BROCQ empfiehlt:

Rp. Naphthol. 1,0
Sulfur. präcip. 3,0
Resorcin. 2,0
Camphor. 1,0
Sapon. viridis 2,0
Cret. praecip. 4,0
Vaselin. 10,0

Naphthol. 5,0
Sulf. praecip. 25,0
Sapon. viridis
Vaselin. āā 10,0
(LASSARsche Schälpaste.)

Dubreuilh: Ac. salicyl.
    Resorcin. āā 2,0
    Hg chlor.vapore parat. 1,0
    Lanolin. 20,0

Gaucher: Ac. salicyl. 1,0
    Ungt. hg. pp. alb. ad 50,0

Evtl. kann man die Salben nur nachts anwenden und am nächsten Tag mit Eichhoffscher *Schwefel-Salicyl-Resorcinseife* abwaschen lassen. Kren (b, c) gibt 10% *Salicylseifenpflaster*, Roxburgh jeden 2. Tag 10% *Salicylkollodium*, Feulard: *Salicylseife*.

Maigre empfiehlt bei *kleinen planen Warzen* und *kleinen Kondylomen* Lokalbäder mit *Natrium bisulfat*. Der gesättigten Lösung wird soviel Wasser zugesetzt, daß nur eine geringe Hautreizung entsteht. Darier (b) hat mit diesen Bädern gute, Falchi mäßige Erfahrungen gemacht.

Evershed gibt lokale Solbäder.

Meineri empfiehlt für die gleichen Gebilde *Natriummethylat* (weißes Pulver). Dasselbe wird mit Holzstäbchen aufgetragen und danach mit Chloroform abgetupft. Für *Verrucae vulgares* ist die Wirkung jedoch *nicht* ausreichend.

b) Kohlensäureschnee. Über Allgemeines und Technik der Kohlensäureschneebehandlung s. dieses Handbuch V/1, S. 689 (Allgemeine Therapie der Haut).

Die Behandlung durch Erfrierung mit *Kohlensäureschnee* kommt vor allem für einzelstehende Verrucae vulgares in Frage; bei einer Vielzahl von Warzen wird man sie weniger empfehlen, da sie immerhin stärkere Reaktionen verursacht (Juliusburg).

Die Methode wird befürwortet von Pusey (a, b) (10—20 Sek. Einwirkung), Fabry und Zweig (20—50 Sek.), Bruhns (c) ($^1/_2$—1 Min.), Nonell ($1^1/_2$ Min.), Umfrage des *J. des practic.* (15—50 Sek.), Zeisler (besser als Elektrolyse), Jackson und Hubbard, R. Sutton (a, b, c) (Verrucae plantares) unter Umständen nach Vorbehandlung mit Salicylguttaplast, Morton (b) (12 Fälle), Serrano und Nonell, Ploeger (Mundwinkel), Falchi, Kren (vulgares 30 Sek. bis 2 Min.).

Csillag meint, daß die trockene Hornschicht die gebundene Kälte (— 78⁰) nicht den unteren Schichten vermittelt; er setzt daher den festen Kohlensäurestift nicht nur auf die Warze selbst, sondern auch auf die umgebende gesunde Haut auf. Die sich um die Warze bildende Blase hebt auch gewöhnlich die Warze mit ab. In 15 Fällen entfernte Csillag auf diese Weise mehr als 100 Warzen durch CO_2-Applikation von 1—$1^1/_2$ Min. pro Warze, darunter bis haselnußgroße bei einem 68jährigen Mann, dessen Verrucae vulgares seit 20 Jahren bestanden und zum Teil vergeblich mit Elektrolyse und Ätzungen (Trichloressigsäure) behandelt worden waren. Lortat-Jacob verwendet statt des direkten Gebrauches von Kohlensäure-Schnee-Stiften den von ihm angegebenen „Kryokauter"; der Apparat besteht aus einem sterilisierbaren Kupfertubus mit verschieden geformten und verschieden großen Ansätzen, der direkt aus der Bombe den CO_2-Schnee aufnimmt und auf einer konstanten Temperatur von — 80⁰ C erhält. Durch Zusatz von 3 ccm Aceton oder Aceton, Äther, Alkohol āā kann die Kälte noch etwas erhöht werden, ein bei harten Warzen und Hyperkeratosen unter Umständen gewichtiger Vorteil. An einer Elfenbeinskala kann der angewandte Druck abgelesen werden. Für *Warzen der Fußsohle* empfiehlt Lortat-Jacob zunächst Zerstörung mit dem Galvanokauter, dann Applikation des *Kryokauters* mit Druck von 2 kg und Dauer von 2 Min. und schließlich 4 Tage später vollständige Entfernung der Reste mit dem scharfen Löffel; für *Verrucae seniles* wendet er einen Druck von 1 kg nur 5—8 Sek. an. Dieses Instrument wird auch von Watrin und Legrain gebraucht. Bonnet, welcher im übrigen den Kryokauter für die CO_2-Behandlung sehr empfiehlt, hält Verrucae durae nur ausnahmsweise für CO_2-Erfrierung geeignet.

Ein Vorteil des Instrumentes liegt zweifellos in der Möglichkeit einer exakten Druckmessung — einem sonst bei der CO_2-Behandlung mißlichen Mangel. Aber für den Druck ist und bleibt außer der Art, Härte usw. des zu behandelnden Objektes vor allem die Beschaffenheit der unter diesem liegenden Gewebe maßgebend; da diese bei verschiedenen Personen und an den verschiedenen Körperstellen ganz verschieden ist, so ist auch der anzuwendende Druck bei gleichartigen Affektionen an verschiedenen Stellen ganz verschieden (dünne Haut an Handrücken und Schläfen: *geringer* Druck, weiche Haut ohne Widerstand z. B. an der Wange: *großer* Druck). Und selbst wenn man für den Kryokauter die für die verschiedenen Objekte und einzelnen Körperstellen nötigen Druckwerte ermittelte und festsetzte, ergäben sich angesichts der sehr großen individuellen Unterschiede doch keine absolut gültigen Werte und dem persönlichen Gefühl, ,,der Hand des Kosmetikers" bliebe auch bei diesem Instrument wie überhaupt bei der CO_2-Behandlung noch sehr viel überlassen, sei es, daß im Einzelfalle die Stärke des Druckes oder die Dauer der Einwirkung zu variieren ist. Aus letzterem ist auch die zum Teil erhebliche Differenz zu erklären, welche bei den Angaben der verschiedenen Autoren (s. oben) zu bemerken ist.

Im allgemeinen sind bei den Verrucae vulgares längere Erfrierungen von wenigstens 40—60—(70) Sek. anzuwenden.

BÜDINGER nimmt die Erfrierung durch *Chloräthylspray* vor. Nach der Vereisung wird der Spray noch 1 Min. lang fortgesetzt und dieses Vorgehen in einer Sitzung 2—3mal wiederholt, bei Wiederholungen jeden 2. Tag erreicht man binnen kurzem völlige Beseitigung der Warzen. Diese billige und einfache Methode hat aber mit der CO_2-Erfrierung nicht konkurrieren können, da einer der großen Vorteile der Kohlensäureerfrierung gerade ihre Wohlfeilheit ist und auch andererseits mit dieser bessere Resultate erzielt werden.

c) **Elektrolyse.** Die elektrolytische Zerstörung der Warzen erfreut sich bis auf den heutigen Tag bei vielen Ärzten großer Beliebtheit. JULIUSBURG bezeichnet sie unter den physikalischen Methoden als die allerbeste, der in zweiter Reihe die CO_2-Erfrierung nachfolgt.

Die Elektrolyse besteht in der Durchleitung eines *galvanischen* Stromes von wenigen MA durch die zu behandelnde Warze, bis deutlich Weißfärbung des Gebildes eintritt: bei kleineren Warzen genügt *eine* derartige Anwendung, bei großen Warzen 2—3 Sitzungen zur völligen Zerstörung. Nach der Prozedur schwillt die Warze für einige Tage an, trocknet danach ein und fällt in kurzer Zeit entweder — bei kleineren Warzen — in toto, bei größeren zu einem beträchtlichen Teil von selbst ab.

Zuerst empfohlen zur Beseitigung kleiner Geschwülste wurde die Elektrolyse wohl von VOLTOLINI (1886): schon 1889 wurde sie von PATRZEK als den anderen Methoden der Warzenbehandlung weit überlegen gerühmt, von diesem Autor aber — wie zu Beginn überhaupt — noch *bipolar* angewandt (eine *Platinnadel* wurde als + Pol, eine *Stahlnadel* am — Pol durch die Basis der mit Salzwasser getränkten Warze parallel der Hautfläche eingestochen und der galvanische Strom hindurchgeleitet). Doch schon im gleichen Jahre teilte EHRMANN (a) mit, daß er — wie heute wohl allgemein üblich (GENNER) — die + -Elektrode nicht mehr als Nadel durch die Warze hindurchführt, sondern als Schwammelektrode an indifferenter Stelle auflegt: bei Einstechen der + -Elektrode in die Warze entstehen zu große Schmerzen und Entzündungserscheinungen, die zu Narbenbildung führen können. In letzter Zeit empfahl wieder BRUHNS die Doppelnadel. EHRMANN berichtete auch über gute Erfolge durch Elektrolyse bei Kondylomen in der Fossa navicularis.

Nach diesen ersten Verbesserungen hat sich die Methode dann offenbar recht schnell eingebürgert, so daß sie schon 1892 wiederholt (CLASEN, DEBEDAT,

Lang, Mansuroff nach der Anleitung durch Touton!) als sehr gute Methode der Warzenentfernung empfohlen wurde.

1894 rät Santi bei größeren Warzen mehrere gleichpolige Nadeln bei einer Stromstärke von 3—5 MA etwa 5 Min. lang radiär zu applizieren. In dieser Absicht wurde von der *Sanitas A.G.* eine Armatur mit 10 radiär gestellten Nadeln hergestellt [Saalfeld (f)].

Im allgemeinen wird man mangels eines mehrere Nadeln führenden Instrumentariums die Nadeln mehrfach hintereinander einführen und jedesmal den Strom erneut durchschicken, und zwar werden heute zur Vermeidung der unangenehmen Sektorenreste die Nadeln nicht mehr wie früher radiär, sondern *möglichst parallel* hindurchgeführt; die Stromstärke ist bei Verrucae vulgares etwa mit 2 (bis 4) MA zu wählen, die Dauer des Stromdurchganges soll für die einzelne Nadelführung etwa 40—60 Sek., die Gesamtdauer einer Sitzung bei Einführung mehrerer Nadeln etwa 2—4 Min. betragen; die Nadelstärke ist entsprechend der Größe der Warze zu wählen. Warzen an dem *Nagelwall* und unter dem freien Nagelrand sind bei der elektrolytischen Behandlung besonders schmerzhaft und daher für diese Methode wenig geeignet.

Blaisdell nimmt anschließend an die Elektrolyse die „Tätowierung" der Warzen mit 80% Chromsäure, Videleech (Hosp. Tid. 00,8) die Injektion einer 4% NaCl-Lösung in die Warze vor.

Die Ultraviolettbehandlung wird zur Schälung *planer* Warzen nur ausnahmsweise Anwendung finden. Semon wendet sie im Gesicht an und Rost und Keller haben einen Fall mit außerordentlich disseminierten Warzen durch einige schälende UV-Dosen geheilt (dieses Handbuch V/2, S. 134).

d) **Die Behandlung durch Kaustik** (Photo-, Galvano-, Elektrokaustik). An Stelle chemischer Ätzungen werden verschiedene Methoden kaustischer Zerstörung zur Entfernung der Warzen angewandt.

Zum *Wegbrennen* der Warzen durch das *Sonnenlicht* wird das Brennglas benötigt (La Querrière); E. Vallet benutzt ein Brennglas von 7 cm Durchmesser, dessen Brennpunkt in 9 cm Entfernung liegt. Während 3—4 Sek. wird die Spitze des Brennkegels auf die Warze gelenkt, das nach 4—5 Tagen sich abstoßende Gewebe wird mit dem Rasiermesser entfernt und das Verfahren noch 1—2 mal wiederholt. Nach Saalfeld ist die Methode für die Praxis ungeeignet.

Hier ist zu erwähnen, daß *Finsenlicht* von Morris und Dore zur Entfernung *seborrhoischer* Warzen empfohlen wird.

Gegenüber diesen selten angewandten Methoden hat die kaustische Zerstörung der Warzen aller Art durch *Thermo- (Pacquelin) Mikrobrenner* (Unna, Buzzi) und *Galvanokaustik* eine sehr weite Verbreitung gefunden (Gaucher, La Querrière besonders bei kleinen, Roxburgh). Viele Autoren wenden die Galvanokaustik *im Anschluß an die Auslöffelung* der Warzen an. Semon bei Verruca am *Nagelwall* und den *filiformen* Warzen an Mucosa, Genitale, Lippen und Augenlidern, Berry bei Verrucae *plantares*.

Die Ansätze des Galvanokauters (Spitzen, Lyraform) sind je nach der Größe der Warze zu wählen, bei größeren ist *Lokalanästhesie* mit Novocain usw., indiziert oder Pinselung mit 10% Cocain (Stratton) anzuwenden. Wird, wie nicht ratsam, die Galvanokaustik an eine Excochleation mit vorausgehender Chloräthylvereisung angeschlossen, so ist zur Vermeidung der Explosionsgefahr das Chloräthyl durch Wasserberieselung zuvor erst gänzlich zu entfernen (vgl. S. 95).

In der letzten Zeit ist die *Elektrokaustik (Kaltkaustik)* (Hochfrequenz, Diathermokaustik) mit Erfolg neben die anderen kaustischen Methoden getreten. Schon in den ersten Jahren der medizinisch-therapeutischen Anwendung der *Hochfrequenz* ist diese Methode von vielen Seiten für die Behandlung der

Warzen angeraten worden. CODD, ALLAN, BULKLEY (a, b) haben sich schon 1904 für ihre Anwendung eingesetzt. STERN behandelte 1907 75 Warzen der verschiedensten Art erfolgreich mit Hochfrequenz und GARDINER zwei ausgedehnte Fälle (Gesicht, beide Hände) in einer bzw. drei Sitzungen von 20 Minuten Dauer. Er empfiehlt diese Methode warm für hartnäckige Warzen. McKEE benutzte die Fulguration mit der spitzen Metallelektrode, LUDWIG MEYER den *Kaltkauter nach* DE FOREST mit großem Vorteil. Die größere technische Vervollkommnung der Hochfrequenzapparatur in der Nachkriegszeit haben ihr auch neue Wege in der Behandlung der Warzen aller Art eröffnet.

Es ist zu unterscheiden 1. die oberflächlich wirkende *Funkenbehandlung* entweder mit dem *monopolaren Oudinstrom* mit hoher Volt- und niedriger Amperezahl oder die *monopolare* Funkenbehandlung der kleinen Hochfrequenzapparate, *Radiolux* usw. oder die *bipolare Funkenbehandlung* mit den üblichen Diathermieapparaten, eventuell auch kleinere Modelle derselben [*Desikkation*, ,,*Austrocknungsstrom*'' (CLARK)] — Wasserentziehung bis zur Zellschrumpfung —; 2. die tiefwirkende *Elektrokoagulation* (CLARK) und 3. das *Endothermmesser* zum chirurgischen Schneiden, Diathermmesser (WUCHERPFENNIG), Akusektor (WYETH) usw.

Bei der **Kaltkaustik** der harten *Warzen* ist, *falls keine chirurgische* Entfernung vorhergeht, die *Funkenbehandlung* (1) die Methode der Wahl. Durch den Funken wird ein oberflächlicher trockener *weißer* Verbrennungsschorf gesetzt *(Desikkation)*, welcher die gekauterte Stelle steril wie ein steriler Verband abschließt; durch die *Elektrokoagulation* (2) hingegen wird eine tiefe Nekrose erzeugt. Bei den zerklüfteten und zerrissenen harten Warzen bleiben offenbar bisweilen eine große Anzahl verschiedener Bakterien in von der Kaustik nicht erreichten Buchten der Warze übrig und diese Bakterien finden in dem nekrotischen Koagulationsschorf einen sehr guten Nährboden. Mehrfache, auch von uns gemachte Erfahrungen zeigen, daß nach Elektrokoagulation großer Verrucae durae unter Umständen eine Infektion mit Lymphangitis und Fieber in recht unangenehmer Weise eintritt, so daß auf diese Gefahr energisch hinzuweisen ist. Anders liegen die Verhältnisse bei *kleinen und planen Warzen*, bei denen die Hoffnung berechtigt erscheint, durch die Koagulation alles Gewebe und alle Bakterien zu entfernen sowie bei der Elektrokoagulation im Anschluß *an die chirurgische Entfernung*, wobei mit einem bakterienreinen Terrain gerechnet werden kann. In diesen Fällen stehen auch der tiefer wirkenden Elektrokoagulation mit Kontakt bis zur Bildung einer schwarzen Nekrose derartige Bedenken nicht oder weniger im Wege.

Während bei kleineren Gebilden namentlich der schwache Funke der kleineren Apparate nur einen erträglichen Schmerz verursacht, ist bei Diathermiebehandlung größerer Warzen lokale Anästhesie erforderlich.

JUSTER empfiehlt für harte Warzen monopolare Hochfrequenz, für planjuvenile Hochfrequenz mit den Elektroden von McINTYRE. BLAISDELL (1925) wendet bei Verrucae planae juveniles den schwächsten Funken des Hochfrequenzapparates etwa 15—30 Sek. je Warze an, HURWITZ und SAALFELD (h) benutzen die Kaltkauterelektrode des *Radiolux*, WADDINGTON und WYETH bei kleineren Warzen den monopolaren Oudinstrom; mit all diesen Funkenmethoden wird Desikkation, trockene Schorfbildung mit kosmetisch sehr gutem Erfolge erzielt. Ebenso sind folgende Anwendungsarten durchaus zu empfehlen: LAWLERS benutzt statt der gewöhnlichen — meist zur Elektrokoagulation verwendeten — Kondensatorelektrode Nadeln (Platinnadel, feine Nähnadel), sticht diese durch die Basis der Warze und läßt den Strom bis zum Entstehen einer kleinen Brandblase hindurchgehen; oder er nähert die feine Nadelspitze der Warze auf kurze Entfernung, läßt Funken überspringen, bis ein kleiner

Schorf entsteht und die Warze weißlich wird. *(Desikkation mit spitzen Nadeln, ebenso* FALCHI*)*. Diese Methode wird von STRATTON, OSBORNE und PUTNAM, MARTENSTEIN (persönliche Mitteilung) bei Verrucae plantares — eventuell im Anschluß an blutige oder erweichende Entfernung — geradezu als die Methode der Wahl bezeichnet; wie überhaupt auch *nach der Entfernung* die Desikkation immerhin noch ungefährlicher erscheint als die Koagulation.

SCHULTZE sticht die Warze (kleinere ohne Lokalanästhesie) mit einer stumpfen Nadelelektrode in der Mitte an und macht während des Stromdurchganges über der ganzen Basis mit der Elektrode Drehbewegungen, bis die Warze weiß wird, das Innere erweicht und die ganze Warze den Eindruck eines schlaffen Beutels macht. Die Warzen werden dann später dunkel, trocknen ein und stoßen sich spontan ab; auch Verrucae planae kann man ganz flach anstechend mit geringer Stromstärke zum Verschwinden bringen. GIRAUDEAU empfiehlt die *Diathermieschlinge*. Die Schlinge wird senkrecht eingeführt und um 180° gedreht, so daß ein kalottenartiges Hautstück mit der Warze im Zentrum herausgeschnitten wird.

Die fadenförmige Dusche. Diese von französischen Autoren in die Dermatotherapie eingeführte Methode wird in folgender Weise angewandt: Ein äußerst feiner Wasserstrahl von $1/4$—1 mm Stärke wird bei Druck von 3—8 Atmosphären und einer Temperatur von 35—80° auf die betreffende Hautstelle gelenkt. Plane Warzen des Gesichts konnten durch DESAUX und NOEL mit 0,5 mm starker Dusche bei Druck von 4 Atmosphären und 35—38° Temperatur ohne Narben geheilt werden.

e) **Radiumbehandlung.** Die Behandlung der Warzen mit Radium ist nach ihrer ganzen Art, ebenso wie die Kohlensäureschneeerfrierung, für *diffuse* Formen ungeeignet; bei diesen ist im gegebenen Falle besser Röntgen am Platze. Andererseits verfügt die Therapie für die *isolierten*, namentlich harten Warzen in der Auskratzung, Elektrolyse, Kohlensäureschneebehandlung und eventuell auch Diathermokoagulation über so gute und ungefährliche Methoden, daß nur mehr refraktäre und besonders geeignete Fälle (z. B. plantare und perionychale Warzen) der Radiumtherapie vorbehalten bleiben. Im allgemeinen sollte man jedenfalls erst einen anderen therapeutischen Weg einschlagen, ehe man sich zur *Radium*behandlung der Warzen entschließt (KUZNITZKY und GUHRAUER).

Zu warnen ist aber vor einer Kombination von *Radium- und CO_2-Behandlung*, da durch die vorhergehende CO_2-Erfrierung die Gefahr von Radiumschädigungen recht erheblich gesteigert wird.

Gerade die isolierte *Verruca vulgaris*, die am ehesten für Radiumbestrahlung in Frage kommt, ist sehr *strahlenresistent*, erfordert größere Dosen und vermehrt die Gefahr kosmetisch bedeutungsvoller Bestrahlungsfolgen. Bei multiplen Warzen wird nach dem vorher Gesagten immer an einer Stelle erst ein Vorversuch zu empfehlen sein, zumal ja oft — wie nach jeder Therapie — auch nach Radiumbestrahlung einer Warze die anderen unbehandelten verschwinden können. Freilich kann auch ein Vorversuch den Aufschluß schuldig bleiben, wenn, wie mitunter beobachtet, erst nach einer Reihe von Jahren Spätschädigungen in Form kleiner Teleangiektasien auftreten. Zudem ist zur Vorsicht deutlich darauf hinzuweisen, daß die Radiumsensibilität der Warzen nicht nur bei verschiedenen Personen, sondern auch an verschiedenen Körperstellen der gleichen Person sehr verschieden ist. Warzen über *Knochen und Gelenken (Hand- und Fingerrücken)* zeigen zweifellos schon bei relativ geringer Dosis starke Reaktion und Narbenbildung (vgl. auch CO_2). Gerade in dieser Hinsicht ist in früheren Jahren häufig gefehlt worden und nicht wenige Patienten zeigen heute die Residuen einer früheren Radiumbestrahlung der Warzen an Hand-

oder Fingerrücken in Gestalt von Atrophien, Teleangiektasien und eventuell Pigmentierungen. MARTENSTEIN (a, c) ist auf Grund dieser Erfahrungen von der Radiumbehandlung der Warzen ganz abgekommen. Es ist ganz erstaunlich, welch geringe Dosen an diesen Stellen bei ungefilterter Bestrahlung einen Ausgang mit Atrophie und Teleangiektasien herbeiführen können. Folgender Fall, den wir bei einer Kollegin sahen, gibt doch sehr zu denken.

Bestrahlung der Warzen an Hand- und Fingerrücken mit $1/3$ mg e/h ohne Filter, nach 7 Wochen desgl. $2/3$ mg e/h nur bei einem Teil der erstbestrahlten Warzen. Nach der Bestrahlung blasige Reaktion, etwa 3—4 Jahre nachher an *sämtlichen* bestrahlten Feldern sehr starke weiße Atrophien und zahlreiche Gefäßerweiterungen. Letztere mußten mühevoll mit Elektrokaustik beseitigt werden.

Aber auch gefilterte Dosen können unter Umständen ganz leichte Spätveränderungen hinterlassen: aus diesem Grunde ist auch die Indikation zur Radiumbestrahlung an den verschiedenen Stellen nicht in gleichem Sinne zu stellen; am Handrücken sind Gefäßerweiterungen kosmetisch sehr störend, die unter dem freien Nagel oder an der Fußsohle als ganz ohne Bedeutung angesehen werden könnten. Zudem sind zweifellos gerade die *Fußsohlen (und die Handteller)* durch die lockere Unterlage für die Radiumbehandlung ganz besonders geeignet (KUMER, ULLMANN u. v. a.). An diesen meist von einer dicken Hornschicht bedeckten Warzen braucht auch die Dosierung nicht gar so ängstlich gewählt zu werden. Der starke Schmerz, namentlich der *plantaren Warzen*, hört nach der Bestrahlung bald auf und nach einiger Zeit ist die Warze meist völlig aus dem Bett herauszuheben. ROXBURGH schneidet den die Haut überragenden Anteil der plantaren Warzen vor der Bestrahlung ab und legt nach derselben einen Hühneraugenring auf.

Nächst den plantaren Warzen sind vor allem die Warzen *am Nagelwall und unter dem freien Nagel* für Radiumbehandlung geeignet (KUZNITZKY und GUHRAUER, RIEHL und KUMER, KUMER). Übrigens sind die Warzen am Nagel auch den Röntgenstrahlen gegenüber besonders dankbar (s. d.).

Technik. Bei der großen Gefahr, dem Patienten zwar die Warzen zu entfernen, ihm dafür aber andere bleibende kosmetische Störungen, wie oben geschildert, zuzufügen, ist die Bestrahlung ohne Filter, aber auch mit leichten Filtern (Glimmer, dünne Al-Filter) immer ein Risiko; es bleibt abzuwarten, ob die — namentlich *amerikanischen* — Röntgenologen, welche zum Teil *erhebliche Dosen ungefiltert* applizieren, nach jahrelanger Erfahrung bei diesen Dosen bleiben werden (BURROW, TAUSSIG, LOMHOLT), oder ob sie nicht wie MARTENSTEIN und auch JESSNER (persönliche Mitteilung), der früher (JESSNER und NAEGELI) zu Beginn auch filterlos bestrahlte, von dieser Methode ganz abkommen werden; aber auch kleinere Dosen von 1 mg e/h (BARCAT, PORCELLO, WICKHAM, DEGRAIS, BELLOT) sind nicht ohne Gefahr, wie der obige Fall mit $1/3$ und $2/3$ mg e/h zeigt. Freilich machen gerade die großen ungefilterten Dosen eine tiefe Ulceration, bei der das bestrahlte Gewebe in toto zerstört wird, die resultierende Narbe aber ganz weiß glatt und gefäßfrei sein kann, ein Ergebnis, das die amerikanische Methode offenbar nicht scheut; aber es bleibt doch sehr fraglich, ob erstens selbst die glatte weiße Narbe ein kosmetisch lohnendes Äquivalent für die Warzenentfernung ist, und ob zweitens das doch auch hierbei bestehende Risiko größerer Veränderungen dem Einsatz entspricht.

Erhebliche ungefilterte Dosen geben:

BURROW: Vollstarker Träger (5 mg e in 1 qcm großem Plattenträger)
  ungefiltert: $3/4$—$1 1/2$ Std. (= 3—5—7 mg e/h [d. Verf.])
  0,1 mm Blei 2—5 Std.
  1 mm Silber 10—12 Std.

HIGHMAN (über 50% Erfolge) 5—10 mg e, 1—3 mm Al-Filter, $1/2$—$3/4$ Std. bei *plantaren* Warzen vorher eine Woche lang Erweichung mit Salicylpflaster.

LOMHOLT: Mit 15 Jahre altem *Mesothorpräparat, Radioaktivität: 2 mg e pro Quadratzentimeter, Glimmerfilter.*

Kleinere Warzen an den Händen $2 1/2$ Std. (= 5 mg e/h!!).

Große, besonders plantare Warzen 3—$3 1/2$ Std. (= 6—7 mg e/h).

Mit dieser Methode 95% Heilerfolge. Im einzelnen ergibt sich folgende Tabelle für dieses Präparat:

	Bestrahlungs*stunden*	$2^1/_2$	3	$3^1/_2$
Verrucae plantares:	geheilt	13	230	84
	ungeheilt	3	9	3
Warzen an Händen:	geheilt	119	79	8
	ungeheilt	3	5	0

Mit 5 Monate altem Mesothor, Radioaktivität 20 mg e pro Quadratzentimeter, nicht ganz so günstige Resultate.

	Bestrahlungs*minuten*	30—35	40—45	50—55	60
Verrucae plantares:	geheilt	3	15	24	6
	ungeheilt	—	2	—	—
Warzen an Händen:	geheilt	22	4	3	—
	ungeheilt	—	5	—	—

TAUSSIG gibt i. a. *eine* Erythemdosis mit mäßiger Filterung, die keinesfalls oft wiederholt werden sollte; die Erfolge sind wechselnd.

Plantare Warzen bestrahlt er mit 5 mg doppelstark in 0,7 cm Durchmesser mit 0,1 mm Al-Filter 60—70 Min. [= 7—10 mg e/h (d. Verf.)], meist genügt eine derartige Bestrahlung, von 44 Fällen wurden 39 = 88% geheilt, durch *Röntgen* von 88 Fällen wur 72 = 81,8% und durch *Kombination von Radium und Röntgen* von 15 Fällen 8 = 53,3%. Die besten Heilresultate werden also mit Radium allein erzielt. Auch SEMON verwendet bei Verrucae plantares Radium ungefiltert. AYRES bestrahlt *subunguale* Warzen (2 Fälle) und erhielt mit Erythemdosis durch Papierfilter sehr gute kosmetische Resultate.

Geringere ungefilterte Dosen:
BARCAT: gibt 1—2 mg e/h ungefiltert.
JORDAN: 10 mg Ra-Bromid, Glimmerfilter, 20—30 Min. Eventuell Wiederholung nach 6 Wochen. Ebenso WICKHAM, DEGRAIS und BELLOT: 10 mg Ra-Sulfid etwas über 10 Min. (= etwa 1 mg e/h), bei *plantaren* 30 mg Ra-Sulfid auf 6 qcm mit 2 mm Bleifilter fraktioniert in 60 Std. 87 Fälle, ohne Versager.
CLARK benutzt nur einen 3 mm starken Gummifilter.
PORCELLO: Schwach- oder ungefiltert 5—10 mg e 5—6 Min. (= $^1/_2$—1 mg e/h).

Silberfilter: KUZNITZKY und GUHRAUER: 21,33 mg e, 1 qcm großer Träger, 0,1 mm *Silberfilter* + Gummi: Bei *Verrucae durae* höchstens 10—12 Min., bei *besonders erhabenen und plantaren Warzen* Zusatz von 0,2—0,3 mm Silberfilter und entsprechend längere Zeiten oder die übliche Dosis nach energischem Abkratzen oder Abweichen der Hyperkeratosen.

In ähnlicher Weise gibt die *Universitäts-Hautklinik Breslau* unter 0,2—0,3 mm Silberfilter 20—25 (—30) Min. = 6—10 mg e/h gefiltert; d. h. in der Tat mit *Silberfilter* dieselbe Dosis, die die amerikanischen Autoren *ohne* jeden Filter verabfolgen.

Allgemein, ohne Angabe von Filter und Dosis, wird die Radiumbehandlung der *Verrucae durae* empfohlen von BATHURST, BRUHNS (c), BURNS (besonders plantare), MACCULLOUGH, DEGRAIS, ESDRA, JOLLES, MENDES DA COSTA, MACDONALD, KOZEWSKI und GORKIEWICZ, RATERA (nur größere), SPRINZ (perionychale), ULLMANN (plantare), VEIEL.

Spickung: Bei sehr großen Warzen kommt unter Umständen die *Spickung* mit radiumhaltigen *Platinnadeln* in Frage: ROBINSON gibt 10 mg e 1 Stunde oder 3 Nadeln zu 5 mg e 2 Stunden. Wie nicht erstaunlich, gibt Verfasser selbst zu, damit Narbenbildung hervorgerufen zu haben. HAZEN (b) behandelte *plantare Warzen* auch mit Nadelspickung; er erhielt unter 21 Fällen 20 Heilerfolge, davon 2 Fälle, bei denen Röntgenbestrahlung ohne Erfolg geblieben war.

Firnis: BRÜNAUER behandelte 2 Fälle mit Warzen durch Applikation eines *radiumhaltigen Firnis.*

Mit Thorium X wurden erfolgreich Warzen behandelt von KUZNITZKY, NAGELSCHMIDT und in letzter Zeit von ZIELER (Ärztl. Bez.-Ver. Würzburg, 1. Dez. 1931).

Plane juvenile Warzen. Fast übereinstimmend herrscht die Ansicht, daß plan-juvenile Warzen, wenn überhaupt für Strahlen, dann für Röntgenbestrahlung zumindest besser geeignet sind, während harte Warzen besser auf Radiumbestrahlung ansprechen; nur HAZEN (a) ist gegenteiliger Ansicht. Auf jeden Fall aber ist bei sehr disseminierten Formen die Röntgenbehandlung viel zweckmäßiger. Trotzdem hat auch die Radiumbestrahlung bei einzelnen Verrucae planae juveniles ihre Verfechter (FALCHI, ESDRA, KREN), ferner:

BURROW: 5 mg e ohne Filter $^1/_2$—1 Stunde (= $2^1/_2$—5 mg e/h).

LEDO (b) behandelte *Warzen im Gesicht* mit Einspritzung von *Autovaccine* im Gesicht; die Warzen verschwanden oder wurden kleiner; als dann wegen Materialmangels die Einspritzungen nicht mehr so prompt durchgeführt wurden, nahmen die Warzen wieder an Volumen zu und die verschwundenen kehrten wieder. Von der Injektionsstelle weit entfernte Warzen an den *Händen* blieben völlig unbeeinflußt.

R. O. STEIN (c) behandelte mit BIBERSTEINscher Vaccine einen ganz exzessiven Fall von *Kondylomen* mit 16 Injektionen und einen Fall mit *Warzen am Nagelwall* mit 11 Einspritzungen erfolgreich. In letzterem Fall war der Erfolg besonders dankenswert, da der Patient — Geigenspieler — jeden operativen Eingriff ablehte und Strahlenbehandlung ohne Erfolg gewesen war.

HASITSCHKA heilte *Warzen* bei *Hunden* mit *Autovaccine*. Hingegen hatte TIÈCHE längere Zeit vor den BIBERSTEINschen Versuchen mit Aufschwemmung von Warzenmaterial Versager, obwohl immer ziemlich heftige allgemeine Reaktionen auftraten. Ein Fall von *Blasen-Papillom*, der sich allerdings später als maligne herausstellte, und zwei *Kehlkopfpapillome* bei Kindern wurden von BIBERSTEIN vergeblich behandelt. Kürzlich teilte aber E. V. ULLMANN mit, daß er mit der Immuntherapie erfolgversprechende Versuche bei *Kehlkopfpapillomen* begonnen habe.

Nach den *intracutan* behandelten Fällen ging BIBERSTEIN (b—d) zu den bequemeren *subcutanen* Injektionen über; in der Annahme, hierbei einerseits größere Mengen zu benötigen, andererseits mit größeren Mengen auch bessere und schnellere Erfolge zu erreichen, benutzte er, da so große Quantitäten von menschlichen Warzen nicht zu beschaffen waren, Vaccine *aus Rinderwarzen* (s. u.). Die Kranken erhielten 2mal wöchentlich subcutane Injektionen bis zu 5 ccm.

Es ergaben sich folgende Erfolge:

Verrucae vulgares. Von 42 behandelten Patienten 23 nachuntersucht, beeinflußt 13 = 56,5% (mit 1—15 Injektionen von 16 untersuchten 11 = 68,8% geheilt).

Verrucae planae. Von 14 behandelten Patienten 7 nachuntersucht; 7 beeinflußt.

Condylomata acuminata. Von 15 behandelten Patienten 10 nachuntersucht; 9 = 90% beeinflußt (mit 1—15 Injektionen von 7 untersuchten 7 = 100% geheilt).

Die Behandlungserfolge sind also, soweit die wesentlich kleineren Zahlen ein Urteil erlauben, den mit der Intracutanmethode erzielten bei Verrucae vulgares *gleich*, bei Verrucae planae und Kondylomen *überlegen* (bis 100% Heilung). Auch bei der Subcutanmethode blieb in einigen Fällen ein „Restbestand", der in *einem* Fall durch sehr protrahierte Behandlung schließlich auch verschwand, in den anderen mechanisch entfernt wurde.

Aus diesen BIBERSTEINschen Untersuchungen ergeben sich zwei wichtige Fragestellungen; 1. *Abgrenzung der Immuntherapie gegen die Suggestion*. 2. *Spezifische oder unspezifische Immunisierung?*

ad 1. Gegen die Annahme einer Suggestivwirkung führt BIBERSTEIN folgende Einwände an:

1. Der „*Restbestand*" nach der Vaccination ist zwar an sich ungeklärt; bei Annahme einer Suggestivwirkung aber wäre er völlig unverständlich (wenn man sich nicht in gewagte, auf dem Gebiet der Psychoanalyse liegende Spekulationen verlieren will — Verf.).

2. Unter den *immuntherapeutisch geheilten* Fällen sind manche schon verschiedentlich — u. a. auch von sehr erfahrenen Kollegen mit *Suggestion* — *vergeblich* behandelt worden.

3. Fälle, welche gegen Vaccine *refraktär* waren, konnten durch eine aus *refraktären* Effloreszenzen hergestellte *Vaccine geheilt* werden.

4. Bei *Kontrollversuchen mit Extrakt aus Normalhaut* statt Warzenvaccine betrugen die Heilerfolge:

```
        bei Verrucae vulgares          30%    gegen 72,5%  bei Vaccine
         „  Verrucae planae juveniles 28,6%     „   90,9%   „    „
         „  Kondylomen                 20%      „   90,4%   „    „
```

Es zeigt sich also ein wesentlich *stärkerer Rückgang* nach *Vaccine*. Im übrigen entspricht der Rückgang nach *Normalhaut*extrakt ungefähr dem von MEMMESHEIMER und EISENLOHR beobachteten *Spontanrückgang*. Je ein Fall von Verruca vulgaris, plana und Kondylom, der durch *Normalextrakt ungeheilt* blieb, konnte dann durch *Vaccine* prompt *geheilt* werden.

5. Der Autor dieses Verfahrens, BIBERSTEIN selbst, infizierte sich mit Warzen und blieb gegen fremde und eigene Vaccine völlig *refraktär*.

6. *Die Immunbehandlung der originären Tierpapillomatose (Warzen des Jungrindes)*:

Die Warzenerkrankung des Jungrindes befällt die gesamte Hautdecke des Jungtieres im Alter von $^1/_2$—3 Jahren. *Geschlecht* und *Gattung* sind *ohne, familiäre Disposition* von *großer* Bedeutung. Sauber gehaltene *Stalltiere* erkranken *nicht*, hingegen wird im Freien (*Pfützen*) gehaltenes Vieh *oft* und *stark* befallen. Wenn Ew. WEBER hieraus den Schluß ziehen will, daß Ansteckung *keine* Rolle spiele, sondern die reizende Wirkung des Schmutzes ätiologisch entscheidend sei, so ist dem entgegenzuhalten, daß trotz der vielen negativen Impfversuche (s. SCÜCZ) die *Papillomatose des Jungrindes* höchstwahrscheinlich in Analogie mit der menschlichen Warzen- und Papillomerkrankung eine *infektiöse* Krankheit darstellt und, ganz wie anscheinend auch bei den menschlichen Verrucae, der supponierte *Erreger* in *Erde, Schmutz* usw. besonders oft vorkommt.

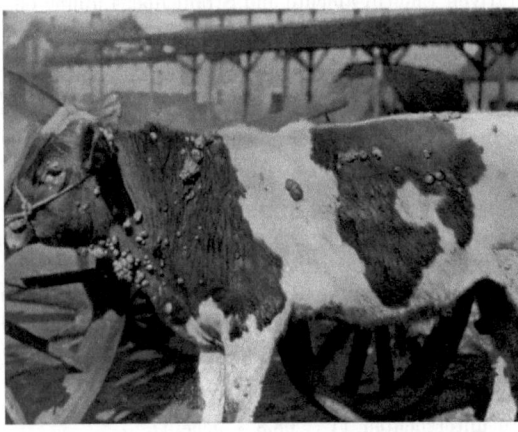

a

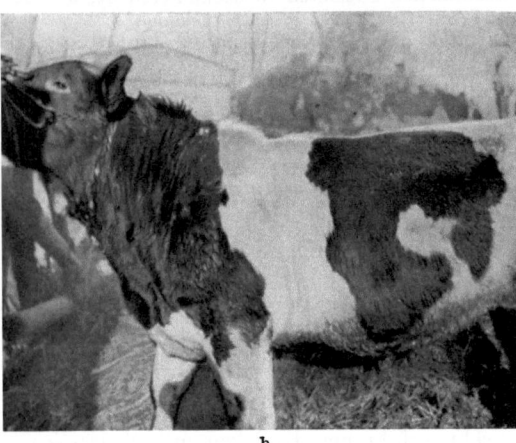

b

Abb. 23 a u. b. Rinderpapillomatose: Vor und nach der Vaccinebehandlung. (H. BIBERSTEIN: Die Immuntherapie der Warzen und Kondylome. Klin. Wschr. 1932, Nr 24, 1021.)

Die teils hyperkeratotischen stacheligen, teils *tomatenartigen* weichen Warzen breiten sich über den *ganzen Körper* aus. Lieblingslokalisationen sind *Euter* und *Penis*. In den warzigen Gewächsen finden sich sehr oft ganze Brutstätten von *Fliegen*. Bei erheblicher Ausbreitung ist die wirtschaftliche Verwendungsmöglichkeit unter Umständen völlig in Frage gestellt; denn fast stets sind die Papillome *multipel* (in 90% der Fälle 10—100 Warzen), so daß in exzessiven Fällen bis 30,0 kg Warzenmaterial entfernt werden konnte. *Kleine* Warzen heilen *nach Entfernung* der größeren oft *spontan*; wie überhaupt, und das soll in leichten Fällen die Regel sein, die Papillomatose, wenn auch erst nach Jahren, *spontan* zur *Abheilung* kommen kann (Ew. WEBER).

Die bisher gegen diese Affektion angewandte *Therapie* — äußere und innere medikamentöse *Therapie* — war „*nicht sonderlich sicher bzw. schlecht*" (BIBERSTEIN). Zur Behandlung verwandten BIBERSTEIN und sein Mitarbeiter Tierarzt Dr. SÜSSENBACH eine *Rinderwarzenvaccine*, die analog der *humanen* Vaccine hergestellt wurde, außerdem nach der Hitzesterilisierung (2 Stunden 56⁰) noch durch ein *Berkefeldfilter* filtriert wurde. Einmal wöchentlich wurden 5—10 ccm an beliebiger Stelle — meist 4mal — injiziert.

Bis Februar 1931 wurden 23 Rinder behandelt; *nicht ein einziger Mißerfolg* war zu konstatieren. Auch 2 *Pferde* wurden *erfolgreich, eines ohne Erfolg* behandelt. Diese Heilerfolge bei der Tierpapillomatose darf man wohl als zwingenden

Beweis dafür ansehen, daß die Wirkung des Warzenvaccins *nicht* auf *Suggestion* beruht.

ad 2. Zu der Frage, ob eine *spezifische* oder *unspezifische* Immunisierung eintritt, brachten die Versuche *keine befriedigende Lösung*. Auch bei Tieren, die mit *Normalkälberhautextrakt* oder nur mit $^1/_2\%$ *Carbollösung* behandelt wurden, stellten Tierärzte einen *Rückgang* der Warzen fest. Aus äußeren Gründen waren bisher zur Feststellung einer Differenz in der Wirkung von Vaccine, Normalhaut und Carbol-Kochsalzlösung nur *wenige Versuche* möglich. Diese scheinen für eine *sicherere* und auch *schnellere Wirkung* selbst kleiner *Vaccinedosen* gegenüber größeren Dosen von Normalextrakt und Carbol-Kochsalzlösung zu sprechen. Grundsätzlich besteht neben einer, wie BIBERSTEIN überzeugt ist, *spezifischen* Vaccinewirkung bei allen drei Verfahren eine unspezifische Komponente; sicher ist letztere in den Tierversuchen keine Suggestion. Offen bleibt die Frage, inwieweit diese letzteren Beobachtungen ein neues Licht auf die angebliche *Suggestivwirkung* von *Injektionen mit physiologischer NaCl-Lösung* (s. GRUMACH, folgendes Kapitel) werfen können. Nach BIBERSTEIN wirken sowohl *Suggestion* wie *unspezifische* und *spezifische* Reize auf dem Wege über das *vegetative Nervensystem*. Bei dieser Auffassung kann sich BIBERSTEIN, was die Suggestion anlangt, auf BONJOUR und BLOCH berufen, und „es wäre nicht erstaunlich, daß die gleiche Apparatur, gleichviel durch welches Agens, in Bewegung gesetzt und durch besonders angepaßte (spezifische) Reize in der Wirkung erhöht wird".

Zusammenfassend läßt sich sagen, daß die Vaccinebehandlung für ausgedehnte, zur Lokalbehandlung ungeeignete Fälle eine sichere Bereicherung darstellt und in besonders resistenten Fällen immer in Erwägung gezogen werden sollte.

4. Die Suggestivbehandlung der Warzen und Kondylome.

Im *Volksglauben* hat die Auffassung der Warzen als *ansteckende* und durch *Übertragung verbreitete Krankheit* viel eher Wurzeln geschlagen, als diese Anschauung sich in der wissenschaftlichen Welt Geltung verschaffen konnte (ROUSSEL). Mit dieser Auffassung von der Kontagiosität der Warzen haben sich aber im Volksglauben ganz absonderliche Vorstellungen gemischt; so ist z. B. in der Schweiz der Glaube verbreitet, daß man das aus einer geritzten Warze austretende *Blut* an die *Türpfosten* streichen muß, dann erkranke derjenige, welcher diesen blutigen Pfosten berührt, an Warzen, während sie bei dem ursprünglichen Träger verschwinden. Mit der Vorstellung von der Übertragbarkeit der Warzen durch das aus geritzten Warzen austretende Blut verbinden sich also Elemente des *Blutaberglaubens*, Elemente, die sich ganz selbständig z. B. in der Vorstellung finden, daß das Blut der *Nachgeburt* auf Warzen gestrichen, diese zum Schwinden bringe. Es würde den Rahmen dieser kurzen Betrachtung weit überschreiten, würden die im Aberglauben wurzelnden Vorstellungen über Heilung der Warzen hier aus Folkloristik und Kulturgeschichte eine auch nur gedrängte Darstellung erfahren; es sei darum nur erwähnt, daß auf *allen* Gebieten des medizinischen Volksaberglaubens die Beseitigung der Warzen und Muttermäler eine nicht unbedeutende Rolle spielt. Die Beseitigung der Warzen durch „Warzenkuren" soll z. B. am besten bei abnehmendem Mond vonstatten gehen. Die sog. „Signatur", d. h. die Beziehung des Mondes zu dieser Maßnahme besteht darin, daß bei abnehmendem Mond Kuren Erfolg haben, die das Abnehmen, Verschwinden eines krankhaften Zustandes bezwecken. (Dagegen z. B. bei zunehmendem Mond Haarschneiden, damit das Haar recht voll wiederkommt.) Andererseits sei auch der Vollmond unter Umständen recht günstig für die Beseitigung der Warzen; Zigeuner vergraben zu diesem Zwecke die Nackenhaare des Erkrankten bei Vollmond unter der Türschwelle (KATZ, Diskussion zu SAMEK). Geht ein mit Warzen behafteter Mensch bei *Vollmond* und gleichzeitigem Läuten der *Kirchenglocken* über eine *Brücke*, so könne ein Vorübergehender die Warzen durch *Anspucken* zum *Verschwinden* bringen. Wenn man hinter den Methoden des Volksglaubens die Auffassung sucht, daß, trotz der Kontagiosität, starke suggestive Beeinflussungen Warzen wieder zum Verschwinden bringen, so kann man in diesem letzterwähnten Beispiel eine Summation *optischer, akustischer* und *psychischer* (im Sinne des Schimpfes) Suggestivwirkung erkennen. Daß auch die *Verbalsuggestion* in dem Volksglauben zu ihrem Recht kommt, geht ja zur Genüge aus der Vorstellung hervor, daß man Warzen durch *Besprechungen* heilen könne; einer Vorstellung, die den Grundlagen der modernen im *ärztlichen* Denken Raum gewinnenden *Suggestivtherapie* der Warzen entspricht. Aber während der ärztliche Begründer dieser Therapie BONJOUR im Gegensatz zu der ganz allgemein herrschenden und experimentell bewiesenen medizinischen Meinung den *infektiösen* Charakter der Warzen *leugnet*, haben sich in der *Volksmedizin* ganz in Übereinstimmung mit der heute herrschenden Ansicht der Wissenschaft die Ansicht der *infektiösen* Genese und der Heilbarkeit durch *Suggestion* nebeneinander behauptet.

BONJOUR hat schon zu Ende des vorigen Jahrhunderts Warzen durch hypnotische Wachsuggestion beseitigt und unter anderem bei ROUSSEL, FOURNIER, später bei HAMMER und ORLOWSKY (s. BONJOUR) Bestätigung gefunden. Auch in den älteren Auflagen von FORELS: ,,Hypnose und Suggestion" werden Warzen als Indikationsgebiet der Hypnose genannt (WESTPHALEN), weiter s. HEIM (S. 116). Im Laufe des letzten Jahrzehnts wurde die Suggestivmethode von BONJOUR mehrfach erneut geschildert und darüber hinaus seine eigenartige Auffassung von der Genese der Warzen dargestellt.

Nach der BONJOURschen These beruhen Warzen und Kondylome nicht auf einer Infektion; sie seien kein pathologischer Hautzustand, sondern eine Hautreaktion auf eine psychische Aktion. Furcht und Abscheu, z. B. bei abwartender Beobachtung einer Blenorrhagie, bewirkten *Papillenreiz* und dadurch Entstehung der *Neubildungen*; deshalb treten diese an Stellen auf, welche der direkten oder indirekten *Beobachtung* (mittels Spiegels) *zugänglich* sind. Die Grundlehre ist: *ohne Erregung kein Papillom*. Die Erregung der Papillen erfolgte durch einen *cerebrospinalen Reflex*, welcher die *Vascularisation* beeinflusse.

Die Warzen gediehen nur auf dem *Boden der Kongestion*, mag diese *psychisch* oder *physisch* (durch Schlag) ausgelöst sein; erst der erhöhte Blutdruck, den alle Befallenen aufweisen, bereite den Warzen den Boden. Warzen seien ein warnendes Symptom vasomotorischer Funktionsstörungen; alle *Warzenträger* seien *zukünftige Herzkranke*.

BONJOUR kommt selbst zu dem Schlusse, daß eigentlich vor allem alte Leute Warzen haben müßten und die *senilen* entsprächen seiner Theorie; Warzen seien aber doch im allgemeinen eine Erkrankung der Jugend, weil diese zu intensiven und dauernden Erregungen besonders neige.

Die Theorie von der *Infektiosität* der Warzen sei ein *Irrtum*.

Wie die Warzen durch Suggestion hervorrufbar seien, seien sie auch durch Suggestion zu heilen, auch durch Suggestion mit Übertragung auf einen andern Menschen, und zwar falle dieser dem Irrtum von der Infektiosität zum Opfer, welche in ihm die erforderliche Furcht usw. erzeuge. Die Suggestion senke den Blutdruck; dadurch werde den Papillen die Nahrung entzogen, so daß die Warzen nicht mehr existieren können. Alle *therapeutischen* Erfolge seien *Suggestiverfolge*. Die Heilung von Warzen nach Behandlung einer oder einiger sei ein psychomotorisches Phänomen [KREIBICH (b)]. Aus BONJOURS Protokollen sei auf die Behandlung eines Mädchens hingewiesen, die durch Suggestion und 3mal täglich 5 mg Codein durchgeführt wurde (und 9 Monate dauerte!).

Auch NÉKÁM (Diskussion zu E. MÜLLER) ist geneigt, bei den Warzen zumindest eine verschiedene Ätiologie anzunehmen. Neben den sicher *infektiösen*, gibt es eine sicherlich lediglich durch *mechanische* Insulte bedingte Form, und vielleicht sind in einem Teil der Fälle lokale *vasomotorische* oder *Nerveneinflüsse* bestimmend. Nur in solchen Fällen könne die Suggestion erfolgreich sein.

Die Suggestivmethode ist nach den letzten Veröffentlichungen BONJOURS an vielen Stellen nachgeprüft und ihre Erfolge vielfach bestätigt worden. Freilich sind Skeptiker (JUSTUS, Diskussion zu E. MÜLLER) geneigt, angesichts der häufigen Spontanheilung der Warzen der Suggestivtherapie keinen Effekt zuzusprechen. Die angewandte Methode variiert natürlich mehrfach. BONJOUR, der ausschließlich mit Suggestion behandelt, legt die Hand des Patienten auf ein Stück Papier, entwirft in natürlicher Größe eine *Skizze* der Hand und zeichnet die Warzen ein oder er *photographiert* die Hand; danach werden die *Augen verbunden*, der Patient muß die Hände ausstrecken und jede Warze wird vom Arzt *mit einem Stäbchen berührt*. Hierbei wird eindringlich erklärt: ,,Von heute an spüren Sie ihre Warzen nicht mehr, sie werden verschwinden, berühren Sie sie nicht mehr".

NINI berichtet über — nicht selbst beobachtete — Fälle, in denen Warzen durch Auflegen von *Wasser und Erde* verschwanden.

SAMEK übt *Scheinröntgenbestrahlung mit verbaler Suggestion* oder wöchentlicher *Einpinselung* der Warzen mit *roter Farbe* (Carbolfuchsin), daneben *Scheinkaustik* und *Kochsalzinjektionen*; im ganzen behandelte er 6 Fälle erfolgreich bis zu 3 Monaten Dauer.

MANOILOV wendet in 22 Fällen *tiefen hypnotischen Schlaf* an, in einigen Fällen mußte die Methode wiederholt werden, sonst in 2—3 Monaten gute Erfolge, drei Mißerfolge; desgleichen übt MOOS nach kaustischer Beseitigung eines Teiles zur psychotherapeutischen Behandlung des Restes (?) mit Erfolg tiefe Hypnose.

KARRENBERG hat bei sich und seinen Kameraden an mehreren aufeinanderfolgenden Tagen morgens sofort nach dem Erwachen mit ungereinigtem Munde mit der *Zungenspitze die Warzen berührt*, woraufhin die Warzen verschwanden. Nach der Reinigung des Mundes ist die Methode unwirksam. Dieses Vorgehen ist übrigens im Rheinland weitverbreitet. RITTER (Hamburg) beseitigt bei sich selbst zwei Warzen innerhalb 48 Stunden mit Speichel.

Auch DOHI (c) ist mit den Suggestiverfolgen nach Verbalsuggestion zufrieden: Nach 3—4 Wochen beginnen die Warzen zu verschwinden und sind nach 2—3 Monaten fast völlig beseitigt.

DELBANCO und WESTPHALEN (Dermat. Ges. Hamburg-Altona 24. Jan. 1932) berichten über gute Erfolge; DELBANCO (b) wendet ein neues Abdruckverfahren als suggestiven Reiz an.

LENE GRUMACH [s. auch W. SCHOLTZ (d)] injiziert den Kranken unter dem Hinweis, es handele sich um ein neues vorzüglich wirkendes Warzenmittel in Abständen von 1—2 Wochen mehrfach $^1/_2$—1 ccm *physiologische Kochsalzlösung* intramuskulär in den Oberarm. Nach 1—2 Wochen begann die Rückbildung, die bei manchen Fällen nach 4—6 Wochen, bei einzelnen erst nach 3—4 Monaten vollkommen war. Unter 18 Fällen heilte sie 16 mit dieser Methode. Die suggestive Kraft des Arztes ist von entscheidender Bedeutung: Eine andere Assistentin hatte mit derselben Methode viel schlechtere Resultate. Andererseits bedienten sich E. MÜLLER, GAY und SAMEK (s. o.) mit gutem Erfolge der physiologischen NaCl-Injektion. BIBERSTEIN und ZWICK werfen die Frage auf, ob diese Erfolge nicht auf *unspezifischer Reiztherapie* beruhen könnten (s. voriges Kapitel). ZWICK hält alle diese mechanischen Prozeduren, deren sich Suggestivtherapie und Zauberei bedienen, ebenso wie die Eigenblutinjektionen, wahrscheinlich allein für verantwortlich für die Veränderungen, die im Organismus das Verschwinden der Warzen zur Folge haben. Sehr gute Erfolge hatte PALOP CAMPOS mit Suggestion. Nach ihm kommt der cerebrospinale Reflex, der die zur Warzenentstehung erforderliche Reizung der Hautstelle hervorruft, sowohl auf mechanischem wie psychischem Wege zustande. Auch er fand oft *erhöhten Blutdruck*, der offenbar das Zeichen einer *Störung des Gefäßapparates* bei diesen Patienten ist (BONJOUR) und während der erfolgreichen Suggestivbehandlung schwindet. Blieb trotz der Suggestion der erhöhte Druck bestehen, so blieb auch der Erfolg aus und stellte sich erst nach blutdrucksenkenden Mitteln ein. Auch E. MÜLLER beobachtete während der erfolgreichen Suggestivbehandlung ein Sinken des Blutdrucks von 160 auf 115 mm Hg. Weitere Suggestiverfolge berichten FRAGA, LEDO (a, b) und ROSENBERGER. Auch der eine von uns hat in einigen Fällen mit sehr zahlreichen Warzen die Suggestivbehandlung angewandt: gleichzeitig Rotfärbung mit Eosin, Faradisierung, Verbalsuggestion bei jeder einzelnen Warze beim Herüberführen der Elektrode: „Diese Warze wird verschwinden", und Auftrag, die Warze, solange die Farbe deutlich sei, nicht zu berühren oder mit Wasser zu benetzen. Unter schätzungsweise 6 Fällen hatte Verf. in etwa der Hälfte im ersten Monat Erfolg; länger konnte aus äußeren Gründen mit anderer Behandlung nicht gewartet werden, sonst wäre das Resultat vielleicht noch günstiger.

Über die suggestive Komponente bei der Behandlung mit *Warzenkräutern* (Euphorbiensaft) vgl. CHELNOCKY (s. S. 99).

Umfangreiche *statistische* und *experimentelle* Studien stellte BRUNO BLOCH an, der nach seinen Erfahrungen dazu kommt, die Suggestion als *Methode der Wahl* bei Verrucae vulgares und planae vorzuschlagen. Er berichtet aus persönlicher Kenntnis über die suggestive Methode des Züricher Geologen Prof. A. HEIM, welcher erzählte, daß schon sein Vater seinen Geschwistern die Warzen mit *Verbalsuggestion* beseitigte, er selbst diese Methode bei seinem 4jährigen Jungen mit Erfolg anwandte. HEIM hat auch eine Reihe anderer Krankheiten *psychogener Art (Keuchhusten, Bettnässen, Seekrankheit, Magenkrämpfe)* durch Psychotherapie *(Hypnose)* geheilt. Die Hypnose verursachte ihm jedesmal große Anstrengungen, so daß er sich immer selbst dazu überreden mußte. BLOCH (1927) berichtet über sämtliche nur suggestiv behandelten *Warzenfälle* der Züricher Hautklinik während $2^{1}/_{2}$ *Jahren. Methode:* Dem Patienten werden die *Augen verbunden,* die *Hände* auf den im Gang befindlichen *Pantostaten* gelegt, ohne daß *Strom* hindurchgeht; nur selten werden die *resistenten* Fälle *faradisiert.* Dann werden die Warzen mit einer stark *färbenden Flüssigkeit* (Eosin, Safranin, Methylenblau) gepinselt und Patient angewiesen, so lange die Farbe noch sichtbar sei, diese beim täglichen Waschen zu schonen. Hauptsache ist, dabei entschiedene *Verbalsuggestion* anzuwenden und durch die Summation aller dieser Momente einen starken seelischen Affekt hervorzurufen (was man intelligenten Patienten ruhig vorher erklären könne). Notwendig ist auch eine gewisse psychische *Bereitschaft des Patienten* — was BONJOUR leugnet — und eine beim einzelnen ganz verschiedene *Fähigkeit des Arztes.* Geistig stumpfe Menschen sind nur schwer zu beeinflussen; *Kinder,* besonders mit *planen* Warzen, *leichter* als *Erwachsene.* Das *Geschlecht* ist *ohne Bedeutung.*

Statistik. Von 228 Fällen der Züricher Klinik konnten 179 = 78% nachkontrolliert werden. *Geheilt* 98 = 55%, *ungeheilt* 79 = 44%, *teilweise geheilt* 2 = 1%.

Durch *eine* Sitzung wurden 31% geheilt
,, zwei ,, ,, 18% ,,
,, drei ,, ,, 4% ,,
,, mehr ,, ,, 2% ,,

Einzelne Warzen heilen *leichter* als *multiple. Verrucae vulgares* heilten in 44%, *Verrucae planae juveniles* in 88% — davon 23 = 60% in der ersten Sitzung.

Vor Ablauf eines Monats heilten 43%
im Laufe des zweiten Monats 39%
später nur etwa 18%.

Ohne Erfolg mit anderen Mitteln vorbehandelt waren bei beiden Warzenarten *je die Hälfte.*

Öfters hat man nach der Suggestion *Vergrößerung* und *Anschwellung* der Warzen beobachtet, die dann unter *Abschuppung* verschwanden. Einige Male versicherten die Patienten bestimmt, daß an den betreffenden Stellen *Blutungen* aufgetreten seien. 2—3mal hat BLOCH selbst *Blutkrüstchen* gesehen. Zum *Vergleich des Suggestiverfolges* und der *spontanen Abheilung* sind neben die Angaben BLOCHs die Ergebnisse MEMMESHEIMERs und EISENLOHRs zu setzen.

In *Nürtingen*, einer mittelgroßen württembergischen Landstadt am Neckar, wurden in *Schulen* und *Fabriken* an Patienten *aller Altersstufen*, an einem dem Schweizer Material BLOCHs *ethnisch* ähnlichen Menschenschlag, vergleichsweise Untersuchungen über Suggestiv- und Spontanheilungen vorgenommen. Zur *Suggestion* wurden, wie von BLOCH, *Verbalsuggestion, Einpinselung* mit blauer Farbe, bei einzelnen, zwecks besonders starker Wirkung, *faradischer Strom* benutzt. Die Stärke der Suggestion ist auch nach Meinung der Autoren ausschlaggebend für den Erfolg. Alle Fälle — die unbehandelten durch besonderes Geschick ganz unauffällig — wurden wenigstens nach $^1/_2$, 1, 3 und 6 Monaten *nachuntersucht*. Beobachtet wurden 140 Fälle (70 behandelt, 70 unbehandelt).

Heilung in Monaten.

	Gesamtzahl	$^1/_2$—1	2—3	6 und mehr
unbehandelt	70	2	3	15
behandelt	70	11	3	3

Es zeigt sich also, daß *mit fortschreitender Zeit* die *Spontanheilungen* immer *häufiger* werden, auffallend viel erst nach 6 Monaten; während umgekehrt die *Suggestiverfolge* — ganz wie bei BLOCH — von Anfang an hoch sind und mit der Zeit *nicht* sehr zunehmen. Eher könnte man sogar sagen, daß die *Suggestion*, wenn sie nicht in einer gewissen Zeit gewirkt hat, den Heilungsprozeß eher *verzögert*, so daß zum Schlusse mehr unbehandelte als behandelte Fälle geheilt sind.

Alter	unbehandelt	behandelt
5—10 Jahre	von 28 Fällen geheilt 10;	von 31 Fällen geheilt 4
11—20 „	„ 25 „ „ 6;	„ 22 „ „ 6
über 20 „	„ 17 „ „ 4;	„ 17 „ „ 7

Die *Spontanheilungen* werden mit *zunehmendem* Alter *seltener*, die *Suggestiverfolge besser*; letzteres entspricht nicht den Züricher Erfahrungen, denn dort wurden vor allem Kinder geheilt.

Geschlecht ebenso wie in Zürich *ohne* Einfluß.

Zahl der Warzen	unbehandelt	behandelt
1	von 30 Fällen geheilt 6;	von 31 Fällen geheilt 4
2—5	„ 24 „ „ 7;	„ 25 „ „ 9
6 und mehr	„ 16 „ „ 7;	„ 14 „ „ 4

Bei einzelnen Warzen auf 31 Fälle 4 Suggestiverfolge, bei multiplen schon auf 14. Im allgemeinen wächst also mit der Zahl und Ausdehnung der Warzen sowohl die Chance der Spontan- wie Suggestivheilung; im Gegensatz hierzu heilten bei BLOCH einzelne besser als multiple.

Verrucae vulgares und planae.

	unbehandelt	behandelt
vulgares	von 38 Fällen geheilt 9;	von 45 Fällen geheilt 7
planae	„ 32 „ „ 11;	„ 25 „ „ 10

Also in Übereinstimmung mit BLOCH, aber auch in Übereinstimmung mit dem Spontanrückgang *häufigere Rückbildung* der *Verrucae planae*.

Schlußfolgerungen.

Im ganzen ergeben die Untersuchungen MEMMESHEIMERs und EISENLOHRs, daß die *Suggestiverfolge* gewiß im allgemeinen *nicht häufiger* sind *als* der *Spontanrückgang*, daß sie bezüglich *einzelnen* und *multiplen*, *vulgares* und *planae sogar auffällig* mit der *Spontanheilung übereinstimmen* und nur — soweit das Material ein Urteil zuläßt — bezüglich der einzelnen *Alters*stufen und des Zeitpunktes des Verschwindens sich gegenteilig verhalten. Inwieweit diese Ergebnisse ein Urteil über die Wirkungen der Suggestivtherapie erlauben, dafür ist nur ein gewisser, keineswegs definitiver Anhaltspunkt gegeben, sind doch die Erfolge BLOCHs mit 55% Gesamtheilung *besser* als die Spontanheilungen

Memmesheimers und Eisenlohrs (28%) oder gar ihre Suggestiverfolge (24%) bzw. bei

Verrucae vulgares: Bloch	44%	*Suggestiv*heilungen
Memmesheimer und Eisenlohr	15%	,,
,, ,, ,,	23%	*Spontan*heilungen.
Verrucae planae juveniles: Bloch	88%	*Suggestiv*heilungen
Memmesheimer und Eisenlohr .	40%	,,
,, ,, ,,	34%	*Spontan*heilungen.

Außerdem sind in manchen Gruppen (Alter, Zahl der Warzen) die Ergebnisse Memmesheimers und Eisenlohrs genau entgegengesetzt denen Blochs.

Es ist Memmesheimer und Eisenlohr aufgefallen, daß bei den unbehandelten Kindern, die *vor* Weihnachten noch zahlreiche Warzen hatten, auffällig viele diese *nach* Weihnachten verloren haben. Sie sehen in diesem Falle die Spontanheilung als Folge starker seelischer Erregungen und der damit verbundenen körperlichen Veränderungen (Immunkörperbildung, Blutdruck, Blutverteilung) an.

Außerdem sprechen auch noch eine Reihe anderer Momente für die *realen* Unterlagen der Suggestivbehandlung, selbst wenn man jene Fälle, in denen nach vergeblicher anderer Behandlung die Suggestivtherapie zum Ziele führte, ausscheidet und wegen der Länge der meist indes verstrichenen Zeit als Spontanheilungen auffassen würde. Von vielen Seiten wird betont, daß mit *stärkerer* Suggestivreizung auch die Erfolge *besser* sind, daß der in Suggestion und Hypnose erfolgreichere Arzt auch bei der Warzenbehandlung größere Erfolge hat, daß die Erfolge im Krankenhaus besser sind als in der Privatpraxis [Schoenhof, Guszman (Diskussion zu E. Müller)] und daß sich schließlich auch nach der Suggestivbehandlung *anatomische* Veränderungen [*Schwellung, Blutung,* (Bloch)] abgesehen von subjektiven Erscheinungen (Jucken, Kribbeln), verzeichnen lassen.

Die Auffassung Bonjours einer *psychogenen* und *vasculären* Genese der Warzen wird mit Ausnahme von Palop Campos und bis zu einem gewissen Grade Nékám allgemein *abgelehnt;* die *psychogene* Wirkung der *Suggestivbehandlung* aber ist nach den Erfahrungen des letzten Jahrzehnts, wenn auch noch ungelöste Fragen übrigbleiben, heute von der Mehrzahl der Forscher *anerkannt,* auch von solchen, deren suggestive Kraft selber nicht zum Erfolge ausreichen mag.

Wie kommt diese Heilung zustande, ein Vorgang, bei dem nicht nur wie sonst bei der Suggestivbehandlung *funktionelle,* sondern *pathologisch-anatomische* Veränderungen beseitigt werden?

Ganz gewiß kommen nur *instabile* Gebilde mit besonders labilem Gleichgewicht zwischen normalem und pathologischem Gewebe, die — wie die Warzen, vor allem die plan-juvenilen — zu Spontanrückgang neigen für solche psychogene Einwirkungen in Frage [Bloch, Scholtz (d)]. Heim (s. Bloch) glaubt, daß der psychische Impuls primär die normale *Epidermisregeneration* stärkt und dadurch gewissermaßen das pathologische Gebilde abgehoben und abgestoßen wird. Bloch hält es bei dem Reichtum des Epithels an Nervenfasern für möglich, daß der psychische Impuls von den *vegetativen* Zentren aus weitergeleitet, eine direkte *nervös* übermittelte *biologische Umstimmung* innerhalb der normalen — oder pathologischen — Zelle zustande bringt, vielleicht als *physikalisch-chemische* Veränderungen, die den *Warzenerreger schädigen* oder das normale Zellager zu verstärkter *Regeneration* veranlassen (Heim), möglicherweise auch den *Gefäß-Bindegewebsapparat* beeinflussen.

Kreibich (s. Samek) stellt sich die Wirkung der Suggestion auf den vasculären Apparat der Papillen als eine psychisch ausgelöste Veränderung vor, die über den *urtikariellen Infarkt (Urticaria gangraenosa)* zur Nekrotisierung der Warzen führt.

SAMEK hat die Suggestivheilung *histologisch* verfolgt; er nimmt an, daß die Suggestion auf *psychisch-reflektorischem* Wege eine zielstrebige *reaktive Entzündung* hervorruft, welche durch *Demarkation* die degenerativen Warzenzellen eliminieren und gleichzeitig durch regressive Veränderungen in den Matrixzellen der Warze die *Mitosen* zum *Stillstand* bringen mag.

Wie dem auch sei, ob die angeführten Hypothesen der Wahrheit nahekommen oder nicht, mystische und sympathische Kräfte sind zur Erklärung der Suggestivheilung der Warzen jedenfalls nicht erforderlich. Selbstverständlich haben die Erfolge der Suggestivtherapie in den letzten Jahren dazu geführt, daß die Erfolge anderer Methoden einer Kritik unterzogen und auf ihre suggestive Wirkung zurückgeführt wurden. Ganz gewiß haben manche, namentlich früher durchgeführten, Kuren einen suggestiven Untergrund, man denke nur an die wochenlangen Durchfälle nach Magnesiumsalzen und manche protrahierten lokalen Maßnahmen (vgl. CHELNOCKY: Warzenkräuter s. S. 99). Ob man aber selbst so weit gehen kann wie BLOCH, alle internen Medikationen außer vielleicht As und Hg als Suggestivmethoden anzusehen (Magnesium, Tr. Thujae usw.) erscheint doch noch fraglich. Auf der anderen Seite hat man die mangelnden Erfolge der doch psychisch sehr eindrucksvollen *Röntgenbestrahlung* gegen große Wirkungsmöglichkeiten suggestiver Methoden angeführt (BIBERSTEIN).

5. Allgemeine therapeutische Richtlinien.

Verrucae planae juveniles. Hg oder Arsen intern; falls nach 2—3 Wochen kein Erfolg, daneben mittelstarke Schälkur, evtl. Röntgen (erst in zweiter Reihe), falls auch hiermit kein Erfolg: Vaccine oder Suggestionsbehandlung.

Verrucae vulgares. Nach Chloräthylvereisung Auskratzung mit dem scharfen Löffel, bei filiformen Abknipsen mit gebogener Schere. Verätzung des Grundes mit Liqu. ferri sesquichlor., Carbolsäure oder Brennen mit dem Galvanokauter. Bei Rezidiven: Lokalanästhesie (Novocain), Auskratzung, Desikkation des Grundes mit Diathermie. Bei messerscheuen Patienten oder besonderen Lokalisationen: Ätzen mit Ac. trichloraceticum, Erfrierung mit CO_2, Elektrolyse; paronychale Warzen: Röntgen, Radium.
In allen sehr ausgedehnten Fällen: Vaccine oder Suggestion.

Verrucae plantares. Nach Erweichung mit stärkerem Salicyl-Guttaplast, Excochleation oder sukzessives Abschaben mit Hühneraugenmesser bis der Grund freiliegt, dann Elektrodesikkation des Grundes. In geeigneten Fällen: Radium oder CO_2.

Anhang.
Verruca senilis.

Synonyme. Verruca seborrhoica; Verruca plana seniorum; Keratosis pigmentosa; Acanthosis verrucosa seborrhoica (WAELSCH); Alterswarze; Sebumwarze.

Geschichte. NEUMANN (a—c) war der erste, der in seiner Monographie *über die Altersveränderungen* der Haut auf diese Bildungen aufmerksam machte; eine zweite Beschreibung ließ der gleiche Autor in seinem *Lehrbuch der Hautkrankheiten* folgen, eine dritte (Bild) fügte er in seinem *Atlas* hinzu.

NEUMANN bezeichnete die Gebilde als „*senile Warzen*". Von den französischen Autoren wurden sie zuerst eingehend von BARTHÉLEMY und BALZER beschrieben. Wer ihnen zuerst wegen ihres eigenartigen fetten Aussehens die Bezeichnung „*Verruca seborrhoica*" gegeben hat, ist heute nicht mehr zu entscheiden (POLLITZER); nachdem dieser Name schon allgemein gebräuchlich geworden war, ist er zuerst von BARTHÉLEMY literarisch verwandt worden.

Von englischer Seite stammt die erste Arbeit von HANDFORD, der zwei derartige Fälle unter dem — meist für eine ganz andere Affektion angewandten — Titel *Stearrhoea nigricans* publizierte.

Die histologische Bearbeitung, die bald in den Vordergrund der wissenschaftlichen Bemühungen trat, wurde außer von den Erwähnten von POLLITZER und im neuen Jahrhundert von POOR, WAELSCH (a), DOHI (a), CEDERKREUTZ, KREIBICH gefördert, von FREUDENTHAL zu einem vorläufigen Abschluß gebracht. In den *Lehrbüchern* werden die *Verrucae seniles* meist nur mit wenigen Worten abgehandelt, zumeist im Anschluß an *gewöhnliche Warzen* eingereiht. Einzelne schließen sie dem *Keratoma senile*, JADASSOHN, trotz persönlich ablehnender Stellungnahme, in EBSTEIN-SCHWALBES Enzyklopädie den *Gewebsnaevi*, UNNA in der *Histopathologie* als „*Naevi seborrhoici*" den *Pigmentnaevi* an.

A. Klinik.

Die *Verruca senilis* stellt eine *scharf umschriebene, runde, ovale,* zuweilen auch *polycyclisch* oder *polygonal* bis *unregelmäßig* begrenzte, seltener *lineäre* Auflagerung der Haut dar.

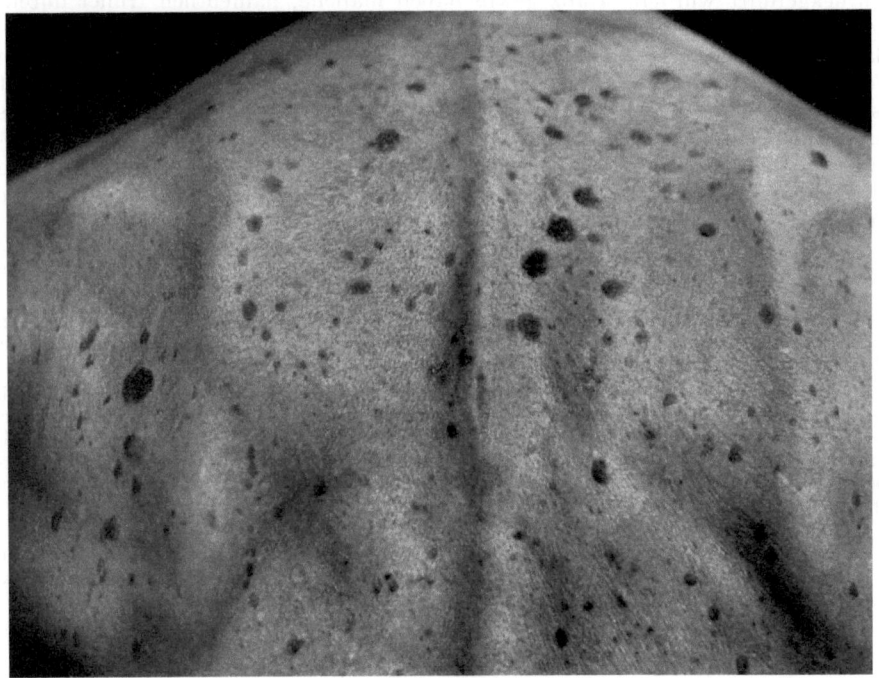

Abb. 24. Verrucae seniles.

Der *größte Durchmesser* fällt zumeist mit den *Hautspaltlinien* zusammen. Ihre *Größe* schwankt meist von *Stecknadelkopf-* bis *Fünfpfennigstückgröße*, ja erreicht auch einen *Durchmesser von 2 cm* [JADASSOHN (e)]; gewöhnlich entspricht sie der Größe einer *Linse* bis *grünen Mandel* (DARIER); in Ausnahmefällen kann sie *Markstückgröße* und mehr erreichen (POLLITZER); SIEMENS (b) sah in einem Fall eine 3 × 5 cm große auf dem Kopf bei multiplen kleinen am Rücken; die große wurde durch Röntgen geheilt. S. HELLER beschreibt eine *widderhornartig gedrehte*, mit schmaler Basis aufsitzende von 15 cm *Länge* in der fronto-parietal-Gegend.

In der Regel sind die senilen Warzen in der *Form flach, der Haut aufsitzend*, falls größer und erhaben (1—3 mm) mehr *konvex*, im Zentrum mehr erhaben als in der Peripherie, zuweilen sogar *pilzartig* überhängend.

Ihre *Oberfläche* ist zunächst *glatt, feinhöckerig, weich, fettig*; selten *gröber gekörnt*, hie und da Hornkügelchen und Hornpfröpfe tragend; im Laufe der

Jahre wird sie *trocken* und *unregelmäßig*. Die Gebilde fühlen sich *derb* und *rauh*, bisweilen auch *fettig* an.

Die *Farbe* variiert von *normaler Hautfarbe* mit eventuell eingelassenen *dunklen Körnchen* über *hellgelb, hellbraun, rehbraun, dunkelbraun, grünlich, mattgrau* bis fast *schwarz*; in der Regel — aber keineswegs immer — beim *gleichen* Patienten *übereinstimmend*. Die dunklen Farbtöne rühren von einem adhärenten, fettiggrauem bis braunschwarzen *Überzug* her. Nach *Entfernung* dieses *Belages* durch

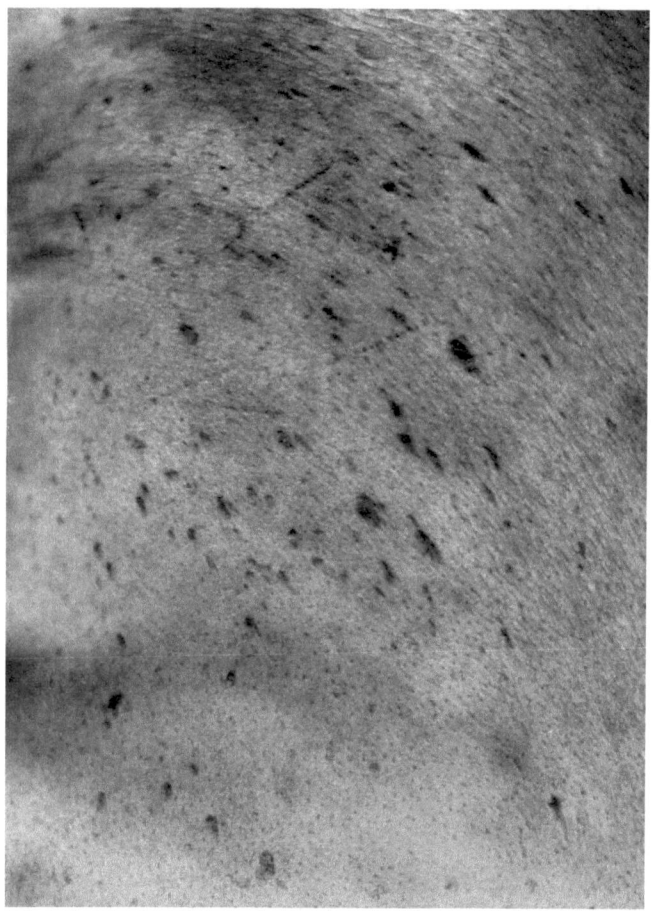

Abb. 25. Verrucae seniles: In Spaltlinien.

Einseifen, Maceration oder Äthereinreibung kommt die eigentliche warzige, wabenartige, blumenkohlähnliche, gefurchte Warze zum Vorschein. Kratzt man die Auflagerung mit dem Nagel ab, was leicht gelingt, so finden sich auf rosaroter, retiformer Fläche *punktförmige Blutungen*. In den ersten Beschreibungen hat man diese sekundären Auflagerungen fälschlich als ursprüngliche Affektion geschildert.

Wie auch bei anderen pigmentierten Gebilden (Naevi, Pigmentlues usw.) kann sich um die einzelnen Verrucae seniles ein *pigmentfreier* Hof entwickeln. REJTÖ berichtet über einen Patienten, der am Rücken etwa 100 Verrucae seniles aufwies. Um einzelne fand sich ein weißer Saum, dessen Breite bei haselnußgroßen Warzen 1—2 cm, bei erbsengroßen einige Millimeter betrug und bei den kleineren ganz fehlte. Der Zusammenhang des Warzenwachstums mit der *Depigmentierung* ist also offenbar.

Lokalisation: Prädilektionsstellen sind am *Rücken* die Gegend *zwischen den Schulterblättern* und überhaupt die *Mitte* des *oberen* Rückens, viel *seltener* die *unteren* Partien des Rückens bis *Kreuz- und Lendengegend*, sowie die Schulterblätter. An der *Vorderseite des Thorax* sind die Verrucae seniles etwas seltener, aber häufig genug in der Regio *praesternalis, clavicularis* und *subclavicularis* bis zum *Hals*. Am *Abdomen:* besonders häufig um den *Nabel* und in der *Gürtelgegend*; seltener an den *Flanken* des Rumpfes, am *behaarten Kopf* — JADASSOHN (e) beobachtete einen exzessiven Fall auf der Glatze — und an den *Unterarmen*, meist den zwei unteren Dritteln; am *Handrücken* sind sie eventuell *differentialdiagnostisch* gegen *Keratoma senile* abzugrenzen; das gleiche gilt von ihrer Lokalisation im *Gesicht* (Stirn, Schläfen, Wangen). POLLITZER stellt folgende Reihe ihrer Häufigkeit auf: *Mitte des Rückens, untere Hälfte des Abdomens, Sternum, Vorder- und Seitenfläche der unteren Halsgegend, Gesicht, Arme.*

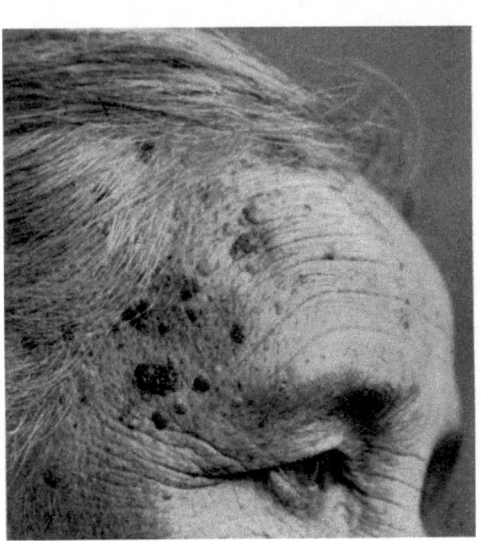

Abb. 26. Verrucae seniles: Schläfe.

Ihre *Zahl* variiert außerordentlich; von *einigen wenigen* Exemplaren bis zu *vielen Dutzenden* (POLLITZER). Meist können etwa 20, oft 40—60, ausnahmsweise auch über 200 Stück gezählt werden. Bei *Männern* sind sie *zahlreicher* als bei *Frauen* [SPRECHER (c)]; auch ist überhaupt das *männliche* Geschlecht *häufiger* von ihnen befallen. Unter 302 Personen (160 Männer, 142 Frauen) im Alter von 40—96 Jahren fand SPRECHER 87mal Verruca senilis, davon 53mal bei Männern und nur 34mal bei Frauen; d. h. in einem Material, das etwa 53% Männer und 47% Frauen zählte, fanden sich 61% der Warzen bei Männern und nur 39% bei Frauen; mit Verruca senilis *behaftet* waren — umgerechnet — 33% der *Männer* und *nur* 24% der *Frauen*.

Sind die *Verrucae seniles* sehr zahlreich, so ist gewöhnlich eine Art von *Anordnung* zu erkennen: sie stehen in *Gruppen* oder bilden *gerade* oder *geschwungene Linien*, die sich den *Spaltlinien* der Haut anschließen; gelegentlich liegen sie in Form einer *Kette* zu sechs und mehr um den Hals.

Alter. Meist entstehen die senilen Warzen erst *nach dem 50. Lebensjahr*, SPRECHER z. B. fand keine Fälle vor diesem Lebensabschnitt, POLLITZER keine vor dem 40. Lebensjahr. Aber ganz gewiß gehört auch früheres Auftreten, namentlich bei Frauen, nicht zu so extremen Seltenheiten, wie man früher annahm. In manchen Familien scheinen sie sich besonders früh zu finden (DARIER). JADASSOHN berichtet von einer Mutter mit drei Töchtern, die sämtlich schon zwischen 20—30 Jahren an Verruca senilis erkrankt waren. Mit fortschreitendem *Alter* werden sie andererseits immer *häufiger*; SPRECHER fand sie bei *Greisen* bis zu 66%. Die Warzen des Einzelfalles persistieren und vermehren sich sogar in der Regel noch mit zunehmenden Alter, unter Umständen bis über das

90. Lebensjahr hinaus. In manchen Fällen sollen sie allerdings in sehr hohem Alter wieder verschwunden sein. Aber sicher gehört die *Spontanheilung* bei Verrucae seniles zu den großen *Seltenheiten*, ganz im Gegensatz zu deren Häufigkeit bei Verrucae vulgares und planae. In letzter Zeit beschrieb NAEGELI einen solchen Ausnahmefall: Bei 48jähriger Dame verschwindet nach elektrolytischer Entfernung von 5—6 der größten Verrucae seniles eine unzählbare Aussaat am Rücken und Brust im Laufe der nächsten Monate spontan; bei einem anderen Patienten NAEGELIS wechselten Verrucae seniles ihren Standort.

Beschwerden verursachen die Verrucae seniles kaum; höchstens klagen alte Personen, wenn sich die Warzen sehr schnell vermehren, über ganz leichtes Jucken (UNNA).

Die senilen Warzen finden sich in *Kombination* mit *Pruritus senilis, Cornu cutaneum, Hämorrhagien, chronischem Ekzem, Psoriasis, Epitheliomen* (SPRECHER) usw. Besonders häufig kommen die senilen Warzen, wie auch ihr Prädilektionssitz in der hinteren *Schweißfurche* zeigt, auf *seborrhoischem Terrain* vor; daher trifft man sie dort gelegentlich in Kombination mit dort lokalisiertem *seborrhoischem Ekzem* oder bei *Status seborrhoicus faciei* auch im Gesicht.

Durch ihre *Braunfärbung* können sie bei entsprechender Ausdehnung gelegentlich eine *Melanosis* vortäuschen (ST. MACKENZIE).

Histologie.

Die erste, noch ziemlich unvollkommene histologische Beschreibung der Verruca senilis stammt von J. NEUMANN (1869); immerhin erwähnt er bereits milienähnliche Gebilde, die mit verhornten Zellen, Smegmamassen und Wollhaaren ausgefüllt sind. BALZERS und

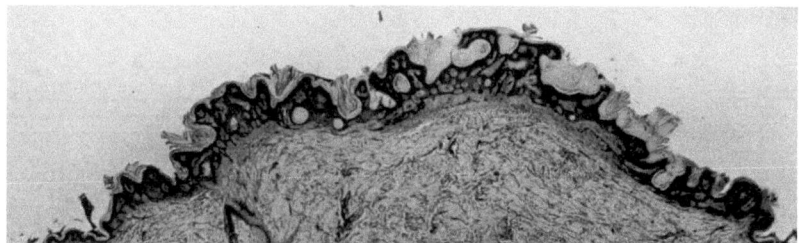

Abb. 27. Verruca senilis. (Übersichtsbild.)

ebenso HANDFORDS Darstellungen sind wenig befriedigend; wir möchten hier nur anführen, daß BALZER kein oder fast kein Fett vorfindet; deshalb hält BARTHÉLEMY die Bezeichnung Verrucae seborrhoicae für ungeeignet. Daß POLLITZER bei der Beschreibung seiner „lymphangiofibromatösen" Gebilde Verrucae seniles vor sich gehabt hat, muß man bezweifeln. Auch UNNA untersuchte und beschrieb in seiner Histopathologie offenbar keine Verrucae seniles, sondern einen anderen Tumor, wahrscheinlich einen weichen Naevus; es ist einer der ganz wenigen Fälle in seinem großen Werk, in dem wir seine Darstellung nicht als zutreffend anerkennen können. UNNAS Schilderung wird bereits von JARISCH in seinem Lehrbuch in Zweifel gezogen, zugleich gibt dieser eine kurze zutreffende histologische Beschreibung der Verruca senilis. Ausführlicher beschäftigt sich mit ihr POOR und kommt zur Schlußfolgerung, daß die Quelle des Leidens eine Degeneration der Muskel- und Bindegewebselemente sei, die nicht mehr imstande sind, die Talgdrüsen zu entleeren. Wir glauben allerdings, daß man dem Befunde von erweiterten Talgdrüsen, den POOR erhebt, nicht diese bestimmende Bedeutung beilegen darf. Im folgenden Jahr, 1904, liefert W. DUBREUILH in der Pratique Dermatologique eine wohlgelungene Beschreibung der Verruca senilis, im gleichen Jahre beschäftigt sich SPRECHER mit ihr in seiner Habilitationsschrift. 1906 wurde die Verruca senilis von WAELSCH (a) (insbesondere in Beziehung zu aus ihr entstehenden Epitheliomen) eingehend histologisch untersucht, in den letzten Jahren hat sich FREUDENTHAL wieder damit beschäftigt, dieser Darstellung folgen wir hier im allgemeinen; seine Befunde sind von ELLER und RYAN, HOOKEY, MONTGOMERY und DÖRFFEL an einem sehr großen Material bestätigt worden.

Die *Kennzeichen* des histologischen Bildes sind ein epidermidales *Netzwerk*, das die *Bindegewebsinseln* des leichtverbreiterten Papillarkörpers umschließt, ferner mit lockeren Lamellen ausgefüllte *Horncysten*, schließlich ein mäßiges, an den Follikeln stärkeres Lymphocyteninfiltrat [1].

Die Züge des epidermidalen Netzwerks sind gewöhnlich nur wenige Zelllagen breit und fassen Bindegewebsinseln zwischen sich etwa derart, daß die „Masse" des gewucherten Epithels der des umschlossenen Bindegewebes gleich ist. Mitunter beherrscht jedoch die Epithelmasse, die in breiten, plumpen, nach unten scharf abgegrenzten, wenig zur Verzweigung neigenden Zapfen in den Papillarkörper gedrungen ist, das histologische Bild, dazwischen liegen nur vereinzelte Bindegewebsinseln oder lang ausgezogene Papillenköpfe. Die Zellen des epithelialen Netzwerks sind meist unverändert oder einigermaßen normal (DUBREUILH) oder gelegentlich etwas gequollen wie bei der Verruca plana (KYRLE). Mitosen fand SPRECHER häufig, nach DUBREUILH, WAELSCH und FREUDENTHAL sind sie gewöhnlich nicht vermehrt.

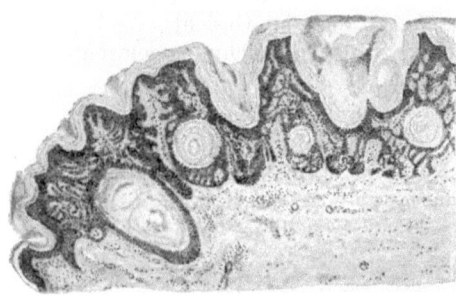 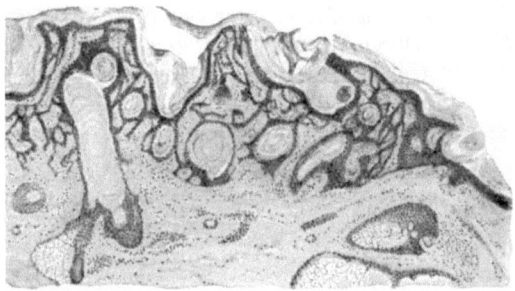

a b
Abb. 28a u. b. Verruca senilis faciei.
a Epithelstränge, die scheinbar mit einer gewissen Regelmäßigkeit dicht aneinanderliegen, stellenweise basalzellenepitheliomähnlich. b Unregelmäßiges Netzwerk aus kurzen oder langen, teilweise verzweigten, schmalen epidermidalen Zügen mit Horneinsenkungen und Horncysten.

Das Stratum granulosum ist unverändert, im Anfangsstadium verbreitert, später verschmälert (SPRECHER) oder ganz fehlend (DUBREUILH) befunden worden.

Die Hornschicht ist verbreitert und *kernlos* — ein wichtiges Unterscheidungsmerkmal gegenüber dem Keratoma senile —, nur dort, wo ein stärkeres Infiltrat an das Epithel unmittelbar angrenzt, finden sich mitunter in ihr einige Kerne. Die Hornlamellen sind meist besonders locker geschichtet, auch in den Einsenkungen und ebenfalls in den charakteristischen Hohlräumen (Cysten bzw. Pseudocysten). Diese sind oft, aber nicht immer, an die Follikelöffnungen, manchmal auch an die Schweißdrüsenöffnungen gebunden; mitunter sind sie von einem feinen Haar durchbohrt. Die Verbreiterung der Hornschicht ist gewöhnlich nur mäßig; gelegentlich erreicht sie jedoch so hohe Grade, daß sie viel erheblicher ist als die des Rete. Dieses erscheint dann stellenweise von den Hornmassen geradezu zusammengepreßt und verdünnt; die verbreiterten Hornmassen beherrschen somit das histologische Bild, wodurch es von dem herkömmlichen ziemlich beträchtlich abweichen kann (WAELSCH, Fall 1 b, sog. verruköser Typ von MONTGOMERY und DÖRFFEL, GANS, Abb. 195, eventuell auch 193). Nach SPRECHER tritt diese Verdünnung des Rete im Involutionsstadium der Verrucae senilis ein.

---

[1] Die zuerst von CASTELLANI beschriebene, noch wenig bekannte, hauptsächlich bei Negern (bei diesen aber recht häufig) vorkommende *Dermatosis papulosa nigra* ähnelt nach MICHAEL und SEALE im histologischen Bild der Verruca senilis mitunter ganz erstaunlich.

Das Pigment ist gewöhnlich vermehrt; es findet sich in den Basalzellen sowie besonders gern streckenweise in den Zügen des epithelialen Netzes.

An den Haarfollikeln konstatierte WAELSCH hochgradige atypische Epithelwucherungen, FREUDENTHAL öfters fingerförmige Auswüchse. Die Haare selbst

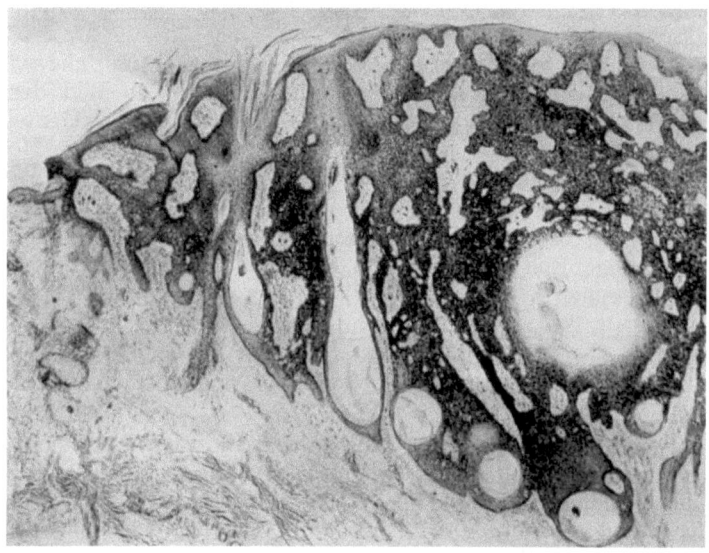

Abb. 29. Verruca senilis. Epitheliales Netzwerk. Trichoepitheliom-ähnlich. Mittlere Vergr. (Nach MONTGOMERY und DÖRFFEL.)

sind normal oder auch dünn, atrophisch, die dazugehörigen Talgdrüsen verhältnismäßig groß; DUBREUILH fand sie eher kleiner und spärlicher als gewöhnlich.

Hier mag ein von FREUDENTHAL beobachteter Fall von follikulärer Anordnung der senilen Warzen erwähnt sein, bei welchem sich auch histologisch die klinisch an die Follikel gebundene Lokalisation bestätigte.

Die Schweißdrüsen sind im allgemeinen unverändert.

Einen vermehrten Lipoidgehalt weisen mittels Scharlachrot- bzw. Sudan III-Färbung CEDERKREUTZ, KREIBICH und CAROL (übrigens auch bei der Verruca vulgaris und beim Condyloma acuminatum) nach. Die Fetttröpfchen fanden sich sowohl im Rete wie in der Hornschicht als auch in den Papillenköpfen.

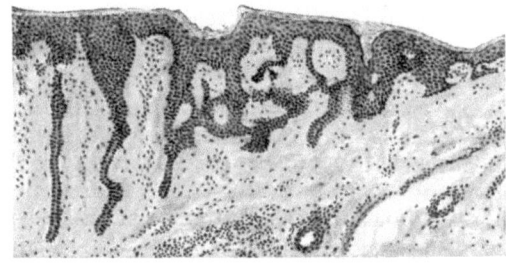

Abb. 30. Verruca senilis faciei. Lange, schmale, oft nur zweizellige Epithelstränge, die mitunter Schweißdrüsenausführungsgängen täuschend ähnlich sind.

KREIBICH beschrieb in einer senilen Warze (am Nacken?) Amyloid, zog seinen Befund allerdings später in Zweifel; FREUDENTHAL fand diesen Körper in der Verruca senilis zu wiederholten Malen.

Das Bindegewebe innerhalb der Maschen des epithelialen Netzes ist feinfaserig und oft etwas ödematös; auch ein darunterliegender Bindegewebsstreifen hat feinere (auch elastische) Fasern und färbt sich heller rot nach VAN GIESON. Man wird daher den Papillarkörper als verbreitert bezeichnen können.

In ihm findet sich eine mäßige diffuse und auch perivasculäre Zellvermehrung aus Rundzellen, gelegentlich auch aus einigen Plasmazellen bestehend. Ein stärkeres Infiltrat trifft man häufig an den Follikeln, besonders dicht um die Mündungen und in der Höhe der Talgdrüsen, während die Umgebung der Schweißdrüsen im Gegensatz hierzu gewöhnlich zellarm ist. Dieses stärkere Infiltrat am Haartalgdrüsenapparat läßt WAELSCH dort den Ausgangspunkt der Verruca senilis vermuten.

Einige besondere Bemerkungen verdient das trotz FREUDENTHALS Untersuchungen noch nicht erschöpfend bekannte histologische Bild der Verruca senilis des *Gesichts*. Hier finden sich zwar dieselben Grundelemente, nämlich das epitheliale Netzwerk, die Bindegewebsinseln und die kernlose Hornschicht mit den Cysten wieder, aber diese Elemente, besonders die epitheliale Wucherung, zeigen gewisse Besonderheiten.

So finden sich bei der Verruca senilis faciei gelegentlich lange, schmale, oft nur zweizeilige Epithelstränge, die Schweißdrüsenausführungsgängen täuschend ähnlich sehen können (Abb. 30).

Die epitheliale Wucherung dringt mitunter in Form von zahlreichen, sehr schmalen, längeren, vielfach verzweigten oder durch Querleisten verbundenen Strängen in den Papillarkörper und bildet dort ein unregelmäßiges Netzwerk in bizarren Formen.

Noch eigenartiger gestaltet sich das histologische Bild, wenn sich, scheinbar mit einer gewissen Regelmäßigkeit, schmale, häufig parallelgestellte Epithelstränge dicht aneinanderlegen. Diese Bilder verdienen besondere Beachtung seitens der Dermatohistologen, weil auf den ersten Blick eine Verwechslung mit einem Basalzellenepitheliom durchaus möglich ist, zumal da die gewucherten Epithelzellen selbst häufig ein wenig in der Richtung der Basaliomzelle verändert sind.

Gelegentlich wird sogar das sog. Trichoepitheliom — wenigstens in einzelnen Teilen des Präparates — täuschend ähnlich nachgeahmt (FREUDENTHAL, MONTGOMERY und DÖRFFEL) (Abb. 28a u. 29).

Gerade weil sich gelegentlich bei gewöhnlichen, klinisch ganz unverdächtigen senilen Warzen des Gesichts (seltener des Rumpfes [WAELSCH]) diese epitheliomähnlichen Bilder finden, ist die Frage mit besonderer Vorsicht zu beantworten, ob eine *maligne Umwandlung der Verruca senilis* in ein Epitheliom im engeren Sinne vorkommt.

Es wird zwar in verschiedenen Lehrbüchern [JARISCH, JESSNER, LESSER, RIECKE u. a., so auch in dem von HERXHEIMER und HOFMANN (1932)] die Möglichkeit einer malignen Entartung der Verruca senilis als feststehend angegeben; SPRECHER in seiner Monographie teilt ebenfalls diese Meinung, übrigens auch GANS, Histologie II, S. 320 und 359.

Sucht man aber in der Literatur nach Fällen, die diese Lehrmeinung beweisen sollen, so ist die Ausbeute äußerst spärlich: ABRAHAM (a): in der Diskussion bestreitet CROCKER jedoch das Vorliegen eines Epithelioms; BROWNE, der Referent dieser uns im Original nicht zugänglichen Arbeit fügt hinzu: „die ganze Mitteilung ist wenig genau und beweisend"; ARNDT, BRUUSGAARD, DUJARDIN, ELLER und RYAN (mit nicht sehr überzeugenden Abbildungen), E. HOFFMANN, KYRLE (vielleicht Koinzidenz von multiplen Rumpfhautepitheliomen mit Verrucae seniles), MONTGOMERY und DÖRFFEL (maligne Entartung nur bei chronischen Reizen).

Der Grund, daß die vorher genannten Autoren in ihren Lehrbüchern die Neigung der Verruca senilis zur malignen Umwandlung betonen, liegt höchstwahrscheinlich zum Teil auch darin, daß sie die Verruca senilis irrtümlicherweise mit dem — präcancerösen — Keratoma senile zusammenwerfen (SUTTON u. a.). Dies geht z. B. ganz einwandfrei aus der Darstellung in dem ROSTschen Lehrbuch (1926) hervor (S. 371f.): „die sog. senilen Keratome oder Verrucae seniles.. Nicht selten kommt es zur Bildung eines Plattenepithelkrebses ... Damit reiht sich die Verruca senilis in die Gruppe derjenigen Erkrankungen ein, welche man als präcanceröse zu bezeichnen pflegt".

Wir halten es daher für zweckmäßig, die histologischen Unterschiede dieser beiden klinisch sich oft ähnelnden Affektionen hier tabellarisch einzufügen:

	Keratoma senile	Verruca senilis
Hornschicht	Verbreitert. Parakeratotische Säulen abwechselnd mit hyperkeratotischen Kegeln, die in die Follikel und Schweißdrüsengänge eingesenkt sind.	Verbreitert. Kernlos. Lockere Lamellen, aufliegend oder in die Epidermis eingesenkt. „Horncysten".
Epidermis	Helle Strecken unterhalb der parakeratotischen Bezirke, dunkler gefärbte Trichter unterhalb der hyperkeratotischen Ostien. Klump- und Riesenzellen. Atypische Epithelwucherung in Form von Knospen, Zapfen und Bändern längs der Basalschicht, von dieser oft durch einen Spalt getrennt; Zellmäntel um Haarwurzelscheiden und Schweißdrüsenleisten.	Verbreitert. Netzwerk aus schmaleren oder breiteren Zellzügen, evtl. epitheliomähnlich.
Cutis	Papillarkörper etwas verbreitert. Mäßiges bis stärkeres Infiltrat, Lymphocyten, vereinzelte Plasmazellen.	Papillarkörper verbreitert, etwas ödematös. Bindegewebsinseln zwischen epidermidalem Netzwerk. Mäßiges Infiltrat, stärker um Haarfollikel. Lymphocyten, einige Plasmazellen.

Man wird rückschauend sagen müssen, daß der Beweis, daß sich aus der Verruca senilis Epitheliome entwickeln können, vorläufig nicht einwandfrei erbracht ist. FREUDENTHAL sieht daher keinen Anlaß, die Verruca senilis als präcanceröse Dermatose zu bezeichnen, allerdings werden „weitere Untersuchungen an geeignetem, größerem Material (Altersheimen) möglicherweise zu einer Einschränkung dieses Satzes zwingen. Jedenfalls wird man erst dadurch zu der Möglichkeit einer Entscheidung der Frage kommen, ob die Verruca senilis des Gesichts nur wie Lues, Lupus, Psoriasis usw. eine seltene ‚Gelegenheitsursache' für ein Epitheliom oder ob sie in höherem Maße präcancerös als diese entzündlichen Affektionen ist (infolge der Kombination einer epithelialen Wucherung mit der Lokalisation im Gesicht)".

Man wird, wenn man an diese Frage herantritt, übrigens doppelte Vorsicht walten lassen müssen: Auf der einen Seite gibt es Verrucae seniles, die an ein Epitheliom erinnern (u. a. WAELSCH, KREIBICHs „Granuloma senile"), auf der anderen Seite beschreibt FREUDENTHAL eine Form des Epithelioms bzw. einen präcancerösen Zustand, der stellenweise histologisch eine Verruca senilis nachahmt. Mit anderen Worten, die Frage, wie weit die Verruca senilis zur epitheliomatösen Umwandlung neigt, läßt sich nicht rein histologisch, sondern nur in enger Anlehnung an die Klinik lösen.

B. Differentialdiagnose.

Am *behaarten Kopf, Gesicht* und besonders an den *Schläfen* können differentialdiagnostische Erwägungen gegenüber *Keratoma senile* erforderlich werden. Hier unterscheidet sie das *Fehlen* jeglicher *Hyperkeratose* vom Keratoma senile; wahrscheinlich wird durch die regelmäßigen Gesichtswaschungen der hornige Überzug der Verrucae seniles ständig abgeweicht, während das feste Hornlager des Keratoma senile viel widerstandsfähiger ist und erhalten bleibt. Auch die zuweilen bei alten Leuten an den *Handrücken* vorkommenden linsengroßen, grauen, etwas erhabenen Plaques mit feingekörnter Oberfläche, die am ehesten als Verrucae seniles anzusprechen sind, lassen sich aus gleichem Grunde durch die fehlende Hyperkeratose von dem dort lokalisierten Keratoma senile abgrenzen, dessen Hornschicht hier sehr hart und festhaftend ist. Schwieriger ist gerade an dieser Stelle die Unterscheidung von den *Verrucae planae juveniles.* Die Verrucae seniles unterscheiden sich durch die Unregelmäßigkeit ihrer Oberfläche von dem ebenen Plateau der Verruca plana, wie auch durch die kleinen — zuweilen nur mit der Lupe sichtbaren — schwarzen Horneinlagerungen im Gewebe, die bei Verrucae planae juveniles nie vorkommen. Leichter ist die Unterscheidung von *Verrucae vulgares;* auch in Fällen, in denen diese flacher, glatter und nicht zerklüftet sind; der eigenartige, fettige Glanz, der mit Benzin ablösbare Überzug lassen die Verruca senilis erkennen. Am *Rumpf* stehen die (basalen) *Rumpfhautepitheliome* differentialdiagnostisch in Frage, die oft auch gerade an den Prädilektionsstellen der Verruca senilis vorkommen. Die *gyrierte* Begrenzung der *zentral,* meist mit oder ohne Narbe, *abheilenden* Epitheliome, deren Substanzdefekte und die meist abweichende Farbe weisen auf letztere hin; auch gegenüber der Bowenschen *Präcancerose* gelten ähnliche Gesichtspunkte. Beim *Lupus erythematodes* ist die follikuläre Anordnung der Hyperkeratose ein Wegweiser, falls einmal differentialdiagnostische Schwierigkeiten entstehen sollen.

Prognose. Die Prognose der Verrucae seniles ist *absolut günstig* zu stellen; die *maligne* Entartung gehört (im Gegensatz zum Keratoma senile) bei ihnen zu den *allergrößten Seltenheiten;* allerdings verschwinden die Gebilde, die kaum Beschwerden verursachen, wohl nur in den allerseltensten Fällen spontan, haben vielmehr sogar eine gewisse Neigung, sich im Alter noch zu vermehren.

C. Ätiologie.

Wegen ihres „seborrhoischen" Aussehens und ihrer Lokalisation an den Prädilektionsstellen der Seborrhöe hält Sabouraud die Verrucae seniles im wesentlichen für *„lokalisierte Seborrhöen",* während gerade entgegengesetzt Dubreuilh und Jadassohn in ihrem klinischen Verhalten keinen Grund sehen, sie als Verrucae „seborrhoicae" zu bezeichnen. Unna stellte sie als *Naevi seborrhoici* in engste Beziehungen zu gewöhnlichen Naevi molles; Darier faßt sie als „tardive" harte Naevi auf und verweist dabei auf ihre häufige Kombination mit *senilen Angiomen;* auch Pinkus stellt die senilen Warzen zu den Naevi. Die große Zahl älterer Autoren sieht in ihnen *senile Involutionserscheinungen;* manche Berufe, welche die senile Involution fördern, sollen auch von Verruca senilis besonders befallen sein (Sprecher, Pasini). Jadassohn hält noch am ehesten ihre infektiöse Genese als *infektiöse Epitheliome* auf besonderem (senilem) Terrain und damit ihre Verwandtschaft mit Warzen, Kondylomen und Mollusca contagiosa für diskutierbar; dafür scheint ihr Vorkommen in kurzen Linien gleich den *Inokulationsstrichen* der anderen Warzenarten zu sprechen; freilich haben ausgedehnte *Inokulationsversuche* an der Univ.-Hautklinik Breslau bisher zu *keinem* positiven Resultat geführt. FISCHER (a) (Köln) zählt die senilen Warzen zu den *Ausscheidungsdermatosen*. Er bezeichnet diese als Hautveränderungen *epidermaler* oder zugleich *cutaner* Natur, die durch Wirkung eines irgendwie veränderten *Sekretionsproduktes* der Hautdrüsen auf die Epithelien des Ausführungsganges, dessen Umgebung in der Cutis und den dem Ausführungsgang benachbarten Epithelien entstehen. Bei der Verruca senilis beteiligen sich sowohl Talg- wie Schweißdrüsen. Im *Tierexperiment* ließen sich ähnliche Gebilde bei Mäusen erzeugen, denen Scharlachrot oder Teer per os oder subcutan beigebracht wurde.

D. Therapie.

Schon in früheren Zeiten ist wegen ihrer, durch ihren Sitz bedingten, kosmetischen *Bedeutungslosigkeit* von vielen Seiten angeraten worden, von einer Beseitigung der Verruca senilis Abstand zu nehmen oder diese nur auf besonderen Wunsch des Patienten vorzunehmen. Nach den neueren histologischen Untersuchungen (FREUDENTHAL) ist ihre *Harmlosigkeit* und ihre Verschiedenheit vom *Keratoma senile* bewiesen, und damit ist der eben erwähnte Standpunkt in noch höherem Maße zu verantworten; nur auf besonderem Wunsch wird man an eine Beseitigung der senilen Warzen herangehen. Mit dieser Einschränkung sei im folgenden über die eventuell einzuschlagende Therapie berichtet:

Zur *chirurgischen* Entfernung genügt es, namentlich bei kleineren Verrucae seniles, diese nur mit dem *scharfen Löffel* abzukratzen (DARIER); Anästhesie ist kaum erforderlich.

Pflasterbehandlung mit *grauem* Pflaster (DARIER), *Schwefel-Salicyl-Resorcin-Pflaster* (SEMON), *Pyrogallus-Guttaplast* (Beyersdorf Nr. 7), *Resorcin-Guttaplast* (Beyersdorff Nr. 72) führt zum Ziele.

Auch die Einpinselung mit *Salicyl-* oder *Milchsäure*-Kollodium, mit *Sublimat*-Kollodium, *Chrysarobin*-Traumaticin (SPRECHER) oder die Einreibung größerer Flächen mit *Sapo viridis, Resorcin- und Naphtholsalben* [JADASSOHN (b, e, g)] oder mit 5—10%iger *Resorcinschwefelsalbe* bewirkt die Entfernung der Warzen. CREMER gibt *Ac. arsen.* 0,02, *Hg pp. alb.* 2,0, Zn. ox. 2,0, Terr. silic. 1,0, Adipis 14,0. Am Bauch und Rücken kann die Schälung auch mit der *Kromayerlampe* ausgeführt werden (SEMON). MORRIS und DORE empfehlen *Finsenlicht*.

Wie auch bei der Behandlung der anderen Warzenarten (s. d.) ist vielfach die Erfrierung mit *Kohlensäureschnee* mit gutem Erfolge bei Verrucae seniles verwandt worden (DARIER, HABERMANN und SCHREUS, SEMON KUMER, KREN [8—40 Sekunden], LORTAT-JACOB [1 kg, 5—8 Sekunden], ZURHELLE); auch *Thermokaustik* (DARIER, SPRECHER) und *Kaltkaustik* (HABERMANN und SCHREUS, BRUHNS, KUMER, SEMON) und eventuell die *Diathermieschlinge* finden hier ihre Indikation. Bei Kaltkaustik ist der isolierende fettige Überzug vorher zu entfernen. *Elektrolyse* wenden HABERMANN und SCHREUS, BRUHNS und NAEGELI an; DARIER bezeichnet sie als erfolgreich, aber mühsam.

Umstritten wie in der Behandlung der anderen Warzenarten ist die *Strahlenbehandlung* der Verruca senilis. Alle dort (s. S. 107) vorgebrachten Bedenken bezüglich der Gefahren der Bestrahlung bei einem harmlosen Leiden gelten für die Verrucae seniles — bei ihrer noch geringeren kosmetischen Bedeutung — womöglich in noch erhöhtem Maße.

Radium verwendet SIERRA 45 Minuten ohne Filter und bringt damit die Verrucae seniles in einem Monat rezidivfrei zur Heilung (Angabe der mg/e fehlt); auch BRUHNS empfiehlt Radium. HALBERSTAEDTER appliziert 2,5 mg RaBr pro Quadratzentimeter $1\frac{1}{2}$—2 Stunden. RIEHL und KUMER glauben demgegenüber, daß Verrucae seniles nur schwer durch Radium zu beseitigen wären.

Röntgen findet häufigere Verwendung, wie ja schon wegen der großen Ausdehnung der mitunter sehr disseminierten Fälle zu erwarten ist.

Habermann und Schreus geben 0,6—0,8 HED mit 4 mm Al, Schreus bis 1 HED mit 3—4 mm Al. Sie weisen aber auf die Unsicherheit des Erfolges hin.

Rost gibt 20 x mit 2 mm Al und wiederholt in 4—6 Wochen.

J. und S. Ratera erzielten gute Erfolge mit $1/4$—$1/3$ HED unter *Schwerfilter* schon 8—10 Tage nach der Bestrahlung.

Arzt und Fuhs geben 15 H mit 4 mm Al. 1—2 Felder in 25 FHD.

Gegenüber der filterlosen Bestrahlung mit hohen Dosen (Hasley $1^{1}/_{2}$ HED) gelten die oben angeführten Bedenken. Allgemein wird Röntgenbestrahlung der Verrucae seniles angeraten von Feldmann, Semon, Siemens, während sie Darier als unwirksam ablehnt.

II. Condylomata acuminata. Feigwarzen.

A. Synonyme.

Sycoma ($\sigma v \varkappa o \varsigma$ = Feige); venerische Warze; genitale Vegetationen; Feigwarze (lat. ficus = Feige); Feuchtwarze (Verballhornung des vorigen); Condyloma acuminatum (von $\varkappa \acute{o} v \delta v \lambda o \varsigma$: Gelenkfläche zwischen den Fingergliedern [von $\varkappa \acute{o} v \delta o \varsigma$ = rundlich]) und acumen (lat.: Spitze); spitze Warze; Tripperwarze (E. Hoffmann); spitze Feigwarze; Papilloma acuminatum; venerisches Papillom (Lang). Zagels Apostem. *Französisch:* Végétations (Desruelles 1836); poireaux (Warzen); choux-fleurs (Blumenkohl); crêtes de coq (Hahnenkamm); fils (Fäden); framboises (Himbeeren); fraises (Erdbeeren); groseilles (Johannisbeeren); champignons (Schwämme); Mal de Saint Fiacre; Hypertrophies papillaires; Fics véroliques. *Englisch:* Warts; Cauliflowers (Blumenkohl).

B. Geschichte der Kondylome im Altertum.

Die Geschichte der spitzen Kondylome zeigt, daß diese Krankheit schon in ältesten Zeiten das Interesse der Ärzte aller Kulturvölker auf sich zog, im alten Rom auch bei Laien sehr bekannt war und dadurch mehrfach zum Gegenstand satyrischer Dichtung wurde.

Gebilde, die vielleicht spitze Kondylome darstellten, werden in dem alten medizinischen Werk „*Nusi King*" der Chinesen, sowie in dem „*Ayur Veda*" (Veda des Lebens) der alten Inder beschrieben (s. Cronquist). In dem „*Nidana-sthanam*" des zeitlich schwer einzureihenden Inders Susruta [7. vor-, (?) 5. nachchristlichen Jahrhundert (?), s. Richter] werden im II. Kapitel über die Hämorrhoiden („Arsas") Feigwarzen oder kondylomatöse Gewächse als „Lingarsas" beschrieben. Der ägyptischen Königin Kleopatra wird — doch wohl fälschlich — eine Abhandlung zugeschrieben, in der auch „condylomata, quae in ano nascuntur" Erwähnung finden.

Im *V. Buch Moses* (Kap. 28, V. 27) und *I. Buch Samuel* (Kap. 5, V. 6) wird von einer Plage „*Apholim*" geredet, die Luther mit „*Feigwarzen*" übersetzt haben soll (vide Proksch, zit. bei Cronquist). Sachs übersetzt: Feuchtbeulen; manche ältere Übersetzer übersetzen: „Hämorrhoiden"; eine große Zahl Erklärer, an der Spitze Haeser, sind der Ansicht, daß es sich um Syphilis gehandelt habe, die sich bei geschichtlich-medizinischen Studien immer da einzustellen pflegt, wo Begriffe fehlen; nach Preuss sind „Apholim" mit größter Wahrscheinlichkeit als *Beulenpest* anzusehen.

In den Hippokratischen Schriften finden die spitzen Kondylome Erwähnung; ob es allerdings richtig ist $\varkappa \acute{\iota} \omega v$ mit Condyloma acuminatum zu übersetzen, wie dies Löwegren will, erscheint uns fraglich; denn Richter gibt an, daß Hippokrates gewisse Formen der Geschwulst des Zäpfchen mit $\varkappa \acute{\iota} \omega v$ (Weintraube) bezeichnet habe. Nach Richter heißen Feigwarzen bei Hippokrates $\tau \acute{a} \vartheta v \mu \iota a$ — im Gegensatz zu Galenus und den späteren, bei denen sie $\vartheta \acute{v} \mu o \iota$ heißen. — In Hippokrates De Ulceribus Kap. XIV wird $\vartheta \acute{v} \mu \iota a$ von Fuchs mit Feigwarzen, von Littré mit excroissances übersetzt. Mißdeutend ist natürlich, daß Fuchs heute im IV. Kap. über die Hämorrhoiden $\varkappa \acute{o} v \delta v \lambda o \varsigma$ den Hämorrhoidalknoten mit Feigwarze übersetzt, weil früher diese Bezeichnung für Hämorrhoidalknoten benutzt wurde; mit dem jetzigen Begriff Feigwarzen hat diese Stelle der Hippokratischen Schriften gar nichts zu tun.

Eine sehr eingehende Beschreibung der spitzen Kondylome gibt Rufus von Ephesus, von dort wurde sie von Oribasius — Leibarzt des Kaisers Julian Apostata — übernommen; er nennt sie *Thymi*, als Krankheit *Thymiosis*; ebenso Philumenos. Als *Therapeuticum* wird von ihnen das Glüheisen empfohlen.

Diese Thymi spielen dann in der griechischen Medizin eine große Rolle, welche aber nicht völlig geklärt ist. Offenbar sind unter diesem Namen nicht nur die $\vartheta \acute{v} \mu o \iota$ = Thymiangewächse (= heutige Feigwarzen) des Oribasius, sondern auch Sycosis paras. und non paras., wuchernde Impetigo im Gesicht und Kopf zusammengefaßt worden = συκα (Feigwarzen) des Oribasius.

Während sich also ursprünglich der Begriff *Feigwarzen* (συκα) mit der *heutigen Sycosis*, der Begriff *Thymiangewächse* mit den heutigen *Feigwarzen, spitzen Kondylome* deckte, wurden dann diese Begriffe im Altertum sehr miteinander verwirrt.

Im übrigen verschwanden die genitalen Thymiangewächse jetzt unter den verschiedentlichen Bezeichnungen für Wucherungen und Warzen, für die eine große Reihe von Synonyma in der antiken Medizin in Gebrauch waren: verrucae, carnositates, condylomata, thymi, formicae, cristae, morae, fici, mariscae, clavi, sycoses, acrochordones, fraga, carcinomata, phyma, excrescentiae, eminentiae.

Beim römischen Volk führten unsere heutigen spitzen Kondylome den Volksnamen ,,fici'' oder ,,mariscae''; diese Bezeichnung wurde offenbar als sehr anstößig empfunden, denn CELSUS scheut sich, sie zu gebrauchen und verwendet dafür das vocabulum tolerabilius ,,thymion''.

Weit mehr als von allen lateinischen und griechischen Ärzten kann man von den römischen Dichtern und Satyrikern über die ,,fici'' und die Krankheit ,,ficosis'', ,,ficatio'' erfahren. Anscheinend waren diese Gebilde bei den Römern sehr häufig und wurden besonders mit der *Paederastie* in Verbindung gebracht. Nach IWAN BLOCH soll die Erwähnung der Feigwarzen bei den Satyrikern sogar stets den Vorwurf der passiven Päderastie bedeuten. Der Sinn ist: Aha, der hat Feigwarzen, also ist er ein ,,Pathicus''! Aus zahlreichen Epigrammen des MARTIAL und JUVENAL erhellt diese Auffassung; s. dieses Handbuch Bd. XXIII, S. 337 bis 338 (STICKER). Die Häufung der Analkondylome beim passiven Päderasten, der sich ein männliches Äußere zu geben versucht, bespöttelt JUVENAL (Sat. 11,13): ,,........ sed podice laevi / caeduntur tumidae, medico ridente mariscae''.

CRONQUIST erklärt die Kondylome im ,,ausgeglätteten Aftertrichter'' als Folgen der häufigen mechanischen Reizung und verwertet sie entsprechend für seine Theorie, welche die Kontagiosität der Condyloma acuminatata ableint (s. S. 170).

Fortsetzung des geschichtlichen Teils s. ,,Historische Einleitung'' zur Ätiologie.

Statistik der Kondylome. In vielen Statistiken, welche nur *Dermatosen* umfassen, sind die spitzen Kondylome nicht einbegriffen, wohl weil man sie mehr in das Gebiet der *Geschlechtskrankheiten* rechnete; das statistische Material ist daher nicht allzu umfangreich.

Univ.-Hautklinik *Kiel* (1911/13, 1920/24): 1,037% der Dermatosen.

Univ.-Hautklinik *Breslau* (1911/13, 1919/25): 1,299%; also etwa so häufig wie die *Verrucae*.

BECK, S. C. (*Oslo*) (1902/04) unter 1420 Lungenkranken — ein sicher für Condylomata acuminata nicht sehr geeignetes Material — 597 Hautkranke, darunter nur 3 Condylomata acuminata bei Männern = $1/2$%.

BERGH (*Kopenhagen*, Vestre-Hosp.) auf den Prostituiertenstationen, Abt. 1 *(öffentliche Prostituierte)* etwa 4,5%, auf Abt. 2 *(geheime Prostituierte)* etwa 46%.

WEBER-*Petersburg* (1877) unter 2853 syphilitischen Frauen 121 = 4,2% Condylomata acuminata; dieselbe in der *Privatpraxis* $1/2$%; unter 2450 *Schwangeren* 8 = 0,32%.

CONRADI (Wien. Allg. Poliklinik 1897/98) unter 2500 Fällen der *dermatologischen* Abteilung Condylomata acuminata bei 15 Männern und 3 Frauen = 0,72%.

GALEWSKI-*Dresden* (a) (1907) bei 1015 *Ammen* 9 Condylomata acuminata = 0,9%.

GUMPERT-*Berlin*: 6860 *geschlechtskranke Frauen* (1913/23); die Kurve der Condylomata acuminata schwankt zwischen 2% (1916) und 7,1% (1922).

BERTOLOTY (Dispensario Olavide, span.) (1931): 48 Papillome unter 2836 Fällen (einschl. *venerischen*) = 1,7%.

C. Klinik der Condylomata acuminata.

1. Morphologie. Lokalisation. Zahl. Gravidität.

Die spitzen *Kondylome* sind Epitheliosen mit vorzugsweiser Lokalisation an den *Genitalorganen*. Trotz ihrer außerordentlich *verschiedenen Größe und Form* von *kleinsten, kaum stecknadelkopfgroßen, blassen Knötchen* bis zu *massigen, das ganze — weibliche — Genitale einnehmenden Blumenkohlgewächsen und Beeten*, sind sie *absolut einheitliche* Gebilde und die — in letzter Zeit von ARONSTAM NATH verfochtene — gegenteilige Behauptung, daß zwischen den kleinen und den exzessiven Wucherungen keine Einheitlichkeit bestehe, ist als völlig abwegig abzulehnen (s. auch S. 168). Aus diesen Gründen erscheint auch die früher, namentlich von französischen Autoren geübte, besondere *Nomenklatur* für die einzelnen Morphen, die in Anlehnung an ähnliche Bildungen vor allem des Pflanzenreiches gewählt wurde (poireau, fraise, framboise, mur, fic, thym, groseille usw.) recht überflüssig; nur die besonders prägnanten und auch außerhalb Frankreichs schon erheblich eingebürgerten Bezeichnungen wie *Hahnenkamm* (crête de coq) und *Blumenkohl* (chou fleur) haben sich behauptet.

Im *ersten Beginn* sind die Gewächse *sehr kleine, miliumgroße, durchscheinende, hautfarbene oder blaßrote*, an Stellen starker Maceration *weißliche, Knötchen* (granulations oder végétations granuliformes), welche rasch an Größe zunehmen. In ihrem weiteren Wachstum erscheinen sie als *schlanke, pyramidenförmige,* an den freien Rändern fein und scharf *gezackte* Gebilde oder aber auch als *runde*, mit einem feinen 1—2 mm dicken Stiel versehene *gestielte* Bildungen (poireaux).

Neben diesen typischen papilliformen Gewächsen (von kleinsten bis zu den später zu beschreibenden größten Dimensionen) oder auch allein sieht man nicht so selten kleine *flach erhabene oder halbkugelig gewölbte blasse Knötchen*, die selbst bei genauester makro- und mikroskopischer Beobachtung *keine Papillenbildung* erkennen lassen; diese Formen werden von JADASSOHN (c) als *Analoga* der *planen Warzen* aufgefaßt und — sit venia verbo — als „*plane spitze Kondylome*" bezeichnet; es wäre natürlich richtiger, den Namen „spitze Kondylome" ganz fallen zu lassen und nur — wie die französichen Dermatologen — von „*genitalen Vegetationen*" zu sprechen; gerade diese planen Kondylome, von denen bis zu typisch ausgebildeten papillären Formen alle Übergänge bestehen, erschienen JADASSOHN ein Beweis für den *epitheliomatösen* Charakter der Condylomata acuminata. — Ähnliche Gebilde sind offenbar von RACINOWSKI als „*atrophische, flache Kondylome*" beschrieben worden, falls es sich nicht dabei um eine seltene Rückbildung handeln sollte.

Die *papillomatösen typischen Gewächse* zeigen an der Oberfläche seichte *Furchenbildung* und wachsen zu typischen filiformen Geschwülsten mit verästelten Papillen aus. Ist das Terrain trocken, weniger blutreich und sauber, so bleiben auch die Kondylome *trocken, bläulich- bis bräunlichrot, warzenähnlich bis 5 mm groß* (venerische Warzen); z. B. die Condylomata acuminata im Gesicht. Auf *feuchtem* Boden entstehen zunächst *glänzende, rote, succulente,* wie Granulationen aussehende Gewächse, die von den französischen Autoren nach Größe und Ausbildung der oberflächlichen Furchung als *Erdbeeren* (fraises), *Himbeeren* (framboises), *Maulbeeren* (murs) oder — falls rund und glatt — als *Johannisbeeren* (groseilles) bezeichnet wurden; bläulichrote, dem *Feigen*fleisch ähnliche Bildungen wurden fics benannt.

Treten mehrere der filiformen Bildungen zu Buketts und Büscheln zusammen, so entwickeln sich bei freiem, ungehinderten Wachstum schließlich größere und kleinere *Blumenkohlgewächse (choux fleurs)*, die bis Faust- und Kindskopfgröße erreichen können.

Die *Choux fleurs* ragen steil aus der Umgebung hervor, zeigen eine ausgesprochene Neigung zu *pilzförmigen* Wachstum und sind die typischen Condylomata acuminata-Form auf *feuchtem, lockeren, blutreichen* Gewebe an den weiblichen Genitalien. Bei weiterem Wachstum und dichter Aussaat wachsen sie zu ausgedehnten, durch gegenseitigen Druck abgeplatteten Tumoren zusammen, auf deren blutreichem, durchfeuchteten Gewebe durch Maceration bald eine *weißliche* Verfärbung des Epithels eintritt; das macerierte Epithel wird durch den mechanischen Druck der aufeinanderzuwachsenden Geschwulstpakete oder durch leichte Berührung leicht abgelöst; es kommt zur leichten *Blutung* und *Sekretion* einer ätzenden, *klebrigen, serös-eitrigen, graugelblichen Flüssigkeit*, welche sich zwischen den einzelnen papillomatösen Büscheln ansammelt und diese durchtränkt. Von diesen Sekretansammlungen geht ein widerlicher fötider *Geruch* aus. Durch mangelnde Reinlichkeit oder sekundäre Zersetzung kann es stellenweise sekundär zu *tiefem Zerfall, Exulceration und Nekrose* mit nachfolgender *Lymphangitis* und *Lymphadenitis* kommen (s. auch Komplikationen). Über *Nekrose nach Röntgenbestrahlung* (MARTENSTEIN) s. S. 180.

Die *Farbe der Blumenkohlgewächse* ist entweder wie die der isolierten Bildungen ein intensives, *feuchtglänzendes Rot* oder aber — namentlich bei stärkerer *Maceration* — an der *Oberfläche grauweiß, opak* bis fast *porzellanweiß* und in der *Tiefe* der Furchen und Einschnitte *feuchtrot*. Aus dem eingedickten Sekret kann ein übelriechender, schmierig bräunlicher, die Gewächse bedeckender *Belag* entstehen, dem sich gelegentlich kleine Spuren von *Blut* beimengen. In seltenen Fällen können auch die gewaltigen größeren Gewächse einen langen, glatten *Stiel* aufweisen (GUTH).

An Stellen, wo die Geschwulstmassen durch starken, seitlichen *Druck* zusammengepreßt werden, wie in den *Schenkelfalten*, der *Analfurche* und im *Präputialsack* unter dem Druck der Vorhaut entstehen flache, zusammengedrückte Wucherungen mit gezähntem Rand, die wegen ihrer außerordentlichen Ähnlichkeit mit dem Hahnenkamm als *Hahnenkammgewächse* (crête de coq) bezeichnet werden oder auch — im *sulcus* — an kleine *Maulwurftatzen* erinnern; letztere zeigen — vielleicht abgesehen von der Farbe — große Ähnlichkeit mit gewissen *filiformen Warzen der Kopfhaut* (s. dort).

Ist eine größere *Ausbreitung in der Fläche* möglich — *am weiblichen Genitale und den Leistenbeugen* —, so können die Gewächse — meist die verschiedenen Typen sich gegenseitig abplattend nebeneinander — zu großen erhabenen oder flachen *Kondylombeeten* auswachsen. Über Beete, welche die Genitalien schließlich in exzessiver Weise vollkommen bedecken können, s. auch S. 142.

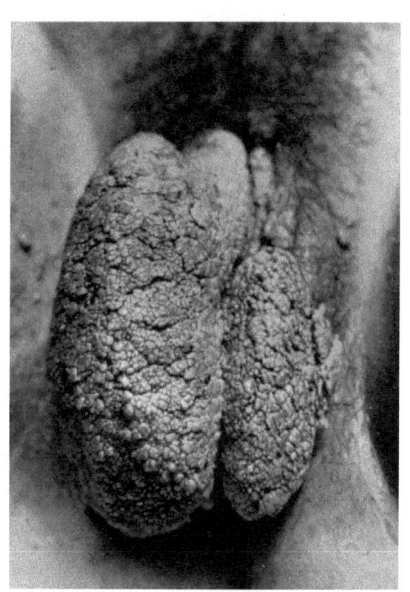

Abb. 31. Condylomata acuminata: Blumenkohlgewächs.

Zahl. Nur *selten* treten spitze Kondylome in der *Einzahl* auf; meist finden sich, selbst in den leichten Fällen, *multiple* Gewächse nebeneinander; bisweilen können sich um ein größeres mehrere kleine Kondylome gruppieren, also die — bei Warzen häufigere — Anordnung von *Mutter- und Tochtergeschwülsten* zeigen.

Lokalisation. Die spitzen Kondylome lokalisieren sich ganz vorzugsweise an den *Genitalorganen beider Geschlechter*; auch schon im *kindlichen* Alter, wo eine sexuelle Übertragung außer Frage steht.

Beim **Mann** finden sich Vegetationen in allererster Reihe in der *Kranzfurche der Eichel*, ferner dem *inneren Vorhautblatt*, am *Rand des Präputiums* und dem *Frenulum*. Oft erscheinen nur *einzelne* oder *einige wenige miliumgroße, warzige, rote, schmerzlose, im Sulcus coronarius wie Perlen* auf einem Armband *aufgereihte* Knötchen, mitunter einige 5—10 mm große *Hahnenkammgewächse* zwischen Glans und Vorhautblatt. Seltener sitzen die Condylomata acuminata an der Oberfläche der *Glans* selbst und am *Meatus urethrae* (s. dieses Handbuch

Bd. XXIII, S. 336, Abb. 15); doch können sie namentlich in exzessiven Fällen unter Phimosen die ganze Glans so völlig bedecken, daß therapeutisch nach der Circumcision keine andere Möglichkeit besteht, als — nach einem Ausspruch RICORDS — aus den Kondylommassen durch *Skulptur* eine *neue Glans* herauszupräparieren, in deren Mitte der Meatus urethrae sichtbar wird.

Bei stärkerer Wucherung der Condylomata acuminata an innerem Vorhautblatt und Eichel oder bei kongenital verengter Vorhaut kommt es zur Ausbildung einer *Phimose*, an deren vorderem Rand die *pilzartig wuchernden Massen*, umspült von *dünnem, klebrigem, serös-purulentem Sekret* [RILLE (a)], welches zeitweise *nekrotische* Partikelchen mit sich führt, sichtbar werden.

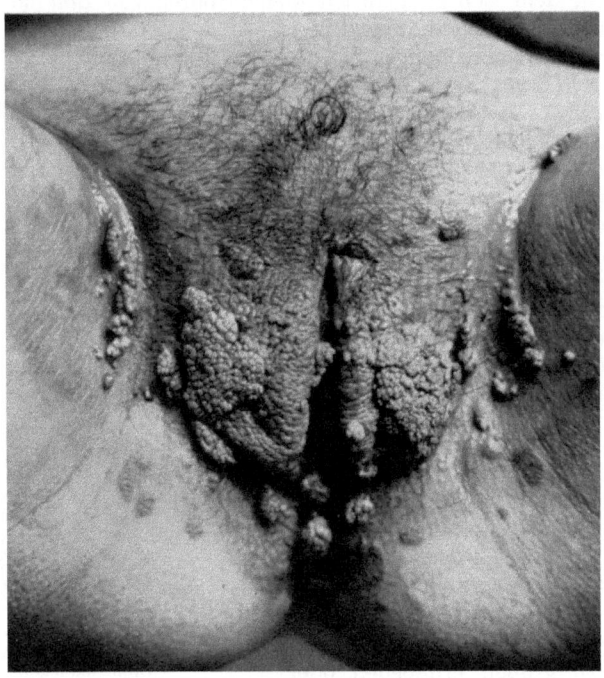

Abb. 32. Condylomata acuminata: Hahnenkamm und isolierte Formen.

Bei ganz exzessivem Wachstum und stetem Druck der wuchernden Gebilde entstehen an der phimotischen Vorhaut *Druckusuren* (SCHERBER), durch die an einer oder mehreren Stellen die Kondylome die Vorhaut durchbrechen und in der *Perforationsöffnung* die Glans sichtbar werden lassen, sog. „*Balanokele*" (GAITHER, RENAULT, WALDMANN, MARTIN, RILLE u. a.), „*perforierende Condylomata acuminata*" oder „*atypische Condylomata acuminata*", welche S. 141 eine genaue Besprechung finden.

VAUGHAN (a) fand unter 350 Phimosen 105 kongenitale und unter den übrigen 5 mit Kondylom kombinierte Fälle.

Seltener drängen stark wuchernde Condylomata acuminata des *Sulcus* und der *Vorhaut-Umschlagstelle* das Präputium so zurück, daß eine *Paraphimose* entsteht.

Sehr selten finden sich kleinere und mittlere Gewächse an der *Raphe penis*, dem *Scrotum* und den *Genitocruralwinkeln*.

Auch die bei Frauen so häufige Beteiligung des *Anus* und dessen Nachbarschaft ist bei Männern, bei denen überhaupt die Ausbreitung der Feigwarzen an Größe und Zahl im allgemeinen hinter der bei Frauen zurücksteht, selten; vor allem halten sich gerade die analen Condylomata acuminata des Mannes in viel engeren Grenzen als die exzessiven Wucherungen, welche so häufig bei Frauen dort beobachtet werden. Finden sich *Analkondylome*, besonders wenn *ausschließlich*, so ist stets eine genaue Untersuchung auf *Entzündung des Rectums* — auch *mikroskopische Untersuchung* — vorzunehmen; nicht selten lassen sich dabei pathologische Sekrete nachweisen.

Jedoch berichtet ÁLPAR über ausgedehnte, die ganze Crena ani vom Sphincter bis zum Gesäß einnehmende Vegetationen bei einem 42jährigen Mann, die bis Haselnußgröße erreichten, *ohne daß* sich eine *Rectalaffektion* gefunden hätte, ebenso SPITZER-Wien (a) über faustgroße Analkondylome bei einem 11 Monate altem Mädchen. Neben der Reizung durch herabfließende pathologische Mastdarmsekrete kommt auch die mechanische Reizung durch *passive Päderastie* als Hilfsursache der Analkondylome des Mannes in Betracht (MIDDLETON: bei päderastischem Strafgefangenen: RONA: 16jähriger Mann u. a.): s. auch S. 170.

POSPELOW und J. SCHÜLLER berichten ebenfalls über exzessive *kindskopfgroße*, perianale Condylomata acuminata beim Mann: Näheres über Fall J. SCHÜLLER s. S. 142.

Über bis faustgroße Condylomata acuminata an Penis, Scrotum und *unterer Bauchgegend* berichtet BEZECNY (vgl. S. 145).

Bei der **Frau** ist die ganze *Vulva* bis zum *Vestibulum vaginae*, die *großen* und — namentlich — *kleinen Labien* der häufigste Sitz der Kondylome: etwas weniger oft — aber auch noch häufig genug — werden die Condylomata acuminata am *Meatus urethrae* (hier *häufiger* als beim *Mann*), am *Frenulum labiorum*, der *Klitoris* und dem *Präputium clitoridis* angetroffen. Zumeist finden sich zu beiden Seiten des Genitales, zunächst nur 3—4 mm hohe, Geschwülstchen, die aber alsdann unter dem Einfluß reizender Sekrete und Unsauberkeit zu exzessiven Wucherungen proliferieren können; vgl. S. 169.

Auch *innerhalb* der *Vagina* selbst trifft man Condylomata acuminata — nicht gerade häufig — an; sie besetzen vor allem die mit *Sekret* in Kontakt befindlichen *hinteren* Partien: *hintere Vaginalwand, hinterer Fornix, hintere Muttermundslippe*. In manchen Fällen wachsen sie hier zu *enormer* Größe und Zahl an, so daß die Scheide ganz ausgefüllt wird. Condylomata acuminata der *Cervix* sind selten; in den letzten 30 Jahresberichten des *John-Hopkins-Hospitals* fand WHARTON nur 3 Fälle (2 bei Gonorrhöe, 1 bei Tuberkulose).

Durch herabfließende Genitalsekrete und Kontaktinfektion wuchern sehr oft bei starker Genitalcondylomatose Condylomata acuminata in der *Crena ani* hervor. Da diese Möglichkeit bei *Frauen* bedeutend häufiger eintritt als bei Männern, sind die Analkondylome mit und ohne gleichzeitige Genitalvegetationen beim weiblichen Geschlecht recht häufig und können — wie andere Condylomata acuminata namentlich intra graviditatem — zu exzessiven Bildungen führen. Bei isolierten Condylomata acuminata ani ist — wie beim Mann — stets Verdacht auf *pathologische Rectalsekrete* gegeben und dementsprechend auch mikroskopisch auf Gonorrhöe zu untersuchen. Durch Infektion von den analen Kondylomen oder auch primär erkrankt auch die *Rectum*-Schleimhaut selbst — analog der Vaginalschleimhaut —. Auch das *Perineum, die Genitocrural- und Inguinalfalten* sowie die angrenzenden Teile der *Oberschenkel*, die *Symphyse* und die *Regio suprapubica* werden von ausgedehnten Wucherungen, wie sie in so exzessiver Form namentlich in der Schwangerschaft oder bei besonders unsauberen Frauen sich einfinden, ergriffen.

Bezüglich isolierter Condylomata acuminata an *Nabel* und *Inguines* s. *extragenitale* Lokalisationen S. 147, Condylomata acuminata *urethrae* s. S. 151.

Gravidität. Die große Bedeutung irritativer Sekrete, wie sie sich in dem häuifgen Zusammentreffen mit Gonorrhöe äußert, die Rolle der Unsauberkeit und der Kongestion wird im Abschnitt: Ätiologie, Hilfsursachen (S. 169f.) eingehend gewürdigt werden. In ganz besonderer Weise treffen diese Schädigungen *(Fluor, Kongestion)* in der *Schwangerschaft* zusammen, so daß gerade intra graviditatem sowohl an *Häufigkeit* wie an *Größe* und *Ausdehnung* die Condylomata acuminata besonders *exzessive* Formen annehmen können (THIBIERGE père, ANCELET, ZERBE). Eine der ersten Beschreibungen von Condylomata acuminata gravidarum stammt von THIBIERGE père, welcher in mehreren Fällen die Entwicklung der Condylomata acuminata im Anschluß an sichtbare capilläre Stauungen beobachten konnte. Von unbedeutenden kleinen Geschwülstchen an bis zu *faust- und kindskopfgroßen, warzigen, nässenden, lebhaft geröteten Paketen* finden sich hier alle und vorzugsweise die *umfangreicheren* Formen; schwere Störungen des *Allgemeinbefindens (Kachexie*, schwere bis lebensbedrohende *Anämie*) sind mitunter die Begleiterscheinungen dieser exzessiven Wucherungen; lokal ist die Gefahr schwerer, lebensgefährlicher *Spontanblutungen* und *putriden Zerfalls* der Tumorpakete stets zu beachten. Bei gewaltigen, sich auch unter Behandlung (s. unten) nicht zurückbildenden Geschwülsten kann geradezu ein *Geburtshindernis* entstehen.

Ist trotz aller Maßnahmen das Wachstum nicht aufzuhalten, das drohende Geburtshindernis nicht rechtzeitig zu beheben, so muß die *operative Entfernung* vorgenommen werden. Bestehen wegen des *putriden Zerfalls* und der bereits eingetretenen *Gangrän* Bedenken gegen operative Entfernung, so bliebe nichts anderes übrig, als den *Kaiserschnitt* vorzunehmen; in der Literatur ist freilich nur der einzige Fall PROCHUROW bekannt.

In einem Fall (WIESE) gab die bedrohliche Anämie und die Unmöglichkeit wegen der Infektionsgefahr den Abort einzuleiten, Anlaß zur supravaginalen Amputation des graviden Uterus mit nachfolgender Exstirpation der Vulva.

Das Auftreten von Kondylomen bei *Kindern,* z. B. als Folge von *Oxyuriasis* (GRÜNMANDEL), oder mit und ohne andere provozierende Begleitumstände wird mehrfach berichtet. DERVILLE: Mannsfaustgroße Condylomata acuminata bei 13jährigem Mädchen. SPITZER-Wien (a): Mächtige circumanale Condylomata acuminata bei 11monatigem Mädchen. WEISS: Kopfgroße Condylomata acuminata der Vulva bei 11jährigem Kind. Aber selbstverständlich fällt ihr Auftreten in den allermeisten Fällen in das *geschlechtsreife Alter* (BRANDES). Über spitze Kondylome im *Senium* liegen bisher nur zwei Berichte vor: von ALFRED MÜLLER, von Y. SATANI-ZYOTO (Japan). Jedenfalls sind sie danach im *hohen Alter* eine extreme *Seltenheit*; vielleicht mag hierbei auch die relativ große *Trockenheit* der vor allem befallenen Haut- und Schleimhautpartien eine Rolle spielen und die verminderte oder ganz fehlende sexuelle Infektionsmöglichkeit noch ergänzen.

2. Histologie.

Man kann beim Condyloma acuminatum nach UNNA, dem wir die erste brauchbare histologische Beschreibung verdanken, zwei Stadien unterscheiden.

Das Anfangsstadium ist gekennzeichnet durch eine scheibenförmige Verdickung des Epithels mit Ausgleichung der Papillen, jedoch sind Blut- und Lymphgefäße von vornherein erweitert. Das wuchernde Epithel wird von dem anschwellenden Papillarkörper emporgehoben und tritt klinisch als ein sehr kleines Knöpfchen in Erscheinung.

Während das spitze Kondylom in den ersten Anfängen mit der Warze eine große Ähnlichkeit zeigt, entfernt es sich im weiteren Verlauf immer mehr von ihr. Das Epithel wuchert stark, Mitosen (auch pluripolare, ERNST) sind zahlreich und bis in die höheren Lagen der Stachelschicht anzutreffen. Die Stachelzellen selbst sind häufig erheblich vergrößert, die Intercellularräume weit, die Epithelfasern ganz besonders stark und deutlich ausgebildet.

ERNST beschreibt Lager von epithelialen Riesenzellen inmitten der Stachelschicht, ZIELER auf umschriebenem Bezirk große Zellen mit Klump- und Riesenkernen nach Art der BOWENschen Dermatose; diese sind seiner Meinung nach jedoch bereits das Vorzeichen einer malignen Umwandlung. Körniges und fädiges „Fibrin" findet sich nach UNNA in wechselnder Menge noch in der Körner- und Hornschicht.

Das Stratum granulosum kann fehlen, normal erhalten oder sogar, wenigstens strichweise — bei großen Kondylomen mitunter sehr stark —, verbreitert sein. Dagegen kommt es, anders als bei den Warzen, zu keiner nennenswerten Verbreiterung der Hornschicht. Es ist dies nach UNNA einer der Beweise dafür,

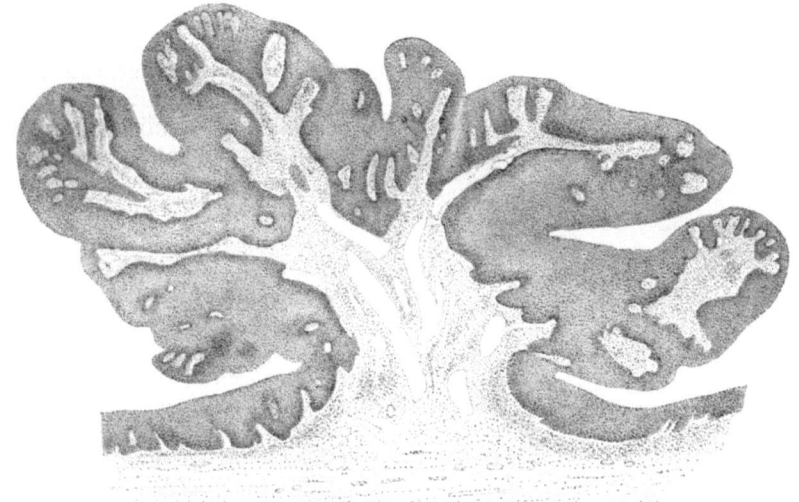

Abb. 33. Spitzes Kondylom (Übersichtsbild). (Nach E. LESSER.)

daß die Bildung der Hyperkeratose absolut unabhängig von der Acanthose ist. Allerdings könnte man sich vorstellen, daß die Hornlamellen hier ebenso reichlich gebildet und nur schneller abgestoßen werden als gewöhnlich.

Auch in unserem, allerdings nur kleinen Excisionsmaterial, ist die Hornschicht meist normal oder nur wenig verbreitert. Anders verhält sie sich in einem auch klinisch stärker verhornten Kondylom des Penis; sie besteht aus 8—10 und mehr kernhaltigen, locker geschichteten Zellagen, die von Leukocyten durchsetzt sind. Auch in einem anderen Fall ist die Hornschicht in einem Bezirk nahe dem Rande des Kondyloms unter Erhaltung der Kerne verbreitert, derart, daß sie sich in Form kleiner Hornkegel einsenkt. Gerade die verbreiterte Hornschicht scheint gewöhnlich parakeratotisch zu sein; von ausgedehnter reiner Hyperkeratose berichtet HELLER: Die *lockere* Aufschichtung der auf den enorm verlängerten Papillen aufgestapelten Hornmassen unterschied die Neubildung auch histologisch von einer Warze.

Die Bindegewebspapillen sind mächtig in die Länge ausgezogen, erheben sich über das Niveau der umgebenden Haut und sind außerordentlich reich und mannigfaltig verästelt. Dieser Bindegewebsstock wird von zahlreichen Blut- und Lymphgefäßen durchzogen, die oft bis hoch in die Papillenspitzen hinauf ein beträchtliches Kaliber bewahren; hier kann es sogar zu Bildungen kommen, die an die Gefäßknäuel der Glomeruli (VOLLMER) erinnern. In den Lymphspalten finden sich ausgedehnte Fibrinnetze, Fibrinklumpen und körniges Fibrin.

Das Bindegewebe ist meist locker gefügt und reich an spindligen Zellen, mitunter von beträchtlicher Größe. Die Zellen des Infiltrates bestehen aus Lymphocyten, die perivasculär, in kleineren und größeren Haufen oder ganz diffus angeordnet sind. ,,Gebilde, die große Ähnlichkeit mit Lymphfollikeln haben", sah HELLER in Kondylomen der Harnröhre einer alten Frau. Ein geringeres lymphocytäres Infiltrat trifft man gewöhnlich auch in der Umgebung an den Seiten des Stieles an. Die Plasmazellen, die nach der Literatur nur eine geringe Rolle spielen, sind in unserem Excisionsmaterial reichlicher vertreten; in einem Fall übertrifft sogar die Zahl der Plasmazellen die der Lymphocyten beträchtlich. Auch die Mastzellen sind nicht ganz selten vermehrt (AUDRY u. a.); sie finden sich gelegentlich sogar zwischen den Epidermiszellen. Schließlich können die ganzen oberen Schichten von Leukocyten durchsetzt sein, besonders reichlich bei macerierten oder entzündlich veränderten Kondylomen.

Über die elastischen Fasern ist in der Literatur nur wenig gesagt. In unserem Material sind sie im allgemeinen stark vermindert. Doch sind fast immer einzelne Fasern oder Faserbündel gut erhalten, gelegentlich selbst in den Papillenköpfen. Außerdem finden sich mitunter an einzelnen Stellen sehr dünne, feine, meist langgestreckte oder leichtgewellte Fasern, die wir für neugebildete halten möchten.

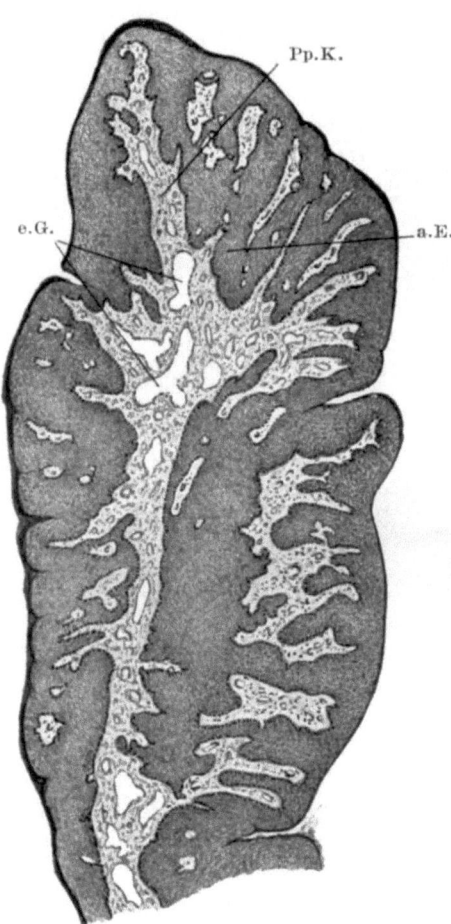

Abb. 34. Schnitt durch ein Condyloma acuminatum (Übersichtsbild). Vergr. 18.
a.E. acanthotisch gewuchertes Epithel;
Pp.K. hypertrophischer Papillarkörper;
e.G. erweiterte Gefäße. (Nach KYRLE.)

KROMAYER konnte allerdings solche Befunde weder bei Kondylomen, noch bei Warzen erheben (1894), sondern erst bei einem über 2 Jahre alten Papillom am Fuß. STANCANCELLI fand ebenfalls keine elastischen Fasern im Kondylom.

Die Nerven und Nervenendigungen waren wiederholt Gegenstand eingehender Untersuchung. REISSNER fand zahlreiche Nerven, die zwischen den Retezellen ein mehr oder weniger dichtes Netz bildeten, ähnlich THIMM. VOLLMER, der sich wie REISSNER des GOLGI-Verfahrens bedient, deutet die erhaltenen imprägnierten Gebilde als LANGERHANSsche Zellen, die er als nervöse Elemente ansieht. Daneben sieht er feine variköse, nervöse Endfäden im Epithel, die sich bis in die Hornschicht verfolgen lassen. HELLER konnte bei einer Nachprüfung von REISSNERS und VOLLMERS Befunden diese im allgemeinen nicht bestätigen: Einige der dargestellten Gebilde mögen vielleicht marklose Nervenendigungen sein, in der Hauptsache handele es sich aber um Kunstprodukte, Salzniederschläge usw. PINKUS konnte nach GOLGI zwar die LANGERHANSschen Zellen, aber keine Nerven nachweisen. In neuerer Zeit wiederum (1927) gelang es BERNUCCI, mittels Goldchlorids und Silbernitrats die Nerven in der oberen Cutis sowie zahlreiche Fasern zwischen den Zellen der Basalschicht darzustellen.

Von den feineren Zellveränderungen beim Kondylom verdienen zunächst UNNAS *X-Zellen* Erwähnung. Diese stellte UNNA mit seiner Wasserblau-Orcein-Eosin-Safranin-Methode dar, wobei sich der Kern in einem leuchtenden, ins Gelbliche spielenden Zinnoberrot, das Plasma dunkelblau, ein perinukleärer Hof blaßblau färbte. Sie lagen ausschließlich in den untersten (basalen) Reihen der Stachelschicht, doch fehlte ihnen jeder Zusammenhang mit dem Epithelfasersystem. Die kleinsten hatten die Größe von Leukocyten, mit denen sie auch

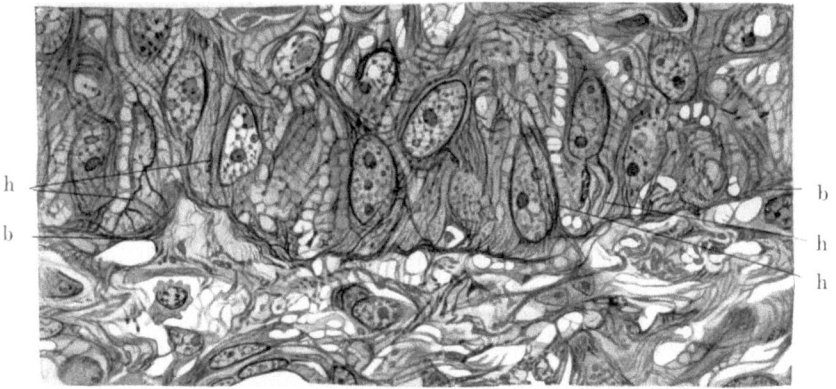

Abb. 35. Spitzes Kondylom. Feinerer Gewebsaufbau der Epidermis. Übersicht des Faserverlaufs um die und zwischen den Zellen; Verbindung mit dem Papillarkörper. b Basalmembran; h HERXHEIMERsche Spiralen. O 1300:1; R 1300:1. (Sammlung HÖPKE. Nach O. GANS.)

sonst einige Ähnlichkeit hatten, sich aber doch unschwer von ihnen unterscheiden ließen, einzelne X-Zellen erreichten die doppelte und 4fache Größe und darüber. Das Plasma war homogen, scharf konturiert, mehr oval als rundlich, meist eingebuchtet oder lappig, häufig auch mit langen amöboiden Fortsätzen versehen. Die Zellkerne waren häufiger in der Einzahl als in der Mehrzahl vorhanden, sie waren auffallend groß und färbten sich homogen, so daß weitere Einzelheiten nicht zu erkennen waren. Diese X-Zellen fanden sich in sehr verschiedener Zahl, doch hat UNNA sie beim Kondylom niemals ganz vermißt. Ihrer Herkunft nach möchte er sie am ehesten für eigenartig umgestaltete Stachelzellen halten, obwohl er Übergänge zu solchen stachellosen Zellen nur äußerst selten finden konnte. Es scheint diesen Zellen die Fähigkeit zu selbständiger amöboider Bewegung zuzukommen, worauf ihre Ähnlichkeit mit einzelligen Parasiten beruht; von der anfänglich vermuteten parasitären Natur dieser Gebilde ist UNNA später abgekommen. Er fand sie in verschiedenen Epithelgeschwülsten, so konstant in Carcinomen, vereinzelt auch in Naevis. CEDERKREUTZ (a) ist der Ansicht, daß UNNAS X-Zellen mit den Chromatophoren identisch sind, einmal wegen ihrer Lage hauptsächlich in den basalen Reihen des Epithels, ferner wegen ihrer Form: Beide sind unregelmäßig gestaltet, haben Ausläufer und lassen in der Regel Epithelfasern vermissen.

Bereits früher (1892/93) hatten DUCREY und ORO (S. 166) in Kondylomen bei Sekret- und Schnittuntersuchungen Gebilde gefunden, die den „Psorospermien" der DARIERschen Dermatose bzw. der PAGETschen Krankheit usw. ähnelten und die sie im Sinne der damaligen Anschauungen als Krankheitserreger in Betracht zogen. LIPSCHÜTZ wies auf diese wenig beachteten Befunde hin, ebenso auf neuere Untersuchungen über Zellveränderungen von FIORI. Dieser fand eine Schwellung des Kernes und des Nucleolus, intranukleäre *acidophile* Massen, die mitunter anscheinend aus dem Kern heraustraten, ferner ein verändertes, insbesondere vakuolisiertes Protoplasma sowie Massen, die sich nach MANN rot färbten. Diese Zelleinschlüsse sind teils feinste Körnchen, häufiger jedoch erreichen sie die Größe eines roten Blutkörperchens; sie sind rundlich, oval oder polyedrisch mit körnigem, stark lichtbrechendem Inhalt. LIPSCHÜTZ will die von FIORI beobachteten Veränderungen, die acidophil sind, von seinen eigenen basophilen Kerneinschlüssen streng getrennt wissen.

Die Kondylome waren und sind ein beliebtes Objekt für feinere Untersuchungen von allgemein-pathologischer Bedeutung an Epidermiszellen und ganz besonders an Epithelfasern (BIACH, C. HERXHEIMER, PASINI u. a.); wir können darauf hier nicht näher eingehen. Erwähnen möchten wir, daß FRIEBOES bei den Kondylomen ein infolge der verschiedensten mechanischen Inanspruchnahme ganz verändertes Zell- und Faserverlaufsrelief antraf.

CEDERKREUTZ untersuchte den *Fettgehalt* der Epidermiszellen bei einigen mit Parakeratose einhergehenden Dermatosen. Beim Kondylom fand er — anders als in Normalhaut — in den unteren Zellreihen ganz vereinzelte, in den oberen Zellreihen, besonders der parakeratotischen Hornschicht, zahlreiche, meist sehr feine Fetttröpfchen, besonders an den Zellpolen; dort, wo die Parakeratose am stärksten ausgebildet war, fanden sich auch die meisten Fetttröpfchen.

CEDERKREUTZ hat sich auch der Aufgabe unterzogen, den histologischen Veränderungen der Kondylome unter interner *Arsentherapie* nachzugehen: An den Blutgefäßen schwellen die Endothelien und lösen sich stellenweise von der Gefäßwand ab, die Intima wird verdickt und Fibroblasten wachsen in die Gefäße hinein, wodurch allmählich organisierte Thromben entstehen. Das Bindegewebe ist verdichtet, vermehrt und oft zu groben Büscheln geordnet. PASINI, der seine Epithelfaserfärbung zuerst an Kondylomen versuchte, prüfte bei den gleichen Gebilden histologisch die Ätzwirkung von Arsentrioxyd (As_2O_3) und fand sie, im Gegensatz zu anderen Kausticis, fast ausschließlich gegen das Epithelgewebe gerichtet. TASHIRO ging der Einwirkung von Röntgenstrahlen auf Kondylome nach. Zunächst verschwindet die Parakeratose und es zeigt sich eine Degeneration der Gefäßendothelien, besonders der Capillaren; später werden diese nekrotisch, die Basal- und Spindelzellen degenerieren, die Hornschicht wird dünner; zunehmende Pigmentablagerung. Die Zellinfiltration in der Cutis geht zurück und findet sich schließlich nur noch im Papillarkörper und etwas perivasculär; Ödem und Blutstauung in der Cutis lassen deutlich nach.

Von den *extragenitalen Papillomen* (S. 147) wird, soweit sie histologisch untersucht sind, angegeben, daß sie Fibroepitheliome und den Kondylomen weitgehend ähnlich sind; dies gilt besonders für die Papillome des Mundes und Kehlkopfes (AUDRY, DISS und GAY, FREUDWEILER, HEIDINGSFELD, HELLMANN, LANGE, J. CH. MÜLLER [beide im äußeren Gehörgang], NADEL, STERN [warzenähnlich] u. a.).

Hinsichtlich der *Pathogenese* hatte UNNA, hauptsächlich auf Grund seiner Befunde bei ganz jungen Kondylomen, entschieden den Standpunkt vertreten, daß die primären Veränderungen in der Epidermis liegen, während die Bindegewebsveränderungen nur sekundärer Natur sind. Dieser Auffassung sind viele

Autoren beigetreten, so in neuerer Zeit KYRLE und LIPSCHÜTZ. Doch kann man nicht sagen, daß UNNAS Auffassung ganz allgemein angenommen ist, vielmehr lassen andere Autoren die Frage offen oder drücken sich wenigstens viel vorsichtiger aus, wie z. B. EHRMANN-FICK, JARISCH, BRUHNS (d), ZIELER-JACOBI, übrigens auch VIRCHOW. Schließlich ist verschiedentlich die Meinung ausgesprochen worden, daß gerade die bindegewebigen Veränderungen als die wesentlichen und bestimmenden anzusehen sind, so von VOLLMER, GEBHARDT, E. LESSER und von DUBREUILH, der zu Beginn eine Erweiterung der oberflächlichen Gefäße und Vermehrung der Bindegewebszellen fand. Auch CRONQUIST tritt in seiner Monographie für den führenden Anteil des Bindegewebes ein. Er stützt sich dabei unter anderem auf die Untersuchungen von JULIUSBERG, der bei Durchsicht von Serienschnitten an der Spitze der langausgezogenen Papillen wiederholt *Lücken* im Epithel vorfand. In diesen Befunden sieht JULIUSBERG eine Bestätigung von WEIGERTS Hypothese, daß ein Gewebe erst geschädigt sein müsse, ehe die — überall schlummernden — Wachstumsenergien wirksam werden könnten; erst dann könne die potentielle Spannungsenergie in kinetische Energie übergehen. An diesen Epitheldefekten bzw. an den dort befindlichen Leukocytenpfröpfen sollte man übrigens nach JULIUSBERGS Meinung am ehesten den Erreger des Kondyloms auffinden können. Daß K. HERXHEIMER diese Epithellücken nicht gefunden hatte, erklärt CRONQUIST damit, daß HERXHEIMER nichtwachsende Kondylome untersucht habe. CRONQUIST glaubt, daß die Epitheldefekte nicht nur an den Papillenspitzen, sondern an den verschiedensten Stellen des Kondyloms vorhanden seien und versucht den Beweis dafür bei 2 Fällen mit Hilfe der BORNschen Plattenrekonstruktionsmethode zu erbringen. DELBANCO, der CRONQUISTS Schrift referiert, hält dessen Darlegungen allerdings keineswegs für überzeugend.

Nach JADASSOHN beteiligen sich beide Gewebe an der Wucherung, wobei jedoch dem epithelialen sicher die Führung zufällt; diese Anschauung erscheint GANS auch heute noch als die wahrscheinlichste.

3. Carcinomatöse Entartung.

Wir wenden uns jetzt der Frage zu, ob spitze Kondylome *carcinomatös* entarten können.

In den Lehrbüchern verhalten sich die Autoren dieser Frage gegenüber recht zurückhaltend oder berühren sie gar nicht, so z. B. JOSEPH in MRAČEKs Handbuch. SCHERBER im Handbuch der Geschlechtskrankheiten erwähnt: Bei der Entwicklung eines Carcinoms aus einem Kondylom ... sehen wir, daß das Kondylom dem breitbasigen Carcinom förmlich aufsitzt. FRIEBOES bemerkt in seinem Lehrbuch: Wie weit es sich dabei aber um einen papillär gewachsenen Krebs und nicht um die maligne Umwandlung des Kondyloms handelt, bleibe dahingestellt. PINKUS: Die bei älteren Leuten nicht selten wegen Carcinomverdachts ausgeführte Amputation ist eine unnütze Verstümmelung, die um so mehr vermieden werden sollte als die Operation des Peniscarcinoms meistens keine guten Resultate ergibt.

ZIELER demonstriert Schnitte eines gewöhnlichen, klinisch ganz unverdächtigen Kondyloms, das histologisch nach seiner Überzeugung bereits Anzeichen einer präcancerösen Umwandlung aufweist.

E. KAUFMANN gibt in seinem Lehrbuch der Pathologischen Anatomie von folgendem Fall Kenntnis: 37jährige Frau. Nach Gonorrhöe zunächst üppige Kondylome in der Analfalte; diese wurden entfernt. 1 Jahr danach an dieser Stelle papillärer Plattenepithelkrebs; Entfernung. Bald enormes Rezidiv: suppentellergroßes Ulcus. Ende desselben Jahres Exitus; Metastase in der Klitoris. In allen Stadien war die mikroskopische Feststellung erfolgt.

KAUFMANNs Fall, der nur leider äußerst kurz wiedergegeben ist, ist überzeugender als alle nunmehr folgenden, die übrigens sämtlich (außer HASANOFF, F. ROSENTHAL und WIESE) Männer betreffen. Entweder ist nämlich der Beweis der carcinomatösen Entartung der Kondylome im Verlaufe der Erkrankung weder klinisch noch histologisch einwandfrei geführt oder es bestand bereits zu Beginn der Affektion der Verdacht auf einen präancerösen Zustand bzw. ein Carcinom. Nun kommt allen Fällen von Krebsverdacht am Genitale wegen etwa notwendiger verstümmelnder Eingriffe erhöhte praktische Bedeutung zu und es erscheint erforderlich, auf die besonders in den letzten Jahren hierüber entstandene reichliche Literatur näher einzugehen.

Die vorliegenden Arbeiten haben zwar die Frage nicht völlig lösen können, sie liegt, wie bereits angedeutet, recht kompliziert, haben uns aber immerhin eine ganze Reihe wichtiger, auch praktisch wertvoller Kenntnisse gebracht.

Der Verdacht, daß Kondylome carcinomatös entarten, taucht einmal dann auf, wenn diese ein *besonders üppiges Wachstum* aufweisen. Es bilden sich dabei Geschwülste von Gänseeigröße und darüber oder mehr flächenhafte Wucherungen, die die Genitalien schließlich vollkommen verdecken können. Aber der klinische Verlauf der Fälle dieser *ersten Gruppe* ist so benigne wie der von Kondylomen gewöhnlicher Größe; auch histologisch bestehen keine Differenzen. Von solchen Fällen berichten: ARONSTAM, DJORDJEWITSCH, GERSCHUN, HASANOFF (Frau), POSPELOW (kindskopfgroße Geschwulst der Analgegend, die den Träger erst dann zum Arzt brachte, als die Defäkation unmöglich wurde); weitere s. S. 135.

Während bei den eben genannten Fällen die Kondylome zwar üppig wucherten, ihr Wachstum aber auf die Genitalgegend beschränkt blieb, bestehen bei den Fällen der *zweiten Gruppe überdies analoge Bildungen am übrigen Körper*. So finden sich in VOLLMERs Fall (1906) seit mehreren Jahren neben beet- und tumorartigen genitalen Vegetationen kondylomartige Gebilde am Nacken, Achselhöhlen, Brust, Nabel, an den Schleimhautgrenzen von Auge, Nase und Mund, schließlich auch in der Mundhöhle selbst. VOLLMER glaubt, daß bei seinem Fall eine kongenitale Veranlagung der Haut zur Papillombildung vorliegt, rechnet ihn zu den Condylomata acuminata und sieht ihn als Stütze für seine Anschauung an, daß die Papillomatose beim Kondylom das Primäre ist. Bei FANTL (a) sind zwar die Schleimhäute frei, die Haut des Stammes in geringerem Grade, die Genitalgegend jedoch ganz besonders stark befallen. FANTL glaubt, daß es sich um Kondylome handelt, hauptsächlich weil klinisch die Wucherungen auf elephantiastischer Basis aufsitzen und weil histologisch zu viel Papillomatose und zu wenig Acanthose, ein reichliches Plasmazelleninfiltrat usw. vorliegt. Bei SCHÜLLER hat sich — ebenfalls im Laufe etlicher Jahre — ein kindskopfgroßer, blumenkohlartiger Tumor rings um den Anus entwickelt, ferner Papillome an Penis und Scrotum und auch sonst am Körper in größerer Zahl verstreut; histologisch Condylomata acuminata. Die Papillome am Körper gehen unter antiluischer Therapie zurück (Arsenwirkung?); der große Tumor ist schon vorher entfernt worden.

Die Zweifel, ob bei diesen 3 Fällen „echte Kondylome" vorliegen, sind im Grunde die gleichen, die bei jeder extragenitalen Lokalisation von Kondylomen auftauchen (vgl. S. 147), nur daß hier die gleichzeitigen üppigen genitalen Vegetationen diese Bedenken eher abschwächen. Das Verhältnis von diesen Fällen zu gewöhnlichen Kondylomen wäre dann ein ähnliches wie das von vulgären Warzen zur generalisierten bzw. disseminierten Verrukosis. Aber ebenso wie dort zum mindesten nach der Anschauung mancher Autoren (s. S. 83 f.) daneben die Epidermodysplasia verruciformis besteht, wird man auch hier die Möglichkeit offen lassen müssen, daß eine tardive kongenitale Dystrophie in Form von papillomatösen fibroepithelialen Wucherungen das Bild disseminierter Kondylome nachahmt. Bei keinem dieser Fälle der eben geschilderten zweiten Gruppe wurde übrigens die Umwandlung in ein Carcinom erwogen; immerhin hielten wir es für angezeigt, sie hier abzuhandeln.

Eine *dritte* von den beiden vorigen gut abgegrenzte und durch zahlreiche Fälle belegte *Gruppe* ist dadurch gekennzeichnet, daß die Kondylome nicht nur ein übermäßiges, sondern vor allem *ein infiltrierendes und destruierendes Wachstum* zeigen. Ein solches ist dem Kondylom sonst bekanntlich fremd, es ist andererseits eines der wichtigsten Merkmale des malignen Neoplasmas;

histologisch gelang es jedoch bei keinem dieser Fälle trotz aller Bemühungen (GOHRBANDT z. B. untersuchte 25 verschiedene Stellen), ein Carcinom nach-

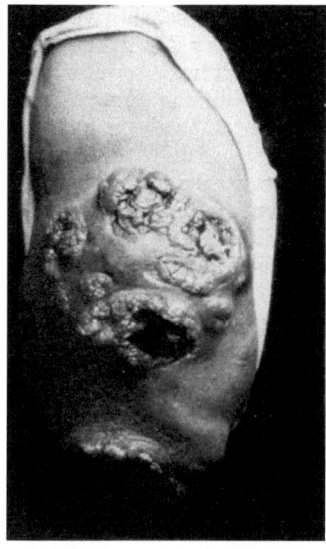

Abb. 36. Kranz von Kondylomfisteln.

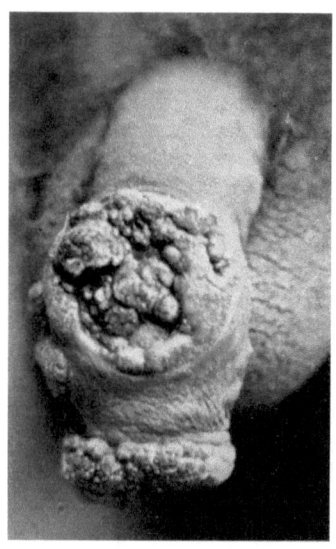

Abb. 37. Kondylomplaque am Dorsum.

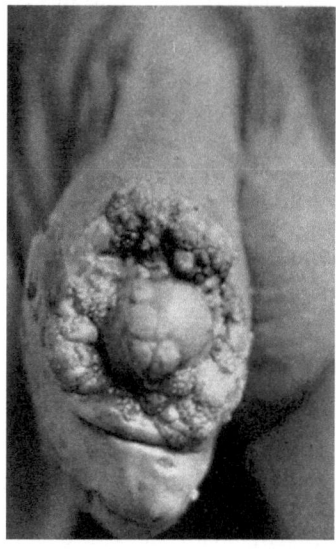

Abb. 38. Beginnende Perforation der Glans.

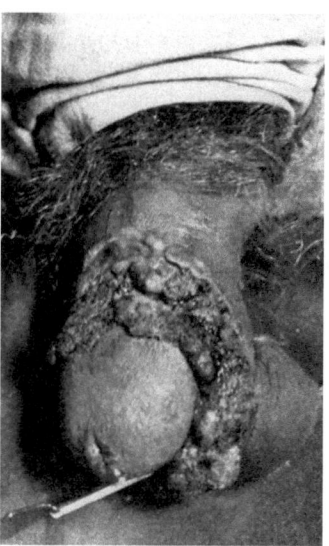

Abb. 39. Vollendete Perforation der Glans.
(Nach W. FREI: 16. Dtsch. Dermat.-Kongr. 1929.)

zuweisen. Es ist begreiflich, daß gerade diese Fälle in der Literatur besonders verschieden beurteilt werden.

Der Prozeß beginnt in vielen Fällen damit, daß die Kondylommassen zunächst den häufig, aber nicht immer schon vorher phimotischen Vorhautsack ausfüllen: JOSEPH (in MRAČEKs Handbuch), RILLE, GAITHER (durch unvermutetes Vorhandensein von Kondylomen bedingte Phimose, welche ein Gumma vortäuschte).

Die weitere Entwicklung schildert FREI folgendermaßen: Die wuchernden Massen durchbrechen gewöhnlich in der Gegend des dorsalen Lymphstranges die Umschlagstellen des Präputiums und wuchern unter der Haut des Penisschaftes hinauf. Auf diesem Wege bilden sie zwischendurch am Dorsum penis eine mit Kondylommassen ausgefüllte bubonulusähnliche Vorwölbung, die schließlich nach außen perforiert. Der Durchbruch erfolgt aber nicht wie beim Ulcus molle-Bubonulus im Zentrum und an einer einzigen Stelle, sondern größtenteils an der Peripherie des Knotens in Gestalt eines ganzen Kranzes von Fistelöffnungen, aus deren jeder ein kleines Kondylomhäufchen herausquillt, ein äußerst eigenartiges und charakteristisches Bild (Abb. 36f.). Diese Fisteln konfluieren dann zu einer münzengroßen Perforationsöffnung, durch welche die Glans, die bis dahin im phimotisch verengten Vorhautsack verborgen war, sichtbar wird und schließlich durchschlüpfen kann *(Balanokele)*. Im weiteren Verlauf können die Massen den Penis schließlich vollkommen überwuchern.

Neben dem spezifischen Prozeß kommt es zu einer eitrigen Balanoposthitis, später zur Bildung von kleineren und größeren Abscessen, Ulcerationen und Fistelgängen mit reichlicher Sekretion übelriechenden Eiters; häufig schwellen auch die *Leistendrüsen* an, zwar weder besonders stark noch sehr derb, aber immerhin hinreichend, um den Carcinomverdacht zu verstärken.

Bei FANTL (b) (Papillomatosis cutis maligna) ist neben typischen im Verlauf von 15 Monaten entstandenen Veränderungen am Penis auch das Scrotum von papillomatösen Massen vollständig ausgefüllt; außerdem hat sich ein hühnereigroßes Papillom oberhalb der Symphyse, etwas kleineres unterhalb des Nabels entwickelt. Diese extragenitale Lokalisation hat FANTLs Fall somit mit denen der zweiten Gruppe gemeinsam.

Besonders eindringlich hat auf diese Fälle in den letzten Jahren BUSCHKE hingewiesen, der bereits 1896 in NEISSERs Stereoskopischem Atlas zwei derartige Fälle publiziert hatte.

Histologisch wird bei allen Fällen dieser Art immer wieder betont, daß keine wesentlichen Abweichungen vom Bilde des gewöhnlichen Kondyloms bestehen, insbesondere keine Verwerfung der Schichten, keine Hornperlenbildung in größerem Umfang (vereinzelte Hornperlen kommen gelegentlich bei Condylomen, Warzen und den verschiedensten nichtkrebsigen Prozessen vor [H. FRIEDMANN]; auch wird die scharfe regelmäßige Begrenzung der Epithelzapfen nach unten hervorgehoben. Mitosen finden sich nicht nur in der Basalschicht, sondern auch in der 4.—6. Epithelreihe (BUSCHKE und LÖWENSTEIN). Das Infiltrat aus Leukocyten, Lymphocyten und Plasmazellen ist reichlicher als bei gewöhnlichen Kondylomen.

Eine Besonderheit des histologischen ganz wie des klinischen Bildes ist der infiltrierende und aggressive Charakter der Epithelwucherung. Die Epithelmassen wuchern bis an die Corpora cavernosa penis und selbst in sie hinein (BUSCHKE-LÖWENSTEIN, JACOBY) oder sie dringen, wenn sie auf der Glans lokalisiert sind, tief in die Gewebssubstanz der Eichel, ohne daß dabei jedoch „die Schichtenfolge im Epithel Veränderungen von der Norm, d. h. von der gewöhnlicher Kondylome erfährt" (BUSCHKE und LÖWENSTEIN).

Man hat nach Erklärungen für diese bei einer sonst benignen Neubildung ganz ungewöhnlichen Wachstumstendenz gesucht. JADASSOHN denkt an eine Virulenzsteigerung des Erregers. Man wird dabei erinnern dürfen, daß z. B. während der Gravidität Kondylome meist üppiger wuchern und therapeutisch schlechter zu beeinflussen sind als gewöhnlich.

Das besondere klinische Verhalten, speziell den Durchbruch der Massen durch den phimotischen Vorhautsack glauben SCHERBER u. a. als Drucknekrosen auffassen zu sollen. FREI meint, daß noch ein anderes Moment hinzukommen müsse und denkt an ein Weiterwachsen auf präformierten Wegen, vielleicht den Lymphbahnen (wofür er allerdings histologisch nicht den Beweis erbringen konnte). Vielleicht spielt für die Entwicklung des Leidens die begleitende eitrige Balanoposthitis mit ihrer der Balanitis circinosa und dem Ulcus gangraenosumähnlichen Mikrobenflora eine wesentliche Rolle. Man könne sich vorstellen, meint FREI, daß diese in den Lymphbahnen, in dem subcutanen Gewebe usw. zu langsam fortschreitenden gangränösen Veränderungen führt, die wiederum für die nachdrängenden Kondylommassen einen Platz schaffen. Im Einklang mit einer solchen Anschauung würden die histologischen Befunde von BUSCHKE und LÖWENSTEIN stehen, die sie von den Zellen des Infiltrats erheben: sie eilen vielfach dem eigentlichen Kondylom in das infiltrierte Gewebe voran, sind gewissermaßen die ,,Schrittmacher des Epithels''.

Die eben besprochene Affektion war bereits den alten Venerologen wohlbekannt. MARTENS und TILESIUS (1804), RICORD (1851), die auch bereits auf die Gefahr der Verwechslung mit Carcinom hinwiesen [zit. nach FREI (a)].

In neuerer Zeit wurden folgende Fälle beobachtet: BUSCHKE (a) (1923), BUSCHKE und LÖWENSTEIN (a) (1925, 3 Fälle), BUSCHKE und LÖWENSTEIN (b) (1930, 1 Fall), DAHMEN, DREYFUSS, FANTL (b), FREI (3 Fälle, Moulagen demonstriert durch MALLISON), GAITHER, GOHRBANDT, GUITÉRAS, JACOBY, JOSEPH-MRACEK, KORN (2 Fälle), KRISTAL, LANGER, LEWITH (2 Fälle), LÖWENSTEIN (1931), MÜHLPFORDT (b), PARMENTER, RENAULT (ringförmiger Durchbruch, derart, daß das Präputium spontan abfiel), RILLE, O. ROSENTHAL (c), WALDMANN, ZIEGLER (c), ZINSSER (a), ZULEGER.

Hierher gehört wohl auch der Fall von BEZECNY (b) mit Beteiligung des Penis, Scrotalhaut und Scrotum; das Fehlen von Pigment im histologischen Präparat dürfte, entgegen BEZECNYS Meinung, das Kondylom nicht unbedingt ausschließen; ebenso v. BERDES 3. Fall trotz einiger histologischer Bedenken des Autors. BUSCHKE mutmaßt, daß sein letzter Fall (1932) ebenfalls hierher gehört, will aber noch ein definitives Ergebnis abwarten. In KONJETZNYs Fall diagnostizierten UNNA und DELBANCO histologisch entgegen KONJETZNY und LUBARSCH Carcinom; wir möchten uns ersteren anschließen. Ähnlich scheint MAJANZ' 3. Fall zu liegen (vgl. dessen histologische Abb. 5), eher gehören schon seine ersten beiden Fälle hierher (davon einer mit Übergang auf das Scrotum).

Erwähnen wollen wir SPITZER (b): teilweise die Urethrallippen infiltrierend, keine histologische Untersuchung; KAYSERLING: bei einem jungen Mann ohne mikroskopische Untersuchung für Carcinom gehalten, daher Amputation, keine weiteren Angaben; schließlich anhangsweise GATÉ und TREPPOZ: bretthharte Phlegmone im Cavum Retzii, die wie ein Neoplasma aussah; Kondylome im Sulcus.

Bei der *Frau*, bei der die Kondylome im allgemeinen reichlicher vorhanden sind als beim Manne, scheinen Wucherungen von außergewöhnlicher Größe, wenigstens der Literatur nach, nicht besonders häufig zu sein. Von exorbitanten Kondylomen bei Frauen, die überdies *destruierend* wirkten und sich sogar bis auf die Oberschenkel ausdehnten, weiß F. ROSENTHAL in einer Diskussionsbemerkung zu berichten; ungefilterte Röntgenstrahlen wirkten rasch heilend. Sehr aggressiv sind die Kondylome in WIESEs Fall: Ungeheure Kondylommassen rufen bei einer Gravida lebensbedrohende Anämie hervor; zunächst supravaginale Amputation des Uterus, später Totalexstirpation der Vulva notwendig.

Man könnte die eben beschriebene *dritte Gruppe* schlagwortartig bezeichnen als ,,*carcinomähnlich, dennoch Kondylom*''; *die nun folgende vierte Gruppe* müßte man alsdann benennen als ,,*kondylomähnlich, dennoch Carcinom*''. Es besteht dabei ein präcanceröser bzw. canceröser Zustand am Penis, der infolge seines papilliformen Wachstums an ein Kondylom erinnert; es ist die sog. *kondylomatoide Präcancerose* UNNAS.

Einen Fall dieser Art beschrieben GRISSON und DELBANCO. Diese hatten dabei von vornherein histologisch einen präcancerösen Zustand diagnostiziert, während andere namhafte Untersucher an Kondylome bzw. benigne Papillome dachten; später entwickelte sich ein typisches Spinalzellenepitheliom.

MÜHLPFORDT hat in den letzten Jahren energisch auf die nicht genügend gekannte UNNA-DELBANCOsche Präcancerose hingewiesen und eine Anzahl mehr oder weniger ähnlicher Fälle zur Diskussion herangezogen. In seinem eigenen Fall zeigte die erste Probeexcision ein Kondylom, jedenfalls „keine sicheren Beweise der Malignität" (HENKE). Erst der nach der Dorsalincision zugängliche Geschwulstteil erwies sich histologisch als Spinalzellenepitheliom. Hieraus glaubt MÜHLPFORDT folgern zu können, daß allein das klinische Bild maßgeblich wäre; wo sich ein infiltrierendes Wachstum zeige (also vor allem bei den Fällen unserer dritten Gruppe), handele es sich um Carcinome; Kondylome wüchsen niemals infiltrierend. Man solle deshalb keine kostbare Zeit verlieren, sondern in allen diesen Fällen sofort operativ vorgehen.

Man wird gegen diese Auffassung und gegen den Vorschlag einer sozusagen prophylaktischen Amputation einwenden müssen, daß sich bei der UNNA-DELBANCOschen Präcancerose das Carcinom sehr bald histologisch nachweisen ließ; gerade dies war aber bei der BUSCHKE-LÖWENSTEINschen Gruppe, trotz allen Abwartens, nicht der Fall. Wie man also auch über diese Gruppe denken mag, so kann man sie *nicht gut von vornherein mit der kondylomatoiden Präcancerose identifizieren.* Eher sollte man aus MÜHLPFORDTs und DELBANCOs Fällen entnehmen, wie wichtig bei dieser schwierigen Materie das verständige Zusammenarbeiten des behandelten Arztes mit einem auch speziell hauthistologisch erfahrenem Pathologen ist.

Schließlich schränkt auch MÜHLPFORDT seine krasse „klinische Indikation" ein, indem er sich bemüht, histologisch das Kondylom von dem präcancerösen Acanthom zu differenzieren: Kernverflüssigung und Kernquellung, Vakuolenbildung und Hyalinperlen, starke leukocytäre Infiltration usw.; alles dies findet sich zwar gelegentlich auch beim Kondylom, das gleichzeitige und gehäufte Auftreten spricht jedoch für eine Präcancerose.

Während MÜHLPFORDT und DELBANCO die Carcinome vollkommen abseits vom Kondylom stellen wollen, kommt W. ISRAEL auf Grund seines ähnlich liegenden Falles zu fast entgegengesetzten Schlüssen: klinisch unzweifelhaft Carcinom, histologisch „atypische Kondylome" (CHRISTELLER). Deshalb auf Amputation verzichtet; 9 Monate später Spinalzellenepitheliom. ISRAEL vertritt die Meinung, daß eine *Reihe* existiert, die das gewöhnliche Kondylom über eine „atypische, nicht destruierende Kondylomform" sowie über die BUSCHKE-LÖWENSTEINsche Form hinweg mit der eben beschriebenen atypischen, in Carcinom übergehenden Form verbindet.

Neuerdings bringen BUSCHKE und LÖWENSTEIN (1930) ihre Gruppe mit dem Carcinom in näheren Zusammenhang als früher. Wir müssen allerdings FREI beipflichten, daß der Beweis dafür nicht geliefert ist; unter den von BUSCHKE und LÖWENSTEIN jüngst vorgebrachten Fällen befanden sich solche, die offenbar von vornherein Carcinome bzw. Präcancerosen waren, wofür in dem einen Fall das Auftreten nach Verbrennung spricht.

Diagnostisch erfordern jedenfalls alle diese Fälle größte Aufmerksamkeit und sorgfältige histologische Untersuchung, die eventuell mehrfach zu wiederholen ist. Dabei ist zu bedenken, daß die Kenntnis der präcancerösen Veränderungen verhältnismäßig jungen Datums und noch nicht so Allgemeingut der pathologischen Anatomen geworden ist, wie dies wohl zu wünschen wäre.

Die *therapeutischen* Richtlinien sollte man vom histologischen Befund abhängig machen und sich, so lange kein Anhalt für ein Carcinom bzw. eine Präcancerose besteht, möglichst konservativ verhalten: Vaccinetherapie, Röntgen, kleinchirurgische Maßnahmen, Circumcision usw. Wird man der wuchernden

Massen gar nicht anders Herr, so wird man schließlich auch ohne Krebsdiagnose zu verstümmelnden Maßnahmen greifen müssen; mit Recht verwahrt sich MÜHLPFORDT gegen KAYSERLING, der dies als Kunstfehler bezeichnen will. Bei operativen Maßnahmen soll man aber — im Bewußtsein der relativen Gutartigkeit der Affektion — die Grenze des wirklich befallenen Gewebes nicht wesentlich überschreiten. Die Exstirpation der Leistendrüsen hält FREI in jedem Falle für ganz entbehrlich; in der Tat hat man immer nur uncharakteristische Entzündungserscheinungen in ihnen vorgefunden.

Schließlich sind noch einige *besonders geartete Fälle* zu erwähnen, die von den genannten Autoren in die Debatte gezogen wurden, die wir aber, um die Darstellung nicht zu unterbrechen, erst jetzt anfügen wollen.

FESSLER findet Drucksuren im Präputium durch spitze Kondylome, multiple Abscesse usw.; einige Wochen später Carcinom. OPPENHEIM, dessen Abteilung der Fall entstammt, sieht als Ursache für die Krebsentwicklung die jahrzehntelange Einwirkung von Schmierölen an. Bei BIEBL mag es sich ursprünglich um Kondylome gehandelt haben; 18 Jahre später Krebsentwicklung nach ungewöhnlich intensiver Selbstbehandlung (monatelang mehrmals täglich mit Höllenstein geätzt usw.); hervorzuheben ist, daß hier der Krebs — anscheinend ein gemischtes Basal- und Spinalzellenepitheliom — ähnlich wie mitunter die destruierenden Kondylome infiltrierend in das Corpus cavernosum und in einen präformierten (paraurethralen?) Gang eingewachsen ist. MACDONALDS (a) Fall ist nicht histologisch untersucht, BARUCHS „Acanthoma callosum" ist vermutlich ein präcanceröser Zustand, aber mehr schwielenartig, nicht condylomatoid, ist also hier nicht zu verwerten. Auch NEVINNYS carcinomatöse Umwandlung eines Papilloms am Scheidenstumpf muß wegen der intensiven Röntgenbestrahlung (3malige Carcinomdosen) außer Betracht bleiben. Desgleichen WICHMANN: 10 Jahre nach Ablatio einer „entzündlichen Hyperplasie" der Vorhaut Carcinommetastasen unter dem Bilde eines Bubo.

4. Extragenitale Kondylome.

Die spitzen Kondylome finden sich nicht nur am Genitale und dessen näherer Umgebung (Anus, Perineum, Symphyse, Scrotum, Inguinal- und Genitocruralfalten, Schleimhäute des Rectums und der Harnröhre), sondern befallen auch — wenn auch nur in recht seltenen, noch immer in Einzelerscheinungen oft besonders publizierten und demonstrierten Fällen — *andere Körperregionen*, besonders die *Haut und deren Körperöffnungen (Mund, Nase, Auge, Ohr)*, sowie gelegentlich andere Stellen, an denen günstige Bedingungen *(Maceration, Unsauberkeit oder andere Irritationen)* vorhanden sind. Freilich ist, namentlich bei den ausgedehnteren und exzessiven Fällen, mangels experimenteller Prüfung die Frage noch offen, ob sie wirklich als *echte Condylomata acuminata* oder oder als *Papillome* anderer Art anzusprechen sind (vgl. S. 142).

Isolierte, oft recht große Kondylome der *Leistenbeugen* ohne gleichzeitige genitale Vegetationen sind mit gewissem Recht wohl zu den spitzen Kondylomen zu stellen, unter anderen LURJE: *kindskopfgroßes* Kondylom in der Leistenbeuge eines 50jährigen fettleibigen, unsauberen Mannes, und FRÜHWALD: Condylomata acuminata in der Leistenbeuge.

Bei nässendem Ekzem der *Nabelgegend* werden gleichfalls isolierte Condylomata acuminata beobachtet (BRUHNS, WEBER, JADASSOHN). Auch in der *Achselhöhle* können die Gewächse unter gleichen Bedingungen entstehen und exzessive Formen annehmen:

W. RICHTER (a) fand ein faustgroßes Condyloma acuminatum der linken Axilla, bei gleichzeitigen Vegetationen am Genitale und Anus und Naevus system. unilateralis.

AETIUS und CELSUS beschrieben Condylomata acuminata an *Händen* und *Füßen* (zit. nach ROSENBAUM).

SECHEYRON berichtet über Fälle von Papillombildung an den *Fingern*, die nach einem Trauma und darauf folgenden wiederholten mechanischen Reizungen entstanden waren.

SACHS beschreibt ein himbeerartiges Condyloma acuminatum an der *Endphalange* des rechten kleinen Fingers und hanfkorngroße an den Endphalangen einiger anderer Finger bei einem 8jährigen Mädchen, für deren Entstehung er ebenfalls anhaltende entzündliche *Reizzustände* verantwortlich macht.

GRÜNFELD (a) beschreibt einen Fall mit Condylomata acuminata am rechten *Arm*, zahlreichen gruppierten Kondylomen am *behaarten Kopf*, besonders am Vertex, und *genitalen Vegetationen*.

ARNING demonstrierte am 18. 2. 22 im Krankenhaus St. Georg Hamburg einen Fall mit Condylomata acuminata am linken *Daumen* (und *Lippe*); zit. nach BRANDES.

An der Haut des *Gesichtes* und *behaarten Kopfes* sind Condylomata acuminata nicht gerade extrem selten und den häufigen filiformen Warzen dieser Gegend oft bis zum Verwechseln ähnlich; vgl. die Einteilung DUBREUILHs in warzenähnliche und kondylomähnliche filiforme Gewächse dieser Gegend (s. S. 41).

Besonders in der *Nachbarschaft der Körperöffnungen,* aber vereinzelt auch an anderen Stellen der Gesichtshaut sind sie zu finden:

MÜHLPFORDT (a) beschreibt kleine Condylomata acuminata neben planjuvenilen Warzen der *Gesichtshaut*; BRANDES Condylomata acuminata *hinter der Ohrmuschel*. Auch am *Nasenrücken,* der *Nasenspitze,* in den *Nasenlöchern* und an den *Nasenflügeln* findet man sie mit und ohne Condylomata acuminata anderer Körperstellen besonders mit Gewächsen der angrenzenden Gesichtshaut; sie erscheinen meist als ein paar, höchstens *5 mm hohe, spitze, dünne, gestielte, mehr oder weniger dendritisch verzweigte, grauweißliche bis hautfarbene* Geschwülstchen; sind Entzündungserscheinungen mit ihnen verbunden, so halten sich diese meist nur in geringen Grenzen (JESIONEK).

Warzen an der *Stirn* und *Condylomata acuminata* an der *äußeren Nase* beschrieb BLASCHKO (a). Kondylome am *Nasenloch* beschrieb MÜHLPFORDT (c) ohne und REALE einige Monate nach Genitalkondylomen, BRANDES mit vulgären Warzen der Hände.

Viel seltener sollen sie an der *Nasenschleimhaut* selbst sein (TRAUTMANN); einige Fälle von Condylomata acuminata der Nasenhöhle sind von WEBER, PAGANO, SEGRE, MARTIN (Condylomata acuminata an der Mucosa des Septums) beschrieben.

An den *Augen* sind die Lider die Domäne der filiformen Warzen; doch auch Condylomata acuminata, namentlich bei chronischer Conjunctivitis, sind an den *Lidrändern* beschrieben [VARIOT (b)]; ebenso in der Gegend der *äußeren Lidwinkel* (GROENOUW, WEBER), an der *Caruncula lacrimalis,* am *Limbus conjunctivae* (HEILMÜLLER); Kondylome der *Conjunctiva palpebrarum* erwähnen VIDAL DE CASSIS, GRÜNFELD (a), KAINOCKI, CASTELNEAU (zit. bei MARTIN), an der *Sklera:* GRÜNFELD (a); die alte Angabe (s. LÖWENBACH), daß die Papillome der Conjunctiva ganz besonders häufige Lokalisationen der extragenitalen Kondylome darstellen und viel häufiger seien als die Condylomata acuminata der Mundhöhle scheint — soweit die Publikationen jetzt ein Bild geben — offenbar *nicht* berechtigt.

Am *Ohr* sind spitze Kondylome des *Gehörganges* ebenfalls keine allzugroße Seltenheit; besonders im Gefolge lang dauernder *Sekretion* bei chronischer oder akuter *Otitis media* finden sie hier ein günstiges Terrain. Derartige Fälle sind bei Otitis am *Meatus auditorius externus* von HAUG und KERL, im *Gehörgang* von MOTTA (a) (21jähriger junger Mann; seit 3. Lebensjahr Otitis chronica), J. CH. MÜLLER [2jähriges Mädchen, seit 14 Tagen (!) Sekretion], WEBER und KRÄMER beschrieben.

Ohne otitischen Ausfluß sollen nach J. CH. MÜLLER die Kondylome, wenigstens bei Europäern, bedeutend *seltener* sein. MÜLLER fand nur die Fälle von CITELLI und VAN BLEIEL (beiderseits); später kamen solche von HELLMANN, und 2 von FORSCHNER — davon einer doppelseitig — hinzu; hingegen ist die Erkrankung des Gehörganges ohne Otitis in überseeischen Ländern bei *Chinesen* und *Arabern häufiger* (BENJAMINS, BAKKER, DUNLAP); sie beruht hier u. a. auf der unhygienischen Bearbeitung des Gehörganges mit allerlei schmutzigen Instrumenten durch die chinesischen Barbiere (BENJAMINS). In all diesen Fällen werden die Kondylome als *graurosa, blaßrosa farbige, blumenkohlartige, unregelmäßige, solitäre* oder *multiple* (HELLMANN), teilweise *zusammengesetzte* Geschwülste beschrieben, die etwa *Linsengröße* erreichen. Bei ausgesprochener Verhornung erscheinen sie grauweiß (,,*Papilloma verrucosum*", MOTTA). Die *Behandlung* ist am besten operativ (blutig oder kaustisch). In den Fällen von MÜLLER und VAN BLEYEL ist eine Übertragung von *Verrucae vulgares* von anderen Körperstellen, bei BAKKER und CITELLI von *Kondylomen* sehr wahrscheinlich.

Im Fall HELLMANNS fand sich — interessanterweise — neben dem Gehörgangs-Condyloma acuminatum eine Aussaat von *Warzen an der Ohrmuschel*. Ob das in *Malignität* übergehende Gehörgangspapillom BRUNNERS hier einzureihen ist, scheint bei der sonst vollkommenen Benignität auch dieser Kondylome fraglich.

Kondylome der Mundschleimhaut. *Spitze Kondylome* an der *Schleimhaut des Mundes* werden schon von den älteren Autoren: VIRCHOW, REDER, SCHECH, FINGER, JULLIEN, BENNSTEAD, BERKELEY-HILL, NEUMANN (zit. nach LÖWENBACH) erwähnt. Wie im entsprechenden Abschnitt: ,,Warzen der Mundschleimhaut" schon auseinandergesetzt wurde, ist gerade an der Mundschleimhaut eine — theoretisch wichtige — *Annäherung* der Warzen an die spitzen Kondylome in morphologischer Hinsicht festzustellen, eine Trennung im Einzelfall schwierig, zuweilen ganz unmöglich, so daß darum der Einzelfall ganz nach der Auffassung des Autors als ,,Warze" oder ,,Kondylom" des Mundes diagnostiziert wird. — Es ist darum mehr als wahrscheinlich, daß von den im folgenden erwähnten Fällen der eine oder andere von anderer Stelle ebensogut als ,,Warze" hätte publiziert werden können. — Andererseits ist gerade bei den Kondylomen der Mundschleimhaut, soweit sie *exzessivere* Formen bieten, die bei allen umfangreichen extragenitalen Kondylomen beachtliche Frage zu prüfen, ob wirklich *echte* Condylomata acuminata oder Papillome oder *fibro-epitheliomatöse Tumoren anderer Art* vorliegen, besonders wenn genitale Vegetationen fehlen (s. S. 147).

Nach ZINSSER (dieses Handbuch) unterscheiden sich die Condylomata acuminata von Warzen der Mundschleimhaut lediglich durch die *Stielbildung* und die oft *blumenkohlartige* Form. In einer ganzen Zahl von Fällen sind sie — ebenso wie die Condylomata acuminata des Gehörganges (s. dort) — mit *Warzen* an den *Händen* kombiniert, und wahrscheinlich von diesen *inokuliert* (s. unten); sie geben daher ein besonders prägnantes, häufig zitiertes Beispiel für die *Identität* dieser Bildungen ab.

Die *Kondylome des Mundes* werden in der Regel als *weiche, meist zerklüftete, papillomatöse, hanfkorn-, erbsen- bis linsengroße, rosa bis blaurot gefärbte* Geschwülstchen beschrieben: in einzelnen Fällen zeigen sie *Stielbildung* und *blumenkohlähnliche* Entwicklung: zumeist weisen sie einen *matten, seltener lebhafteren Glanz* auf.

Befallen werden alle Teile der Mundschleimhaut:

An *Lippen, Mundwinkeln* und *Wangen* werden mehr *papilläre breitbasige*, an *Gaumenbögen und Zäpfchen* außerdem *gestielte* und *filiforme* Bildungen beschrieben; an der *Zungenspitze* erscheinen sie zunächst in der Form isolierter Papeln der Zungenspitze (HEIDINGSFELD) und werden allmählich größer, am *Zungenrücken* zeigen sie sich als eigentümliche, scharf umschriebene, runde, rote papilläre Gewächse: oft sind sie so klein, daß sie übersehen werden, zumal sie fast gar keine Beschwerden machen.

Die kasuistischen Berichte betreffen:

Lokalisation. Lippenrot und Schleimhautseite der Lippen: LÖWENBACH (Fall 1 und 3), PER, TRYB, WAGNER, MUSGER, SEGRE, ARNING (zit. BRANDES).

Innenseite der Mundwinkel und angrenzende Partien: MÜHLPFORDT (c), SPRECHER (d, e), SCHOENHOF (d), DRUELLE (GAUCHER), LÖWENBACH (2).
Gingiva beider Kiefer: außen und innen: AMANN, PER.
Schleimhaut der Wangen: PER, RAYNAUD-MONTPELLIER-LACROIX, MERENLENDER (b), LANG (e), SEGRE.
Zunge: Frenulum: SPRECHER (a); *Zungentonsille:* MOTTA; *Zungenoberfläche:* AUDRY (c). HEIDINGSFELD (2 Fälle), JAHR, MOTTA (b), PER, LAGNEAU, LANGE, BERGER, BAZIN, SEGRE.
Gaumen. Harter Gaumen: FREUDWEILER; *weicher Gaumen:* LANG, MOTTA, SIEMENS (d). NADEL (1. Fall), SEGRE; *Gaumenbögen:* MOTTA, NADEL (2. Fall), WIENER; *Gaumentonsille:* MOTTA, LANGE; *Uvula* (Abb. 10 dieses Handbuch XIV/1, S. 58 [Beitrag ZINSSER]): MOTTA, MÜHLPFORDT (c), GRÜNFELD (a), WIENER.
Rachen: NADEL (1. Fall).
Kombinationen. Gleichzeitig bestanden *Kondylome am Genitale* in den Fällen von HEIDINGSFELD, SPRECHER (b), WIENER (+ Verrucae manuum); *Warzen der Hände* in den Fällen: AUDRY (2 Fälle), DRUELLE, MUSGER, PAGANO (2 Fälle), PER (4 Fälle), SPRECHER (2. Fall), WIENER (+ Condyloma acuminatum genitale); *Kondylom am Finger:* ARNING (s. BRANDES); *Warzen der Wangenhaut:* SCHOENHOF.
Papillome der Nase: PAGANO, SEGRE; *Larynx-Papillome:* LANGE, FREUDWEILER.
Höchstwahrscheinlich sind alle diese verschieden lokalisierten *Warzen* und *Kondylome* auf die *gleiche Infektion* zurückzuführen.
SEGRE bemerkt die große Ähnlichkeit der von ihm im *Mund* beobachteten Gewächse mit *Larynxpapillomen.*

Zahl. Bei diesen Fällen handelte es sich manchmal um *solitäre,* meist um *einige,* bisweilen um sehr *zahlreiche* Gewächse, die in großen *Rasen* [AMANN, NADEL (1)] und *hunderten* von Exemplaren die Schleimhaut bedecken und an den *Lippen* Ursache exzessiver *Verunstaltungen* werden.

Wie von den Kondylomen des Gehörganges, so wird auch von den Geschwülstchen des Mundes berichtet, daß sie *außerhalb Europas* häufiger vorkommen, wenigstens hatten RAYNAUD-MONTPELLIER-LACROIX in *Nordafrika* diesen Eindruck.

Ätiologie. Als *disponierende* Faktoren für die Entstehung der Mundschleimhautkondylome werden *chronische Mucosaentzündungen der Mund- und Rachenschleimhaut* (NADEL), vorhergehender *Herpes labialis* (SPRECHER 2) angegeben. Im Fall TRYB entstand das von ihm als *Acanthoma papillomatosum* der Schleimhautseite der Lippen beschriebene Gewächs unmittelbar im Anschluß an eine sehr eigenartige *Syphilis*-Form der Lippe, unter der das Kondylom erst nach deren Abheilung deutlicher zum Vorschein kam; auch bei HEIDINGSFELD war 2 Jahre zuvor eine rezidivierende *sekundäre Lues* der Mundschleimhaut vorausgegangen. Auf dem Boden einer seit 5 Jahren bei einem 54jährigen Mann bestehenden *Leukoplakia linguae* entwickelten sich im Fall JAHR seit 3 Jahren 2—3 mm hohe Kondylomplaques; Zerfall, Sekretion, Drüsenschwellung bestanden *nicht;* die antiluische Kur blieb erfolglos; leider hat anscheinend keine histologische Untersuchung stattgefunden, welche eine sichere Abgrenzung gegen *Leukoplakieepitheliom* gebracht hätte; freilich soll nach RECLUS gerade diese Differentialdiagnose leicht sein. Andererseits scheinen diese „*Leukoplakiepapillome*" wohl noch nicht mit absoluter Sicherheit mit den Condylomata acuminata zu identifizieren zu sein, wie dies auch von manchen anderen Papillomen der Mundhöhle gilt. *Mechanische Ursachen* für die Entstehung der Condylomata acuminata der Mundschleimhaut, können durch *Biß* in die Wangenschleimhaut: LÖWENBACH (1. Fall), MERENLENDER, oder durch Verletzung der Schleimhaut *(Trompetenmundstück)* [LÖWENBACH (3. Fall)] gegeben werden. Falls sie wirklich bei *Exoten* öfter vorkommen sollten, wäre zu ermitteln, ob sie besonders bei *Betelkauern* gehäuft zu finden sind; diesbezügliche Erfahrungen fehlen anscheinend noch.

Eine sichere ätiologische Rolle spielt aber anscheinend das *Tabakrauchen* [SPRECHER (e), WAGNER].

Im Fall SPRECHER (e) waren besonders die Schleimhautpartien ergriffen, die dem chemisch-mechanischen Trauma des Rauchens besonders ausgesetzt sind: zuerst der rechte Mundwinkel, in dem Patient die Pfeife zu halten pflegte; von hier breiteten sich die Kondylome medianwärts aus; doch erkrankte die Lippe charakteristischerweise erst, als Patient die oberen Vorderzähne verlor und nunmehr gezwungen war, die Pfeife mit den Lippen zu halten; und zwar entstanden die Kondylome allmählich fortschreitend an den Stellen, an welchen sich der *Druck der Pfeife* langsam geltend machte. Trotz sehr starken Rauchens hatte die *chemische* Reizung des Tabaks allein, solange die Lippe nicht *mechanisch* gereizt wurde, nicht ausgereicht.

Zudem sprechen beim Tabakrauchen wohl auch *Druckschwankungen im Gefäßsystem* durch das *Saugen* als disponierende Momente mit (WAGNER).

Besonderheiten. Im Fall WAGNER (68jähriger Mann) trafen wohl in gleicher Weise die erwähnten schädigenden Faktoren (*Tabak*, Verlust der Zähne, daher besonders starke *mechanische Reizung* der Lippen) zusammen, so daß ein ganz besonders hochgradiger Ausbruch von Kondylomen resultierte:

Das *ganze Lippenrot* war auf der *Haut*, weniger auf der Schleimhautseite von Geschwülsten eingenommen. Am inneren Mundwinkel rechts ließen sich drei *bohnen- bis haselnußgroße, hahnenkamm- und blumenkohlartige,* teils lebhaft *gerötete,* teils *schmutziggelbe* Tumoren abgrenzen; in den mittleren und linken Teilen der Lippe fanden sich mehrere kleinere Kondylome, die am linken Mundwinkel zu einem größeren Herd konfluierten. Daneben bestand an der Mucosa des oberen Alveolarfortsatzes und harten Gaumens eine *Leukoplakie,* am weichen Gaumen auffallende *Pigmentation*.

Nicht weniger exzessiv war LÖWENBACHS 2. Fall — identisch mit NEUMANN (d): Die Unterlippe rechts und links, die Mundwinkel, die angrenzenden Teile des Mundbodens, der Wangen und der Gingiva waren von weichen dichtgedrängten, linsen- bis erbsengroßen, mattglänzenden, rosa bis blauroten warzigen und zerklüfteten Kondylomen eingenommen und boten dadurch an den Lippen ein Bild eigenartiger Makrocheilie. Die Affektion bestand seit 7 Jahren, die früher gleichfalls erkrankte Oberlippe soll spontan wieder geheilt sein. Aber in all diesen *exzessiven* Fällen, besonders LÖWENBACH (2), WAGNER, SPRECHER (e) muß es dahingestellt bleiben, ob sie noch als spitze Kondylome zu diagnostizieren sind und nicht vielmehr andersartige Papillome vorliegen. Im Fall von DISS und GAY — Papillome beider Mundwinkel, Unterlippe und Zungenspitze mit gleichzeitigen papillomatösen Tumoren auf einem Keratoma senile der äußeren Haut an der Wange — möchten wir letzteres für sicher halten.

Papillome der Mundschleimhaut bei Hunden. An der Mundschleimhaut von *Doggen und Terriers* werden recht häufig ganz analoge Bildungen beobachtet. Die meist *sehr zahlreichen derben papillomatösen Wucherungen* ergreifen die gesamte Mundhöhle in allen ihren Teilen (Lippensaum, Lippenschleimhaut, Gaumen, Zunge, Rachen). In gleicher Form erscheinen sie auch an der *Genitalschleimhaut* [K. ULLMANN (b), S. EHRMANN (c), SHATTOK].

MACFADYEAN und HOBDAY konnten die Übertragbarkeit dieser Gebilde nachweisen (s. S. 163).

Spitze Kondylome der Harnröhre. Während die Condylomata acuminata der *Vaginal- und Rectalschleimhaut* (s. S. 135) sich von den gewöhnlichen *genitalen Vegetationen* nicht wesentlich unterscheiden, sind die *Kondylome der Harnröhre* in einem besonderen Kapitel darzustellen; nach F. A. SIMON [zit. bei CRONQUIST (a)] sind sie im *Mittelalter häufiger* gewesen als jetzt, was wohl auf die damalige unzweckmäßige Behandlung des Trippers zurückgeführt werden könnte. Aber auch heute gehören spitze Kondylome der Urethra bei beiden Geschlechtern nicht zu den übergroßen Seltenheiten.

Nichtsdestoweniger ist ihre klinische Abgrenzung und Beschreibung auch heute noch keineswegs als vollkommen abgeschlossen anzusehen. Der Grund hierfür liegt in dem Umstand, daß ganz ähnliche, aber *ätiologisch differente*, benigne Geschwülste der Urethralschleimhaut schon immer mit den Condylomata acuminata zusammengeworfen und einer Differenzierung kaum für wert gehalten wurden. Diese, früher mit den mannigfaltigsten Namen: Polypus, Caruncula, Carnositas, Végétations, Fungositas, Fungus spongiosus et fibrosus, Excrescentia angiectodes, Granulationes, Granulomata, Papillomata usw. nach Belieben betitelten Gewächse sind auch von den ersten fachmännischen urologischen Autoren ohne Rücksicht auf differentialdiagnostische Unterscheidungen einheitlich aufgefaßt und behandelt worden. Die gesamten benignen polypösen und papillomatösen Neubildungen der Urethra, denen auch die spitzen Kondylome zugehören, und die, wie zugegeben werden muß, freilich in *Klinik, Prognose und Therapie* eng zusammengehören, wurden von GRÜNFELD (b) als „*Kondylome und Polypen der Harnröhre*", von DELFAN (zit. bei FEDSCHENKO) als „*Granulations, Végétations et Polypes*", von DITTEL als „*Carunkel, Papillome* und *Polypen*" beschrieben, ohne daß aber diese so betitelten Arbeiten eine Unterscheidung der genannten Gebilde brächten oder auch nur anstrebten. FEDSCHENKO hat daher, vom damaligen Standpunkt verständlicherweise, vorgeschlagen, den einfachen und nichts präjudizierenden Namen *Caruncula* (Fleischklümpchen) allgemein zu gebrauchen.

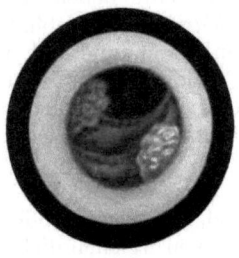

Abb. 40. Urethra anterior: Papillome (Irrigationsendoskopie). (GLINGAR: Endoskopie der männlichen Harnröhre; Tafel I, Abb. 9. Wien: Julius Springer 1924.)

Gewiß ist die in letzter Zeit durchgeführte Erforschung und Abgrenzung der Condylomata acuminata auch auf die Stellung der spitzen Kondylome der Harnröhre nicht ohne Einfluß geblieben; aber man kann nicht sagen, daß dieser Einfluß in der urologischen Literatur praktisch schon sehr wirksam geworden wäre. Offenbar ist eben die Gruppe der benignen Harnröhrenpolypen für den Urologen in praktischer (prognostischer, chirurgischer) Hinsicht eine Einheit. Immerhin werden die Kondylome doch jetzt in der modernen Literatur abgesondert: WILDBOLZ erwähnt im Handbuch der Urologie VON LICHTENBERG, daß die benignen Urethralpolypen einzuteilen sind: in 1. *Carunkel*, 2. *Papillome*, 3. *Kondylome*, 4. *Drüsenpolypen* oder *Adenome*.

LANGE unterscheidet histologisch: 1. Granulome, 2. hypervascularisierte papilläre Schleimhautpolypen, 3. teleangiektatische, nicht papilläre Schleimhautpolypen; dazu kommen Hämangiendotheliome (Fibroepithelioma telangiectodes) (HEGEDÜS).

Als wesentlichen Unterschied gegen die Papillome betont WILDBOLZ die *hellere, blaß- bis graurote Farbe* der *spitzen Kondylome*; ein Umstand, der auch sonst in der Literatur schon beachtet wurde.

Die *Diagnose* wird in den meisten Fällen durch die *endoskopische* Betrachtung, nur selten durch *Palpation* gestellt werden können.

Da die Infektion der Harnröhre stets von *außen* erfolgt, sei es, daß äußere Kondylome vorhanden sind, sei es daß sie fehlen, so ist der *Sitz* der Kondylome am häufigsten das *Orificum externum* (dort bei Frauen häufiger als bei Männern) und der untere Winkel bis zur *Fossa navicularis*. Betreffs *Papillom* des Orficium externum (SPITZER-Wien) s. S. 145. Im weiteren Verlauf der Urethra anterior werden sie etwas seltener meist in Kombination mit Kondylomen der Mündung und der Fossa gefunden. Nach OBERLAENDER sollen sie allerdings ihre Lieblingslokalisation in der *Mitte des Pars pendula* haben.

In der *Urethra posterior* sind spitze Kondylome ganz gewiß seltener (A. LEWIN), mehrere als „*Papillomatosis der hinteren Harnröhre*" angesprochene Fälle gehören wohl nicht hierher, sind vielleicht eher in Beziehung zu den *Blasenpapillomen* zu stellen.

Wie die Kondylome des äußeren Genitales, denen sie entsprechen, sind auch die Harnröhrenkondylome zumeist in der *Mehrzahl* vorhanden, sei es daß mehrere in einzelnen Gruppen zusammenstehen oder sich Einzelefflorescenzen an getrennten Stellen der Harnröhrenschleimhaut finden. Meist sind es äußere Maßnahmen, wie vor allem ungeeignete therapeutische Prozeduren, die zu einer *Verschleppung* über größere Teile der Urethra Anlaß geben. So sah W. RICHTER (b) nach *Bougierung*, BAK nach *Bougierung* und *Injektionen* von Resorcinlösung ganz erhebliche Propagierung über große Teile der Schleimhaut der Harnröhre.

Isolierte Condylomata acuminata der *Pars cavernosa* wurden von JACOBSOHN beschrieben und auf Verschleppung der Keime durch den verwandten Dittelstift bezogen.

Form und Diagnose. 1. In der Mehrzahl der Fälle handelt es sich um *kleinere, weiche, meist beerenförmige, nicht sehr breitbasige, graurote Kondylome*, die kaum je die Größe einer Erbse überschreiten („*subakute Form der Papillombildung*" nach OBERLAENDER).

Die *endoskopische Diagnose* dieser kleinen Bildungen ist, zumal mit einem „*trockenen*" Endoskop (s. Therapie, S. 184), nicht immer leicht: GRÜNFELD (b) bemerkte mit Recht, daß die Geschwülstchen zumeist dadurch erst bei der Endoskopie auffallen, daß beim Zurückziehen des Endoskoptubus die Schleimhaut des Gebildes schnell in den Tubus *hineinschlüpft*; erst danach sieht man eine *Niveaudifferenz* gegenüber der Umgebung; stellt man über dem Gebilde die Zentralfigur ein, so bemerkt man eine halbkugelige oder flache Vorwölbung; die benachbarte Mucosa ist gereizt, *rot oder violett verfärbt, geschwollen, verdickt*, die *radiären Falten* sind *verstrichen*. Auf der Mucosa selbst erscheint die *Oberfläche leicht granuliert, uneben mit einigen* in der Längsrichtung der Urethra ziehenden *Gefäßen*. Dieser sehr treffenden Darstellung GRÜNFELDS wäre nur hinzuzufügen, daß die papillomatöse Oberflächenstruktur auch dieser kleineren Kondylome in den modernen Spülendoskopen leichter erkennbar ist.

2. Seltener (LEWIN) sind *rote, größere bis bohnengroße, blumenkohlartige Wucherungen*, die breitbasig der Schleimhaut aufsitzen („*chronische Form der Papillombildung*", OBERLAENDER). Diese zeigen eine viel *festere Konsistenz*, die einzelnen Pakete sind mit der Festigkeit der Blumenkohlgewächse zusammengepreßt: die Einführung des Tubus gelingt nur unter Druck, die bald einsetzende Blutung verhindert zunächst die Inspektion, dann erkennt man die großen, sich oft 4—5 cm weit erstreckenden Papillommassen. An einzelnen Stellen kann die Anhäufung der Pakete so groß sein, daß sie nicht nur die normale ausgeweitete Urethra ganz ausfüllen, sondern diese sogar noch *dehnen*; auf dieser relativ großen Dehnbarkeit der Harnröhrenwand beruht allein manchmal noch die Möglichkeit, einen Tubus an den großen Papillomgewächsen vorbeizuführen. In der Umgebung so massiger Anhäufungen finden sich kleinere beeren- oder hahnenkammartige Formen.

Diese Kondylome zeigen, wie in der älteren Literatur mehrfach betont, eine sehr große Neigung zu *Rezidiven*.

Die Symptome solch großer Pakete decken sich weitgehend mit denen einer *Striktur*; schon wenig zahlreiche dieser harten, kompakten Blumenkohlgewächse können eine deutliche *Verengerung des Harnstrahles* bedingen, größere Massen können auf Monate hinaus *Blasenatonie und Harnträufeln* zur Folge haben. Die Beseitigung dieses Zustandes gelingt meist leicht mit einem *Metallkatheter stärkeren Kalibers*, der nicht zu schwer durch die von dem gestauten Harn zersetzten Kondylommassen seinen Weg findet.

Spontanheilung. Diese *Erweichung, Zersetzung, Nekrotisierung* der großen Papillome durch gestauten und sich in ihnen ansammelnden Harn und Sekrete bildet die Ursache für die — auch bei größeren Harnröhrenkondylomen beobachtete — Resorption und Spontanheilung.

Symptome. Außer den erwähnten, im allgemeinen den obstruierenden Kondylomen vorbehaltenen, Striktursymptomen zeigen auch die kleineren Kondylome sich immer wiederholende, wenn auch nicht unerträgliche, *Schmerzen beim Urinakt, die bis zur reflektorischen Verhaltung führen können, neurasthenische Zustände, lokale Reizerscheinungen* (leichtes Brennen, Kitzeln); bei Beginn und Ende der Miktion treten geringe *Blutungen,* zwischen den Miktionen *blutig gefärbter, serös-eitriger Ausfluß* als Zeichen der begleitenden Urethritis auf (LEWIN, THELEN, WILDBOLZ). Unklare urogenitale Blutungen rühren oft von kleinen Condylomata acuminata des Orificum externum her. Bisweilen, spontan oder durch instrumentelles Vorgehen, werden Teile der Kondylomgeschwulst aus der Urethra herausbefördert, wodurch manchmal überhaupt erst die Diagnose gestellt wird.

WEISZ berichtet über eine 39jährige Frau, deren *reflektorische Harnverhaltung* nur durch Kondylome der *Labien* zu erklären war.

Disposition. Sehr oft werden die spitzen Kondylome im Anschluß an *spezifische und nichtspezifische Urethritiden* beobachtet; die kleineren unter ihnen heilen dann nach Beseitigung des Katarrhes meist prompt von allein aus; doch gibt es auch Ausnahmen persistierender Kondylome.

OBERLAENDER nimmt an, daß bei Menschen die zu allerlei Katarrhen und Phthisis neigen, eine *individuelle warzig-papillomatöse Disposition* vorhanden sei, welche auch für Urethralkondylome prädisponiere.

Kasuistik. Ältere Literatur s. bei GRÜNFELD (a).

GOLDENBERG: Condylomata acuminata des Präputiums, des Orificium ext. urethr. und drei warzige, schmerzhafte, leicht blutende Wucherungen der Fossa navicularis.

CAPRARIIS: 3 kleine Condylomata acuminata am Orificium externum (2 gestielt, 1 sessil).

SPRECHER (a): Obduktionsbefund: 5 Kondylome, 3 auf der Hinterwand, einige Zentimeter hinter dem Meatus, 2 kleinere am Bulbus.

GRÜNFELD (b): 1. Condylomata acuminata des Orificium, der Fossa navicularis und der Unterwand, 5 cm hinter dem Meatus. 2. 5 Condylomata acuminata der Hinterwand, etwa 10 cm hinter dem Meatus. 3. An der Oberwand, 6 cm hinter dem Meatus.

D. Differentialdiagnose.

Die Diagnose der einfachen spitzen Kondylome ist in der Regel *sehr leicht*: betreffs der schwierigen Abgrenzung der *perforierenden Kondylome* von *Carcinom* s. S. 141.

Es kann hier nicht unsere Aufgabe sein, wie CRONQUIST (S. 70 seiner Monographie), an dieser Stelle sämtliche mit *papillomatösen* und *fungösen* Wucherungen einhergehenden Dermatosen anzuführen; vielmehr sollen nur die *differentialdiagnostisch* wenigstens einigermaßen *erwägenswerten* Affektionen hier erwähnt werden.

In Frage kommen gegen spitze Kondylome:

Ekzempapeln sind nicht so scharf abgesetzt und ohne papillomatöse Oberfläche.

Molluscum contagiosum ist an der Dellenbildung und der Ausdrückbarkeit des Molluskumpfropfes erkennbar.

Plane und *vulgäre Warzen* können den spitzen Kondylomen oft überaus ähnlich sehen; vgl. die Fälle von HABERMANN und WAELSCH; meist charakterisieren Farbe und erhöhte Papillenbildung das Kondylom.

Gegen *luische Papeln* — speziell *Condylomata lata* — ist recht oft die Differentialdiagnose zu erwägen, zumal *breite* und *spitze* Kondylome gar nicht so sehr selten *zusammen vorkommen* können. Beim *Condyloma latum fehlt* die typische *Papillombildung* entweder ganz oder ist wenigstens in nur geringem

Maße vorhanden; auch fehlt den breiten Kondylomen die stark überhängende pilzartige Form des Condyloma acuminatum. Frühzeitig entwickelt sich beim breiten Kondylom der charakteristisch graue Belag; andere luische Stigmata (Spirochätenbefund, WASSERMANN) erleichtern die Diagnose. Doch ist darauf zu achten, daß auch in spitzen Kondylomen bei bestehender Lues *pallidae* gefunden wurden (s. S. 166).

Bei Frauen kommen *Carunkeln der Harnröhre*, kleine, rotglänzende, gelappte Tumoren im Orificium externum in Betracht.

Papillomatöse Wucherungen bei *Elephantiais* (Elephantiasis papillomatosa, ALLESSANDRO u. v. a.) sind durch die eminent chronische Entwicklung und die Derbheit des Gewebes charakterisiert.

AMSTER beschrieb *fibroepitheliomatöse* Wucherungen unklarer Ätiologie an beiden Fußrücken eines 16jährigen Jungen; die Eltern waren blutsverwandt.

Die papillomatösen Wucherungen des *Pemphigus vegetans* lassen stets einen pustulösen Saum erkennen und damit die Diagnose Pemphigus sichern; BLUMENTHAL (a) beschrieb auch einen Fall von *Pemphigus foliaceus* mit papillomatösen Wucherungen an den Achseln und in leichterer Form an den Ellenbogen, und auch bei *Pemphigus vulgaris* sind Fälle mit Vegetationen des Blasengrundes bekannt.

Die pathologisch-anatomischen Veränderungen der *Frambösie* („Polypapilloma tropicum" [CHARLOUIS]) können bei oberflächlicher Durchsicht der mikroskopischen Schnitte oft an Condyloma acuminatum oder gar an gewisse Formen von Hautcarcinom erinnern (HENGGELER); das gleiche gilt vom *entzündlichen Hautpapillom* (ROSER-WEIL).

Bei *Xeroderma pigmentosum* können weiche blutende Papillome als Neubildung entstehen (LESZYNSKI).

Die *Granulationswucherungen* auf *erodierten* oder *ulcerierten Flächen* erreichen bisweilen kondylomatösen Charakter und Umfang; so sind Granulationswucherungen bei *Ulcus molle elevatum* am *After* (RAVAUT und BORD) und *Orificium vaginae* (RAVAUT und LAMBLING) als „Condylomes chancrelleux" mitunter nur durch Auffindung des Schankers als solche zu identifizieren.

Hierher gehört auch die *Papillomatose* im Fall LEDO (a) nach *Staphylokokkeninfektion* (Balanitis, Phimose und Pyodermitis der Haut des Penis, Scrotum, Inguinal- und Schenkelgegend).

Als *gewerblich-chemisch* bedingt sind die Papillome der *Paraffinarbeiter* [BLASCHKO (e), DERVILLE und GUERMANPREZ], der *Teer-, Ruß-, Kohlenarbeiter* („Ruß- und Teerwarzen" [LUCKE]) anzusehen. Bekanntlich ist diesen Tumoren eine große Neigung zu *Malignität* eigen. Die Warzenbildung auf der *Pechhaut* (O. EHRMANN [s. S. 57]) kann unter Umständen den Charakter von spitzen Kondylomen annehmen.

RAMOGNINI und SACERDOTE beschrieben eine *perianale, papillomatöse Hauttuberkulose*, die makroskopisch gewöhnlichen Kondylomen sehr ähnlich sah.

Ebenso sind die *perianalen papillomatösen* Wucherungen bei *Morbus Darier* (KAPOSI[1]) spitzen Kondylomen sehr ähnlich.

Bei einem von PETERSEN als Condylomata acuminata vorgestellten Fall von *Papillomen der Kopfhaut* diagnostizierte KUTNEFF (Diskussion zu PETERSEN) eine *Dystrophie*, PAWLOW eine *Keratosis follicularis* oder *Lichen spinosus* (LINSER). Einen eigenartigen Fall von „*neurotico-zosteriformen*" Papillom längs des Nervus ischiadicus beschrieb DE AMICIS (c).

Bei den *Kondylomen der Mundschleimhaut* können *Epitheliom, Fibrom* [WILLIAMS (b)], *Fibroepitheliom* (JOEL), *luische Papeln, Makrocheilie* und in *allererster* Linie *Warzen* der Mundschleimhaut (s. S. 53) in Frage kommen.

---

[1] KAPOSI: Wien. dermat. Ges., 4. Dez. 1895.

Inwieweit die *generalisierten* Formen von *Papillomatosis* [LANG (a), THIRY, VOLLMER, FANTL] als disseminierte *Condylomata acuminata* oder als *tardivkongenitale Dystrophie* mit papillomatös-fibroepithelialen Wucherungen aufzufassen sind, ist noch völlig ungeklärt (vgl. S. 142).

E. Komplikationen, Prognose, Spontanheilung.

Beschwerden. Subjektive Erscheinungen sind bei *einfachen* unkomplizierten äußeren spitzen Kondylomen *nicht* vorhanden. Durch *entzündliche Veränderungen* und *Risse* entsteht *Jucken,* und *Erektion* und *Kohabition* sind unter solchen Umständen natürlich recht *schmerzhaft.* Exzessive Wucherungen sowohl am Penis wie an der Vulva stellen unter Umständen *Hindernisse beim Geschlechtsverkehr* dar; oben wurde berichtet, daß durch massige Wucherungen intra graviditatem *Geburtserschwerungen* entstehen. Bei *zirkumanalen* Kondylomen kann sich ein sehr lästiger *Pruritus* ani einstellen (BRAY), auch wird bei etwas erheblicheren Wucherungen die *Defäkation* schmerzhaft, bei massigen Wucherungen ganz erheblich behindert (POSPELOW).

Die Gewächse an *Harnröhre* und *Meatus externus* verursachen bei der *Miktion* manchmal erhebliche Beschwerden bis zur reflektorischen Harnverhaltung (vgl. Harnröhrenkondylome S. 151). Namentlich die — häufigen — Feigwarzen des *Orificium externum* bei der *Frau* sollen bei Miktion und Kohabitation zu sehr starken Schmerzen führen können (JOSEPH). Wenn die Urethralkondylome im Einzelfall nicht — wie oft — auf dem Boden einer Urethritis entstanden sind, so können sie ihrerseits die Veranlassung zu einer *chronischen Urethritis* geben.

Der Fall WEISZ einer (hysterischen) Harnverhaltung bei einer 39jährigen Frau infolge von Condylomata acuminata der *Labien,* wurde bereits oben erwähnt; die Verhaltung konnte durch Entfernung der Kondylome an den *Labien* behoben werden.

Gelegentlich entstehen aus den *Rissen* der Blumenkohl- oder ähnlichen Gewächse beträchtliche *Blutungen,* in unbedeutenderen Fällen mischt sich etwas Blut dem schmierigen Belag der Condylomata acuminata bei.

Bei Kondylomen innerhalb der *Gravidität* können diese Blutungen auf dem blutüberfüllten Gewebe sehr bedrohliche Ausmaße annehmen; auch die Blutungen aus den Condylomata acuminata der *Harnröhre* werden mitunter recht bedenklich (THELEN).

Diffuse *Entzündung* der Haut und Schleimhaut wie Ekzem, Balanitis usw. werden durch Kondylome bedingt oder unterhalten oder gesteigert bzw. weiter ausgedehnt, wie umgekehrt nässende Ekzeme der Haut (Präputium, Nabel, Scrotum) und der Glans wiederum eine Prädisposition für spitze Kondylome abgeben.

Durch *Infektion* von dieser begleitenden Entzündung der Nachbarschaft oder auch durch Bakterieninvasion von der macerierten Oberfläche des Papilloms aus kann es in Ausnahmefällen zu Anschwellung, Zerfall und Nekrose des Gewächses mit Fieber und Entzündung und selbst Vereiterung der regionären *Lymphdrüsen* kommen. *Intraurethrale* Kondylome werden durch den in ihnen stagnierenden zersetzten Harn zu Zerfall und Resorption gebracht. Große Wucherungen an Glans, Sulcus und innerem Vorhautblatt können *Phimose* und *Paraphimose* zur Folge haben. Unter der Phimose entstehen Entzündungen, deren oft jauchiges eitriges Sekret stagniert und dadurch wiederum seinerseits zu neuen Kondylomwucherungen Anlaß gibt (s. Ätiologie: Hilfsursachen).

Im Gefolge dieses Bildes kann es — durch Vernachlässigung oder bei Diabetes — durch Fortschreiten des eitrigen Prozesses auf die Präputialwand zu *Abscessen* auf der Dorsalseite des Penis und *Gangräneszierung* kommen (GUITERAS u. a.).

Aber nicht nur durch Fortwandern der eitrigen Infektion, sondern auch im Zusammenhang mit den *Druckusuren* infolge stark wuchernder Kondylome unter Phimosen (SCHERBER) können Abscesse in der Präputialhaut entstehen; so beschrieb FESSLER multiple Abscesse dieser Genese, ohne daß Bakterien in ihnen nachzuweisen waren. Wie im klinischen Teil erwähnt, durchbrechen in seltenen Fällen stark wuchernde Condylomata acuminata der Glans und des Sulcus durch Usur die Vorhautwand und lassen durch das perforierte Fenster die Eichel hindurch sichtbar werden (Balanokele): über diese perforierenden Condylomata acuminata s. S. 144.

Bei *Luikern* können sich die Feigwarzen mit syphilitischen *breiten* Kondylomen kombinieren bzw. solche provozieren, wie auch umgekehrt das schmierige Sekret der luischen Papeln provozierend auf spitze Kondylome wirkt.

Die Feigwarzen können auch — wie andere genitale Läsionen — als *Invasionspforten* für venerische und (in Ausnahmefällen) für schwere nichtvenerische (Tetanus!) Infektionen dienen (JADASSOHN, MÖLLER).

Der Verlauf der spitzen Kondylome ist ein *chronischer*. Sie können sich sehr schnell entwickeln, können aber auch auf jeder Entwicklungsstufe stehenbleiben und sich spontan zurückbilden; manchmal nehmen sie, wie erwähnt, in auffallend kurzer Zeit ganz exzessive Dimensionen an (Vernachlässigung, Gravidität, Diabetes).

Trotz alledem ist die *Prognose* gut, da es sich ja um ganz *harmlose* Geschwülstchen handelt und die erwähnten Komplikationen einschließlich der perforierenden Condylomata acuminata bei geeigneter Therapie restlos zur Ausheilung kommen; hingegen ist die große Neigung zu *Rezidiven*, falls die disponierenden Momente (Fluor usw.) weiterbestehen, sehr beachtlich. *Auf die Beseitigung dieser disponierenden Faktoren ist nach Entfernung der Kondylome in jedem Falle großer Wert zu legen.*

Spontanheilungen. Bei der großen Rolle, die diese akzidentellen Faktoren chemischer oder mechanischer Art bei der Genese der Feigwarzen spielen, kann in leichten Fällen die Ausschaltung dieser Momente (Fluor, Urethritis gonorrhoica und non gonorrhoica) auch zum Verschwinden der Papillome führen. Ganz besonders haben selbst massenhafte in der *Gravidität* auftretende Kondylome die große Neigung, nach der Entbindung und damit der Beseitigung der Kongestion und des Schwangerschaftsfluors sogar mit einer gewissen Regelmäßigkeit „spontan" zu heilen, wenn dies allerdings auch keineswegs immer der Fall ist (THIBIERGE, PICK, PORAK).

Doch kann man diese Fälle wohl kaum als „Spontanheilungen" im engeren Sinne auffassen. In dem Abschnitt „Spontanheilung der Warzen" wurde die Vermutung ausgesprochen, daß wohl verschiedene Momente dabei zur Geltung kommen: einmal können in der geringen Vitalität bzw. erhöhten Labilität liegende Faktoren die Warzen spontan verschwinden lassen und zum anderen Teil äußere, das „Terrain" verändernde Faktoren mitsprechen. Letztere sind nur zum Teil so auffallend, daß sie für uns deutlich erkennbar sind, zum größeren Teil bestehen sie in feineren, unserer Erkenntnis noch entzogenen Veränderungen und Umstimmungen des Organismus.

Offenbar liegen diese Dinge bei den Kondylomen einfacher, indem bei ihnen anscheinend nur die erwähnten *gröberen* Änderungen des Terrains, wie Heilung des Fluors oder Beendigung der Schwangerschaft zur „Spontanheilung" führen. Darüber hinaus scheint „Spontanheilung" der Kondylome wirklich ohne erkennbare Ursache — im Gegensatz zu den Warzen — zu den allergrößten Seltenheiten zu gehören (MARTIN). Nach ULLMANN (g) soll sie überhaupt *nie* vorkommen.

In letzter Zeit veröffentlichte RODIN einen Fall von exzessiven Condylomata acuminata am Glied, die innerhalb eines halben Jahres völlig verschwanden. LÖWENBACH berichtet teilweise Spontanheilung von extragenitalen Kondylomen der Oberlippe.

Ebenso ist auch die — bei Warzen recht häufige — spontane Heilung *unbehandelter* Exemplare nach *Teilbehandlung* anderer beim spitzen Kondylom auf jeden Fall nur von sehr geringer Bedeutung.

MIESCHER sah nach *Röntgenbestrahlung* Abheilung nicht bestrahlter Gewächse; er führt dieses Phänomen, das er nur bei sehr reichlichen Tumoren beobachtete, auf Immunitätsvorgänge zurück (vgl. Spontanheilung der Warzen S. 63). LESTIDEAU sah nach Zerstörung der zuerst aufgetretenen Feigwarze Verschwinden der übrigen, WAELSCH und HABERMANN nach Abkappung einer kleinen Geschwulst am Penis Abheilen der anderen (allerdings ist WAELSCH geneigt, diesen Fall mehr zu den „Warzen mit Übergang in Condyloma acuminatum" zu rechnen).

F. Ätiologie der spitzen Kondylome.

1. Historische Einleitung.

a) Die spitzen Kondylome eine Teilerscheinung der Lues.

In den ersten Jahren nach dem Einbruch des Morbus gallicus in die alte Welt werden die spitzen Kondylome zwar noch separat, aber doch nur nebenbei erwähnt, entgehen aber, ebensowenig wie die anderen damals bekannten Genitalaffektionen, mit der Zeit dem Schicksal, von der nunmehr alle Aufmerksamkeit von Ärzten und Laien absorbierenden Lues verschluckt zu werden.

Schon 1537 rechnet sie, wahrscheinlich als erster (vgl. A. MARTIN, S. 164), PETRUS MAYNARDUS zur Lues.

PARACELSUS (1493—1541) scheint im Kapitel 21, „de ficibus vel verrucis haemorrhoidarum vulgo Feigwärtzchen" ebenso wie HANNS GERSDORFF im „Feldbuch der Wundartzney, sampt des Menschen cörpers Anatomey" ihnen noch eine Sonderstellung einzuräumen; und FALLOPIA weist noch darauf hin, daß für gewöhnlich sich Condylomata acuminata auch da oft finden, wo keine luische Infektion vorausgegangen ist; er unterscheidet „Verrucae non gallicae" in muliere munda und „Verrucae gallicae" in muliere non munda und hält die meisten Condylomata acuminata für „non gallicae".

Aber für BERNARDUS TOMITANUS bestehen schon keinerlei Zweifel mehr an ihrer syphilitischen Natur.

Seitdem blieb diese Ansicht für lange Zeit tief in den Anschauungen eingewurzelt, wenn auch der entgegengesetzte (dualistische) Standpunkt niemals völlig verschwand; so behandelte z. B. PARÉ die Condylomata acuminata stets örtlich.

Eine deutliche Absage an die luische Auffassung der Kondylome gab aber erst in der 2. Hälfte des 17. Jahrhunderts NICOLAS DE BLEGNY (1680) und der holländische Arzt JANSON, während aber noch alle anderen Schriftsteller dieser Zeit (PURMANN, UCAY, MUSITANO, SYLVIUS) an dem luischen Charakter der Condylomata acuminata festhielten oder zumindest zur Allgemeinkur bei ihrer Behandlung rieten.

Im größten Teil des 18. Jahrhunderts findet sich über die Condylomata acuminata keine Literatur, nur HERMANN BOERHAVES „de lue venerea" gibt an, daß weder Tripper noch venerische Warzen durch Allgemeinkur beeinflußt würden und ASTRUC widmet ihnen eine sehr sorgfältige Beschreibung; wenn er sie auch noch nicht völlig von der Lues abtrennt, so nennt er sie immerhin „quarta morbi venerei species".

Endlich um die Mitte des 19. Jahrhunderts beginnt bei den leitenden Köpfen (JOHN ANDRÉE, GIRTANNER, JOURDAN, SCHWEDIAUER, HUNTER, BELL) die Auffassung durchzudringen, daß die Condylomata acuminata von der Lues abzutrennen seien. Von BELL rührt die klinische Unterscheidung in spitze „tenuem appendiculum habentes" und breite „habentes latiorem basin", womit freilich noch nicht gesagt sein sollte, daß in allen Fällen diesem klinischen Unterschied ein ätiologischer entspreche.

Völlig freilich ist auch mit den genannten Forschern noch um diese Zeit nicht die Konfusion mit der Syphilis verschwunden.

KLUGE (1828) rechnet die Condylomata acuminata ohne Einschränkung zur Lues. RICHOND DES BRUS nimmt zwar den entgegengesetzten Standpunkt ein, aber seine pathogenetischen Anschauungen über die ganze Frage sind so eigentümlich, daß seine Stellung nicht gerade sehr ins Gewicht fällt.

LAGNEAU ist sich zunächst über die Natur der Condylomata acuminata nicht im klaren, bei einigen gibt er den nichtvenerischen Charakter zu, empfiehlt aber die Mercurialkur. Späterhin aber vollzieht LAGNEAU die Trennung in venerische und nichtvenerische Kondylome und empfiehlt nur für die ersteren die allgemeine Kur.

LAGNEAU gebührt auch das Verdienst, die von BELL (s. oben) und RENNER (s. CRONQUIST) eingeleitete klinische Unterscheidung in spitze und breite vervollständigt zu haben.

Eine ganze Reihe von Autoren sind geneigt, den Kondylomen *verschiedene Ursachen* zu supponieren, wobei auch die Lues eine wesentliche Rolle spielt. Nach GIBERT sind die ätiologischen Momente sehr verschieden: Die Condylomata acuminata sind „le plus ordinairement les indices de *syphilis* confirmée, quelquefois des phénomènes vénériens *primitifs*, quelquefois enfin de simples accidents locaux *dus a une cause irritante* quelconque". DESRUELLES reiht die Condylomata acuminata bei „maladies vénériennes consécutives de la peau" ein. RICORD trennt die Vegetationen von der Lues ab.

Die Unterscheidung luischer und nichtluischer Vegetationen wird von REYNAUD, BERTERAUD, CAZENAVE gewahrt. BAUMÈS trennt Vég. primitives und Vég. consécutives; letztere beschreibt er zwar unter konstitutioneller Lues, hält aber die lokale Disposition dafür für viel wichtiger als den Anteil der konstitutionellen Lues. BOYS DE LOURY und COSTILHES halten wiederum den Zusammenhang mit der Lues noch aufrecht. 1847 setzt KRÄMER in einer historischen, klinischen und histologischen Studie die vollkommene Trennung der spitzen Kondylome oder — wie sie nennt — der Papillarkondylome von Lues und Gonorrhöe auseinander, während ein Jahr später BÄRENSPRUNG wieder die alte Anschauung und einen Zusammenhang mit der Lues verficht. Damit aber ist die Reihe namhafter Autoren, welche noch der alten Theorie in irgendeiner auch abgeschwächten Form huldigen, abgeschlossen. Die nichtluische Natur der Vegetationen ist seit dieser Zeit so allgemein anerkannt, daß der Rückfall VIDAL DE CHASSIS wie ein Anachronismus und die Anschauungen HERMANNs (spitze und breite Kondylome eine Folge der Lues, breite Kondylome auch Folge der Gonorrhöe) wie Phantasien anmuten.

b) **Die spitzen Kondylome eine Teilerscheinung des Trippers.**

Die Lostrennung der Condylomata acuminata von der *Lues* war noch nicht ganz vollzogen, als sich die Auffassung Bahn zu schaffen suchte, daß die Vegetationen mit dem *Tripper* in Zusammenhang zu bringen seien. Eine Möglichkeit für solche Auffassung war natürlich erst gegeben, als auch die Trennung von Gonorrhöe und Lues durchgeführt war; eine Erkenntnis, die sich bekanntlich durch die Autorität HUNTERS und seine Inokulationsversuche nur sehr langsam durchsetzte. Die Literatur über den Zusammenhang von Tripper und Feigwarzen („Tripperwarzen") zeigt, daß diese Theorie sich zunächst nur sehr langsam verbreitete und weitgehend bekämpft wurde, schließlich sich aber um so fester und schwer ausrottbar in vielen Ärztekreisen behauptete.

RICORD äußert in dieser Hinsicht keine Ansicht.

GIBERT sieht gar keine Beziehung.

BAUMÈS beschreibt zwar seine „Végétations primitives" (s. o.) unter den Wirkungen des Trippervirus, konstatiert jedoch keinen *direkten* Zusammenhang.

KRANZ, GÜNTZ, WEBER leugnen die gonorrhoische Ätiologie. ÖWRE und BIDENKAP halten sie wenigstens nicht für die einzig mögliche, während sie GRÜNFELD (a) und VOSS entschieden betonen.

Erst mit Beginn der 80er Jahre des 19. Jahrhunderts werden die Begriffe auf diesem Gebiete etwas klarer und führen gleichzeitig immer mehr zur völligen Trennung der Condylomata acuminata von der Gonorrhöe.

Wie schon oben angedeutet, rechnen zwar viele Autoren die Feigwarzen zu den Tripperfolgen, von einer direkten Rolle des Trippervirus hingegen sind sie nicht so überzeugt, so H. und M. ZEISSL (1882) und auch DAWOSKY und KÜHN.

Bei ZWEIFEL und WINCKEL finden sich doch Bedenken gegen die gonorrhoische Ätiologie; nach BUMSTEAD und TAYLOR sind die „vegetations not strictly speaking venereal, since they are not necessarily connected with either of the diseases originating in sexual intercourse".

BUMM verneint jeden Zusammenhang, hingegen setzt sich zu dieser Zeit noch die große Autorität KAPOSIs für die gonorrhoische Ätiologie ein, da noch nie die direkte, d. h. von Gonorrhöe losgelöste, Übertragung auf andere Personen gelungen sei. LANG (b) nimmt keine klare Stellung ein; er glaubt wohl an eine Infektion; „ob jedoch die infizierende Kraft dem Kontagium der venerischen Krankheit oder irgendwelchen Nebenprodukten derselben zukommt, darüber können wir nicht einmal Vermutungen aufstellen". Selbst LESSER schloß „bei Vorhandensein von Condylomata acuminata fast mit Sicherheit auf vorangegangene Gonorrhöe". Nach GOLDENBERG ist der Tripper zwar der häufigste, aber keineswegs der einzige ätiologische Faktor der Urethralpapillome (s. auch GALIMBERTI). ERICHSEN (1895) sieht die „warts" als Folgen der Gonorrhöe an, während HUTCHINSON eine direkte Rolle der Gonokokken ablehnt; besonders deutlich hat — der auf diesem Gebiete sehr verdiente — RASCH (b) jeden Zusammenhang mit der Gonorrhöe abgelehnt; er fand unter 118 Condylomata acuminata-Fällen 58, d. h. fast die Hälfte, frei von Tripper.

Von dieser Zeit hört die *literarische* Vertretung des Zusammenhanges der Feigwarzen mit der Gonorrhöe anscheinend auf; daß aber diese Ansicht doch noch weitverbreitet blieb, geht aus den wiederholten Angriffen hervor, welche noch lange Zeit ihre Gegner gegen sie zu richten für erforderlich hielten [THIMM, JARISCH, LURJE, JOSEPH, ROHRER, KEYES — zit. nach ROHRER — OBERLAENDER, JADASSOHN (d)].

PAGLIARO (1905) legte Wert auf die Feststellung, daß er bei einer Frau mit Condylomata acuminata der Labien einen „psoriasisartigen" Katarrh der Cervix mit Gonokokken in Cervix und Epithel der Kondylome gefunden habe.

c) **Spitze Kondylome kontagiös, aber nicht auf Lues oder Gonorrhöe beruhend; eine selbständige Krankheit.**

Wie oben mehrfach erwähnt, hat sich zuerst bei den französichen Dermatologen die Erkenntnis durchgesetzt, daß die Vegetationen in vielen Fällen oder immer „primitives", d. h. ein Morbus sui generis seien.

So hat, wie erwähnt, GIBERT einem Teil der Kondylome, und zwar besonders jener von ihm Choux-fleurs genannten Art, die Bezeichnung als „symptom primitif" gegeben und darüber hinaus den Verdacht ausgesprochen, daß sie kontagiös, und zwar ohne Zusammenhang mit dem Kontagium des Trippers, selbst bei gleichzeitiger Gonorrhöe, seien; RICORD (a) lehnte die Kontagiosität strikt ab; ebenso MELCHIOR ROBERT (b) auf Grund negativer Autoinokulationsversuche; BAZIN meinte, wirklich spontan entstandene Vegetationen noch nie gesehen zu haben, stets seien sie Folgen einer Reizung durch ein „liquide spécifique". VIDAL DE CASSIS hält sie nicht für eine selbständige Krankheit, vielmehr für eine Folge aller venerischen Zustände, aber ganz sicher für kontagiös. DAVASSE (1865) unterscheidet „symptomatiques", die als Begleiterscheinungen anderer venerischer Krankheiten auftreten können, und „sycosiques", d. h. essentielle, die einer von ihm „la sycose" benannten Diathese ihre Entstehung verdanken sollen. KRAEMER spricht sich für die Kontagiosität, AUBERT dagegen aus. GUÉRIN verhält sich sehr reserviert; im allgemeinen seien die Condylomata acuminata nicht ansteckender als die Warzen, was offenbar einer Ablehnung der Kontagion gleichzukommen scheint. Ebenso stellen sich DE AMICIS (a) und LEBERT (zit. nach GÜNTZ) ablehnend. GEIGEL drückt sich sehr unbestimmt aus; in manchen Fällen scheinen sie durch Kontagion mitgeteilt zu werden, sie gehen leicht auf die Kontaktflächen über; jedenfalls pflanzen sie sich mittelbar durch Übertragung anderer Genitalaffektionen, in deren Gefolge sie sich gern entwickeln, fort.

Sehr eifriger Verteidiger der Kontagiosität wurde KRANZ, der fünf positive Übertragungsfälle mitteilte (s. Abschnitt 2), die allerdings von PETTERS und CRONQUIST als nicht beweiskräftig abgelehnt wurden. Ablehnend verhielten sich MARTIN, BUMM, BUMSTEAD und TAYLOR, HEBRA, WEBER, RAMAZOTTI, BERNA (Klinik WOLFF), während H. und M. ZEISSL und B. MÜLLER die Infektiosität verteidigten. Von dieser Zeit aber beginnt deutlich die Zahl der Anhänger der Kontagion sich zu vermehren. Wenn auch noch KAPOSI und NEISSER ablehnen, CRONQUIST noch 1912 in einer großen Monographie zu einem negierenden Resultat gelangt, so sprechen sich doch BESNIER und DOYON, AUBERT, DUCREY und ORO, FABRIS und FIOCCO, GÉMY, CATHCART u. v. a. für die Kontagiosität aus. Freilich verknüpfen sich damit teilweise noch merkwürdige Vorstellungen. So faßt CATHCART die „warts" als Geschwülste mit gemischtem, benignen und malignen Charakteren auf; andererseits stammt schon aus dieser Zeit die vorausahnende These RASCHs, daß die Inkubationszeit vermutlich 3—4 Monate, also sehr lange Zeit, betragen müsse, GÉMY erkennt richtig die ätiologische Verwandtschaft bzw. Identität der benignen Epitheliosen (Verrucae, Kondylome und Mollusca contagiosum). Während NEUMANN und ROHRER die Frage noch unentschieden lassen, sprechen sich weiterhin THÉVÉNIN, MAX JULIUSBERG (a), HEIDINGSFELD, LESSER, LÉLU, JOSEPH, SPRECHER, DREYER (a), JADASSOHN, NEUBERG, V. NOTTHAFT (s. folgenden Abschnitt) teilweise auf Grund klinischer Beobachtungen nunmehr eindeutig für die Kontagiosität aus. Aber weder die Anführung von Partnerfällen noch die immer wieder erneut verkündete ätiologische Rolle bestimmter Mikroorganismen konnte die Zweifler (s. CRONQUIST) überzeugen. Endgültig geklärt wurde die Frage erst durch den *experimentellen Nachweis der Übertragbarkeit* und die Entdeckung der *Filtrierbarkeit des Virus.*

2. Nichtexperimentelle Übertragung der Kondylome.

Angesichts des heute experimentell erbrachten Beweises von der Übertragbarkeit der Condylomata acuminata haben die früher im Kampf der Meinungen oft ins Feld geführten Fälle nichtexperimenteller Übertragung an Bedeutung eingebüßt. CRONQUIST hat 1912 eine genaue kritische Übersucht der diesbezüglichen Literatur vorgenommen; er schied dabei zunächst alle jene Fälle aus, in denen beim Partner keine Kondylome bestanden oder erwähnt wurden, ebenso alle Fälle, in welchen eine Gonorrhöe gleichzeitig übertragen wurde (GIBERT, BAUMÈS, FABRIS und FIOCCO, CATHCART Fall 3—6 und 8—12); es verblieben noch folgende 11 Fälle von Übertragung und 3 Fälle von Autoinokulation.

BAUMÈS 2: Übertragung von der Maitresse auf einen Ehemann und von diesem auf seine Ehefrau; durch ärztliche Inspektion bestätigt; alle Befallenen waren frei von Gonorrhöe.

COOPER 1: Schwangere mit einem Haufen kleiner Warzen, Eheman zur Zeit seiner Verheiratung Warze auf dem Penis.

VIDAL DE CASSIS: Partnerfall; beim Mann sind die Condylomata acuminata auf alter P. A.-Narbe (2 Jahre nach der Heilung) entstanden.

GÜNTZ: Übertragung von der Kinderwärterin auf ein Kind durch Benutzung desselben Nachtgeschirrs.

VARIOT (b): 17jähriges Mädchen, circumanale Kondylome im Anschluß an einen perianalen Absceß; bei der zur Zeit schwangeren Mutter gleichzeitig Condylomata acuminata, welche nach der Entbindung spontan verschwanden.

CHAUMIER: 17 Monate altes Mädchen bekommt im Anschluß an Diarrhöe Kondylome; die Mutter hatte während der Gravidität Kondylome, die post partum spontan verschwanden.

CATHCART 1: Ehepaar; ärztlich festgestellt, keine Gonorrhöe. CATHCART 2: Desgleichen; beim Ehemann intraurethral.

AUBERT: Altes Landwirtsehepaar; genitale Condylomata acuminata; 27jähriger Sohn Warzen an den Fingern; eine Kuh Rinderpapillomatose.

HELLER (b): Ehepaar; bei der Frau nur während der Gravidität mit etwas Fluor; nachher spontan verschwunden; beim Mann neben typischem Condyloma acuminatum der Glans am Gliedschaft gelbe akanthotische, etwas eigenartige Wucherung, die histologisch aber vollkommen dem Condyloma acuminatum gleicht.

NEUBERG: Brautpaar, beide Partner gleichzeitig Scabies; bei der Frau ist das von Condylomata acuminata umgebene Hymen intakt, auf Berührung sehr empfindlich, Kohabitationsversuche zugegeben.

3 Fälle von Autoinokulation: CATHCART 7: Junger Mann, der noch nie Beischlaf ausgeübt hatte: Condyloma acuminatum am Anus und später an der Glans penis.

THÉVÉNIN: Student, 14 Tage nach Excochleation der Condylomata acuminata praeputii entstehen Condylomata acuminata am rechten Tuber frontale.

SPRECHER (b): Wie der vorige; die extragenitalen Condylomata acuminata am Frenuluum linguae.

Von diesen Fällen lehnt CRONQUIST die Beweiskraft in 8 Fällen als ungenügend ab: GÜNTZ, VARIOT, CHAUMIER, NEUBERG, CATHCART 7, THÉVÉNIN, HELLER, SPRECHER und läßt nur mehr sechs (VIDAL DE CASSIS, BAUMÈS 2, COOPER 1, CATHCART 1—2, AUBERT) gelten.

Wir möchten meinen, daß CRONQUIST in den Fällen GÜNTZ, HELLER und NEUBERG zu kritisch gewesen ist, und außerdem hat er sicher zu Unrecht, infolge seiner völligen Trennung von Condylomata acuminata und Warzen den sehr instruktiven und noch an anderer Stelle zu erwähnenden Fall COOPER 2 ganz abgelehnt:

COOPER (1845) berichtet über eine Mitteilung eines Dr. CHANDLER: Dieser verletzte bei der Entfernung eines großen Kondyloms den neben ihm stehenden Assistenten mit dem Instrument unter dem Daumennagel; nach kurzer Zeit trat an der verletzten Stelle eine Warze auf, welche trotz wiederholter Zerstörung immer wieder nachwuchs, bis schließlich der Nagel des kranken Fingers abgetragen wurde.

In Anbetracht der jetzt mehrfach experimentell erhärteten Tatsache, daß Condyloma acuminatum-Material Verrucae erzeugen kann, ist also dieser Fall COOPER sicher als Übertragung zu deuten. Die ganze kritische Arbeit CRONQUISTs hat sich, wie JADASSOHN, unter Hinweis auf mehrere eigene Beobachtungen von Condyloma acuminatum bei Ehegatten, schon auf dem Internationalen Medizinischen Kongreß 1913 voraussagte, angesichts der indessen erfolgreichen experimentellen Übertragungsversuche und des damit gelungenen Beweises ihrer Kontagiosität als eine übertriebene Skepsis herausgestellt.

Seitdem schließen sich noch folgende neuere Befunde als Beispiele für die Kontagiosität der Kondylome an.

HELLER (d): 38jährige Ehefrau; seit kurzem verheiratet, gravid, kein Sexualverkehr vor der Ehe; keine Gonorrhöe; kein Fluor; seit 8 Wochen Condyloma acuminatum am Genitale, beim Ehemann seit 14 Tagen Condyloma acuminatum im Sulcus coronarius.

LICHTENSTEIN: Ehemann seit 6 Jahren Condyloma acuminatum im Sulcus, heiratet eine bis dahin vollkommen gesunde Frau; kurz nach der Heirat bekommt die junge Frau gonorrhöefreien Fluor und nach 2 Monaten zahlreiche Condylomata acuminata.

WAELSCH (f): Beim Mann erbsengroße Warze am Präputium, die zunächst mehr flach und den venerischen unähnlich von der Art, ,,wie man sie an den Händen häufiger sieht", erscheint; nach einigen Monaten treten zerklüftete, hahnenkammartige, typische venerische Papillome auf, bei der Ehefrau zwei Condylomata acuminata an der Portio. Der Fall wird von WAELSCH auch an anderer Stelle unter dem Gesichtspunkt Übergang von Condyloma acuminatum zu Warzen erwähnt.

TIÈCHE (a): Condyloma acuminatum-ähnliche Papillome im Gesicht (Lider, Maul, Nase) eines jungen Wolfhundes, angeblich auch bei anderen Tieren desselben Wurfes.

BUSCHKE: Häufig Condyloma acuminatum bei (Geschwistern und) Ehepartnern.

Fälle von *Selbstansteckung* von *Kondylomen des äußeren Gehörganges* melden (ohne Otitis) CITELLI bei Europäern und BAKKER bei Chinesen (zit. bei J. CH. MÜLLER) durch Verimpfung von anderwärts sitzenden *Condylomata acuminata*; HELLMANN bei gleichzeitig an Ohrmuschel, Händen und Armen sitzenden, teils planen, teils gestielten *Warzen*, BLEYEL bei gleichzeitigen *Warzen* an Händen und Brust, MÜLLER bei *Warzen* an den Händen. Ferner SCHÖNHOF: seit 3 Monaten *Condylomata acuminata* am rechten *Mundwinkel*; seit 2 Wochen vereinzelte *Verrucae planae an der rechten Wange*.

E. V. ULLMANN beobachtete Überimpfung von *Larynxpapillomen:* bei der operativen Entfernung wird das Kind an der Mucosagrenze der Lippe verletzt, nach 3 Monaten entstehen an der verletzten Stelle mehrere plane *Warzen*, die sich dann auch im Gesicht verbreiten. Daraufhin überimpfte ULLMANN noch 2mal Larynxpapillome auf Kopf und Gesichtshaut und erzielte damit plane *Warzen*.

Nach der Mitteilung von THOST kommt bei tracheotomierten Kindern mit Larynxpapillomen Aussaat von Papillömchen der Haut in der Umgebung der Kanülenfistel vor (s. S. 82).

Gegenüber diesen Tatsachen haben die früher in der Literatur gesammelten Fälle, welche *gegen* eine Kontagion sprechen sollen, nur noch einen medizinisch-historischen Wert; sie seien an dieser Stelle nur anhangsweise verzeichnet.

RICORD, KRÄMER, PETTERS, WEBER, RAMAZOTTI berichten von üppigen, teilweise ein Coitushindernis darstellenden Kondylomen des einen Partners *ohne* Infektion des anderen. Einige Autoren (WEBER, HELLER) sahen unter sehr zahlreichen Fällen von Condyloma acuminatum des einen Partners bei Gelegenheit, den anderen zu untersuchen, *nur in Ausnahmefällen* Papillome auch bei dem anderen Teils.

Alle diese Befunde haben bei der anerkannt wichtigen Rolle, die auch andere Faktoren beim Zustandekommen der Infektion haben, heute nichts Verwunderliches mehr an sich, ebensowenig wie die anderen Fälle, bei welchen die Infektion offenbar nicht durch Sexualverkehr, sondern auf anderem Wege statthatte.

SPITZER (Wien): 11monatiges Mädchen mit mächtigen circumanalen Papillomen. DERVILLE: Mannsfaustgroße Condylomata acuminata am Genitale eines 13jährigen Mädchens und WEISS (Diskussion zu ALPAR): kopfgroße bei einer 11jährigen Virgo intacta. Aus der älteren Literatur (zit. nach AIMÉ MARTIN) BOYS DE LOURY und COSTILHES, GUERSANT, MELCHIOR ROBERT, DEMARQUAY, DIDAY: Condyloma acuminatum bei 8—14jährigen Mädchen und LAGNEAU: Condyloma acuminatum an der Zunge eines 8jährigen Mädchens.

3. Experimentelle Übertragung der Kondylome.

Schon in den Zeiten, als die Ansicht von der besonderen Krankheitsnatur der Condylomata acuminata sich Bahn zu brechen begann, setzten auch die Versuche ein, durch Impfversuche Klarheit über die Natur dieser Erkrankung zu erlangen.

Lediglich des historischen Interesses wegen sei erwähnt, daß DOLBEAU (Union médicale 1852), damals Assistent von PUCHE am Hospital du midi, glaubte, mit dem Eiter von Kondylomen Ulcera mollia erzeugt zu haben; ein Irrtum, der bald darauf durch 80 negative Versuche RICORDS und 100 ergebnislose Experimente ROLLETS als Folge unsachgemäßen Vorgehens erkannt und ad acta gelegt wurde (zit. bei MARTIN).

1852 nahm VELPEAU folgenden Versuch vor: bei einem Patienten mit einer Feigwarze an der Glans brachte er durch besondere Befestigung diese für einige Zeit in innige Berührung mit dem Vorhautinnenblatt und konstatierte nach einigen Tagen an diesem den Beginn eines gleichartigen Gewächses. MARTIN und CRONQUIST weisen — mit Recht — auf das unzureichende dieses Versuches hin, der höchstens den Einfluß der Irritation bei disponierten Individuen für die Genese der Kondylome beweise.

MELCHIOR ROBERT brachte wiederholt Feigwarzen, Eiter von diesen und Eiter von den Plaques an den Stellen der entfernten Kondylome unter seine eigene Vorhaut an Stellen, die er vorher mit Arg. kauterisiert hatte. Sämtliche Versuche verliefen negativ.

1866 veröffentlichte KRANZ fünf positive Übertragungsversuche, denen allerdings von PETTERS und CRONQUIST die Beweiskraft abgesprochen wurde. KRANZ hatte — diesem Einwand seiner Kritiker wird man die Berechtigung nicht versagen können — die Impfung mit Condyloma acuminatum-Substanz oder -Sekret an Stellen vorgenommen, die an sich *günstigen* Boden für die „Selbstevolution" solcher Geschwülste abgeben, wie z. B. auf Schankern, abgeheilten breiten Papeln oder auch bei Fortbestehen des gleichzeitigen blenorrhoischen Ausflusses oder auch bei Fortbestehen der Syphilis.

PETTERS, der schon früher (1865) negative Erfolge bei Übertragungsversuchen zu verzeichnen hatte, hat nach den KRANZschen Versuchen nochmals Inokulationsexperimente gemacht. In 12 Versuchen wurden die abgetragenen Papillome an der Versuchsstelle nur kurze Zeit liegengelassen und die Patienten erhielten — zwecks Ausschaltung irritierender Sekrete — 2mal täglich Sitzbäder; alle Versuche blieben negativ.

GÜNTZ überimpfte in einen Schnitt in den Oberarm; alle 6 Versuche fielen negativ aus. UNKOWSKYs Kulturversuche werden im folgenden Kapitel „Mikroorganismen" beschrieben. CATHCART hat zwei negative Versuche gemacht. Ebenso waren die Versuche an der NEISSERschen Klinik (Mitteilung BUSCHKE) negativ. BUMM hat mehrfach frisch excidierte und möglichst succulente Papillome auf die gesunde Vulvarschleimhaut von Schwangeren gebracht, teils die Impfstelle vorher mechanisch irritiert oder mit dem Skalpell abgekratzt, der Erfolg blieb immer aus. In drei weiteren Fällen, in denen sich an der Innenseite eines kleinen Labiums einseitig ein frisches Condyloma acuminatum befand, hat BUMM durch Pflasterstreifen und Kollodium dieses für einige Tage in engen Kontakt mit dem anderen Labium gebracht; in einem der Fälle entstand nach Ablauf einer Woche am gegenüberliegenden Labium eine 5 mm hohe Wucherung (vgl. oben Kritik zu VELPEAU).

KARWOWSKI hat in 44 Fällen Material oder mit Kochsalz verriebenen Brei von Condyloma acuminatum in die Falte zwischen den Labien bzw. Inguinalfalte, in einigen Fällen auch am Oberarm geimpft; trotz Vorbereitung der Stelle durch Scarifikation oder tiefe Einschnitte, Abkratzung der Hornschicht mit scharfem Löffel oder Maceration durch feuchte Verbände, verliefen sämtliche Versuche in 1—2jähriger Beobachtung negativ.

Tierpapillome. McFADYEAN und HOBDAY (zit. bei CRONQUIST) übertrugen Papillome der *Mundschleimhaut* eines *Fox-Terriers* auf die Oberlippe von drei anderen Hunden (eine Dogge, zwei Fox) mit dem Erfolg, daß nach einem Monat die Impfungen angingen. Allerdings gingen bei den einen der beiden Foxhunde die papillomatösen Gebilde, nachdem sie etwa die Größe der gewöhnlichen Schleimhautwarzen erreicht hatten, *spontan* wieder zurück. Von dem Impfpapillom der Dogge wurde auf zwei andere Foxe und eine Bulldogge geimpft, bei letzterer auch in der Weiterimpfung wieder mit Erfolg, bei den beiden Foxen ohne Erfolg. Wegen dieser in der Weiterimpfung nur in einer von drei Impfungen geglückten Übertragung hielt CRONQUIST die ganze Versuchsreihe — wohl auch in unberechtigter Skepsis — nicht für sehr überzeugend.

In jüngster Zeit (1927) hat SzÜcs in 40 Fällen vergeblich versucht, Papillome der Haustiere (Pferd, Rind, Schwein) teils in scarifizierte Hautstellen, teils intracutan, teils subcutan zu übertragen; er kam hierdurch dazu, die Infektiosität der Tierpapillomatose überhaupt zu leugnen.

Bezüglich der Übertragung von *Larynxpapillomen* des Menschen auf Tiere s. S. 165.

Bei den spitzen Kondylomen erzielten WAELSCH und FANTL [WAELSCH (c)] die *ersten* gelungenen Übertragungsversuche. Sie impften Condyloma acuminatum-Material und Gewebsbrei von einem nicht venerisch kranken Mediziner auf ihre eigenen linken Vorderarme und auf das Genitale einer Virgo. Nach $2^{1}/_{2}$ Monaten entstanden an WAELSCHs Unterarm Warzen, am Genitale des Mädchens Kondylome, an FANTLS Unterarm nach etwa 9 Monaten (FANTL war indessen ins Feld gerückt) Warzen.

Auffällig ist, daß sowohl bei diesen absichtlichen wie bei zufälligen Übertragungen von Condyloma acuminatum-Material (vgl. Fall COOPER-CHANDLER oben), *das eine Mal spitze Kondylome, das andere Mal Warzen entstehen können* (WAELSCH und HABERMANN, FREY). Auch FREY konnte 1924 nach Verimpfung von spitzen Kondylomen nach der obigen Methode nach 2 Monaten *plane Warzen* auftreten sehen, während TIÈCHE (a) bei der Nachprüfung der WAELSCHschen Versuche ein *negatives* Resultat erhielt.

ZIEGLER (b) (Breslauer Klinik) hat nach der gleichen Art Kondylommaterial auf Ober- und Unterarme zweier Krankenpfleger verimpft. Nach $1^{1}/_{2}$ Jahren entstanden an vier von 6 Impfstellen der beiden Personen kleine dunkle *warzenähnliche Gebilde*, die histologisch große Ähnlichkeit mit der Verruca vulgaris aufwiesen (Abb. 41) (s. WAELSCH). Noch 3 Jahre später bestanden bei dem einen der beiden Geimpften zahlreiche große, teils gruppierte Warzen an der

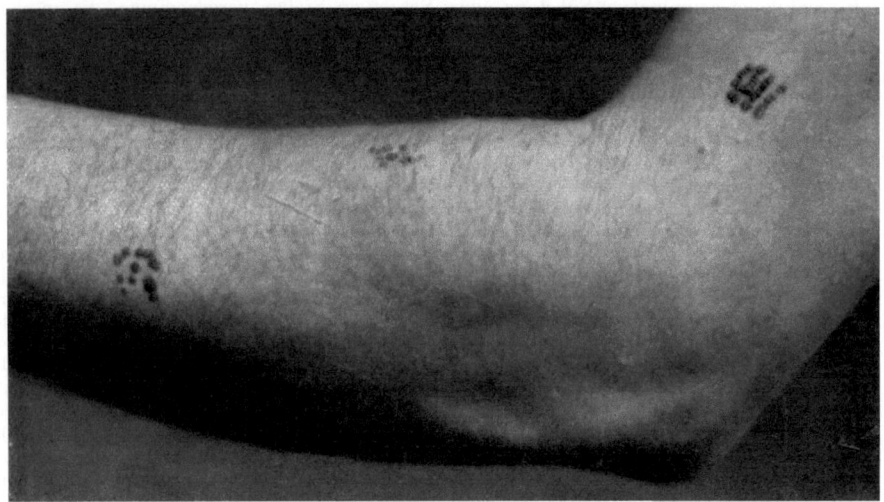

Abb. 41. Inokulation mit Material von Condyloma acuminatum. Arm des Pflegers K. (Univ.-Hautklinik Breslau: Versuch ZIEGLER 1928.)

Impfstelle und ihrer Umgebung. ZIEGLER hatte einen Teil des Impfmaterials durch Berkefeldfilter geschickt, das sich aber bei der Kontrolle als für Bakterien durchgängig erwies.

Der erstrebte Beweis, daß es sich bei Condyloma acuminatum um ein *filtrierbares Virus* handelt, gelang SERRA (b). Seine Versuche im Jahre 1908 hatten wohl die Filtrierbarkeit des Warzenvirus erwiesen, das Kondylom-Berkefeld-Material aber hatte damals noch ein negatives Resultat ergeben; erst die späteren Versuche, über welche SERRA 1924 berichtete, waren erfolgreich. SERRA schickte Material von *Kondylomen des Sulcus coronarius* und von *Papillomen der Regio suprapubica* desselben Patienten durch ein *Chamberlandfilter*. Das *Papillomfiltrat* impfte er sich selber auf den Daumen, dem Spender auf die Innenfläche des Daumens und den Thenar der linken Hand, einem anderen Patienten in den Sulcus coronarius und in die Regio parietalis.

Ergebnis. Bei SERRA (b) entstanden nach $5^{1}/_{2}$ Monaten *Verrucae vulgares* an zwei von 6 Impfstellen und ebenso bei den autoinokulierten Patienten (vier von 6 Impfstellen). Die 3. Versuchsperson zeigte keinen Impferfolg.

Das Kondylommaterial wurde bei einem anderen Patienten mit positivem Erfolg auf die Vorderseite des *Fußes* (3 von 6 Stellen) geimpft; es entstanden *warzenähnliche* Gebilde. Bei Übertragung auf die *Regio subrapubica* einer Patientin zeigten sich an einer von 10 Impfstellen *papillomähnliche* Gebilde. Ein 3. Fall blieb negativ.

Offenbar ist also der Erfolg der Impfung einmal vom Individuum abhängig, dann aber auch beim selben Menschen an manchen Körperstellen leichter, an manchen schwerer zu erzielen. Die Schwierigkeit des Impferfolges steht wohl auch mit der *langen Inkubationszeit (4—6 Monate)* in Zusammenhang, welche übrigens von RASCH schon vor 30 Jahren, lediglich auf Grund seiner klinischen Beobachtungen, richtig vorausgesagt worden war.

An dieser Stelle ist über die Impfversuche zu berichten, welche der Laryngologe E. V. ULLMANN mit menschlichen *Larynxpapillomen*, die auch von anderer Seite als kontagiös angesehen wurden, anstellte. 1920 brachte ULLMANN eine Gewebsaufschwemmung von Larynxpapillom auf die *Vaginalschleimhaut einer Hündin* mit cutaner und Impfung nach Pirquet. Nach 3 Monaten zeigten sich *papilläre* Excrescenzen an der Impfstelle, in denen LIPSCHÜTZ Zelleinschlüsse nachwies. Jedoch unterschied sich die Oberfläche von dem menschlichen Papillom dadurch, daß die einzelnen Zapfen länglich und nadelförmig waren, so daß das Gewächs einer Aster glich; mit dem gleichen Larynxpapillommaterial war auch die Impfung am eigenen *Oberarm* positiv unter dem Bilde eines brombeerähnlichen *Papilloms*, auf der Rachenschleimhaut einer Hündin negativ. Von der Impfwarze seines Oberarms impfte ULLMANN auf eine andere Versuchsperson *weiter*; diesmal entstanden die *Papillome* schon nach 6 Wochen und überschritten die Impfstelle: die Inkubationszeit war also bei der Weiterimpfung kürzer, die Infektion anscheinend virulenter. Zweimal gelang auch die Übertragung auf Kopf- und Gesichtshaut, dabei entstanden *plane Warzen*. Auch mit dem Larynxpapillombrei-*Filtrat* (Verreiben mit Quarzsand, Filtrieren durch bakteriendichtes Filter) gelang es ULLMANN, schon nach 6 Wochen bei 2 von 6 Versuchspersonen kleine *Papillome* zu erzeugen.

Durch die SERRA*schen und* ULLMANN*schen Versuche ist die Filtrierbarkeit des Virus der spitzen Kondylome und der Larynxpapillome erwiesen.*

Auch dieses filtrierte Kondylommaterial erzeugt bei SERRA analog den Ergebnissen von WAELSCH und FANTL, FREY und ZIEGLER *warzenähnliche* Bildungen und *papillomatöse* Gewächse. Das *Larynxpapillom*-Material erzeugt zumeist *Papillome*, vereinzelt aber auch *plane Warzen* (ULLMANN).

SERRA fand sowohl in den Ausgangskondylomen und Papillomen wie in den Impfprodukten homogene, membranlose, mit sauren Farbstoffen färbbare Körperchen, und zwar zumeist im oberen Teil der Epidermis, im Stratum granulosum und den tieferen Lagen der Hornschicht und bläschenartige, ovoide, elliptische und unregelmäßige Körperchen, teilweise mit den Erscheinungen einer Art von Karyolyse in einer Art von Cysten des Stratum spinosum. Ebenso fand E. V. ULLMANN bei der mikroskopischen Untersuchung des Larynxpapilloms Zelleinschlüsse, die an *Chlamydozoen* erinnern (s. Chlamydozoen-Strongyloplasmen S. 168).

4. Mikroorganismen.

Der Beginn der bakteriologischen Ära hat auch auf die Forschung über die Ätiologie der spitzen Kondylome seinen Einfluß nicht verfehlt; genau so wie später die Protozoenforschung, die Auffindung der Spirochaeta pallida bei Lues und schließlich die Entdeckung filtrierbarer Virusformen ihr Licht auch auf unser Gebiet warfen.

Der erste positive Bakterienbefund stammt von MAJOCCHI, der in Condyloma acuminatum (und Warzen) ein kleines Bacterium fand, dem er den Namen *Bacterium porri* (Warze) gab.

CORNIL und BABÈS fanden zahlreiche Pilze im Gewebe.

Unkowski (1885) sah in den Lymphspalten der Kondylome Kolonien von Mikrokokken, deren Kultur gelang. Mit diesen Kulturen will er sogar an Kaninchen und Ferkeln positive Impfergebnisse erzielt haben. Nach 3 Wochen traten in der Nähe der Injektionsstellen kleine warzenartige Gebilde auf, die makro- und mikroskopisch den Kondylomen entsprachen, aber nach $1^1/_2$—2 Wochen spontan wieder verschwanden (?!).

Ducreys und Oros Untersuchungen (1893) blieben zwar bakteriologisch und experimentell ganz ergebnislos, aber ihre histologischen Präparate zeigten ihnen nicht genau bestimmbare Gebilde, welche eine gewisse Ähnlichkeit mit den von anderen Autoren bei Epitheliom, Molluskum, Paget, Morbus Darier als Sporozoen, Coccidien, Psorospermien beschriebenen Bildungen aufwiesen; auch Gémy vermutete Coccidien als Ursache, wobei Warzen, Kondylomen und Molluscum contagiosum die gleiche parasitäre Ätiologie zukomme.

Antonelli fand in papillomatösen Bildungen zwischen den Epithelien Gebilde, die er als Amöben oder nahestehende Mikroorganismen ansprach. Diese Psorospermien wurden von Fabris und Fiocco schon im gleichen Jahre richtig als Zelldegenerationsprodukte erkannt. Die Autoren fielen aber einer anderen Entdeckung, welche ebenso bedeutungslos war, zum Opfer: Neben den gewöhnlichen, den Smegmabacillen ähnlichen Spaltpilzen der Oberfläche fanden sich konstant im Derma und der Tiefe der Epidermis Kokken und langreihige 50—60gliedrige *Streptokokken*. Sie dringen weder in Zellen noch in Blutgefäße ein, lassen sich leicht nach Ehrlich-Weigert, nicht aber nach Gram färben.

Auch Pelagatti stellte sich den Coccidien gegenüber kritisch ein. Der Vergleich dieser Gebilde (bei Kondylom und fünf anderen Hautkrankheiten) mit Blastomycetenkulturen aus Parma und Bologna ergab, daß sich beide in tinktorieller Hinsicht als grundverschiedene Elemente herausstellten.

Ebenso nimmt de Amicis den gleichen ablehnenden Standpunkt ein; auch andere spezifische Organismen fand er nicht.

Auch nach Ramazotti können weder die *Streptokokken* von Fabris und Fiocco, noch die *Sporozoen* von Ducrey und Oro, die in Wirklichkeit Zelldegenerationsprodukte sind, als Erreger in Frage kommen; ja Ramazotti kommt sogar dazu, bis zum gelegentlichen Beweise die Kontagiosität der Condylomata acuminata abzulehnen und nur mechanische und chemische Momente (Reibung, normale und pathologische Sekrete) sowie individuelle Disposition zur Erklärung heranzuziehen.

Saul (b) fand in Ausstrichpräparaten von Warzen, Kondylomen und dem Cholesteatom des Pferdes kurze Ketten von Kokken.

Rohrer, der sich im übrigen bezüglich der Infektiosität der Condylomata acuminata nicht sehr deutlich ausdrückt, hat in Epithel und Lymphgefäßen grampositive Kokken gefunden, deren Produkte einen gewissen Reiz auf die Papillarhypertrophie auszuüben scheinen.

Spirochäten bei Condyloma acuminatum. Nach der Entdeckung der Syphilisspirochäte wurden auch die spitzen Kondylome Objekt eingehendster Durchmusterung in dieser Hinsicht. Schon Schaudinn und Hoffmann hatten in ihrer ersten vorläufigen Mitteilung neben der Spirochaeta pallida einen andersartigen, später *Refringens*, benannten Typ wie folgt beschrieben: Im Leben etwas *stärker lichtbrechend*, von etwas *derberer Gestalt* als die pallida; mit *weiten flachen Windungen*, tinktoriell *leicht* mit den üblichen Methoden (Gentianaviolett, Carbolfuchsin, Romanowsky) *darstellbar*. Schaudinn und Hoffmann fanden diesen Typ nie *bei Lues*, wohl aber in *spitzen Kondylomen*. In dieser Schilderung findet sich bereits die deutliche, bis zum heutigen Tage kaum vervollkommnete Differenzierung der Refringens von der Pallida.

In der folgenden Zeit wurde dieser Befund von einer großen Anzahl von Untersuchern nachgeprüft und bestätigt. Schoo, der wie Schaudinn und Hoffmann niemals Pallida in spitzen Kondylomen fand, wenn nicht gleichzeitig Lues bestand, konnte — ebenso wie Majocchi — bei *spitzen Kondylomen bei latenten Luetikern Pallidae* nachweisen. Ein Befund, der ja in nichtluischen Efflorescenzen bei Luetikern auch später in analoger Weise erhoben wurde (Frei und Spitzer in tuberkulösen Lymphdrüsen, Mras in Molluscum contagiosum).

Vielleicht ist hiermit auch der, soweit wir sehen, sonst ganz isolierte Befund von Pallida in spitzen Kondylomen durch Scholtz (b) zu erklären; falls es sich nicht um eine Fehldiagnose, sei es der Spirochäten (pallida-ähnliche Spirochäten s. unten), sei es der Kondylome, handelte, zumal der Fall anscheinend klinisch nicht ganz eindeutig war, freilich nach vier Injektionen Hg salicyl unverändert blieb.

Von den zahlreichen anderen Nachuntersuchern [Bandi und Simonelli, Karwacki, A. Kraus (a), Krystalowicz und Siedlecki, Malinowski (b), Fraenkel usw.] wurden selbstverständlich niemals pallidae in Kondylomen gefunden.

Hingegen fördert die Durchmusterung der spitzen Kondylome andere *Spirochäten*-Arten zutage. Es handelt sich dabei nicht nur um Refringens, auch seltenere *atypische* Formen werden ermittelt. Die meisten Autoren erkannten aber alle diese Spirochätenformen richtig als Saprophyten, nur wenige schrieben ihnen ätiologische Bedeutung für die Kondylome zu.

Zu den allerersten Untersuchern gehören KIOLEMENOGLOU und CUBE; sie fanden zahlreiche Refringentes, daneben atypische Formen, bei denen sie anscheinend teilweise ein Opfer des Irrtums wurden, diese für Pallidae zu halten. Histologische Präparate zeigten die Refringentes interpapillär und in den oberen Epidermisschichten, so daß die Autoren daraus mit Recht auf ihren saprophytären Charakter schlossen und sogar die Frage aufwarfen, ob nicht auch die Pallida nur ein Saprophyt wäre.

OPPENHEIM und SACHS erkannten als erste, daß die eben erwähnten pallidaähnlichen, oft nur sehr schwer unterscheidbaren Formen des Condyloma acuminatum von der Pallida vollkommen abzutrennen seien.

MCWANY fand in Condyloma acuminatum Refringentes. KRAUS (5 Fälle) zahlreiche Übergangsformen neben reichlich Refringentes. DREYER (a) (3 Fälle) in Lymphbahnen und Capillaren von Cutis und Subcutis Spirochaeta refringens, die er für den Erreger zu halten geneigt ist; ebenso wie W. RICHTER (1 Fall) und später (1932) ESCARTEFIGUE fälschlich die Refringens für die Ursache halten. MOROSOW (a, b): (2 Fälle) reichlich Refringens, teils vereinzelt, teils in Klumpen geballt, körnig strukturiert, nach Gram nicht färbend, nach Giemsa hellila, morphologisch am ehesten der Spirochaeta buccalis (COHN), den Spirochäten der Balanitis und der Angina Plaut-Vincenti nahestehend; im Schnittpräparat waren die Spirochäten viel spärlicher, trotzdem hält sie MOROSSOW für die Erreger des Condyloma acuminatum.

LÖWENBERG (1911) untersuchte 14 Fälle von Condyloma acuminatum, Balanitis ulcerosa und Ulcus gangraenosum. In 6 Fällen mit *starker Sekretion und Verjauchung* fanden sich regelmäßig Spirochäten vom *Refringens*typ, die nach Levaditi dargestellt wurden. Die Spirochäten lagen vor allem im aufgelagerten *Detritus* und den obersten *Reteschichten*, nur vereinzelt im Bindegewebe und Capillaren der Papillen; in acht anderen Fällen *ohne Verjauchung* waren *niemals* Spirochäten zu finden. Über die ätiologische Bedeutung des Befundes äußert sich LEVADITI sehr zurückhaltend, desgleichen auch JULIUSBERG (b) (1907) und H. HECHT (1908) fand unter 15 Fällen von Condyloma acuminatum 9mal Spirochäten, meist Refringens, doch auch Übergangsformen bis zu ganz zarten, kaum von der Pallida unterscheidbaren (desgleichen MAJOCCHI). Neben gut mit Silber imprägnierten Exemplaren fanden sich solche, die ohne erkennbaren Grund Imprägnierung nicht angenommen hatten, ohne daß zu entscheiden wäre, ob hierin eine spezielle Besonderheit oder nur eine temporäre Erscheinung zu suchen wäre. Auch HECHT fand die Spirochäten aller Formen am meisten im oberflächlichen *Detritus* und in den *Nischen* der Papillome, gar nicht in ganz frischen Gewächsen (im Gegensatz zu SÉGUIN und GUÉRIN s. u.).

PARFENENKO (1910) fand in Condyloma acuminatum circa anum neben reichlich *Refringentes* noch *Kokken* und *Stäbchen*.

LOMBARDO (1923) hält in Übereinstimmung mit der Mehrzahl der Autoren die Spirochäten nur für *Saprophyten*, die darum auch öfter an der *Oberfläche trockener* Condylomata acuminata *fehlen* (s. HECHT). Die Papillome wurden daraufhin in folgender Weise untersucht: die Geschwülst wurden an der Basis abgebunden und jeweils nach 4, 12, 24, 36 Stunden abgetragen und der histologischen Untersuchung unterzogen. Bei trockenen Condylomata acuminata fehlten die Spirochäten ganz, je feuchter das Kondylom war, um so mehr Spirochäten waren zu finden, um so tiefer drangen sie ins Epithel ein; sie fanden sich sogar in- und extracellulär in Basalzellen, Cutis und dem Lumen der Blut- und Lymphgefäße.

Besonders die Spirochäten vom Refringenstyp waren vermehrt; LOMBARDO nimmt an, daß die *Nekrotisierung* von diesen Spirochätenarten verursacht wird.

SÉGUIN und LOGEAIS (1926) fanden in *Larynxpapillomen* in 3 Fällen Spirochäten, die vielleicht aus der Flora buccalis stammen und deren ätiologische Bedeutung nicht zu entscheiden ist.

SÉGUIN und GUÉRIN fanden in 13 Fällen von Condyloma acuminatum 11mal Spirochäten (8mal sehr reichlich), 2mal keine. In der Tiefe findet eine ausgesprochene Spirochätolyse statt, so daß Spirochäten nur sehr selten in der Cutis gefunden werden; eine ätiologische Bedeutung komme den Spirochäten nicht zu, wohl aber können sie, nach Ansicht des Verfassers, da sie vor allem in den frischen Wucherungen vermehrt sind, den Prozeß aktivieren und begünstigen.

Im Anschluß an Untersuchungen von FAVRE und CIVATTE (drei Spirochätenformen im Condyloma acuminatum bei Eisenhämatoxylinfärbung) fanden SANGIORGI und FONTANA, FONTANA und SANGIORGI (1920/21) in der Spirochätenflora der Kondylome regelmäßig 1. eine etwas stärkere an *Refringens* erinnernde Type mit kleinen, mittleren, großen und Riesenexemplaren. Bei besonders starken Exemplaren sind zwei Endfäden sichtbar.

2. Eine Spirille, die sie für eine atypische Form der von SANGIORGI entdeckten *Spirille des menschlichen Darmtraktes* halten und welche nach DALMANN-KOCH in Peptonwasser gut kultivierbar war. Die Länge beträgt 3,2—6,4—8 μ (keine Riesenformen), Breite 0,8 μ, 2—5 bogige Windungen. Die macerierten und wuchernden Kondylome bieten dieser, wohl vom Darm übertragenen Spirochäte einen idealen Nährboden, so daß sie mit einer gewissen Regelmäßigkeit dort zu finden ist.

3. Eine starre, an den Enden abgestumpfte Spirochäte von 8—9,6 μ Länge, 0,4—0,5 μ Dicke, mit 6—8 starren, tiefen, regelmäßigen Windungen; wegen ihrer Dicke ist diese Form nicht mit der Pallida zu verwechseln, mit welcher sie sonst große Ähnlichkeiten aufweist, noch näher steht sie aber dem *Treponema calligyrum* (NOGUCHI).

In dem von SANGIORGI und FONTANA durchmusterten Material war Typ 1 in 31%, Typ 2 in 6% exklusiv, 1 und 2 in 51% gemischt vorhanden. Typ 3 kam nur in 12% vor. Alle Spirochäten sind nur Saprophyten.

FONTANA (allein) wies später darauf hin, daß außer dem Treponema calligyrum (NOGUCHI) auch das *Treponema minutum* in der Kondylomflora vorkomme, welches noch schwerer von der Pallida zu unterscheiden wäre.

SCAGLIONE (1923), der in Übereinstimmung mit der Mehrzahl der Autoren gegen ARONSTAM NATH die Identität der kleineren Kondylome des Mannes und Weibes mit den großen Blumenkohlgewächsen der Frau verteidigt, ermittelt ebenfalls drei Spirochätenformen, die im wesentlichen mit denen von FONTANA und SANGIORGI skizzierten übereinstimmen. Tierversuch mit Überimpfung auf Haut- und Hodentasche gelang nicht, ebensowenig Noguchikultur; eine ätiologische Bedeutung komme den Spirochäten nicht zu, sie sind nur als Saprophyten aufzufassen.

Vereinzelt steht heute LEDO (b), der die Spirochäten für die *Erreger* des spitzen Kondyloms hält; da er außerdem für Kondylome, plane und vulgäre Warzen denselben Erreger sowie die Filtrierbarkeit des Virus anerkennt, so kommt LEDO zu der Vermutung, daß auch bei Spirochäten eine *Forme filtrante* vorhanden sein müsse.

BAGICALUPO (1928) stellte in Kondylomen große Mengen von Spirochäten fest. Von 5 Fällen konnten 2 durch *lokale Injektionen* von *Novarsenobenzol* geheilt werden. (As-Wirkung? Nekrotisierung? s. SIEMENS, S. 91.)

Zusammenfassung. *1. Die Spirochätenflora der spitzen Kondylome findet sich regelmäßig nur in stark wuchernden oder macerierten Gewächsen, vor allem im Detritus zwischen den Papillen; in kleineren und trockeneren Kondylomen viel seltener. 2. Nach Ansicht der meisten Autoren kommt den Spirochäten keine direkte ätiologische Rolle zu; manche glauben, daß sie starke Wucherungen begünstigen oder die Maceration verursachen. 3. Am zahlreichsten findet sich Spirochaeta refringens, doch kommen auch seltenere Formen, die nur schwer von der Pallida zu unterscheiden sind, mit einer gewissen Regelmäßigkeit zur Beobachtung.*

Während die erwähnten Arbeiten, insbesonders der italienischen Autoren, doch nur Beiträge zur Kenntnis der *Saprophytenflora* der Condylomata acuminata darstellen, ließen die gleichzeitigen erfolgreichen Impfversuche (WAELSCH und FANTL, ZIEGLER, FREY, SERRA) die Infektiosität der Condylomata acuminata nicht mehr bezweifeln und führten dadurch zu neuen energischen Bemühungen, das Dunkel zu durchbrechen, welches das Kondylomvirus noch umgibt. Die Versuche von SERRA (s. S. 164) erbrachten den Beweis, daß es sich um ein *filtrierbares Virus* handeln müsse. Aus diesen Gründen erfüllte die Forschung nach dem filtrierbaren Virus und hierbei insbesonders in erster Linie die Untersuchungen LIPSCHÜTZ' über die

Chlamydozoen-Strongyloplasmen

die letzte Periode der ätiologischen Forschung.

Eine eingehende Darstellung der allgemeinen und speziellen Lehre vom filtrierbaren Virus in der Dermatologie findet sich aus der Feder LIPSCHÜTZ' im Bd. II/1 dieses Handbuches. An dieser Stelle sei daher nur das für Condyloma acuminatum Wichtige der LIPSCHÜTZschen Auffassung dargestellt und im übrigen auf den erwähnten Beitrag und den gleichen Abschnitt im Kapitel Warzen (S. 71) verwiesen.

Auch an dieser Stelle sei nochmals betont, daß bis heute ein definitives Urteil über die Bedeutung und Natur der Strongyloplasmen nicht gegeben werden kann und wir uns hier durchaus noch auf dem Boden der Hypothese befinden.

LIPSCHÜTZ rechnet das spitze Kondylom (und die Warzen) zur *Karyooikongruppe* der Einschlußkrankheiten der Haut. Er verzeichnet vier verschiedene Formen von Kernveränderungen, besonders deutlich an nicht sekundärinfizierten paragenitalen Condylomata acuminata [1]. 1. Der Kern ist eine homogene glasige Masse; 2. die runde oder elliptische Kerneinschlußmasse ist von der tiefschwarzen Kernmembran gut zu unterscheiden; 3. „Kondylomzellen", d. h. Zellen, bei denen die Kernoberfläche mehr oder weniger gefältelt, der Kern selbst oft eigenartig homogen erstarrt und das Plasma um den Kern herum eigenartig vakuolisiert ist; 4. Zellen mit *Kerneinschlüssen*, die viel kleiner sind als die hellen Zellen der Nachbarschaft, der Kern kompakt erscheinend.

Die Verteilung der kerneinschlußführenden Zellen entspricht nicht genau der Akanthose, die Einschlüsse finden sich regelmäßig in dem zentralen Teil der Epithelzapfen. Die einschlußführenden Kerne selbst teilen sich nur noch *amitotisch*; zur Mitose sind sie nicht mehr fähig, so daß Epithelriesenzellen entstehen. Ursache der bei den anderen Zellen hingegen häufigen Mitosen ist der Toxinreiz, der vom Sitz des Virus (kerneinschlußführende Zellen) ausgeht. Ein genetischer Zusammenhang zwischen den Kerneinschlüssen und den Nukleolen ist nicht feststellbar. Die Kerneinschlüsse sind *amphophil*, jedoch, wie bei den Warzen, durch eine besondere Affinität zu *basischen* Farbstoffen gekennzeichnet.

Technik. 1. Fixation in Zenkerflüssigkeit oder Hellygemisch, kurze Färbung mit Weigert-Eisenhämatoxylin und intensive Nachfärbung mit Eosin. 2. Hellyfixation, Romanowsky-Giemsafärbung. 3. Wertvolle ergänzende Aufschlüsse gibt die Heidenhaynfärbung. 4. Hellyfixation, Färbung mit saurem Hämatoxylin (SIEBERT und DUMLER, Wien), Differenzierung in 1% salzsaurem Alkohol, Nachfärbung mit Eosin.

Den LIPSCHÜTZschen ähnliche Befunde erhoben bei Condyloma acuminatum SERRA, SANGIORGI und FIORI, bei Larynxpapillom E. V. ULLMANN (s. S. 165), während die Nachprüfungen von CALDERA (s. COLA) bei zwei rezidiven Papillomen und von COLA bei Papillom des weichen Gaumens keine „Einschlüsse" ergaben.

5. Hilfsursachen.

Einleitung. Die recht große Bedeutung *äußerer* Momente für die Entstehung der spitzen Kondylome macht es verständlich, daß die Gegner der Infektionslehre sich so lange hinter diesem Faktum verschanzen und mechanische und chemische Reize als die alleinigen Faktoren für die Genese der Condylomata acuminata hinstellen konnten, bis die experimentellen Inokulationen den vollgültigen Beweis für die Infektiosität der Condylomata acuminata erbrachten.

Aber auch diejenigen Forscher, die von Anfang an für die Kontagiosität eintraten, konnten sich niemals der Rolle anderer Momente entziehen.

Irritation durch Sekrete. Schon vor fast 150 Jahren sah SCHWEDIAUER die Ursachen des Condyloma acuminatum in „Reiben, Druck, Stoß, syphilitischem Gift oder anderer Schärfe", BELL in jedem möglichen Reiz auf Vorhaut oder Eichel, JOHNSON in Wärme und Feuchtigkeit, die besonders unter einer langen Vorhaut Entzündungen und dadurch leicht Warzen hervorbringt.

GIBERT in Stoß, Reiben, scharfem Ausfluß, DESRUELLES in Balanitis, namentlich bei unzweckmäßiger Behandlung.

RICORD — Gegner der Kontagion — stellt sich die Wirkung von Kondylom und Sekretion wechselseitig vor: Die Feigwarzen verursachen eine irritative Sekretion; beim Coitus werden diese reizenden Sekrete auf die in Kontakt kommenden Teile des Partners übertragen und infolge dieser einfachen Reizung können nunmehr auch bei dem anderen Teil Kondylome entstehen.

LOURY und COSTILHES sehen in der Reizung durch Unsauberkeit, scharfem Ausfluß die Ursache des Kondylome, DOLBEAU in Unsauberkeit, Ekzem, Herpes, „disproportions des organes sexuels", banalen und syphilitischen Geschwüren. MICHAELIS meint, daß jeder Reiz bei genügender Stärke und ausreichender Dauer (Balanitis, blenorrhagischer Ausfluß); PETTERS: reizende Sekrete; DERVLILE: Fluor albus; THIMM: Balanitis; MARTIN, HEBRA, WEBER: Maceration; BEHREND, NEUMANN: physiologische und pathologische Sekrete; BUMM: jeder längere Reiz chemischer oder mechanischer Natur; DECOSTER, LEFER, HUTCHINSON: zersetzte Sekrete bei unreinen Individuen, RAMAZOTTI: Reibung und physikalische und pathologische Sekrete, die Entstehung der Kondylome bedingen bzw. begünstigen kann.

Zusammenfassend läßt sich also sagen, daß *physiologische und pathologische Sekrete aller Art durch ihre Irritation die Entstehung von Kondylomen begünstigen.*

---

[1] LIPSCHÜTZ: Arch. f. Dermat. **146**, 427 (1914).

Da genitaler Fluor sehr häufig auf *Tripper* zurückzuführen ist, so fällt das Auftreten der Kondylome sehr häufig mit Gonorrhöe zusammen, ohne daß aber ein weitergehender Zusammenhang mit dieser besteht; daneben spielen unspezifischer Fluor, Graviditätsfluor, Balanitis, Phimose, genitale Ekzeme, Ulcera mollia und dura eine Rolle. RASCH (c) fand unter 118 Condylomata acuminata 60 Gonorrhöe, 58 frei; BRANDES unter 38 Condylomata acuminata 17 Gonorrhöe, 21 frei von Gonorrhöe.

CRONQUIST macht darauf aufmerksam, daß meist nur *mittlere* und *leichte* Balanitiden Condylomata acuminata begünstigen, und im Gegensatz zu der allgemeinen Auffassung fand BRANDES in mehreren Fällen von Kondylomen auf P. A.-Narben das Gewächs nicht auf der macerierten Narbe selbst, sondern am *Übergang* zur gesunden Haut, *neben* der Stelle höchster Reizung. Beide Beobachtungen sprechen also dafür, daß die Kondylome nicht bei allerstärkster, sondern nur bei *mittelstarker* und *leichter* Sekretion angehen.

Auch reizende Sekrete *extragenitalen* Ursprungs können an den entsprechenden Stellen Kondylome begünstigen; BRUHNS und JADASSOHN sahen Condyloma acuminatum bei nässendem *Nabelekzem* (s. o.); nicht selten sind Kondylome im *Gehörgang* bei starkem Fluor durch chronische *Otitis media* (HAUG, KERL, MOTTA, MÜLLER, KRÄMER, WEBER).

Mechanische Reizung. Wie im Teil „Geschichte der Kondylome im Altertum" auseinandergesetzt, haben die Satyriker des römischen Altertums die damals anscheinend sehr häufigen Analkondylome des Mannes mit passiver Päderastie in Zusammenhang gebracht; IWAN BLOCH behauptete sogar, daß bei den Satyrikern die Erwähnung dieser Gewächse stets mit der Absicht geschähe, diesem Vorwurf Ausdruck zu geben. Allem Anschein nach ist es in der Tat zweifelhaft, ob die Alten dabei an eine *Kontagion* dachten; die einzige in diesem Sinne deutbare Stelle im 50. Carmen der „Priapeia" des *Martial* wird von ROSENBAUM als Andeutung in diesem Sinne aufgefaßt; aber die Stelle ist strittig, und wenn man der von NOTTHAFT und BLOCH vorgeschlagenen Lesart „fucosissima" statt „ficosissima" folgt, fällt jeder Zusammenhang mit Kondylomen weg [nach CRONQUIST (a)].

Aus diesem Fehlen des Verdachtes auf Kontagion will CRONQUIST (a) herauslesen, daß auch die alten Römer die alleinige Ursache der Analkondylome des Mannes in der *mechanischen* Reizung durch die passive Päderastie gesehen haben.

Im ganzen Mittelalter und der Neuzeit ist die Kenntnis der Analkondylome in diesem Zusammenhang dann geschwunden; erst RONA, MIDDLETON und vielleicht auch BROUARDEL (Lues?) veröffentlichten anale Kondylome bei passiven Päderasten.

Daß bei den Bildungen dieser obskönen Provenienz in der Tat die wiederholte mechanische Reizung eine wesentliche Rolle spielen muß, ist wohl ganz zweifellos; sie sind sozusagen die Paradigmata dieser Irritation, die sonst gegenüber der großen Bedeutung der chemischen Sekretreizung etwas in den Hintergrund tritt.

Nach längerer Pause hat erst CULLERIER (oncle) 1822 wieder die mechanische Reizung für die Entstehung der Kondylome angeschuldigt; auch DELBEAU hat wohl bei seinen „disproportions des organes sexuels" an mechanische Irritationen gedacht.

Unter den mechanisch wirkenden Reizen sind auch die *Oxyuren* zu rechnen (GRÜNMANDEL u. a.), mögen sie selbst durch ihre Bewegungen als mechanischer Reiz erscheinen, mag das durch sie veranlaßte Kratzen und Scheuern in diesem Sinne wirken.

Einen recht interessanten Fall berichtet ÖWRE: 33jähriger Seemann, der unmittelbar nach Abschluß einer antiluischen Kur eine furchtbare Seereise unternimmt, bei welcher er 6 Wochen lang auf dem Meer herumgetrieben wird und dabei wochenlang in den durchnäßten Kleidern — meist als Steuermann auf der Ruderpinne sitzend — aushalten muß. In dieser Zeit bilden sich trockene, schmerzhafte Knötchen am After, die allmählich größer wurden, ihn aber erst nach 4 Jahren (!) zum Arzt (ÖWRE) führten. Dieser diagnostizierte Condyloma acuminatum auf Grund der beschriebenen mechanischen Reizung (?).

Auch GEIGEL hielt mechanische Momente für wichtig und hielt die Entstehung von Kondylomen bei *Prostituierten* lediglich „ex multitudine et variatione coitus" für möglich.

Heute würde man sagen, daß die ständige Kongestion durch den häufigen Geschlechtsverkehr zusammen mit der mechanischen Reizung des Coitus die Entstehung der Kondylome bei P. p. begünstigt (BRUHNS).

Auch bei den häufigen Kondylomen unter kongenitalen *Phimosen* mag außer der chemischen Sekretreizung auch die Reibung als mechanischer Faktor mitsprechen.

Bei der Beschreibung der Kondylome der Mundschleimhaut wurde auf die mechanische Reizung des *Tabakrauchens* durch den Druck der Pfeife und die Schwankungen des Blutgefäßdruckes infolge des Saugens an Hand der Fälle SPRECHER (3) und WAGNER hingewiesen, die Bedeutung von *Traumen* (Biß in die Schleimhaut der Wange, Verletzung durch Trompetenmundstück bei Unfall) in den Fällen LÖWENBACH (1 und 3) und MERENLAENDER gewürdigt.

Eine Akkumulation *chemischer* (Fluor) und *mechanischer* Reize (Kongestion) liegt in exquisiter Weise in der *Schwangerschaft* vor, während welcher, wie schon mehrfach betont, die Kondylome besonders häufig und besonders umfangreich auftreten und dann post partum sehr oft wieder spontan verschwinden. Die Annahme besonderer endokriner Momente, die in der Gravidität diese großen Wucherungen begünstigen, ist daher überflüssig.

Experimentelle mechanische Reizung.

Um die Bedeutung *örtlicher Reize* bei der Entstehung der spitzen Kondylome zu klären, hat PETTERS (1875) einige Versuche angestellt, wobei er selbst von dem Gedanken ausging, daß die örtlichen Reize die einzige Ursache der — seines Erachtens nichtkontagiösen — Kondylome seien. Bei vier Frauen mit starker *Smegmaansammlung* in der Vulva, davon zwei mit Gonorrhöe, eine mit kondylomatöser Lues, schabte er mit einer stumpfen *Scherenbranche* das *Epithel* an den *Labien* wund; nur in einem der 4 Fälle (Gonorrhöe) bildeten sich „wickengroße" Vegetationen an den geschabten, zum Teil aber auch an den nichtgeschabten Stellen. Das Ergebnis ist also alles weniger als eindeutig und wird auch von PETTERS selbst nicht sehr hoch bewertet.

Andererseits muß man bemerken, daß die von dem gleichen Autor in der Nachprüfung der KRANZschen Inokulationen ausgeführten *Übertragungsversuche* (s. S. 163) in der *Ausschaltung äußerer Momente* wiederum gewiß zu weit gegangen sind. Die Versuchspersonen erhielten täglich zwei Sitzbäder, um alle chemischen Irritationen des Sekretes auszuschalten; dadurch ist sicher für die Inokulationen ein besonders ungünstiges Terrain geschaffen worden, so daß der negative Impferfolg, abgesehen von der unzureichenden, sehr kurzen Übertragung, schon allein hierdurch zu erwarten war.

Auch die von CRONQUIST (a) angestellten sieben Reizexperimente mit chemischen (Watteeinlagen mit $^1/_2$% NaOH) und mechanischen (scharfer Löffel, Skalpell) Reizen brachten keine überzeugenderen Ergebnisse als die PETTERSschen Versuche.

Disposition. AIMÉ MARTIN legt Wert auf die Feststellung, daß in einem auffallend hohen Prozentsatz Menschen mit *lymphatischer Diathese*, z. B. Frauen mit starker genitaler Sekretion, an Kondylomen erkranken, so wie GUYOT dem Lymphatismus in der Entstehung der *Warzen* eine Bedeutung zuweist (s. S. 72).

Die Männer, die infolge irgendeiner interkurrenten Krankheit die üblichen Reinigungen des Genitales unterlassen hatten und danach Vegetationen bekamen, waren sämtlich Lymphatiker; auch der *Herpetismus* wird in der französischen Literatur als dispositionelles Moment für die Kondylomentstehung angeführt.

Eine bedeutende Rolle weist MARTIN auch dem *Diabetes mellitus* zu und wirft die Frage auf, ob entweder der Diabetes selbst an sich einen günstigen

Boden für die Kondylome abgibt oder ob die starke Harnflut — z. B. bei Frauen — die Sauberkeit erschwert und dadurch Vegetationen befördert und ob schließlich der zuckerhaltige Harn als Reizung wirkt; wenn MARTIN besondere Bedeutung dem ersten Moment, dem Diabetes selbst, beimißt, weil seine Patienten alle sozial höher stehend ganz gewiß die größte persönliche Sauberkeit beachteten, so wird man wohl mit größerem Recht annehmen, daß eher die beiden letzten Faktoren ein günstiges Terrain für die Kondylome bedingen. Auch ROLLET und ERNST schreiben dem Diabetes eine Rolle in der Kondylomgenese zu.

ESCARTEFIGUE denkt an das Fehlen gewisser Mineralbestandteile im Gewebe bei Disponierten.

Geschwulstdisposition. In dem Zusammentreffen von Condyloma acuminatum, Warzen und Keloiden glaubt MÜHLPFORDT (a) einen Anhalt dafür zu sehen, daß mitunter eine *Geschwulstdisposition* allgemeiner Art bei den von Condyloma acuminatum befallenen Menschen mitwirkt.

FINGER nahm — zur Zeit als die infektiöse Genese noch nicht allgemeine Anerkennung gefunden hatte — eine *individuelle Disposition* zur Klärung des Umstandes an, daß dieselben — auch von ihm in ihrer Bedeutung — anerkannten Reize in dem einen Fall Kondylome hervorrufen, im anderen nicht. Durch den Nachweis der infektiösen Entstehung ist die Annahme einer besonderen Disposition für alle erkrankten Fälle nicht mehr erforderlich. Das *Alter* stellt gleichfalls ein dispositionelles Moment *nicht* dar; die Kondylome bei Kindern wurden bereits wiederholt erwähnt und für die anscheinend sehr große Rarität der Condylomata acuminata im *Greisenalter* reicht die Erklärung der mangelnden oder stark herabgesetzten Infektionsmöglichkeit und des trockenen Terrains zur Erklärung an sich vollkommen aus (s. S. 136).

BUSCHKE glaubt, besonders häufiges Auftreten von Condyloma acuminatum bei *Geschwistern* beobachtet zu haben.

Regionäre Disposition. Wie im Laufe der vorangehenden Abschnitte (s. Beziehung zu den Verrucae) mehrfach betont wurde, wird das Erscheinen von Kondylomen an den Schleimhäuten und ihrer nächsten Umgebung und das Auftreten der Warzen an der äußeren Haut von einer sehr großen Anzahl von Autoren in dem Sinne aufgefaßt, daß die — ätiologisch einheitlichen — Gebilde an den regionär verschiedenen Stellen unter dem verschiedenen Bilde (hier Warzen, dort Kondylome) erscheinen; insofern ist es berechtigt, von einer *regionären Disposition* der hauptsächlich befallenen Teile (s. Klinik) für die spitzen Kondylome zu sprechen.

G. Therapie der spitzen Kondylome.
1. Interne Therapie.

Im Gegensatz zu der bedeutenden Rolle, welche die *innere* Behandlung mit den verschiedensten Mitteln in der Therapie der Warzen spielt (planae und vulgares), ist ihr Platz in der Behandlung der Feigwarzen nur ein *bescheidener* und mehr von theoretischer als von großer praktischer Bedeutung.

Im wesentlichen handelt es sich dabei um die Übertragung der mit *Arsen* und *Quecksilber* bei den Warzen gemachten Erfahrungen durch einzelne Untersucher auf die spitzen *Kondylome,* wobei sich im allgemeinen nur eine recht beschränkte Wirkung herausstellte:

CEDERKREUTZ behandelte 3 Fälle erfolgreich mit Arsen (über die hierbei angestellten histologischen Untersuchungen s. S. 140); WAELSCH sah Erfolg (Spontanheilung) nach Liquor Fowleri innerlich und einigen Solarsoninjektionen; er ist freilich geneigt, gerade diesen Fall als Übergang zu den Verrucae anzusehen (s. WAELSCH u. HABERMANN). Bei Kondylomen der *Urethra* hat sich Arsen *nicht* bewährt (THELEN).

Auch *äußerlich* ist — gleich wie bei den Verrucae — Arsen in der Behandlung der Feigwarzen angewandt worden; *Einpinselungen mit Liquor Fowleri* führten nach einigen Beobachtern (HOUSTON, BÄRENSPRUNG, MANKIEWICZ [Diskussion zu LASSAR]) zur völligen rezidiv-freien Heilung. JOSEPH empfiehlt mehrmals tägliche Umschläge mit einer 50% Verdünnung (1 Liquor Fowleri : 1 Wasser).
Über *Arsen-Quecksilbersalben* siehe Lokalbehandlung S. 177.

Die günstigen Erfahrungen mit *Hydrargyrum jodatum flavum* (3mal täglich 1 Pille à 0,01—0,02) oder *Hydrargyrum oxydulatum tannicum* à 0,03 (s. Warzen) konnte ZIEGLER auch bei der Behandlung der Feigwarzen erzielen; allerdings ist der Erfolg doch offenbar viel weniger regelmäßig als bei Verrucae. Bei einer Frau mit massigen Vulvakondylomen sah ZIEGLER starke Reizung und Nekrotisierung der Wucherungen unter der angegebenen Behandlung. BRUHNS (c) sah keinen Erfolg der Hg-Behandlung, ebensowenig SIEMENS (d) bei Kondylomen der *Mundschleimhaut*. SAINZ DE AJA empfiehlt intravenöse Injektionen von *Tartarus stibiatus* — 15 Einspritzungen à 0,04 g —. LEDO (a—b) berichtet über immer wieder rezidivierende Condylomata acuminata bei Gonorrhöe, welche im Laufe einer *Chromacrin*-Behandlung intravenös endlich schwanden.

Mit internen Gaben von *Magnesium sulfuricum* (s. *Warzen*) sah ARONSTAM einen Erfolg: D'AULNAY gibt *Natron bicarbonicum* zur Neutralisierung der reizenden sauren Sekrete von Harnröhre und Vagina; außerdem empfiehlt er *Tinctura Thuyae* peroral: ESCARTEFIGUE: *Chlormagnesium*, tgl. 1 g, oder *Chlorcalcium*.

2. Vaccinebehandlung.

TIÈCHE (a) (1918) versuchte — in Analogie mit der *Autolysatbehandlung des Carcinoms* — durch Injektion einer Aufschwemmung von Kondylommaterial eine Rückbildung der Kondylome zu erreichen: jedoch blieb seinen Versuchen — ebenso wie bei den Warzen — der *Erfolg versagt*.

Demgegenüber konnte BIBERSTEIN analog der Vaccinebehandlung der Warzen mit der *Kondylom-Vaccinetherapie* der Feigwarzen beachtliche Erfolge erreichen. 2mal wöchentlich wurden je zwei intracutane Quaddeln à 0,1 ccm des Impfstoffes angelegt. Weiteres über Technik und Herstellung des Impfstoffes vgl. S. 110.

Von 27 mit Condyloma acuminatum-Vaccine behandelten Kondylompatienten der ersten (intracutanen) Versuchsreihe wurden 7 geheilt, 7 waren in Heilung, 1 bis auf „Restbestand" (s. S. 110) geheilt, 12 unbeeinflußt.
Mit Impfmaterial, welches von letzteren — ungeheilten — Fällen gewonnen wurde, konnten zwei refraktäre Fälle der Heilung zugeführt werden, so daß man die *Vaccine aus refraktären Fällen* als *stärker* wirksam ansprechen kann. *Filtrat* von Kondylommaterial blieb bei 3 damit behandelten Fällen ohne Erfolg. In den weiteren Untersuchungen wurden noch 56 Fälle in der gleichen Weise mit Vaccine intracutan behandelt; bei 36 Nachuntersuchten waren 31 = 86,1% mit Erfolg behandelt; von den mit bis 20 Injektionen behandelten 25 Kranken waren 22 = 88% geheilt.
In der Versuchsreihe mit subcutanen Einspritzungen von *Rinderwarzenvaccine* (s. S. 111) wurden 15 Kondylomfälle behandelt, 10 nachuntersucht und 9 = 90% geheilt befunden.
R. O. STEIN (c) heilte einen besonders *schweren* Fall von Condyloma acuminatum durch 16 Injektionen der BIBERSTEINschen *Intracutankondylomvaccine*, COVISA und HOMBRIA einen analogen, mit den verschiedensten Methoden ergebnislos behandelten Fall mit 10 Injektionen ($^{1}/_{2}$—$1^{1}/_{2}$ ccm subcutan) eines durch Chamberlandfilter 3 gesandten *Autofiltrats* dieser Kondylome (über BIBERSTEINs Versuche mit Filtrat s. o.).

3. Suggestivbehandlung.

Die Heilerfolge, welche die *Suggestivtherapie der Warzen* bei BONJOUR und einer Reihe andere Autoren erzielte, ließen eine Anwendung dieser psychotherapeutischen Methode bei den spitzen Kondylomen lohnend erscheinen; indeß haben diese Versuche offenbar bisher nur einen geringen Umfang erreicht.

Bezüglich Theorie und Methodik siehe unter Suggestivbehandlung der Warzen (S. 173). BONJOUR (b) behandelte einen Fall mit perianalen und genitalen *Feigwarzen erfolgreich* suggestiv; in dem Maße der Rückbildung der Geschwülste gingen auch die Blutdruckminima in den Arteriae radiales und humeri von den ursprünglich erhöhten Werten zur Norm zurück; BONJOUR konnte die gleichen Beobachtungen und Erfolge durch Erfahrungen bei anderen Fällen ergänzen.

BLOCH sah bei 2 Fällen von Condyloma acuminatum Suggestivheilung eintreten; demgegenüber sah ULLMANN keinen Suggestiverfolg.

4. Äußerliche Behandlung.

a) Lokale chemische Behandlung. *Prophylaxe und Beseitigung der Disposition.* Da bei der Entstehung und Wucherung der Kondylome die *Ansammlung stagnierenden Sekretes* ebenso wie der ständige *mechanische Reiz* des Ausflusses eine Rolle spielt (s. Ätiologie: Hilfsursachen), so ist die Beseitigung dieser Irritationen ein wesentliches Ziel der Behandlung, das oft mit einfachsten Maßnahmen erreicht werden kann. Namentlich bei kleineren und wenig zahlreichen Wucherungen kann die Beseitigung des etwa gleichzeitig bestehenden spezifischen oder nichtspezifischen *Fluors*, mag er aus der männlichen Harnröhre, mag er aus den weiblichen Genitalien stammen, schon als Behandlung der Excrescenzen erscheinen, zumal wenn man die nötige Zeit abwarten kann oder wenn der ängstliche Patient sich zu chirurgischen Maßnahmen oder Ätzungen nicht entschließen will. Eine Sicherheit des Erfolges verspricht diese exspektative Methode freilich nicht; aber wenn auch nur eine Verkleinerung der Zahl oder des Umfanges der Gewächse zu verzeichnen ist, sind schließlich für die Weiterbehandlung einfachere und leichte Verhältnisse geschaffen. Das gleiche gilt auch bis zu einem gewissen Grade für die Feigwarzen unter *eitrigen Phimosen*, falls sich, was dabei allerdings seltener vorkommt, ihre Entwicklung in geringeren Grenzen hält. Hierbei kann die Beseitigung der stagnierenden Sekrete durch Ausspülungen des Vorhautsackes mit Desinfizientien (Kalium perm. usw.) zur Heilung der Balanitis und auch zum Verschwinden kleinerer Feigwarzen führen (vgl. Spontanheilung S. 157).

Entschließt man sich freilich in solchen Fällen zur Circumcision oder Dorsalincision, so ist es ratsam, alle Feigwarzen — auch die der Glans — chirurgisch zu entfernen.

Die geschilderte abwartende Behandlung hat auch in der Therapie der Condylome *intra graviditatem* ihre Berechtigung, über die in einem besonderem Abschnitte noch zu sprechen sein wird (s. S. 187).

Auch in den häufigen Fällen, in denen kein eitriger Prozeß der Nachbarschaft besteht, sondern lediglich die Anhäufung des *Smegmas* unter dem Präputium unsauberer Männer die Wucherung der Feigwarzen begünstigt, kann *Sauberkeit, Waschungen, hygienische Pflege* vorerst ein genügender Faktor der Behandlung sein, um zumindest in manchen Fällen eine Verkleinerung der Geschwülste oder gar Verschwinden zu fördern.

Zur Reinigung sind *Waschungen* mit möglichst *reizlosen Seifen* (Nivea-, Kaloderma-, Lanolinseife) oder eventuell unter Zusatz von *Desinfizientien*, wie Sublimat- oder Afridolseife und auch Reinigungen mit Benzin anzuraten.

Auf jeden Fall sind diese oder ähnliche prophylaktischen Maßnahmen nach chemischer oder chirurgischer Entfernung der Geschwülste fortzusetzen.

Außer den Seifenwaschungen sind Waschungen, Spülungen, Teilbäder mit schwachen *Sublimat*lösungen [GÉMY (c, d): 1 Teelöffel Liquor van Swieten auf 1 Tasse Wasser als Gliedbad, oder 3—4 Suppenlöffel auf ein Sitzbad] oder mit schwachem *Carbolwasser* (2%; DERVILLE) oder *Lotio nigra* (SEMON), *Borwasser*, Lösungen von *Zincum sulfuricum* oder *essigsaure Tonerde* empfehlenswert.

D'AULNAY, welcher die Kondylome auf die reizende Wirkung der *sauren Genitalsekrete* zurückführte rühmt den *Liquor de Labarraque* prophylaktisch und postoperativ als *neutralisierende* Spülung für urethrale und vaginale Sekretion (trockenes Calciumchlorid 1,0; krystallinisches Natriumcarbonat 2,0; Aqua destillata 4,5 (s. auch interne Therapie).

Als Schutz gegen fötide Infektion der Kondylome empfahl PINARD Einlegen eines *Wattebausches* mit *Salzsäure* ($^1/_{40}$) oder *Sublimat* ($^1/_{1000}$, s. oben) oder *Carbol* ($^1/_{50}$) auf die Gewächse und läßt die Watteauflage etwa dreistündlich wechseln.

Außer und neben diesen Waschungen und sonstigen feuchten Prozeduren können *austrocknende und desinfizierende Puder* zur Anwendung kommen. *Auch sie sollten nach jeder chemischen oder chirurgischen Beseitigung der Feigwarzen neben den Waschungen eine Zeitlang zur Desinfektion und Austrocknung angewandt werden; daneben hat natürlich sorgfältigste Beobachtung auf etwaige Rezidive einherzugehen.*

In Betracht kommen all die auch bei der Balanitis usw. -behandlung eingeführten *desinfizierenden und adstringierenden Puder* wie: Jodoform, *Noviform*, *Vioform*, *Euguform*, *Europhen*, *Jodol*, *Aristol*, *Dermatol*. *Bism. subnitricum*, *Xeroform* und viele andere. Zum Schutz gegen *Abklatschinfektion* an betreffenden Stellen können diese Puder oder nur Zink- und Reispuder benutzt werden. Auch die adstringierende Wirkung von Einpinselungen mit Lösungen *von Arg. nitr. Tr. Myrrhae*, *Tr. Ratanhiae* usw. beseitigt die Disposition und damit auch kleinere derartige Gewächse.

Immer ist zur Trockenhaltung das Einlegen von Watte oder Gaze erforderlich.

Ätzbehandlung. In der großen Mehrzahl der Fälle wird man aber entweder sofort oder nach einer Vorbereitung durch die angegebenen hygienischen Reinigungen und desinfizierenden Maßnahmen zu den Methoden der *direkten* Beseitigung der Gewächse greifen; in Frage kommt vor allem die Ätzung und die chirurgische Entfernung; im allgemeinen ist die spezielle Indikation durch die Ausdehnung der Feigwarzen gegeben. Bei kleineren Geschwülstchen ist — neben der auch hier bewährten chirurgischen Methode — die Ätzmethode, bei mittleren und großen vor allem die chirurgische Entfernung am Platze (über die unterstützende Wirkung eventuell allgemeiner Methoden oder Röntgenbestrahlung siehe die betreffenden Abschnitte). Oft kann Ätzung und chirurgische Abtragung kombiniert werden.

Als leichteres *Ätzmittel* stehen seit langer Zeit die *Summitates sabinae* (Sadebaumspitzen) an erster Stelle, häufig mit anderen Mitteln kombiniert und seit Jahrhunderten angewandt. SCHWEDIAUER empfahl:

    Pulvis Summ. sabinae,
    Alumin. pulv.
    (Pulv. ferri oxydat.) āā 10,0,
    (Cupri sulfurici 1,0).

Dieses und ähnliche Pulver sind täglich unter Abdeckung der Umgebung mit Zinkpaste und ähnl. aufzupudern oder mit Wasser — zu einem Brei verrieben — aufzutragen. Infolge der mumifizierenden Wirkung sind die mumifizierten Gewebe stets erst abzureiben, dann erst kann mit der Behandlung mit Summitates sabinae fortgefahren werden.

VIDAL DE CASSIS empfahl wegen des *Tannin*gehaltes Waschungen mit Rotwein und anschließend Einpuderung mit obigem Puder. Die adstringierende Wirkung des Tannins allein (pur oder mit Zinc. oxyd.) scheint uns für diese Ätzbehandlung wohl nicht ganz ausreichend zu sein, wohl aber leistet es gute

Dienste zur Prophylaxe und Nachbehandlung. Zur Ätzung kombiniert man es außer mit P. sabinae mit anderen Mitteln:

> Rp. Zinc. oxyd.
> Ac. tannicum
> Hg. chloratum mite āā (BLAISDELL).

Ebenso haben all die anderen oben angeführten Adstringentien (Aristol, Borsäure, Bism. subnitricum) nur eine recht geringe Wirkung (ARONSTAM). Nach dem Pulvis sabinae sind empfohlen *Salicylsäure* (pur. oder mit Zinc. oxyd. āā) (GOTTHEIL), besonders *Resorcin*, welches von JOSEPH sogar über die Summitates sabinae gestellt wird. Es gelangt entweder als reines oder gemischtes Pulver, oder im Salicyl-Resorcinkollodium oder entsprechenden Salben (BOECK) zur Verwendung. Falls die Wirkung des reinen Resorcins zu stark ist, soll es nur 2 Tage eventuell abwechselnd mit milden Salben (BRUHNS) oder Borwasserumschlägen (JOSEPH) benutzt werden. Anstatt Salicylsäure empfiehlt SELENEW *Ac. dijodo-salicylicum*: als Streupulver, per se oder mit 2—50% Talkum oder Amylum, oder als 8—10% Salbe oder Kollodium. Bei kleineren Kondylomen genügen 1—2 Einpinselungen.

Kalomel wird als 5% Kalomelpuder (SEMON) oder mit *Sublimat:*

> Pulv. sabinae
> Alumin. āā V partes
> Kalomel. 2,0
> Hydr. bichlor. 0,05

verwandt (LANGLEBERT, zit. nach D'AULNAY).

Sublimatkollodium empfehlen HODARA und HOULOUSSI BEHDJEL.

Von ausgesprochenen *Kaustika* finden hier die gleichen Mittel Verwendung, die auch bei der Behandlung der Verrucae gute Dienste leisten.

Thuyatinktur (Blätter der Thuya occid.: Alkohol im Verhältnis 3 : 6), das bekannte alte Warzenmittel empfiehlt BRESCHET auch gegen Kondylome; auch *Canthariden* als Tinktur oder Puder fanden Verwendung. — GAITHER verwendet *Extr. fluid. euphorbiae piluliferae* (s. Warzenkräuter) zur Nachbehandlung der Kondylome.

Nach der chirurgischen Entfernung betupften BOYS DE LOURY und COSTILHES mit Hg. bichlorat corr. 10,0 — Laudanum de Sydenham 10,0 Aqua ad 500.

Die *Essigsäure* gibt SCHOLTZ (d) als:

> Ac. salicyl. 2,0,
> Acet. glacial.
> Ac. carbol. liquef. āā 10,0,
> Alcohol. absol. 5,0

eventuell ex tempore mit Wasserstoffperoxyd *(Perhydrol)* gemischt; ebenso findet Essigsäure in MAURIAC und D'AULNAY Befürworter. Bei dieser und bei allen anderen kaustischen Methoden ist die Umgebung unbedingt mit Vaseline oder besser Zinkpaste zu schützen und das überflüssige Ätzmittel nachher mit Wattebausch abzutupfen, eventuell ist (s. oben Resorcin) auch hier eine Einpuderung mit mildem Puder (z. B. Borsäure, GOTTHEIL) oder Bedeckung mit Borsalbe anzuschließen.

Natriummethylat (MEINERI), ein weißes Pulver, wird mit Holzstäbchen aufgetragen und dann durch Nachtupfen mit Chloroform abgestumpft; die Wirkung ist allerdings nur bei kleinsten Feigwärzchen ausreichend.

Plumbum causticum geben TSCHERNOMORDIK (1890) und GOTTHEIL (1896), ebenso GERHARDT und BOCKHART (zit. nach JOSEPH):

> Plumbum oxydatum 0,25,
> Sol. cal. caustic. (33%) ad 7,5.

Auftupfen mit watteumwickelten Glasstäbchen. Innerhalb von 5 Min. verwandeln sich die Feigwarzen in eine schwarze breiige Masse, die man mit Watte wegwischen kann; Verband mit Jodoform und Bettruhe für wenige Stunden wird von den genannten Autoren angeraten. Meist genüge eine, seltener 2—3 Sitzungen.

Formalin. Besonders für ausgedehnte Condyloma acuminatum-Beete empfahlen THIM (1895) und JOSEPH Pinselungen mit reinem Formalin (Schering), die unter Umständen an mehreren Tagen zu wiederholen sind. Da die erste Applikation besonders schmerzhaft ist, wird zuvor eine Cocainpinselung angeraten. Sind die Nachschmerzen sehr stark, so kann mit kaltem Wasser gekühlt werden. Auch GAYLORD bestätigt diese Erfolge, betont freilich auch die große Schmerzhaftigkeit des Formalins. 5—10% Paraformkollodium geben JADASSOHN und UNNA (s. b. LEDERMANN).

Milchsäure wird sehr von WATSON (b) empfohlen. Gestielte Kondylome des Mannes werden mit der Schere abgetragen, die Basis mit Milchsäure geätzt; breit aufsitzende werden mit Kompressen mit einer 1%-Lösung bedeckt, oder von Zeit zu Zeit mit konzentrierter Lösung betupft. Daneben sind Sitzbäder mit *Cyllin* gut geeignet. Die Milchsäure führt bei allzu energischer Ätzung zu Reizung, bewirkt aber gewöhnlich die glatte Heilung nach WATSON schneller als jede andere Therapie.

ROSE (zit. bei LEDERMANN) ätzt mit *Chinolinbenzoylrhodanat.* Stark wuchernde Kondylome gehen bei täglicher Einpuderung innerhalb weniger Tage zurück.

Carbolsäure wurde von DE AMICIS (a), SEMON und vielen anderen empfohlen. DERVILLE erreichte unter anderen in einem Fall umfangreicher Condylomata acuminata bei einem 13jährigen Mädchen durch 20 Ätzungen fast völlige, durch 24 vollkommene Heilung. Die Methode ist wenig schmerzhaft; nach Abstoßung der geätzten Teile im Laufe von 2—3 Tagen kann die Ätzung wiederholt werden. Die Wirkung tritt sicher und schnell ein und ist in der Regel nach 3—4 Ätzungen pro Efflorescenz erreicht.

Chromsäure wurde 1857 von JOHN MARSHALL angeraten; sie wird von CADELL (Sol. ac. chrom. 6,4/28,0), MARCHAL DE CALVI, VERNEUIL (zit. nach D'AULNAY) und vielen anderen benutzt. D'AULNAY verwendet krystallinische Chromsäure, LAMANNA rühmt sie als bestes Mittel. JADASSOHN gibt anschließend Arg. Stift, wobei rotes Chromsilber entsteht. — Bei größeren Flächen ist aber wegen der Intoxikationsgefahr Vorsicht geboten, BELHOMME und MARTIN beobachten einen Todesfall.

Liquor ferri sesquichlorati wird im Anschluß an die Auskratzung gern gebraucht. Allein angewandt setzt es einen oberflächlichen Ätzschorf und geht nicht in die Tiefe (ebenso Höllenstein als Stift oder Lösung). Doch empfehlen BRUHNS und FINGER 2mal täglich Pinselungen.

Hg-Nitrat wird sehr warm von MARTIN empfohlen.

Jodtinktur empfiehlt FINGER.

Rauchende Salpetersäure *(Ac. nitric. fumans)* ist wegen zu starker Ätzung nur mit Vorsicht zu gebrauchen (vgl. Warzen). Von weiteren starken Ätzmitteln seien *Antimon* und *Chlorzink* genannt. Die älteren *Ätzpasten* (Pasta de Canquoin, Wiener Paste, Carbolsulfurpaste, Antimonbutter) sind in ihrer Wirkung nicht zu lokalisieren und daher heute in der Therapie der Feigwarzen ganz aufgegeben. SHOEMAKER gibt gegen Epitheliome nach der Auskratzung Einpinselung mit einer *Abrus-* oder *Jequirity-*Emulsion, welche durch Maceration der von der Rinde entblößten Bohne hergestellt wird. Analog der Warzenbehandlung können auch *Arsen-Hg-*Pflaster und -Salben (ZEISSL) auf die Kondylome aufgelegt werden. Bezüglich der Einpinselung mit Liquor Fowleri äußerlich s. oben S. 173.

b) Chirurgische Methoden. Im Gegensatz zu den Warzen, wo sie naturgemäß nur bei den filiformen in Betracht kam, wurde früher die *Ligatur* der spitzen Kondylome häufiger gebraucht. Unter anderem sahen DIDAY und DOYON Abfallen der Gewächse nach 2—3 Tagen. Viele Autoren unter anderem HEGAR und KALTENBACH legten bei großen Vulvakondylomen vor der Abtragung für einige Tage erst eine Ligatur. Diese zweizeitige Methode wurde für Kondylome in der Gravidität von D'AULNAY wegen der großen Blutungsgefahr in diesen Fällen immer gefordert (s. S. 188). Heute wird die Ligatur wegen der großen damit verbundenen Infektionsgefahr kaum noch geübt. JADASSOHN warnt dringend davor, ebenso FINGER, der 3mal dabei Tetanus auftreten sah, der sich erst nach Lösen der Ligatur zur Besserung wandte.

Unter den blutigen Methoden ist die Abkratzung mit dem *scharfen Löffel* die Methode der Wahl; sie ist überhaupt als die schnellste und — auch bei kleinen Kondylomen — einfachste Methode anzusehen. Ohne Lokalanästhesie ist sie — wenigstens bei kleinen Gewächsen — wenig, mit dieser gar nicht schmerzhaft. RILLE behandelt mit einem Puder (Resorcin, Amylum āā) vor und achtet darauf, daß dies Puder nicht nur auf die Oberfläche, sondern auch in alle Spalten der Gewächse gelangt.

Früher benutzte man zur Abkratzung eine gewöhnliche Kürette (PÉAN), eine scharfe schneidende Feile (DENTU), eine Scherenbranche (LEFORT); heute sind, wie gesagt, wohl allgemein scharfe Löffel verschiedener Größe in Anwendung.

Der Nachteil der Excochleation besteht — namentlich bei großen Papillomgewächsen — an den weiblichen Genitalien darin, daß nach dem ersten Löffelstrich starke Blutungen auftreten, welche das ganze Operationsfeld mit Blut und Gewebsfetzen überschwemmen und damit nicht nur die Basis der abgekratzten Papillome sondern auch andere kleiner Feigwarzen ganz der Beobachtung entziehen. Aus diesem Grunde soll die Auskratzung größerer Vulvakondylome stets bei den analwärts stehenden Gewächsen begonnen und abdominalwärts fortgesetzt werden.

Bei größeren Paketen ist ohne Äther-*Narkose* oder Chloräthylrausch nicht auszukommen (im Gegensatz zu RILLE); bei kleineren oder dem gewöhnlichen Condyloma acuminatum des Mannes genügt die Vereisung mit *Chloräthyl*. Diese Vereisung mit Chloräthyl hat einmal den Vorzug, daß das Chloräthyl blutstillend wirkt und, solange es einwirkt, die profuse Blutung vermindert und zweitens die Geschwulst so erhärtet, daß diese bei genügender Anspannung der umgebenden Haut durch den scharfen Löffel wie eine Erbse aus der Schote leicht entfernt werden kann. Diese Vorteile des Chloräthylsprays lassen es manchmal bei schwierigen Fällen am Anus oder den weiblichen Genitalien sogar ratsam erscheinen, neben der Allgemeinnarkose noch örtlich den Chloräthylspray zu applizieren, wodurch der Eingriff unter Umständen technisch sehr erleichtert werden kann.

Nach der Excochleation muß eine Ätzung mit Liquor ferri sesquichl., Carbolsäure, Milchsäure, Höllenstein, rauchender Salpetersäure (RILLE), Trichloressigsäure usw. angeschlossen oder die Verschorfung mit dem Galvano- oder Kaltkauter (s. dort) vorgenommen werden. Bei Anwendung des Galvanokauters nach vorheriger Chloräthylvereisung ist — wie stets — wegen der Explosionsgefahr Vorsicht geboten, das Chloräthyl eventuell erst mit sterilem Wasser abzuspülen (s. S. 95). VOERNER empfahl zur Blutstillung „Styptogan" (eine Kal. perm.-Paste).

Einpuderung mit einem der obengenannten Puder oder auch mit Pulvis sabinae (ZURHELLE) nebst sorgfältiger Beobachtung von Rezidiven bleibt immer noch einige Zeit notwendig.

Nächst der Auslöffelung kommt für geeignete kleinere und mittlere Gewächse die einfache Abtragung mit der *krummen Schere* (eventuell nach Novocain-Adrenalin-Lokalanästhesie), für größere Pakete eventuell die *Excision* in Lokalanästhesie in Frage. Die Wunden — namentlich größere an den der Infektion besonders exponierten Stellen an Vulva und Anus — sind durch Naht zu schließen. Freilich warnt BRUHNS vor lokalanästhetischen Einspritzungen, wegen der großen Gefahr der Mikrobenverschleppung aus den bakterienreichen Blumenkohlgewächsen in die Tiefe (!).

Früher spielten auch noch andere — zum Teil aus der oto-laryngologischen Polypenchirurgie entlehnte — Instrumente eine Rolle, die nicht nur auf dem speziellen Gebiet der Urethralkondylome (s. dort), sondern auch bei den Kondylomen der äußeren Haut zum Zerquetschen, Abschnüren, Abreißen der Gewächse benutzt wurden. (Polypenscheren zur Durchschneidung des Stieles, Polypenschlingen, Guillotine, Zangen, Schnürzangen, „serre noeud" usw.) In jüngster Zeit empfahl FONTANA (c) für diesen Zweck die Polypenzange nach VAN STRUJKEN-FARLOW, mit welcher ohne Schmerzen und große Blutung größere Kondylome gut entfernt werden konnten.

c) **Elektrophysikalische Methoden (Elektrolyse, Kaustik).** Für die elektrolytische und galvanokaustische oder diathermokaustische Zerstörung der Feigwarzen gilt sinngemäß das im gleichen Zusammenhang bei der Behandlung der Verrucae Gesagte.

Ihr besonderes Gebiet haben sich diese Methoden in der letzten Zeit in der Behandlung der — nicht gerade häufigen — Urethralkondylome erobert, wo auf diese Methoden auch näher eingegangen wird (s. S. 186).

An den äußeren Genitalien wird die *Elektrolyse* mit der Elektrolysenadel am negativen Pol und Stromstärken von etwa 1—4 M. A. als sicher, unschädlich und kaum schmerzhaft empfohlen (BRUHNS, HIRONDEL).

Die *Diathermokoagulation* mit ganz kleinen Kugelelektroden (indifferente Elektrode am Unterarm) empfehlen MADERNA und SCHÖNHOF, ebenso RILLE. Bei einem Stromdurchgang von 1—2 Sek. sind etwa 2—3 Sitzungen bei mittleren Condylomata acuminata nötig. FOSTER (Diskussion zu WARD) weist aber auf die starken ödematösen Schwellungen hin, die nach Diathermokaustik an Glans oder Vorhaut einzutreten pflegen und BRUHNS und KUMER betonen die starke Schmerzhaftigkeit der Kaltkaustik, falls nicht zuvor anästhesiert ist. SCHOENHOF pudert nach der Koagulation mit austrocknenden Mitteln (Tannin, Ac. salicyl., Pulvis sabinae āā).

Im besonderen gilt auch bei den Kondylomen das bei den Verrucae Gesagte: Die oberflächliche *Elektrodesikkation* mit sterilem Schorf ist bei allen mittleren und größeren Gewächsen wesentlich *ungefährlicher* als die tiefe Elektrokoagulation, bei welcher immer die Gefahr bleibt, daß Bakterien in dem nekrotischen Gewebe zur Wucherung gelangen und eine Infektion hervorrufen. Mann kann wohl sagen, daß diese Bedenken bei den mikrobenbeladenen macerierten Kondylomen noch mehr berechtigt sind. Wohl aber kann im Anschluß an die chirurgische Entfernung auf dem dann sterilen Terrain die Koagulation angeschlossen werden, wenn man nicht auch hierbei die Desikkation bevorzugen will. Jedenfalls ist die *Kaltkaustik großer Kondylompakete im Anschluß an eine ergiebige Excochleation ein wirksamer, ungefährlicher und empfehlenswerter Eingriff*, ohne vorherige Excochleation sollte sie nur als Desikkation mit Vorsicht angewandt werden. Selbstverständlich findet auch die chirurgische Diathermie *(Diathermieschlinge)* zur Beseitigung des Condyloma acuminatum Verwendung (BRUHNS).

Die *Chloräthylvereisung* der Feigwarzen übt M. SCHEIN. Durch den Spray wird die gesamte Oberfläche, die Basis, allenfalls auch der Stiel des Gewächses zum Erfrieren gebracht, während die Umgebung mit Watte oder Gaze abgedeckt wird. Sobald das Kondylom hart und weiß erscheint, ist die Prozedur beendet, der Kranke bleibt noch einige Minuten liegen; nach einigen Tagen stirbt das Condyloma acuminatum ab und fällt von selbst ab.

Hart gibt gegen vulväre und intravaginale Condylomata acuminata *Ultraviolett*-Bestrahlung mit der Hanaulampe und Lokalisatoren nach Winz. 10—20 Sitzungen, je 5—20 Min., FHD 20—25 cm beseitigen kleine und mittlere Gebilde und sind bei großen sehr gut als Vorbereitung eines chirurgischen Eingriffes geeignet, der dann ohne Anästhesie auszuführen ist.

d) Röntgenbehandlung. Unter den Studien über Kondylomtherapie nimmt in der letzten Zeit die Röntgenbehandlung sicher den größten Raum ein.

Zwar wurden Röntgenbestrahlungen schon früher vorgenommen (Wetterer, Chicotot), aber erst die günstigen Erfahrungen Winters (1919) regten zu eifriger Nachprüfung an.

Zu den günstig berichtenden Röntgentherapeuten gehören außer Winter Gal (1924): 6 Fälle (5 bei Gonorrhöe); Heilung nach 4mal 200 Fürstenau, 3 mm Al-Filter, 2 MA in Abständen von 2—3 Wochen; Lenk (1923), Stark (1921), Lawrence (1922), Howard Fox (c, d) (1924), Freund (1925), Stillians (1926), Tashiro (1927) und mehrfach Schönhof.

Schönhof (a, b, e) sieht die Vorteile der Röntgenbehandlung der Kondylome bei Mann und Frau 1. in der Möglichkeit, schwer zugängliche Stellen, z. B. vorderen Teil der männlichen Harnröhre, Phimose, Vagina zu bestrahlen; 2. in der langen Rezidivfreiheit von $^1/_2$—1 Jahr (in einem Fall sogar 5 Jahre); 3. in dem guten kosmetischen Resultat. Schönhof veröffentlichte unter anderem einen Fall von Condyloma acuminatum der Glans, welcher im Laufe eines Jahres 11mal excochleiert und schließlich mit Abtragung der Kondylome circumzidiert wurde und doch immer wieder rezidivierte, auf Röntgen aber prompt rezidivfrei heilte. Schönhof und Thelen empfehlen besonders die Röntgentherapie der Harnröhrenkondylome des Mannes durch Bestrahlung von der Penisunterseite her.

Von mehreren Autoren wird betont, daß nur Fälle mit großen ausgebreiteten, blumenkohlähnlichen Condyloma acuminatum-Beeten zur Röntgenbestrahlung geeignet sind, während kleinere Gebilde sich meist als ungeeignete Objekte der Bestrahlung erweisen (Matt, F. M. Meyer, Arzt und Fuss, Rost, Schreus, R. O. Stein, Tarchini). R. O. Stein (b) führt die relative Röntgenresistenz der *kleinen* Condylomata acuminata auf ihre Gefäßarmut zurück; von insgesamt 14 bestrahlten Fällen sind 6 geheilt, 5 gebessert, 3 unbeeinflußt (R. O. Stein).

Diese Ansicht, daß größere Kondylome dankbarere Objekte darstellen als kleinere, mag ihre Berechtigung haben, doch muß man betonen, daß — auch abgesehen von diesen Unterschieden — *in keinem Fall das Resultat* der Bestrahlung *vorauszusehen* ist, die Erfolge sehr wechselnd (Habermann und Schreus) sind und nach vielen Autoren im allgemeinen die Beeinflussung gering ist (Martenstein u. a.); zwar werden wohl große Beete kleiner und trockener, aber zum Verschwinden reicht der Effekt im allgemeinen nicht aus [Blumenthal (b)]. Bei Männern werden die Erfolge als unsicherer geschildert als bei Frauen (P. S. Mayer u. a.), vielleicht weil eben einzelstehende schlechter reagieren als größere Pakete, wenn man diese Auffassung als richtig unterstellen will. Andererseits können gerade ausgedehnte Pakete von Kondylomen unangenehme Überraschungen bringen. Martenstein sah nach 15 x mit 3 mm Al-Filter eine schwere jauchende Nekrotisierung von Beeten der Vulva.

Aus diesen bisherigen Erfahrungen und oben geschilderten verschiedenen Ansichten kann zur Zeit folgendes als Richtlinie geschlossen werden: *Bei ausgedehnten mächtig gewucherten Papillomen des äußeren weiblichen Genitales, deren chirurgische Entfernung infolge Gefahr einer stärkeren Blutung nicht möglich erscheint, mag es lohnen, einen Versuch mit Röntgenbestrahlung zu machen* (ARZT und FUSS). *Sieht man aber nach 1—2 Sitzungen keinen Erfolg, so ist die Bestrahlung zugunsten anderer Methoden abzubrechen* (ARZT und FUSS, MARTENSTEIN); ebenso sollte man sich bei der Bestrahlung damit begnügen, die *Hauptmasse* der Gewächse mit *Röntgen* zu beseitigen und kleinere *zurückbleibende* Condylomata acuminata mit *anderen* Methoden zu entfernen (scharfer Löffel, Pulvis sabinae). Bei nur leichter Rötung oder intensiver dunkler Pigmentierung der umgebenden Haut sind die *Bestrahlungspausen* unbedingt zu *verlängern*; denn gerade am Genitale ist *bezüglich Schädigungen die allergrößte Vorsicht geboten*. Eine auch nur leichte Spätschädigung (Teleangiektasien, Atrophie geringen Grades), wie man sie an oder um das Genitale gelegentlich zu sehen bekommt, wenn falsche Röntgentechnik vorausging, ist an diesen Stellen besonders riskant. Leichter wie an anderen Körpergegenden kann hier der ständige Reiz der Se- und Excrete, die Reibung der Wäsche usw. zu schweren Dauerschädigungen (Ulcus, selbst maligne Entartung) auf dem Boden dieser selbst leichten Spätschädigungen führen (ARZT und FUSS). Derartige Folgeerscheinungen ließen sich bei den harmlosen Condylomata acuminata keinesfalls rechtfertigen. Auch ist zu bedenken, daß bei der Lokalisation der Kondylome ein ausreichender Schutz der Ovarien oft nicht gewährleistet werden kann (MARTENSTEIN), so daß, wie nicht verschwiegen werden soll, manche Therapeuten (z. B. BRUHNS) von Röntgen ganz abraten oder die Bestrahlung nur als Ultima ratio anerkennen wollen (KUMER).

Technik. Bei der Bestrahlung der Condylomata acuminata der weiblichen Genitalien genügt meist eine ein-, selten zweifeldrige Bestrahlung, während am Penis meist mehr (2—4) Felder gegeben werden müssen; TARCHINI bestrahlt bei der Frau mit Bleiglaslokalisatoren oder Spekula.

Die angewandte Dosis beträgt meist 15 x unter 3—4 mm Al-Filter, Wiederholung nach 4—5 Wochen.

MARTENSTEIN und P. S. MAYER: 15 x, 3 mm Al, 6 Wochen Pause.
SCHREUS: 0,7 ED, 3—4 mm Al, 3 Wochen Pause.
HABERMANN und SCHREUS: 0,5—0,8 ED, 4 mm Al.
BLUMENTHAL: 12—18 x, 4 mm Al; bei $^1/_2$ ED: 14 Tage, sonst 4 Wochen Pause.
ARZT und FUSS: 7—8 H, 3—4 mm Al, 1—3 Serien in 4—6wöchentlichen Pausen.
R. O. STEIN: 7—8 H, 3 mm Al, mehrere Wochen Pause.
TARCHINI: 8 H, 2 mm Al, 1—3 Serien in 20tägigen Intervallen.

An die HED heran oder über diese hinaus gehen:
ROST: 20 x, 1 mm Al, Wiederholung nach 1—6 Wochen.
SCHOENHOF (1922): HED, 4 mm Al oder $^1/_2$ mm Zn.
STARK: 1 HED, 1—2 mm Zn.

Nach dem oben bezüglich der Gefahren Ausgeführten erscheint diese Bestrahlung mit Dosen um oder über 1 HED doch nicht ratsam und SCHOENHOF gab später (1931) nur Bruchteile: $^1/_3$—$^1/_2$ ED, 3 mm Al, 2—3mal.

Ganz zu schweigen ist von der alten Methodik CHICOTOTS aus den ersten Jahren (1911), welcher offenbar ohne Filter 5, 6, 7 und sogar 10 H mit Strahlen von 7—9 BW mit harter Chabaudröhre bestrahlte, ohne dabei eine Radiodermitis zu befürchten (?). Die Umgebung deckte er mit einem Bleiblech ab, aus welchem — ähnlich dem Multiplexverfahren, s. Warzen — die von den Kondylomen abgenommenen Abdrücke exakt herausgeschnitten waren.

Wohl aber kann nach Mißerfolg der oben empfohlenen Dosierung (15 x, 3 mm) oder auch von vornherein *eine Schwerfilterbestrahlung mit Teilen der HED* gewählt werden: 0,25—0,5—0,75 mm Zn, $^2/_3$—$^1/_2$ ED.

F. M. MEYER: Hochgefilterte, nicht zu kleine Dosen.
MATT: 0,75 mm Zn, 2,5 MA, 23 cm FHD, 25—30 Minuten Intensivreform 180 KV. 3—4 Bestrahlungen in Abständen von 3—4 Wochen. Später gab MATT nur 0,25 mm Zn mit entsprechend verkürzter Bestrahlungsdauer.
ERNST: 180 KV, 2 MA, 50 cm FHD, 0,5 mm Zn, 6 Min, $^1/_{10}$ ED, 3 Wochen Pause.

BLUMENTHAL gibt an, daß bei einzelstehenden Kondylomen unter Umständen $^1/_2$—$^3/_4$ HED *ohne Filter* genügt und ROSENTHAL sah gerade bei vegetierenden, luxurierenden, destruierenden Condylomata acuminata der Frauen mit ungefilteter Strahlung gute Erfolge. Daß starke Röntgenbestrahlungen — neben den in ihnen an sich liegenden Gefahren — auch zu maligner Entartung der Kondylome führen können, scheint ein Fall von MCDONALD zu beweisen.

Auf die Röntgenbestrahlung der *Larynx*papillome, die zur Zeit sehr in Aufnahme kommt, sei an dieser Stelle nur in Analogie verwiesen (SALOMON und BLONDEAU).

Die Rückbildung der Kondylome nach Röntgenbestrahlung wurde auch *histologisch* untersucht.

TARCHINI fand nach der *ersten* Bestrahlung *Vakuolisierung* sowie *Quellung des Protoplasmas* und *veränderte Färbbarkeit der Retezellen,* außerdem leichte *kleinzellige Infiltration* der Cutis; *nach der zweiten Bestrahlung* noch ausgesprochenere Veränderungen: Die obere Epidermis zeigte *gesteigerte Verhornung und Trockenheit,* die *Retezellen* waren vielfach in den oberen Lagen *nicht* mehr *färbbar* und zeigten *Schrumpfungen und Atrophie der Kerne, hyaline Körnchen und Tropfenbildung im Protoplasma,* namentlich der mittleren Anteile der Retezapfen, nur das Stratum basale war *unverändert;* in der *Cutis dichte kleinzellige Infiltration.*

TASHIRO fand nach der Röntgenbestrahlung *Verschwinden* der *Parakeratose, Degeneration der Capillarendothelien,* später Degeneration der *Stachel- und Basalzellen, Nekrose der Gefäßendothelien. Die Hornschicht wird dünner, das papilläre Ödem und die Stauung gehen zurück.*

Nach 1—2 Bestrahlungen *Pigmentablagerung* in der Papillarschicht, allmählich zunehmend. Die zuvor diffuse Zellinfiltration der Cutis beschränkt sich nach wiederholten Bestrahlungen nur auf Papillarschicht und die Umgebung der kleinen Gefäße in der Tiefe der Cutis. Ödem und Stauung in der Cutis gehen zurück.

Von der Anwendung von β-Strahlen bei Condyloma acuminatum sah DEGRAIS gute Erfolge. Mit *Röntgenin (Merck)* (nach Angaben der Firma nicht mehr hergestellt) infiltrierte Kondylome erweichten so, daß sie nach 1—2 Tagen einfach abgewischt werden konnten (WINKLER).

5. Die Behandlung der Kondylome an besonderen Lokalisationen.
(Klitoris, Vagina, Urethra, Mundschleimhaut.)

a) Klitoris. Bei den seltenen Kondylomen der Klitoris ist bei der Auskratzung oder Abtragung mittels Schere Vorsicht zu üben, damit die Erektilität des Organs nicht gestört wird.

b) Vagina. Innerhalb der inneren Genitalien der Frau sitzen die Kondylome vor allem dort, wo Sekret zu stärkerer Ansammlung kommt, also den hinteren Partien (hinteres Scheidengewölbe, hintere Muttermundlippe, hintere Scheidenwand); die Abtragung ist nach eventuellem Vorziehen der Portio mit scharfem Löffel oder krummer Schere, Polypenzange oder ähnlichen Instrumenten auszuführen und Ätzung mit Liquor ferri sesquichlor. usw. oder Galvano- und Kaltkaustik anzuschließen.

HART empfiehlt *Ultraviolettlicht* (s. d.).

c) Die Behandlung der Kondylome der männlichen Harnröhre. Die Feigwarzen der Harnröhre stellen zwar keine große Seltenheit dar, aber ein wesentlicher Teil verschwindet mit dem Sistieren des meist die Disposition abgebenden spezifischen oder unspezifischen Harnröhrenkatarrhs von selbst (s. S. 169), so daß auch gerade in der Urethra, wie im allgemeinen Teil auseinandergesetzt, die Beseitigung der disponierenden Faktoren, insbesondere die Heilung der oft konkomittierenden Gonorrhöe, schon einen wesentlichen Teil des Behandlungsplanes ausmacht.

Nur bei den Fällen, in denen die Kondylome persistieren, und hierzu gehören besonders die größeren blumenkohlartigen Bildungen, hat die Therapie die im folgenden bezeichneten Wege zur direkten Beseitigung der Kondylome einzuschlagen.

Beim Sitz der Feigwarze im Orificium externum urethrae ist das Gewächs mit der chirurgischen Pinzette vorzuziehen und dann am besten mit der gekrümmten Schere abzuschneiden oder mit dem Löffel zu entfernen. Ebenso gelingt es bisweilen, auch noch etwas tiefer, dicht hinter der Mündung sitzende bewegliche Gewächse, deren Spitze in der Harnröhrenmündung sichtbar wird, herauszuziehen und in dieser Weise abzutragen. Das gleiche gilt natürlich auch für die im Orificium erscheinenden Kondylome des Weibes, die auch geeignete Objekte für die *Diathermieschlinge* darstellen.

Die instrumentelle Entfernung der eigentlichen urethralen Kondylome — deren Sitz in den meisten Fällen die Urethra anterior ist — hat in ihrer Methodik im Laufe der letzten Jahrzehnte entsprechend der Entwicklung der Endoskopie verschiedene Stufen der Technik durchschritten; man kann die Methoden ohne die Benutzung des Endoskops, die einfachen ersten endoskopischen Methoden und die moderne endoskopische instrumentelle Technik unterscheiden.

1. *Methoden der Kondylomentfernung ohne Benutzung des Endoskops.* Selbstverständlich konnten und können diese älteren Methoden auch angewandt werden, nachdem die Diagnose und Lokalisation des Condyloma acuminatum im Endoskop festgestellt war, sie werden dann sogar leichter und sicherer zum Ziele führen; die operative Entfernung selber aber wird ohne Endoskop vorgenommen. Hierzu gehören in erster Reihe die Abkratzung mit der *Kürette*, z. B. von LEROY, die Ätzung der Papillome mit einem *Ätzträger* (Instrument von LALLEMAND). MARTIN benutzt bei besonders großen Gewächsen ein Bougie à boule, dessen Knopf an der Rückseite mit einer Ätzpaste bestrichen ist. Mit rascher Einführung wird der *Ätzknopf* bis inmitten der die Harnröhre verschließenden Kondylome geführt und durch Drehbewegungen in innigen Kontakt mit den Gewächsen gebracht.

Empfohlen wurde auch die „*Sondenmassage*", d. h. die Einführung eines starken Bougies, das man unter Umständen auch mit adstringierenden Substanzen bestrich, und anschließend die längere Massage der kondylomatösen Harnröhrenteile auf der Sonde. An die Massage kann die Einspritzung starker Argentum nitricum- oder Cuprum sulfuricum-Lösung angeschlossen werden.

Auch die *Einspritzung austrocknender Suspensionen* (Airol oder Bi. subnitricum 5,0—200,0 [KARVONEN]) oder *adstringierender* Resorcin- und Resorcin-Kollargollösung oder Kalium permanganicum-Lösung 1:3—4000,0 (ORO) wird therapeutisch per se oder wie die Kalium permanganicum- und Wismutlösung im Anschluß an die Entfernung zur Nachbehandlung angewandt. Diese Prophylaxe soll Rezidive verhindern können.

Als *Ätzmittel*, mit denen die Ätzmittelträger versehen werden können, sind Jod-Tr., Chromsäure, Argentum nitricum in erster Reihe zu nennen; natürlich können die Ätzungen auch im Anschluß an die anderen Methoden geübt werden, wofür MARK besonders *Trichloressigsäure* empfiehlt. Einen Übergang zu den primitiven endoskopischen Methoden stellt der Versuch dar, einen *dicken Endoskoptubus ohne Obturator* schnell in der Harnröhre ein- und vorzuschieben, wodurch die Kondylome mit Gewalt von der Wand abgerissen werden können.

Alle die bisher genannten Praktiken haben den großen Nachteil, daß durch das Arbeiten ohne Einblick und durch die mehr oder weniger energische brüske Einführung des Instrumentes Propagierung der Gewächse über die Schleimhaut der ganzen Urethra geradezu befördert wurde und sehr oft die Condylomata acuminata an der einen Stelle zwar beseitigt, dafür aber an vielen anderen implantiert wurden (JACOBSOHN). Zudem führten diese Verfahren auch bei besonders großen und schwer erreichbaren Tumoren nicht zum Ziele und es mußte dann die Ausschneidung breit aufsitzender Bildungen von außen mitsamt der Urethralwand in lege artis ausgeführter *Resektion* vorgenommen werden.

2. *Einfache endoskopische Verfahren.* Mit der Erfindung brauchbarer urethroskopischer Instrumente wurde nicht nur die Diagnose der Condylomata acuminata wesentlich erleichtert, sondern auch der Behandlung neue Wege gewiesen.

Die ersten Instrumente wurden derart verwandt, daß besondere *Endoskoptuben* konstruiert wurden, die entweder selbst mit *scharfen schneidenden Rändern* versehen oder an denen besondere schneidende *Ringe* angebracht wurden; hierher gehört z. B. eine von GRÜNFELD angegebene, dem otologischen Instrumentarium entlehnte „*Polypenkneipe*", bei der vor dem Ende des Endoskoptubus ein besonderer schneidender Ring eingeführt und durch einen Verbindungsdraht, das Gewächs abschneidend, auf das Endoskop zugezogen wurde; oder das „*Karunkulotom*" von FEDSCHENKO, bei dem zwei *konzentrische, mit schneidenden Seitenöffnungen versehene Endoskoptuben* so gegeneinander gedreht wurden, daß die Kondylome sich in den Fenstern fingen und durch die Drehung abgeschnitten wurden; oder das Endoskop von FÜRSTENHEIM, welches gleichfalls durch einen Seitenschlitz das Gewächs abkratzte.

Als eine weitere Methode aus dieser frühen Zeit ist das „*Tamponekrasement*" nach OBERLÄNDER [1] zu nennen, bei dem mit kleinen Stieltampons das im Endoskop festgehaltene Gewächs zerquetscht wurde.

3. *Die moderne endoskopische Technik.* Im Gegensatz zu den bisherigen Verfahren werden jetzt im Operationsendoskop die Instrumente von der Hand des Operateurs frei beweglich eingeführt, gelenkt und unter Kontrolle des Auges, wie bei dem Eingriff auf der äußeren Haut, angewandt.

Dementsprechend können jetzt auch alle an der äußeren Haut zur Kondylomentfernung benutzten Instrumente in besonderer kleiner, dem Lumen des Endoskops angepaßten Form von besonderer Handlichkeit verwandt werden.

Eine ausführliche Darstellung dieser modernen endoskopischen operativen Technik mit ausgiebiger Literaturangabe findet sich in dem Beitrag von KOLLMANN und MORGENSTERN [2], ARTUR LEWIN und GLINGAR: Die Endoskopie der männlichen Harnröhre (Wien: Julius Springer 1924). Dort findet sich alles über operative Urethroskopie Wissenswerte zusammengestellt; hier soll nur auf die speziellen, für die Kondylomentfernung wichtigen Verfahren kurz hingewiesen werden.

Die größeren *blumenkohl- und hahnenkammartigen Kondylome* der vorderen — und die selteneren der hinteren — Urethra sind in der Regel leicht zu erkennen, so daß zu ihrer Diagnose und Lokalisierung die *trockene Endoskopie* mit dem NITZE-OBERLÄNDER-VALENTINEschen Endoskop für die vordere Harnröhre oder mit den entsprechenden „trockenen" Tuben der Posteriorendoskope ausreicht. Alle etwas *flacheren*, weniger papillomatösen Gewächse aber machen — ebenso wie manche Urethralpolypen anderer Art — doch der Orientierung im trockenen Endoskop Schwierigkeiten, sie legen sich an der Wand an oder können leicht für Mucosafalten gehalten werden; in diesen unklaren Fällen ist dann doch die *Irrigationsendoskopie* zu Hilfe zu nehmen (Instrumente von GOLDSCHMIDT-SCHLENZKA und WOSSIDLO für die Anterior, das bewährte GOLDSCHMIDT-WOSSIDLOsche Instrument oder gute Cystourethroskope, wie die von ÖLZE oder GLINGAR, für die Posterior). Nach der Diagnose und Orientierung aber, welche das bessere Bild des Irrigationsendoskops ermöglichte, wird man zum therapeutischen Arbeiten dann lieber durch entsprechende Umschaltung und Abstellen der Irrigation mit „trockener" Endoskopie operieren, die für das chirurgische Vorgehen in den hier interessierenden Fällen einfacher ist (KOLLMANN und MORGENSTERN). Die Umstellung ist bei dem gebräuchlichsten GOLDSCHMIDT-WOSSIDLOschen *Endoskop* einfach auszuführen.

Vor Ausführung eines operativen Eingriffes ist die *Anästhesierung* der Harnröhre vorzunehmen. Für die Urethra *anterior* erfolgt dies in der Weise, daß eine Lösung von 1—5% *Novocain* oder 2% *Tutocain* in Mengen von 3—5 ccm mit der gewöhnlichen Neißerspritze in die Urethra injiziert, der Meatus mit

---

[1] OBERLÄNDER: Siehe Mh. Dermat. 10, 225.
[2] KOLLMANN u. MORGENSTERN: Dieses Handbuch XX/2, S. 178 (Papillome S. 232).

der Penisklemme verschlossen und die Flüssigkeit 5—10 Minuten in der Harnröhre belassen wird, wobei die Lösung durch leichtes Streichen möglichst über die ganze Schleimhaut verbreitet wird. Zur Anästhesie der *hinteren* Harnröhre empfiehlt LEWIN in gleicher Weise mit etwa 10 ccm der 1%igen Novocain nitricum-Lösung zu beginnen, einige Minuten zu warten, bis der Sphincter erschlafft ist und dann noch zwei weitere Neißerspritzen mit demselben Medikament — im ganzen also 30,0 ccm — in die Harnröhre über den Sphincter hinaus zu injizieren; GLINGAR bringt einige Kubikzentimeter der — stärkeren — 5%igen Novocain- oder der 2%igen Tutocainlösung mittels des Guyonkatheters in die Urethra posterior.

Operationsinstrumente. Bei der Ausführung der *trockenen* Endoskopie der Anterior mit dem OBERLÄNDER-VALENTINEschen Endoskop oder ähnlichen Instrumenten werden *scharfe Löffel, Curetten, Scheren, Zangen und Ätzsonden* (mit den obengenannten Chemikalien), ferner *Schnürschlingen* usw. gebraucht; zur *Galvanokaustik* benutzt man feine lange spitz zulaufende Brenner, die durch Schließen eines Kontaktknopfes am Kautergriff zum Glühen gebracht werden, für die *Elektrokaustik* ebenfalls ähnliche lange Ansätze mit spitzen oder kugeligen Enden [1].

Im *alten* GOLDSCHMIDTschen *Irrigationsendoskop* hat GOLDSCHMIDT für operative Zwecke einige Instrumente konstruieren lassen, die eine operative Verwendung auch dieses Apparates gestatten; so kann eine von außen zu entleerende Pipette zum *Einträufeln* von Flüssigkeit an dem Instrument angebracht oder ein *galvanokaustischer Brenner*, eine *Elektrolysenadel* durch einen Zahntrieb, bei dem SCHLENZKAschen Modell des GOLDSCHMIDTschen Urethroskops mittels einer Schlittenvorrichtung geführt werden. LOHNSTEIN versah das GOLDSCHMIDTsche Urethroskop mit einer Curette; da aber alle diese Instrumente, von der Optik des Posteriorendoskops behindert, nur durch Vor- und Rückwärtsschieben beweglich waren, so blieben die operativen Möglichkeiten hinter den Erfordernissen zurück.

Eine Verbesserung brachte das WOSSIDLOsche Instrumentarium zur Behandlung der hinteren Harnröhre [2], bei dem auf die vorzuschiebende Optik ganz verzichtet und vor das äußere Tubusende ein Verschlußfenster gesetzt wurde. Hierdurch haben die Instrumente nicht nur die Möglichkeit der Vor- und Rückwärtsbewegung, sondern es steht ihnen — wie im OBERLÄNDER-VALENTINE-Urethroskop — der ganze Hohlraum des Tubus zur Verfügung.

In anderer Weise wird die Aufgabe durch das HEYNEMANN-*Instrumentarium* [3] gelöst, bei dem die verschiedensten Instrumente, *spitze Sonde, Curette, Papillotom, galvanokaustischer Brenner* fest am *vorderen Ende* der Urethroskop-*Optik* aufgesteckt und mit einer Hand mit dem Instrument dirigiert werden. PRAETORIUS hat auch eine *Koagulationselektrode* für dieses Instrument angegeben; mit dem HEYNEMANNschen Instrument ist von allen Spülendoskopen der Posterior das leichteste, sicherste und schnellste Arbeiten auch für den weniger Geübten möglich, da das Operationsinstrument fest im Gesichtsfeld steht.

Eine weitere Lösung brachten die *Urethrocystoskope*, von denen an dieser Stelle nur das GLINGARsche erwähnt sei. Hier sind beim Arbeiten unter Irrigation (das Instrument ist wie die meisten neueren sowohl „trocken" als unter Spülung verwendbar) wie beim Cystoskop nur biegsame Instrumente, also vor allem biegsame, spitze und stumpfe Galvanokauter und vor allem die Koagulationssonde verwendbar. Die Instrumente können analog der Blasenkoagulationssonde nur vor- und zurückgezogen, nicht seitlich bewegt werden.

---

[1] Abbildung GLINGAR S. 7.
[2] Abbildung dieses Handbuch XX/2, S. 187.
[3] Abbildung dieses Handbuch XX/2, S. 189.

An dieser Stelle sei einiges über die *Kaustik der Kondylome* ausgeführt, welche bei den Blasenpapillomen in der letzten Zeit die beherrschende Methode geworden ist und von BAK, LASKOWNICKI, GLINGAR und einer großen Zahl anderer Operateure auch für die Harnröhrenkondylome als *Methode der Wahl* empfohlen wird.

Der *Kaltkauter* führt rascher zum Ziel als der *Galvanokauter*, gehört aber mehr in die Hand des Geübten. Bei der *Galvanokaustik* geht der Wirkungsbereich des koagulierenden Brenners nur wenig über die direkt berührte Fläche hinaus, während der *Hochfrequenzstrom* eine beträchtliche Tiefenwirkung verursacht. Diese Tiefenwirkung ist aber bei den meisten kleinen Harnröhrenkondylomen leicht eine zu hochgradige; zudem gleitet der elektrokaustische Brenner leicht auf die Nachbarschleimhaut aus. Hierbei kann der Patient unter den allgemeinen Sensationen der Urethroskopie die Kauterisation gesunder und papillomatöser Stellen nicht so gut auseinanderhalten wie etwa auf der Blasenschleimhaut.

Um eine bestimmte Stelle mit dem Kauter zu treffen, kann man entweder auf das in der Mitte des Gesichtsfeldes eingestellte Kondylom während des Vorschiebens des Kauters zielen oder man schiebt zunächst den Kauter in das Lumen der Harnröhre vor, bis die Kauterspitze gut sichtbar ist und bewegt jetzt das ganze Instrument so, daß das Kauterende auf das Kondylom zu liegen kommt. Dann wird der Strom geschlossen; das Aufsteigen von Gasblasen beweist die Wirkung; bald sieht man den weißen Koagulationsschorf, wobei man zur besseren Übersicht die Kauterspitze aus dem Gesichtsfeld zieht und, falls das Ergebnis nicht zufriedenstellend erscheint, die Kaustik dann an der gleichen oder benachbarten Stelle wiederholt. Anschließend kann mittels dünnen Ureterkathetern eine Ätzung mit *Trichloressigsäure* (vgl. E. JOSEPHs Behandlung der Blasenpapillome) folgen. Mangels eines kaustischen Instrumentariums ist auch die *Elektrolyse* der Urethralkondylome zu empfehlen. EHRMANN (b) durchsticht Stiel oder Basis mit der Elektrolysenadel und läßt einen Strom von 3—5 MA 10 Minuten lang einwirken. Das Gewächs stößt sich dann in der bekannten Weise ab. Bei ausgedehnter Papillomatose empfiehlt EHRMANN erst Abkratzung und anschließend Elektrolyse des Grundes. Die Elektrolyse habe vor der Galvanokaustik den Vorteil, daß sie keine Reaktion hervorrufe und keine Narben bilde. Für spitze Kondylome des vorderen Harnröhrenabschnittes empfehlen SCHOENHOF und THELEN *Röntgen*bestrahlungen von der Unterseite des Penis.

d) Die Kondylome des Mundes und Ohres. Von den *Kondylomen des Mundes und Ohres* sind die kleinen am *Lippenrot, der Schleimhautseite der Lippe oder am Meatus auditorius externus*, am besten in der üblichen Weise durch Excochleation nach Chloräthylspray zu entfernen. Ätzungen mit Milchsäure müssen wegen des schwierigen Schutzes der Umgebung nur mit größter Vorsicht gemacht werden. Die im *Gehörgang* lokalisierten Gewächse sind mit den üblichen otologischen Methoden (Polypenschlinge, eventuell Galvanokaustik) zu entfernen. Bei ausgedehnter Papillomatose der *Zunge* schließt DAHMANN an die chirurgische Abtragung die Ätzung mit Salpetersäure oder Elektrokoagulation an. BERGER nimmt Excision des Papilloms mit einem Stück umgebender Schleimhaut und Muskelsubstanz vor (wegen der Gefahr später maligner Entartung). *Gestielte* Papillome der Wangen, Gaumenbögen und Zäpfchens sind am besten mit der Pinzette abzuheben und mit der Schere abzutragen; auch hier kann eine vorsichtige Ätzung oder Kaustik angeschlossen werden. *Größere breitbasige* Gewächse am Gaumen und Tonsillen sind mit Tonsillotomen, Ringmessern, Guillotine, Schere abzutragen, die Basis zu ätzen oder zu brennen.

Tumorartige Gewächse der Lippen und Kommissuren werden mit dem großen scharfen Löffel abgetragen, der Grund geätzt. Eventuell könnte hier ein Versuch mit *Röntgen* lohnend erscheinen.

Papillome des Pharynx werden ebenso wie die gleichartigen Gebilde des Larynx mit der Curette entfernt; eventuell kann auch hier Röntgen einsetzen, das sich bei den Larynxpapillomen schon Eingang in die Therapie verschafft hat.

e) Die Behandlung der Kondylome während der Schwangerschaft. Durch den verstärkten Fluor während der Gravidität und durch die Kongestion im Bereich der Genitalien entstehen während der Schwangerschaft succulente, blutreiche, umfangreiche Kondylomwucherungen, welche bei der Excochleation oder Excision die Gefahr großer unstillbarer Blutungen bringen und zu alledem durch die sehr ausgesprochene Neigung zu Rezidiven ein sehr wenig dankbares Objekt der Behandlung darstellen. Da andererseits erfahrungsgemäß selbst die stärksten und üppigsten in der Schwangerschaft entstandenen Wucherungen — wenn auch natürlich nicht mit absoluter Sicherheit — nach der Entbindung schrumpfen und verschwinden können, so wurde die Berechtigung einer Behandlung dieser Gewächse intra graviditatem und die Wege, welche einzuschlagen wären, schon seit langem ein Gegenstand der Diskussion (THIBIÈRGE, PORAK).

Die erste größere Aussprache fand in der *Pariser chirurgischen Gesellschaft* schon am 6. und 13. März 1872 (vgl. D'AULNAY) statt. Eine Anzahl Redner nahm den Standpunkt ein, daß die mikrobenreichen, sekretbedeckten Geschwülste beachtenswerte Gefahrenquellen und Infektionsherde darstellten und zudem die große Gefahr schwerer Spontanblutungen in sich trügen (GUÉRIN, CHARPENTIER). Die Gewächse wären daher auf jeden Fall so schnell und so radikal als möglich aus dem Bereich des Genitaltractus der Schwangeren zu entfernen (VELPAU, PAMARD, TILLAUX, DESPRÈS, zit. bei D'AULNAY). DESPRÈS konnte in solchen Fällen 6mal operieren, ohne daß ein Abort eintrat. Demgegenüber wird von den Gegnern der Operation (DEPAUL, BLOT, TARNIER, TRÉLAT) betont, daß 1. die unvermeidlichen, großen, diffusen *Blutverluste* bei der Entfernung der Kondylome eine schwere Gefahr für die Schwangere wären, 2. daß durch Eindringen der zahlreichen Bakterien in die Lymphbahnen die Möglichkeit von *Lymphgefäß- und Lymphdrüsenentzündung* heraufbeschworen würde, 3. doch öfter infolge solcher Eingriffe *Aborte* einträten und man schließlich 4. intragraviditatem nie vor *Rezidiven*, deren Größe man gar nicht voraussagen könne, sicher sei.

VELPAU hatte bei einer Operation einen, GAILLET unter drei Operationen drei Aborte.

Im allgemeinen hat sich seit langem dieser konservative Standpunkt bei den allermeisten Autoren durchgesetzt (JADASSOHN) *und man schiebt energischere Behandlungsmethoden bis nach der Entbindung auf, falls sie dann überhaupt noch notwendig seien und nicht vielmehr die meisten Geschwülste zu diesem Zeitpunkt spontan verschwunden sein sollten.*

Zur konservativen Behandlung liegen verschiedene Vorschläge vor: PINARD läßt Umschläge mit Sol. Chloralhydrat 1,0:40,0 machen, PORAK gibt Pinselungen mit 2—4% Argentum nitricum oder auch stärkere Mittel wie Chromsäure und Hg-Nitrat; in der Geburtsperiode läßt er Waschungen mit 1% Argentum nitricum vornehmen.

Daneben greifen jedenfalls auch hier die zahlreichen desinfizierenden und austrocknenden Umschläge und vor allem *Puder* ein, welche oben geschildert wurden und mit denen es in den meisten Fällen wohl möglich ist, gefährliche Infektion und bedrohliche Größe der Geschwülste hintanzuhalten.

Gelingt es ausnahmsweise nicht, mit diesen Maßnahmen eine Austrocknung oder wenigstens gewisse Einschränkung der Maceration zu erreichen und liegt andererseits septisch putrider Zerfall noch nicht vor und ist die Größe der Tumoren so erheblich, daß sie ein Geburtshindernis abgeben könnten, so bleibt die operative Entfernung unvermeidlich. In Frage kommt nur der scharfe Löffel zur *Excochleation*, welche bei übergroßen und zu zahlreichen Gewächsen zweckmäßigerweise in mehreren Sitzungen vorzunehmen ist. Die von D'AULNAY vorgeschlagene zweizeitige Methode der *Ligatur* mit nachfolgender Abtragung ist heute wegen der großen Infektionsgefahr der Ligatur völlig verlassen (JADASSOHN).

Nach dem bei dem Abschnitt *Elektrokaustik* erwähnten Einwand wird man gerade bei luxurierenden Kondylomen der Schwangeren die Gefahr einer Bakterienverschleppung und Lymphangitis bei der tiefen *Diathermokoagulation* sehr beachten und diese Methode hierbei am besten außer acht lassen, wohl aber kommt das *diathermische Schneiden* mit der Diathermieschlinge, Diathermiemesser (WUCHERPFENNIG), Akusektor usw. zum Abschneiden der Gewächse in Betracht.

Röntgenbestrahlung wird, angesichts der Unmöglichkeit, die Frucht vor der Strahlung wirksam zu schützen, während der Gravidität nicht in Erwägung zu ziehen sein.

Wenn freilich durch septischen Zerfall der Gewächse der chirurgische Eingriff kontraindiziert, andererseits die Gefahr der ascendierenden Infektion mit allen schweren Folgen gegeben ist, muß unter Umständen der *Kaiserschnitt* ausgeführt werden; der einzige bekannte Fall ist der von PROCHOROW veröffentlichte; während WIESE die *supravaginale Amputation des graviden Uterus* im 5. Monat vornehmen ließ, welcher dann die Totalexstirpation der kondylomatösen Vulva angeschlossen wurde.

Literatur.

ABRAHAM: (a) Seborrhoische Warze (engl.). Dermat. Ges. Großbritannien u. Irland, 23. Okt. 1895. Brit. J. Dermat., Dez. 1895. (b) Warzen der Lippe (engl.). Dermat. Ges. Großbritannien u. Irland, 24. Okt. 1900. Brit. J. Dermat., Dez. 1900. — ABRAMOWITZ: Verrucae planae juveniles (engl.). Arch. of Dermat. 14, 584 (1926). — ADAMS: Xeroderma pigmentosum. J. of cutan. Dis. incl. Syph., Okt. 1907. — AJA, SAINZ DE: Behandlung der spitzen Kondylome mit intravenösen Tartarus stibiatus-Injektionen. Soc. españ. Dermat. y Siph., Febr./März 1919. Ref. Arch. f. Dermat. 137, 174 (1921). — ALLAN: The New-York Postgraduate, Mai 1901. — ALLAN, C. W.: Ein Vergleich der Phototherapie, Radiotherapie und der Anwendung der Hochfrequenzströme bei Hautkrankheiten. J. amer. med. Assoc., 30. Juli 1904. Ref. Mh. Dermat. 40, 62 (1905). Disk. BULKLEY. — ALLEN: Ein Fall von papillomatöser Harnröhrenentzündung (engl.). Amer. J. Dermat. a. genito-urin. Dis. 1905, Nr 2. — ALLESSANDRO: Ein Fall von Elephantiasis des Beines mit Papillombildung des Fußes infolge von Erysipel (ital.). Policlinico 1896, No 4. Ref. Mn. Dermat. 24, 49. — ALPAR: Ausgebreitete perianale papillomatöse Wucherungen bei einem Mann (ung.). Ung. dermat. Ges., 26. Jan. 1899. Mh. Dermat. 28, 413 (1899). — ALTSCHUL, TH.: Zur Behandlung der Warzen und insbesondere der Verrucae aggregatae. Prag. med. Wschr. 1888, Nr 48. Ref. Arch. f. Dermat. 1889, 266. — ALVARENHA-LAVRAS: Traitement des verrues. J. des Pract. 1907, No 27. Ref. Mh. Dermat. 45, 367 (1907). — AMANN, W.: Ein Fall von spitzen Kondylomen in der Mundhöhle. Inaug.-Diss. Köln 1919. — AMICIS, T. DE: (a) Dei condilomi acuminati in rapporto alla sifilide e loro trattamento coll ac fenico. Morgagni 1867, Nr 3. (b) Sulla verruca volgare. Giorn. ital. Sci. med. 1898, No 12, 453, u. Ric. bacteriol. s. verr. volgare. Giorn. ital. Mal vener. 1898, H. 3. (c) Papilloma neuroticozosteriforme bilaterale der Unterextremitäten (ital.). Festschrift für NEUMANN. Leipzig: Franz Deuticke 1900. — AMSTER: Fibropapillomatöse Wucherungen am Fußrücken. Schles. dermat. Ges., 28. Nov. 1925; Zbl. Hautkrkh. 19, 362 (1926). — ANCELET: Progrès méd. 12. Nov. 1858. — ANDERS: Diskussionsbemerkungen zu BUSCHKE u. LÖWENSTEIN (b). — ANDERSSON: Warzen an der Lippenschleimhaut. Dermat. Ges. Stockholm, 31. März 1904. Ref. Mh. Dermat. 89, 269 (1904). — ANTONELLI: Eine Varietät von Neubildung und von papillomatösen Vegetationen und ihre Beziehung zu einigen Mikroparasiten (ital.). Dermosifilograf. Klin. Univ. Roma 1905, H. 1. Ref. Mh. Dermat. 40, 609. — ARMSTRONG: (a) s. OLSON (a). (b) Ein Fall von gonorrhoischen Warzen des Gesichts erfolgreich behandelt mit Vaccine (engl.). Lancet **1913**, 1382. Ref. Arch. Dermat. **117**, 769 (1914). — ARNDT: Flaches Epitheliom der Rückenhaut. Berl. dermat. Ges., 12. Nov. 1907. Ref. Dermat. Wschr. **45**, 545 (1907) u. Dermat. Z. **15**, 129 (1908). — ARNING: Behandlung der Warzen mit Kreolinbädern. Arch. f. Dermat. **99**, 471 (1909). — ARONSTAM, NATH.: Papilloma giganticum der Genitalien. Dermat. Z. **1906**, H. 8, 546. — ARZT u. FUSS: Röntgenhauttherapie. Wien u. Berlin: Julius Springer 1925. — ASTRUC: De morbis veneriis. Libri sex. Parisiis 1738. — AUBERT: Vegetationes der Vagina und des Collum uteri. J. Mal. cutan. et Syph. **1892**, 343. — AUDRY, CH.: (a) Über Mastzellen. Dermat. Wschr. **22**, 393 (1896). (b) Verrucae digitatae auf einem Naevus pigmentosus. J. Mal. cutan. et Syph. **1905**, H. 6. (c) Verrues médianes du dos de la langue. Ann. de Dermat. **10**, 229 (1929). — D'AULNAY, R. D.: Traitement des végétationes génitales chez la femme. J. Mal. cutan. et Syph. **1893**, 298. — AYRES, S. jr.: Radium in treatment of subungual verrucae. Arch. of Dermat. **5**, 748 (1922).

BABÈS: Les Bactéries; s. CORNIL und BABÈS. — BAER, TH.: Ein Fall von Warzen mit Vaccine behandelt. Verslg südwestdtsch. Dermat. 13.—14. Nov. 1926. Zbl. Hautkrkh. **22**, 28 (1927). — BÄRENSPRUNG, V.: Beiträge zur Anatomie und Pathologie der menschlichen Haut. Leipzig: Breitkopf 1848. — BAGICALUPO, J.: Sur l'importance des spirochêtes en pathologie humaine. C. r. Soc. Biol. Paris **99**, 1622 (1928). Ref. Zbl. Hautkrkh. **30**, 30 (1929). — BAK: Über ausgebreitete Harnröhren-Condylomata. Venerol. (russ.) **6**, 44 (1929). — BAKKER: Geneesk. Tijdschr. Nederl.-Indië **58**, 563 (1918). — BALZER: Des verrues séborrheigues ou v. plates de la vieillesse. Ann. de Dermat. **2**, 535 (1881). — BANDI u. SIMONELLI: Über die Anwesenheit der Spirochaeta pallida in sekundär syphilitischen Manifestationen usw. Münch. med. Wschr. **1905**, Nr 35. — BARCAT, J.: (a) Flache Warzen; Bestrahlung mit Radium (frz.). Diskussion DANLOS, BELLOT. Bull. Soc. franç. Dermat., 7. Juli **1910**, 172. (b) Le radium en dermatologie. Presse méd. **12**, 106 (1922). — BARNEWITZ: Papillom der Kopfhaut. Essen. dermat. Ges. 15. Jan. 1927; Zbl. Hautkrkh. **23**, 163 (1927). — BARRIO DE MEDINA: Flache juvenile Warzen. Med. ibera **1922**, No 222, 96. Ref. Zbl. Hautkrkh. **5**, 30 (1922). — BARTHÉLEMY: Congrès franç. Méd. Nancy 1896. — BARUCH: Über Fehldiagnosen des Peniscarcinoms mit spezieller Berücksichtigung des Acanthoma callosum. Bruns' Beitr. **95**, 221 (1915). — BATHURST, WILL.: Maligne Entartung von fehlerhaften Bildungen der Haut und ihre Behandlungsweise. Med. Rev. of Radiol. **27**, 271 (1921). Ref. Zbl. Hautkrkh. **20**, 347 (1921). — BAUMÈS: Précis théorique et pratique sur les maladies vénériennes. Lyon 1840. — BAZIN: (a) Lecons théoret. et clin. sur les affections cutanées. (b) Lecons théoret. et clin. sur les syphilis et les syphilides. Paris 1866. — BECK, C. S.: Lungenschwindsucht und Hautkrankheiten. Mh. Dermat. **45**, 125 (1907). — BEHRMANN: Allgemeines und Spezielles zur Lehre von der Prophylaxe unter besonderer Berücksichtigung einiger Hautkrankheiten usw. Über die Arsenwirkung bei den verschiedenen Dermatosen. Wien. klin. Wschr. **1904**, Nr 24/27. Ref. Mh. Dermat. **40**, 50 (1905). — BELHOMME u. MARTIN: Traité prat. de pathologie syphilitique et vénérienne, p. 638. Paris 1864. — BELL: Traité de la gonorrhée virulente et de la maladie vénérienne; traduit par Bosquillon. Paris 1802. Zit. nach A. MARTIN. — BELLOT: Diskussion zu BARCAT (a); s. auch DEGRAIS und BELLOT. — BENJAMINS: Z. Ohrenheilk. **66**, 117. — BERDE, V.: Kasuistische Beiträge der nichtvenerischen Genitalerkrankungen. Dermat. Wschr. **1930** I, 370. — BERGER: Die Papillome der Zunge. J. des Pract. **1905**, No 1. — BERGER, D.: Intramuskuläre Einspritzungen von 10% Hg salicyl-Emulsion zur Behandlung von Warzen. Russk. Vestn. Dermat. **6**, 368 (1928). Ref. Zbl. Hautkrkh. **29**, 74 (1929). — BERGH, R.: Ärztlicher Bericht vom Vestre-Hospital Kopenhagen im Jahre 1893. Ref. Mh. Dermat. **20**, 446 (1895). — BERNA, K.: Zur Kontagiositätsfrage der Warzen und spitzen Kondylome. Inaug.-Diss. Straßburg 1890. — BERNUCCI: Über Innervation von Condylomata acuminata. Arch. Sci. med. **51**, 211 (1927). Ref. Zbl. Hautkrkh. **27**, 760 (1927). — BERRY: Case of papillom. plantare. J. of cutan. Dis. 22. Mai **1904**. — BERTERAUD: Traité des malad. vénériennes. Paris 1852. Zit. nach MARTIN. — BESNIER und DOYON: Pathologie et traitement des maladies de la peau. Französische Übersetzung des KAPOSISCHEN Lehrbuches der Hautkrankheiten, 2. Éd., p. 46. Paris: Masson & Co. 1891. — BEZECNY, R.: (a) Papillomatosis cutis maligna. Arch. f. Dermat. **161**, 569 (1930). (b) Condyloma acuminatum. Dtsch. dermat. Ges. C. S. R., 14. Febr. **1932**. Zbl. Hautkrkh. **41**, 419 (1932). — BIACH: Zur Epithelfaserfärbung. Dermat. Wschr. **49**, 191 (1909). — BIBERSTEIN, H.: (a) Versuche über Immuntherapie der Warzen und Kondylome. Klin. Wschr. **1925**, Nr 14, 638. (b) Immuntherapie der Warzen bei Mensch und Tier. Internat. dermat. Kongr. Kopenhagen 1930. (c) Fortschritte in der Behandlung der Warzen und spitzen Kondylome. Ther. Umfrage. Dermat. Wschr. **1931**, Nr 49, 1899. (d) Die Immuntherapie der Warzen und Kondylome. Klin. Wschr. **1932**, Nr 24, 1021. — BIBERSTEIN, H. u. SÜSSENBACH: Zur Therapie der Hautpapillomatose des Rindes. Tierärztl. Rdsch. **1931**, Nr 4. — BIBL: Seltene Formen von Peniskrebs. Bruns' Beitr. **137**, 228 (1926). — BIDDLE: Diskussion zu TROXELL. BIDENKAP: s. ÖWRE. — BLAISDELL, J.: Case histories in dermatology. Urologic Rev. **1925**, No 28, 29. — BLANCK: Eine einfache Methode, Warzen schmerzlos und ohne erhebliche Narbenbildung zu entfernen. Dtsch. med. Wschr. **1923**, 855. — BLASCHKO, A.: (a) Junger Mann mit planen Warzen an der Stirn und papillärer am Mundwinkel. Berl. dermat. Ges., 2. Febr. 1904. Mh. Dermat. **38**, 230 (1904). (b) Diskussion zu GEBERT (a). (c) Diskussion zu LASSAR. (d) Diskussion zu SAALFELD (a). (e) Gewerbliche Hautkrankheiten. Handbuch der Arbeiterkrankheiten. 1907. Ref. Mh. Dermat. **46**, 98 (1908). — BLENDERMANN, L.: Eine einfache Methode, Warzen schmerzlos und ohne erhebliche Narbenbildung zu entfernen. Dtsch. med. Wschr. **1923**, 650. — BLEYEL, VAN: Z. Ohrenheilk. **68**, 177. — BLOCH, BRUNO: Heilung der Warzen durch Suggestion. Klin. Wschr. **1927**, 2271, 2320 und Diskussion zu SACK: 14. Kongr. dtsch. dermat. Ges. Dresden, Sept. 1925. — BLOCH, IWAN: Einige Mitteilungen aus der dermatologischen Praxis. Allg. med. Ztg **1898**, Nr 99. Ref. Mh. Dermat. **28**, 332 (1899). — BLUMENTHAL, FR.: (a) Frau mit Pemphigus foliaceus. Berl. dermat. Ges., 10. März 1908. Mh. Dermat. **46**, 330 (1908). (b) Strahlenbehandlung der Hautkrankheiten. Berlin: S. Karger 1925. — BONJOUR: (a) A propos des verrues. Leur étiologie demonstrée par les guérisons par la suggestion. Schweiz. med. Wschr. **54**, 748 (1924). (b) La guérison des condylomes par suggestion. Schweiz. med. Wschr. **57**, 980 (1927); Presse méd. **36**, 61 (1928). (c) Influence of the mind on the skin. Brit. J. Dermat. **41**, 324 (1929). — BONJOUR DE RACHEWSKY, VIEILLE, CAVANIOL, ORLOWSKY: Du traitement des verrues par la suggestion. Presse méd. **31**, No 56, 1169 (1923). Ref. Zbl. Hautkrkh. **10**, 51 (1924). — BONNET, L.-M.: La cryotherapie en dermatologie. Lyon méd. **134**, 101, 133 (1924). — BORREL: Molluscum contagiosum (franz.). Bull. Soc. franç. Dermat. **1921**, No 6, 29. — BOSELLINI: Über eine warzenartige Dermatitis der unbedeckten Körperstellen. Mh. Dermat. **45**, 581 (1907). — BOWEN, J.: (a) Verrucae plantares; deren Vorkommen bei Knaben und jungen Männern und ihre Pathologie. 6. internat. dermat. Kongr. New York 2, (1908). Ref. Mh. Dermat. **49**, 116. (b) Zit. nach LIPSCHÜTZ (d). Arch. f. Dermat. **148**, 202 (1925). BOWEN, J. u. WIGGLESWORTH: Verrucae plantares; deren Vorkommen bei Knaben und jungen Männern und ihre Pathologie. Boston med. J., 12. Dez. **1907**. Ref. Mh. Dermat. **47**, 635 (1908). — BOYS DE LOURY et COSTILHES: Remarques pratiques sur les végétations chez la femme. Gaz. méd. Paris 17, 2, 314 (1847). — BRANDES, K.: Über die Beziehungen zwischen den Verrucae vulgares und den Condylomata acuminata. Dermat. Wschr. **81**, 1583, 1628 (1925); Inaug.-Diss. Hamburg 1924. — BRAUER: Verrucae vulgares. Nordostdtsch dermat. Verslg, 29. März 1914. Arch. f. Dermat. **119**, 144 (1915). — BRAULT: (a) Réflexions sur le traitement des verrues par la suppression d'un seul cas de ces papillomes. Ann. de Dermat. **1896**, 649. Soc. franç. Dermat., 11. April 1896. (b) Ein Fall von Riesenwarzen. Soc. franç. Dermat., 3. März 1910. — BRAY: Ätiologie und Behandlung des Pruritus ani (engl.). N. Y. med. J., 3. Aug. 1907; Mh. Dermat. **46**, 274 (1908). — BRESCHET: Bull. thér. **1854**. — BRINITZER: Multiple Warzen der Vorderarme. 9. Kongr. dtsch. dermat. Ges. Bern **1906**, 507. — BROCK: Über Zusammenhang von Dermatosen und innerer Sekretion. 12. Kongr. dtsch. dermat. Ges. Hamburg, 17. Mai 1921. Arch. f. Dermat. **138**, 397 (1922). — BROCQ: Dermat. Prat. **1**, 877. Paris: Octave Doin 1907. — BROUARDEL: Lésions herpétiques simulant des plaques muqueuses. Gaz. Méd. et Chir. **1897**, 87. — BROWN, M.: The röntgen ray treatment of various dermatoses etc. Arch. of Dermat. **11**, 764 (1925). — BROWNE, G. W.: Bericht über 2 Fälle, welche den Übergang von Verruca senilis in Carcinom demonstrieren. St. Louis med. Res., 23. Febr. 1901. Ref. Mh. Dermat. **33**, 473 (1901). — BRÜNAUER, ST.: Zur Strahlenbehandlung der Warzen. Strahlenther. **29**, 255 (1928). — BRUHNS: (a) Weiche Warzen an der Schleimhaut der Mundhöhle bei einem Kinde. Berl. dermat. Ges., 12. Juli 1921. Zbl. Hautkrkh. **2**, 417 (1921). (b) Verrucae an den Nagelbetträndern. Berl. dermat. Ges., 30. Okt. 1926. Zbl. Hautkrkh. **21**, 556 (1927). (c) Fortschritte in der Behandlung der Warzen und spitzen Kondylome. Therapeutische Umfrage. Dermat. Wschr. **1931**, 1899. (d) Warzen und Kondylome in RIECKES Lehrbuch der Haut- usw. Krankheiten. Jena: Gustav Fischer. — BRUNNER: Glykogen in der Haut. Amer. J. Dermat. **11**, 2. Ref. Mh. Dermat. **44**, 366 (1907). — BRUNNER (Wien): Über atypische Epithelwucherung im äußeren Gehörgang. Mschr. Ohrenheilk. **58**, 197 (1924). — BRUUSGAARD: Basalzellenepitheliom auf dem Rücken neben 3 seborrhoischen Warzen. Norw. dermat. Ges. 15. Okt. 1931. Zbl. Hautkrkh. **41**, 435 (1932). — BÜDINGER: Behandlung der Warzen mittels Kelenvereisung. Münch. med. Wschr. **1909**, Nr 37. — BULKLEY (a): s. Diskussion C. W. ALLAN. (b) Finsenlicht, Röntgenstrahlen und frequente elektrische Ströme als Behandlungsmittel von Hautkrankheiten. Amer. J. Dermat. a. genito-urin. Dis. **1904**, Nr 6. — BUMM: Zur Ätiologie und diagnostischen Bedeutung der Papillome an den weiblichen Genitalien. Münch. med. Wschr. **1886**, Nr 27. — BUMSTEAD and TAYLOR: The pathology and treatment of vener. diseases, 5. Ed. Philadelphia; 1883. — BURNS, F. S.: Radium in the treatment of non-malignant diseases of the skin. Boston med. J. **191**, 16 (1924). Ref. Zbl. Hautkrkh. **20**, 296 (1926). — BURROW, A.: The treatment of tumours of the skin by radium alone or in combination. Brit. J. Radiol. **30**, 269, 304 (1925). — BUSCHKE, A.: (a) Spitze Kondylome am Penis; tumorartiges Wachstum. Carcinom? Berl. dermat. Ges., 3. Juli 1923. Zbl. Hautkrkh. **10**, 11 (1924). Diskussion: O. ROSENTHAL, F. ROSENTHAL. (b) Spitze Kondylome am Penis; tumorartiges Wachstum. Berl. dermat. Ges., 13. Nov. 1923. Zbl. Hautkrkh. **11**, 8 (1924). (c) Multiple, harte, rezidivierende Warzen. Berl. dermat. Ges., 22. Juni 1926. Zbl. Hautkrkh. **20**, 642 (1926). (d) Gegen jede Behandlung resistente Warzen. Berl. dermat. Ges., 30. Okt. 1926. Zbl. Hautkrkh. **21**, 556 (1927). (e) Carcinomähnliche Kondylome. Berl. dermat. Ges., 14. Juli 1931. Zbl. Hautkrkh. **40**, 147 (1932). — BUSCHKE, A. u. LÖWENSTEIN: (a) Über carcinomähnliche Condylomata acuminata des Penis. Klin. Wschr. **4**, 1726 (1925). (b) Spitze Kondylome des Penis in ihrer Beziehung zum Penis-Carcinom. Berl. dermat. Ges., 13. Mai 1930. Zbl. Hautkrkh. **34**, 773 (1930). Diskussion ANDERS, FREI, JACOBSOHN, JOEL.

CALLOMON: Die nichtvenerischen Genitalerkrankungen. Leipzig: Georg Thieme 1924. — CAPRARIIS: Ein Fall von Papillom der Urethra bei einem Mädchen (ital.). Giorn. internat. Sci. med. **1899**, No 18. Ref. Mh. Dermat. **30**, 345. — CARCO: Sur un cas de ,,verruca spinosa" du pilier postérieur droit. Arch. internat. Laryng. **5**, 933 (1926). Ref. Zbl. Hautkrkh. **22**, 861 (1927). — CAROL: Über den Lipoidgehalt der Haut. Dermat. Wschr. **63**, 834 (1916). — CASPARI: Multiple polypöse Wucherungen an Lippen- und Mundschleimhaut. Moskau. dermat. Ges., 31. Jan. 1891. Mh. Dermat. **15**, 28 (1892). — CASTEL, DU: s. DU CASTEL. — CASTELLANI and DUVAL: Dermatosis papula nigra. Arch. of Dermat. **18**, 393 (1928). — CATHCART: Venereal warts a contagious form of tumour. J. of Path. **4** (1897). — CAVANIOL: s. BONJOUR DE RACHEWSKY. — CEDERKREUTZ: (a) Die X-Zellen der spitzen Kondylome. Dermat. Zbl. **10**, H. 12 (1907). (b) Zur internen Therapie der spitzen Kondylome. Dermat. Zbl. **10**, 226 (1907). (c) Über den Fettgchalt der Epidermiszellen bei Parakeratose. Arch. f. Dermat. **111**, 739 (1912). (d) Über den Fettgehalt des Epithels der seborrhoischen Warzen. Arch. f. Dermat. **111**, 743 (1912). — CHAUMIER: J. Clin. et Thér. infant. **1894**, 829. — CHAVARRIA and SHIPLEY: A contribution to the study of mycotic warts. Bull. Hopkins Hosp. **41**, 11 (1923). Ref. Zbl. Hautkrkh. **25**, 809 (1928). — CHELNOCKY: Diskussion zu E. MÜLLER (Budapest). — CHICOTOT: Behandlung der spitzen Kondylome mit Röntgenstrahlen. Presse méd. **1910**, No 82. Ref. Dermat. Wschr. **53**, 297 (1911). — CITELLI: Lehrbuch der Nasen-, Hals-, Ohrenkunde (ital.). — CIUFFO: Innesto positivo con filtrato di verruca volgare. Giorn. ital. Mal. vener. Pelle **42**, 12 (1907). — CIUFFO u. OSSOLA: Hautkrankheiten in den Schulen von Pavia. Giorn. ital. Mal. vener. Pelle **54**, H. 1 (1913). — CIVATTE: s. Diskussion zu MILIAN und PÉRIN. — CLARK, A. SCH.: Radium in Dermatology. J. of Radiol. **6**, 403 (1925). — CLASEN, E.: Elektrolytische Operationen in der ärztlichen Praxis. Dtsch. med. Ztg **1892**, Nr 63. Ref. Mh. Dermat. **16**, 233 (1893). — CODD, A.: Über einige Ergebnisse der Behandlung mit X-Strahlen, hochfrequenten Strömen und ultravioletten Strahlen. Brit. med. J., 23. Juli 1904. Ref. Mh. Dermat. **40**, 58 (1905). — COLA, FR.: Sulla ricerca dei corpi inclusi nei papillomi della mucosa boccale. Valsalva **1**, 253 (1925). Ref. Zbl. Hautkrkh. **20**, 656 (1926). — CONRADI, E.: Klinische Analyse und therapeutische Bemerkungen über 2500 Fälle aus der Dermatologischen Abteilung der Wiener Allgemeinen Poliklinik, 1897/98. — COOPER: Theoretisch-praktische Vorlesungen über Chirurgie. Aus dem Englischen übersetzt von BURCHARD. Erlangen: F. Enke 1845. — CORNIL et BABÈS: J. l'Anat. **1884**; Les Bactéries 1890. — COVISA u. HOMBRIA: Rezidiv spitzer Kondylome; Heilung mit Autofiltraten. Actas dermo-sifiliogr. **21**, 20 (1928). Ref. Zbl. Hautkrkh. **30**, 777 (1929). — CREMER: Arsen und Sublimat bei Infektionskrankheiten. Dermat. Zbl., Aug. **1906**. — CRONQUIST, C.: (a) Über die Ätiologie und Pathogenese der spitzen Kondylome. Malmö 1912. Cronquist Buchhandlung. (b) Zur Entstehung der Warzen. Dermat. Z. **1917**, 559. (c) Bemerkung zu WAELSCH: ,,Übertragungsversuche mit spitzem Kondylom". Arch. f. Dermat. **127**, 609. — CSILLAG: Ein Kunstgriff bei der Behandlung der Verruca vulgaris (ungar.). Bör-es Bûjakórtan. Beiblatt des Budapesti Orv. Ujsag. **1910**, Beibl., Nr 3. Ref. Dermat. Wschr. **53**, 297 (1911). — CUNNINGHAM: Verruca seborrhoica juvenilis. Amer. J. Dermat. a. genito-urin. Dis. **16**, Nr 8 (1912).

DACCOMO u. TOMMASOLI: Über das Vorhandensein eines verdauenden Fermentes in der Anagallis arvensis. Rass. Sci. med. **1892**, No 4. Ref. Mh. Dermat. **15**, 304 (1892). — DAHMANN: Systematische Versuche zur Therapie der Papillomatose. Z. Laryng. usw. **17**, 362 (1929). — DANIEL (Bielefeld): Presse méd., 3. Febr. 1900. Ref. Mh. Dermat. **30**, 592 (1900). — DANLOS: s. Diskussion zu BARCAT. — DARIER, J.: (a) Verrues planes juvéniles de la face; Ann. de Dermat. **9**, 617 (1888). (b) Précis de dermatologie. IV. Ed. Paris: Masson & Co. 1928. Deutsche Übersetzung von ZWICK, bearbeitet von JADASSOHN. Berlin: Julius Springer 1913. — DAVIS, CH.: Trichloressigsäure und ihre Verwendung in der Dermatologie. J. of cutan. Dis. incl. Syph. **33**, Nr 10 (1915). Diskussion STELWAGON. — DAWOSKY: Mitteilungen aus der Praxis. 1. Das spitze Kondylom. Memorabilien **1883**, 276. — DEBEDAT: Über die Behandlung der Warzen mit Elektrolyse. Soc. électrothérapie. Ref. Mh. Dermat. **18**, 483 (1894). — DECOSTER: Du traitement des végétations chez les femmes enceintes. Thèse de Paris **1887**. — DE FINE LICHT: Ugeskr. Laeg. (dän.) **1**, 16. Ref. Dtsch. med. Ztg **1895**, 730. — DEGRAIS, P.: Utilité et utilisation des rayons du radium thérapie. Presse méd **31**, 145 (1923). Ref. Zbl. Hautkrkh. **9**, 301 (1924). — DEGRAIS, P. et A. BELLOT: La verrue plantaire; avantages de son traitement par le radium. Presse méd. **1931 II**, 1840; s. auch WICKHAM, DEGRAIS und BELLOT. — DELBANCO: (a) Verschwinden der Warzen beider Hände nach Röntgenbestrahlung einer Hand. Dermat. Wschr. **55**, 1524 (1912). (b) Verrucae vulgares durch Suggestion beseitigt. Dermat. Ges. Hamburg-Altona, 23. Jan. 1932. Diskussion: WESTPHALEN, RITTER. Zbl. Hautkrkh. **40**, 717 (1932). — DERVILLE: Végétations vulvaires volumin. chez une jeune fille de 13 ans. Traitement par l'acide phénique pur. — J. Mal. cutan. et Syph. **1893**, 630; J. Sci. méd. Lille, **12**, Mai **1893**. — DERVILLE u. GUÉRMANPREZ: Das Papillom der Petroleumraffineure. J. Sci. méd. Lille, April **1892**. Ref. Dtsch. med. Ztg **70** (1892). — DESAUX u. NOEL: Die filiforme Dusche in der Dermatologie; gedrängte Darlegung der Technik, der Indikationen und der Erfolge. Ann. de Dermat. **1921**, No 2, 218. — DESRUELLES: Traité pratique des mal. vénériennes. Paris 1836. — DIETEL, F.: (a) Die Behandlung der Verrucae planae juveniles mit intracutanen Milchinjektionen. Dtsch. med. Wschr. **1928**, 2, 2101. (b) Ist Chloräthylspray zur Anästhesie der Haut vor Eingriffen mit dem Galvanokauter geeignet? Dtsch. med. Wschr. **1932**, 698. DISS, A. et P. GAY: Papillomes multiples des commissures labiales et de la langue et papillome de la joue droite, développé sur une tache de keratose sénile. Bull. Soc. franç. Dermat. **33**, 583 (1926). — DJAMDJEFF, G.: Des verrues planes juvéniles. Arch. Clin. Bordeaux **1897**, 468. — DJORDJEWITSCH: Condylomes géants de la verge. Strassbourg m éd. **88**, 70 (1928). — DOHI, SH.: (a) Über die Verruca senilis. Jap. Z. **10**, H. 12 (1910). Ref. Dermat. Wschr. **52**, 520 (1911). (b) Gelbes Jod-Quecksilber zur Behandlung der Verrucae juvenilis. Jap. J. of Dermat. **28**, 13 (1928). Ref. Zbl. Hautkrkh. **30**, 810 (1929). (c) Heilung der Warzen durch Suggestion. Jap. J. of Dermat. **30**, 88 (1930). Ref. Zbl. Hautkrkh. **36**, 318. — DOLS: Schmerzloses Entfernen von Warzen. Dtsch. med. Wschr. **1923**, 1572. — DONAT: Thèse de Paris 1900. — DREYER: (a) Spirochätenbefunde in spitzen Kondylomen. Dtsch. med. Wschr. **1907**, Nr 18, 720; Dermat. Zbl. **10**, H. 2 (1906). (b) Verrucae planae juveniles. Köln. dermat. Ges., 28. März 1924. Diskussion: ZINSSER. Zbl. Hautkrkh. **16**, 374 (1925). — DREYFUSS: Papillom der Eichel mit Perforation der Vorhaut. Ann. Mal. génito-urin. **1894**, No 5. Ref. Mh. Dermat. **20**, 582 (1895). — DRUELLE (Fall GAUCHER): Aus der dermatologisch-syphilitischen Poliklinik des Hosp. S. Louis. J. Mal. cutan. et Syph. **1904**, H. 11/12. — DŠAFAROV, A.: Zur Frage der Verrucosis generalisata. Venerol. (russ.) **1928**, Nr 12, 1527. Ref. Zbl. Hautkrkh. **31**, 599 (1929). — DUBOIS: Strahlenbehandlung der häufigen Hautkrankheiten. Schweiz. med. Wschr. **1923**, 833. — DUBOIS-HAVENITH: Le traitement des verrues. La Policlinique **1894**, No 1. Ref. Mh. Dermat. **19**, 578 (1894). — DUBREUILH, W.: (a) Verrues téléangiectasiques. Ann. Policlin. Bordeaux **1**, H. 1, 50. Ref. Mh. Dermat. **12**, 195 (1891). (b) Contribution à l'étude clin. et anatom. de la verrue vulgaire. Traveaux de la clin. de Bordeaux, 1895. Soc. franç. Dermat. et Syph., 20. April 1895, identisch mit: Contribution à l'étude clin. et anatom. de la verrue plantaire. Ann. de Dermat., Mai **1895**, 441. (c) Des Hyperkératoses circonscrites. Kongreßber. internat. Dermat. Kongr. London **1896**, 137. (d) La pratique dermatologique. Paris 1904: Papillomes Bd. 3, p. 635; Verrues Bd. 4, p. 811. (e) Précis de Dermatologie. Paris 1909. (f) Behandlung der Wucherungen an den Genitalien. J. Méd. Bordeaux **1912**, No 32. Ref. Arch. f. Dermat. **117**, 257 (1914). (g) Sur la nature épidermale des verrues. Soc. franç. Dermat. et Syph., 11. März 1920. — DUBREUILH et CHAUSSE: La verrue plantaire. J. Méd. et Chir. prat., 10. Mai **1930**, 305. — DU CASTEL: Wie sind Warzen zu behandeln? J. des Pract. **1899**, No 34. Ref. Mh. Dermat. **30**, 591 (1900). — DUCREY e ORO: Contribuzione all istologica, patologica, eziologica e patogenesi dei condilomi acuminati. Riforma med., Juni **1892** und Napoli 1893. Ref. Mh. Dermat. **15**, 647 (1892); **19**, 578 (1894) — 2. internat. dermat. Kongr. Wien 1892, S. 331. — DUJARDIN: 2 Fälle von Epitheliomen auf dem Boden seltener Hautveränderungen. La Policlinique **1909**, No 14. Ref. Mh. Dermat. **51**, 524 (1910). — DUNLAP: Ref. J. trop. Med. **1907**, 275.

EHRMANN, OSKAR: Die „Pechhaut", eine Gewerbedermatose. Mh. Dermat. **48**, 18 (1909). — EHRMANN, S.: (a) Über die Elektrolyse warziger Gebilde. Internat. klin. Rdsch. **1889**, Nr 49. Mh. Dermat. **11**, 43 (1890). (b) Über die Behandlung paraurethraler Hohlgänge und der Urethralpapillome. Wien. med. Presse **1895**, Nr 8. Mh. Dermat. **23**, 111 (1896). (c) Diskussion zu NEUMANN. Arch. f. Dermat. **51**, 425 (1900). — EHRMANN, S. u. FICK: Kompendium der speziellen Histopathologie der Haut. Wien 1906. — ELLER and RYAN: Senile keratoses and seborrhoic keratoses. Arch. of Dermat. **22**, 1043 (1930). — ERICHSEN: Science and art of surgency, X. Ed., Vol. 11, p. 1168. 1895. — ERNST, PAUL: Studien über pathologische Verhornung mit Hilfe der GRAMschen Methode. Beitr. path. Anat. **21**, 438 (1897). — ERNST, W.: Condylomata acuminata bei Diabetes mellitus. Dtsch. med. Wschr. **51**, 1198 (1925). — ESCARTEFIGUE: Les végétations vénériennes. Arch. Méd. nav. **122**, 120—140 (1932). — ESDRA: Die Radiumtherapie der Hautkrankheiten. 10. Verslg. ital. dermat. Ges., Rom, 16.–19. Dez. 1908. Ref. Mh. Dermat. **50**, 24 (1910). — EVERSHED, A.: Warts and corns. Brit. med. J., Aug. **1905**, 329. Arch. f. Dermat. **78**, 443 (1906).

FABRIS e FIOCCO: Sull'etiologia dei papillomi. Giorn. ital. Mal. vener. Pelle **1** (1893); Gazz. Osp., 20. Sept. **1892**, No 113. — FABRY u. ZWEIG: Die Behandlung der gewöhnlichen harten Warzen, des Clavus und des Tyloma mit Kohlensäureschnee. Münch. med. Wschr. **1910**, Nr 13. — FALCHI, G.: Considerazioni prat. sulla terapia delle verruche volgari e giovanili. Boll. Soc. med.-chir. Pavia **1**, 889 (1926). Ref. Zbl. Hautkrkh. **22**, 861 (1927). —

Falkenstein: Keloide nach Warzenmittel „Dea". Köln. dermat. Ges., 30. Okt. 1925: Zbl. Hautkrkh. **19**, 22 (1926). — Fantl, G.: (a) Über Papillomatosis cutis. Arch. f. Dermat. **129**, 332 (1920). (b) Papillomatosis cutis maligna. Dermat. Z. **29**, 287 (1920). — Feldmann: X-Rays in treatment of dis. of the skin and other pathological conditions. Med. J. a. Rec. **123**, 805; Z. Röntgenol. 1, 753 (1926). — Fedschenko, N.: Ein neuartiges Instrument zur Operation benigner Tumoren der Urethra. Mh. Dermat. **10**, 355 (1890). — Fernandez, A. u. Bigatti: Heilung von Mundpapillomen mit Chlor-Magnesium. Rev. méd. latino-amer. **11**, 1610 (1926). Ref. Zbl. Hautkrkh. **22**, 372 (1927). — Fessler: Präputialabscesse. Wien. dermat. Ges., 25. Okt. u. 13. Dez. 1928. Zbl. Hautkrkh. **30**, 305, 555 (1929). — Feulard, H.: Verrucae planae juveniles. Ann. de Dermat. **1893**, 863. — Finger, E.: Lehrbuch der Haut- und Geschlechtskrankheiten (2 Bd.). Leipzig-Wien: Franz Deuticke 1908. — Finnerud: Condyloma acuminatum. Arch. of Dermat. **14**, 213 (1926). Diskussion: Stillians, Olivier. — Fiori, P.: Zit. nach Lipschütz. Arch. f. Dermat. **146**. 427 (1929). — Fischel: Plane Warzen an Gesicht und Kopf. Berl. dermat. Ges., 14. Mai 1907. Ref. Mh. Dermat. **44**, 625 (1907). — Fischer (Köln): (a) Zur Frage der Ausscheidungsdermatosen. Verslg rhein.-westfäl. Dermat., 6. März 1927. Zbl. Hautkrkh. **23**, 339 (1927). (b) 2 Fälle von generalisierter Warzenbildung bei Erwachsenen. Frühjahrstagg Ver.igg rhein.-westfäl. Dermat. Köln, 6. März 1927. Ref. Zbl. Hautkrkh. **23**, 339 (1927). — Fontana, A.: (a) Über die Sensibilität der spitzen Kondylome. Dermat. Wschr. **56**, 17 (1913). (b) Beitrag zum Studium des Strongyloplasma hominis Lipschütz. Ital. Ges. Dermat. u. Syph., 18.—20. Dez. 1919. Ref. Arch. f. Dermat. **137**, 188 (1921). (c) Die Anwendung der Polypenzangen von Strujcken und Farlow in der Venerologie. Riforma med. **37**, 292 (1921). Ref. Zbl. Hautkrkh. **1**, 498 (1921). — Fontana e Sangiorgi: (a) Sugli spironemi dei condilomi acum. 17. Riun. Soc. ital. Dermat. e Sifilogr., 5.—7. Juni 1920, Kongr.- Ber. **1921**, 278. Ref. Zbl. Hautkrkh. **6**, 169 (1923). (b) s. auch Sangiorgi u. Fontana. — Forschner: Papillom im Gehörgang. Wien. dermat. Ges., 10. April 1924. Zbl. Hautkrkh. **13**, 135. — Fournier: Sollen die Warzen behandelt werden? Progrès méd. **1900**, No 1, 14; J. Mal. cutan. et Syph. **1900**, H. 4. — Fox, Howard: (a) Verrucae planae juveniles successfully treated by the internal administration of mercury. N. Y. dermat. Soc., 16. Mai 1922. Arch. of Dermat. **6**, 384 (1922). (b) The treatment of flat warts by the internal administration of mercury. Amer. J. Dis. Childr. **25**, 55 (1923). Ref. Zbl. Hautkrkh. 8, 129 (1923). (c) The Röntgen Ray in the treatment of skin diseases. Arch. of Dermat. **9**, 13 (1924). (d) Röntgentherapy in the diseases of the skin. Brit. J. Dermat. **37**, 503 (1925). (e) A case for diagnosis (Warty lesions and dystrophy of finger-nails). N. Y. dermat. Soc., 22. Jan. u. 26. Febr. 1929. Diskussion: Highman, Whitehouse. Arch. of Dermat. **20**, 396. — Fraga, C.: Psychotherapie der Warzen. Rev. brasil Méd. e Pharmacol. **7**, No 2, 163. Ref. Dermat. Wschr. **1932**, 817. — Fraenkel: Über das Vorkommen von Spirochaeta pallida bei Syphilis. Münch. med. Wschr. **1905**, Nr 24. — Francois, Paul: (a) Photothérapie, Radiothérapie. 1. physiother. Kongr. Lüttich 1905. Ref. Mh. Dermat. **43**, 679 (1906). (b) La radiothérapie superficielle. J. de Radiol. **11**, 126 (1922). Ref. Zbl. Hautkrkh. **7**, 472 (1923). — Frei, Wilh.: (a) Über carcinomähnliche spitze Kondylome am Penis. 16. Kongr. dtsch. dermat. Ges. Königsberg, 4.—10. Aug. 1929. (b) Diskussionsbemerkung zu Korn, s. d. (c) Diskussions-Bemerkung zu Ziegler (c), s. d. (d) Diskussionsbemerkung zu Buschke-Löwenstein (b) (1930), s. d. — Freudenthal, Walter: (a) Verruca senilis und Keratoma senile. Arch. f. Dermat. **152**, 505 (1926); **153**, 256 (1927). (b) Rumpfhautepitheliom (nebst Bemerkungen über die Verruca senilis und das Keratoma senile). Arch. f. Dermat. **158**, 538 (1929). (c) Amyloid in der Haut. Arch. f. Dermat. **162**, 60 (1930). (d) Verruca senilis in maligner Umwandlung. Schles. dermat. Ges., 12. Juli 1930. Zbl. Hautkrkh. **38**, 450 (1931). — Freudweiler, M.: Ein Fall multipler Papillomatose des harten Gaumens und Kehlkopfes. Wien. klin. Wschr. **1897**, Nr 33. — Freund, L.: Einige Beobachtungen zur Röntgentherapie von Hautkrankheiten. Wien. klin. Wschr. **39**, 349 (1926). — Frey. E.: Zur Frage der ätiologischen Beziehungen der Warzen und spitzen Kondylome. Schweiz. med. Wschr. **54**, 215, 239 (1924). — Friboes: (a) Grundriß der Histopathologie der Hautkrankheiten, 2. Aufl. Leipzig 1924. (b) Lehrbuch der Haut- und Geschlechtskrankheiten. Leipzig 1928. — Friedmann, H.: Über den Befund von Hornperlen und ihre diagnostische Bedeutung. Inaug.-Diss. Tübingen 1905. Ref. Dermat. Wschr. **41**, 512 (1905). — Frühwald, H.: Condyloma acuminatum in den Leistenbugen. Chemnitz. dermat. Ges., 13. April 1928. Zbl. Hautkrkh. **29**, 25. — Fuchs, H.: Ein Fall von eigenartiger Dyskeratose. Arch. f. Dermat. **141**, 225 (1922). — Fuss: Verrucae perionychales. Wien. dermat. Ges., 23. Nov. 1922. Zbl. Hautkrkh. **7**, 455 (1923).

Gaither: Eine durch unvermutetes Vorhandensein von Kondylomen bedingte Phimose, welche Gumma des Penis vortäuschte. Med. News, 3. Aug. 1895. Ref. Dermat. Wschr. **23**, 44 (1896). — Gal, F.: Über die Strahlenbehandlung einiger Frauenkrankheiten. Gyógyászat (ung.) **66**, 126 (1926) und deutsch: Strahlenther. **17**, 310 (1925). — Galewsky: (a) Über die Übertragung von Geschlechtskrankheiten beim Stillgeschäft. Z. Bekämpfg Geschl.krkh. **5**, H. 10 (1907). (b) Über das spontane Verschwinden juveniler oder harter

Warzen im Anschluß an die Behandlung. Dermat. Wschr. **54**, 589 (1912). — GALIMBERTI: Harnröhrenpapillome auf syphilitischer, tuberkulöser und neurotroper Grundlage. Giorn. ital. Mal. vener. Pelle **1906**, H. 4. — GANS, O.: Histologie der Hautkrankheiten, Bd. 1 u. 2. Berlin: J. Springer 1925 u. 1928. — GARDINER: Einige Erfahrungen mit X-Strahlen und Hochfrequenzbehandlung. Scott. med. J., März **1908**. Ref. Mh. Dermat. **46**, 463 (1908). — GASSMANN: Kasuistische Beiträge zur Psoriasis. Arch. f. Dermat. **41**, 357 (1897). — GATÉ et TREPPOZ: Phlegmon ligneux de la cavité de Retzius, consécutif à des végétations vénériennes. Bull. Soc. franç. Dermat. **37**, 710 (1930). — GAUCHER: Verrues, Papillomes, Végétationes. J. des Pract. **1908**, No 36. Ref. Mh. Dermat. **47**, 633 (1908). — GAY: Warzen und Suggestion. Span. Ges. Dermat. u. Syph., 17. April 1929. Ref. Zbl. Hautkrkh. **32**, 468. — GAYLORD: Die Behandlung des weichen Schankers und der Feigwarzen mit Formalin. Med. News, 27. Okt. 1894. Ref. Mh. Dermat. **21**, 102 (1895). — GEBERT: (a) Warzeneruption auf einem Ekzem. Berl. dermat. Ges., 3. März 1903. Diskussion: BLASCHKO, SAALFELD, PINKUS, LEDERMANN. Mh. Dermat. **36**, 381 (1903). (b) Diskussionsbemerkung zu HELLER (c), s. d. — GÉMY: (a) Verrues confluentes des deux jambes. Ann. de Dermat. **1889**, 92. (b) Verrues confluentes du scrotum. Ann. de Dermat. **1891**, 855. (c) Extragenitale Condylomata acuminata. Alger: Ad. Jourdan 1893. Ref. Mh. Dermat. **18**, 189 (1894). (d) Traité des végétations. J. des Mal. cutan. et vener. **1893**, 630. — GENEWEIN: Bemerkung zu WAELSCH (b): Münch. med. Wschr. **1911**, Nr 43, 2276. — GENNER, V.: Über die Behandlung der Warzen mit Elektrolyse. Ugeskr. Laeg. (dän.) **90**, 455 (1928). Ref. Zbl. Hautkrkh. **29**, 789 (1929). — GIRAUDEAU: Déstruction souscutanée des verrues plantaires à l'aide d'une anse electrosécante. Bull. Soc. franç. Dermat. **37**, 1132 (1930). — GIRTANNER: Abhandlung über die venerischen Krankheiten. Göttingen 1788/89. — GLAUBERSOHN, S. A.: (a) Contribution à l'étude de la verrucose généralisée (Epidermodysplasia verruciformis). Ann. de Dermat. **9**, 378 (1928). (b) Über Epidermodysplasia verruciformis LEWANDOWSKY-LUTZ. Russk. Vestn. Dermat. **6**, 130 (1928). Ref. Zbl. Hautkrkh. **27**, 781 (1928). — GOHRBANDT: Diskussionsbemerkungen zu ISRAEL. — GOLDENBERG: Polyps of the male urethra. N. Y. med. J. **53**, 533, 9. Mai 1891. Mh. Dermat. **16**, 51 (1893). — GOTTHEIL, S.: (a) Condylomata. Amer. med. Surg. Bull. **11**, 1 (1896). Ref. Mh. Dermat. **23**, 251. (b) Verrucae seniles. Manhattan dermat. Ges. Diskussion: WISE, OULMANN, FOX, BLEIMAN, WEISS. Ref. Arch. f. Dermat. **117**, 486 (1914). — GOUGEROT et CARTEAUD: (a) Papillomatose pigmentée innominée. Cas pour diagnose. Bull. Soc. franç. Dermat. **34**, 719 (1927). (b) Comparaison de l'épidermodysplasie verruciforme et de la papillomatose pigmentée papuleuse et reticulée. Bull. Soc. franç. Dermat. **35**, 288 (1928). — GOUIN, BIENVENUE, DEWING: Radiothérapie sympathique dans les dermatoses. Bull. Soc. franç. Dermat. **34**, 124 (1927). Z. Röntgenol. **3**, 256 (1927). — GRAM, CH.: Über die Behandlung von Warzen mit Kalksalzen. Ugeskr. Laeg. (dän.) 88, Nr 52, 1187 (1926). Ref. Zbl. Hautkrkh. **25**, 207 (1928); Klin. Wschr. **1927**, 2069. — GRECO, N.: Traitement des verrues vulgaires par le chlorure de magnésie. Presse méd. **30**, 502 (1923); Zbl. Hautkrkh. **11**, 305 (1924). — GREENWOOD: Verruca plana juvenilis. New England dermat. Soc., 9. Febr. 1927. Zbl. Hautkrkh. **26**, 66 (1928). — GRISSON u. DELBANCO: Monströser Tumor der Genitalgegend. Dermat. Wschr. **60**, 89 (1915). — GROENOUW, A.: Beziehungen des Auges zu Hautkrankheiten. Dieses Handbuch XIV/1. — GRÜNFELD, J.: (a) Zur Kasuistik der spitzen Kondylome. Ges. Ärzte Wien, 23. April 1875. Ref. Vjschr. Dermat. **2**, (1875); Jber. Med. **2**, 560 (1875). (b) Kondylome und Polypen der Harnröhre. Vjschr. Dermat. **1876**, 213. — GRÜNMANDEL, S.: Condyloma acuminatum vulvae. Schles. dermat. Ges., 6. Juli 1926. Zbl. Hautkrkh. **20**, 27. — GRUMACH, L.: Über Suggestivbehandlung von Warzen. Münch. med. Wschr. **74**, 1093 (1927). — GÜNTZ: Über die Frage der Kontagiosität der sog. spezifischen Kondylome. Berl. klin. Wschr. **1867**, Nr 39. — GUITÉRAS: Bericht über einen Fall von spitzen Kondylomen des Penis, welche durch die Resorption ihres septischen Sekretes Phimose und Lymphangitis, sowie sekundäre Gangrän des Dorsum penis hervorriefen. N. Y. med. J., 27. April 1895. Ref. Dermat. Wschr. **1895**, Nr 21, 659. — GUJO, K.: Über die sog. Verrucosis generalisata. Mitt. med. Ges. Osaka **27**, 48 (1928). Ref. Zbl. Hautkrkh. **31**, 333 (1929). — GUMPERT, M.: Zur Statistik der Syphilis, des weichen Schankers und der spitzen Kondylome. Dermat. Wschr. **79**, 852 (1924). — GUTH: Über einen ungewöhnlichen Fall von Papilloma acuminatum. Prag. med. Wschr. **1912**, Nr 35. — GUYOT: Note pour servir à l'étude des verrues. Lyon. méd. **1928** II, 469. Ref. Zbl. Hautkrkh. **29**, 805 (1929).

HABERMANN, S.: (a) Ausgedehnte Warzenaussaat in der Bartgegend. Nordwestdtsch. dermat. Ver.igg Hamburg, 13. Dez. 1927. Zbl. Hautkrkh. **26**, 353 (1928). (b) Diskussion zu THELEN. — HABERMANN, S. u. SCHREUS: Die Röntgenbehandlung der Hautkrankheiten. Handbuch der Röntgentherapie (BORUTTAU-MANN). Herausgeg. von P. KRAUSE. Leipzig: W. Klinkhardt 1924. Strahlentherapie der gutartigen Neubildungen, Bd. 2, S. 598. — HALBERSTAEDTER: Verschwinden sämtlicher Warzen nach Röntgenbehandlung einer kleinen Aussaat derselben. Dermat. Wschr. **55**, 1522 (1912). — HALL, A.: Zur Behandlung multipler Warzen mit innerlichen Gaben von Magnesiumsalzen. Brit. J. Dermat. **16**, 262 (1904, Juli). — HAMMER (Berlin): Frankfurter Hautärzte, Zusammenkunft 1908. Mschr.

Hautkrkh. **5**, H. 8 (1908). — HANDFORD: Seborrhoische Warze. Illustr. Med. News **1**, 293 (1888). — HARDAWAY u. ALLISON: Warzen, Schwielen und Hyperhidrosis und deren Beziehung zu fehlerhaften Stellungen des Fußes. J. of cutan. Dis. incl. Syph. **24**, H. 3, 127 (1909). — HART: Heilung von Condyloma acuminatum durch Behandlung mit ultravioletten Strahlen. Zbl. Gynäk. **1930**, 553. — HASANOFF: Frau mit mächtig entwickelten spitzen Kondylomen der Genitalregion. Venerol. dermat. Ges. Moskau, 25. Jan. 1902. Ref. Mh. Dermat. **34**, 300 (1902). — HASHIMOTO u. AOKI: Beitrag zum klinischen Befund von Verrucae plana juvenilis. Jap. Z. Dermat. **22**, 1029 (1922). Ref. Zbl. Hautkrkh. **9**, 27 (1924). — HASITSCHKA, L.: Abheilung von Papillomen in der Mundschleimhaut eines Hundes mittels einmaliger subcutaner Injektion von Warzenbrei. Wien. tierärztl. Mschr. **14**, H. 1, 16 (1927). — HASLEY, C.: Röntgen-treatment of skin-diseases. Med. Clin. N. Amer. **6**, 1155 (1923). — HAUG: Beiträge zur klinischen und mikroskopischen Anatomie der Neubildungen des äußeren und mittleren Ohres. Arch. Ohrenheilk. **36**. Ref. Mh. Dermat. **21**, 506 (1895). — HAZEN, H. H.: (a) The röntgen-ray treatment of the diseases of the skin. Amer. J. Röntgenol. **9**, 247 (1922). Ref. Zbl. Hautkrkh. **6**, 157 (1923). (b) Röntgen-ray and radium treatment of plantar warts. Amer. J. Roentgenol. **19**, 440 (1928). Ref. Zbl. Hautkrkh. **28**, 437 (1929). — HEBRA, v.: Warzenartige Verdickungen der Hohlhände und Fußsohlen. Wien. dermat. Ges., 28. Mai 1890. Mh. Dermat. **11**, 287 (1890). Diskussion: KAPOSI. — HEBRA, v. u. KAPOSI: Lehrbuch der Hautkrankheiten. Erlangen: Ferdinand Enke 1876. — HECHT, H.: Untersuchungen über den Zusammenhang zwischen spitzen Kondylomen und Spirochäten. Arch. f. Dermat. **90**, 67 (1908). — HEGEDÜS, K.: Urethralpapillom ungewöhnlicher Größe. Gyógyászat (ung.) **66**, 322 (1926). — HEIDINGSFELD: Veneral warts of the tongue. J. of cutan. a. genito-urin. Dis. **19**, 226 (1901, März). — HEILMÜLLER: Papillom des Limbus conjunctivae. J. amer. med. Assoc., 8. Aug. 1903; Mh. Dermat. **38**, 616 (1904). — HELLER, J.: (a) Die Klinik der wichtigsten Tierdermatosen. Dieses Handbuch XIV/1, S. 867. (b) Beiträge zur Pathologie der spitzen Kondylome. Dermat. Z. **1905**, H. 10. (c) Anatomie, Pathogenese und Ätiologie der spitzen Kondylome. Vortrag Berl. dermat. Ges., 14. März 1905, mit Diskussion. Ref. Mh. Dermat. **40**, 395 (1905); Arch. f. Dermat. **76**, 106 (1905). Diskussion: GEBERT, PINKUS. (d) Spitze Feigwarzen auf nichtgonorrhoischer Basis bei Ehegatten. Berl. dermat. Ges., 15. März 1921. Zbl. Hautkrkh. **1**, 276 (1921). — HELLER, S.: Un cas de corne cutanée sénile. Bull. Soc. roum. Dermat. **1**, 123 (1929). — HELLMANN, K.: Über sog. spitze Kondylome des äußeren Gehörganges. Zbl. Hals- usw. Heilkunde **21**, 244 (1928). Ref. Zbl. Hautkrkh. **28**, 165 (1929). — HENGGELER: Über einige Tropenkrankheiten der Haut. Mh. Dermat. **40**, 235 (1905). — HERMANN, JOS.: Die Geschlechtskrankheiten und ihre Behandlung ohne Quecksilber. Ref. Mh. Dermat. **44**, 42 (1907). — HERXHEIMER u. HOFMANN: Die Hautkrankheiten. Berlin 1929. — HERXHEIMER u. MARX: Zur Kenntnis der Verrucae planae juveniles. Münch. med. Wschr. **1894**, Nr 30. — HEUSNER: Ein Fall von Verrucae acquisitae der Kopfhaut. Med. Klin. **1917**, 866. — HIDAKA: Verrucae dyskeratototicae congenit. Acta dermat. (Kioto) **5**, Nr 4, 401 (1925). — HIGHMAN, W. J.: (a) Radium. Med. Times, Nov. **1923**. (b) Diskussion zu FOX (e). — HIGHMAN, W. J. and R. H. RULISON: Expectancy in röntgen-ray treatment of skin lesions from the patholog. standpoint. Arch. of Dermat. **6**, 413 (1922). — HILDEBRANDT: Handbuch der Frauenkrankheiten, bei BILLROTH, 8. Abschn., S. 441. — HIRONDEL, H.: Behandlung der spitzen Kondylome der äußeren Genitalien mit negativer Elektrolyse. Thèse de Paris **1912**. Ref. Mh. Dermat. **55**, 1762 (1912). — HISSARD: Les herbes aux verrues. Bull. Soc. franç. Dermat. **34**, 695 (1927). — HODARA u. HOULOUSSI BEHDJEL: Experimentell histologische Untersuchung über die Wirkung des Sublimats auf die normale Haut. Dermat. Wschr. **73**, 1100 (1921). — HOFFMANN, E.: (a) Bericht über Versuche, Papillome und Warzen auf Affen zu übertragen. 9. Kongr. dtsch. Dermat. Ges. Bern 1906, S. 279. (b) Epitheliom auf seborrhoischer Warze. Berl. dermat. Ges., 10. Dez. 1907. Dermat. Z. **15**, 223 (1908). (c) 2 Fälle von Epidermodysplasia verruciformis und polymorpher Warzenerkrankung. Köln. dermat. Ges., 12. März 1926. Zbl. Hautkrkh. **20**, 269 (1926). (d) Über verallgemeinerte Warzenerkrankung (Verrucosis generalisata) und ihre Beziehung zur Epidermodysplasia verruciformis (LEWANDOWSKY). Dermat. Z. **48**, 241 (1926). (e) Epidermodysplasia verruciformis und polymorphe Warzenerkrankung. 10. Kongr. schweiz. dermat. Ges. Bern, 10. April 1926. Ref. Zbl. Hautkrkh. **23**, 626 (1927). (f) Verrucosis generalisata und ihre Beziehung zur Epidermodysplasia verruciformis (LEWANDOWSKY-LUTZ). Berl. dermat. Ges., 30. Okt. 1926. Zbl. Hautkrkh. **21**, 558 (1927). Diskussion: JADASSOHN. — HOLSTEN: Fall von warzenartigen Flecken. Brooklyn. Dermat. a. genito-urin. Soc., 1. April 1892. Ref. Mh. Dermat. **15**, 194 (1892). — HOOKEY, JOHN: Keratoma senile and verruca senilis. A clinical and histopathologic. study. Arch. of Dermat. **23**, 946 (1931). — HOPF, G.: (a) Fall von ungewöhnlich ausgebreiteten und lokalisierten Verrucae mit Nageldystrophie. Dermat. Ges. Hamburg-Altona, 1. Febr. 1930. Zbl. Hautkrkh. **33**, 677 (1930). (b) Warzenartige Keratosen an Hand- und Fußrücken. Dermat. Ges. Hamburg-Altona, 15. Juni 1930. Zbl. Hautkrkh. **35**, 218 (1931). — HOUSTON, N. R.: A simple treatment for cutaneous papilloma. Edinburgh med. J. **33**, 31 (1926). Ref. Zbl. Hautkrkh. **19**, 857 (1926). — HUNTER: A treatise on the venereal diseases, 2. Ed. London 1818. — HURWITZ, W.: Entfernung von Warzen mittels Hochfrequenzstrom. Dtsch. med. Wschr. **1923**, 1269. — HUTCHINSON, J.: (a) Notes on warts and papilary growths. Brit. J. Dermat. **1890**, 97 aus MR. Hutchinsons Arch. Surg., Jan. **1890**, Nr 3. (b) Einige ungewöhnliche Fälle. Brit. med. J., 4. Juli 1891. Ref. Mh. Dermat. **13**, 179 (1891). — HYDE: Mh. Dermat. **1**, 319.

ISRAEL, W.: Zur Kenntnis des atypischen Condyloma acuminatum des Penis. Berl. urol. Ges., 29. Nov. 1927. Zbl. Urol. **22**, 395 (1928). Zbl. Hautkrkh. **29**, 386 (1929). Diskussion: JACOBY, LANGER, GOHRBANDT.

JACKSON, G. TH.: Die Entfernung von Warzen, Mälern und anderen kosmetischen Fehlern des Gesichts. J. of cutan. Dis. incl. Syph. **22** (1904, März). Ref. Mh. Dermat. **38**, 455 (1904). — JACKSON u. HUBBARD: Erfrierung als therapeutische Maßnahme, flüssige Luft und Kohlensäureschnee. Med. Rec., 17. April 1909. Ref. Mh. Dermat. **51**, 192 (1910). — JACOBSOHN: Diskussionsbemerkung zu BUSCHKE-LÖWENSTEIN (b) 1930. — JACOBY: Diskussionsbemerkung zu ISRAEL. — JADASSOHN, J.: (a) Sind die Verrucae vulgares übertragbar ? 5. dtsch. dermat. Kgrs. Graz **1896**, S. 497. (b) Warzen und spitze Kondylome. EBSTEIN-SCHWALBES Handbuch der praktischen Medizin, S. 402, 405. Stuttgart: Ferdinand Enke 1901. (c) Die benignen Epitheliome. Dermat. Sekt. internat. med. Kongr. London, Aug. 1913. Arch. f. Dermat. **117**, H. 7/9 (1914). (d) Über die Komplikationen der Gonorrhöe. Dtsch. Klin. **10**,1, 601. (e) Hautkrankheiten des Greisenalters im Lehrbuch der Greisenkrankheiten. Stuttgart: Ferdinand Enke 1909. (f) Diskussionsbemerkungen zu KORN, ZIEGLER (c), LEDER, E. HOFFMANN (f), s. d. (g) Die infektiösen Epitheliosen in LESSER (-JADASSOHN), Lehrbuch der Haut- usw. Krankheiten, Bd. 1. Berlin: Julius Springer (im Erscheinen). — JAFFE, RUD.: Verrucae durae. Wiss. Ver. Ärzte Stettin, 5. Okt. 1926. Zbl. Hautkrkh. **23**, 230 (1927). — JAHR, K.: Ein Fall von Papilloma linguae auf dem Boden einer Leukoplakie. Inaug.-Diss. Jena 1910. Dermat. Wschr. **53**, 579 (1911). — JARISCH-MATZENAUER: Die Hautkrankheiten, 2. Aufl. Wien u. Leipzig 1908. — JENKINS, R.: The occurrence of a skin papillous trough four human generations. J. Hered. **19**, 174 (1928). — JESIONEK: Die Hautkrankheiten an Nase und Ohr. Dieses Handbuch Bd. XIV/1, S. 184, 207. — JIROTKA: Ein Vorschlag zum Multiplexverfahren für Warzenbehandlung unter Benutzung von Schablonen. Fortschr. Röntgenstr. **10**, H. 4. — JOEL: Diskussionsbemerkung zu BUSCHKE-LÖWENSTEIN (b), 1930. — JOHNSON: Einige Bemerkungen über venerische Kondylome und Warzen. Med. chir. Rev. Nr 41, 834. Ref. Schmidts Jb. 8, 170 (1835). — JOLLES, W. H.: Die Strahlenbehandlung in der Dermatologie. Nederl. Tijdschr. Geneesk. **65**, 2177 (1921). Ref. Zbl. Hautkrkh. **3**, 448. — JONES, H. L.: Die Ionenbehandlung der Hühneraugen und Warzen. Brit. med. J. **1913**, 938. Ref. Arch. f. Dermat. **119**, 193 (1915). — JORDAN, A.: Fortschritte in der Behandlung der Warzen und spitzen Kondylome. Dermat. Wschr. **1932 I**, 110. — JOSEPH, M.: (a) Gutartige Neubildungen der Haut. MRACEKS Handbuch der Hautkrankheiten, Bd. 3, S. 425. Wien 1904. (b) Lehrbuch der Haut- und Geschlechtskrankheiten (2 Bd.). Leipzig: Georg Thieme. — JOURDAN: Traité complet des maladies vénériennes. Paris 1826. — JULIUSBERG, MAX: (a) Zur Theorie der Pathogenese der spitzen Kondylome. Arch. f. Dermat. **64**, 163 (1903). (b) Spirochäten bei spitzem Kondylom. Arch. f. Dermat. **84**, 319 (1907). — JUSTER, E.: Les traitements pratiques des verrues. J. Méd. Paris **1928**, 837. Ref. Dermat. Wschr. **88**, 836 (1929).

KAINOCKI: Condyloma acuminatum conjunctivae. Gaz. lek. Warzawa, II. s. 4, 72. Ref. Jber. Med. **1884 II**, 577. — KANNO: Pflaumengroße Verruca senilis. Jap. J. of Dermat. **29**, 31 (1929). — KAPOSI, M.: (a) Lehrbuch der Hautkrankheiten, s. auch BESNIER-DOYON. (b) Über die Behandlung der Warzen. Allg. Wien. med. Ztg **1893**, Nr 9. Ref. Mh. Dermat. **18**, 96 (1894). (c) Diskussion zu HEBRA. — KARRENBERG, C. L.: Heilung der Warzen durch Suggestion. Klin. Wschr. **1928**, 601. — KARVONEN: Zur Behandlung der Papillome der Harnröhre. Dermat. Zbl. Hautkrkh. **1902**, Nr 9/10. — KARWACKI: Über die Flora der Geschlechtsorgane in gesundem und krankem Zustand. Poln. Z. Dermat. u. Venerol. **1906**, Nr 9. Ref. Mh. Dermat. **44**, 41 (1907). — KARWOWSKI: Beitrag zur Frage der Infektiosität der Condylomata acuminata. Now. lek. **34**, H. 6/7. Ref. Dermat. Wschr. **83**, 1761 (1926). — KATZ: Diskussion zu SAMEK (c). — KAUFMANN, E.: Lehrbuch der speziellen pathologischen Anatomie, 7. u. 8. Aufl., 1922. — KAYSERLING: Ungewöhnlich üppige spitze Kondylome des Penis und Präputiums. Nordostdtsch. dermat. Ges., 25. Nov. 1923. Zbl. Hautkrkh. **13**, 133 (1924). — KENNARD: Kalkwasser zur Behandlung der Verruca plana. Brit. med. J., 8. Jan. 1910. Ref. Mh. Hautkrkh. **51**, 528 (1910). — KERL: Spitzen Kondylomen ähnliche Veränderungen am Meatus externus auditorius. Wien. dermat. Ges., 20. März 1924. Zbl. Hautkrkh. **13**, 40 (1924). — KEYES: Zit. nach ROHRER. — KIESS, O.: Hautkrankheiten der Handteller und Fußsohlen. Dieses Handbuch Bd. XIV/1, S. 634. — KINGERY, L.: The etiology of common warts; their production in the second generation. J. amer. med. Assoc. **76**, 440 (1921). Ref. Zbl. Hautkrkh. **2**, 278 (1921). — KIOLEMENOGLU u. CUBE: Spirochaeta pallida und Syphilis. Münch. med. Wschr. **1905**, Nr 27. — KLIMENTOVÁ: Zahlreiche resistente Verrucae vulgares bei Wäschebüglerin. Tschech. slov. wiss. dermat. u. vener. Ges., 9. Febr. 1930. Ref. Zbl. Hautkrkh. **38**, 303. — KLUGE: Dr. Carl Heinr. Dzondis Heilart der Lustseuche. Berlin 1828. — Kogoj, Fr.: Die Epidermodysplasia verrusiformis. Acta dermatovener. (Stockh.) **7**, 170 (1920). — Koike, Totaro: Über einen Fall von Verrucosis generalisata. Okayama-Igakkai-Zasshi (jap.) **41**, 328, deutsche Zusammenfassung S. 337. 1929. Ref. Zbl. Hautkrkh. **31**, 334 (1929). — Konjetzny: Über einen ungewöhnlichen Penistumor. Med. Ges. Kiel, 5. Febr. 1914. Ref. Münch. med. Wschr. **1914**, 904; Med. Klin. **1914**, 1187. Korn, L.: Condyloma acuminatum mit Perforation des Präputiums. Schles. dermat. Ges., 6. Febr. 1926. Zbl. Hautkrkh. **20**, 23 (1926). Diskussion: Frei, Jadassohn. — Kothe: Über den Einfluß photodynamischer Substanzen auf die Wirkung der Röntgenstrahlen. Dtsch. med. Wschr. **1904**, Nr 38. — Kozewski u. Gorkiewicz: Aus eigenen Beobachtungen im Bereiche der Röntgen-, Radium- und Phototherapie. Poln. Z. Dermat. u. Venerol. **1907**, Nr 7/9. Ref. Mh. Dermat. **45**, 622 (1907). — Krämer: Über Kondylome und Warzen. Götting. Stud. 1847. — Krantz: Beitrag zur Kenntnis des Schleimhautpapilloms. Dtsch. Arch. klin. Med. **2** (1867). — Kraus, A.: (a) Untersuchungen über Spirochaeta pallida. Arch. f. Dermat. **82**, 39 (1906). (b) Verruca plana juvenilis. Dtsch. dermat. Ges. tschechoslov. Republik, 14. Nov. 1926. Zbl. Hautkrkh. **22**, 593. (c) Verruca plana juvenilis. Dtsch. dermat. Ges. tschechoslov. Republik, 30. Jan. 1927. Zbl. Hautkrkh. **23**, 33. — Kreibich, C.: (a) Lehrbuch der Hautkrankheiten, S. 336. Wien 1904. (b) Diskussion zu Samek (a). (c) Zur Anatomie des Eczema seborrhoicum und der seborrhoischen Warzen. Arch. f. Dermat. **114**, 628 (1912). (d) Über Amyloiddegeneration der Haut. Arch. f. Dermat. **116**, 385 (1913). (e) Über Bindegewebsdegeneration. Arch. f. Dermat. **130**, 535 (1921). (f) Granuloma senile. Arch. f. Dermat. **153**, 807 (1927). (g) Pigmentierte breite senile Warze. Dtsch. dermat. Ges. tschechoslov. Republik, 21. April 1929. Zbl. Hautkrkh. **31**, 154 (1929). — Kren, O.: (a) Verrucae vulgares. Wien. dermat. Ges., 9. Juni 1921. Zbl. Hautkrkh. **2**, 2 (1921). (b) Zur Behandlung circumscripter Hyperkeratosen. Wien. klin. Wschr. **40**, 658 (1927). (c) Therapeutische Umfrage der Dermat. Wschr. **1931**, 1899. — Kristal: Über carcinomartige Erkrankungen des Penis. Russk. Vestn. Dermat. **8**, 847 u. deutsche Zusammenfassung 1930. S. 849. Ref. Zbl. Hautkrkh. **38**, 146 (1931). — Kromayer: (a) Elastische Fasern, ihre Regeneration und Widerstandsfähigkeit. Dermat. Wschr. **19**, 117 (1894). (b) Rotationsinstrumente; ein neues technisches Verfahren in der dermatologischen Kleinchirurgie. Dermat. Z. **1905**, H. 1. — Krzystalowicz u. Siedlecki: Das Verhalten der Spirochaeta pallida in syphilitischen Efflorescenzen und bei der experimentellen Syphilis. Mh. Dermat. **46**, 423 (1908). — Kühn: s. Bumm. — Kühnemann, G.: (a) Beiträge zur Anatomie und Histologie der Verruca vulgaris. Mh. Dermat. **8**, 341 (1889). (b) Contribution to the anatomy and histology of Verruca vulgaris. Brit. J. Dermat. **1889**, Nr 11, 328, 366. (c) Zur Bakteriologie der Verruca vulgaris. Mh. Dermat. **9**, 17 (1889). (d) s. auch Schweninger: Dtsch. Ärzte- u. Naturforsch.-Tagg 1889. — Kumer: (a) Therapeutische Umfrage der Dermat. Wschr. **1931**, 1899. (b) s. auch Riehl u. Kumer. — Kyrle: (a) Basalzellenkrebs auf senilen Warzen. Wien. dermat. Ges., 7. Mai 1914. Arch. f. Dermat. **119**, 284 (1915). (b) Histologie der menschlichen Haut und ihrer Erkrankungen, Bd. 1. WienBerlin 1925. — Kuznitzky, E. u. H. Guhrauer: Radium und Mesothorium. Dieses Handbuch Bd. V/2, S. 532.

Laemmle, K.: Eine einfache Methode, Warzen schmerzlos und ohne erhebliche Narbenbildung zu entfernen. Dtsch. med. Wschr. **1923**, 885. — Lagneau: Traité pratique des maladies syphilit. Paris 1828. — Lamanna: Klinisch-statistischer Überblick des Jahres 1905/06. Giorn. ital. Mal. vener. Pelle **1908**, H. 6. — Landau: Multiple Schwielen und Warzenbildung bei Hyperhidrosis. Verh. Wien. dermat. Ges., 13. Jan. 1909. Mh. Dermat. **48**, 172 (1909). — Lang, E.: (a) Ein Fall von Papillomatosis universalis. Vjschr. Dermat. **1883**, 377. (b) Elektrolytische Behandlung der Strikturen der Harnröhre und einiger Dermatosen. Klin. Zeit- und Streitfragen, Bd. 5, H. 6. Ref. Mh. Dermat. **13**, 491 (1891). (c) Der venerische Katarrh. Wiesbaden: J. F. Bergmann 1893. (d) Demonstration. Wien. dermat. Ges., 13. Mai 1896. Arch. f. Dermat. **36**, 232 (1896). (e) Diskussion zu Neumann. Wien. dermat. Ges., 8. Nov. 1899. Arch. f. Dermat. **51**, 425 (1900). — Lange, F.: Ein Fall von multiplen Papillomen an Tonsille, Zunge und Epiglottis. Dtsch. Arch. klin. Med. **50**, 163 (1894). — Langer, E.: (a) Maligne spitze Kondylome. Berl. dermat. Ges., 8. Dez. 1931. Zbl. Hautkrkh. **40**, 448 (1932). (b) Diskussionsbemerkungen zu Israel. — Lanz, O.: (a) Ac. trichloraceticum bei einigen Geschlechts- und Hautkrankheiten. Mh. Dermat. **13**, 271 (1891). (b) Ein Beitrag zur Übertragbarkeit der Warzen. Korresp.bl. Schweiz. Ärzte **1898**, Nr 9. Ref. Mh. Dermat. **27**, 594 (1898). (c) Experimentelle Beiträge zur Geschwulstlehre. Dtsch. med. Wschr. **1899**, 313. — Laskownicki, St.: Zur Behandlung der Papillome der Harnröhre und der Blase mit Elektrokoagulation. Polska Gaz. lek. **5**, 911 (1926). Ref. Zbl. Hautkrkh. **24**, 145 (1927). — Lassar: Zur Therapie des Naevus verrucosus mit Demonstrationen. Dermat. Ver.igg Berlin, 9. Juli 1895. Diskussion: Lewis, Mankiewicz, Rosenthal, Meissner, Blaschko, Saalfeld. Ref. Mh. Dermat. **21**, 173 (1895). — Lawless, Th.: Removel of warts. Arch. of Dermat. **3**, 47 (1921). — Lawrence, W.: Das Wesen der Wirkung der Röntgenstrahlen bei gewissen schwer zu behandelnden Hautkrankheiten. Urologic Rev. **26**, 31 (1922). — Leder: Verruca senilis und Hyperkeratosen der

Handflächen. Schles. dermat. Ges., 11. Mai 1929. Zbl. Hautkrkh. **31**, 553 (1929). Diskussion JADASSOHN. — LEDERMANN, R.: (a) Therapie der Haut- und Geschlechtskrankheiten. 4. Ausg. Berlin: Oskar Coblentz 1912. (b) Diskussion zu GEBERT (a). — LEDO, E.: (a) Papillomatosis im Anschluß an eine Staphylokokkeninfektion. Actas dermo-sifiliogr. **4** (1911, Okt./Nov.) (b) Über gewöhnliche Warzen und spitze Kondylome. Med. ibera **1921** I, 579; Actas dermo-sifiliogr. **21**, 485 (1929). — LEEUWEN, TH. M. v.: Verruca gigas? Niederl. dermat. Ver.igg Amsterdam, 29. März 1931. Diskussion: SIEMENS. Zbl. Hautkrkh. **39**, 183. — LEFER: Contribution à l'étude des végétations chez es femmes enceintes. Thèse de Paris **1899**. — LEGRAIN, P.: Les indications de la cryothérapie. Bull. méd. **39**, 618 (1925). — LEISTIKOW, L.: (a) Über Salicylpflastermull. Mh. Dermat. **23**, 481 (1896). (b) Therapie der Hautkrankheiten. Hamburg u. Leipzig: Voß 1897. — LÉLU: Les végétations des organes génitaux chez la femme. Thèse de Paris **1903**. — LENK, R. D.: Indikationsgebiet der Röntgenstrahlen bei Hautkrankheiten. Klin. Wschr. **2**, 1271 (1923). — LESCZYNSKI: 2 Fälle von Xeroderma pigmentosum Kaposi. Poln. Z. Vener. u. Dermat. **1907**, Nr 2. Ref. Mh. Dermat. **44**, 432 (1907). — LESTIDEAU: Traitement des végétations vénériennes. Arch. de Méd. nav. **113**, No 3, 255 (1923). Ref. Zbl. Hautkrkh. **9**, 457 (1924). — LEVIN, O. L.: Radiotherapy in dermatology. Med. J. a. Rec. **121**, 299 (1925). Ref. Zbl. Hautkrkh. **17**, 297 (1925). — LEWANDOWSKY, F.: Ein Fall einer bisher nicht beschriebenen Hauterkrankung (Epidermodysplasia verruciformis). Kongr. schweiz. dermat. Ges. Zürich 1920; Kongr. dtsch. dermat. Ges. Hamburg 1921. — LEWANDOWSKY u. LUTZ: Arch. f. Dermat. **141**, 193 (1922). — LEWIDOW, S.: Henna und ihre Anwendung bei Hautkrankheiten. Venerol. (russ.) **1926**, 922. Ref. Zbl. Hautkrkh. **23**, 360 (1927). — LEWIN, ARTHUR: Die entzündlichen Erkrankungen der Harnröhre und ihrer Adnexe. Handbuch der Urologie von LICHTENBERG, Bd. 3, S. 897. Berlin: Julius Springer. — LEWITH: 2 Fälle von Papillomatosis cutis maligna (Fantl). Dtsch. dermat. Ges. tschechoslov. Republik, 5. Febr. 1928. Zbl. Hautkrkh. **26**, 651 (1928). — LICHTENSTEIN, L.: Beitrag zur Frage der Kontagiosität der Condylomata acuminata. Münch. med. Wschr. **1922**, 270. — LINDSAY, H. C. L.: Treatment of commun warts by neo-arsphenamin. Arch. of Dermat. **10**, 471 (1924). — LION: Warzenbildung auf Grundlage eines Lichen ruber planus. Berl. dermat. Ges., 4. Jan. 1898. Mh. Dermat. **26**, 201 (1898). — LIPSCHÜTZ, B.: (a) Verruca vulgaris mit Autoinokulation am Lippenrot eines 6jährigen Mädchens. Wien. dermat. Ges., 9. Juni 1921. Zbl. Hautkrkh. **2**, 5 (1921). (b) Über Chlamydozoa-Strongyloplasmen. IX. Mitteilung: Cytologische Untersuchungen über das Condyloma acuminatum. Arch. f. Dermat. **146**, 427 (1924). (c) X. Mitteilung: Beitrag zur Kenntnis der Ätiologie der Warze (Verruca vulgaris). Wien. klin. Wschr. **1924**, 286. (d) Zur Kenntnis der Ätiologie und der strukturellen Architektonik der Warze (Verruca vulgaris). Arch. f. Dermat. **148**, 201 (1924). (e) Weitere Literatur zu diesem Thema siehe LIPSCHÜTZ: Die „Einschlußkrankheiten" der Haut (Das filtrierbare Virus in der Dermatologie), dieses Handbuch Bd. II/1, S. 73, 77, 79. — LOEB: (a) Erfahrungen mit EHRLICHs „606". Münch. med. Wschr. **1910**, 1580. (b) Heilung der Verrucae planae durch Salvarsan. Dtsch. med. Wschr. **1913**, Nr 4. — LÖWEGREN: Die Hippokratiska skrifterna; i svensk öfversättning Lund: C. W. K. Gleerup 1904/10. — LÖWENBACH: Über spitze Kondylome der Lippen- und Mundschleimhaut. Festschrift für NEUMANN, S. 450. Wien u. Leipzig: Franz Deuticke 1900. — LÖWENBERG, M.: Über Spirochätenbefunde und deren ätiologische Bedeutung bei spitzen Kondylomen, Balanitis ulcerosa und Ulcus gangraenosum. Dermat. Z. **1911**, 27. — LÖWENFELD: Verrucae juveniles. Wien. dermat. Ges., 26. Febr. 1920. Ref. Arch. f. Dermat. **137**, 45 (1921). — LÖWENSTEIN: (a) Carcinomähnliche spitze Kondylome des Penis. Berl. dermat. Ges., 8. Dez. 1931. Zbl. Hautkrkh. **40**, 447 (**1932**). (b) siehe auch BUSCHKE u. LOEWENSTEIN. — LOMBARDO: Sulla demonstrazione di spirocheti nei condilomi acuminati. Giorn. ital. Mal. vener. Pelle **64**, 715 (1923). — LOMHOLT, SV.: Über die Behandlung der Verrucae vulgares mittels Mesothoriumbestrahlung. Forh. nord. dermat. For. (dän.) **161**, (1929). — LORTAT-JACOB, L.: (a) Comment employer la neige carbonique pour le traitement des dermatoses. Paris méd. **12**, No 11, 237 (1922). Ref. Zbl. Hautkrkh. **7**, 255. (b) Cryocautère à chargement direct. Bull. Soc. franç. Dermat. **1922**, No 4, 158. Ref. Zbl. Hautkrkh. **6**, 153. (c) Le traitement des angiomes par la neige carbonique. Paris méd. **13**, No 25, 549 (1923). Ref. Zbl. Hautkrkh. **10**, 151. (d) Technique, Indications, Application chez v. plantaris. Progrès méd. **51**, No 46, 588; No 47, 603 (1923). Ref. Zbl. Hautkrkh. **13**, 250. (e) Les verrues séborrhéigues ou verrues planes séniles. Leur traitement par cryocauthérapie. Presse méd. **35**, 1537 (1927); Zbl. Hautkrkh. **27**, 282 (1927). — LUCKE, A. W.: Epitheliom bei Kohlenarbeitern. Cleveland med. J., Mai **1907**. Ref. Mh. Dermat. **45**, 365 (1907). — LUPIS, G.: Contribuzione allo studio delle v. giovanile. Giorn. ital. Mal. vener. Pelle **1897**, H. 4, 451. — LURJE: Ein Condyloma acuminatum von ungewöhnlicher Größe und seltener Lokalisation. Russ. Z. Dermat. **1902**, H. 11/12. Mh. Dermat. **36**, 394 (1903).

MACCHAFFERTY, L. K.: Diskussion zu TRIMBLE. — MACCAFFERTY, L. K. und C. L. MACCARTHY: The X-ray treatment of callositas and verruca plantaris with some remarks on the pathogenesis of these lesions. J. bone Surg. **7**, 883 (1925). Ref. Zbl. Hautkrkh. **19**,

482 (1926). — MacCullough, J. F.: Radium in the treatment of the skin dis. Urologic Rev. 31, 32 (1927). Ref. Zbl. Radiol. 1927 III, 141. — MacDonald: (a) Umwandlung venerischer Warzen in Carcinom durch Kauterisation. Illinois med. J. 40, 233 (1921). Ref. Zbl. Hautkrkn. 3, 467 (1922). (b) The dermatological firing line. Boston med. J. 194, 152 (1926). Zbl. Radiol. 1, 156 (1926). — MacFadyean u. Hobday: Zit. nach Cronquist. — MacGowen, J. P.: Die Behandlung einiger Hautkrankheiten. Amer. J. Dermat. a. genito-urin. Dis. 11, Nr 2. — MacKee: Fulguration — die lokale Anwendung von Hochfrequenzströmen mittels einer spitzen Metallelektrode — deren Anwendung in der Dermatologie. J. of cutan. Dis., Juni 1909. — Mackenzie, St.: Verruca senilis. London dermat. soc. Brit. J. Dermat., Jan. 1897. — MacWany: Spirochäten bei Syphilis. Brit. med. J., 10. Juni 1905. Ref. Mh. Dermat. 42, 104 (1906). — Maderna, C.: Diathermo-coagulazione dei condilomi acuminati. Riforma med. 44, 137 (1928). Ref. Zbl. Hautkrkh. 27, 127 (1928). — Maigre, Et.: Action du bisulfite de soude sur les verrues et les condylomes. C. r. Soc. Biol. Paris 94, 118 (1926). — Majanz: Über carcinomähnliche Erkrankungen des Penis. Z. Urol. 22, 620 (1928). — Majocchi: Sull etiologia della verruca porrum dell uomo et dei bovini. Veterinaria. Parma 1881. — Malinowski: (a) Die Darierische Krankheit. Mh. Dermat. 43, 209 (1906). (b) Spirochaeta pallida bei tertiärer Syphilis. Mh. Dermat. 45, 499 (1907). — Mallison: Perforierende Condylomata acuminata. Schles. Ges. vaterländ. Kultur, med. sect. Breslau, 11. Aug. 1930. Ref. Med. Klin. 1930 II, 1499. – Mankiewicz: Diskussion zu Lassar. - Manoilov, N.: Über Warzenbehandlung mittels Suggestion. Russ. Klin. 10, 405 (1928). Ref. Zbl. Hautkrkh. 30, 616 (1929). — Mansuroff: Epilation und Vertilgung der Warzen vermittels der Elektrolyse. 8. Vortrag klin. Slg Dermat. Autoref. Mh. Dermat. 14, 239 (1892). — Mantélin: Zahlreiche Warzen an den Lippen und Händen. Vollständige Heilung in einem Monat. J. des Pract. 1904, No 32. Ref. Mh. Dermat. 40, 161 (1905). — Mark: Neue Methoden der Entfernung von Papillomen der Harnröhre. Amer. J. Dermat. a. genito-urin. Dis. 12, Nr 1. — Martenstein, H.: (a) Radium und Mesothorium in der dermatologischen Therapie. Klin. Wschr. 1922, 1312. (b) Die benignen infektiösen Epitheliome der Haut. Klin. Wschr. 1926, Nr 13/14, 563, 608. (c) Haut in F. Heimann: Strahlenbehandlung gut- und bösartiger Geschwülste, S. 404. Berlin: Georg Stilke 1928. — Martin, Aimé: Étude sur les végétations. Ann. de Dermat. 1872, 161, 268. — Martinotti, L.: (a) Singolare reperto istopathologico osservato nella verruca porro. Giorn. ital. Mal. vener. Pelle 64, 758 (1923). Soc. ital. Dermat. e Sifil. Roma, 14. Dez. 1922. (b) Forschungen über die Anomalien und Störungen des Verhornungsprozesses bei den hauptsächlichsten Krankheitszuständen der menschlichen Haut. 5. vorl. Mitteilung: Papillome und Warzen. Giorn. ital. Mal. vener. Pelle 64, 810 (1923). — Massa, E.: Über Reflextherapie in der Dermatologie. Prensa méd. argent. 16, 866 (1929). — Maschkilleison, L. N.: Ist die Epidermodysplasia verruciformis (Lewandowsky-Lutz) eine selbstständige Dermatose? Ihre Beziehungen zur Verrucositas. Dermat. Wschr. 1931, 1, 569. — Masuda: Über Epidermodysplas. verruciformis. Jap. J. of Dermat. 25, 102 (1925), deutsche Zusammenfassung S. 862. — Matt, Fr.: Weitere Erfahrungen über die Röntgenbehandlung der spitzen Kondylome. Münch. med. Wschr. 1921, 674. — Mauriac: Zit. nach D'Aulnay. — Meineri: Die Verwendung des Natriummethylats bei der Behandlung einiger Haut- und Geschlechtskrankheiten. Policlinico 28, 1391 (1921). Ref. Zbl. Hautkrkh. 3, 446 (1922). — Melchior-Robert: (a) Contribution à l'étude d'une variété insolite de verrue des régions palmaire et plantaire. Ann. de Dermat. 1897, H. 8/12. (b) Esais sur deux points de syphiligraphie. Paris 1857. — Meldner: Darf ein Arzt zur Beseitigung von Warzen bernsteinsaure Quecksilbereinspritzungen machen? Z. ärztl. Fortbildg 27, 196 (1930). — Memmesheimer, A. M. und E. Eisenlohr: Untersuchungen über die Suggestivbehandlung der Warzen. Dermat. Z. 62, 63 (1931). Festschrift für Linser. — Mendes da Costa: Über Hautepitheliome. Nederl. Tijdskr. Geneesk. 65, 2456 (1921). — Merenlender: (a) Verrucae planae. Warschau. dermat. Ges., 5. Febr. 1925; Zbl. Hautkrkh. 20, 858 (1926). (b) Condyloma acum. mucosae oris. Bulg. dermat. Ges., 6. Febr. 1930. Zbl. Hautkrkh. 35, 464. — Merian: Spontaner Schwund der Warzen des Gesichts nach chirurgischer Entfernung solcher des Handrückens. Dermat. Wschr. 57, 1001 (1913). — Meurisse: Verrucae planae juveniles faciei et manuum. J. Mal. cutan. 1898, H. 1/6. — Meyer, Fr. M.: Über den Einfluß der Röntgen- und Quarzlichtstrahlen auf einige Erkrankungen der Sexualorgane. Z. Urol. 15, 269 (1921). — Meyer, Ludw.: Der Kaltkauter nach Dr. Forest in der Dermatologie. Berl. dermat. Ges., 9. Nov. 1909. Dermat. Z. 17, 167 (1910). — Meyer, P. S.: Der derzeitige Stand der Röntgenbehandlung in der Dermatologie. Zbl. Hautkrkh. 17, 1 (1925). — Michael, J. C.: Röntgen ray treatment of verruca plantaris. Arch. of Dermat. 13, 658 (1926). — Michael, J. C. and Seale: Dermatosis papulosa nigra. Arch. of Dermat. 20, 629 (1929); 21, 295 (1930). — Michaleff, St.: Ein Fall von subcutanem Papillom. Inaug.-Diss. Freiburg i. Br. 1892. Ref. Mh. Dermat. 17, 584 (1893). — Michon, P.: Herbes aux verrues. Bull. Soc. franç. Dermat. 34, 36 (1927). — Middleton: Papillome am After. Amer. J. Dermat. a. genito-urin. Dis. 1899, H. 4. — Miescher, G.: Über Immunitätsvorgänge bei Bestrahlung von Warzen und spitzen Kondylomen. Schweiz. med. Wschr.

53, 632 (1923). 6. Kongr. schweiz. dermat. Ges. — MILIAN u. PÉRIN: Verrues planes du dos des mains et kératose sénile préépithéliale. Bull. Soc. franç. de Dermat. **1924**, 320. Diskussion: CIVATTE, DARIER. — MIRANDA GALLINO, M.: Die Röntgentherapie der Fußsohlenwarzen. Trab. Clin. Escudero 4, 558 (1930). — MIRCK: Über einen Fall von Verrucae planae juveniles und über die pathogenetische Wirkung des Lichtes. Inaug.-Diss. Gießen 1909. — MÖBIUS, H.: 10 Jahre Radiumbehandlung bei Hautkrankheiten. Med. Klin. **21**, 967 (1925). — MÖLLER, MAGNUS: Zur Frage nach der Ansteckungsübertragung der Syphilis. Z. Bekämpfg Geschl.krkh. **6**, H. 2/4 (1908). — MONTGOMERY, D.: Etiology of warts. J. amer. med. Assoc. **56**, Nr 16. Ref. Dermat. Wschr. **53**, 297 (1911). — MONTGOMERY, D. and CULVER: Verrucae of the nail fold. Med. J. Austral. **2**, 666 (1923). Ref. Zbl. Hautkrkh. **16**, 327 (1925). — MONTGOMERY u. DÖRFFEL: Verruca senilis und Keratoma senile. Arch. f. Dermat. **166**, 286 (1932). — Moos, O.: Warzenbehandlung durch Suggestion. Ther. Gegenw. **70**, 383 (1929). — MOROSOW: (a) Zur Pathogenese der spitzen Kondylome. Russ. syph. u. dermat. Ges. „Tarnowsky", 3. Mai 1908. Mh. Dermat. **47**, 23 (1908). (b) Die Spirochaeta refringens bei sog. Condyloma acuminatum. Russ. Z. Hautkrkh. **17** (1909, Febr.). Ref. Mh. Dermat. **48**, 482 (1909). — MORRIS u. DORE: Übersicht über die Behandlung einiger Hautaffektionen mit dem Finsenlichtapparat. Tuberculosis **3**, No 10. Ref. Mh. Dermat. **40**, 341 (1905). — MORROW, P. A.: A case of verruca vulgaris in unusual lokalisation. N. Y. dermat. Ges., 20. Dez. 1898. J. of cutan. a. genito-urin. Dis., April/Mai **1899**. — MORTON: (a) Infektiosität von Warzen. Brit. med. J. **1908**, Nr 14. Ref. Mh. Dermat. **48**, 196 (1909). (b) Einige durch lokale Anwendung von harter Kohlensäure erzielte Resultate. Brit. med. J., 29. Jan. 1910. Ref. Mh. Dermat. **51**, 192 (1910). — MOTTA, R.: (a) Papilloma verrucoso del condotto auditivo esterno. Atti Clin. oto- ecc. iatr. Univ. Roma **23**, 509 (1925). (b) Considerazioni su alcuni papillome e verruche spinosi delli fauci. (Stud. clinico e histologico.) Arch. ital. Otol. **38**, 493 (1927). Ref. Zbl. Hautkrkh. **26**, 66 (1928). — MRAS: Wien. klin. Wschr. **1921**, H. 44, 536. — MUCHA, V.: Verh. Wien. dermat. Ges., 27. Jan. **1909**. Mh. Dermat. **48**, 471 (1909). — MÜHLPFORDT, H.: (a) Gleichzeitiges Vorkommen von spitzen Kondylomen und Warzen im Gesicht nebst Keloidbildung. Dermat. Wschr. **84**, 463 (1927). (b) Über die kondylomatoide Präcancerose der Genitalgegend (DELBANCO-UNNA). Dermat. Wschr. **87**, 1403 (1928). (c) Ungewöhnlicher Sitz spitzer Kondylome. Dermat. Wschr. **88**, 647 (1929). (d) Spitze Kondylome und Carcinom im selben Tumor. Klinik, Histologie und Therapie der kondylomatoiden Präcancerose der Genitalgegend (DELBANCO-UNNA). Dermat. Wschr. **93**, 1145 (1931). — MÜLLER, ALFR.: Über Kondylomerscheinungen im Senium. Inaug.-Diss. Freiburg i. Br. 1925. — MÜLLER, B.: Grundriß der venerischen Krankheiten, 1884 (zit. nach BUMM). — MÜLLER, E. (Budapest): Durch Suggestion geheilte Verrucae vulgares. Ung. dermat. Ges. Budapest, 8. Jan. 1932. Diskussion: RAJKA, ORSOS, JUSTUS, CHELNOCKY, GUSZMAN, NÉKAM. Ref. Zbl. Hautkrkh. **41**, 296 (1932). — MÜLLER, E. (München): Die Röntgenstrahlen im Dienste der Therapie. Münch. med. Wschr. **1909**, Nr 5. — MÜLLER, J. CH.: Ein Fall kondylomartiger Geschwulst im äußeren Gehörgang. Beitrag zur Kenntnis des Zusammenhanges von Warzen und Kondylom. Acta oto-laryng. (Stockh.) **10**, 257 (1926). — MÜLLER, P.: Zur Warzenbehandlung. Allg. med. Z.ztg **1891**. — MUSGER: Verrucae vulgares und Papillomatosis mucosae oris. Wien. dermat. Ges., 20. März 1930. Diskussion: ULLMANN. Ref. Zbl. Hautkrkh. **35**, 36.

NADEL, A.: Über Condyloma acuminatum des Mundes. Przegl. lek. **1921**, Nr 7, 70. — NAEGELI: Verschwinden einer Aussaat von senilen seborrhoischen Warzen auf elektrolytische Entfernung einiger Einzelgebilde. Dermat. Wschr. **1931**, 805. — NAEGELI u. M. JESSNER: Über die Verwendung von Mesothorium und Thorium X in der Dermatologie. Ther. Mh. **27**, Nov. **1913**. — NANÉÉL-PÉNARD: Zur Röntgenbehandlung der Warzen der Fußsohle. Bull. Soc. franç. Dermat. **1921**, No 6, 281. — NEISSER, A.: s. PICK: Dtsch. dermat. Kongr. 1891 u. 1894. — NÉKAM: s. Diskussion E. MÜLLER (Budapest). — NEUBERG: Über die Kontagiosität der spitzen Kondylome. Dtsch. med. Wschr. **1907**, Nr 35. — NEUMANN, J.: (a) Sitzgsber. Akad. Wiss. Wien, Math.-naturwiss. Kl. **1869**. (b) Lehrbuch der Hautkrankheiten, 5. Aufl. Wien. 1880. (c) Atlas. Tafel XL, mit Text. (d) Papilläre Wucherungen der Lippen- und Mundschleimhaut. Wien. dermat. Ges., 8. Nov. 1899. Arch. f. Dermat. **51**, 425. Diskussion: LANG, S. EHRMANN. — NEVINNY: Krebsige Entartung eines Papilloms des Scheidenstumpfs. Wien. klin. Wschr. **1930** II, 1141. — NINI: Traitement des verrues par la suggestion? Presse méd. **31**, 357 (1923). Ref. Zbl. Hautkrkh. **10**, 51 (1924). — NONELL: Seltener Heilungsprozeß von einfachen Warzen. Actas dermo-sifiliogr. **1912**. Ref. Dermat. Wschr. **55**, 1314 (1912). — NOTTHAFT, v.: Die Legende von der Altertumssyphilis. Leipzig: Wilh. Engelmann 1907.

OBERLAENDER: Die papillomatöse Schleimhautentzündung der Harnröhre. Mh. Dermat. **10**, 225 (1890). — OLIVIER: Diskussion zu FINNERUD. — OLSON: (a) Verruca plana juvenilis. Arch. of Dermat. **5**, 682 (1922). Diskussion: SWEITZER, ARMSTRONG. (b) Verruca of the tongue. Minnesota dermat. Assoc., 1. Okt. 1924. Arch. of Dermat. **11**, 541 (1925). — OPPENHEIM, M.: (a) Warzen auf Tätowierung. Wien. dermat. Ges., 16. März 1916. Arch. f. Dermat. **122**, 789 (1918). (b) Krebsentwicklung am Präputium infolge Einwirkung von

Schmieröl. Wien. Ärzte-Ges., 15. Febr. 1929. Wien. klin. Wschr. **1929 I**, 249. — Oppenheim, M. u. O. Sachs: Über Spirochätenbefunde in syphilitischen und anderen Krankheitsprodukten. Wien. klin. Wschr. **1905**, Nr 45. — Oro, A.: (a) Sulla probabile azione distrutiva de permanganto di potassio sui condilomi acuminati dell urethra. Nota preventura. Giorn. ital. Mal. vener. Pelle **63**, 55 (1922). (b) s. auch Ducrey und Oro. — Orsos: Diskussion: E. Müller (Budapest). — Orth, St.: Über die Autornamen in der medizinischen Nomenklatur. Inaug.-Diss. Erlangen. Ref. Mh. Dermat. **43**, 684 (1906). — Osborne, Earl. D. u. E. D. Putnam: The treatment of warts. Radiology **16**, 340 (1931). — Öwre: Tilfaelde af acuminata Condilomer. Forh. norske med. Selskab, 22.—24. Febr. 1868. Norsk. Mag. Laegevidensk. **23** (1869). Diskussion: Bidenkap.

Pagano, A.: Papillomi dell naso e della bocca in seguito a verruche delle mani. Arch. ital. Otol. **40**, 728 (1929). Ref. Zbl. Hautkrkh. **35**, 645 (1931). — Pagliaro: Condyloma acuminatum. Clin. dermo-sifilopath. Univ. Roma **1905**, H. 3. Ref. Mh. Dermat. **42**, 172 (1906). — Pagniez, Ph.: Etiologie et nature de M. contagiosum et des verrues. Presse méd. **29**, No 93, 922 (1921). Ref. Zbl. Hautkrkh. **4**, 21 (1922). — Palop Campos, P.: Über Warzen und Suggestivbehandlung. Arch. españ. Pediatr. **13**, 344. Ref. Zbl. Hautkrkh. **33**, 88 (1930). — Parfenenko: Ein ausgebreitetes Condyloma acumin. circa anum und Spir. refringens. Russ. Z. Hautkrkh. **19**, (1910, April); Ref. Dermat. Wschr. **51**, 128 (1910). — Parmenter, F. J.: Massive papilloma of the penis. ressembling carcinoma. Bull. Buffalo gen. Hosp. **4**, 49 (1926). Ref. Zbl. Hautkrkh. **24**, 148 (1927). — Pasini: (a) Die kaustische Wirkung des Arsenigsäure-Anhydrids auf die epithelialen Gewebe. Mh. Dermat. **40**, 299 (1905). (b) Über eine neue und einfache Methode zur Demonstration von Epithelfasern in der Haut. Mh. Dermat. **40**, 492 (1905). (c) Über das senile Angiom des freien Lippenrandes. Mh. Dermat. **44**, 275 (1907). — Patrzek: Über elektrolytische Beseitigung von Warzen. Internat. klin. Rdsch. **1889**, Nr 50. Ref. Mh. Dermat. **10**, 563 (1890). — Pawlow: Blastomycosis. Moskau. dermat. Ges., 12. (25.) Okt. 1907. Ref. Mh. Dermat. **45**, 503 (1907). — Payne: On the contagiousness of common warts. Brit. J. Dermat. **3**, 185 (1891). — Pelagatti: Über Blastomyceten und hyaline Degeneration. Mh. Dermat. **25**, 157 (1897). — Per: Multiple Akanthome der Mundschleimhaut. Moskau. vener. Ges. 7. Febr. 1929. — Perkins: s. Troxell. — Petersen: Condylomata acuminata. Russ. syph. u. dermat. Ges. „Tarnowsky" zu St. Petersburg. 25. Okt. (7. Nov.) 1908. Ref. Mh. Dermat. **47**, 612 (1908). — Petges: Magnesia usta in der Behandlung der Verrucae planae. Gaz. Sci. méd. Bordeaux **1912**, No 44. Ref. Dermat. Wschr. **56**, 355 (1912). — Petters: Zur Frage der Ansteckungsfähigkeit der Vegetationen oder der spitzen Kondylome. Vjschr. Dermat. **1875**, 255. — Pfahler: Warzen mit X-Strahlen behandelt. Philad. dermat. Assoc., 11. Okt. 1911. Arch. f. Dermat. **117**, 336 (1914). — Pfoerringer: 18 Jahre Röntgentherapie. Fortschr. Röntgenstr. **30**, 536 (1923). — Phillips, L.: Über die Verwendung von Kristalline in der Dermatologie. Brit. J. Dermat., Okt. 1893. — Pick, F. J.: Ist das Molluscum contagiosum kontagiös? Verh. dtsch. dermat. Ges. Kongr. Leipzig 17.—19. Sept. 1891. — Diskussion: Kaposi, Neisser. — Pietzsch: Harnstoff gegen Warzen. Z. Vet.kde **39**, 382 (1927). Ref. Zbl. Hautkrkh. **26**, 682 (1928). — Piffard u. Robinson: Case of warts. N. Y. dermat. Soc., 24. April 1894. Diskussion: Jackson, Lustgarten, Sherwell, Keyes, Cutler, Allen. Ref. Mh. Dermat. **20**, 224 (1895). — Pinard: Zit. nach D'Aulnay. — Pinkus, F.: (a) Haut- und Geschlechtskrankheiten. Leipzig 1910. (b) Diskussionsbemerkungen zu Heller (c) und Gebert (a). — Pirie, A. H.: Resume of the therapeutic value of X-Rays. Canad. med. Ass. J. **16**, 54 (1926). Z. Röntgenstr. **2**, 652 (1927). — Ploeger: Warzen auf dem Lippenrot im linken Mundwinkel. Münch. dermat. Ges., 9. März 1914. Arch. f. Dermat. **119**, 48 (1915). — Pollitzer: Die seborrhoische Warze (V. seborrhoica, V. senilis, V. plana seniorum, Keratosis pigmentosa). Mh. Dermat. **11**, 145 (1890). — Poor, F.: Beitrag zur Histologie der V. senilis. Dermat. Z. **10**, 462 (1903). — Porak: Sur un cas de végétations etc. Soc. obstétr. et gynéc. Paris, 12. Okt. 1893. J. Mal. cutan. et syph. **1894**, 663. — Porcelli: Il radium in alcune dermatosi chron. localisata. Radiol. med. **13**, Nr 12 (1926). Ref. Zbl. Hautkrkh. **23**, 759 (1927). — Pospelow: Kindskopfgroßes Condyloma acuminatum. Vener. u. dermat. Ges. Moskau, 25. Jan. 1902. Mh. Dermat. **34**, 300. — Preuss: Bibl. talmud. Medizin. Berlin 1911. — Pringle: (a) Über einen Fall von kongenitalem Adenoma sebaceum. Mh. Dermat. **10**, 197 (1890). (b) Über Angiokeratom. Mh. Dermat. **13**, 506 (1891). — Prochurow, S. N.: Spitze Kondylome der äußeren Genitalien als eine der seltenen Indikationen zum Kaiserschnitt. Zbl. Gynäk. **1929**, 1002. — Pusey (Allen): (a) Kohlensäureschnee zur Behandlung von Hautkrankheiten. Berl. klin. Wschr. **1908**, Nr 24, 1146. (b) Die therapeutische Anwendung der Gefriermethode, speziell mit fester Kohlensäure. J. of cutan. Dis. incl. Syph. **6** (1910).

Querrière, La: Les infrarouges dans le traitement des kératoses et des verrues. Bull. Soc. Radiol. **15**, 271 (1927). Ref. Zbl. Hautkrkh. **27**, 136 (1927).

Racinowski: Atrophische flache Kondylome. Warschau. dermat. Ges., 3. April 1924. Zbl. Hautkrkh. **16**, 887 (1925). — Rajka: Diskussion E. Müller (Budapest). — Ramazotti, V.: Alcune ricerche sulla patogenesi e sull istologia del condiloma acuminato. Giorn.

ital. Mal. vener. Pelle **1902**, 129. — RAMOGINI u. SACERDOTE: Über einen Fall von papillomatöser Hauttuberkulose in der Analgegend. Riforma med. **1904**, No 44; Mh. Dermat. **40**, 417. — RAPOK, O.: Beitrag zur Statistik der Geschwülste. Dtsch. med. Ztg **1892**, Nr 20. Ref. Mh. Dermat. **16**, 198 (1893). — RASCH, C.: (a) Note sur deux cas de papillomes multiples bénins de la muqueuse buccale. Leurs rapport avec les verrues communs des mains. Ann. de Dermat. **6**, 6 (1895); Hosp.tid. (dän.) **1894**, 1898, 44. (b) Ein Fall von Papillomatosis cutanea et vesicalis. Arch. f. Dermat. **36**, 55 (1896). (c) Nosologische Bemerkungen über Kondylome. Dermat. Zbl. **1900**, Nr 6, 162. — RATERA, J.: Radiumtherapie in der Dermatologie. Actas dermo-sifiliogr. **19**, 91 (1927). — RATERA, J. u. S. RATERA: Die Röntgentherapie der Hautkrankheiten (a) Rev. Diagn. y Trat. físic. **2**, 224 (1926). (b) Rev. españ. Urol. **28**, 183 (1926). — RAU: Über einen Fall von Angiokeratom (MIBELLI). Mh. Dermat. **40**, 439 (1905). — RAVAUT u. BORD: Schankröse Afterentzündung. Presse méd. **1909**, No 36. — RAVAUT et LAMBLING: Condylomes chancrelleuses de l'orifice vaginale. Ann. de Dermat. **7**, No 4, 215 (1926). — RAYER: Traité théorét. et pratique des maladies de la peau. — RAYNAUD, MONTPELLIER, LACROIX: Un cas de papillomatose de la muqueuse buccale. Bull. Soc. franç. Dermat. **1922**, 281. — REALE: Über ein Papillom in der Gegend des Nasenvestibulums. Verh. ital. Ges. Dermat. Rom, 22. Okt. 1899. Ref. Mh. Dermat. **32**, 243 (1901). — RECLUS: Epitheliom auf der Oberfläche von Schleimhautleukoplasien. J. des Pract. **1905**, No 47; Mh. Dermat. **43**, 360 (1906). — REISNER, A.: Über das Vorkommen von Nerven in spitzen Kondylomen. Arch. f. Dermat. **27**, 385 (1894). — REJTÖ, K.: Beobachtung eines Leucoderma acquisitum centrifugum in der Umgebung von Verrucae seniles. Orv. Hetil. (ung.) **69**, 1115 (1925). Ref. Zbl. Hautkrkh. **19**, 241. — RENAULT: Warzenartige Excrescenzen am Präputium. Bull. Soc. franç. Dermat., 26. April 1897. — RESPIGHI, E.: Über eine noch nicht beschriebene Hyperkeratose. Mh. Dermat. **18**, 70 (1894). — REYNAUD: Traité des maladies vénériennes. Paris 1836. — RHEE, VAN: Diskussionsbemerkung zu TROXELL. — RICHOND DES BRUS: De la non-existence du virus vénérien. Paris 1826. Zit. nach A. MARTIN. — RICHTER (Dresden): Untersuchung von menschlichen Warzen. Z. Parasitenkde 1871. Ref. Arch. f. Dermat. **3**, 286. — RICHTER, WILH.: Geschichte der Dermatologie. Dieses Handbuch Bd. XVI/2. — RICHTER, W. (Berlin): (a) Ein Papillom in der Achselhöhle. Münch. med. Wschr. **1925**, Nr 28, 1158. (b) Spitze Kondylome der Harnröhre. Berl. dermat. Ges., 13. April 1930. Zbl. Hautkrkh. **34**, 771. (c) Epidermodysplasia verruciformis (LEWANDOWSKY-LUTZ). Berl. dermat. Ges., 12. Mai 1931. Zbl. Hautkrkh. **39**, 499 (1932). — RICORD: (a) Annotationen zu J. HUNTERS Traité de la Syphilis, in das Französische übersetzt von RICHELOT, S. 475. Zit. nach KRÄMER, S. 17. (b) Traité pratique des malad. vénériennes. Paris 1838. — RIEHL u. KUMER: Radium u. Mesothoriumtherapie der Hautkrankheiten. Berlin: Julius Springer 1924. — RILLE: (a) Phimosis acquisita. Dtsch. med. Wschr. **1904**, Nr 48, 1767. (b) Therapeutische Umfrage der Dermat. Wschr. **1931**, 1899. — RITTER, CARL: (a) Zur Entstehung und Behandlung der Warzen. Berl. klin. Wschr. **1921**, 439. (b) Die Warzen und ihre Behandlung. Laboratorio (span.). **7**, No 69, 1828 (1923). Ref. Zbl. Hautkrkh. **9**, 27 (1924). — RITTER (Hamburg) s. DELBANCO (b). — ROBINSON, G. A.: (a) Radiumtherapay in dermatology. Amer. J. Roentgenol. **14**, 130 (1925). (b) Verruca vulgaris; radium. Amer. J. Electrother. a. Radiol. **43**, 461 (1925). — ROCCHI: Stato delle fibre nervose in correspondenza dei condilomi acuminati. Giorn. ital. Mal. vener. Pelle **1896**, 264. — RODIN, A.: Ein Beitrag zum Primäraffekt in der Urethra und über einen seltenen Verlauf von Condyloma acuminatum. Münch. med. Wschr. **1930** I, 844. — ROHRER: Venereal warts, their etiology, pathology, diagnosis and treatment. Amer. J. med. Sci. **1904**, 761. — ROSENBAUM: Geschichte der Lustseuche im Altertum usw., 7. Aufl. Berlin: H. Barsdorf 1904. — ROSENTHAL, F.: Diskussionsbemerkungen zu BUSCHKE 1923, (a). — ROSENTHAL, O.: (a) Diskussion zu LASSAR. (b) Über das Dermatol. Dermat. Ver.igg Berlin, 7. Juli 1891. Mh. Dermat. **13**, 208 (1891). (c) Diskussionsbemerkungen zu BUSCHKE 1923, (a). — ROST: Irrtümer in der Strahlentherapie in GRASHEY: Irrtümer der Röntgendiagnostik und Röntgentherapie, S. 367. Leipzig: Georg Thieme 1924. — ROTHBAUM: Bemerkungen zu WAELSCH (b). Münch. med. Wschr. **43**, 2276 (1911). — ROUSSEL: Warzen und Suggestion. Med. Press. and circular, Nov. **1897**. Ref. Mh. Dermat. **26**, 636 (1898). — ROUSSEL and CELIER: Med. presse and circular **1900**. — ROXBURGH, A. C.: Warts and their treatment. Practitioner **112**, 80 (1928). Ref. Zbl. Hautkrkh. **30**, 67 (1929).

SAALFELD, E.: (a) Fall zur Diagnose (3). Dermat. Ver.igg Berlin, 2. Juni 1891. Mh. Dermat. **13**, 105. Diskussion: BLASCHKO, KÖRNER, LEWIN. (b) Über Kosmetik. Ther. Mh. Nr 5/6. Ref. Mh. Dermat. **15**, 200 (1892). (c) Naevus verrucosus. Dermat. Ver.igg Berlin, 6. Jan. 1893. Mh. Dermat. **17**, 230 (1893). (d) Fall von Verrucae planae juveniles. Dermat. Ver.igg Berlin, 15. Jan. 1895. Mh. Dermat. **20**, 283 (1895). (e) Diskussion zu LASSAR. (f) Demonstration eines Instrumentes zur elektrolytischen Entfernung. Berl. dermat. Ges., 14. Nov. 1905. Mh. Dermat. **41**, 562 (1905). (g) Über Warzenbildung. Med. Klin. **50**, 1937 (1911). (h) Fortschritte auf dem Gebiete der Kosmetik. Zbl. Hautkrkh. **3**, 273 (1922). — SACHS: Beitrag zur Histologie der weichen Naevi. Arch. f. Dermat. **66**,

101 (1903). — SAMEK, J.: (a) Suggestivheilung planer Warzen. Dtsch. dermat. Ges. tschechoslov. Republik, 18. März 1928. Zbl. Hautkrkh. **26**, 775 (1928). Diskussion KREIBICH. (b) Suggestive Warzenheilung. Dtsch. dermat. Ges. tschechoslov. Republik, 29. April 1928. Zbl. Hautkrkh. **27**, 581 (1928). (c) Suggestive Warzenheilung. Dtsch. dermat. Ges. tschechoslov. Republik, 4. Nov. 1928. Zbl. Hautkrkh. **29**, 251 (1929). Diskussion: KATZ. (d) Suggestive Warzenheilung. Med. Klin. **1928**, 1218. (e) Zum Wesen der suggestiven Warzenheilung. Dtsch. dermat. Ges. tschechoslov. Republik, 23. Febr. 1929. Zbl. Hautkrkh. **30**, 177 (1929). (f) Zum Wesen der suggestiven Warzenheilung. Dermat. Wschr. **1931** II, 1853. — SANGIORGI: Über einen Befund in der Warze. Zbl. Bakter. **76**, 257. — SANGIORGI u. FONTANA: (a) Letzte Untersuchungen über die Spirillen der spitzen Kondylome. Pathologica (Genova) **13**, No 299, 218. (1921). Ref. Zbl. Hautkrkh. **2**, 61. (b) s. auch FONTANA und SANGIORGI. — SANTALOW, N.: Zur Kasuistik der Verrucae disseminatae. Russk. Vestn. Dermat. **6**, 715 (1928). Ref. Zbl. Hautkrkh. **29**, 74 (1929). — SANTI, A.: Die Elektrolyse in der Dermatologie. Mh. Dermat. **18**, 459 (1894). — SAUL: (a) Verrucae vulgares. Untersuchungen zur Ätiologie und Biologie der Tumoren. 21. Mitt. Zbl. Bakter. I, **82** 270. (b) 22. Mitt. Zbl. Bakter. **84**, 20. — SCAGLIONE, S.: Condilomi dei genitali feminili. Riv. ital. Ginec. **1**, H. 3, 315 (1923). Ref. Zbl. Hautkrkh. **9**, 312 (1924). — SCHAAL: Über die Ursache der Hautwarzen. Arch. f. Dermat. **35**, 207 (1896). — SCHAUDINN u. E. HOFFMANN: Vorläufiger Bericht über das Vorkommen von Spirochäten in syphilitischen Krankheitsprodukten und Papillomen. Arb. ksl. Gesdh.amt **22**, H. 2 (1905). — SCHEIN, M.: Die Behandlung der Condylomata acuminata mittels Erfrierung. Wien. klin. Wschr. **1905**, Nr 5. — SCHERBER: Condylomata acuminata. FINGER-JADASSOHNs Handbuch der Geschlechtskrankheiten, Bd. 1, S. 201. A. Hölder, Wien 1910. — SCHIFF, E.: Röntgenstrahlen und Radium bei Epitheliom. Münch. med. Wschr. **1906**, Nr 9. — SCHLASSBERG: Junger Mann mit Verrucae planae der Buccalschleimhaut. Verh. Dermat. Ges. Stockholm, 26. Febr. 1911. — SCHMIDT-HESSMANN: Röntgentherapie. Berlin: August Hirschwald 1923. — SCHOENHOF, S.: (a) Condyloma acuminatum der Glans; geheilt mit Röntgenbestrahlung. Dtsch. dermat. Ges. 3. Dez. 1922. Zbl. Hautkrkh. **7**, 312 (1923). (b) Zur Röntgentherapie der spitzen Kondylome. Arch. f. Dermat. **142**, 380 (1923). (c) Röntgentherapie der Verrucae planae. Dtsch. dermat. Ges. tschechoslov. Republik, 11. Mai 1924. Zbl. Hautkrkh. **13**, 26 (1924). (d) Condylomata acuminata der Lippen und Wangenschleimhaut und Verrucae planae der Haut der Wange. Dtsch. dermat. Ges. tschechoslov. Republik, 11. Mai 1924. Zbl. Hautkrkh. **13**, 26. (e) Röntgenbehandlung der spitzen Kondylome. Dtsch. dermat. Ges. tschechoslov. Republik, 20. Juni 1926. Zbl. Hautkrkh. **21**, 132 (1927). — SCHOLTZ, W.: (a) Über die Indikationen der Behandlung mit Röntgenstrahlen in der Dermatologie. Fortschr. Röntgenstr. 8, 2. (b) Über den Spirochätennachweis bei Syphilis. Dtsch. med. Wschr. **37**, 1467 (1905). (c) Behandlung von spitzen Kondylomen. Nord-ostdtsch. dermat. Ver.igg, 17. Okt. 1920. Arch. f. Dermat. **137**, 155 (1920). (d) Heilung der Warzen durch Suggestion. Klin. Wschr. **1928**, 265. — SCHOO: Zur Frage der Spirochaeta pallida. Russk. Wratsch **1905**, 1123. Mh. Dermat. **42**, 110. — SCHREUS: (a) Röntgenbehandlung in der Dermatologie. Bonn: F. Cohen 1922 s. auch HABERMANN u. SCHREUS. (b) Fall zur Diagnose (Amyloiddegeneration — Epidermodysplasia verruciformis). Gemeinsame Tagg niederl. u. Ver.igg Dermat. u. Ver.igg rhein.-westfäl. Dermat. Bonn, 16./17. Mai 1931. Zbl. Hautkrkh. **39**, 32 (1932). — SCHUBERT: Verrucae planae faciei; Dtsch. dermat. Ges. tschechoslov. Republik, 9. Nov. 1924. Zbl. Hautkrkh. **15**, 408 (1925). — SCHUELLER, J.: Riesenhaftes Papillom des Anus. Zbl. Chir. **54**, 3232 (1927). Ref. Zbl. Hautkrkh. **26**, 394 (1928). — SCHUELLER, M.: On the parasitology of simple cutaneous warts. Amer. J. Dermat. **11**, Nr 1, 36. Ref. Mh. Dermat. **44**, 364 (1907). — SCHULTZ, FRANK: Experimentelle Übertragung von Verrucae vulgares vom Rind auf den Menschen mit außerordentlich langer Inkubation. Dtsch. med. Wschr. **1908**, Nr 10, 423. — SCHULTZE, W.: Erfahrungen bei der Anwendung der Diathermie, besonders der chirurgischen Diathermie in der Dermatologie. Dermat. Wschr. **83**, 1534 (1926). — SCHWEDIAUER: Von der Lustseuche. Übersetzung aus dem Lateinischen von GUSTAV KLEFFEL. Berlin 1799. — SCHWENINGER, F.: Kleinere Mitteilungen über die Verruca vulgaris usw. 62. Verslg dtsch. Ärzte u. Naturforsch. Heidelberg, 4. Sitzg 20. Sept. 1889 (vgl. KÜHNEMANN). — SECHEYRON: Notes sur deux variétées de papillomes. Arch. gén. **1886** II, 404. — SEGRE: Sui condilomi nasali e boccali. Boll. Mal. Or. **49**, 297 (1931). Ref. Zbl. Hautkrkh. **39**, 788. — SÉGUIN, P. et M. GUÉRIN: L'infection profonde des végétations génitales par les spirochaetes. Une hypothèse sur le rôle de ces organismes. C. r. Soc. Biol. Paris **95**, 69 (1926). Ref. Zbl. Hautkrkh. **21**, 305. — SÉGUIN, P. et LOGEAIS: Spirochaetes dans les papillomes végétantes de larynx. C. r. Soc. Biol. Paris **94**, 1189 (1926). Ref. Zbl. Hautkrkh. **22**, 68 (1927). — SELENEW: Resultate mit einigen neuen Antisepticis bei venerischen Krankheiten. Russk. Wratsch **1891**, Nr 34. Ref. Mh. Dermat. **13**, 522 (1891). — SELIGMANN: Verrucae planae faciei. Köln. dermat. Ges., 28. Mai 1926. Zbl. Hautkrkh. **21**, 135 (1927). — SEMON, H. C.: The treatment of warts and moles. Lancet **208**, Nr 26, 1359 (1925). — SEQUEIRA: Flat warts. Lond. dermat. Assoc., 13. Febr. 1901. Brit. J. Dermat., März **1901**. — SERRA, A.: (a) Ricerche istologice e sperimentali sui condilomo acumin. i papil-

loma del capo e la verruca volgare. Giorn. ital. Mal. vener. Pelle **1908**, 11. (b) Studi sul virus d. verruca, d. papilloma, del condiloma acumin. (Etiologia, patogenesi, filtrabilita). Nota prov.-Giorn. ital. Mal. vener. Pelle **65**, 1808 (1924). — SERRANO u. NONELL: Behandlung einiger Hautkrankheiten mit Kohlensäureschnee; Modifikationen desselben. — SERRANO u. SAINZ DE AJA: Zwei Fälle von Verrucae planae juveniles. Actas dermo-sifiliogr. **3**, No 3 (1911). Ref. Dermat. Wschr. **53**, 509. — SÉZARY: Traitement des verrues par l'autohématothérapie. Bull. Soc. franç. Dermat. **35**, 839 (1928). — SHATTOK: A criticisme of the mechanical hypothesis of the origine of carcinoma. Brit. med. J., 20. Jan. **1900**, 137. — SHOEMAKER: Abrus precatorius bei Epithelioma. N. Y. med. J., 25. Nov. 1909. Ref. Dermat. Wschr. **50**, 270 (1910). — SICARD et LARNE: Traitement des verrues comm. avec injections locales d. Tr. Thujae. Gaz. Hôp. **1908**, No 115. Ref. Mh. Dermat. **47**, 636 (1908); Pharmaz. Zbl. **1910**, Nr 27. Ref. Dermat. Wschr. **52**, 396. — SIEBERT, C.: Dermatologische Arzneimittel. Dieses Handbuch Bd. V/1, S. 297. — SIEMENS, H. W.: (a) Über die Wirkung des Salvarsans auf Warzen. (Heilung durch intradermale Salvarsaninjektion.) Arch. f. Dermat. **139**, 113 (1922). (b) Verruca senilis. Münch. dermat. Ges., 19. Nov. 1923. Zbl. Hautkrkh. **11**, 399 (1924). (c) Verruca plana ohne Hyperkeratose. Münch. dermat. Ges.. 25. Juli 1927. Zbl. Hautkrkh. **25**, 764 (1928). (d) Condylomata acuminata am Gaumen. Münch. dermat. Ges., 23. Jan. 1928; Zbl. Hautkrkh. **26**, 464 (1928). (e) Verrucosis generalisata. Münch. dermat. Ges., 24. Juli 1928. Zbl. Hautkrkh. **28**, 755 (1929). — SIERRA: Behandlung der senilen Warzen durch physikalische Therapie. Rev. españ. Dermat. **14** (1912); Dermat. Wschr. **56**, 177. — SISK: Verruca plantaris. Radiology **15**, 564 (1930). Ref. Zbl. Hautkrkh. **37**, 216. — SKOLNIK: Behandlung der Warzen mit Injektionen von Hg-salicyl. Russk. Vestn. Dermat. **3**, 908 (1925). — SOLOMON u. BLONDEAU: Die Röntgentherapie des Kehlkopfpapilloms. J. Radiol. et Électrol. **10**, 112 (1926). — SOLOWJEFF: Ein Fall mit multiplen kleinen, braun abgefärbten Warzen an der Brusthaut. Russ. syph. dermat. Ges. „Tarnowsky" St. Petersburg, 20. Febr. (5. März) 1910. Ref. Dermat. Wschr. **52**, 14 (1911). — SOMOGYI: Röntgenbehandlung in der Kosmetik. Magy. Röntgen Közl. **1**, 72 (1926). Ref. Zbl. Hautkrkh. **23**, 206 (1927). — SPIETHOFF, R.: Indikationen und Dosierung der Buckyschen Weichstrahlen in der Dermatologie. Münch. med. Wschr. **1928**, 1957. — SPITZER, E. (Wien): (a) Mächtige Papillome circa anum. Wien. dermat. Ges., 8. Febr. 1905. Mh. Dermat. **40**, 396 (1905). (b) Papillome um das Orificium urethrae. Wien. dermat. Ges., 20. Mai 1926. Zbl. Hautkrkh. **21**, 149 (1927). (c) Multiple hypertrophische Narben. Wien. dermat. Ges., 27. Okt. 1927. Zbl. Hautkrkh. **26**, 115 (1928). — SPITZER, RUD. (Breslau): Die geographische Verbreitung der Hautkrankheiten. Dieses Handbuch Bd. XIV/2. — SPRECHER, F.: (a) Ein Fall von Condyloma acuminatum der Harnröhre des Mannes. Giorn. ital. Mal. vener. Pelle **1900**, H. 4. (b) Condyloma acuminatum des Frenulum linguae. Progresso med. **1904**, No 4. (c) La verruca senile, ricerche cliniche, sperimentali, e anatomi-pathologiche. Tesi di libra docenza. Turin 1904. Ref. Mh. Dermat. **40**, 161 (1905); Ann. de Dermat. **6**, 469 (1905). (d) Über das sog. Condyloma acuminatum der Mundschleimhaut. Clin. med. ital. **1909**, No 9/10. Ref. Arch. Dermat. **103**, 408 (1910). (e) Ein weiterer Beitrag zur Forschung über das spitze extragenitale Kondylom. Dermat. Zbl. **15**, Okt.-H. (1911). — SPRINZ, O.: Perionychale Verrucae. Berl. dermat. Ges., 9. Dez. 1913. Arch. f. Dermat. **117**, 851 (1914). — SSUCHAREV: Verrucae planae. Moskau. dermat. Ges., 10. Jan. 1929. Ref. Zbl. Hautkrkh. **34**, 417. — SSUTEJEV: Verrucae planae. Moskau. dermat. Ges., 4. Nov. 1926. Ref. Zbl. Hautkrkh. **29**, 27 (1929). — STANCANELLI: Beitrag zur Histologie und Pathogenese der spitzen Kondylome. Giorn. internaz. Sci. med. **1908**, No 3. Ref. Dermat. Wschr. **47**, 111 (1908). — STANSFIELD, F. J.: X-Ray treatment of the skin a. its appendages. Med. J. Austral. **2**, Nr 9, 217 (1923). — STAPLE: Heilung von multiplen Warzen durch Revaccination. Lancet, 22. Sept. 1900. Mh. Dermat. **32**, 474 (1901). — STARK, E.: Weitere röntgentherapeutische Erfahrungen. Strahlenther. **12**, 1024 (1921). — STEIN, R. O.: (a) Röntgenbehandlung der spitzen Kondylome. Wien. med. Wschr. **71**, 854 (1921). (b) Welche Arten der spitzen Kondylome sollen mit Röntgen behandelt werden? Strahlentherapie **29**, 263 (1928). (c) Vaccinebehandlung der Warzen und spitzen Kondylome. Wien. klin. Wschr. **1931**, 368. — STELWAGON: Diskussion zu CH. DAVIS. — STERN, E.: Multiple, weiche Warzen der Mundschleimhaut. Dermat. Wschr. **74**, 274 (1922). — STERN, KARL: Zur Frage der Ansteckungsfähigkeit der Warzen. Münch. med. Wschr. **1912**, Nr 41, 2233. — STERN, S.: Bericht über 800 dermatologische Fälle mit X-Strahlen und Hochfrequenzströmen am Mount Sinai Hosp. behandelt. J. of cutan. Dis. incl. Syph., Okt. **1907**. — STEVENS and HASLEY: Extensive verrucae of the oral mucosa. Arch. of Dermat. **21**, 504 (1930). — STICKER, G.: Entwurf einer Geschichte der ansteckenden Geschlechtskrankheiten. Dieses Handbuch Bd. 23. — STILLIANS: Diskussion zu FINNERUD. — STOWERS: Verruca vulgaris. Brit. J. Dermat., 13. Jan. 1895. Mh. Dermat. **21**, 236. — STRATTON, E. K.: Elektrodesiccation and electrokoagulation as a means of destroying benign and malignant skin lesions. California Med. **25**, 192 (1926). — SUTTON, R. L.: (a) Die Anwendung von Kohlensäureschnee in der Dermatologie. Dublin J. Med. Sci., **3**, Nr 451 (1909, Juli). Ref. Mh. Dermat. **49**, 470 (1909). (b) Behandlung der Verrucae plantares.

J. of cutan. Dis., April **1909**. Ref. Mh. Dermat. **49**, 215 (1909). (c) Klinisches über Verrucae plantares. Amer. J. med. Sci., Juli **1912**. Ref. Dermat. Wschr. **55**, 1763 (1912). (d) Ein ausgedehnter Fall von plantaren Warzen. J. amer. med. Assoc. **1914**, 1320. Ref. Arch. f. Dermat. **122**, 234 (1918). (e) Sulpharsphenamin in the treatment of warts. J. amer. med. Assoc. **87**, 1127 (1926). Ref. Zbl. Hautkrkh. **22**, 861 (1927). (f) Diseases of the skin. 8. Ed. St. Louis 1931. — SWEITZER: s. OLSON (a). — SYMPSON: Zur Behandlung der Warzen mit innerlichen Gaben von Arsenik. Quart. J. Med., Okt. **1893**. Ref. Mh. Dermat. **20**, 508 (1895). — SZÜCZ, ST.: Beitrag zur Infektiosität und zur Histopathologie der Papillome der Haustiere. Közlemények az összehasontió élet-és kártan köréből. **19**, 179 (1926).

TAENZER, P.: Zur Anwendung der UNNAschen Guttaplast-Pflastermulle. Mh. Dermat. **18**, 301 (1894). — TANAKA, SEIJI: Epidermodysplasia verruciformis (LEWANDOWSKY). 27. Kongr. jap. dermat. Ges. Osaka, 2.—3. April 1927. Ref. Zbl. Hautkrkh. **27**, 394 (1928). — TANIMURA, CH.: Über sogenannte Verrucosis generalisata (HOFFMANN). 27. Kongr. jap. dermat. Ges. Osaka, 2.—3. April 1927. Ref. Zbl. Hautkrkh. **27**, 394 (1928). — TARCHINI, P.: La cura radiologica dei condilomi acuminati. Bologna. Stabiliment. poligraf. riunti, 1924. Ref. Zbl. Hautkrkh. **17**, 432 (1925). — TASHIRO, B.: Über die Röntgentherapie der Condylomata acuminata und die histologischen Veränderungen dieser Kondylome in den verschiedenen Perioden dieser Behandlung bis zur Abheilung. Acta dermat. (Kioto) **9**, 298 (1927), deutsche Zusammenfassung Acta dermat. (Kioto) **9**, 305 (1927). Ref. Zbl. Hautkrkh. **24**, 373 (1927). — TAUSSIG, L. R.: The limitations of radium therapy in dermatology. Amer. J. Roentgenol. **14**, 121 (1925). — TAUSSIG, L. R. and H. E. MILLER: Roentgen and radium treatment of verr. plantaris. Amer. J. Roentgenol. **20**, 514 (1928). — TENNESSON: Verrucae planae juveniles. Ann. de Dermat. **1889**. 22. — TERZAGLI: (a) Die Roentgentherapie im photothérapeutischen Kabinet der LASSARschen Klinik f. Hautkrankheiten. Giorn. ital. Mal. vener. Pelle **1904**, H. 6. (b) Studien über den Effekt der Röntgenstrahlen auf einige Hautwarzen. 10. Verslg ital. Dermat. Rom, 16.—19. Dez. 1908, 6. Sitzg. — THELEN: Blutungen des Urogenitalapparates. Köln. dermat. Ges., 27. Okt. 1922. Diskussion: HABERMANN. Ref. Zbl. Hautkrkh. **7**, 449 (1923). — THÉVÉNIN: Kondylomatöse Wucherungen an der Vorhaut und am behaarten Kopf. J. Mal. cutan. et syph. **1898**, H. 1/6, 42. — THIBIÈRGE (fils): Coincidence des v. planes du visage et des mains et des végétations des organes génitaux chez une meme femme. Soc. franç. Dermat., 9. Nov. 1905. Ann. de Dermat. **1905**, 893. — THIBIERGE (père): Des végétations qui se développent sur les parties génitaux des femmes pendant la grossesse. Arch. gén. de méd. **1856**, 1, 573. — THIMM: Kurze Bemerkungen zu einigen neuen Arbeiten über Condyloma acuminatum und Mitteilung einer neuen Behandlungsmethode derselben. Reichsmed.anz. 1895, Nr 13/15. — THIN, G.: An unusual case of warty growths on the face. Trans. med.-chir. Lond. **64**, 28. April 1881. — THOST: (a) Die Verengerung der oberen Luftwege und deren Behandlung. Wiesbaden: J. F. Bergmann 1911. (b) Diskussionsbemerkungen zu E. V. ULLMANN (b). — TIÈCHE: (a) Zur Frage der Übertragbarkeit der spitzen Kondylome. Korresp.bl. Schweiz. Ärzte **1918**, 1743. Ref. Arch. f. Dermat. **133**, 178 (1921). (b) Spitze Kondylome. 6. Kongr. Soc. Suisse Dermat., 5.—6. Juli 1922. Schweiz. med. Wschr. **1923**, 650. — TORNABUONI: Verrucosis generalisata. Arch. ital. Dermat. **3**, 373 (1928). Ref. Zbl. Hautkrkh. **27**, 789 (1928). — TRAUTMANN: Krankheiten der Mundhöhle bei Dermatosen, 2. Aufl. Wiesbaden: J. F. Bergmann 1911. — TRIMBLE: Five cases, which radium treatment was used. Arch. of Dermat. **10**, 101 (1924). Diskussion: MCCAFFERTY. — TROXELL: Verrucae planae juveniles. Arch. of Dermat. **15**, 608 (1927). Diskussion: BIDDLE, VAN RHEE, PERKINS. — TRYB: Über eine seltene Form von Acanthoma papillare auf luischer Basis. Dermat. Wschr. **57**, 819 (1913). TSCHERNOMORDIK: Plumbum aceticum in der Behandlung spitzer Kondylome. Russk. med. **31** (1890). Ref. Mh. Dermat. **14**, 339 (1892). — TUCCIO e COPPOLINO: Inoculazioni de verroche filiformi. Giorn. ital. Mal. vener. Pelle **1912**, H. 3, 398.

ULLMANN, E. V.: (a) Versuche, Kehlkopfpapillome auf Haut und Schleimhaut von Mensch und Tier zu übertragen. Ges. Ärzte Wien, 25. Nov. 1921. Diskussion: HEINDL. Wien. klin. Wschr. **1921**, Nr 49, 599. (b) Ätiologie und Pathogenese der Larynxpapillome. 2. Jverslg Ges. dtsch. Hals-Nasen-Ohrenärzte. Z. Hals- usw. Heilk. **3**, 514. Diskussion: THOST. (c) On the aetiology of the laryngeal papilloma. Acta oto-laryng. (Stockh.) **5**, 317. — ULLMANN, K.: (a) Ausgebreitete Verrucae. Wien. dermat. Ges., 29. März 1905. Ref. Mh. Dermat. **41**, 147 (1905). (b) Monströse Papillombildung in der Mundhöhle eines Hundes. Wien. dermat. Ges., 4. Nov. 1908. Mh. Dermat. **48**, 24 (1909). (c) Multiple Warzen bei Hyperhidrosis. Wien. dermat. Ges., 20. März 1924. Zbl. Hautkrkh. **13**, 38 (1924). (d) Atropin- und lokale As-Therapie zur unblutigen Heilung multipler Warzenbildung. Wien. dermat. Ges., 8. Mai 1924. Zbl. Hautkrkh. **13**, 333 (1924). (e) Erfolgreiche Behandlung planer Warzen mit Sol. Fowleri int. u. extern. Wien. dermat. Ges., 29. März 1928. Zbl. Hautkrkh. **28**, 16. (f) Zur Behandlung der Warzen. Wien. klin. Wschr. **1931**, 1, 461. (g) Diskussion zu MUSGER. — UNKOWSKY: (a) Mikroorganismen der spitzen Kondylome. Russ. Wratsch. **1875**, Nr 14. Ref. Jber. Med. **20**, 561 (1885). (b) Resultate von Inokulationen der Mikroben der spitzen Kondylome der Menschen auf Tiere. Russ. Wratsch. **1885**, Nr 46.

Ref. Jber. Med. **20**, 561 (1885). — UNNA, P. G.: (a) Die Histopathologie der Hautkrankheiten. Berlin 1894. (b) Die X-Zellen des spitzen Kondyloms. Mh. Dermat. **38**, 1 (1904). (c) Die X-Zellen des Carcinoms. Dtsch. med. Ztg **1904**, Nr 74. Ref. Mh. Dermat. **40**, 158 (1905).
VALLET, E.: Presse méd. **29** (1917). — VARIOT, G.: (a) Un cas d'inoculation des verrues de l'enfant à l'homme. J. Clin. et Thér. infant. **1894**, No 34, 529. (b) J. Clin. et Thér. infant. **1894**, No 34, 554. Zit. nach LÉLU. — VAUGHAN: (a) Phimosis. Amer. med.-surg. bull. 1. Nov. **1894**. Mh. Dermat. **21**, 396. (b) Paraphimosis, Balanoposthitits und Vegetationen am Penis. Amer. med. surg. bull., 15. Nov. **1894**. Mh. Dermat. **21**, 397. — VEIEL, TH.: Licht und Schattenseiten der physikalischen Behandlung der Hautkrankheiten. 16. internat. med. Kongr. Budapest 1909, ect. XIII (Dermat. u. Syph.). — VELPEAU: Gaz med. Paris 1852. — VERESS, V.: Über die Histologie und Pathogenese der Hauthörner. Mh. Dermat. **46**, 1, 61 (1908). — VERTEUIL, DE: Magnesium-Ionisation als Behandlung juveniler Warzen. Arch. of Roentgenray Nr 154. Ref. Arch. f. Dermat. **117**, 681 (1914). — VIDAL DE CASSIS: Traité des maladies vénériennes, 3. Ed. Paris 1859. — VIEILLE: s. BONJOUR DE RACHEWSKY. — VIVÈS: Verrues de famille. J. Mal. cutan. et syph. **1899**, H. 7/8, 465. — VOLLMER, E.: (a) Nerven und Nervenendigungen in spitzen Kondylomen. Arch. f. Dermat. **30**, 362 (1895). (b) Eine merkwürdige Warzenform. Dermat. Z. **10**, H. 2 (1903). (c) Über Papillomatose. Arch. f. Dermat. **79**, 293 (1906). — VOLTOLINI: Die Anwendung der Elektrolyse zur spurlosen Beseitigung von Muttermälern und Warzen. Dtsch. med. Wschr. **1886**, Nr 7. — Voss: Norsk med. selskab, 24. Febr. **1868**. Diskussionsbemerkungen: OWRE und BIDENKAP (zit. nach CRONQUIST). — VYSCHNEPOLSKIJ, M.: Zur Kasuistik der flachen Warzen. Russk. Vestn. Dermat. **4**, 733. Ref. Zbl. Hautkrkh. **22**, 371 (1927).
WADDINGTON, J.: The high-frequency-current. Its scope and technique. Nat. electr. med. Assoc. Quart. **14**, Nr 4, 237 (1923). Ref. Zbl. Hautkrkh. **10**, 253 (1924). — WAELSCH, L.: (a) Über die Verrucae seniles und die aus ihnen entstehenden Epitheliome. Arch. f. Dermat. **76**, 31 (1905). (b) Spontanes Verschwinden der flachen Warzen an der einen Hand nach Abtragung solcher an der anderen Hand. Münch. med. Wschr. **1911**, H. 37, 1968. (c) Übertragungsversuche mit spitzem Kondylom (mit FANTL). Arch. f. Dermat. **124**, 625 (1917). (d) Erwiderung auf die Bemerkung CRONQUISTS. Arch. f. Dermat. **127**, 909. (e) Akanthoide Warzen am Genitale. Dtsch. dermat. Ges. tschechoslov. Republik, 4. Febr. 1923. Zbl. Hautkrkh. **8**, 378 (1923). (f) Beitrag zur Übertragbarkeit der spitzen Kondylome. Med. Klin. **1923**, 529. — WAELSCH, L. u. S. HABERMANN: Über Warzen und spitze Kondylome. Arch. f. Dermat. **147**, 144 (1924). — WAGNER, R.: Über einen Fall von Papilloma acuminatum der Lippenschleimhaut. Arch. f. Dermat. **114**, 397 (1912). — WAINWRIGHT: Brit. med. J., 16. Aug. **1919**, Nr 3059. — WALDMANN: Über einen Fall von spitzen Kondylomen mit Perforation des Präputiums. Inaug.-Diss. München 1924. — WALKER, H. F. B.: Infektiöse Warzen. Brit. med. J., 10. Okt. 1908. Ref. Mh. Dermat. **47**, 636 (1908). — WARD: Multiple pigmentierte Warzen in der Schwangerschaft. Brit. J. Dermat. **1913**, 153. Arch. f. Dermat. **117**, 132 (1914). — WARD, GRANT E.: (a) Electro-thermic methods in the treatment of benign and malignant lesions of the skin. Amer. Med. **31**, 718 (1925). (b) Electrothermic-methods in the treatment of malignancy. New Orleans med. J. **79**, 155 (1926). — WATRIN, J.: Les applications du froid en dermatologie. Rev. méd. Est. **45**, 663 (1922). Ref. Zbl. Hautkrkh. **9**, 384 (1924). — WATSON: (a) A case of verr. plana juvenilis. Brit. J. Dermat., 15. Mai 1903. (b) Treatment of condyloma acuminatum. Lancet, 13. April 1912. — WEBER, EWALD: Die Papillome der Haut beim Jungrind in ihrer Bedeutung für den Praktiker. Berl. tierärztl. Wschr. **38**, Nr 40, 459 (1922). Ref. Zbl. Hautkrkh. **7**, 489 (1923). — WEBER (Petersburg): Einiges über spitze Kondylome beim Weibe. Petersburg. med. Wschr. **1877**, Nr 46. Ref. Jber. Med. XII, **2**, 551 (1876). — WEGELIN, C.: Einleitung zu den Tumoren der Haut. Dieses Handbuch Bd. XII/2. – WEISS: Condyloma acuminatum. Ung. dermat. u. urol. Ges. Budapest, 26. Jan. 1899. Mh. Dermat. **28**, 413 (1899). — WEISZ: Über einen interessanten Fall von Harnretention. Berl. klin. Wschr. **1909**, Nr 26. — WESTPHALEN: s. DELBANCO (b). — WHARTON, L. R.: Seltene Geschwülste der Cervix uteri auf entzündlicher Basis. Surg. etc. **33**, 145 (1921). Ref. Zbl. Hautkrkh. **3**, 206 (1922). — WHITE, J. CH.: The administration of Hydragyrum by Verrucae planae juveniles. J. of cutan. Dis. incl. Syph. **33**, 11 (1915); **34**, 361 (1920). — WHITEHOUSE: Diskussion zu Fox (e) u. WILLIAMS (b). — WICHMANN: Diskussionsbemerkungen zu LILIENSTEIN. Hamb. dermat. Ges., 27. Febr. 1927. Zbl. Hautkrkh. **24**, 591 (1927). — WICKHAM, DEGRAIS, BELLOT: Über die Einwirkung des Radiums auf gewisse hypertrophische Veränderungen der Epidermis. Strahlenther. **3** (1913). — WIENER, K.: Spitze Kondylome der Vulva und Papillome der Uvula und des einen Gaumenbogens. Schles. dermat. Ges., 8. Juli 1922. Zbl. Hautkrkh. **6**, 225 (1923). — WIESE, B.: Vegetierende Condylomata acuminata bei Gravida und Lues papulosa; Amputation des graviden Uterus. Nordwestdtsch. dermat. Ver.igg, 18. April 1926. Zbl. Hautkrkh. **20**, 423 (1926). — WILDBOLZ: Geschwülste der Harnröhre. Handbuch der Urologie von LICHTENBERG, Bd. 5, S. 273. Berlin: Julius Springer. — WILLIAMS: (a) A warty growth on the back of a finger. for diagnosis. Arch. of Dermat. **7**, 678 (1923). Diskussion: HIGHMAN.

(b) Verruca of the tongue. Diskussion: TRIMBLE, LANE, WHITEHOUSE, CLARK. Arch. of Dermat. **9**, 642 (1924). (c) Radiotherapy of non malignant conditions. California Med. **24**, 340 (1926). Ref. Z. Röntgenol. **1**, 218 (1926). — WINCKEL: Lehrbuch der Frauenkrankheiten, 1886. Zit. nach BUMM. — WINKLER, F.: Die Behandlung der Hautkrankheiten mit Röntgentoxin. Dermat. Wschr. **64**, 244 (1920). — WINTER: Über die Behandlung der spitzen Kondylome mit Röntgenstrahlen. Münch. med. Wschr. **1919**, 212. — WINTERNITZ, R.: Blenorrhöe, Syphilis und Hautkrankheiten. Jahresbericht des poliklinischen Instituts der k. u. k. Dtsch. Universität zu Prag für das Jahr 1892. Ref. Mh. Dermat. **19**, 263 (1894). — WIRZ: (a) Juvenile Warzen bei einer Patientin. Münch. dermat. Ges., 28. Juli 1922. Zbl. Hautkrkh. **6**, 323 (1923). (b) Verrucae planae der behaarten Kopfhaut. Münch. dermat. Ges., 20. Juni 1928. Zbl. Hautkrkh. **28**, 516. — WISE: Eczema seborrhoicum and verrucae planae. N. Y. dermat. Soc., 26. März u. 23. April 1929. Arch. of Dermat. **20**, 574 (1929). — WISNIEWSKI: Kindsfaustgroßes Sarkom. Dermat. Sekt. Warschau. Ges. Ärzte, 1. Dez. 1904. Ref. Mh. Dermat. **40**, 603 (1905). — WOHL: Zwei Fälle von Clavi syphilitici. Pest. med.-chir. Presse **1893**, Nr 12. Ref. Mh. Dermat. **18**, 437 (1894). — WOLKENFUSS: Ein neues Warzenentfernungsmittel („Acetokaustin"). Ther. Mh. **10**, H. 11 (1913). — WONG LUN HING: Nederl. Tijdschr. Geneesk., 16. Juni 1917. — WRIGHT: s. OLSON (a). — WYETH, G. A.: (a) Endothermy. N. Y. med. J. **115**, 437 (1922). Ref. Zbl. Hautkrkh. **8**, 121. (b) Endothermy in the treatment of accessible neoplastic diseases. Ann. Surg. **97**, 9 (1924). Ref. Zbl. Hautkrkh. **14**, 441.

YOUNGH, W.: Verrucae vulgares treated with radium. Urologic Rev. **26**, Nr 1, 31 (1922). Ref. Zbl. Hautkrkh. **4**, 428 (1922).

ZARUBIN: Über die Syphilisbehandlung mit dem neuen EHRLICH-HATA-Arsenpräparat „606". Mh. Dermat. **51**, 551 (1910). — ZEISLER, J.: (a) Über die therapeutische Verwendung von flüssiger Luft und flüssiger Kohlensäure. Dermat. Z. **1908**, H. 7. (b) Beobachtungen über die Anwendung von flüssiger Kohlensäure. J. of cutan. Dis. incl. Syph., Jan. **1909**. — ZERBE: Condylomata acuminata bei Graviden. Gaz. Méd. 1856. — ZIEGLER, A.: (a) Über die Quecksilberbehandlung von Warzen und spitzen Kondylomen. Münch. med. Wschr. **1921**, 332. (b) Übertragungsversuche mit spitzen Kondylomen. Schles. dermat. Ges., 29. Juni 1921. Zbl. Hautkrkh. **2**, 426 (1921). (c) Condylomata acuminata von tumorartigen Wachstum. Schles. dermat. Ges., 28. Mai 1927. Zbl. Hautkrkh. **25**, 173 (1928). Diskussion: FREI, JADASSOHN. — ZIELER, K.: Mikrophotographische Vorführungen zur Morphologie und Pathogenese des Hautkrebses. 15. dtsch. dermat. Kongr. Bonn 1927. Arch. f. Dermat. **155**, 231 (1928). — ZINSSER, F.: (a) Perforation des Präputiums durch supraepitheliale Kondylome. Köln. dermat. Ges., 27. Nov. 1925. Zbl. Hautkrkh. **19**, 104 (1926). (b) Verrucae planae lichenoides. Köln. dermat. Ges., 30. Jan. 1931. Zbl. Hautkrkh. **37**, 420. (c) Diskussion zu DREYER (b). (d) Hautkrankheiten und Mundschleimhaut. Dieses Handbuch Bd. XIV/1, S. 57. — ZULEGER: Papillomatosis cutis. Dtsch. dermat. Ges. tschechoslov. Republik, 4. März 1923. Zbl. Hautkrkh. **9**, 85 (1924). — ZURHELLE, E.: Therapeutische Umfrage der Dermat. Wschr. **1931**, 1899. — ZWEIFEL: Zit. nach BUMM. — ZWICK, H.: Hygiogenesis of warts disappearing without topical medication. Arch. of Dermat. **25**, Nr 3 (1932).

Epitheliome.

Von

S. C. BECK †-Pécs (Ungarn)[1].

Mit den Beiträgen

Strahlentherapie und Elektrokoagulation der Epitheliome, Adenoma sebaceum

von

M. LANG-Pécs (Ungarn).

Mit 83 Abbildungen.

I. Allgemeiner Teil.

Geschichtliches. Wandlungen in der pathologischen, pathogenetischen und ätiologischen Auffassung des Krebses.

Die Geschichte der Epitheliome ist eng verknüpft mit der Geschichte des Krebsbegriffes, welcher im Laufe der Jahrhunderte mannigfachem Wechsel unterworfen war. Der unsicheren und heute nicht mehr recht erkennbaren Beschreibungen der vorwissenschaftlichen Medizin bei den alten Ägyptern und Indern, wo Schwellung, Geschwülste und Geschwüre verschiedenster Art zusammengeworfen und als zusammengehörige Begriffe abgehandelt wurden, folgte die hippokratische Periode (460—375 a. Ch.). Von HIPPOKRATES stammen die heute noch allgemein gebrauchten Benennungen $καρκινωμα$ und $σκιρρος$; doch haben sich nicht nur die von HIPPOKRATES geprägten Namen bis zum heutigen Tage erhalten, sondern auch die streng humoralpathologische Auffassung aller Krankheitserscheinungen, auch der Geschwülste, hat sich bis in das 18. Jahrhundert in dogmatischer Weise behauptet. Die alt hergebrachte Einteilung der Geschwülste, die auch GALEN (131—203 p. Ch.) übernahm, in solche von secundam, supra und praeter naturam, hat sich ungefähr bis zur Renaissance erhalten. In die letztere Gruppe gehörten die Krebse. Die *atra bilis* des GALENUS galt als Ursache des Krebses in diesen Jahrhunderten, in welchen sich Empirie und Spekulation vermischten, und es dauerte viele Jahrhunderte, bis das rein naturwissenschaftliche Prinzip in der medizinischen Wissenschaft den Sieg über die spekulativ-philosophierende Anschauungsweise der pathologischen Vorgänge davontrug. Erst jetzt konnten exakte Beobachtung und Experiment zur Klärung der falschen Begriffe in der Geschwulstpathologie herangezogen werden.

---

[1] *Nach dem auch von uns schmerzlichst empfundenen Tode* BECKs *hat Herr Privatdozent Dr.* M. LANG *den Beitrag nicht nur korrigiert, sondern auch vielfach ergänzt, wofür wir ihm zu großem Dank verpflichtet sind.* Die Herausgeber.

MENETRIER teilt die Geschichte unserer Kenntnisse und Auffassungen über die Krebse in *vier Perioden.* Die erste umfaßt die Zeit von HIPPOKRATES bis BICHAT, das Zeitalter von den ersten Anfängen der wissenschaftlichen Medizin bis zum Ende des 18. Jahrhunderts. In dieser Periode wird die Pathogenese der Krebse auf rein spekulativ-hypothetischer Grundlage erklärt. Die zweite Periode dauert vom Ende des 18. Jahrhunderts bis zur Zeit der Anwendung des Mikroskops beim Studium der Geschwülste. Es ist das eine Übergangszeit, in welcher nur unsichere Versuche methodischer Beobachtung gemacht werden. Die *dritte* ist das moderne Zeitalter, das mit dem mikroskopischen Studium der Tumoren beginnt; ihm schließt sich die *vierte Periode* der heutigen experimentellen Tumorforschung an.

JACOB WOLFF, der in seinem Standardwerk über die Lehre von der Krebskrankheit eine sehr ausführliche Geschichte des Krebsproblems unter Berücksichtigung allgemein-pathologischer Gesichtspunkte mit all ihren Wandlungen und Umwälzungen liefert, unterscheidet als Hauptetappen des Krebsproblems 1. *die Theorie der Atra bilis,* 2. *die Lymphtheorie,* 3. *die Blastemtheorie,* 4. *die Bedeutung der Cellularpathologie für die Krebslehre,* 5. *die Embryonaltheorien,* 6. *die Zelltheorien,* 7. *die parasitären Theorien.*

Im Altertum und Mittelalter selbst in der Neuzeit bis zum heutigen Tage gibt es wohl kaum einen Arzt oder Pathologen von Bedeutung, der zur Krebsfrage aus irgendeinem Gesichtspunkte nicht Stellung genommen hat. Die Frage beschäftigte selbst Philosophen (DESCARTES). *Die Theorie der schwarzen Galle* des GALENUS wurde kritiklos bis in das 17. Jahrhundert in althergebrachtem Sinne zur Erklärung des Krebses benutzt. Durch Eindickung der schwarzen Galle, welche aus dem Humor melancholicus entstehe, bilde sich der Krebs. Sei die Galle scharf, so entwickele sich der Cancer exulcerans, sei sie milder so entstehe der Cancer occultus. Obwohl schon THEOPHRASTUS PARACELSUS im 16. Jahrhundert an die Stelle der GALENschen Theorie andere Hypothesen zu stellen suchte, war es doch nicht gelungen, die Lehre GALENS zu erschüttern.

Erst die „CARTESIANische Schule" hat im 17. Jahrhundert einen Umsturz herbeigeführt und die *Lymphtheorie* an Stelle der GALENschen gesetzt. Sie entstand unter dem Einfluß der hervorragenden Entdeckungen des 17. Jahrhunderts, namentlich der Chylusgefäße durch ASELLI 1622, des Blutkreislaufes durch HARVEY 1628, der Lymphgefäße durch BUDBECK 1652 und der roten Blutkörperchen durch MALPIGHI 1661. Die Entstehung des Krebses wurde dadurch erklärt, daß die extravasierte und coagulierte Lymphe durch Erhärtung, Gährung oder Sauerwerden die Geschwülste verursachte.

Das Auftreten BICHATS (1771—1802) und seiner Schüler LAËNNEC, RÉCAMIER, CRUVEILHIER u. a. gibt einen neuen Anstoß der wissenschaftlichen Krebsforschung und legt den Grundstein der *solidar-pathologischen* Anschauung. Der Sitz und Ursprung aller Gewächse, auch der Krebse, ist danach das „tissu cellulaire". Man forschte auch nach spezifischen Kennzeichen des Krebses und ein solches glaubte man im CRUVEILHIERschen *Krebssaft* erkennen zu können. Durch neue klinische Beobachtungen wurde die Kenntnis vom Krebs erweitert. Etwas früher hatte PERCIVAL POTT den Rauchfangkehrerkrebs beschrieben. LAËNNEC unterscheidet *homologe* und *heterologe* Geschwülste. Die größte Bedeutung für die Geschwulstpathologie gewann die Entdeckung der pflanzlichen Zelle durch SCHLEIDEN im Jahre 1831 und die der tierischen durch SCHWANN im Jahre 1838. Damit beginnt die eigentliche histologische Periode der Geschwulstforschung. Die Zellen bilden sich frei aus einer aus dem Blut stammenden ungeformten Masse, dem *Blastem.* Auch der Krebs besteht aus Zellen, welche aus dem Blastem hervorgehen. Die Arbeiten von JOHANNES MÜLLER (1801—58), LEBERT (1813—78), VIRCHOW (1821—1902), ROKITANSKY (1804—78) und ihrer

Schüler bringen nun weitere große Umwälzungen in der Auffassung über den Krebs mit sich. Das Mikroskop dient jetzt als Hauptwaffe zur Entzifferung des Geschwulsträtsels. JOH. MÜLLER stellt fest, daß die Geschwülste und die normalen tierischen Gewebe gleicherweise aus Zellen bestehen, *der Krebs besitzt also kein spezifisches Element*. MÜLLER beschreibt die Bestandteile der verschiedenen Krebsformen, welche unter den Namen des Scirrhus, des Medullarsarkoms, des Alveolarkrebses und des melanotischen Krebses bekannt waren, und fügt die Form des Carcinoma reticulatum und fasciculatum hinzu. LEBERT hingegen hält an der morphologischen Spezifizität der Krebszelle fest (1845), ohne ihren wahren Charakter richtig erfassen zu können. Seine *homoeomorphen* und *heteromorphen* Geschwülste entsprechen den LAËNNECschen homologen und heterologen; erstere bestehen aus solchen Elementen, aus welchen der normale Organismus aufgebaut ist, letztere aus solchen, welche kein Analogon in den normalen Gewebselementen haben. Die Krebse gehören in die heteromorphe Geschwulstgruppe.

Das Charakteristische für den Krebs war also nach LEBERT die spezifische Krebszelle. Wo er diese nicht vorfand, war kein Krebs. So hat er eine Geschwulstart *Pseudocancer* oder *Cancroid* benannt, von den Krebsen ausgeschlossen und in die Gruppe der homoeomorphen Geschwülste eingereiht. Dem malignen Carcinom gegenüber war das Cancroid eine gutartige Geschwulst, welche durch Hypertrophie wächst, aus Papillen, Epidermis, Epithelien und Globes épidermiques zusammengesetzt ist und nicht metastasiert.

Gerade wie LEBERT hat sich der Kopenhagener Anatom ADOLF HANNOVER schon etwas früher für die Spezifizität der Krebszelle ausgesprochen (1843—44), aber auch er mußte eine früher allgemein als Krebs anerkannte Geschwulstform abtrennen, weil sie die spezifischen Zellen nicht enthielt, und nannte sie *Epithelioma*. Das HANNOVERsche Epithelioma findet sich nur auf der Haut und solchen *Schleimhäuten*, welche mit *Pflasterepithel* bekleidet sind, nie an Schleimhäuten mit Zylinder- oder Flimmerzellen, nie im Innern der Organe oder in geschlossenen Höhlen, die mit einem unvollständigen Pflasterepithel ausgestattet sind. Die Epitheliome entstehen hauptsächlich in der Nähe größerer Ausführungsgänge (Mund, Nase, Rectum, Genitalien), besonders häufig an der Unterlippe. Der von HANNOVER geprägte Ausdruck ist seither in den allgemeinen medizinischen Sprachgebrauch übergegangen. Das große Verdienst HANNOVERs besteht in der Feststellung, daß sein Epitheliom aus Epithelzellen besteht, deren Morphologie er ausführlich beschreibt. Aber auch er hält sein Epitheliom, wie LEBERT sein Cancroid, für eine gutartige und heilbare Geschwulst, die keine Metastasen macht.

RUDOLPH VIRCHOWs bedeutendste wissenschaftliche Tätigkeit konzentrierte sich — wie bekannt — darauf, den Beweis zu erbringen, daß die „Zelle das letzte Formelement aller lebendigen Erscheinungen ist, sowohl im Gesunden, als im Kranken, von welcher alle Tätigkeit des Lebens ausgeht" (1852). Damit war der Grundstein der *Cellularpathologie* gelegt. Die Möglichkeit einer Generatio aequivoca wurde zurückgewiesen, an die Stelle der Blastemtheorie trat die Cellularpathologie, welche ihren umwälzenden Einfluß auch auf die Pathologie der Geschwülste ausübte. R. VIRCHOW hat den Krebs histologisch als eine Geschwulst mit alveolärem Bau definiert. Die Alveolenwand besteht nach ihm aus Bindegewebe, der Alveoleninhalt aus Zellen, deren *Keimstätte das Bindegewebe ist,* aus welchem die Zellen im Sinne einer heteroplastischen Wucherung hervorgehen. Auch das Cancroid gehört nach VIRCHOW zum Krebs, unterscheidet sich nur darin, daß es sich seltener generalisiert und kein neugebildetes Bindegewebe besitzt, sondern das alte Bindegewebe infiltriert.

Das Hauptbestreben richtete sich von nun an darauf, festzustellen, aus welchen Zellen der Gewebe die zelligen Elemente der Geschwülste abstammen, und unter welchen Verhältnissen die Umwandlung der normalen Gewebe in Tumoren vor sich geht.

Die erste Frage beantwortete VIRCHOW, wie erwähnt, in dem Sinne, daß die Epithelzellen des Cancroids und des Carcinoms aus dem Bindegewebe entstehen, dessen zellige Natur er nachgewiesen hat. Zur Beantwortung der zweiten Frage behauptete er, daß eine Irritation, ein Reiz nötig sei, um eine Wucherung der fixen Bindegewebszellen zu erzeugen.

Die große Autorität VIRCHOWs hatte viele Anhänger für seine Ansicht, daß Epithelzellen aus Bindegewebe entstehen, erworben, bald wurde aber diese Ansicht auch lebhaft bekämpft. REMAK, der in den Jahren 1843—52 die Lehre von den embryonalen Keimblättern ausarbeitete, bestritt, daß aus dem Bindegewebe, welches von dem mittleren Keimblatt abstammt, Epithelzellen hervorgehen könnten, da das Muttergewebe der Epithelzellen das obere Keimblatt ist. Die Keimblätter können sich weder formativ noch funktionell mischen! Durch HIS' Forschungen gewann die REMAKsche Lehre eine bedeutende Stütze. HIS stellte fest, daß die epithelähnlichen Zellen der serösen Häute, der Blut- und Lymphgefäße keine echten Epithelzellen sind, sondern abgeplattete Bindegewebszellen, welche er Endothelzellen nannte (1865). Die Klärung dieser prinzipiell wichtigen Tatsache bot zuerst eine sichere Grundlage zur Trennung der Endotheliome von den epithelialen Tumoren. HERTWIGS Forschungen haben die Keimblätterlehre noch weiter ausgebaut und in manchen Punkten ergänzt (1881).

Bald trat THIERSCH mit seinen grundlegenden Untersuchungen über den *Epithelialkrebs der Haut* auf. Sein Werk, im Jahre 1865 erschienen, bildete den Schlußstein zu der großen Debatte über die Abstammung der Zellen jener Geschwülste, welche er Epithelialkrebse nannte und die mit dem VIRCHOWschen Cancroid und dem HANNOVERschen Epitheliom identisch waren. Mit Hilfe einer exakteren mikroskopischen Technik, namentlich durch die Anwendung von Serienschnitten konnte er beweisen, daß der Epithelialkrebs entweder vom Deckepithel oder von den epithelialen Anhangsgebilden der Haut seinen Ursprung nimmt. Immer sind es Epithelzellen, welche durch Vermehrung zum Krebs werden, wobei das Vordringen und das unregelmäßige Wachstum des Epithels das primäre ist; aber „eine Veränderung des Stromas muß dieser Produktion von Epithel den Weg bahnen, der Widerstand, den das Stroma dem Andringen des Epithels leistet, muß vermindert sein, sonst ließe sich das rasche Eindringen nicht erklären". Mit anderen Worten „es entsteht ein Krebs, wenn das statische Gleichgewicht, in welchem seit Ablauf der Entwicklung die anatomischen Gegensätze des Epithels und Stromas verharrten, gestört ist". Klinisch-morphologisch unterschied THIERSCH den *flachen* und den *tiefgreifenden* Epithelialkrebs.

THIERSCHs Untersuchungen haben die Abstammung der Parenchymzellen aus Epithelien unanfechtbar bewiesen, wodurch das VIRCHOWsche Gesetz „Omnis cellula e cellula" eine Änderung erfahren hatte, nämlich „Omnis cellula e cellula eiusdem generis".

BILLROTH, bis jetzt ein Anhänger der VIRCHOWschen Bindegewebstheorie, war einer der ersten, der sich der Beweisführung THIERSCHs angeschlossen hat, soweit diese den Hautkrebs betrifft. Doch hielt er daran fest, daß der gewöhnliche Krebs und insbesondere der Scirrhus Abkömmling des Bindegewebes sei. Nun kam aber WALDEYER, der sich schon seit 1867 die Aufgabe stellte, die immer noch dominierende Auffassung über den Ursprung aller anderer Krebse zu revidieren. Was THIERSCH für den Epithelialkrebs der Haut festgestellt hat, das konnte WALDEYER auch für die Carcinome anderer Organe beweisen. Er hat der Reihe nach den strikten Beweis führen können, daß der

Mamma-, Nieren-, Ovarien-, Uterus-, Lungen-, Gehirn-, Schilddrüsen-, Harnblasen- und Nasenhöhlenkrebs alle einen epithelialen Ursprung haben; die bindegewebige Wucherung spielt nur eine untergeordnete Rolle und dient nur zur Bildung des Krebsgerüstes. WALDEYER befaßte sich auch eingehend mit der Frage der Metastasen, die nach ihm entweder durch Kontinuität oder durch Embolie auf dem Wege der Blut- oder Lymphgefäße entstehen.

Bald wurde auch die THIERSCH-WALDEYERsche epitheliale Krebsgenese angefochten. K. KÖSTER, angeregt durch die von v. RECKLINGHAUSEN im Jahre 1864 ausgesprochene Vermutung, daß „die Cancroidzapfen die kolbig angeschwollenen Endigungen der Lymphgefäße" wären, bemühte sich den Beweis zu erbringen, daß die Krebsstränge aus Lymphgefäßen hervorgehen und die ersten Krebszellen veränderte Lymphgefäßepithelien seien. Dieser Auffassung hat sich auch PAGENSTECHER 1869 angeschlossen, während GUSSENBAUER 1872 den Krebs von den Bindegewebszellen der Blutgefäßwand ableitete. Ungefähr zur selben Zeit wurde von mehreren Forschern auch den farblosen Blutkörperchen eine bedeutende Rolle bei der Krebsbildung zugesprochen. CLASSEN, KLEBS und SCHÜPPEL behaupteten in verschiedenen Organen Übergänge der lymphoiden Zellen in Krebszellen beobachtet zu haben und stellten verschiedene Theorien der Krebsentstehung auf, nach welchen den weißen Blutkörperchen eine entscheidende Rolle zukomme.

Die weiteren Forschungsergebnisse WALDEYERs haben schließlich alle diese sehr schwach begründeten Theorien besiegt. Immer auf der REMAK-HISschen Keimblättertheorie fußend, bemühte er sich als erster die *Biologie der Epithelzelle* zu erforschen, studierte ihre Metamorphose zu Horn-, Kolloid- und Schleimsubstanz, stellte die Analogie der Hornperlenbildung mit der normalen Hornbildung der Epidermis fest, beobachtete die Regenerationsvorgänge, deren Untersuchung ihn in Einklang mit einer Reihe von Forschern (EBERTH und WADSWORTH, HEIBERG, HELLER, HOFFMANN, LOTT) zu dem Ergebnis führte, daß die Regeneration immer von stehengebliebenen Randepithelien durch Teilung der Zellen vor sich geht, und er benützte in scharf logischer Weise alle diese Ergebnisse zur Stütze seines Standpunktes. Das THIERSCH-WALDEYERsche Gebäude stand jetzt schon unerschütterlich fest und damit war die morphologisch-histogenetische Seite des Krebsproblems erkannt. Es konnte nun eine Einteilung der Geschwülste auf dieser neuen Grundlage unternommen werden. WALDEYER unterschied bindegewebige und *epitheliale* Tumoren. Der Begriff der letzteren wurde recht weit gefaßt, da in die Gruppe der *superfiziellen Epitheliome* die *Schwiele*, der *Clavus*, die *Ichthyosis* (Epithelioma diffusum superficiale) und die *Warzen* mit dem *Hauthorn* eingereiht wurden, während in der Gruppe der *tiefliegenden oder parenchymatösen Epitheliome* das *Trichoma* (naevus pilosus), das *Adenoma*, *Struma* und *Cystoma* Platz fanden, *Tumoren mit dem Typus von normalem geweblichen Bau*. Als fünfte Geschwulstart schließt sich dieser Gruppe das Carcinoma an, eine nach WALDEYERs Darstellung *atypische epitheliale Neubildung*. Die französischen Pathologen, welche selbst nach den Veröffentlichungen von VIRCHOW, THIERSCH und WALDEYER noch lange an der Blastemtheorie festhielten, waren zu dieser Zeit immer noch Anhänger der „Theorie mixte"; sie unterschieden nämlich Epitheliome, welche vom Epithel, und Carcinome, welche der VIRCHOWschen Theorie entsprechend vom Bindegewebe abstammen. CORNIL und RANVIER (1869), LABBÉ und COYNE (1876), LANCEREAU (1879), unter den Engländern CREIGTHON (1880), WOODWARD, G. THIN (1876) verteidigten immer noch die bindegewebige Abstammung oder die Entstehung aus weißen Blutkörperchen (CLASSENs Lehre) für einen Teil der Krebsgeschwülste.

Übrigens müssen wir bemerken, daß manche Franzosen und Engländer unter Carcinom in althergebrachter Weise selbst bis zum heutigen Tage Geschwülste verschiedenster Abstammung verstanden haben. So nennt z. B. ROUSSY (1924) alle Neubildungen, welche nicht die Struktur von bekannten entzündlichen oder parasitären Prozessen, aber eine Tendenz zum Bestehen und Wachstum haben, welche fortschreiten („envahissante") und zerstören, Metastasen bilden und nach Abtragung rezidivieren, durch Kachexie töten und auf dieselbe Tiergattung in Serien verimpfbar sind Carcinome, also epitheliale Geschwülste so gut wie bindegewebige.

Die morphologisch-histogenetische Betrachtungsweise zur Lösung des Krebsproblems befriedigte die Forscher nicht in vollem Maße. Es stand die Frage doch noch offen, warum die zelligen Elemente einzelner Organe wuchern und Geschwülste bilden?

VIRCHOW stellte die Reiztheorie auf, indem er behauptete, daß die fixen Bindegewebszellen durch Reizung zur Wucherung angeregt werden und indifferente „Formationszellen" erzeugen. Diese Zellen besitzen nach VIRCHOW die Eigenschaft von „embryonalen Elementen" und differenzieren sich weiter unter dem Einfluß der Irritation. THIERSCH suchte im gestörten Gleichgewicht zwischen Epithel und Bindegewebe den ätiologisch wichtigen Faktor, während KLEBS, W. MÜLLER und R. MAYER (1871) die Theorie der epithelialen Infektion in die Debatte geworfen haben. Nun trat COHNHEIM im Jahre 1875 mit seiner *Embryonaltheorie* zur Erklärung der Geschwulstbildung auf. Er legte dem Trauma als Reiz nur eine untergeordnete Bedeutung bei und verwarf gänzlich die Hypothese einer infektiösen Entstehung des Krebses. Er nahm an, daß in einem frühen Stadium der embryonalen Entwicklung mehr Zellen produziert werden, als für den Aufbau des betreffenden Organteiles nötig sind; die überflüssigen Zellen bleiben nach COHNHEIM unverwendet liegen, besitzen aber infolge ihrer embryonalen Natur eine große Vermehrungsfähigkeit. Aus diesem liegengebliebenen Zellmaterial könne sich die Geschwulst entwickeln. Es gehöre dazu nur eine ausreichende Blutzufuhr. Die Frage aber, was eigentlich den unvermittelten Anstoß zur Wucherung gibt, konnte COHNHEIM nicht mit Sicherheit beantworten. Das Trauma spiele nur eine indirekte Rolle, indem es entweder den Widerstand der Gewebe schwäche, welche die Zellhäufchen umgeben, oder eine reichlichere Blutzufuhr bewirke, die die Zellwucherung begünstige. Einen direkten experimentellen Beweis konnte COHNHEIM für seine Theorie nicht erbringen, darum mußte er sich auf indirekte Beweise stützen. Als solche benützte er die bekannten Fälle von Vererbung der Geschwülste, die häufige Lokalisation in der Nähe von Orificien, Stellen, an denen Einstülpungen oder Vereinigungen der Keimblätter stattgefunden haben und durch diesen komplizierteren Entwicklungsprozeß leicht überflüssiges Zellmaterial sich bilden und ansammeln kann.

Trotz mehrseitigen Widerspruches (SAMUEL, VIRCHOW) fand die COHNHEIMsche Theorie großen Anklang. Eine bedeutende Stütze für sie hat die Carcinombildung aus Muttermälern geliefert, besonders seit UNNA die embryonale epitheliale Abstammung der weichen Naevi bewiesen und ihre Umwandlung in Carcinom behauptet hatte, und seine Beobachtung von einer Reihe von Forschern bestätigt wurde. Auch die branchiogenen Carcinome konnten zur Unterstützung der COHNHEIMschen Theorie herangezogen werden. Es wurden aber auch Tatsachen aufgereiht, welche durch die COHNHEIMsche Theorie nicht zu erklären waren. So führte HAUSER den Narbenkrebs als Gegenbeweis für die allgemeine Gültigkeit der Embryonaltheorie an. In der Narbe können sich doch keine embryonalen Zellen vorfinden. Auch konnte das Wachstum der embryonalen Keime nicht befriedigend erklärt werden, da die Frage unbeantwortet geblieben ist, weshalb nicht alle diese fötalen Einschlüsse zu Tumoren auswachsen. Es wurde immer häufiger die Ansicht geäußert, daß die COHNHEIMsche Theorie nur für die Entstehung eines Teiles der Geschwülste gültig ist, für andere aber keine genügende Lösung darstellt.

H. RIBBERT hat nun in zahlreichen Untersuchungen (1894—97) eine Ergänzung und Erweiterung der COHNHEIMschen Theorie unternommen. Er legte das Hauptgewicht nicht auf den embryonalen Charakter der Zellen, sondern auf ihre Lostrennung von ihrem organischen Zusammenhang. Nach RIBBERT müssen es nicht unbedingt embryonale Keime sein, die zur Tumorbildung führen, sondern es können auch im extrauterinen Leben beim entwickelten Individuum abgeschnürte Zellkomplexe oder einzelne Zellen von ihrem Mutterboden losgelöst werden und zu Tumoren auswachsen. Das Primäre bei der Carcinombildung ist immer die Entzündung und Wucherung des Bindegewebes, wodurch die Lostrennung und Verlagerung der Epithelien erfolgt.

Am meisten wurde darüber gestritten, ob die führende Rolle dem Bindegewebe oder dem Epithel bei Beginn der Carcinombildung zukommt, ob sich die primären Veränderungen im Epithel abspielen, oder ob ein entzündlicher Prozeß des Bindegewebes der epitheliomatösen Wucherung vorangeht. Gegen die Bindegewebstheorie RIBBERTs sind UNNA, HAUSER, PETERSEN, v. HANSEMANN, KROMPECHER u. a. scharf aufgetreten, doch wurde von verschiedener Seite, unter anderen von KROMPECHER zugegeben, daß im Bindegewebe Veränderungen auftreten können, welche der Epithelwucherung vorangehen, die aber keinen entzündlichen, sondern einen degenerativen Charakter haben. Durch die Degeneration werde die Widerstandsfähigkeit des Bindegewebes den vordringenden Epithelzellen gegenüber geschwächt; es entstehe also durch die degenerative Bindegewebsveränderung (Altersveränderungen, Witterungsdegeneration, Seemannshaut, Landmannshaut) eine Gleichgewichtsstörung zwischen Epithel und Bindegewebe im Sinne THIERSCHs.

Schon früher wurde auch die klinische Morphologie, speziell die der Hautkrebse, durch neue Beobachtungen bereichert und man hat zum Teil in Zusammenhang mit den Hautkrebsen auch den sog. präcancerösen Stadien (HUTCHINSON, ORTH) größere Aufmerksamkeit geschenkt. KAPOSI beschrieb im Jahre 1870 das Xeroderma pigmentosum, PAGET im Jahre 1874 die nach ihm benannte Krankheit der Brustwarzen. Ersteres galt als ein chronisch degeneratives, letztere als ein entzündliches Vorstadium der Krebsentwicklung. Erst nach SCHWIMMERs (1877) und NEDOPILs (1877) Arbeiten über die Leukoplakie wurden auch die Schleimhautveränderungen, welche der Krebsbildung vorangehen, mehr beachtet, obwohl dieser Zustand unter verschiedenen Benennungen, wie Ichthyosis linguae (S. PLUMBE 1837), Plaques des fumeurs (BUZENET 1858), Keratosis oder Psoriasis linguae et buccalis (KAPOSI 1866, BAZIN 1868) schon lange bekannt war. Das Ulcus rodens, welches JACOB in England schon 1827 beschrieben hat, ohne Beachtung zu finden, wurde von THIERSCH zum Epithelkrebs gerechnet, aber erst in den neunziger Jahren wieder eingehender gewürdigt.

Von großer Bedeutung waren die Untersuchungen KROMPECHERs (1899--1924), die zur Aufstellung der Gruppe der *Basalzellencarcinome* führten. Durch sie wurde nicht nur eine heute allgemein anerkannte, morphologisch wohl charakterisierte Geschwulstart in die Pathologie eingeführt, sondern sie waren auch insofern von prinzipieller Bedeutung, als sie in bezug auf die Endotheliomfrage ergeben haben, daß der größte Teil der unter diesem Namen beschriebenen Tumoren epithelialer Abstammung ist und zu den Basalzellengeschwülsten gehört. Auch v. HANSEMANN hat sich eingehend mit den Endotheliomen und dem Wesen der Endothelzellen beschäftigt und sie zum Teil als Epithelien, bzw. Epitheliome erkannt.

In dieser Epoche der Krebsforschung traten die ätiologischen Fragen wieder einmal in den Hintergrund, und es wurde die rein morphogenetische Seite der Frage in den Mittelpunkt der Diskussion gestellt. Nun kehrte der Franzose BARD im Jahre 1885 wieder zur Aufgabe der Lösung des Krebsproblems in ätiologischer Beziehung zurück und stellte seine Theorie von der „neoplastischen Zelle" auf, welche viel Verwandtschaft mit der COHNHEIMschen Theorie besaß. Seine zumeist hypothetischen Erwägungen fanden wenig Anklang, man hat sich aber in der nachfolgenden Zeit wieder mehr mit der Zellbiologie befaßt und das Krebsrätsel durch Forschungen über die intimsten Lebensvorgänge der Zelle zu entziffern gesucht. Nach KLEBS (1899) haben auch v. HANSEMANN (1890), SCHLEICH (1890—1899), CREIGTHON, SCHATTOK und BALANCE und RECKLINGHAUSEN (1896) im Krebs das Resultat eines besonderen, dem Befruchtungsvorgang ähnlichen Prozesses gesehen. Gegen diese Auffassung sind HAUSER, NOEGGERATH, BENEKE, KARG, STROEBE im Jahre 1892 aufgetreten. v. HANSEMANN sah das Wesen der Carcinombildung in der *Anaplasie* der Zellen. In seinen Arbeiten aus den Jahren 1890—93 entwickelte er seine Anschauungen über die Rolle der asymmetrischen Zellteilungen, welche zu einer Entdifferenzierung, zur Anaplasie der Zelle führen. Zur Entstehung eines Carcinoms sei auch ein Wucherungsreiz notwendig, welcher die anaplastische Zelle treffe. Man fand aber asymmetrische Zellteilungen auch in anderen, selbst gutartigen Tumoren, bei Regenerationsvorgängen und in normalen Geweben. Die HANSEMANNsche Theorie hat dadurch ihre Grundlage verloren. Ungefähr 10 Jahre später ist BENEKE mit der Lehre der *Zellkataplasie* aufgetreten, die sich von der Anaplasie darin unterscheidet, daß nach BENEKE die mitotischen Anomalien keinen primären Vorgang, sondern eine Folge von solchen primären Störungen darstellen, deren Wesen die *Blastomatose* der Zelle, eine Herabminderung der Zellindividualität, eine Geschwulsterkrankung der Zelle ist und in einer Verminderung der Funktionskraft zugunsten der Wachstumskraft besteht.

Auch die Lehre von der *Zellmetaplasie* wurde wiederholt zur Erklärung gewisser Vorgänge bei der Krebsentstehung herangezogen, aber nicht in dem alten VIRCHOWschen Sinne, nach welchem Metaplasie die Persistenz der Zelle bei Veränderung des Gewebscharakters bedeutete, sondern im Sinne der *Alloplasie* von LUBARSCH (1901), wonach die Umdifferenzierung der Zelle in eine andere Zellform des gleichartigen Gewebes stattfinden kann. Hierher gehört die Umwandlung einer Epithelzellenform in eine andere (z. B. Cylinderepithel in verhornendes Plattenepithel und umgekehrt).

Seit frühester Zeit wurde der Krebs von Vielen nicht als eine lokale Erkrankung, sondern als die Folge einer allgemeinen Veränderung des Organismus oder von dessen „Säften" betrachtet. Die Humoralpathologie stand in vollem Einklang mit dieser Anschauungsweise. Auch später fand sie Anhänger unter den hervorragendsten Pathologen. Die *Diathesenlehre,* welche sich bei den Franzosen einer großen Popularität erfreute, wurde auf die Krebsentstehung angewendet. Die Rezidive und die Metastasenbildung konnten unschwer auf dieser Basis erklärt werden. VERNEUIL (1885) hat sogar eine „neoplastische Diathese" angenommen. Unter den deutschen Pathologen waren es besonders J. ENGEL und K. ROKITANSKY, die durch Aufstellung der Krasenlehre den Krebs noch ganz im Sinne der Blastemtheorie erklären wollten. Nach ROKITANSKY besteht ein Antagonismus zwischen Krebs und Tuberkulose, welche sich gegenseitig ausschließen sollten. In der Diathesenlehre wurde auch der *Nahrung* ein bedeutender Einfluß auf die Krebsbildung zuerkannt, indem man annahm, daß eine fehlerhafte Ernährung die Körpersäfte und die Zellen schädlich beeinflussen. So beschuldigten VERNEUIL und ROUX (1893) den häufigen Genuß von Schweinefleisch, und SAWYER (1900) den des rohen Fleisches als prädisponierende

Ursachen. Es wurden auch Rheumatismus, Syphilis, Tuberkulose und Diabetes mit der Krebskrankheit in Beziehung gebracht, und man versuchte diese Annahme durch statistische Daten zu unterstützen.

Aus diesen verschiedenen Theorien und Hypothesen wurde nur eines klar, daß nämlich *die Krebszelle eine biologisch und morphologisch veränderte Epithelzelle darstellt*. Wie und wodurch aber diese Veränderung stattfindet, das konnte durch alle diese verschiedenen Erklärungsversuche nicht restlos beantwortet werden. Sie haben also nicht befriedigt, und es lag nahe, daß man in der Zeit, als die Bakteriologie und Protozoenkunde im Aufschwung begriffen war, und die Ursachen so vieler Infektionskrankheiten bekannt wurden, auch in dieser Richtung eifrig forschte, um die Frage der Krebsätiologie beantworten zu können. Vereinzelte klinische Beobachtungen gaben ja von jeher Veranlassung, den Krebs als eine Infektionskrankheit anzusehen. Es führten diese Erfahrungen zu Transplantationsversuchen, welche von Menschen auf verschiedene Tiere, meistens ohne jeden Erfolg, später von Spontantumoren gewisser Tierspezies auf Individuen derselben Tierart durchgeführt wurden. Die ersten gelungenen solchen Versuche stammen aus den Jahren 1888—1889 und 1891 von WEHR, HANAU und DULAIX und CAZIN. Einige Jahre später berichtete MOREAU über gelungene fortgesetzte Impfungen bis zur 17. Generation. Dann kamen die bekannten Übertragungsversuche von JENSEN (1902) und MICHAELIS (1904). Doch gebührt unstreitbar EHRLICH und APOLANT das Verdienst, aus ihren systematisch durchgeführten Experimenten allgemein gültige Schlüsse gezogen zu haben. Die experimentelle Forschungsrichtung, welche, vor 40 Jahren begonnen, heute im größten Umfang fortgesetzt wird, hat reiche Früchte gezeitigt, besonders seit dem Jahre, in welchem FIBIGER die ätiologische Rolle tierischer Parasiten klargelegt hat, und seitdem die Japaner YAMAGIWA und ISHIKAVA im Jahre 1915 Krebse bei Tieren experimentell durch Teer hervorgerufen haben.

Zu Beginn dieser Periode wurde mit Hilfe der neueren bakteriologischen Forschungsmethoden auch nach dem supponierten Erreger der Krebsgeschwulst fleißig gesucht. Der erste Autor, der einen spezifischen krebserregenden Bacillus beschrieben hat, war SCHEUERLEIN im Jahre 1886. Nachdem dieser Befund mit großem Enthusiasmus aufgenommen worden war, stellte sich bald heraus, daß der SCHEUERLEINsche Bacillus mit dem gewöhnlichen Kartoffelbacillus identisch ist. Das größte Aufsehen hat DOYEN im Jahre 1902 mit seinem Micrococcus neoformans erweckt. Eine Kommission, welche mit der Nachprüfung der DOYENschen Behauptungen betraut wurde, konnte nichts bestätigen. Auch die Theorie von ADAMKIEVICZ (1893), der die Krebszelle selbst für den parasitischen Erreger hielt, wurde wenig ernst genommen.

Mit dem Fortschritt der mikroskopischen, insbesondere der Färbetechnik wurde die Aufmerksamkeit auf jene eigenartigen Gebilde gelenkt, welche sich zerstreut oder in Gruppen zwischen den wohlcharakterisierten Epithelzellen des Geschwulstparenchyms finden, und durch ihre Form und Struktur lebhaft an protozoische Lebewesen erinnern. Die Voraussetzung, daß diese Gebilde in ätiologischer Beziehung zum Krebs stehen, lag um so näher, als zu dieser Zeit die tumorbildende Eigenschaft der Bilharziaeier in der Harnblase schon bekannt war (SONSINO 1876, COUÉNON, DAMASCHINO 1881, KARTULIS, BELLELI 1885 u. a.). Es hat sich eine lebhafte Debatte auch über die von NEISSER im Jahre 1888 behauptete Coccidiennatur der Molluskumkörperchen entwickelt, und fast zur selben Zeit begann auch die Diskussion über die sog. Psorospermien der DARIERschen Krankheit, etwas später über die ähnlichen als parasitär angesehenen supponierten Körper WICKHAMs bei der PAGETschen Krankheit.

Bald beschrieb LUDWIG PFEIFFER pathogene Gregarinen in Krebsgeschwülsten (Psorospermien, Coccidien und Gregarinen gehörten zur selben Klasse protozoischer Lebewesen) und befaßte sich sehr eingehend mit der Biologie der Sporozoen. Es folgte nun eine phantasiereiche und fieberhafte Tätigkeit in der Auffindung und Beschreibung der mannigfach geformten Zelleinschlüsse und der freien Körperchen, welche als Parasiten in verschiedenen Entwicklungsstufen gedeutet worden sind. THOMAS Coccidien (1889), SJÖBRINGS Mikrosporidien (1890) und Rhizopoden (1902), FOAS Coccidien (1891), SOUDAKEWITSCHS parasitäre Zelleinschlüsse (1892), die extra- und intracellulären Parasiten von PODWYSSOXKY und SAWTSCHENKO (1892), RUFFERS Sporozoen (1892—1893), KOROTNEFFS Ropalocephalus (1893), JÜRGENS' Gregarinen (1898), BOSCS Sporozoen (1898), FEINBERGS Histosporidium carcin. stellen gleichsam einzelne Etappen dieser unermüdlichen Tätigkeit nach der Suche des protozoischen Krebserregers dar.

Andere, besonders italienische Forscher, bemühten sich Hefepilze, Blastomyceten, für die Entstehung des Krebses verantwortlich zu machen. Der erste, der für die Richtigkeit dieser Ansicht eintrat, war der Engländer RUSSEL (1893). Seine berühmt gewordenen Körperchen haben einen unerschöpflichen Stoff zur Diskussion geliefert. Der eifrigste Verteidiger der RUSSELschen Annahme war SANFELICE, der seinen Parasiten Saccharomyces neoformans benannt hatte (1894—1902). Ihm schlossen sich MAFUCCI und SIRLEO, sowie RONCALI in ähnlicher Auffassung an. Ebenso PLIMMER (1899) war Anhänger der Saccharomycesätiologie und konnte Pilze auch rein züchten.

Von verschiedener Seite wurden nun über das Wesen und über die Bedeutung sowohl der protozoischen wie der blastomycetischen Erreger Nachprüfungen unternommen, welche bald das ganze mühevoll errichtete Gebäude der parasitären Krebsätiologie im Grunde erschütterten. CAZIN, KLIEN, KARG, TILLMANNS, LUBARSCH, NOEGGERATH, RIBBERT, STEINHAUS, FABRE-DOMERGUE, BORREL, PELAGATTI, STERNBERG u.a., für den Hautkrebs speziell UNNA, haben bewiesen, daß es sich bei allen diesen Gestalten um komplizierte Degenerationsvorgänge der Zellen handelt. Vakuolenbildung, keratoide und hyaline Degeneration des Protoplasmas, Zerfall des Epithelfasersystems, und Zerfall der Leukocyten, Veränderungen im Chromatingehalt, in den Form- und Größenverhältnissen der Kerne führen zu den bizarrsten Zellformationen und geben Gelegenheit aus den so entstandenen Bildern verschiedene Entwicklungsphasen von protozoischen Erregern zu konstruieren oder hyaline Kugeln und Schollen als Blastomyceten zu deuten. Es ist heute eine feststehende Tatsache, daß alle obigen Befunde auf Täuschungen beruhen.

Man suchte auch nach Analogien in der Pflanzenwelt bei Pflanzentumoren. So kam BEHLA (1901) zur Überzeugung, daß der menschliche Krebserreger ein freilebender polymorpher Parasit sei aus der Gruppe der sog. Chytridiaceen. Andere bemühten sich zwischen der Plasmodiophora brassicae, jenem Mikroorganismus, der den Kohlkropf verursacht, und dem menschlichen Krebs Beziehungen festzustellen. So glaubte v. LEYDEN (1902) seine als „Vogelaugen" bezeichneten Krebseinschlüsse mit dem erwähnten Parasiten identifizieren zu können. LUBARSCH, ASCHOFF, PROWAZEK widerlegten diese Annahme.

Die Zahl der Anhänger der parasitären Theorie, entmutigt durch diese Mißerfolge, nahm immer mehr ab. In den letzten zwei Dezennien wandte man sich, unterstützt durch die Ergebnisse der experimentellen Krebsforschung und durch die Erfahrungen mit der Gewebszüchtung, welche immer mehr an Bedeutung gewinnt, der Beobachtung jener Veränderungen des Zellebens zu, welche durch die Reize physikalischer und chemischer Natur bewirkt werden. Die Feststellungen über die Unterschiede im Biochemismus der normalen und pathologischen Zelle, insbesondere der Krebszelle (WARBURG, MINAMI), sowie die Veränderungen im Serum (FREUND und KAMINER) sind in den Vordergrund des Interesses gerückt.

In allerneuester Zeit sind aber wieder bemerkenswerte Tatsachen festgestellt worden, welche die Aufmerksamkeit von neuem auf die Möglichkeit der parasitären Ätiologie des Krebses gelenkt haben. Die Ergebnisse von BLUMENTHAL und seinen Mitarbeitern einerseits und die Veröffentlichungen GYE und BARNARDs andererseits sind die bedeutendsten Schritte in dieser Richtung; sie gehören aber so sehr der jüngsten Gegenwart an, daß sie in Ermangelung einer vollkommenen Klärung ihrer Bedeutung in den Rahmen dieser geschichtlichen Einleitung noch nicht passen.

Begriffsbestimmung und Einteilung der Epitheliome der Haut und der Schleimhäute.

Es ist keine leichte Aufgabe den Begriff des Epithelioms so zu bestimmen, daß sowohl die theoretisch-wissenschaftlichen als auch die praktisch-klinischen Forderungen in gleichem Maße berücksichtigt werden. Es bestehen sogar zwischen diesen beiden Gesichtspunkten gewisse Gegensätze, welche zu überbrücken nur dann gelingt, wenn man den Ausdruck *Epitheliom* im weitesten Sinne des Wortes anwendet. Es herrscht auch heute noch keine vollkommene Einigkeit darüber, was wir unter Epitheliom verstehen sollen, und eben deshalb wollen viele, besonders pathologische Anatomen, den Ausdruck Epitheliom ganz fallen lassen (KROMPECHER). Wie verschieden der Epitheliombegriff aufgefaßt wurde, beweist am klarsten der Umstand, daß man von einem Epitheliom im *deutschen* und im *französischen* Sinne sprechen kann, gerade so, wie auch das Carcinom eine andere Bedeutung in Deutschland wie in Frankreich hat.

Im deutschen Sprachgebrauch unterscheidet man *gutartige und bösartige Epitheliome*, die Bösartigkeit wird aber in so weitem Sinne gefaßt, daß jahrelang bestehende, langsam wachsende, oberflächlich exulzerierende und spontan vernarbende epitheliale Neubildungen der Haut ohne Neigung zu Metastasen geradeso zu den bösartigen Epitheliomen gehören, wie die rasch verlaufenden, tief destruierenden und metastasenbildenden Tumoren. Die letzteren werden in Deutschland allgemein *Carcinom*, die ersteren *Epitheliome* genannt. Es soll also durch das Carcinom neben dem epithelialen Ursprung auch die größere Malignität im klinischen Verlauf bezeichnet werden, während das (in seinem Wesen ebenfalls bösartige, d. h. in sich die Tendenz zur ,,Infiltration" tragende) Epitheliom histologisch dieselbe Geschwulstart mit relativer Benignität bedeutet. Es kann aber diese Trennung nur sehr unvollkommen durchgeführt werden, denn es ist keine scharfe Grenze zwischen beiden auf Grund ihres klinischen Verhaltens zu ziehen. In Frankreich wird hingegen unter Cancer oder Carcinom, entsprechend der älteren rein klinischen Unterscheidung, heute vielfach noch jede destruierende und schrankenlos fortschreitende (envahissante) Geschwulst verstanden, (s. die Definition von ROUSSY, S. 213), dessen ungeachtet, ob sie epithelialer oder bindegewebiger Abstammung ist. Es gibt also einen Cancer epithelialis und einen Cancer conjunctivalis oder conjunctivo-vascularis, d. h. Sarkom, so daß der Cancer der Franzosen sich mit dem malignen Blastombegriff deckt. Dagegen verstehen die Franzosen unter Épithéliome alle *atypischen* Epithelwucherungen, ohne Berücksichtigung der klinischen Eigenschaften, insbesondere der Malignität. ,,Die Malignität ist — sagte DARIER am Berliner Dermatologenkongreß im Jahre 1904 — zweifellos von höchster praktischer Bedeutung, aber da diese Eigenschaft nicht leicht definierbar, im Verlauf ein und desselben Tumors auch Veränderungen unterworfen ist, und da sie nicht an eine spezielle Struktur gebunden ist, kann sie nicht zur Grundlage einer Einteilung der Geschwülste dienen". Das ist wohl richtig. Es hat sich aber trotzdem im deutschen klinischen Sprachgebrauch das Epitheliom in dem Sinne eingebürgert, daß es gleichzeitig den pathologisch-histologischen Charakter: die epitheliale Abstammung und die klinische relative Gutartigkeit: langsames Wachstum, geringe Destruktion, keine Neigung zu Metastasen bezeichnet, während die Franzosen mit dem Epitheliom nur den Bau und die Abstammung, nicht aber die klinischen Eigentümlichkeiten der Geschwulst bezeichnen.

Neben dem Carcinom und dem relativ gutartigen Epitheliom der Deutschen gibt es aber noch andere gutartige Epitheliome, zu welchen, entsprechend der JADASSOHNschen Einteilung, klinisch wie histologisch sehr heterogene Neubildungen gehören. Diese können nur darum in eine Gruppe nebeneinander gereiht werden, weil sämtliche durch Wachtumsänderungen der Epidermiszellen oder der Epithelien der Anhangsorgane zustandekommen, ohne Anzeichen einer Malignität, was ihre Wachstumsenergie, oft sogar was ihren Zellcharakter (Atypie) anbelangt. Diese Epitheliomgruppe wird durch absolute Benignität gekennzeichnet. Es gehören zu ihnen teils Akanthome (AUSPITZ-UNNA) infektiösen, mechanischen, chemischen oder aktinischen Ursprungs, teils naevogene Tumoren.

Es können zwar gewisse Formen, einzelne Neubildungen, welche in die Gruppe der gutartigen Epitheliome gehören, unter Umständen in ein bösartiges Wachstum ausarten, sie besitzen aber diese Fähigkeit nicht in sich selbst, sondern ihre Zellen müssen erst durch gewisse Reize getroffen werden, um die Fähigkeit des autonomen, unaltruistischen Wachstums zu erlangen, gerade so, wie normale Epithelzellen solche Reize benötigen, um sich in Geschwulstzellen umzuwandeln. Die epithelialen Zellkomplexe der gutartigen Epitheliome passen sich also trotz ihres abnormen Baues der Umgebung an, sie haben ihren Altruismus nicht vollkommen verloren, da sie ja garnicht aggressiv auftreten. Sie unterscheiden sich also in ihrem Wachstumcharakter und auch in ihren anderen biologischen Eigenschaften von dem, was man gewöhlich als Epitheliom bezeichnet. Wollen wir nun doch ihre Berechtigung zu ihrem Namen beweisen, so können wir das nur auf morphogenetischer Grundlage tun. Es scheint auch uns gerechtfertigt, den Epitheliombegriff soweit auszudehnen, wie es nur auf rein histologisch-morphologischer und histogenetischer Grundlage möglich ist. Wir müssen uns von der Auffassung frei machen, daß mit dem Epitheliombegriff auch immer ein gewisser Grad der Malignität verbunden sei. Der Auffassung des Epitheliombegriffs in diesem ausgedehnten Sinne schließen sich viele rückhaltlos an. Die Einteilung JADASSOHNs ist auf sie begründet. MENDEZ DA COSTA möchte die Bösartigkeit des Epithelioms mit dem Beiwort *carcinomatosum* ausdrücken, um damit zum Ausdruck zu bringen, daß die Benennung Epitheliom in dieser Beziehung gar nichts präjudiziert. Wir verstehen unter *Epitheliome* alle diejenigen Neubildungen, welche ihren Ursprung aus der Epidermis oder deren Anhangsorganen und aus den Schleimhäuten mit Pflasterepithel nehmen und welche, wenn ihr Zusammenhang mit den genannten Geweben und Organen mikroskopisch auch nicht immer einwandfrei nachzuweisen ist, aus Zellen bestehen, die morphologisch, und soweit es festzustellen ist auch in ihren sonstigen Eigenschaften (z. B. tinktoriell) Epithelien gleich sind, ungeachtet dessen ob ihre Proliferation typisch oder atypisch vor sich geht, ob sie sich in den Rahmen der normalen Struktur ihres Mutterorgans einfügen oder nicht.

In diesem Sinne bedeutet also das Epitheliom einen ganz allgemeinen morphologischen Begriff, in welchem auch die AUSPITZ-UNNAschen Akanthome Platz finden, und aus welchem nur die auf entzündlicher Grundlage entstandene Akanthose auszuschließen ist. Allerdings ist auch das oft ziemlich schwierig, denn auch diese kann den Ausgangspunkt für ein Epitheliom bilden, wie wir das bei verschiedenen präkanzerösen Stadien sehen, wo sogar oft die Entscheidung — wie z. B. bei der Akanthose des Lupus — sehr schwer werden kann, ob es sich schon um ein Epitheliom oder nur um eine entzündliche Epithelwucherung handelt. WALDEYER betrachtete deshalb den Lupus als eine verbindende Brücke zum Carcinoma granulosum superficiale.

Es müssen also klinisch sehr verschiedene Neubildungen, welche sowohl bezüglich ihres Auftretens, ihrer Entwickelung und ihrer Wachstumsfähigkeit, ihrer Größe und ihres klinischen Verlaufes, sowie bezüglich ihres Zusammenhanges mit dem Gesamtorganismus und ihres Einflusses auf denselben, voneinander äußerst verschieden sind, in dieselbe große Gruppe gereiht werden. Kleine, stecknadelkopf- bis erbsengroße, jahrzehntelang unverändert bestehende, harmlose Knötchen und rasch wachsende, geschwürig zerfallende Tumoren, welche auch den Gesamtorganismus im höchsten Grade in Mitleidenschaft ziehen und schließlich zum fatalen Ausgang führen, müssen, durch ähnliche Histogenese verknüpft, als verwandt betrachtet werden.

Mag auch dem Kliniker diese Auffassung oft widerstreben, so muß man doch zugeben, daß in Ermangelung eines rein ätiologischen Einteilungsprinzips die histogenetische Einteilung die wissenschaftlich begründetste ist. In diesem weiten Rahmen hat nun teils die Klinik, teils die pathologische Anatomie die Aufgabe, die weitere spezielle Einteilung auszuführen.

Neben der klinischen Vielgestaltigkeit der Epitheliome gibt es nämlich sehr bedeutende Unterschiede in der *Struktur* und im *architektonischen Bau*[1] der einzelnen Epitheliomarten, sowie im morphologischen und biologischen Charakter ihrer Epithelzellen. Die Zellen der meisten sog. gutartigen Epitheliome besitzen nicht die Eigenschaft, welche wir als autonome Wachstumsfähigkeit und Atypie bezeichnen. Diese sind den Zellen der malignen Epitheliome eigen, für welche sich der Name *Krebs* oder *Carcinom* eingebürgert hat. Diese Benennung soll aber nicht dazu dienen, um die absolute Bösartigkeit zu bezeichnen, sonst könnte ja z. B. der Basalzellenkrebs, der in seinen meisten Formen keine ausgesprochene Bösartigkeit besitzt, nicht so genannt werden; und doch ist das die allgemein übliche Bezeichnung. Es kann eben ein Carcinom, wie schon auseinandergesetzt wurde, relativ gutartig sein, trotzdem es in die Gruppe der malignen Epitheliome gehört. Wir möchten damit nur der Auffassung Ausdruck geben, daß man die Benennungen *Epitheliom* und *Carcinom* nicht einander gegenüberstellen soll in dem Sinne, daß das eine gutartiger, das andere bösartiger sei. Die beiden Begriffe sind nicht einander gegenüber zu stellen, weil der des Epithelioms viel allgemeiner ist.

Es soll uns nun vor allem die Gruppe der **malignen Epitheliome** beschäftigen, während diejenige der *benignen* erst später besprochen wird.

Die bösartigen Epitheliome der Haut.

Die verschiedenen Formen der bösartigen Epitheliome weichen also nach dem oben Gesagten sowohl in ihrem klinischen Bilde, Auftreten und Verlauf, wie in gewissen Einzelheiten ihres histologischen Baues voneinander ab. Sie können daher aus diesen zwei Gesichtspunkten: *klinisches Bild* und *histologischer Charakter*, in Typen geteilt und gruppiert werden. Eine Klassifikation der malignen Epitheliome nach diesen Prinzipien würde dann vollkommen ihren Zweck entsprechen, wenn es uns gelingen würde klinische Erscheinungsform und histologischen Bau in dem Maße in Einklang zu bringen, daß aus der Feststellung des einen, z. B. des klinischen Bildes, auf das andere, den histologischen Bau

---

[1] Unter *Struktur* des Epithelioms verstehen wir das Verhältnis der Tumorzellen zueinander, die *Architektur* bedeutet das Verhältnis des Parenchyms zu seinem Stützgewebe.

mit allen Einzelheiten der Struktur und Architektur, gefolgert werden könnte. Dies ist aber allgemein nicht, sondern nur für einzelne Typen der Fall und auch bei diesen können wir aus dem klinischen Bilde nur auf grobanatomische Strukturverhältnisse folgern. Wir werden z. B. bei der Diagnose eines oberflächlich vernarbenden Epithelioms voraussagen können, daß es sich um einen Basalzellenkrebs handelt, über die Anordnung der Zellen aber, über das Verhältnis des Parenchyms zum Stroma, ob solide Zapfen oder feine strang- und netzartige Verteilung der Epithelien vorhanden ist, oder gar das Stroma über das Parenchym überwiegt, darüber kann nichts vorausgesagt werden. Umgekehrt können wir aus dem histologischen Bild nur in großen Zügen auf die klinische Form schließen. Trotzdem ist die allgemeine Verbreitung dieses Einteilungsprinzipes ein großer Fortschritt in der morphologischen Erkenntnis der Epitheliome.

Schon THIERSCH hat bei der Einteilung seiner Epithelialkrebse in *flache* und *tiefgreifende* neben den klinischen Eigenschaften auch grobhistologische Charaktere im Auge gehabt. Beide Formen können mit oder ohne *papillärer Wucherung* auftreten, mit oder ohne Ausgang in *Infiltration*. Vor ihm haben schon HANNOVER, dann PAGET eine ähnliche Einteilung durchgeführt, indem ersterer eine oberflächliche, eine tiefgreifende und eine papilläre Form beschreibt, während PAGET neben oberflächlichen und tiefsitzenden Carcinomen noch kombinierte Formen unterscheidet. Die Einteilung in oberflächliche und tiefgreifende Krebse, welche doch vorzugsweise auf klinische Eigenschaften aufgebaut war, wurde lange Zeit fast allgemein anerkannt. So hat auch KAPOSI die Hautkrebse „nach ihrer äußeren Gestaltung und Ausbreitungsweise" in flache, tiefgreifende oder knotige und papillomartige eingeteilt. Die scharfe Beobachtungsgabe BESNIERs hat aber bald die *klinische Polymorphie* der oberflächlichen Epitheliome erkannt. Seine zwei Hauptgruppen bilden das *Épithéliome perlé* und das *Épithéliome multiforme*, welche als fleckartige, papilläre, verruköse, rhagadenartige, hyperkeratotische, ekzematoide, vegetierende, ulcerierende usw. Epitheliome erscheinen können. Mit besonderem Nachdruck hebt BESNIER hervor, daß das JACOBsche *Geschwür oder Ulcus rodens auch nichts weiter darstellt, als eine Varietät des oberflächlichen Hautkrebses, und daß in einer gewissen Entwickelungsperiode, beim Eintritt der Ulceration, verschiedene Formen der oberflächlichen Hautepitheliome zu Ulcera rodentia werden können.*

Die pathologischen Anatomen und Histologen waren aber schon früh bemüht, andere Gesichtspunkte in der Einteilung der Epitheliome zur Geltung zu bringen. Sie haben die Aufmerksamkeit auf die Unterschiede in der Verteilung der epithelialen Massen und auf den verschiedenen Charakter der Epithelzellen gelenkt. CORNIL und RANVIER haben schon im Jahre 1869 zwei verschiedene Typen der Epitheliome beschrieben: einen, welcher aus solchen Epithelzellen zusammengesetzt ist, die eine ähnliche Umwandlung erleiden, wie die Oberhautzellen *(Épithéliome lobulé)* und einen anderen Typ, bei welchem die Epithelien keine solche Umwandlung durchmachen *(Épithéliome tubulé)*. Zwischen den beiden Formen gibt es noch Übergänge.

Eine ähnliche Einteilung hat auch FABRE-DOMERGUE vorgeschlagen, als er das *Carcinome pavimenteux adulte* und das *Carcinome pavimenteux embryonnaire* beschrieb. Das eine repräsentiert den verhornenden, das andere den nicht verhornenden Typus. Die Benennung bezeichnet also den Reifegrad der Pflasterepithelzellen, gerade so, wie auch die CORNIL-RANVIERsche Einteilung auf demselben Prinzip beruht und im Grunde genommen sich mit unserem heutigen Einteilungsprinzip deckt.

Viel komplizierter ist die UNNAsche Einteilung der Hautepitheliome, welche sich nicht mehr auf den biologischen Charakter der Zellen stützt, sondern auf die Art und Weise ihrer Ausbreitung, auf die Wachstumsform der Zellverbände, woraus sich auch ihr Verhältnis zum Bindegewebe ergibt. Die Grundlage der UNNAschen Einteilung ist eine rein morphologische, welche nur die Architektur der Epitheliome berücksichtigt und nur in zweiter Reihe die verschiedenen Umwandlungen der Zellen (Verhornung, Hyalin, Verflüssigung) in Betracht zieht.

UNNA beabsichtigte durch seine Einteilung auf der Basis von spezieller architektonischer Verhältnisse der Epitheliome bestimmte Typen zu schaffen, welche an Stelle der bis nun gewohnten schablonenhaft reduzierten Formen treten und gleichzeitig eine exaktere Übersicht über die Wachstumsart und den Verbreitungsmodus des epithelialen Parenchyms erlauben sollten. Die vielfachen Übergänge und die oft mangelnde Kongruenz von histologischem Bau und bestimmtem klinischen Typ hat diese Aufgabe außerordentlich erschwert und machte es notwendig, die verschiedenen Hauptformen noch in Unterformen einzuteilen. Es enstanden auf diese Weise drei *Hauptformen*, nämlich die *vegetierende*, die *walzige* und die *alveoläre*, wozu noch als vierte die Nebenform des *carcinomatösen Lymphbahninfarktes* kam.

1. Die *vegetierende Form* ist entweder *papillär* oder *grobretikulär*, und hat ihren Hauptsitz am Penis und an den Lippen. (Sie entspricht also dem verhornenden Stachelzellenkrebs.)

2. Beim *walzenförmigen Typus* kann man einen a) *retikulären*, b) *einfachwalzigen*, c) *acinösen* und d) *styloiden* Typus unterscheiden.

Alle diese Bezeichnungen bedeuten Wachstums- bzw. Ausbreitungsformen der Epithelmassen im Stroma, welche klinisch überwiegend oberflächlichen Krebsen entsprechen.

3. Die *alveoläre Form* ist entweder groß- oder kleinalveolär. Das Hauptkontingent zu dem Typus des großalveolären Krebses stellen die aus Naevi hervorgehenden, unpigmentierten und melanotischen Carcinome. Der kleinalveoläre Typus ist selten und zeigt Übergänge zum vorigen. Hierher gehören die wenigen sog. medullären Krebse der Haut.

4. Der *carcinomatöse Lymphbahninfarkt* ist die treffende und heute noch oft benützte Benennung für diejenige metastatische Form, bei welcher dünne Epithelzüge die Lymphspalten der Cutis infiltrieren, so daß das krebsige Infiltrat einen Ausguß der Lymphspalten und -bahnen der Cutis und Subcutis bildet.

Außer diesen vier Formen des Carcinoma vulgare unterscheidet UNNA als selbständige klinische Typen das *Cacinoma* JACOB (Ulcus rodens), das *Carcinom der Seemannshaut*, das *Xeroderma pigmentosum*, PAGETs *Carcinom der Brustwarze* und das *Naevo- und Melanocarcinom*. Auch diese klinischen Typen zeigen die eine oder andere Ausbreitungsart des Parenchyms. So ist z. B. beim Ulcus rodens der styloide Typus die charakteristische Wachtumsart, das Carcinom der Seemannshaut zeigt den grobretikulären Typus usw.

Trotz des schönen Aufbaues konnte aber die UNNAsche Einteilung weder den klinischen, noch den pathologisch-anatomischen Bedürfnissen vollkommen entsprechen. Die einzelnen Typen waren nach diesem Einteilungsprinzip nicht recht abzugrenzen. Wenn die alte klinische Einteilung in flache und tiefgreifende Krebse zu einfach schematisch war, erschien dieser gegenüber die UNNAsche zu kompliziert, dabei aber doch zu einseitig. Es ergab sich, daß die Architektur der Krebse, welche oft von lokalen Zufälligkeiten abhängig ist, allein nicht als Hauptgesichtspunkt einer Einteilung dienen kann. Diese Lücke auszufüllen, die Einseitigkeit zu vermeiden, haben RUBENS-DUVAL und LACASSAGNE erst vor wenigen Jahren unternommen, ohne aber den Namen ihres hervorragenden Vorgängers auch nur zu erwähnen. Die genannten französischen Autoren berücksichtigen in ihrer „Classification pratique" sowohl die Architektur, wie auch die strukturellen Verhältnisse der Epitheliome. Dementsprechend unterscheiden sie Tumoren mit dem Wachstum nach außen *(Tumeurs exophytiques)*, das sind die papillären Epitheliome, und solche mit einem Wachstum nach innen *(Tumeurs endophytiques)*, d. h. infiltrierende Epitheliome, welche einen Type plissé, Type cordonal mit den Varietäten von cordonal-lobulé, foliolé, reticulé und confluant oder massif bilden. Die Ähnlichkeit mit der UNNAschen Einteilung ist fast bis zur Identität — vollständig. Nun gehen aber die französischen Autoren weiter, indem sie in ihrer Einteilung bei jeder dieser Formen auch die biologischen Charaktere der Zellen, aus welchen sie zusammengesetzt sind, berücksichtigen. Die verschiedenen architektonischen Typen besitzen nämlich entweder *unausdifferenzierte Zellen* (différenciation épidermoïdale nulle = *épithéliomas indifférenciés*) oder *epidermisähnlich ausdifferenzierte Zellen (épithéliomas épidermoïdes)*. Zwischen diesen zwei Formen mit völlig unausdifferenzierten und mit ganz ausdifferenzierten Zellen gibt es einen Übergangstypus mit skizzenhafter (ébauché) epidermoiden Differenzierung *(type intermédiaire)*. Die nähere Bezeichnung jeder Epitheliomform geschieht mit einer, oft ziemlich umfangreichen Beschreibung. Es wird z. B. ein Fall (Nasenepitheliom) folgendermaßen bestimmt: Épithélioma infiltrant, architecture cordonale-lobulée, différenciation épidermoïde suivant le type cutané, stratification alternante et complète. Activité caryocinetique faible. Stroma conjonctif complètement infiltré d'éléments leucocytaires variés. (Infiltrierendes Epitheliom, mit strangartiger und gelappter Architektur, epidermisartige Differenzierung dem Typus der Oberhaut entsprechend, stellenweise vollkommene Epithelfaserung. Schwache karyokinetische Aktivität. Bindegewebiges Stroma mit verschiedenen Leukocytenformen vollständig infiltriert.)

Bei der Bestimmung der Epitheliomart wird also jeder Faktor, welcher irgend eine Rolle spielt, berücksichtigt. Das ist zwar ein sehr anerkennenswertes Bestreben, es ergibt sich aber daraus keine typische Klassifikation, sondern eine ausgiebige Beschreibung, bei welcher in jedem einzelnen Falle in gewissen Punkten bedeutende Abweichungen zu verzeichnen sein werden. Jede Einteilung muß ja bis zu einem gewissen Grade schematisch sein, was nur durch ausschließliche Hervorhebung der wichtigsten Merkmale erreicht werden kann. Der Weg, den die französischen Autoren empfehlen, kann also nicht zu einer leicht übersichtlichen Einteilung führen.

Die Untersuchungen PETERSENs, auf welche er seine Einteilung gründete, berücksichtigen in erster Reihe die Wachstumsform der Carcinome. Er konnte durch sein Modellierverfahren eine rein *retikuläre* Form mit kontinuierlichem Wachstum und eine *alveoläre* Form mit diskontinuierlichem Wachstum feststellen. Beide Formen können aus einem einzigen Punkt, also *unizentrisch* oder aus mehreren Punkten des Mutterorgans, d. h. *multizentrisch* herauswachsen. Das Hauptverdienst PETERSENs liegt in dem sicheren Nachweis des multizentrischen Ausganges der Carcinome, welcher heute nicht mehr bezweifelt werden kann und auch durch das Experiment Bestätigung fand (DEEHMANN).

v. HANSEMANN hat neben *Hornkrebsen schlauchförmige* und *Medullarkrebse* unterschieden, die beiden letzteren mit Übergang in Scirrhus.

KROMPECHER hat in seinem großen zusammenfassenden Werk bei streng objektiver Kritik aller Einteilungen, welche sich auf die Architektur der Krebse beziehen (UNNA, v. HANSEMANN, PETERSEN), darauf hingewiesen, daß man auf dieser Grundlage nie zu einer leicht faßbaren Einteilung gelangen kann, nicht nur wegen der fast konstanten Übergänge der verschiedenen Wachstumsformen ineinander, sondern auch aus dem praktisch wichtigen Grunde, daß die Architektur eines Krebses nur an Serienschnitten einwandfrei festzustellen ist, was immer eine ziemlich mühevolle Arbeit bedingt. Darum bekämpft er alle mehr oder weniger rein architektonischen bzw. morphologischen Einteilungen und setzt an ihrer Stelle eine wissenschaftlich besser begründete und praktisch viel leichter durchführbare Einteilung, welche sich auf bio-morphologische Kriterien der Zellen stützt. Unabhängig von seinen Vorgängern, die schon ein annähernd ähnliches Prinzip sich aneigneten (CORNIL und RANVIER, FABRE-DOMERGUE) hat KROMPECHER vor mehr als einem Vierteljahrhundert seine Einteilung auf das verschiedene Verhalten der Krebszellen gegründet.

Das Objekt seiner Untersuchungen bildeten in erster Reihe Hautcarcinome und Plattenepithelschleimhautkrebse, doch ließen sich seine morpho- und histogenetischen Feststellungen auch auf Carcinome anderer Organe übertragen. Maßgebend war der Umstand, ob die Krebszellen eine weitere Differenzierung ihrer ursprünglichen jugendlichen Form durchmachen, oder nicht. Er unterschied *Basalzellencarcinome* (später von NÉKÁM Basaliome genannt), welche nach ihrer Entstehung aus der epithelialen Basalschichte keine weitere Differenzierung erleiden, und *Spinalzellencarcinome*, dessen Zellen sich bis zur Verhornung weiter differenzieren. Selbstverständlich stammen auch letztere aus der Basalschicht der Epidermis, oder des Schleimhautepithels, da ja allein diese Schicht teilungsfähige Zellen besitzt. Doch beobachtete KROMPECHER, daß, sobald bei einer atypischen Epithelwucherung die höhere Differenzierung zu Stachelzellen erkennbar ist, Mitosen sich nicht mehr ausschließlich in den äußersten Zelllagen finden, sondern auch in den höheren oder inneren Zellagen, welche ihren Basalzellencharakter schon verloren haben.

Neben dem Stachelzellen- und Basalzellenkrebs trifft man manchesmal Bilder, welche als eine Kombination von Basal- und Stachelzellenkrebsen erscheinen *(Tumor spino-basocellulare)* und ungefähr 5% aller Krebse bilden; noch seltener begegnet man solchen, deren Zellen weder ausgesprochenen Basalzellen, noch Stachelzellen gleichen, sondern mit ihrer epithelfaserungslosen, bläschenförmigen Gestalt eine Mittelstellung einnehmen. Letztere werden cubo- oder globocelluläre Krebse genannt und gelten mit den eben erwähnten Mischformen als zwei verschiedene Übergangsformen. Sie entsprechen, wie wir noch sehen werden, den DARIERschen zwei Abarten der *metatypischen Epitheliome*.

Erst in zweiter Reihe werden die Architektur der Basalzellenkrebse und die verschiedenen regressiven Umwandlungen ihrer Epithelien, sowie des Stromas berücksichtigt, woraus sich eine weitere Spezialisierung der Einteilung ergibt. Dieser entsprechend werden die Basalzellenkrebse eingeteilt in solche, welche a) einen *soliden*, b) einen *drüsenartigen*, c) einen *cystischen*, d) einen *parakeratotischen*, e) einen *hyalinen*, f) einen *myxomatösen* Typus zeigen. Die vier letzteren (c—f) sind aber nur selten anzutreffen. Die *Naevuscarcinome* sind entweder basalzellig oder cubocellulär.

Die *Stachelzellenkrebse* mit verschieden starker Verhornungstendenz zeigen längere Zeit ein uni- oder multizentrisches retikuläres, später auch alveoläres Wachstum.

Die Basalzellentumoren beschränken sich aber nicht ausschließlich auf die Haut und auf die Pflasterepithelschleimhäute, sondern es können sich solche auch aus Drüsen entwickeln, welche ein zylindrisches oder kubisches Zellparenchym besitzen und in die Haut oder in Pflasterepithelschleimhäute münden (Talg-, Schweiß-, Brust-, Speichel-, Prostata-, Hodendrüsen). Es gewinnt der Basalzellenkrebs dadurch eine allgemeinere pathologisch-anatomische Bedeutung. Und da die epithelialen Tumoren jeder Zellformation gutartig und bösartig sein können, gestaltet sich die Klassifikation der epithelialen Tumoren im allgemeinen nach KROMPECHER fogendermaßen:

1. *Stachelzellentumor* = *Tumor spinocellularis*,
    Stachelzellenkrebs = Carcinoma spinocellulare = Cancroid
    Stachelzellenpapillom = Fibroepithelioma spinocellulare.

2. *Zylinderzellentumor* = Tumor cylindrocellularis
Zylinderzellenkrebs = Carcinoma cylindrocellulare
Zylinderzellenadenom = Adenoma cylindrocellulare.
3. *Drüsenzellentumor* = Tumor adenocellularis
Drüsenzellenkrebs = Carcinoma adenocellulare
Drüsenzellenadenom = Adenoma adenocellulare.
4. *Basalzellentumor* = Tumor basocellularis
Basalzellenkrebs = Carcinoma basocellulare,
Basalzellenadenom = Adenoma basocellulare
Basalzellenpapillom = Fibro-epithelioma basocellulare.

„*Bei den Stachelzellen-, Zylinderzellen- und Drüsenzellentumoren geht also die Differenzierung ähnlich wie unter normalen Verhältnissen vor sich*, und bloß die Art und Weise der Differenzierung erleidet bei den Krebsen eine Änderung, indem sich die Zellen im Sinne v. HANSEMANNs *anaplastisch* ändern und zu Krebszellen werden.

Bei den Basalzellentumoren hingegen bleibt die Differenzierung der Zellen aus; dieselben behalten ihren embryonalen Charakter auch weiterhin bei und erleiden bei den Krebsen bloß eine Anaplasie, welche sich auch hier, wie bei den differenzierten anaplastischen Zellen teils im Polymorphismus, teils in der Änderung des Mitosencharakters zu erkennen gibt."

Wenn auch die Verallgemeinerung des KROMPECHERschen Einteilungsprinzips für alle *epitheliale Tumoren* keinen allgemeinen Anklang gefunden hat, so ist als tatsächliches Resultat aus seinen zahlreichen Arbeiten eine bedeutende Klärung des histologischen Baues der Krebse, in allererster Reihe der Hautepitheliome, hervorgegangen. Die Einteilung der Hautepitheliome in spino- und basocelluläre wurde von den Dermatologen fast allgemein angenommen und erst unlängst wurde von DELBANCO und W. G. UNNA in ihrem schönen Kapitel über die bösartigen Geschwülste der Haut (im Handbuch von ZWEIFEL und PAYR) das Verdienst KROMPECHERs gebührend gewürdigt. DELBANCO und G. W. UNNA bemühten sich das KROMPECHERsche histogenetische Einteilungsprinzip mit dem UNNAschen architektonischen zu vereinigen und unterscheiden unter den Basalzellenkrebsen eine *vegetierende Form*, eine *walzige Form*, welche sich zur retikulären ausbilden kann und eine *styloide Form*. Die Stachelzellenkrebse teilen sie in *verhornende* und nur *hyalin entartende*, während die Hauptuntertypen der globocellulären Epitheliome das Naevo-, bzw. Melanocarcinom und der Pagetkrebs bilden.

Weniger einstimmig war die Stellungnahme der pathologischen Anatomen, von welchen besonders v. HANSEMANN, RIBBERT, BORST, BORRMANN die KROMPECHERsche Einteilung und Benennung angefochten haben. Aber RIBBERTs adenogenes Carcinom, BORRMANNs Coriumcarcinom, PETERSENs Retezellen- oder Matrixcarcinome sind doch nichts anderes, als Synonyme des Basalzellenkrebses. Der am meisten benützte Name für diese Tumoren ist, wie dies auch STERNBERG betont, der KROMPECHERsche. Seine allgemeine Verbreitung wurde besonders durch die schon von KROMPECHER geäußerte Erkenntnis gefördert, daß sowohl den spinocellulären, wie den basalzelligen Krebsen ganz bestimmte klinische Typen entsprechen, so daß durch die nähere klinische Diagnose eines Hautepithelioms auch seine histologische Diagnose in großen Zügen gegeben ist. DARIER gebührt in erster Reihe das Verdienst die verschiedenen klinischen Formen der Hautepitheliome in der Weise gruppiert zu haben, daß sie mit dem histologischen Einteilungsprinzip von KROMPECHER in vollem Einklang gebracht werden konnten. Dementsprechend gehören zu den *stachelzelligen Epitheliomen* die Krebse an den Übergangsschleimhäuten der Hautöffnungen, die der Lippen, sowie die an der Mund- und Analschleimhaut, an der Zunge, am Gaumen, an den Genitalien. Sie kommen auch auf Narben verschiedensten Ursprunges vor, so auf Verbrennungsnarben, sie entwickeln sich auf lupöser Basis, oder auf alten Geschwüren, Fisteln usw. (s. Präcancerosen). Von ENGMANN werden sie geradewegs als *traumatische Carcinome* bezeichnet, weil ihrem Enstehen, wie allgemein anerkannt und auch experimentell bestätigt wird, ein langdauernder Reiz vorangeht. Sie infiltrieren die Haut oder die Schleimhaut, erheben sich aber auch über das Hautniveau. DARIER rechnet hierher als Varietäten:

1. den *papillären Hornkrebs*,
2. das *Hauthorn* und
3. das *verkalkte Epitheliom*.

Den basalzelligen Bau zeigen:

1. das *flache vernarbende* Epitheliom,
2. das *pagetoide* Epitheliom, oder oberflächliche Basalzellenepitheliom,
3. das *Ulcus rodens*,
4. das *vegetierende Basalzellenepitheliom* (Épithéliome bourgeonnant).
5. das *tief- und weitgreifende Epitheliom* (Épithéliome térébrant),
6. das *Cylindrom*.

Als dritte Hauptform kommt zu dem spino- und basocellulären Epitheliom das *metatypische Plattenzellenepitheliom* (Épithéliome pavimenteux métatypique). Es nimmt eine Mittelstellung zwischen dem spinocellulären Epitheliom, — welches DARIER als *typisch* bezeichnet, weil seine Epithelzellen verhornen, und so dieselbe Umwandlung erleiden, wie die typischen Epidermiszellen — und zwischen dem basalzelligen, d. h. *atypischen* Epitheliom, weil seine Zellen keine Verhornungstendenz besitzen. DARIER beschreibt zwei Formen seines metatypischen Epithelioms. Einen gemischten Typ, das *Épithéliome pavimenteux mixte*, welches mit dem *Carcinoma spino-basocellulare* der KROMPECHERschen Einteilung identisch ist, und einen Übergangstyp, das *Épithéliome pavimenteux intermédiaire*, teilweise entsprechend dem KROMPECHERschen cubo- oder globocellulären Epitheliom. Letzteres ist viel seltener.

Die Aufteilung der Basalzellenepitheliome in verschiedene klinische Typen wurde von manchen Beobachtern noch weiter entwickelt; es wurden weitere neuere Formen beschrieben, welche mit mehr oder weniger Recht Anspruch auf klinische Selbstständigkeit hatten. So wurde von CROCKER und PERNET ein *morphäaähnliches Ulcus rodens* beschrieben, G. LITTLE hat das *erythematoide Epitheliom*, SAVATARD das *erythematoide Ulcus rodens*, ARNING das *multiple Carcinoid* der Haut in die Pathologie der Hautkrebse eingeführt.

In Amerika hat sich unter anderen besonders BLOODGOOD der KROMPECHERschen Einteilung angeschlossen und die klinischen Formen der Basalzellenepitheliome in das 1. *flache,* 2. *knotenförmige,* 3. *„rolled edge" Ulcus rodens,* 4. das *deprimierte narbenähnliche,* 5. *morphäaähnliche,* 6. *schwammige* (= bourgeonnant DARIER) und 7. *tief und weit greifende* (= térébrant DARIER) Carcinom eingeteilt.

Trotzdem von maßgebenden Pathologen die Berechtigung der KROMPECHERschen Auffassung und Benennung, besonders in der ersten Zeit seines Auftretens angezweifelt wurde, ist sie doch durchgedrungen. Der Vorwurf, den man seit v. HANSEMANN öfters KROMPECHER entgegenhielt, beruhte auf einer falschen Auslegung des Grundprinzips. v. HANSEMANN behauptete, daß die Einteilung in baso- und spinocelluläre Krebse deswegen falsch sei, weil ja alle Hautkrebse, auch die spinocellulären, von der Basalschichte und nicht von der Stachelschichte ihren Ausgang nehmen. Das Irrtümliche dieser Ansicht besteht eben darin, daß der Schwerpunkt der Frage nicht auf dem Ausgangspunkt des Tumors, sondern auf der Form und dem Grad der Differenzierungsfähigkeit seiner Zellen liegt, wie das ja schon CORNIL und RANVIER, sowie FABRE-DOMERGUE erkannt haben.

Von großem klinischen Interesse ist die Frage, welche kürzlich MARTINOTTI aufgeworfen hat, nämlich ob die verschiedenen klinischen Typen der Basalzellenepitheliome wirklich verdienen streng auseinander gehalten zu werden oder nicht. Zu dieser Frage regten besonders die in der neueren Zeit beschriebenen Formen, das pagetoide Epitheliom DARIERS, das erythematoide LITTLES, ja selbst die *Bowensche Krankheit* mit ihrem polymorphen klinischen Bild und auch der *extramammäre Pagetkrebs* an.

MARTINOTTI kommt zu dem Schluß, daß nicht allein der basalzellige Charakter einen festen Verband zwischen allen diesen klinischen Typen bildet, sondern daß dieselben auch klinisch nicht in unanfechtbarer Weise auseinander zu halten sind. Als Beweis führt er an, daß ein und derselbe Fall von verschiedenen Autoren öfters verschieden aufgefaßt wurde. Ein eklatantes Beispiel bietet ein Fall von GRAY, den er als *Ulcus rodens generalisatum* beschrieben hat, und welcher tatsächlich ein multiples Basalzellenepitheliom darstellt, von DUCREY als *Bowensche Dermatose*, von ELIASCHEFF als *pagetoides*, von LITTLE als *erythematoides* Epitheliom verbucht wurde. Es ergibt sich nach MARTINOTTI daraus, daß alle diese verschiedenen klinischen Varietäten unter dem Namen des oberflächlichen flachen multiformen Hautepithelioms zusammengefaßt werden können. Und da MARTINOTTI selbst die Dyskeratose, welche nach den meisten Beobachtern das charakteristische Merkmal der BOWENschen Dermatose und des PAGETschen Carcinoms bildet, nicht für einen Vorgang von ausschlaggebender Bedeutung hält, sondern dieselbe, wie MASSON, PAUTRIER und LÉVY, nur für einen banalen Vorgang von untergeordneter Wichtigkeit auffaßt, passen sogar diese beiden Erkrankungen in den Rahmen derselben Gruppe. Der einzige Unterschied wäre, daß BOWENsche Dermatose und extramammärer Pagetkrebs — der mammäre kommt hier nicht in Betracht, weil er in der überwiegenden Mehrzahl der Fälle nach unseren heutigen Kenntnissen ein Sekundärkrebs ist (siehe Pagetkrebs) — ein präcanceröses Stadium besitzen. Aber auch das kann heute nicht mehr als ein prinzipieller Unterschied beurteilt werden, weil ja sehr wahrscheinlich jedem Epitheliom ein, wenn auch klinisch nicht immer auffallendes, präcanceröses Stadium vorangeht. Die experimentellen Krebsstudien sprechen ebenfalls in diesem Sinne (BLOCH und DREYFUSS, FIEBIGER und BANG, HALBERSTAEDTER, LIPSCHÜTZ u. a.).

Auch der Amerikaner MARTIN ENGMANN hat eine solche Einteilung der Hautepitheliome aufgestellt, welche die verschiedenen klinischen Formen auf wenige Grundtypen zurückführt. Er unterscheidet 4 Typen, und zwar:

1. das *Basalzellencarcinom* oder *Ulcus rodens*,
2. das *Stachelzellencarcinom*,
3. das *Naevocarcinom* oder Melanom,
4. den *Pagetkrebs*.

Bei dieser Auffassung und Beurteilung der klinischen Krebstypen würde sich ihre Einteilung wieder auf die ursprüngliche alte THIERSCHsche Klassifikation vereinfachen. Es würde also einen oberflächlichen Hautkrebs geben mit basalzelligem, eventuell metatypischem Bau und ziemlich großer klinischer Polymorphie. Die Variationen des klinischen Bildes haben aber keinen Anspruch auf Selbständigkeit. Diesem wird der *tiefgreifende Stachelzellenkrebs* entgegen gestellt. Als dritte Form wäre das *Naevocarcinom* mit seinen speziellen klinischen und histologischen Merkmalen aufzustellen.

Es entspricht aber nicht den klinischen Tatsachen, die Einteilung der Hautepitheliome in diesem Maße zu vereinfachen. Gewiß gibt es Typen, welche von verschiedenen Autoren unter verschiedenem Namen beschrieben worden sind, und die sehr nahe zu einander stehen und sogar identifiziert werden müssen, es gibt aber auch klinische Varietäten, welche leicht auseinander gehalten werden können, wie z. B. das vegetierende und das flach vernarbende Epitheliom oder das Ulcus rodens. Bei der großen Multiformität der oberflächlichen Hautepitheliome können zweifellos Übergänge zwischen gewissen Formen vorkommen, welche in uns eine Neigung zur Uniformierung der Typen erwecken, es liegt aber nicht im Interesse der Klinik, die Vereinfachung so weit zu treiben, daß man schließlich jeden klinischen Unterschied vernachlässigt und sich allein mit der histologischen Diagnose begnügt.

Wir schließen uns also mit gewissen Einschränkungen der DARIERschen Einteilung der klinischen Typen an und unterscheiden:

1. Den *Stachelzellenkrebs*, welcher, was seine Lokalisation und sonstigen klinischen Eigentümlichkeiten betrifft, solche charakteristische Merkmale besitzt, die in den meisten Fällen eine klinische Diagnose, auch ohne mikroskopischer Untersuchung erlauben. Die Eigenschaft der Hornbildung, welche in den einzelnen Fällen in sehr verschiedenem Grade vorhanden ist, kommt sehr oft auch klinisch zum Ausdruck. Man kann eine *papilläre* und eine *knotige* Form unterscheiden, die jedoch nur in ihren Anfangsstadien auseinander zu halten sind. Das Hauthorn kann man nicht, wie das DARIER tut, als eine besondere Abart des Stachelzellenkrebses betrachten, da selbst im Alter nicht jedes Hauthorn krebsig ist, sondern nur eine excessive Form der senilen Keratose, also eine Präcancerose darstellen kann. Ein anderesmal ist das Hauthorn nur der Ausdruck einer übermäßigen Verhornung bei einem gewöhnlichen Stachelzellenkrebs. Das *verkalkte Epitheliom*, welches nach seinem histologischen Bau zweifellos zu den Stachelzellenkrebsen gehört, muß wegen seiner ganz speziellen Histogenese doch abgetrennt und wegen seiner absoluten Benignität zu den gutartigen Epitheliomen gerechnet werden (JADASSOHN, siehe S. 468).

2. Den *Basalzellenkrebs*, der sich ebenfalls in den meisten Fällen schon durch seine klinische Erscheinung verrät. Seinen häufigsten Sitz stellen die oberen $^3/_4$ des Gesichtes dar; er kommt aber auch am Rumpf und an den Extremitäten vor. Oft tritt der Basalzellenkrebs multipel auf. Als Haupttypen unterscheiden wir:

a) das *flache vernarbende Epitheliom — Epithelioma planum cicatrisans*,

b) das *vegetierende Epitheliom — Epithelioma vegetans* (bourgeonnant DARIER), welches sich über das Hautniveau, meistens knopfförmig, hervorhebt,

c) das *Ulcus rodens*, der Typus des ulcerierenden Basalzellenepithelioms.

Das *pagetoide* und das *morphäaähnliche* Epitheliom sind seltenere und vom flachen vernarbenden Epitheliom nicht genau abgrenzbare Varietäten, während das *erythematoide* Epitheliom verwandte Züge mit den multiplen Basalzellenepitheliomen des Rumpfes, den ARNINGschen Carcinoiden (vielleicht selbst mit der BOWENschen Dermatose) besitzt. Das mit tiefem und weitem Zerfall einhergehende Epitheliom, die forme térébrante DARIERS und BESNIERS kann sich aus dem Ulcus rodens oder irgendeiner anderen klinischen Form entwickeln. Ihr Auftreten ist das Zeichen einer zunehmenden Malignität, sie bildet aber keine selbständige klinische Form. Das *Cylindrom*, welches schon KROMPECHER als eine Abart der Basalzellenkrebse erkannte und auch in der DARIERschen Einteilung unter diesen Platz nimmt, gehört aus denselben Gründen, wie das verkalkte Epitheliom, zu den benignen Epitheliomen (JADASSOHN, siehe S. 462).

Die *metatypischen Epitheliome* bilden in ihren beiden Abarten keinen besonderen klinischen Typus. Sie stehen den klinischen Formen der Basalzellenepitheliome, manchmal auch den Stachelzellenkrebsen nahe. Eine Entscheidung kann nur mikroskopisch gefällt werden.

3. Das *Naevocarcinom* bildet eine klinisch leicht erkennbare Krebsart, welche auch wegen des spezifischen Charakters ihrer Parenchymzellen Recht auf Selbständigkeit besitzt.

Primärer Pagetkrebs und BOWENsche *Krankheit* bilden eine Gruppe, welche besonders charakterisierte *präcanceröse Stadien* besitzt. Aus diesem Gesichtspunkte können die beiden mit dem Naevocarcinom zusammengereiht werden, trotzdem sie weder klinisch, noch histologisch irgendwelche näheren Beziehungen miteinander besitzen, es gibt aber Anhaltspunkte, welche für eine genetische Verwandtschaft dieser Erkrankungen sprechen.

Klinik.

Eine ausführliche Beschreibung der charakteristischen klinischen Eigenschaften, der diagnostisch wichtigen Merkmale der verschiedenen Epitheliomtypen findet im speziellen Teil Platz, in jenen Abschnitten, welche sich mit der Darstellung der Epitheliome je nach ihrer Lokalisation an den verschiedenen Körperregionen befassen. An dieser Stelle soll nur eine zusammenfassende Übersicht über die Klinik der einzelnen Epitheliomformen geliefert werden.

Der Stachelzellenkrebs. Die ersten Anfänge des Stachelzellenepithelioms sind selten zu beobachten und sind vom Basalzellenkrebs nicht sicher zu unterscheiden. Ein etwas infiltriertes papilläres oder verruköses Gebilde, ein leicht blutendes Knötchen, eine an ihrer Basis verhärtete Schrunde oder eine sog. verruköse Leukoplakie an den Prädilektionsstellen (Schleimhäute, Übergangsstellen und ihre nächste Umgebung) können zwar den gut begründeten Verdacht eines spinocellulären Carcinoms erwecken, das klinische Bild wird aber erst mit der weiteren Entwicklung typisch. Wir sehen dann eine grobpapilläre Oberfläche, welche sich aus der normalen Umgebung mehr oder weniger hervorhebt. An der Haut sind diese flach hervorragenden Geschwulstmassen mit Hornlamellen und Krusten bedeckt, wodurch die Rauheit und Unebenheit der Oberfläche noch ausgesprochener sichtbar und fühlbar wird. Bei gewaltsamer Entfernung der Hornlamellen finden wir ihre Unterlage uneben, rissig, leicht blutend. Es können oberflächliche Excoriationen und tiefe Risse auf der Geschwulst entstehen, die jetzt schon eine bretthare Konsistenz besitzt und mit ihrer unmittelbaren Umgebung verwachsen erscheint. Die Tumoren erreichen jetzt die Größe einer Haselnuß oder einer Nuß, teilweise erheben sie sich über die Hautfläche, teilweise infiltrieren sie in ziemlicher Tiefe die Haut, welche eine dunkelrote Farbe annimmt.

Ein anderes Mal wird die vorläufig noch normal aussehende Haut von dem in ihr wuchernden Tumor hervorgewölbt. Bald wird aber ihre Oberfläche höckerig, ihre Farbe rot oder bläulichrot. Es können an einzelnen Punkten durch Zerfall des Krebsgewebes Erweichungsherde mit ausgesprochener Fluktuation und nachfolgender Ulceration entstehen. Wenn sich die Ulceration weiter ausbreitet, werden die Geschwüre trichter- oder kraterförmig, ihre Ränder aufgeworfen, manchmal sogar überhängend, der Geschwürsgrund ist ungleich gekörnt und mit schmutziggelben oder durch Beimengung von Blut braun gefärbten Gewebstrümmern bedeckt. Oft lassen sich kleine, weißliche Hornpfröpfe aus den Geschwulstmassen herauspressen. Die wallartig aufgeworfenen Ränder können ebenfalls mit Krusten oder mit Hornlamellen bedeckt sein. Nach dem Auftreten ausgebreiteter Ulcerationen verwischen sich die Unterschiede zwischen der *papillären* und *knotigen Form* des Stachelzellenkrebses, die im Anfang gut ausgesprochen sind.

Die immer weiterschreitende krebsige Infiltration lötet die verschiedenen Gewebselemente, Haut, Fascien, Muskeln und Periost zusammen, diesem folgt der Gewebszerfall, der sich schließlich bis auf die tiefsten Gewebe ausbreitet und bedeutende Mutilationen verursacht.

Früher oder später werden auch die regionären Lymphdrüsen befallen und bilden harte, bohnen- bis eigroße Knoten, die anfangs noch frei beweglich sind, später aber mit ihrer Umgebung fest verwachsen. Der Zeitpunkt, wann die Lymphdrüsen am krebsigen Prozeß teilnehmen, wechselt in so weiten Grenzen, daß irgend eine Gesetzmäßigkeit nicht festzustellen ist. Oft treten sie schon nach 2—3 monatlichen Bestehen des Krebses auf, ein anderes mal kann sogar ein Jahr und mehr vergehen, bis sie in Mitleidenschaft gezogen werden. Es wird allgemein angenommen, daß ein großer, vielleicht der größte Teil derjenigen Krebszellen, die sich vom Primärherd loslösen und in die Lymphdrüsen gelangen, hier zugrunde gehen. Die Lymphdrüsen, wie auch andere Organe, leisten gegen die eindringenden Geschwulstzellen einen erheblichen Widerstand und „erst wenn sie durch die von den primären Neubildungen ausgehenden schädlichen Einflüssen in ihrer Lebensenergie herabgesetzt sind, können die Tumorzellen leben und proliferieren" (RIBBERT). Eine ähnliche Auffassung äußern auch LUBARSCH, PALTAUF u. a.

Entfernte Metastasen kommen selbst bei dieser bösartigen Form des Hautkrebses selten vor (siehe im Abschnitt metastatisches Hautepitheliom).

Das Auftreten und der Verlauf der Pflasterepithelschleimhautkrebse (Mund, Zunge, Rachenorgane, Analgegend) gestaltet sich in ähnlicher Art. Auch hier ist eine, im Anfang oberflächlichere papilläre und eine tiefere knotige Form zu unterscheiden. Die Hornbildung, welche sich auf der Haut in trockenen gelben oder braunen Auflagerungen äußert, ist hier durch milchweiße, glatte oder rissige Massen vertreten. Beim Eintreten des ulcerativen Gewebszerfalls sieht man bald zackig begrenzte Geschwüre mit steilen oder unterminierten, oft aufgeworfenen Rändern und mit eitrig-jauchiger Sekretion.

Der Stachelzellenkrebs der Haut und der Schleimhäute wächst viel rascher als der basalzellige. Bei beträchtlicherer Ausbreitung machen sich auch diejenigen Einflüsse geltend, welche auf den Gesamtorganismus einwirken. Klinische Symptome, wie Fieber, Abmagerung, Kachexie und gestörte Funktion verschiedener Organe lenken unsere Aufmerksamkeit auf die Schädigungen der allgemeinen Ernährung.

Der Basalzellenkrebs. Den Hauptsitz der Basalzellenepitheliome bildet das Gesicht. Sie können zwar gelegentlich an jeder Stelle der Haut vorkommen, doch ist ihre Zahl am behaarten Kopf, am Rumpf und an den Extremitäten zusammen verschwindend klein im Verhältnis zu ihrer Zahl im Gesicht. Unter meinen 88 Fällen (1924—28) fanden sich nur 9 außerhalb des Gesichtes (weitere statistische Angaben siehe im speziellen Teil). Ihre Anfangsstadien kommen öfter zur Beobachtung, als jene des Stachelzellenkrebses, weil sie sich viel langsamer entwickeln.

Die bedeutend geringere Malignität der Basalzellenepitheliome kommt nicht nur in ihrer äußerst langsamen Ausbreitung zum Ausdruck, sondern auch darin, daß sie fast nie die Lymphdrüsen befallen. Wenn das als große Ausnahme doch vorkommt, so geschieht es immer in weit vorgeschrittenem Stadium, nach langjährigem rein lokalem Bestand des Krebses.

Eine der häufigsten klinischen Erscheinungsformen des Basalzellenepithelioms ist das *Epithelioma planum cicatrisans DARIER* (Épithéliome perlé BESNIER). In seinen frühesten Stadien zeigt es nichts charakteristisches. Ein schuppender Fleck, ein kleines Knötchen, eine oberflächliche Erosion können ebenso ihren Anfang bilden, wie eine senile Keratose. Erst bei der weiteren Ausbreitung, oft nach jahrelangem langsamem Wachstum und Fortschreiten der harmlos erscheinenden Hautläsion, entwickelt sich das charakteristische Bild. Wir sehen dann eine pfennig- bis kinderhandgroße braunrote Plaque; ihre Begrenzung ist scharf, aber von unregelmäßiger Form, oder auch polyzyklisch, sie ist in ihrer ganzen Ausdehnung ziemlich konsistent, oft pergamentartig hart und bleibt sehr lange von ihrer Unterlage abhebbar. Eine oder mehrere, mit dünnen Krusten bedeckte oberflächliche Ulcerationen vom Charakter einer Erosion unterbrechen die meistens glatte Oberfläche der Läsion, welche nur selten ein wenig erhaben, öfter eher deprimiert erscheint. Diese Ulcerationen sind sehr verschieden groß und von verschiedener Gestalt und sind von einem dünnen, flachen, deprimierten Narbengewebe umgeben. Ihre zackigen Ränder erheben sich kaum oder gar nicht über den narbigen Teil des Epithelioms. Bei peripherer Anordnung der Geschwüre ist ihr Rand gegen die normale Haut meistens etwas erhaben. Die Höhe der wallartigen Begrenzung beträgt 1—2 mm; sie ist entweder kontinuierlich oder unterbrochen und aus hirsekorngroßen festen, durchschimmernden Knötchen zusammengesetzt ("rolled edge" der Engländer). Die Ulcerationen kriechen auf der einen Seite langsam weiter, auf der anderen können sie vernarben; sie können auch durch kleinere Narbenstränge überbrückt sein und dann als multiple Geschwüre erscheinen. Die Narben sind zwar der Ausdruck einer Heilungstendenz, können aber nicht als echte Heilung aufgefaßt werden, sie brechen oft von neuem auf, da aktive epitheliomatöse Herde unmittelbar unter ihnen stehen bleiben. Es können in dieser Weise unter äußerst langsamem, oft jahrzehntelangem Weiterschreiten des Prozesses handtellergroße und noch größere Flächen in Mitleidenschaft gezogen werden, in welchen Narbenbildung und Ulceration miteinander abwechseln.

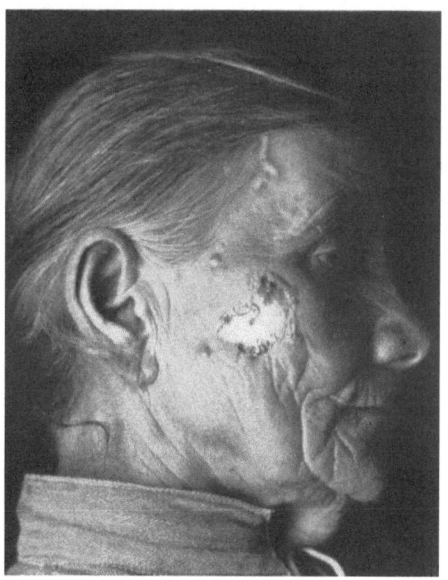

Abb. 1. Epithelioma planum cicatrisans des Gesichtes mit perlenartigen Rändern und oberflächlicher Exulceration. Lateralwärts zwei kleine weiche Fibrome.

Die äußerst geringe Wachstums- und Ausbreitungsenergie ist eine der charakteristischsten Eigenschaften des flachvernarbenden Epithelioms. Es kann sogar in seinem klinischen Verhalten oft jahrelang stationär erscheinen, um dann unter dem Einfluß äußerer mechanischer oder sonstiger physikalischer Reizwirkungen oder auch durch verminderte Widerstandsfähigkeit des Organismus zeitweise zu lebhafter Ausbreitung und zu Ulceration angeregt zu werden. In solchen Fällen kann aber sein klinischer Charakter wechseln und in ein *Ulcus rodens* mit tieferer Geschwürsbildung oder in die *„Forme térébrante"* übergehen.

Die mildeste und oberflächlichste Form bildet jene Varietät des Epithelioma plan. cicatr., welche DARIER als *„Pagetoid"* bezeichnet hat. Hier tritt die Ulceration ganz in den Hintergrund, die regressiven Veränderungen innerhalb der flachen Plaques äußern sich in einer Atrophie der Oberhaut, welche die äußerst oberflächliche epitheliomatöse Infiltration bedeckt. Die erkrankte Hautstelle ist fein schuppend, blaßrot und von einem feinen Saum kleinster, gelblich glänzender Knötchen begrenzt. Im späteren Stadium pflegen sie zu jucken (ELIASCHEFF); durch Aufkratzen entstehen des weiteren leicht Erosionen, die mit festhaftenden dünnen Krusten bedeckt sind. Sie nehmen dann vollkommen das Bild des gewöhnlichen Epithelioma planum cicatrisans an, zu welchem sie meines Erachtens auch tatsächlich gehören.

Das *erythematoide Epitheliom* GRAHAM LITTLES ist ebenfalls durch besondere Oberflächlichkeit, außerdem durch Multiplizität (in einem Falle LITTLES bis zu 100 Einzelefflorescenzen) und vorwiegende *Lokalisation am Rumpf* charakterisiert. Die einzelnen Efflorescenzen sehen den Plaques von Lupus erythematodes zum Verwechseln ähnlich. Manche bilden sich im Laufe der Jahre mit Hinterlassung oberflächlicher Atrophien zurück, die meisten breiten sich jedoch langsam peripherwärts aus. Bei genauer Betrachtung kann man auch an diesen einen zarten, aus perlenähnlichen Knötchen zusammengesetzten Saum unterscheiden.

Schon vor LITTLE und auch nach ihm wurden ähnliche Fälle von *multiplen Basalzellenepitheliomen* beschrieben und mit verschiedenen Namen versehen. SAVILL hat einen der LITTLEschen Fälle schon früher mit der Diagnose *Ulcus rodens multiplex* beschrieben; denselben Fall hat DUCREY als BOWENsche Dermatose bezeichnet. Auch zwei weitere LITTLEsche Fälle will DUCREY als Bowen anerkennen, während ELIASCHEFF einen von diesen zu den pagetoiden Epitheliomen gerechnet hat. Wenn wir noch überlegen, daß das LITTLEsche erythematoide Epitheliom auch mit dem ARNINGschen Carcinoid (siehe S. 441) verwandt, wenn nicht identisch ist, so ist damit seine unsichere Stelle, welche es unter den verschiedenen Typen der flachen basalzelligen Epitheliome einnimmt, genügend charakterisiert.

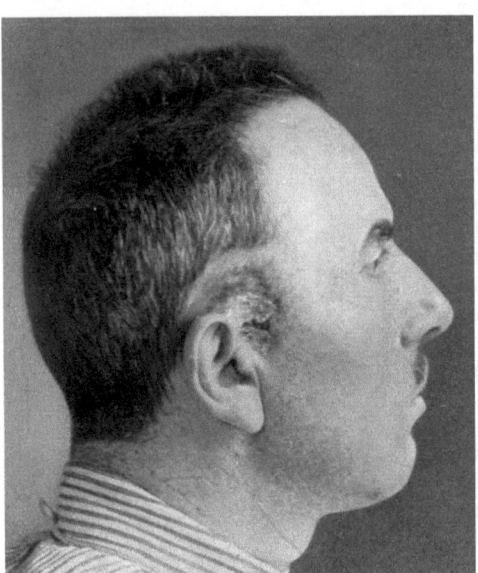

Abb. 2. Pagetoide Form des Epithelioma planum cicatrisans.

Hierher gehört auch die Epitheliomform, auf welche JADASSOHN die Aufmerksamkeit lenkte, und zwar auf Grund der histologischen Eigentümlichkeit (s. S. 261), daß sie sich zunächst in der Epidermis entwickelt; sie wird daher „*intraepidermales Epitheliom*" bezeichnet. Es handelte sich dabei um ganz flache oder kaum erhabene Psoriasis- oder Lupus erythematodes-Herden ähnliche Efflorescenzen, welche teils solitär, teils multipel an den verschiedensten Körperstellen vorkommen können. Von einem Knötchensaum ist hier meistens nichts zu sehen. Es ist natürlich sehr wohl möglich, daß auch klinisch noch etwas verschiedene oberflächliche Epitheliome histologisch in gleicher Weise beginnen können. Der Verlauf ist ein äußerst chronischer. In einem Falle JADASSOHNs bestand die Affektion, in der Form zahlreicher Flecken am Rumpf, bereits über 20 Jahre; aus diesen Flecken ist dann ein sehr großes ulceriertes Epitheliom hervorgegangen. Weitere Beobachtungen über diese Epitheliomform stammen von MONTGOMERY und SAVATARD. SAVATARD publizierte vor kurzem 11 Fälle; die Patienten (5 männliche und 6 weibliche) waren im Alter von 36—83 Jahren. Der Verlauf war auch bei diesen sehr chronisch; einige Fälle währten ebenfalls über 20 Jahre. Nach SAVATARD kann nur nach radikaler Entfernung ein Heilerfolg erwartet werden, ansonsten rezidivieren die Epitheliome mit Sicherheit. Derselben Ansicht ist auch MONTGOMERY.

Die seltene Erscheinung des CROCKER-PERNETschen *morphäaähnlichen* Epithelioms ist im speziellen Teil bei der Erörterung der Gesichtsepitheliome eingehender beschrieben.

Die *vegetierende Form* bildet einen selteneren Typus des Basalzellencarcinoms. Auch diese Form kommt meistens im Gesicht vor, am häufigsten an der Stirne und an der Nase. Der vegetierende Basalzellenkrebs tritt entweder solitär oder multipel auf und bildet Knoten, welche über das Hautniveau erheblich prominieren. Sie sind erbsen- bis faustgroß, ihre Oberfläche kann ganz glatt sein und so aussehen, wie wenn sie von normaler, nur etwas verdünnter Haut überzogen wäre, oder sie ist höckerig, gelappt, uneben. Zumeist sitzen sie mit breiter Basis auf ihrer Unterlage, in selteneren Fällen ist ihr Grund etwas verschmälert, sie sitzen dann pilzartig auf der Haut. Sie nehmen bald einen dunkelroten Farbenton an und besitzen eine hart-elastische Konsistenz. Es können manchmal durch Zerfall im Inneren des Parenchyms kleine Cysten entstehen, welche auch tastbar und sichtbar sind; auch bilden sich nicht selten Ulcerationen an der Oberfläche der Geschwulst. Häufiger als bei den flachen Formen findet man bei ihnen im mikroskopischen Bilde die DARIERsche metatypische Zellvariation des Parenchyms.

Am schwersten ist es, eine exakte klinische Definition für das *Ulcus rodens* zu geben, weil man seit JACOB diese Benennung in sehr verschiedenem Sinne gebraucht hat. In bezeichnender Weise beruft sich DARIER auf diese Tatsache, indem er feststellt, daß das Ulcus rodens für manche eine sehr häufige, für andere eine sehr seltene Epitheliomform darstellt, je nach dem, was man darunter versteht.

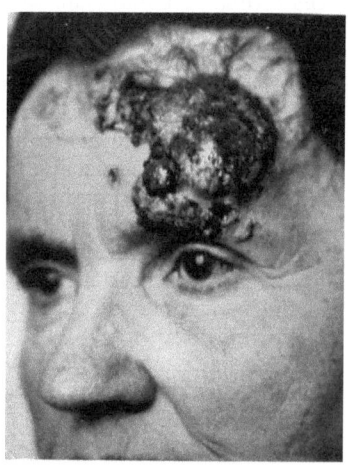

Abb. 3. Vegetierender Stirnkrebs. (Aus RIEHL-KUMER: Die Radium- und Mesothoriumtherapie der Hautkrankheiten.)

In England wird jeder Basalzellenkrebs als Ulcus rodens — rodent ulcer — bezeichnet, unbeachtet dessen, ob überhaupt eine Ulceration stattfindet oder nicht, ob er sich flach ausbreitet, oder ob die Neubildung hervorragende Tumoren bildet.

THIERSCH hat das JACOBsche rodent ulcer zu seinem flachen Epithelialkrebs gerechnet. Fast dreißig Jahre später hat die *Londoner pathologische Gesellschaft* in lebhaften Diskussionen zur Ulcus rodens-Frage Stellung genommen und seit dieser Zeit (1894) ist in den weitesten Kreisen jene Auffassung durchgedrungen, welche in dem schon oben geschilderten englischen Standpunkt zum Ausdruck gekommen ist. Aus der erinnerungswürdigen Diskussion der Londoner pathologischen Gesellschaft am 20. Februar und 10. März im Jahre 1894 geht hervor, daß über die klinische Seite der Frage ziemliche Übereinstimmung herrschte, und daß vielmehr die Histogenese des Ulcus rodens im Mittelpunkt des Interesses stand. F. T. PAUL, A. A. BOWLBY, F. S. EVE, P. KANTHACK, C. F. BEADLES, I. F. PAYNE haben die neugebildeten epithelialen Tumorzellen teils aus den Talgdrüsen, teils aus den Haarfollikeln abgeleitet; NORMAN WALKER, R. BOYCE und G. THIN behaupteten, daß sie nach ihren Untersuchungen aus den Schweißdrüsen hervorgehen, und nur die wenigsten, namentlich W. S. SPENCER und H. D. ROBINSON haben die Möglichkeit anerkannt, daß das Tumorparenchym auch aus dem Deckepithel abstammen kann. Aus den klinischen Erörterungen

Hutchinsons geht klar hervor, daß sowohl prominente Tumoren wie flache vernarbende Geschwüre in gleicher Weise als Ulcera rodentia bezeichnet worden sind.

In Frankreich wurde die Frage des Ulcus rodens im Jahre 1901 von Dubreuilh und Auché auf sehr breiter Basis einer Revision unterworfen. Aus der klinischen Betrachtung der Autoren geht hervor, daß auch sie eine Polymorphie des Jacobschen Geschwürs anerkannt haben. Sie unterscheiden eine *knotige*, nicht ulcerierende, eine mit *tiefen Zerstörungen* einhergehende und eine *vernarbende* Form (forme *nodulaire*, *térébrante* und *atrophisante*). Auch in neuerer Zeit wurde eine Einteilung des Ulcus rodens in verschiedene klinische Typen unternommen (Bloodgood); und so kam wieder der Standpunkt von der Multiformität des Ulcus rodens zur Geltung.

Eine weitere Verwirrung in das Ulcus rodens-Problem hat Carle durch seine Behauptung gebracht, daß sich dasselbe nicht nur aus den epithelialen Gebilden der Haut und deren Anhangsorganen entwickeln kann, sondern auch aus den Musculi arrectores pilorum in der Form eines Leiomyoms. Das Irrtümliche dieser Annahme braucht heute wohl nicht mehr bestritten werden.

G. Little will zum ursprünglichen Begriff des Ulcus rodens, welchen Jacob in präziser Weise angegeben hat, zurückkehren. Die mikroskopischen Kriterien, nach welchen der basalzellige Bau allein maßgebend wäre, erwiesen sich als nicht zureichend, das Hauptgewicht soll auf das klinische Bild gelegt werden. Diesem Standpunkt ist gewiß nichts vorzuwerfen; er ist klar und berechtigt, zumal ja zu den Basalzellenepitheliomen verschiedene klinische Typen gehören. Nur eines soll betont werden: im ursprünglichen Jacobschen Ulcus rodens ist auch das flach vernarbende Epitheliom inbegriffen, welches wir jedoch davon abtrennen möchten.

Einen ganz originellen Standpunkt hat Jesionek sowohl in der Frage des Ulcus rodens wie der epithelialen Tumoren überhaupt eingenommen. Die Epitheliome, welche sich auf einer angeborenen Grundlage entwickeln und aus unreifen Keimzellen der basalen Epidermisschichte hervorgehen, bilden eine Gruppe, in welche die Krompecherschen Basalzellenkrebse, und die auch von anderen im allgemeinen als naevogen gedeuteten Geschwülste, wie das Adenoma sebaceum, das Epithelioma adenoides cysticum, das Hidradenom usw. hineingehören. Das Ulcus rodens wird aber aus dieser Gruppe der Geschwülste herausgehoben und zu den *alterativen Hautentzündungen* gereiht, weil nach Jesioneks Auffassung die Erscheinungen der entzündlichen Reaktion einen wesentlichen Prozeß der Krebsbildung darstellen. Aus demselben Grunde wird auch der Hornkrebs hierher gerechnet. Jesionek zweifelt zwar nicht daran, daß bei diesen Krebsen die Epithelwucherung das Primäre ist, hält aber die entzündlichen Vorgänge im Stroma für einen gleichbedeutenden Faktor und das Ulcus rodens für einen Kombinationsprozeß. In diesem Sinne wären also Ulcus rodens und Basalzellenkrebs streng getrennt, während ja die Histogenese klar beweist, daß sie im Gegenteil eng zusammen gehören.

Adamson beschreibt multiple Ulcera rodentia, welche er klinisch wie histologisch mit dem Epithelioma adenoides cysticum in nähere Beziehung bringt. Savill und Gray bezeichnen vereinzelte, welche später in der Littleschen Arbeit als erythematoide Epitheliome figurieren, ebenfalls als multiple bzw. generalisierte Ulcera rodentia.

Martinotti hat ein Ulcus rodens superficiale aus der chaotischen Gruppe der Ulcera rodentia herausgehoben und dasselbe seinen flachen oberflächlichen multiformen Epitheliomen untergeordnet.

Wir haben diese verschiedenen, teilweise einander widersprechenden Ansichten über das Ulcus rodens mit der Absicht nebeneinander gestellt, um die

Frage zu rechtfertigen, ob es unter solchen Verhältnissen überhaupt berechtigt erscheint, das Ulcus rodens als einen klinischen Typ sui generis zu betrachten?

Mit UNNA, DARIER, DELBANCO und G. W. UNNA vertreten wir den Standpunkt, daß man trotz dieser Verwirrung in der Beurteilung des Ulcus rodens, dasselbe als selbständige klinische Form anerkennen soll, und nicht jeden Basalzellenkrebs als Ulcus rodens bezeichnen darf.

JACOB selbst faßt die klinischen Eigenschaften seines rodent ulcer in folgender Weise zusammen:

„Die charakteristischen Züge dieser Erkrankung bilden die außergewöhnliche Trägheit seines Fortschreitens, die eigentümliche Beschaffenheit der Ränder des Geschwüres, die verhältnismäßig unbedeutenden Schmerzen, welche es verursacht, seine Unheilbarkeit, außer durch Exstirpation, und ihre Eigenschaft die benachbarten Lymphdrüsen nicht zu befallen."

UNNA, der mit besonderem Gewicht die Selbständigkeit des *Carcinoma* JACOB oder *Ulcus rodens verum* betont, unterscheidet zwei Stadien im Verlauf dieser Krebsart. Das Ulcus rodens beginnt mit einem rosaroten oder perlgrauen Knötchen. Durch langsame Ausbreitung entstehen bis markgroße „ovale, im Niveau der Haut liegende oder ganz wenig vertiefte, narbenähnliche aber nicht wirklich vernarbte Flecke, die von einem äußerst charakteristischen, feinen, hin und wieder beinahe scharfen, perlmutterglänzenden, leistenartigen Rande eingefaßt sind, an dem öfters knötchenartige Verdickungen hervorspringen".

In diesem Stadium können ganz unerhebliche Traumen zur Abhebung der Hornschicht, Krustenbildung und schließlich zu Ulcerationen führen. Damit beginnt das *zweite ulcerative Stadium*. „Die Ulceration erstreckt sich zunächst nur bis an den vorgezeichneten Rand, welcher auch seine Hornschicht verliert, so daß die frisch rot aussehende, auffallend glatte und ganz im Niveau des Gesunden liegende Geschwürsfläche von einem scharfen, feinbuchtigen, weder unterminierten, noch überwallenden, noch geröteten, sondern auffallend indifferenten Rande umsäumt wird. Eine erhabene Leiste als Rand des Geschwürs besteht nur, wo Reste des ersten Stadiums vorhanden sind. — Die Topographie dieser Krebsform ist eine ganz constante, an die Augengegend gebundene. Bei fortschreitender Ulceration wird hauptsächlich die Orbita ergriffen, das Auge erst sequestiert, dann selbst befallen, sodann die Backenknochen, der Oberkiefer; schließlich dringt der Krebs in die Schädelhöhle ein. Darüber können vier Jahrzehnte und mehr vergehen. Stets behält die Ulceration denselben gutartig scheinenden Charakter: eine frische Farbe, eine ziemlich glatte, wenn auch später kraterförmig ausgehöhlte Oberfläche, eine spärliche nicht riechende Absonderung, nur geringe Schmerzen und Blutungen. Nie schwellen die Lymphdrüsen an, nie kommt es zu Metastasen und zur Kachexie. Der Tod erfolgt infolge localer Zerstörung lebenswichtiger Organe oder Verblutung."

Auf Grund dieser Beschreibung müssen also vor allem sämtliche stark prominierende Tumoren, namentlich die vegetierenden Basalzellenepitheliome ausgeschlossen werden. Schwerer ist es aber, das Ulcus rodens vom Epithelioma planum cicatrisans, welches wir als ersten Typus des Basalzellenkrebses kennen gelernt haben, zu trennen. Weder JACOB noch UNNA noch DUBREUILH und AUCHÉ haben sie unterschieden, erst DARIER hat ihre Trennung durchgeführt. Sie beruht auf dem Unterschied, daß *das Ulcus rodens eine größere Neigung zu tieferen Ulcerationen und eine geringere Vernarbungstendenz bei gleich langer Dauer des Prozesses besitzt*. Die roten oder rotbraunen Ränder des Geschwüres, welches nicht, als beim flachen vernarbenden Epitheliom, im Niveau der Haut liegt, sondern tiefer reicht, können glatt sein, sind aber oft in der Form eines 3—5 mm breiten und hohen Walles erhaben. Die perlenschnurartige Begrenzung ist viel seltener, wie beim flach vernarbenden Epitheliom; meistens fehlt sie ganz. Oft ist der Geschwürsgrund mit den tiefer liegenden Geweben verwachsen. Die Ulceration kann in einer oder in mehreren Richtungen weiterschreiten, doch geschieht dies äußerst langsam. Der Grund des Geschwüres macht gewöhnlich den Eindruck eines rötlichen Granulationsgewebes mit feiner Körnung, im Gegensatz zum unregelmäßigen Grund der „forme térébrante". Nur selten verrät sich der Gewebszerfall durch einen schmutziggelben Belag.

Auch das Ulcus rodens verum — wie es UNNA nennt — besitzt ein solches Anfangsstadium, in welchem sein Charakter noch nicht klar zu Tage tritt. In dieser Hinsicht gleicht es den anderen Typen. Das primäre Knötchen, die primäre flache Infiltration oder die Alterskeratose, aus welchen es sich herausbildet, ist der gemeinsame Ausgangspunkt aller Basalzellenepitheliome. Erst später, oft nach längerem Bestehen, tritt die bezeichnende tiefere Ulceration auf, im Gegensatz zum flach vernarbenden Epitheliom, bei welchem immer die atrophische, bzw. narbige Hautbeschaffenheit das klinische Bild

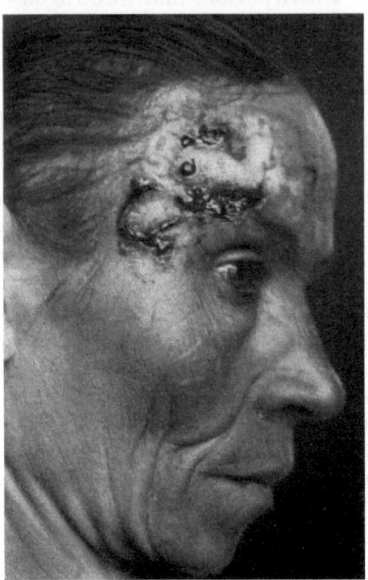

Abb. 4. Vernarbendes Ulcus rodens.

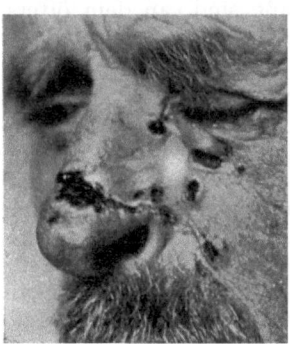

Abb. 5. Vernarbendes Ulcus rodens.
(Aus RIEHL-KUMER: Radium- und Mesothoriumtherapie der Hautkrankheiten.)

beherrscht, und auch im Gegensatz zur vegetierenden Form, bei der die Geschwulstbildung in den Vordergrund tritt.

Die häufigste Lokalisation des Ulcus rodens ist der obere Gesichtsteil: Augengegend, Schläfen, Stirn und Nase. Sie verursachen ebensowenig Lymphdrüsenmetastasen, wie die anderen Formen der Basalzellenepitheliome. Die Angaben über ihre Häufigkeit bei den beiden Geschlechtern sind nicht gleich, oft sogar widersprechend. Es ließe sich das vielleicht aus dem Umstand erklären, daß nicht alle Beobachter unter Ulcus rodens ein und dasselbe verstanden haben. So haben z. B. DUBREUILH und AUCHÉ die Erkrankung bei 25 Männern und 65 Frauen beobachtet, während BOWLBY 40 Fälle bei Männern und 26 bei Frauen gesehen hat; nach den Erfahrungen G. LITTLEs kommen sie bei beiden Geschlechtern in ungefähr gleicher Zahl vor.

Das Ulcus rodens verum, das der eben beschriebene Typus repräsentiert, ist meistens solitär, nur selten bilden sich 2—3 ähnliche Geschwüre, während beim Epithelioma planum cicatrisans öfters mehrere Geschwüre in und um die Narben auftreten. Es muß immerhin zugegeben werden, daß die einzelnen

Formen nicht immer scharf voneinander zu trennen sind. Bei der Multiplizität der Epitheliome können ausnahmsweise verschiedene Typen nebeneinander vorkommen, oder es kann die eine Form die Umwandlung in eine andere erleiden. Es kann z. B. am Rand eines flach vernarbenden Epithelioms ein solcher Knoten entstehen, der mit vollem Recht als ein vegetierendes Epitheliom anerkannt werden kann (eigene Beobachtung), oder es kann nach einer chirurgischen oder einer Röntgenheilung eines flach vernarbenden Krebses ein Rezidiv in der Form eines Ulcus rodens auftreten (eigene Beobachtung).

Über diejenige Form des Basalzellenkrebses, welche mit tiefer und ausgebreiteter Zerstörung einhergeht und von den Franzosen *forme térébrante* benannt wird, ist soviel schon erwähnt worden, daß sie nicht als selbständige Form betrachtet werden kann, sie bildet vielmehr den Ausdruck der zunehmenden Malignität bei irgendeinem der drei klinischen Typen. DARIER meint, daß sie auch selbständig vorkommen kann; es wurden in der Tat Hautkrebse beobachtet, welche angeblich vom Anfang an eine Tendenz zur raschen Ausbreitung und zu tiefen Zerstörungen besitzen (*épithéliome aigu à marche rapide* VIDAL). Es ist aber nicht von der Hand zu weisen, daß auch bei diesen, sofern es sich wirklich um Basalzellenkrebse handelt, ein Stadium vorangegangen ist, in welchem die Bösartigkeit noch latent war. Meistens sind es Ulcera rodentia, welche nach jahrelangem Bestehen diese Form annehmen und dann alle Gewebe rücksichtslos angreifen, Knorpel und Knochen vernichten, wie erwähnt, in die Augenhöhlen einwuchern und das Auge zerstören oder in die Nebenhöhlen der Schädelknochen eindringen. Die ausgebreiteten Ulcerationen besitzen meistens polycyklische, erhabene Ränder, ihr Grund ist uneben, höckerig, mit krater- oder trichterförmigen Einsenkungen. In UNNAS Beschreibung des Ulcus rodens finden wir auch dieses Stadium geschildert (siehe oben). Wir möchten nur hinzufügen, daß bei raschem Zerfall die Ulcerationen nicht mehr die „gutartig erscheinende frische Farbe" besitzen, sondern mit Gewebstrümmern bedeckt, schmutzig braunrot belegt sein können. Diese ausgebreitete Zerstörungstendenz widerspricht im allgemeinen dem Charakter der Basalzellentumoren. Sie kommt auch nur äußerst selten vor und findet ihre Erklärung mehr in der Umstimmung des ganzen Organismus, der seine Widerstandskraft eingebüßt hat, als in den primären Eigenschaften der Geschwulst. Stachelzellenkrebse verursachen viel häufiger solche ausgebreitete Destruktionen.

Das *Naevocarcinom*, welches wir nicht nur histogenetisch, sondern auch nach seinem klinischen Bild und Verlauf von den übrigen Hautcarcinomen trennen müssen, findet im Kapitel der Präkancerosen (S. 407) seine Bearbeitung.

Die Multiplizität der Epitheliome.

Von jeher hat das gleichzeitige oder sukzessive Auftreten der Epitheliome in verschiedenen Organen oder an verschiedenen Stellen desselben Organs die Aufmerksamkeit auf sich gelenkt. Als erster hat R. v. VOLKMANN seine Beobachtungen über die multiplen primären Hautcarcinome veröffentlicht und auf ihre Bedeutung hingewiesen. Es ist aber besonders in den letzten Jahren die pathologische Bedeutung der Multiplizität durch gehäufte Beobachtungen (THEILHABER, NOBL, REITMANN, WEIDENFELD, RUGGLES, ADAMSON, SEQUEIRA, SAVATARD, MENDES DA COSTA, OWEN, ARNING, LIPSCHÜTZ, SAPHIER, DE BUMAN, FREUDENTHAL, MARTINOTTI, PICCARDI, TRIMBLE, MARTENSTEIN, BEINHAUER, JACOBI, ARNDT, KLAUDER, PAUTRIER und LÉVY u. a. m.) und durch das Experiment hervorgetreten. Es wurden verschiedene Typen der multiplen Hautepitheliome beschrieben, welche mit mehr oder weniger Recht Anspruch auf klinische Selbständigkeit hatten (siehe Klinik der Hautepitheliome).

Die Frage, ob es sich in solchen Fällen um primäre Tumoren oder um Metastasen handelt, welche das primäre Auftreten vortäuschen, kann heute wohl als im ersteren Sinne entschieden betrachtet werden. BILLROTH hat noch das Postulat aufgestellt, daß die multiplen Primärgeschwülste nur dann mit Sicherheit als solche anzuerkennen sind, wenn sie eine verschiedene Struktur haben, welche sich histogenetisch vom Mutterboden ableiten läßt und eigene Metastasen bilden (zit. nach STERNBERG). Für die primären Tumoren ein und desselben Organs kann man aber diesen Beweis weder verlangen noch erbringen, am wenigsten für das Hautorgan. Es können zwar histogenetisch ganz verschiedene Tumoren an ein und demselben Organ nebeneinander auftreten, z. B. Epitheliom und Sarkom bei Xeroderma pigmentosum (unter andern auch eine eigene Beobachtung), epitheliale Naevi und Fibrome usw., in welchem Falle der primäre Charakter beider unzweifelhaft ist. Es kommt aber nur in den seltensten Fällen vor, daß die einzelnen, primär multipel auftretenden Epitheliome voneinander strukturell abweichen. Die in der Mehrzahl auftretenden flachen vernarbenden Epitheliome oder Ulcera rodentia besitzen immer den Typus des Basalzellenepithelioms, die professionellen Teer-, Paraffin- usw. Krebse oder die Lupuscarcinome haben in der Regel spinocellulären Bau. Trotzdem wird niemand daran denken, in ihrer Multiplizität Metastasen zu erblicken. Wir können ja die vorangehenden präcancerösen Veränderungen der späteren epitheliomatösen Stellen beobachten und in ihrer Weiterentwicklung klinisch verfolgen; es wird uns oft gelingen, den selbständigen Ausgang der einzelnen Geschwülste aus dem Deck- oder Follikelepithel histologisch nachzuweisen, und es ist ja auch einleuchtend, daß die verschiedenen Hautstellen derselben Schädlichkeit ausgesetzt, in gleicher Weise reagieren können.

Die Multiplizität der Gesichtsepitheliome ist oft in dem multiplen Auftreten jener Vorstufen gegeben, welche unter dem Einfluß klimatischer, aktinischer usw. Potenzen sich mit Vorliebe an den freien Körperteilen, in erster Reihe im Gesicht entwickeln. Es bilden sich hier senile Keratosen, die wir von den senilen Warzen unterscheiden müssen (JADASSOHN, FREUDENTHAL, GANS) und welche oft in klassischer Weise die Umwandlung in multiple Epitheliome mit verschiedenem Grad ihrer Entwicklung zeigen. Ein oft reproduziertes Beispiel hierfür bietet ein BESNIERscher Fall, bei welchem eine fast unzählbar große Masse von „seborrhoischen Warzen" ausgehender Epitheliome im Gesicht auftrat, welche bis zu der tief ulcerierenden Form des Epithelioma terebrans alle Übergänge darboten. Diese multiplen Gesichtsepitheliome zeigen regelmäßig dieselbe einheitliche Struktur des Basalzellenkrebses.

Aber auch andere präcanceröse Gebilde können, wenn sie multipel auftreten, zu multiplen Carcinomen führen. So beobachtete JADASSOHN einen Fall von multiplen Atheromen am Kopf und am Körper, von denen mehrere ungefähr zur gleichen Zeit in umfangreiche Hauthörner und in Spinalzellencarcinome übergegangen waren.

Zweifellos können aber bei derselben Person auch Epitheliome von verschiedenem Bau nebeneinander vorkommen; es kann sich neben einem basalzelligen ein spinalzelliges Epitheliom entwickeln. Einen solchen Fall hat ja erst unlängst FUHS publiziert. JADASSOHN sah einmal verschiedene Formen von Epitheliomen (adenoide, BOWENsche) nach Röntgen auftreten.

L. OWEN, der sich eingehend mit der Frage der Multiplizität der Krebse beschäftigte, fand sogar unter 143 Fällen von multiplen Tumoren, die sich aber nicht ausschließlich auf die Haut, sondern auf alle anderen Organe beziehen, 20mal ein Zusammenvorkommen von Basalzellenkrebsen mit andersartigen Carcinomen, namentlich spinalzelligen. Damit wäre der einen BILLROTHschen

Forderung Genüge getan. Aber streng theoretisch betrachtet müsste man annehmen, daß gerade in der Haut der basocelluläre Bau des einen, der spinocelluläre des anderen Tumors beim selben Individuum an und für sich gar nicht als Beweis für das primäre Wachstum der verschieden gebauten Geschwülste gelten muß. Es ist ja gar nicht so selten, daß sich in der Haut gemischtzellige, baso-spinocelluläre Geschwülste entwickeln, bei welchen es leicht zu verstehen wäre, daß aus diesen an einer Stelle die losgerissenen und weiterbeförderten Basalzellen, an einer anderen die Spinalzellen, bzw. zur weiteren Differenzierung fähigen Epithelzellen ihren formalen Eigenschaften entsprechende Metastasen bilden. Die Erfahrung lehrt uns aber, daß Hautepitheliome — mit Ausnahme der Naevocarcinome — überhaupt nur sehr selten Metastasen bilden, so daß wir bei der Multiplizität der Epitheliome heute keine weiteren Beweise für das primäre Auftreten jeder einzelnen Geschwulst suchen müssen. Wenn aber der Verdacht auf Metastasen besteht, so müssen wir die Richtigkeit unserer Annahme mit exakten Beweisen unterstützen, gerade wegen der Seltenheit dieser Vorkommnisse.

Das multiple Auftreten der verschiedenen Formen der Hautepitheliome interessiert uns nicht nur aus rein morphologischen Gesichtspunkten, sondern auch deshalb, weil anzunehmen ist, daß bei der Multiplizität der Tumoren eher eine Klärung sowohl der lokalen wie auch der allgemeinen pathogenetischen Faktoren zu erwarten ist, als bei den Fällen von solitären Geschwülsten. Denn bei dem multiplen Auftreten der Hautepitheliome haben wir oft verschiedene Stadien der Entwicklung vor uns, aus welchen wir klinisch und histologisch die Art und Form des ersten Auftretens und des fortschreitenden Wachstums leichter ersehen können; aber auch die allgemeinen dispositionellen Faktoren, wenn solche, wie heute vielseitig angenommen und mit tatsächlichen Befunden unterstützt wird, überhaupt eine Rolle spielen, müssen in einem Organismus mit multiplen Epitheliomen doch viel ausgesprochener vorhanden und auch leichter feststellbar sein, als in solchen mit solitären.

Man kann wohl sagen, daß alle Formen der primären Hautepitheliome auch multipel auftreten können. Sowohl die wuchernden, wie die flachen Formen der Basalzellenepitheliome, und die verhornenden oder einfachen Stachelzellenkrebse können in der Mehrzahl vorkommen. Während aber bei gewissen Formen die Multiplizität die Regel, ja sogar ein pathognostisches klinisches Zeichen der betreffenden Epitheliomart ist, wird sie bei anderen weniger häufig oder nur ausnahmsweise beobachtet. Besonders gewisse gutartige, in neuerer Zeit mehr beachtete Epitheliomarten besitzen die Eigenschaft der Multiplizität als Charakteristikum, während die relativ bösartigeren in der Regel solitär vorzukommen pflegen. Als Beispiel sei nur das multiple Basalzellencarcinom, das Cylindrom oder das Carcinoid einerseits, das Lippencarcinom andererseits erwähnt.

Nach der heute gültigen allgemeinen Auffassung verdanken die ersteren ihr Auftreten embryonalen Fehlbildungen, andere werden durch gewisse äußere Einwirkungen hervorgerufen, welche verschiedene Hautbezirke oder ausgebreitete Hautflächen gleichmäßig beeinflussen und so an verschiedenen Stellen dieselben Wirkungen hervorbringen, wie dies bei den professionellen Epitheliomen der Fall ist.

Schon M. WALTER hat im Jahre 1896 die Multiplizität der Krebse auf folgende drei Faktoren zurückgeführt: 1. auf Krebszellenimplantationen, 2. auf eine Multiplizität der Reize, 3. auf die Multiplizität der Geschwulstanlagen. Als primäre Faktoren kommen nur die zwei letzteren in Betracht, während der erste Modus zur sekundären Krebsvermehrung führt.

Bei der speziellen Beschreibung der einzelnen Epitheliomformen wird auf diese Momente näher eingegangen.

Borrmann hat eine *lokale* und eine *getrennte* Multiplizität der Hautepitheliome unterschieden. Unter der lokalen versteht er jene Form der Krebsmehrheit, bei welcher die ersten Anfänge der malignen Epithelwucherung in einem eng begrenzten Bezirk dicht nebeneinander auftreten. Bei der weiteren Entwickelung verschmelzen meistens die isolierten Herde zu *einem* klinisch wahrnehmbaren Epitheliom, so daß ihr multiples Auftreten oft nicht mehr festzustellen ist. In solchen Fällen sehen wir also keine getrennten Epitheliome mehr, sondern nur ein mikroskopisch feststellbares multizentrisches Wachstum im Sinne Petersens. Zwischen multizentrischem Wachstum und Multiplizität besteht also eigentlich nur ein gradueller Unterschied.

Wir müssen aber hierzu bemerken, daß die bei den oberflächlichen Hautepitheliomen so sehr häufige Vernarbung oft auch den Eindruck einer Multiplizität erwecken kann. Allerdings geschieht das nur bei länger bestehenden Epitheliomen. Es können nämlich einzelne Teile der flach sich ausbreitenden Epitheliome durch schmale oder breitere Vernarbungszonen voneinander abgetrennt werden, es können selbst nach vollständiger spontaner oder therapeutisch erzielter Vernarbung an verschiedenen Stellen der Narbe mehrfache Epitheliome von neuem auftreten, so daß man in solchen Fällen eigentlich von lokalen multiplen *Rezidiven* sprechen könnte.

Bei der getrennten Multiplizität unterscheidet Borrmann das korrespondierende, synchrone und metachrone Auftreten; das erste bedeutet eigentlich das sehr seltene symmetrische Auftreten, die folgenden bedeuten das gleichzeitige, bzw. nacheinander folgende Auftreten der Epitheliome.

Borrmann fand unter seinen 253 Fällen 51mal = 21,7% multiples Auftreten. Diese verhältnismäßig hohe Zahl erklärt sich durch die häufige lokale Multiplizität, welche klinisch meistens nicht zum Ausdruck kommt und auch daraus, daß die sog. metachron multiplen Epitheliome mit einberechnet sind. Letzteres ist gerechtfertigt, wird aber oft erst spät nach dem Erscheinen des ersten Epitheliomes festzustellen sein. Was die lokale Multiplizität anbelangt, gesteht Borrmann selbst, daß er seine Beobachtungen Serienschnitten an sehr frühen Carcinomen verdanke, sie klinisch also eigentlich nicht in Betracht kommen können. Echte getrennte Multiplizität kam 18mal vor, was nur 7% aller Fälle ausmacht. Marasovitsch fand in 14,3%, Elliot in 19,3% multiples Auftreten von Hautepitheliomen.

Histologie der Epitheliome.

Jedes Epitheliom besteht aus den neugebildeten epithelialen Geschwulstzellen, dem *Parenchym* und aus dem bindegewebigen Stützgerüst, dem *Stroma*, welches anfangs nur aus präexistierendem, später auch aus neugebildetem Bindegewebe beschaffen ist.

Die epitheliale Geschwulstzelle besitzt keine solche bedingungslos charakteristischen morphologischen Eigenschaften, durch welche sie, wenn sie aus ihrer Umgebung und ihrem typischen Verband herausgehoben wird, als solche zu erkennen wäre. „Die Geschwulstzellen als die Lieferanten des eigentlichen blastomatösen Gewebes, lassen mit unseren bisherigen Methoden keine spezifischen Merkmale erkennen, durch welche sie von normalen Körperzellen unter allen Umständen unterschieden werden könnten. Das gilt auch für die Zellen bösartiger Geschwülste. Eine Sarkomzelle oder eine Carcinomzelle ist nichts anderes als ein Abkömmling der entsprechenden normalen Körperzellen. Die morphologischen (und chemisch-physikalischen) Abweichungen, die insbesondere die Zellen maligner Geschwülste gegenüber Normalzellen erkennen lassen, sind in keiner Weise spezifisch oder ausschließlich charakteristisch. Die morphologischen Abweichungen beziehen sich vor allem auf Größe, Gestalt und besondere Ausbildung der Zellkörper und ihrer Kerne. Die Gewebe bösartiger Blastome zeigen häufig eine *sehr große Variabilität in der individualistischen Ausgestaltung ihrer einzelnen Zellen.* Wenn hierbei auch von einer Spezifität nicht die Rede sein kann, so ist der Nachweis einer solchen Variabilität dennoch bedeutungsvoll, er erlaubt bösartige Wucherungen von gutartig hyperplastischen Neubildungen zu unterscheiden". Diese Worte BORSTS (Pathologische Histologie. Leipzig 1922, S. 278) umschreiben klar, in welchen Grenzen eine morphologische Unterscheidung von Geschwulstzellen möglich ist.

Was das bindegewebige *Stroma* der Epitheliome betrifft, so kann festgestellt werden, daß es bei ihren verschiedenen Formen einen verschiedenen Bau besitzt, und daß selbst morphologisch ähnliche oder gleichartige Epitheliome individuelle Abweichungen des bindegewebigen Gerüstes aufweisen können. Diese Verschiedenheiten beziehen sich sowohl auf die zelligen wie auf die faserigen Elemente und auch auf die verschiedenen Regressions- und Degenerationserscheinungen im Stroma.

A. Der Stachelzellenkrebs (Carcinoma spinocellulare).

Alle Stachelzellenkrebse besitzen die gemeinsame charakteristische Eigenschaft, daß ihre Epithelzellen, ungeachtet dessen, ob sie vom Deckepithel, den Pflasterepithelschleimhäuten oder den follikulären Anhangsorganen der Haut ihren Ursprung nehmen, jene Umwandlung erleiden, welche die normalen Epidermiszellen durchmachen. Geradeso, wie die kubischen oder zylindrischen Zellen der Basalschichte in der normalen Epidermis sich sukzessiv zu polygonalen oder polymorphen Stachelzellen und platten Hornzellen differenzieren, erfahren auch die Zellverbände der spinocellulären Krebse diese Umwandlung. Der Grad und die Ausbreitung dieser Differenzierung wechselt aber in sehr breiten Grenzen, denn was die Masse und die Qualität der gebildeten Hornsubstanz anbelangt, so ist dieselbe bei den verschiedenen Krebsfällen großen individuellen Variationen unterworfen. Es gibt Stachelzellenkrebse mit übermäßig mächtiger Hornbildung, die bis zur Entstehung von Hauthörnern und bis zur totalen Verhornung aller Geschwulstepithelien führen kann, und solche, bei welchen die Hornbildung nur angedeutet ist. Außerdem gibt es in den verschiedenen, ja sogar in ein und demselben Stachelzellenkrebs neben normal gebildeten Hornlamellen eigentümlich geformte Horngebilde, in welchen die Umwandlung der Stachelzellen entweder in der gewöhnlichen Form oder in abnormer Weise verläuft und zu Produkten führt, welche nach ihren speziellen morphologischen und tinktoriellen Eigenschaften als Hornperlen, hyaline Perlen, parakeratotische Kugeln und Cysten, dyskeratotische und hyaline Zelleinschlüsse usw. bezeichnet werden.

Auch das Verhältnis des epithelialen Parenchyms zu dem bindegewebigen Stroma, d. h. die Architektur der Stachelzellenkrebse ist sehr verschieden, wenn sie auch nicht jene Vielgestaltigkeit aufweist, wie die der Basalzellenkrebse. Dieses Verhältnis kann auch in den verschiedenen Teilen desselben Tumors verschieden sein und selbst mit dem Alter des Carcinoms wechseln. Im mikroskopischen Bild kommt die Polymorphie der Architektur dadurch zum Ausdruck, daß bald das Parenchym überwiegt, und die schmalen Züge des Bindegewebes zwischen den epithelialen Massen nur eine untergeordnete Rolle zu spielen scheinen, bald sind beide Gewebsarten in gleichem Maße an der Tumorbildung beteiligt, oder es sind die bindegewebigen Elemente der Geschwulst reichlicher als das Epithel.

Wenn man Gelegenheit hat ein Stachelzellenepitheliom der Haut oder einer Pflasterepithelschleimhaut im Anfangsstadium zu untersuchen (z. B. ein eben beginnendes Knötchen, eine verdächtige senile Keratose oder Leukoplakie), so wird man feststellen können, daß die Proliferation des Epithels, aus welchem es hervorgeht, nicht allein auf den Ausgangspunkt oder die Ausgangspunkte des Carcinoms beschränkt ist, sondern es findet in ziemlicher Ausbreitung um dieselben herum eine Verdickung des Epithels, eine Vermehrung ihrer Zellagen statt. Die Akanthose der Grenzzone, einem präkanzerösen Stadium entsprechend, kann an jeder Stelle neue Krebszentren bilden, an welchen nicht nur das Deckepithel, sondern auch die Haarwurzelscheiden teilnehmen können (siehe weiter unten). Das Epithel dieser Stellen kann gleichmäßig verdickt sein, mit flach wellenförmiger corio-epithelialer Grenzlinie, oder es besitzt unregelmäßige

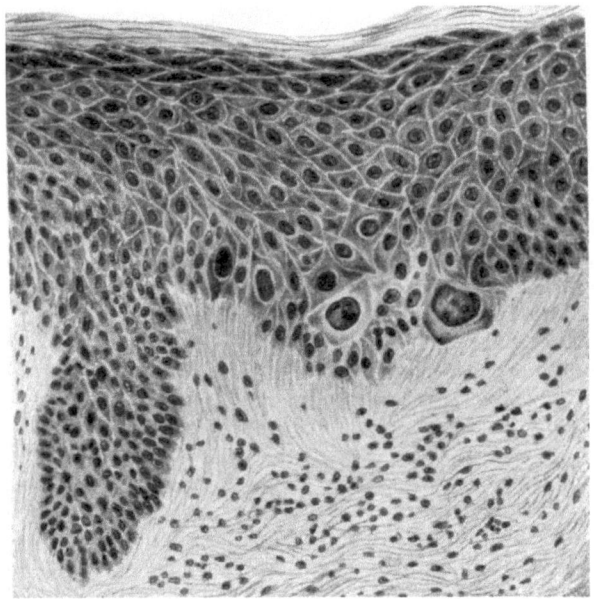

Abb. 6. Alterskeratose mit beginnender epitheliomatöser Umwandlung.

Zapfen- und strangförmige Fortsätze, die aber noch nicht die Grenzen überschreiten, welche die Akanthose kennzeichnen. Ihre Zellen sind gewöhnlich schon etwas größer, als die normalen Riffzellen, das Stratum germinativum besitzt aber normales Aussehen. Die Protoplasmafaserung der Riffzellen in der akanthotischen MALPIGHIschen Schichte ist oft so klar, daß sie schon bei gewöhnlichen Färbungsmethoden (VAN GIESON, Hämatoxylin-Eosin) deutlich erscheint. Dieses klare Hervortreten der Faserung ist durch ein Ödem der Zellen bedingt (UNNA). Aus einer oder aus mehreren Stellen (multizentrisches Wachstum) dieser Akanthose sproßt das Epitheliom hervor.

Nach MENETRIER ist es eigentlich zwecklos von uni-, bzw. multizentrischem Wachstum der Epitheliome zu reden, weil ja nie aus einem einzigen Punkt, einer einzigen Zelle das Epitheliom hervorgeht, sondern der Anfang ist immer *territorial*, d. h. es nehmen ganze Zellkomplexe daran teil.

Man kann bei manchen Stachelzellenkrebsen beobachten, daß die krebsige Proliferation durch eine eigentümliche Auflockerung des Zusammenhanges zwischen den Zellen eingeleitet wird. Sowohl die Basalzellen wie die höher liegenden scheinen durch teilweise Loslösung aus ihrem Verband eine größere Selbständigkeit zu erlangen, sie werden *anaplastisch* im Sinne v. HANSEMANNs, sie sind zu *Krebszellen* geworden. Ihre Proliferationsfähigkeit, welche die zahlreichen Mitosen beweisen, wird noch intensiver und führt bald zur Bildung verschieden geformter Zellverbände.

Bevor noch eine atypische Epithelwucherung eingetreten ist, kann man oft auffallende Formveränderungen der Epithelzellen innerhalb des akanthotischen präkanzerösen Epithels wahrnehmen. Sehr schön ließ sich diese Zellveränderung in einer Alterskeratose mit beginnender epitheliomatöser Umwandlung feststellen (Abb. 6). Regellos zerstreut findet man in gewissen Abschnitten der Epidermis Zellen, welche bald kleinere, bald größere, oft riesenhaft aufgeblähte Kerne einschließen, auf welche auch FREUDENTHAL bei den senilen Keratomen aufmerksam gemacht hat. Sie färben sich mit basischen Farbstoffen bedeutend dunkler als die normalen bläschenförmigen Epithelkerne. Statt der normalerweise vorhandenen 2 bis 3 Kernkörperchen besitzen sie große formlose Chromatinklumpen und eine hellere, feiner gekörnte periphere Zone. Die kleinen, fast wie geschrumpft aussehenden Kerne färben sich beinahe ganz homogen dunkel und sind von einem hellen perinukleären Hof umgeben. Der protoplasmatische Leib der Zellen ist dabei kaum verändert, höchstens etwas größer geworden. An der Stelle, wo die Zwerg- und Riesenkerne in größter Zahl vorkommen, hat sich aus

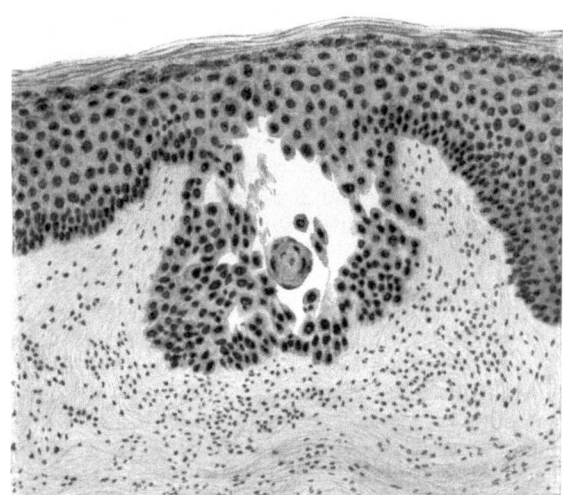

Abb. 7. Beginn der Carcinombildung in der Epithelwucherung einer Alterskeratose.

der Akanthose eine mächtige, unregelmäßig in das Bindegewebe vorspringende Epithelwucherung entwickelt (Abb. 7), deren Zellen einen auffallenden Polymorphismus zeigen, dabei aber ihren Typus als faserige Stachelzellen bewahrt haben. Größe und Gestalt der Zellen, sowie Größe, Gestalt und Färbbarkeit ihrer Kerne wechselt in weiten Grenzen. An der Peripherie des unregelmäßig geformten Krebszapfens sitzt eine Reihe von Basalzellen, welche noch ziemlich normalen Bau zeigen, ihre Reihe ist aber am unteren Pol des Zapfens in größerer Ausdehnung unterbrochen und hier herrscht eine besonders große Unordnung mit phantastischer Polymorphie der Zellen. Stellenweise gewinnt man den Eindruck, wie wenn die regellos zerstreuten dunklen und helleren, geschrumpften und aufgeblähten Kerne nicht in getrennten Zellen liegen würden, sondern in einer syncytiumartig verschmolzenen Protoplasmamasse, welche ein reticuläres oder feingekörntes Aussehen gewonnen und ihre faserige Struktur teilweise verloren hat. An anderen Stellen sind kleine cystische Hohlräume im Krebsparenchym sichtbar, und an einigen Punkten hat die Epithelperlenbildung begonnen, indem sich die Zellen konzentrisch schichten. Es senkt sich auch die dicke Hornschicht der Hautoberfläche in die Tiefe des Krebsparenchyms und wird von keratohyalinhaltigen Zellen begleitet. Schon sind auch einzelne losgetrennte, selbständig gewordene Epithelzellen oder kleinere

Gruppen derselben in die Spalten des cutanen, zum Stroma umgewandelten Bindegewebes gelangt und kündigen durch ihre Teilungsfiguren den Anfang neugebildeter Krebsnester an.

Es ist sehr merkwürdig, wie sehr die Polymorphie und Atypie der Zellkerne jenen Veränderungen ähnlich sieht, welche wir bei der später zu beschreibenden BOWENschen Dermatose zu sehen pflegen. Es ist das ein Beweis, daß zwischen den Zellatypien, welche man in manchen Fällen von Stachelzellenkrebsen sieht, und denjenigen, welche die BOWENsche Krankheit charakterisierten, nur graduelle Unterschiede bestehen. Die atypische Zelle der Alterskeratome, wie sie auch FREUDENTHAL beschreibt, ist darum noch ebensowenig eine Krebszelle, wie die ähnlichen Zellen der BOWENschen Krankheit. Trotz der Anwesenheit dieser Zellen muß weder die eine, noch die andere in Carcinom ausarten, wenn aber eine Carcinombildung beginnt, ist der Beginn doch in erster Reihe an diese Zellen gebunden.

Wenn der Stachelzellenkrebs nicht aus einer senilen Keratose hervorgeht, so ist die eben geschilderte Atypie der Zellen meistens weniger ausgesprochen. Man erkennt nur, daß in der peri- und präkanzerösen Akanthose die Stachelzellen bei Erhaltung der polygonalen Form und ihrer Epithelfaserung, welche hier besonders deutlich hervortritt, heller tingiert sind, an Größe zugenommen haben. Die plumpen, breiten Epithelzapfen und die schmalen, der Tiefe zustrebenden dünnen Epithelstränge sind von einer ununterbrochenen Lage von Basalzellen begrenzt, ihr Gefüge erscheint aber oft etwas lockerer. Unmittelbar an diese Zapfen und Stränge schließen sich die echten Epitheliommassen an. Sie gehen aus ihnen in der Weise hervor, daß die Grenze zwischen präkanzeröser Akanthose und epitheliomatöser Wucherung meistens ziemlich scharf bleibt. Die basale Zellschicht umgibt auch die schon ausgebildeten Krebsmassen und sticht oft durch die ausgesprochene zylindrische Form ihrer Zellen vom zentraler liegenden Teil scharf ab. Bei anderen Krebsen, besonders bei solchen, bei denen die Differenzierung in Hornsubstanz rascher erfolgt, wird die basale Zellreihe flachgedrückt, so daß sie kaum mehr erkennbar wird; sie kann aber auch die sehr variablen Formen der übrigen Krebszellen annehmen und in dieser Weise als selbständige Zellage ganz verschwinden. Sie besitzt nicht mehr die dominierende Rolle in der Proliferationstätigkeit des Krebses, da ja auch die zentraler liegenden Zellen bis zu den Schichten der beginnenden Verhornung oder anderen Degenerationen in demselben hohen Maße teilungsfähig sind.

Die Differenzierungsfähigkeit der spinocellulären Krebse ist sehr verschieden. Von diesem ist ihr Horngehalt abhängig, welcher, wie schon erwähnt wurde, in sehr breiten Grenzen schwankt. Es gibt Stachelzellenkrebse, bei welchen überhaupt keine gewöhnliche Hornsubstanz gebildet wird (einfache Plattenepithelkrebse); statt dieser erleiden die Stachelzellen im letzten Stadium ihrer Umwandlung verschiedene Degenerationen (siehe später) mit schließlichem Zerfall. Andere verhornen wieder in ihrer ganzen Ausdehnung, selbst die basalzellige Umgrenzung kann diesem Prozeß anheim fallen, nachdem sie neue Krebssprossen in die Umgebung gesendet hat.

Die Hornbildung kann als eine Fortsetzung der oberflächlichen Hornlamellen erfolgen, in der Weise, daß diese in die Tiefe dringen und die Mitte des Krebszapfens einnehmen. Es schließen sich kontinuierlich immer neue Hornlamellen den tiefen Hornmassen an, welche sich auf Kosten der Krebszellen bilden. In der Nähe der Oberfläche sind sie von einer üppigen, oft in mehreren Zellreihen ausgebildeten Keratohyalinschicht begleitet, während in den tieferen Teilen des Krebsparenchyms das Keratohyalin nicht mehr so regelmäßig gebildet wird und oft sogar ganz fehlen kann. Die andere und häufigere Form der Hornbildung geschieht unabhängig von den Hornmassen des Deckepithels. Es treten selbständige *Verhornungszentren* im Innern des Krebsparenchyms auf. Das ist der regelmäßige Vorgang in den tieferen Teilen der Geschwulst. Diese Verhornungszentren nehmen gewöhnlich die Form von Hornperlen an und bilden sich meistens in den kolbigen Enden der Krebszapfen, im Zentrum der Nester. Bei der Hornperlenbildung legen sich die etwas langgezogenen Stachelzellen zwiebelschalenartig um einen zentralen Kern. Dieser wird meistens von einer Zelle gebildet, welche irgendeine Degeneration erlitten hat. BECK und KROMPECHER haben die Einzelheiten dieses Vorganges ausführlich geschildert. Die spindel- oder halbmondförmigen langgezogenen Stachelzellen ordnen sich in konzentrischer Schichtung um eine hyaline Scholle, die aus einer Epithelzelle hervorgegangen ist und oft ihren Kern noch gut erhalten hat, um eine hydropisch-ödematöse helle Zelle, welche keinen Farbstoff mehr annimmt, oder schließlich um eine stark vakuolisierte Zelle, welche wie ein zentrales Loch in der Hornperle aussieht. Manchesmal tritt spärliches, grob- oder feinkörniges Keratohyalin in der Umgebung der Hornperle auf, welche durch neu sich anlegende Schichten allmählich zunehmen kann, bis sie die äußeren Zellagen des Krebszapfens oder des Nestes erreicht hat. Ja selbst diese können der Verhornung anheimfallen oder durch den Druck zugrunde gehen, so daß das Bindegewebe die Hornperlen unmittelbar umgibt. Ein anderes Mal nehmen die letzteren, nachdem sie sich ausgebildet haben, nicht weiter zu, es können aber ihre Nachbarzellen irgendeine andere Degeneration erleiden und

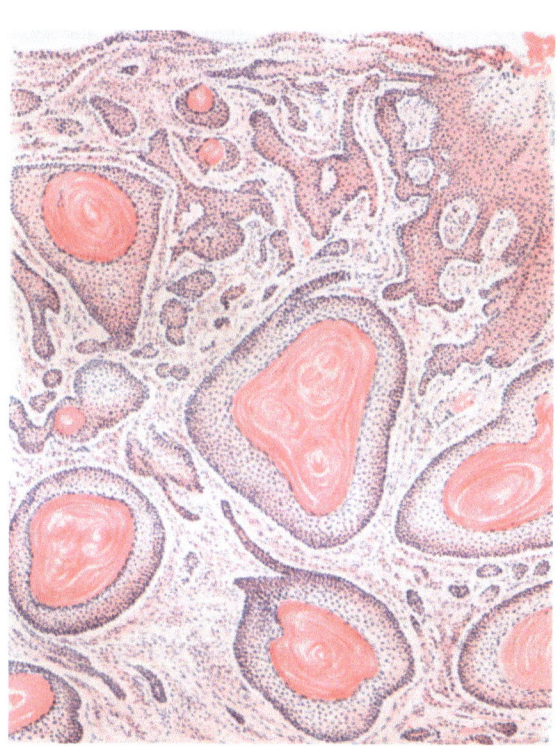

Abb. 8. Carcinoma spinocellulare. (♀, 59jährig, Schläfe.) Verhornender Stachelzellenkrebs. Übersichtsbild. Hämatoxylin-Eosin. O 35:1; R 28:1. (Aus GANS: Histologie II.)

durch körnigen Zerfall oder Auflösung des Protoplasmas Hohlräume bilden, in welchen die Hornperlen frei liegen.

Die Substanz dieser Gebilde, welche allgemein als *Hornperlen* bezeichnet werden, ist nicht einheitlich. Darauf haben schon früher UNNA, BECK und KROMPECHER, neuestens GANS hingewiesen. Histologisch äußert sich ihre verschiedene chemische Konstitution in dem wechselnden Verhalten Farbstoffen gegenüber. Sie sind bald basophil, bald mehr acidophil; es gibt unter ihnen solche, welche als hyaline Perlen zu bezeichnen sind, gekennzeichnet durch ihre auffallende homogene Beschaffenheit, starke Lichtbrechung und durch ihre Affinität zu sauren Farbstoffen, andere besitzen alle Eigenschaften der Hornsubstanz, sind weniger acidophil, nicht so homogen und auch weniger stark lichtbrechend, es gibt aber auch solche, welche durch ihr wechselndes Verhalten den Farbstoffen gegenüber weder zu den einen, noch zu den anderen mit Bestimmtheit zu rechnen sind. Nach UNNA sind die Hornkrebse mit echten Hornperlen sogar viel seltener, als diejenigen mit hyalin entarteten Perlen.

Es entspricht auch den tatsächlichen Verhältnissen besser von *Epithelperlen* als von Hornperlen zu reden.

Die epithelialen Massen der Stachelzellenkrebse sind in den einzelnen Fällen verschieden reichlich vorhanden, ihre Verteilung und ihre Form zeigt mannigfache Variationen. Oft hat das Parenchym an der Oberfläche des Krebses eine andere Konfiguration, als in den tieferen Teilen. Bald sehen wir kompakte Massen von spärlichem Bindegewebe kaum unterbrochen, bald plumpe Zapfen mit kolbig abgerundeten Enden und selbständige kugelige Nester, bald schlankere Stränge, die erst tiefer zu kompakteren Massen auswachsen. Aus den dicken Zapfen und Strängen entspringen dünnere Epithelzüge, die oft strahlenförmig in die Umgebung und in die Tiefe vordringen und durch seitliche Verbindungen ein reticuläres Aussehen — wie beim Basalzellenkrebs — bekommen. Durch diese jungen Epitheliomsprossen können die Carcinome einen gemischten Typ, ein metatypisches Carcinom vortäuschen, weil diese den basalzelligen Charakter so lange erhalten, bis nach der proliferativen Verdickung der dünnen Stränge, durch das Auftreten der Epithelfaserung in den Zellen und von Perlen in den kolbigen Enden der Epithelzüge der stachelzellige Bau hervortritt.

Außer den kontinuierlich gebildeten Zapfen, Kolben, Strängen und Sprossen, gelangen einzelne losgelöste Zellen oder Zellgruppen in die Bindegewebsspalten und führen dort ein selbständiges Leben weiter, indem sie ihre große Proliferationsfähigkeit behalten und zu verschieden großen, meist kugeligen Zellnestern auswachsen.

An der atypischen Wucherung des Epithels, welche zur Carcinombildung führt, können außer der Epidermis und dem Plattenepithel der Schleimhäute auch die Follikel, namentlich die Haarwurzelscheide und der obere Teil der Talgdrüsen teilnehmen. Wie wir im klinischen Teil betont haben, haben manche daran festgehalten, daß das Ulcus rodens seinen Ursprung von den Haarfollikeln nimmt; andere beschuldigten die Talgdrüsen; selbst die Schweißdrüsen wurden verantwortlich gemacht, und man meinte, daß das Ulcus rodens durch seine Abstammung histologisch streng charakterisiert sei. Tatsächlich können aber *Deckepithel* und *Follikelepithel* als *gleichwertige Elemente* an der malignen Proliferation teilnehmen. Die neueren experimentellen Forschungen haben festgestellt, daß sowohl der Follikelapparat, wie die Talgdrüsenausführungsgänge (B. SCHMIDT, DEELMAN u. a.) vom ersten Anfang an, an der Krebsbildung beteiligt sein können. Aber auch Untersuchungen an menschlichen Krebsen haben dasselbe bewiesen. Überzeugend scheinen diesbezüglich die Angaben von H. FISCHER zu sein, der sich an die SCHMIDTschen Experimente anlehnend gezeigt hat, daß durch die drüsigen Elemente der Haut unter gewissen Verhältnissen Reizstoffe ausgeschieden werden, welche zur Proliferation des Epithels der Drüsenausführungsgänge führen.

Es gibt Epitheliome, bei welchen die Haarwurzelscheide in ganz besonderem Maße zur Carcinombildung beiträgt. HEDINGER will sogar das Carcinom der Haarwurzelscheide als eine selbständige Form des Hornkrebses betrachten, weil in dem von ihm untersuchten interessanten Falle die Zellen des Krebsparenchyms sogar die Charaktere der verschiedenen Schichten der Haarwurzelscheide nachgeahmt haben. Da aber die proliferativen Zellen der Epidermis, der Haarwurzelscheide, der Ausführungsgänge der Talg- und sogar der apokrinen Schweißdrüsen (H. FISCHER) in Bezug auf Krebsbildungsfähigkeit gleichwertige Elemente darstellen und auf entsprechende carcinogene Reize, wenn auch nicht in gleichem Maße, so doch in gleicher Art reagieren, ist eine strenge Trennung zwischen Krebsen, welche aus der Epidermis und solchen, welche aus den Anhangsorganen hervorgehen, sehr schwer, in den meisten Fällen überhaupt nicht durchführbar.

Die *Teilungsaktivität* der Zellen bei den spinocellulären Krebsen ist sehr verschieden. Oft ist sie äußerst rege, so daß man in jedem Gesichtsfeld — mit Ausnahme der vollkommen verhornten oder irgendeiner Degeneration zum Opfer gefallenen Zone — mehrere Mitosen findet, ein anderes Mal sind diese in geringerer Zahl vorhanden. Zwischen den Zellen der äußersten, den Basalzellen entsprechenden Schichte und den mehr zentralwärts gelegenen lebenden Tumorzellen gibt es in Bezug auf ihre Proliferationsfähigkeit keinen Unterschied. Neben den regelmäßigen bipolaren Mitosen, kann man oft unregelmäßige, *multipolare* und *asymmetrische* Teilungsfiguren beobachten, auf die seiner Zeit v. HANSEMANN großes Gewicht legte und diese mit der *Anaplasie* in Verbindung brachte.

Bald haben aber die Untersuchungen, welche feststellten, daß die unregelmäßigen Mitosen in sehr verschiedenen Geweben vorkommen können (STROEBE, JÜRGENS, KROMBECHER u. a.), die Annahme v. HANSEMANNs entkräftigt. Ebensowenig wie die asymmetrischen, können auch die direkten *amitotischen* Kernteilungen, mit welchen sich besonders NEDJELSKI eingehend beschäftigte, als irgendein spezifisches Kennzeichen der Tumorzellen betrachtet werden. Amitotische Kernteilungen sind in den Stachelzellencarcinomen öfter zu beobachten, sie führen zu den sog. epithelialen Riesenzellen, die von LUBARSCH, PETERSEN und RIBBERT als regressive Prozesse betrachtet werden. Auch bei mitotischer, besonders multipolarer Teilung kann es vorkommen, daß der Plasmaleib nach der Kernteilung trotz Zunahme seiner Masse, ungeteilt bleibt, oder es bildet sich innerhalb der einheitlichen, syncytiumähnlichen Protoplasmamasse um einen Kern ein runder Protoplasmaleib, der aber in der Mutterzelle eingeschlossen bleibt

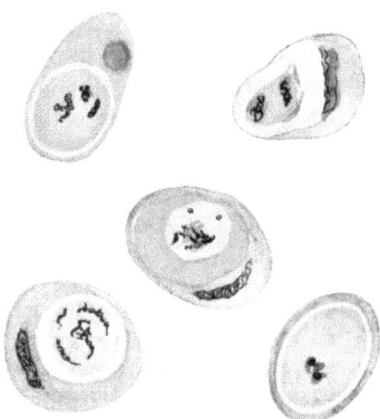

Abb. 9. Sogenannte „Carcinomparasiten" aus einem Stachelzellenkrebs. O 540 : 1; R 540 : 1. (Aus GANS: Histologie II.)

(VIRCHOWs endogene Zellformation). Diese Bilder gaben oft Veranlassung zu ätiologischen Deutungen und wurden als protozoische Zelleinschlüsse angesehen.

Verschiedene *regressive Veränderungen der Zellen* verleihen den Stachelzellenkrebsen oft ein buntes Aussehen. Außer dem Hyalin in den Epithelperlen können auch einzelne Zellen, unregelmäßig im Krebsparenchym zerstreut, eine hyaline Degeneration erleiden. Man sieht intrazelluläre Kugeln, Schollen und Stäbchen, oder es hat sich das ganze Zellplasma in recht phantastische hyaline Gebilde umgeformt, wobei der Kern als geschrumpftes, sternförmiges Gebilde in der hyalinen Zelle liegt oder an die Peripherie gedrängt wird. Das Ektoplasma der Zelle wandelt sich oft in eine doppeltkonturierte Membran um. An anderen Stellen treten Vakuolen in den Zellen auf oder auch Fragmentierung der Kerne mit mannigfachen Formveränderungen. Diese Bilder sind der DARIERschen Dyskeratose gleich zu stellen, welche auch bei anderen Prozessen vorkommen. Die Geschwulstzellen können auch verschiedene fremde Körper, besonders Leukocyten in sich aufnehmen. Alle diese fremdartigen Bilder haben zur Annahme protozoischer Parasiten verleitet, heute sind wir aber über die Natur dieser Gebilde — wenn auch nur in rein morphologischem Sinne — im klaren (siehe historischen Teil).

Anstatt der echten Verhornung kommt es öfters zu einer *parakeratotischen* Umwandlung der Zellen (BECK und KROMPECHER). Auch diese Zellen nehmen eine konzentrische Schichtung an; sie werden spindelförmig, behalten ihre gut färbbaren Kerne, hängen später nur lose zusammen und können sich sogar ganz auflockern. Zu dieser Auflockerung trägt oft eine leukocytäre Einwanderung zwischen die Zellen bei. Sie lösen sich vollkommen von einander und es entstehen auf diese Weise verschieden große Cysten, welche mit parakeratotischen Zellen ausgefüllt sind. Aber auch durch Zerfall und Verflüssigung der Krebsepithelien können im Innern des Krebsparenchyms Cysten entstehen, welche eine seröse Masse mit reichlichen Zelltrümmern enthalten und nicht selten so anwachsen, daß sie auch klinisch erkennbar sind.

Eine eigentümlich degenerierte oder umgewandelte Zellform stellen die UNNAschen X-Zellen dar. Sie wurden zuerst im Condyloma acuminatum und später zwischen den Zellen des Krebsparenchyms entdeckt. Sie sind sehr polymorph, meistens von länglicher Gestalt und besitzen einen Kern, welcher sich der Form des Zelleibes im großen und ganzen anzupassen scheint. Ihr homogenes Protoplasma und ihr Kern ohne Chromatinstruktur spricht, trotz ihrer scheinbaren Migrationsfähigkeit, für eine besondere Degenerationsform. Übergangsformen, welche zwischen Stachelzellen und X-Zellen auffindbar waren (UNNA), beweisen, daß sie mit leukocytären Elementen nichts zu tun haben. Sonst wissen wir wenig über ihre Bedeutung und ihre Eigenschaften.

LAHM hat in Carcinomen des Collum uteri Zellen beschrieben, welche nach ihrer Form, dunklen Tinktion und ihrem zerstreuten Auftreten im Parenchym den X-Zellen sehr ähnlich sehen. LAHM nennt sie Stiftzellen und schreibt ihnen eine bedeutende Funktion bei den regressiven Vorgängen im Carcinom zu. Sie sollen zur Zersplitterung und Nekrose der Carcinomnester bzw. -Zellen beitragen, stellen also eigentlich eine epitheliale Abwehrreaktion des Carcinoms dar (s. S. 286).

Ob diese Vermutung von der Ähnlichkeit oder Identität der X- und Stiftzellen gerechtfertigt ist, müßten vergleichende histologische Untersuchungen feststellen.

Alle Stachelzellencarcinome zeichnen sich durch einen mehr oder minder ausgesprochenen *Glykogengehalt* ihrer Epithelzellen aus. Nicht alle Epitheliomzellen sind glykogenhaltig, sondern nur ein Teil derselben, und zwar findet man das Glykogen am häufigsten und in größten Mengen in den großen, ganz hellen, ödematösen Epithelien, in welchen sie gewöhnlich eine Ecke der Zelle in der Form einer dreieckigen Ablagerung einnehmen. In den Zellen, welche die Epithelperlen begrenzen, ist eine reichlichere Ansammlung von Glykogen nachzuweisen. Als spezifische Färbungsverfahren gelten die Jodierung in LUGOLscher Lösung und die BESTsche Carminfärbung. Bei der letzteren kann man das Glykogen als feingekörnte Substanz, welche sich auf und zwischen die Epithelfasern lagert, erkennen.

Der Glykogengehalt ist keine charakteristische Eigenschaft der Carcinomzelle. Glykogen kommt meistens nur in einer geringeren Zahl der Zellen vor, es wurde auch in den Zellen anderer bösartiger Geschwülste gefunden (*Sarkome*-CHAMBARD; *Enchondrome*-CORNIL und RANVIER), ferner in den Zellen präkanzeröser Stadien, bei einfacher Akanthose und in geringer Menge selbst in den normalen Stachelzellen. BRUNNER fand die normalen Epithelien in der Nachbarschaft der Carcinome glykogenhaltig. Seine Bedeutung ist verschieden erklärt worden. Während die deutschen Forscher in der Ansammlung des Glykogens einen degenerativen Prozeß erblicken (SCHIELE, MARCHAND, NEUMANN, LUBARSCH, BEHR, BEST, BORST), betonen die Franzosen, insbesondere BRAULT und mit ihm MENETRIER, daß die Glykogenansammlung eine Speicherung von Nährmaterial bedeutet, deren Grad mit der Wachstumsenergie der Geschwulst in geradem Verhältnis steht. Die Frage ist unentschieden, wir möchten aber nicht unerwähnt lassen, daß die glykogenreichsten Zellen nie normale Geschwulstzellen, sondern stark veränderte, sogar degenerierte Zellen sind, und daß wir in teilungsfähigen bzw. in Teilung begriffenen Zellen nie Glykogen nachweisen konnten. Von diesen beiden Gesichtspunkten aus (Degeneration oder Nährmaterialspeicherung) wird auch die intracelluläre Ansammlung von *Fett* und *Lipoid*kügelchen beurteilt.

Endlich kann auch Verkalkung in den Stachelzellenkrebsen vorkommen. Besonders intensiv vollzieht sich diese im sog. verkalkten Epitheliom (siehe unter den benignen Epitheliomen); beim gewöhnlichen spinocellulären Krebs beschränkt sie sich meistens auf die zentralen Teile der Epithelperlen.

Einen wesentlichen Bestandteil jedes Epithelioms bildet das bindegewebige *Stroma*. Im Anfang der Krebsbildung dient sicher nur das präformierte Cutisgewebe, an Schleimhäuten die entsprechende tunica propria und submucosa als Stützgerüst für das epitheliale Parenchym, welches zwischen die zelligen und faserigen Bestandteile des Bindegewebes hineinwächst und dasselbe mehr oder minder tief infiltriert. Bei der papillären, mehr erhabenen Form des Stachelzellenkrebses kann es auch zu einer Zunahme des Bindegewebes kommen, wenngleich die papilläre Struktur an und für sich noch keine Bindegewebsproliferation bedingt. Die erste Veränderung des Bindegewebes besteht in einer entzündlichen Reaktion, welche an der corioepithelialen Grenze auftritt und schon die ersten Produkte der vordringenden epithelialen Wucherungen umgibt. Diese entzündliche Reaktion äußert sich aber auch schon gegen die präkanzerösen Epithelveränderungen und breitet sich ziemlich weit in die Umgebung des eigentlichen Epitheliomherdes aus. Die Reaktion besteht in einer meistens ziemlich beträchtlichen Erweiterung der Capillaren und einer teils lymphocytären, teils plasmazelligen Infiltration, welche im Anfang am dichtesten die Blutgefäße umgibt. Die Ansammlung der Lymphocyten um das Parenchym kann sich sogar zu einem wahren lymphoiden Gewebe ausbilden und mit Neubildung von Keimzentren selbst die Funktion desselben, die Produktion neuer Lymphzellen besorgen (MENETRIER). JADASSOHN hat einen Fall von Hautcarcinom beobachtet, bei welchem die Ansammlung der Lymphocyten zur Bildung eines *Lymphocytoms* geführt hat, welches selbst das klinische Bild der Geschwulst in atypischer Weise verändert hat.

Sehr häufig besteht das Infiltrat, welches sich, wenn auch nicht gleichmäßig, aber doch auf das ganze Stroma verteilt, zum großen Teil, ja fast ausschließlich aus *Plasmazellen*.

Die Bedeutung der Stromareaktion wird aus zwei Gesichtspunkten beurteilt; sie soll einen doppelten Beruf erfüllen. Durch die reichliche Zufuhr von Nährstoffen vermittelt sie die Ernährung der Krebszellen, andererseits wird sie aber als eine *Abwehrmaßregel* des Organismus aufgefaßt, welche berufen wäre, dem Weiterschreiten des Krebses Hindernisse in den Weg zu legen. Das letztere gelingt aber nur in sehr beschränktem Maße. Eine bedeutendere Rolle kann in einzelnen Fällen der *Zunahme des Bindegewebes* zukommen, wenn durch Neubildung von festem, faserigem Bindegewebe ein mechanisches Hindernis gegeben ist (UNNA, H. RUBENS-DUVAL). Dies ist öfter beim Ulcus rodens als beim Stachelzellenkrebs der Fall.

Mit der lymphoiden oder plasmazelligen Infiltration des Bindegewebes geht gewöhnlich auch eine bedeutende Vermehrung der Bindegewebszellen Hand in Hand. Sie erscheinen zwischen den kollagenen Bündeln, welche durch die Einlagerung der verschiedenen zelligen Elemente aufgefasert werden. *Riesenzellen* sind kein seltener Befund im Stroma der Stachelzellenkrebse. Über ihre Bedeutung wurden verschiedene Ansichten geäußert. Man hat sie als Anzeichen einer Tendenz zur Spontanheilung betrachtet (BECHER, DÜNSCHMANN, SCHWARZ, PETERSEN). Dieser Anschauung sind ORTH, RIBBERT, BORRMANN u. a. entschieden und mit Recht entgegengetreten, indem sie sich darauf berufen haben, daß die Riesenzellen nur untergegangene, aber keine lebenden Elemente des Krebses aufnehmen und auflösen. Sie können also nicht als der Ausdruck eines Heilungsvorganges angesehen werden. Dem entspricht auch, daß sie meistens um abgestorbene, verhornte Zellen und Epithelperlen auftreten, welchen gegenüber sie die Rolle als Nekrophagen spielen. Es sind gewöhnliche Fremdkörperriesenzellen. Allerdings können vereinzelte Riesenzellen auch in den Anhäufungen von Plasmazellen und Lymphocyten auftreten, jedoch immer in der Nähe von Krebszapfen oder Nester.

Die Ausbreitung des Infiltrates und die Art der Infiltrationszellen im Stroma hat man auch prognostisch verwertet. UNNA stellte fest, daß je langsamer der Krebs wächst, um so mehr die entzündliche Infiltration des Bindegewebes ausgebildet ist, je rascher er fortschreitet, um so geringer. H. I. PARKHURST sieht in der Zahl der Plasmazellen einen Maßstab für den Malignitätsgrad der Stachelzellenkrebse. Je maligner der Prozeß, um so größer ist die Zahl der Lymphocyten, um so geringer die der Plasmazellen; letztere sollen die Widerstandskraft des Bindegewebes repräsentieren. PEYRI und CORREROS stellen die Prognose ebenfalls aus der Reaktion des Bindegewebes; ein zellreiches und faserreiches Bindegewebe spricht für Benignität, während ein „embryonaler" Typus ein Zeichen der Bösartigkeit sein soll. Selbstredend dürfen diese Merkmale nur mit größter Vorsicht verwertet werden. PRYTEK untersuchte 38 Krebse der Haut und der angrenzenden Schleimhäute auf ihren Plasmazellengehalt, konnte jedoch zwischen diesem und der Wachstumsenergie der Carcinome gar keine regelmäßigen Beziehungen feststellen.

Die Lymphocyten des Stromas können auch zwischen die Krebszellen eindringen und dieselben voneinander trennen oder sie in ihrer Verbindung lockern. Häufiger sehen wir aber das Krebsparenchym durch Leukocyten überschwemmt, namentlich in den Fällen, wo nach Ulceration eine sekundäre Infektion stattgefunden hat. Es entstehen dann kleine Eiterhöhlen, welche sowohl das Epithel wie das Bindegewebe zerstören und das Weiterschreiten der Ulceration begünstigen.

Mastzellen und eosinophile Zellen finden sich in wechselnder Zahl im Bindegewebe des Stachelzellenkrebses.

Die Neubildung der faserigen Elemente des Stromas ist, mit Ausnahme ganz spezieller Verhältnisse, viel geringer als die der zelligen und ist beim papillären und sog. scirrhösen Krebs am bedeutendsten. Beim ersteren erleidet das papilläre und subpapilläre Gewebe erst eine bedeutende Dehnung, später, besonders bei Ulcerationen, durch entzündliche Reize auch eine Zunahme in der Form eines Granulationsgewebes. In diesem vollzieht sich eine Neubildung von feinen Fasern. Beim Scirrhus bedingt gerade die derbe dickfaserige Beschaffenheit des neuentstandenen Bindegewebes den speziellen Charakter. Zwischen den Spalten dieses derben Stromas mit dichten Bindegewebsbündeln nehmen die spärlichen Züge des Parenchyms Platz. Nach H. RUBENS-DUVAL bildet die fibrös-sklerotische Hypertrophie des Stromas eine Verteidigungsreaktion des Organismus gegen den Krebs, während HANDLEY dieselbe als eine sekundäre Erscheinung betrachtet, welche die Folge der Degeneration und des Absterbens der Krebszellen ist.

Sonst pflegen die dickeren Bindegewebsbündel der Cutis im Gebiete des Stachelzellenkrebses in feinere Fasern zu zerfallen, und nur außerhalb der Infiltrationszone der Lymphocyten oder der Plasmazellen behalten sie ihren ursprünglichen Charakter. Die Veränderungen im Bindegewebe führen oft im Ausbreitungsgebiet des Stachelzellenkrebses zur Verdrängung und Kompression der Ausführungsgänge der Schweißdrüsen und verursachen eine cystische Erweiterung einzelner Drüsenabschnitte.

Über die Verteilung des feinfaserigen Bindegewebes geben Präparate, welche nach BIELSCHOWSKY-MARESCH inprägniert wurden, am klarsten Aufschluß. Man kann sich an solchen Präparaten überzeugen, daß in der lymphocytären und plasmazelligen Infiltration, die manchmal so dicht ist, daß bei gewöhnlichen Färbungsverfahren überhaupt keine Fasern zu unterscheiden sind, ein feines Netz von wellenförmig verlaufenden Gitterfasern Platz findet, dessen einzelne Ausläufer auch zwischen die Epithelzellen des Krebsparenchyms eindringen (Abb. 10 u. 11). Dieses Verhalten der Gitterfasern haben STUART C. WAY

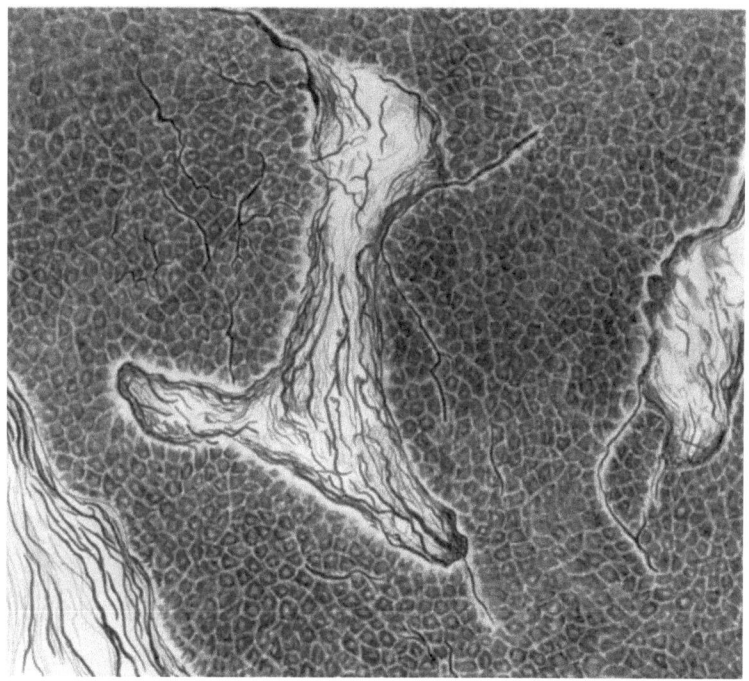

Abb. 10. Gitterfasern in einem ausgebildeten Spinalzellenepitheliom.

und G. H. KLÖVEKORN ebenfalls festgestellt. Die Gitterfasern werden heute von verschiedener Seite als eine Abwehrreaktion der Haut aufgefaßt (HOMMA, ZURHELLE).

Die *elastischen Fasern* sind im Krebsstroma zum größten Teil zugrunde gegangen, oder sie haben in ihrer Form und Beschaffenheit bedeutende Veränderungen erlitten. Nur wenige Reste des früher reichlichen elastischen Gewebes haben sich erhalten und zwar an Stellen, wo das faserige Bindegewebe infolge einer *mäßigeren zelligen Infiltration* ihren ursprünglichen Bau verhältnismäßig am besten behalten hat. Ein zusammenhängendes elastisches Fasersystem ist nirgends mehr erkennbar. Kleinere und größere, oft sehr bizarr geformte Gebilde, spinnenförmige und verfilzte Elastinklumpen oder Bruchstücke von verschieden dicken elastischen Fasern finden sich unregelmäßig im Stroma zerstreut und zwischen die Infiltrationszellen eingeschlossen. An manchen Stellen erscheinen sie mitten im Parenchym, zwischen den Stachelzellen, sogar in der unmittelbaren Nähe von Epithelperlen. Sie sind aber nur passiv dahin gekommen, indem die Epithelzellen sie eng umwachsen haben. Kleinere Bruchstücke können sogar von den Epithelzellen in ihren Protoplasmaleib aufgenommen werden (ZIELER, v. HANSEMANN).

NEUBER hat sich besonders eingehend mit dem Verhalten des elastischen Gewebes im Krebsstroma beschäftigt. Vor ihm haben DU MESNIL DE ROCHEMONT, D. POLLAK, COLLINA, ZIELER, UNNA u. a. Daten zum Verhalten der elastischen Fasern geliefert. Aus allen Untersuchungen geht hervor, daß die elastischen Fasern keine große Widerstandsfähigkeit gegen die entzündlichen Vorgänge im Stroma und gegen das Vordringen des Parenchyms besitzen. Trotzdem ist aber auch eine Regeneration von elastischen Fasern im Krebsstroma zu beobachten, namentlich an Stellen, wo eine Neubildung von Bindegewebe

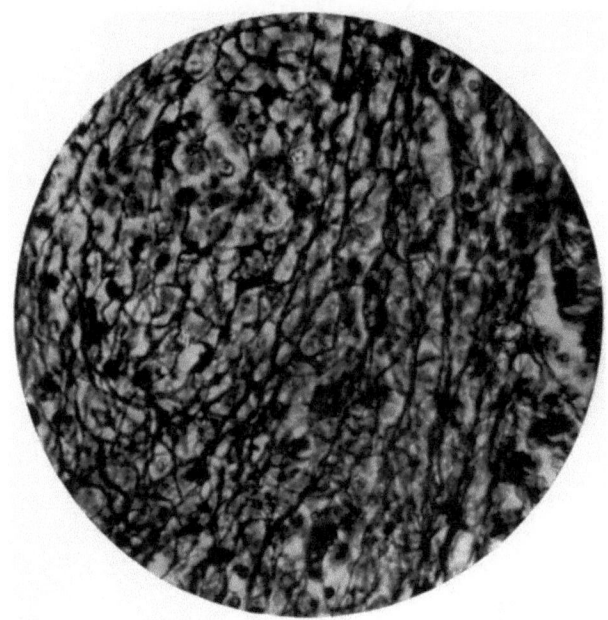

Abb. 11. Gitterfasern. Links im Epithel, rechts im Bindegewebe.

stattfindet. In neuerer Zeit ist BIERICH beim experimentellen Krebs zu interessanten Ergebnissen gelangt. Er fand unter gewissen Verhältnissen eine starke und rasche Zunahme der elastischen Fasern im subepithelialen Bindegewebe. BIERICH meint, daß das ständig zirkulierende Elastin an der Oberfläche indifferenter Bindegewebsfasern niedergeschlagen wird.

Es seien noch jene viel umstrittenen histologischen Bilder an der Grenze zwischen Epithel und Bindegewebe erwähnt, welche die Annahme einer *Metaplasie* der Epithelzellen zu Bindegewebszellen zu rechtfertigen schienen. Seit RETTERER haben eine Reihe von Forschern, HAUSER, KROMPECHER, KROMAYER, MASSON und PEYRON, MENETRIER, BORST u. a. die Möglichkeit der Umwandlung der Epithelzellen in Bindegewebszellen zugegeben. Unterstützt wird diese Ansicht durch die unscharfe Grenze, den allmählichen Übergang von Epithelzellen in Bindegewebszellen ähnliche Elemente. Auch beim Stachelzellenkrebs kommen solche Bilder vor, welche wir schon im Jahre 1903 als reticuliertes Epithel bezeichnet (BECK und KROMPECHER) und DUBREUILH und AUCHÉ *Atrophie stellaire* benannt haben, wo die Stachelzellen ihre Faserung verlieren, mit spärlichen, in die Länge gezogenen Ausläufern aber mit einander in Verbindung geblieben sind. Morphologisch zeigen diese Zellen Übergangsbilder vom Epithel zum Bindegewebe, von welchen sie, da sie an der Stromagrenze auftreten und auch tinktoriell mit den um sie herumliegenden Fibroblasten übereinstimmen, schwer zu unterscheiden sind. BORST hat beim experimentellen Plattenepithelcarcinom eines Kaninchens stellenweise die Grenze zwischen dem Tumorparenchym und dem neugebildeten Stroma, welches die Struktur von embryonalem Gewebe besaß, nicht unterscheiden können. Die peripherischen Zellen der Epithelmassen lösten sich im Stroma auf, ähnlich den Bildern, wie man sie bei Mischgeschwülsten der Speicheldrüsen und des Gaumens sieht. Für diese Geschwülste hat MARCHAND die Möglichkeit einer epithelialen Entstehung des Stromas erwogen. BORST tut dasselbe für diese experimentellen Geschwülste. Die prinzipielle Bedeutung seiner Beobachtung liegt darin, daß hier die Metaplasie nicht in embryonal angelegten Geweben, wie bei den Mischgeschwülsten, sondern nach Abschluß der Embryogenese stattfand.

Die Art und Form der Gefäßversorgung und der *Gefäßverteilung* im Stroma der Stachelzellenkrebse hat schon THIERSCH an Injektionspräparaten studiert. Er hat eine reichliche Gefäßneubildung im Stroma mit dichter Verästelung und komplizierter Schlingenbildung festgestellt, welche aus den präformierten kleinen, stark erweiterten Gefäßen hervorgehen. E. GOLDMANN hat unsere Kenntnisse durch Untersuchungen der Gefäßversorgung an verschiedenen, auch experimentellen Impftumoren bedeutend gefördert. Seine Feststellungen haben für die Geschwulstlehre überhaupt eine große Bedeutung gewonnen. Auch E. GOLDMANN fand eine reichliche Neubildung kleiner Gefäße, welche aber nicht mehr die den betreffenden Organen entsprechende typische Verteilung besitzen, sondern ein äußerst unregelmäßiges, chaotisches Konvolut zeigen. Die höhere *Differenzierung der neugebildeten Gefäße zu Arterien und Venen bleibt aus.* ,,Es ,reguliert' gleichsam das Carcinom selbst die zu seiner Ernährung notwendige Vascularisation." Nach der Annahme GOLDMANNs geht der Gefäßbildungsreiz von den Geschwulstzellen aus, wofür auch die Beobachtungen von EVANS und von CLARKE sprechen, welche die Bedeutung *chemischer Gewebsreize* für die Neubildung von Blut- und Lymphgefäßen bei der embryonalen und postembryonalen Gefäßentwicklung bewiesen haben.

Die Vasa vasorum, sowohl der Venen wie der Arterien, erleiden teils entzündliche Veränderungen, teils werden sie auch neugebildet und können in den Gefäßwänden sogar bis zur Intima vordringen. Diese Verhältnisse können die Fortschleppung der Carcinomzellen, sowie den Einbruch der Geschwulst in die Gefäße bedeutend befördern. Die häufige Nekrose des Krebsparenchyms ist nach E. GOLDMANN nicht die Folge einer schlechten Vascularisation, sie ist nicht der Ausdruck einer ungesunden ,,angioplastischen Reaktion", sondern das Endstadium im Wachstumsverlauf der Neubildung, mit oder nach welcher auch eine Rückbildung der Gefäße stattfindet.

Ist die Oberfläche des Stachelzellenkrebses erodiert oder gar ulceriert, so sind gewöhnlich Zeichen einer sekundären Infektion im mikroskopischen Bild auffindbar. Die oberen Schichten der Geschwulst sind dicht von Leukocyten überschwemmt. Sie bilden stellenweise miliare Abseßchen im Krebsparenchym und beschleunigen den herdweisen Zerfall der Geschwulst. Man sieht dann massenhaft Zell- und Kerntrümmer, geschrumpfte und pyknotische Kerne, welche teilweise im Gewebe Platz nehmen, teils zu Krusten vertrocknen. In diesen Ulcerationsprodukten sind verschiedene Mikroorganismen in großer Anzahl vorhanden, unter ihnen auch zahlreiche Spirochäten mit verschiedener Morphologie. In Nativpräparaten sind manchmal auch protozoische Saprophyten, Flagellaten mit ihren charakteristischen herumschießenden Bewegungen erkennbar. Ätiologisch hat aber diese abwechslungsreiche Flora bzw. Fauna keine Bedeutung.

Zellige und faserige Elemente des Stromas fallen oft verschiedenen *Degenerationen* zum Opfer. Plasmazellen und Fibroblasten schließen manchmal hyaline Kugeln ein, die nach Auflösung des Zelleibes auch frei werden und sich durch ihre größere Affinität zu sauren Farbstoffen kennzeichnen. Sie bilden die bekannten RUSSELschen Körperchen. Die mucinöse Degeneration der Bindegewebsfasern kommt beim Stachelzellenkrebs viel seltener vor, als beim Basalzellenkrebs. Sie kündigt sich durch Rotfärbung bei Anwendung von polychronem Methylenblau an (metachromatische Färbung). Verschiedene Degenerationsformen der kollagenen und elastischen Fasern, welche um- und innerhalb des Stachelzellenkrebses vorkommen, besonders wenn sie am Gesicht ihren Sitz haben (Elazin, Kollazin, Kollastin und Kolloid), entstehen schon lange vor dem Auftreten des Krebses, haben keinerlei Beziehungen zu ihm und sind Witterungs- und Altersveränderungen. Die Massen dieser Degenerationsprodukte werden vom heranwachsenden Krebsparenchym und dem neugebildeten Stroma verdrängt, so daß sie häufiger am Rande und an der Unterlage des Krebses zu finden sind als zwischen den Krebszapfen und Krebsnester.

B. Der Basalzellenkrebs (Carcinoma basocellulare).

Während beim Stachelzellenkrebs infolge der allmählichen, mehr oder minder vollkommenen Ausreifung der Epithelzellen eine reiche Polymorphie der Parenchymzellen besteht, wird der Basalzellenkrebs durch Einförmigkeit seiner Parenchymzellen gekennzeichnet. Der abwechslungslosen Zellmorphologie gegenüber besteht aber eine äußerst große Vielgestaltigkeit in der Architektur der Basalzellenkrebse. Der Formreichtum im mikroskopischen Bild wird durch die abwechslungsreiche Gestaltung des Epithelwachstums und den sekundären Veränderungen im Parenchym und Stroma hervorgerufen.

Die basale Zellage der Epidermis und der Schleimhäute mit geschichtetem Pflasterepithel wird von kubischen, zylindrischen oder ovalen Zellen gebildet, welche einen chromatinreichen ovalen Kern und einen, im Vergleich zu den Stachelzellen nur geringen protoplasmatischen Leib besitzen. Sie sind nach oben mit den Zellen der nächsten Zellage und seitwärts, bzw. ringsherum miteinander mit kurzen Protoplasmaausläufern verbunden. Ihre untere Grenze, welche an das Bindegewebe stößt, ist nicht überall gleich beschaffen und nur bei Anwendung spezieller Färbungsmethoden, besonders scharfer Bindegewebsfärbungen (MALLORY, BIELSCHOWSKY-MARESCH mit VAN GIESON kombiniert) klar zu sehen. Bald erscheint die untere Grenze der Basalzellen scharf, wie abgehackt, mit einer sog. *Basalmembran* gegen das Bindegewebe begrenzt, welches aus einem Filzwerk feinster Bindegewebsfasern besteht, bald feingezackt, oder mit längeren Wurzelfüßchen versehen, die sich in das Bindegewebe allmählich verjüngen und deren feinen Enden sich mit dem feinfaserigen Bindegewebe verfilzen. Die Protoplasmafaserung innerhalb der Zellen ist viel ärmlicher entwickelt und schwerer sichtbar zu machen, als in den oberen Zellschichten. Die Kerne liegen in der Mitte der Zellen. (Nähere Einzelheiten der Strukturverhältnisse siehe im 1. Band dieses Handbuches bei PINKUS: Anatomie der Haut.)

Wenn sich die Basalzellen zu Krebszellen umwandeln und durch rege Proliferation neue Tumorzellen erzeugen, erleiden sie keine solche auffallenden morphologischen Veränderungen, welche sie mit Sicherheit als Krebszellen erkennen ließen. Die Grenze zwischen physiologischem Epithel und zwischen dem mit ihm zusammenhängenden Tumorzellenhaufen erscheint aber trotzdem oft ganz scharf. Diese scharfe Grenze ist jedoch nicht so sehr durch den Unterschied zwichen normalen Basalzellen und Geschwulstzellen bedingt, als vielmehr durch das Abstechen der Geschwulstzellen von den oberen Epithelschichten, welche ihren Stachelzellencharakter bewahrt haben.

Der Basalzellenkrebs wird, ebenso wie der Stachelzellenkrebs, durch eine Akanthose, als histologische Präcancerose eingeleitet, welche sich oft ziemlich weit in der Umgebung ausbreitet. Sie kann sehr beträchtlich sein. Man findet nicht selten unregelmäßig geformte, breite, tiefdringende, plumpe Stachelzellenzapfen, welche an mehreren Stellen schmale Ausläufer in das Bindegewebe senden. Durch diese schmalen, spitzen Ausläufer erscheint der akanthotische Stachelzellenzapfen guirlandartig mit nach unten konkaven Halbkreisen begrenzt. Die Zellen dieser kleinen Fortsätze haben ihre Differenzierungsfähigkeit schon verloren. Damit fängt die Bildung des Basalzellenkrebses an. Ein anderes Mal ist die Akanthose weniger ausgesprochen, hingegen ist eine Atypie der Zellen in den unteren Zellagen, mit großen Unterschieden der Kerngröße und Störung der normalen Anordnung, wie bei den ersten Anfängen des Stachelzellenkrebses, wahrzunehmen. An diese schließt sich die atypische Proliferation der Basalzellen an. Atypie und Unordnung der Zellen ist besonders bei der Bildung jener Basalzellenkrebse zu beobachten, welche aus senilen Keratosen hervorgehen. Die neugebildeten Zellen besitzen im großen und ganzen die morphologischen Eigentümlichkeiten der Basalzellen, nur ist ihr Zelleib noch kleiner, statt der kubischen oder zylindrischen Form wird die ovale oder Spindelform vorherrschen und eine Protoplasmafaserung fehlt vollkommen. Der große

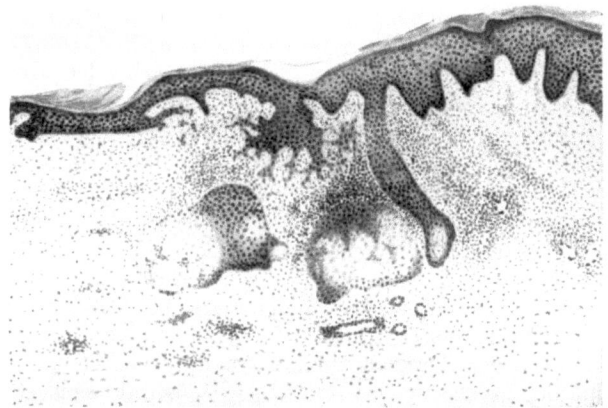

Abb. 12. Carcinoma basocellulare. Beginn der Epitheliombildung.

dunkle Kern wird das hervorstechendste Element der Zelle, während ihr Protoplasma sich zu einem dünnen perinucleären Saum verschmälert. Die Grenzen zwischen den Zellen sind oft schwer, ja selbst überhaupt nicht zu erkennen, die Zellhaufen können den Eindruck eines Synzytiums erwecken. Man wird sich aber fast in allen Fällen überzeugen können, daß das Parenchym aus selbständigen einkernigen Zellen besteht, da man immer Stellen finden wird, wo sich der feste Zusammenhang der Zellen gelockert hat, und feine Spalten und Lücken die einzelnen Zellen umgeben. Es ist charakteristisch für den Basalzellenkrebs, daß die einzelnen Zellen bei Lockerung ihres Zusammenhanges nur durch sehr spärliche dünne Protoplasmafäden miteinander in Verbindung bleiben, während beim Stachelzellenkrebs unter denselben Verhältnissen ziemlich dichtgelegene Zellbrücken die Zellen miteinander verbinden. Die Längsachse der Zellen paßt sich nicht immer der Wachstumsrichtung der verschieden geformten Tumorenmassen an. Beim Beginn der basalzelligen Proliferation lagern sich die Zellen oft sogar horizontal und erst später, bei fortschreitender Proliferation folgt die Längsachse der Welle der allgemeinen Wachstumsrichtung des Tumorgewebes. Es kommt aber auch vor, daß sich einzelne Zellbündel innerhalb der Parenchymstränge kreuzen oder wirbelartig anordnen.

Trotz der großen Einförmigkeit der zelligen Elemente des Basalzellenkrebsparenchyms, ist doch eine gewisse Differenzierung der Zellen zu konstatieren.

Diese besteht darin, daß, sobald die basalzellige Wucherung wohl erkennbare epitheliomatöse Bildungen geliefert hat, die äußerste Zellage der epitheliomatösen Stränge, Nester, Zapfen oder Haufen von den zentral gelegenen Zellen des Parenchyms abweicht. Die Kerne der Zellen dieser äußeren Zellage sind etwas größer und noch chromatinreicher, ihr Plasmaleib ist auch bedeutender und besitzt eine ausgesprochene kubische oder zylindrische Form. Sie sind palisadenförmig angeordnet, stellenweise jedoch durch Einwirkung des Stromas oder durch Veränderungen im Parenchym plattgedrückt. Sie stehen morphologisch den normalen Basalzellen noch näher als diejenigen Zellen, welche sie umschließen. Bei den meisten Basalzellenkrebsen, ohne Rücksicht auf die Wachstumsform (siehe unten), ist diese morphologische Differenzierung zwischen äußerster Zellage und zentraler gelegenem Parenchym mehr oder weniger gut zu erkennen. Es besteht kein Unterschied in der Teilungsfähigkeit der Zellen der Grenzschichte und der inneren Parenchymzellen. In allen Lagen sind Teilungsfiguren nur in mäßiger Zahl anzutreffen, was dem langsamen Wachstum und der relativen Benignität des Basalzellenkrebses entspricht. Übrigens gibt es diesbezüglich gewisse individuelle Abweichungen. Bei rasch wachsenden Formen, z. B. der ,,Forme térébrante" wird man bedeutend mehr Zellteilungen beobachten können, als beim langsam wachsenden, flach vernarbenden Krebs oder dem Ulcus rodens.

Amitotische und multipolare Zellteilungen sind hier viel seltener, wie beim Stachelzellenkrebs. Diese atypischen Formen der Zellteilung kommen in größerer Zahl im Parenchym von klinisch ausgesprochen malignen Geschwülsten vor, doch bilden sie keineswegs ein absolutes Zeichen der Bösartigkeit.

Außer den Unterschieden, welche zwischen der peripher gelegenen Zellage der Krebsstränge und den zentraler gelegenen Zellen besteht, gibt es in manchen Basalzellencarcinomen auch solche Gebilde, welche als das Resultat einer höheren Differenzierung gelten können. Diese kommen nur an vereinzelten Stellen in einem Teil der Basalzellenkrebse vor und sind vollkommen identisch mit den Produkten, welche wir bei den Stachelzellen als Epithelperlen kennen gelernt haben. Sie entstehen durch konzentrische Lagerung der Basalzellen und Verhornung oder parakeratotische Umwandlung der innersten Zellagen. Oft bleibt es nur bei einer konzentrischen Anordnung der Zellen, ein anderes Mal schreitet die Umwandlung weiter. Keratohyalin fehlt meistens, jedoch nicht immer. Horn- und parakeratotische Zellen entstehen hier unmittelbar aus Basalzellen, wie das schon RIBBERT festgestellt hat, ohne Übergang derselben in Stachelzellen.

Das Vorkommen vereinzelter Epithelperlen berechtigt noch nicht, die betreffende Geschwulst als metatypisches (DARIER) gemischtes Epitheliom anzusehen. Nur wenn die Epithelperlen zahlreicher vorkommen und ihr angrenzender Hof aus Stachelzellen besteht, kann man von gemischten Epitheliomen sprechen (s. S. 266).

Viel abwechslungsreicher, als die Morphologie der Zellen, sind, wie schon erwähnt wurde, die *Wachstumsformen* des Basalzellencarcinoms. Die Mannigfaltigkeit der Bilder, welche sie hervorbringen, ist oft schwer zu beschreiben, trotzdem kann man aber gewisse Typen der Wachstumsformen feststellen, deren Grenzen sehr verwischt sind, und innerhalb deren sehr verschiedene Parenchymformationen vorkommen.

,,Die Form und die Begrenzung dieser Gebilde ist sehr verschieden. Bald entstehen *Nester* oder *Alveolen*, bald *Zapfen*, *Stränge* oder *Bänder*, und je nachdem diese Gebilde *zierlich klein* oder *umfangreich plump* erscheinen und *isoliert* bleiben oder miteinander in Verbindung treten, bekommen wir sehr verschiedenartige histologische Bilder zu Gesicht. Die Begrenzung der Zapfen und Stränge ist besonders in den Fällen, wo dieselben *kolbenartig* anschwellen, eine *konvexe*. Bilden sich im Verlauf solcher Kolben mehrere seitliche Auswüchse, so nehmen sie *knorrige* Formen an. Erscheinen die Zapfen und Stränge mehr zugespitzt, so lassen sie *gerade* oder *konkave* Begrenzungsflächen erkennen. Durch Verzweigung solcher gerader oder konkaver *keilförmiger* Gebilde entstehen hirschgeweihartige Gebilde. Je gleichmäßiger die Dicke der Stränge und Zapfen ist, um so mehr verschmelzen sie miteinander zu netz- oder gitterförmigen Gebilden." In einer seiner letzten Arbeiten hat KROMPECHER die Mannigfaltigkeit der histologischen Bilder mit diesen kurzen Sätzen treffend geschildert und erklärt. Auf diese Wachstumsarten und Möglichkeiten lassen sich schließlich in der Tat alle die bizarren Formationen zurückführen. Die Hauptrolle in der Formbildung kommt zweifellos dem Parenchym zu, welches das Bindegewebe verdrängt, oder in präformierte Räume oder Spalten des Bindegewebes hineinwuchert und sich dort, je nach ihren, dem Parenchym innewohnenden formativen Eigenschaften, ausbreitet. Das Stroma besteht aber nicht nur aus dem ursprünglichen Bindegewebe der Haut bzw. der Schleimhäute, sondern auch aus neugebildeten Elementen. Diese scheinen, wenngleich nur in zweiter Linie, auch einen gewissen Einfluß auf die Formbildung des Parenchyms auszuüben. Das neugebildete Bindegewebe mit seinen zarten Gefäßsprossen dringt in das Parenchym ein und höhlt sich schmale Gänge oder breitere Ausbuchtungen.

Im großen und ganzen halten wir uns an die KROMPECHERsche Einteilung der Basalzellenkrebse und unterscheiden mit ihm einen *soliden Typ* und einen *adenoiden Typ* (Carcinoma basocellulare solidum et adenoides). Die anderen KROMPECHERschen Typen, namentlich das *Carcinoma basocellulare hyalinicum, cysticum* und *myxomatosum* verdanken ihre Einteilung und ihre Benennung anderen Gesichtspunkten, wie die zwei ersteren. Sie wurden nach den degenerativen Veränderungen, welche bei ihnen das mikroskopische Bild beherrschen, benannt. Bezüglich des Cacrinoma basocellulare hyalinicum verweisen wir auf das Kapitel über das Cylindrom (s. S. 462), während Veränderungen, welche die beiden letzteren kennzeichnen, bei der Beschreibung der verschiedenen Degenerationsformen des Parenchyms und des Bindegewebes eine Erwähnung finden werden.

Der *solide Typ* verdankt seine Benennung den großen plumpen Parenchymmassen, welche dem mikroskopischen Bild ein charakteristisches Gepräge verleihen. Das Stroma ist nur durch dünne Bindegewebszüge vertreten. Aus dem physiologischen Epithel sproßt der solide Typ am häufigsten auf breiter Basis, aus einer ausgedehnten Fläche hervor und dringt als dicker Wulst, welcher das Bindegewebe verdrängt, in die Tiefe. Seltener fängt die Epitheliombildung mit dünneren Strängen an, die aus mehreren, oft sehr vielen benachbarten Punkten der Basalzellenlage hervorgehen, dann miteinander in Verbindung treten, ein grobes Reticulum bilden und erst in den tieferen Schichten der Cutis oder des subcutanen Bindegewebes zu einer Geschwulstmasse zusammenfließen, welche nur noch ein äußerst spärliches Stroma einschließt. Es kommt aber auch vor, daß der Zusammenhang der Geschwulstmassen mit dem Deck- oder Follikelepithel nicht festzustellen ist. Die Parenchymwülste und Stränge berühren zwar die untere Epidermislage, bei genauer Beobachtung und entsprechender Vergrößerung wird es aber klar, daß sie doch noch von ganz zarten Bindegewebszügen voneinander getrennt sind. Selbst eine sekundäre Verschmelzung der aus den tieferen Lagen an die Oberfläche heranwachsenden Geschwulstzellen mit dem Deckepithel ist von Vielen angenommen. Allerdings kann es oft sehr schwierig zu entscheiden sein, ob man einer sekundären Verwachsung oder einem primären Ausgang gegenübersteht. Diese Bilder waren es, welche BORRMANN zur Annahme veranlaßten, daß diese Carcinomformen immer aus versprengten Keimen des Coriums entstehen und aus diesem Grunde besser Coriumcarcinome benannt werden — eine Annahme, dessen Verallgemeinerung schon früh ziemlich einstimmig abgelehnt wurde (KROMPECHER, PETERSEN, CLAIRMONT, KYRLE, DARIER u. a.).

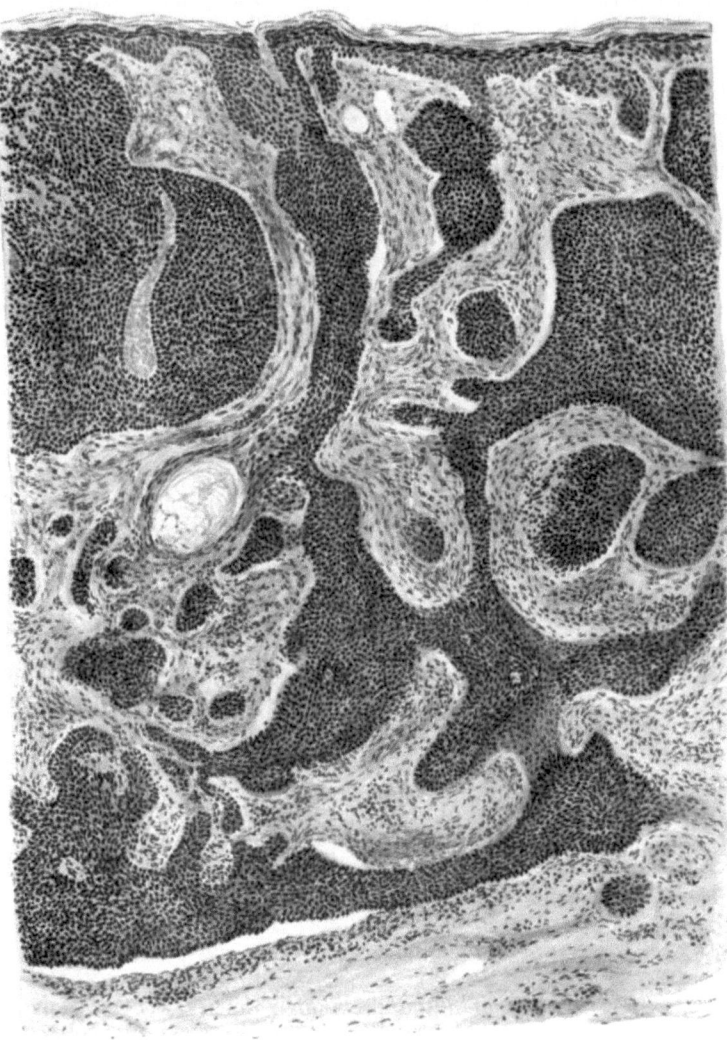

Abb. 13. Carcinoma basocellulare. (♂, 41jähr., Wange.) Übersichtsbild, vorwiegend solide Wachstumsform. O 77 : 1; R 77 : 1. Typisch. (Aus GANS: Histologie II.)

Aus den kompakten Parenchymmassen entspringen oft kolbige Auswüchse, wodurch ein knorrig (KROMPECHER) verzweigtes Bild entsteht; oder es gehen feine Ausläufer mit zahlreichen Verzweigungen von ihnen aus, welche diesem Teil des Parenchyms ein hirschgeweihartiges Aussehen verleihen. Wenn sich diese feinen Ausläufer zu einem mehr oder weniger engmaschigen Netz ausbilden, entsteht die Form, welche ihrer zierlichen Zeichnung entsprechend als *spitzentuchartiger* Typ bezeichnet wurde (BECK und KROMPECHER).

Der solide Typ des Basalzellencarcinoms wird nicht immer von so massiven Parenchymmengen gebildet. Oft sind nur dickere Zapfen, Kolben oder breitere Stränge sichtbar, welche an ihrer Peripherie sich in ähnliche Bilder auflösen, wie oben geschildert wurde. Immer überwiegt aber das Parenchym über das Stroma. Diese Formen entsprechen dem walzenförmigen Typ UNNAs.

Wenn das Geschwulstparenchym in der Form von mehrfach gefalteten dünnen Zügen, gewundenen schlanken Strängen oder reich gelappten, wenn auch dickeren Strängen in das Bindegewebe hineinwächst und nicht mehr den Eindruck solider Massen, sondern drüsenartiger Gebilde erweckt, entsteht der *adenoide Typ* des Basalzellenkrebses. Dieser erscheint in ebenso abwechslungsreichen Formen wie der erstere.

Die Benennungen „drüsenartiger Oberflächenkrebs", wie KROMPECHER früher die Basalzellenkrebse bezeichnete oder RIBBERTs „hornfreier adenogener Hautkrebs" beweisen zur Genüge, daß die Forscher den drüsenartigen Bau dieser

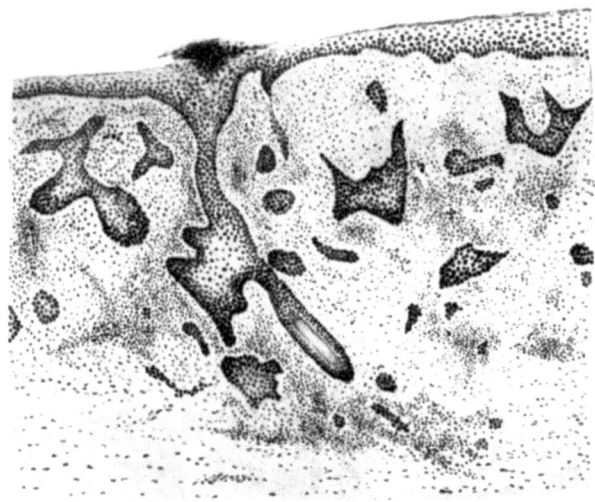

Abb. 14. Subpalpebrales Basalzellencarcinom mit Teilnahme des Follikels.

Epitheliome für ihre hervorstechendste und charakteristischste Eigenschaft gehalten haben. *Der adenoide Typ des Basalzellencarcinoms kommt ausschließlich an denjenigen Pflasterepitheloberflächen vor, welche normalerweise Drüsen einschließen* (KROMPECHER). KYRLE betont besonders nachdrücklich, daß die Fähigkeit drüsenartige Gebilde hervorzubringen in der vielseitigen Anlage der Basalzellen ihre Erklärung findet. Die Basalzellen bilden im embryonalen Leben nicht nur die Matrix für das Deckepithel, sondern auch für die Follikel, Talg- und Schweißdrüsen. Unter gewissen Verhältnissen behalten sie diese Rolle selbst im postfetalen Leben (RICKER und SCHWALB, KYRLE, PLANNER) und produzieren normale oder verkümmerte Haarfollikel und Drüsen. Ähnlich können sich die Basalzellen verhalten, wenn durch ihre Proliferation Tumoren entstehen. Doch wird aus diesem Bestreben immer nur eine mehr oder weniger ausgesprochene morphologische, nie aber eine funktionelle Ähnlichkeit resultieren. Der drüsenartige Bau des Parenchyms wird durch verschiedene Degenerationsvorgänge im Innern der Züge und Stränge, durch Bildung schlauchförmiger oder cystischer Hohlräume noch erhöht. Eine Differenzierung zu peripherischen zylindrischen und zentralen spindelförmigen oder ovalen Zellformen besteht auch beim adenoiden Typ; nur bei den sehr dünnen, wenige Zellreihen einschließenden Parenchymzügen kommt dieser Unterschied nicht zum Ausdruck.

Die ersten Anfänge des adenoiden Typs sind ebenfalls multizentrisch. Ein direkter Zusammenhang mit dem Deckepithel oder den Haarfollikeln ist häufig festzustellen, wenn nicht gerade die Oberfläche der Ausgangsstellen erodiert oder gar tiefer exulceriert ist. Beim typischen Ulcus rodens findet man häufig genug jene adenoide Wachstumsform, welche dem UNNAschen styloiden Typus entspricht und durch sehr dünne Epithelzüge, die nicht selten Schweißdrüsenausführungsgängen sehr ähnlich sind, charakterisiert ist. Doch ist die Architektur des Ulcus rodens nicht so einförmig, wie UNNA angegeben hat; es kann auch von wulstigen, eher dem soliden Typ entsprechenden Parenchymmassen gebildet sein.

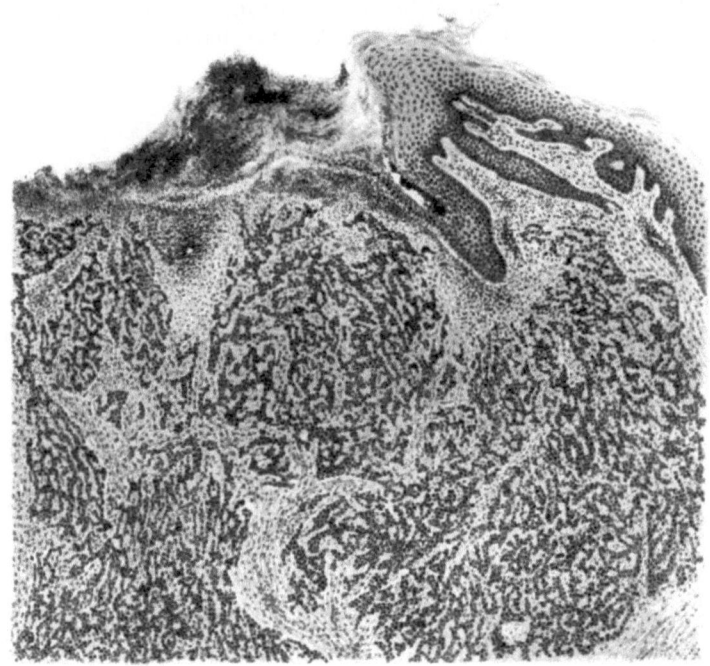

Abb. 15. Carcinoma basocellulare. Fein retikuliertes Wachstum, sog. „Spitzentuchform"

Übrigens kann die Formation des Parenchyms und die Kombination der verschiedenen Typen so abwechslungsreich sein, daß man sich nur durch eingehende Beschreibung aller Einzelheiten ein klares Bild machen kann, welches mit der einfachen Bezeichnung des Haupttypes nicht auszudrücken ist. Außer den verhältnismäßig selteneren schlauchförmigen Bildern begegnen wir vielfach gefalteten, gelappten, grob oder fein retikulierten „spitzentuchartigen", guirlanden- oder rankenförmigen Bildern. Sie können sich mit dem plumpen, soliden Typ im verschiedensten Verhältnis kombinieren, wobei bald in den oberflächlicheren, bald in den tieferen Lagen der eine oder andere Typ vorherrscht. Dazu kommen noch die bizarren Formen der Höhlen und Schlauchbildungen, ausnahmsweise vereinzelte Epithelperlen, welche selbst in sehr dünnen Strängen vorkommen und diese stellenweise ausbuchten können, kurz es können primäre Wachstumsformen und sekundäre Veränderungen im Parenchym und im Stroma die kompliziertesten Bilder hervorrufen. Sie haben weder für das klinische Bild noch für den Verlauf irgendeine besondere Bedeutung. In selteneren Fällen erreicht die Cystenbildung eine auch klinisch erkennbare Größe (FRIBOËS u. a.).

Bei allen Wachstumsformen finden wir die epitheliomatösen Wucherungen ziemlich scharf begrenzt, ein infiltratives Wachstum in das Bindegewebe mit unscharfer Begrenzung des Epithelioms nach unten oder nach den Seiten, wie beim Stachelzellenkrebs, ist nur sehr selten zu beobachten. Bei jungen Basalzellenkrebsen bilden nicht selten stärker ausgebildete Follikel ihre seitliche Begrenzung. (Siehe auch GANS, Histologie, Bd. II, Abb. 164.)

Auf eine andere interessante Form der Entwicklung von Basalzellencarcinomen hat JADASSOHN hingewiesen. Sie besteht darin, daß die Epitheliombildung nicht mit dem Eindringen atypisch wuchernder Basalzellen in das Bindegewebe beginnt, sondern daß *innerhalb* der Epidermis, zwischen den großen hellen Stachelzellen scharf abgegrenzte Herde von kleinen dunkelkernigen Basalzellen auftreten, die schon als echte Krebszellen aufzufassen sind und bei ihrer weiteren Entwicklung aus ihrem ursprünglichen Rahmen, aus der Epidermis

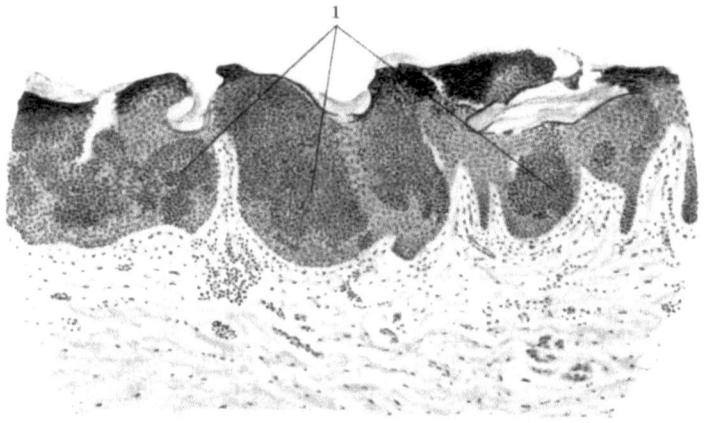

Abb. 16. Intraepidermale Entwicklung eines Basalzellencarcinoms. Bei 1: Intraepidermale Basaliomherde. (Sammlung JADASSOHN.)

heraustreten und in die Cutis hineinwachsen. Die *intraepidermale* Entwicklung der Basalzellenkrebse, wie JADASSOHN diese Wachstumsform bezeichnet, beginnt ebenfalls multizentrisch. In einem Falle MONTGOMERYS zeigte das histologische Bild außer Basalzellenherden auch Stachelzellencarcinome und Carcinomeherde von gemischtem Typ. Nach BORST soll eine intraepidermale Ausbreitung und Weiterentwicklung des Krebses das multizentrische Wachstum vortäuschen können (siehe auch Rumpfepitheliom, S. 379).

Intracelluläres *Glykogen* enthält auch der Basalzellenkrebs in beträchtlicher Menge. Es ist nicht gleichmäßig, sondern oft inselförmig verteilt; ein anderes Mal enthalten nur die peripheren Zellagen der Krebsmassen Glykogen. Beim körnigcystischen Zerfall von Krebsparenchym findet man in den die Cysten umgebenden Zellen niemals Glykogen, während die entfernter liegenden ziemlich glykogenreich sein können.

Das *Pigment* kann sowohl in den baso- wie in den spinocellulären Carcinomen zuweilen vermehrt sein. Diese Pigmentanomalien fanden erst in den letzteren Jahren eine größere Aufmerksamkeit. Aus der älteren Literatur stammen bloß zwei Beobachtungen: eine von KREIBICH (1901) und eine von POLITZER (1905). Erst 1926 erschien die nächste Arbeit von CAUDIÈRE, welche sich mit dem Vorkommen des Pigments sowohl beim Basal- wie beim Stachelzellencarcinom eingehender beschäftigt. Im darauffolgenden Jahre publizierte dann B. BLOCH eine genaue klinische und histologische Beschreibung der pigmentierten Epitheliome, welche er *melanotische, benigne Hautepitheliome* nannte.

Die interessante Beobachtung BLOCHS bezieht sich auf drei ältere Männer, bei welchen am Rumpf bzw. an der Stirn im Verlauf von einigen Jahren anscheinend gutartige Epitheliome auftraten, an welchen das auffallendste Symptom die dunkle, an Melanome erinnernde braune bzw. bläulich-braune Färbung war. Im 1. Falle handelte es sich um erbsen- bis bohnengroße, circinär angeordnete Papeln mit papillärer, von einer dünnen Kruste bedeckter Oberfläche, welche an der linken lateralen Thoraxseite einen halbhandtellergroßen Herd, mit zentraler Atrophie, bildeten; im 2. Falle um einen etwa 12 mm im Durchmesser haltenden, knopfförmig hervorragenden, leicht papillären Tumor unterhalb des rechten Rippenwinkels, im 3. Falle um einen ähnlichen an der Stirne. Histologisch zeigte der 1. Fall parallel verlaufende epitheliale Zapfen und Leisten, welche von der Cutis scharf getrennt sind. Diese bestehen hauptsächlich aus Basalzellen, deren Gefüge stellenweise von spinalzelligen Herden unterbrochen ist; der Tumor entspricht also dem DARIERschen épthéliome pavimenteux mixte (s. S. 267). Außer diesen beiden Zelltypen waren noch in großer Zahl pigmentierte Dendritenzellen zu beobachten, welche in diffuser Weise über die Epithelleisten zerstreut sind und mit ihren langen, zierlichen Ausläufern ein spitzenartiges Geflecht bilden. Wir haben es hier also eigentlich mit einem Hautepitheliom mit dreifach gemischtem Zelltypus zu tun. Im Bindegewebe war ebenfalls reichlich Pigment vorhanden, teils frei, teils in den Chromatophoren, Endothelien und im Lumen der Papillargefäße. Im 2. Falle lag ein Basalzellenepitheliom mit lappigem Bau vor, es fehlten jedoch die Dendritenzellen, das Pigment fand sich vielmehr nur in den Geschwulstzellen. Dasselbe Bild bot auch der 3. Fall, nur war hier reichlich Chromatophorenpigment vorhanden. Ein weiterer Fall (melanotischer Tumor an einem Augenlid) wurde nur histologisch untersucht; er erwies sich mit dem 2. Fall identisch.

Wie aus obiger kurzen Beschreibung ersichtlich ist, haben diese melanotischen Epitheliome nur die Färbung mit den naevogenen Melanomen gemeinsam, klinisch und histologisch zeigen sie dagegen ein vollkommen abweichendes Bild; vor allem fehlt ihnen die gefürchtete Bösartigkeit der Naevocarcinome.

Die degenerativen Vorgänge im Parenchym betreffen entweder vereinzelte Zellen oder Zellgruppen. Sowohl beim soliden wie beim adenoiden Typ treten die herdförmigen Degenerationen häufiger im zentralen Teil der Epithelformationen auf, während einzelne Zellen auch an der Peripherie den degenerativen Veränderungen zum Opfer fallen können. Allem Anschein nach sind es nicht immer die schlechteren Ernährungsverhältnisse, welche zur Degeneration und Nekrose der vom Stroma entfernter gelegenen Epithelzellen führen, denn man kann oft in sehr massigen Basalzellenepitheliomen von ausgesprochenem soliden Typus und mit spärlichem blutgefäßführenden Stroma selbst im zentralsten Teil des Parenchyms keine Zeichen von Zelldegeneration beobachten, während ein anderes Mal in schmalen adenoiden Strängen mit reichlichem Stroma ziemlich ausgebreitete Degenerationsherde zu finden sind. Der Zelluntergang ist, wie GOLDMANN darauf hingewiesen hat, eine Alterserscheinung und nicht oder nicht immer die Folge eines Ernährungsmangels der Zellen.

Die häufigste regressive Veränderung fängt mit einer Aufblähung der Zellen und Lockerung ihres Zusammenhanges an. Die Zellen runden sich ab, ihr Protoplasmaleib erscheint bedeutend vergrößert und aufgehellt, ihr Kern schrumpft zusammen, bekommt eine unregelmäßige, oft eckige Form und während das aufgedunsene, wie hydropisch aussehende Protoplasma die sauren Farbstoffe kaum mehr annimmt, färbt sich der Kern mit basischen Farbstoffen noch intensiver als sonst und ganz homogen. Bald löst sich der Plasmaleib der Zellen zu einer feingekörnten Detritusmasse auf, in welcher zersplitterte Kernreste als dunkle, ungleiche Körnchen herumliegen. In dieser Weise bilden sich verschieden große Cysten von rundlicher, ovaler oder unregelmäßiger Gestalt, die nicht selten das ganze mikroskopische Bild beherrschen. KRAINZ führt die Cystenbildung auf eine sekretorische Funktion der Epithelzellen zurück, nach Art der Drüsenzellen; die degenerativen Vorgänge sollen erst sekundär nach der Sekretansammlung in den benachbarten Zellen einsetzen.

Hyaline (kolloide?) Entartung der Zellen kommt hier seltener vor, wie beim Stachelzellenkrebs, kann aber auch beim Basalzellenkrebs zum Mittelpunkt von Epithelperlen werden.

Noch seltener treten inmitten der Epithelnester Zellveränderungen auf, welche die Form der Talg- oder Xanthomzellen nachahmen. In diesem Falle wandeln sich die Basalzellen zu großen, runden, blasenförmigen Zellen um, mit charakteristischer wabenförmiger Struktur und geschrumpftem dunklen Kern. KROMPECHER unterscheidet zwischen der „Differenzierung" der Basalzellen zu Talgdrüsen und ihrer Umwandlung zu lipoiden Pseudoxanthomzellen, gibt aber zu, daß vielfach Übergangsformen zu beobachten sind, welche eine scharfe Trennung der beiden Zellarten nicht ermöglichen. Nach unseren Erfahrungen gehören diese Veränderungen zu demselben Degenerationstyp, eine Auseinanderhaltung von zwei Formen erscheint gekünstelt. Diese lipoid degenerierten Zellen können bei demselben Falle bald vereinzelt, häufiger aber in kleineren oder größeren Gruppen auftreten und schließlich auch zu ausgebreiteter Cystenbildung Anlaß geben. In den Hohlräumen dieser Cysten findet man außer zahlreichen aufgeblähten lipoiden Zellen auch eine beträchtliche Menge von abgestorbenen, kernlosen, teils auch zerfallenen Zellen, als Ausdruck einer einfachen Zellnekrose.

Das Stroma der Basalzellenkrebse unterscheidet sich nicht wesentlich von demjenigen der Stachelzellenkrebse. Es besteht teils aus dem präformierten cutanen und subcutanen, teils aus neugebildetem feinfaserigen und fibroblastreichen Bindegewebe. Der Zellreichtum des Stromas, sein Infiltrationsgrad und die regressiven Veränderungen seiner zelligen und faserigen Elemente sind, wie beim Stachelzellenkrebs, je nach den einzelnen Fällen verschieden, trotzdem können wir aber auf gewisse Eigentümlichkeiten des Basalzellenkrebsstromas hinweisen. In vielen Fällen von nicht ulcerierten und der Regel nach langsam wachsenden Basalzellenkrebsen ist die zellige Infiltration im Bindegewebe äußerst gering, viel geringer, als wir das im Durchschnitt beim Stachelzellenkrebs zu sehen gewohnt sind. Es überwiegen die faserigen und fixen zelligen Elemente nicht nur im ursprünglichen, sondern auch im neugebildeten Stroma. Das eigentliche Stroma, welches sich *zwischen* den verschieden geformten Parenchymmassen ausbreitet, ist überhaupt nur selten Sitz einer reichlicheren Infiltration; man findet dort höchstens nur kleinere Gruppen von Plasmazellen oder Lymphocyten. Eine ausgiebigere Infiltration tritt gelegentlich nicht im eigentlichen Stroma, sondern im *Carcinombett* auf, in jenem Teil des Bindegewebes, welches die Unterlage für den Tumor bildet. Selbst hier findet man zumeist keine kontinuierliche Infiltrationszone, sondern nur einzelne Züge und Haufen von Plasmazellen. Menge und Ausbreitung des Infiltrates ist unabhängig von der Masse des Parenchyms und vom Typ seiner Ausbreitung.

Aus der mehr oder weniger großen Ausbreitung des Infiltrats darf man beim Basalzellenkrebs keinen Schluß auf seinen Malignitätsgrad oder auf seine Wachstumsgeschwindigkeit ziehen. Wenn auch die perivaskuläre Infiltration als eine Abwehrreaktion der Nachbargewebe oder des Organismus aufgefaßt werden darf, beweisen doch mikroskopische Untersuchungen und klinische Beobachtungen, daß die fast reaktionslosen Epitheliome ebensowenig bösartig sind und ebenso langsam wachsen können, wie solche mit bedeutender Infiltration.

Die klinisch verschiedenen Formen, wie flache und vegetierende Basalzellenkrebse, unterscheiden sich bezüglich ihres Stromas nur insofern, als bei letzteren eine regere und früh einsetzende Bindegewebsneubildung vor sich geht. Bezüglich des Zellreichtums und der Ausbreitung des Infiltrates ist der eine wie der andere Typ bald mehr zellarm, bald mehr zellreich.

Das häufigste Element der Stromainfiltrate bilden die *Plasmazellen*. Sie liegen entweder mehr zerstreut zwischen den Maschen des faserigen Bindegewebes oder dichtgedrängt nebeneinander. Im letzteren Falle ist zwischen ihnen mit dem BIELSCHOWSKY-MARESCHschen Imprägnationsverfahren so, wie beim Stachelzellenkrebs, ein schön ausgebildetes feines Gitterfasernetzsystem sichtbar zu machen. Je reicher und dichter das Plasmazelleninfiltrat, um so reichlicher ist die Gitterfaserbildung. Dieses Verhältnis zwischen Plasmazelleninfiltrat und Gitterfasern hat SENIN beim Studium verschiedener entzündlicher Dermatosen ebenfalls feststellen können. Mit den Plasmazellen sind oft lymphocytäre Elemente vermischt. Letztere sind auch in selbständigen Haufen zu finden. Eine dichtere Anhäufung von lympho- und leukocytären Elementen finden wir nur bei ulcerierten Epitheliomen, als Ausdruck einer Reaktion nach sekundären Infektionen. In solchen Fällen breitet sich die Infiltration unmittelbar unter der Geschwürsfläche aus.

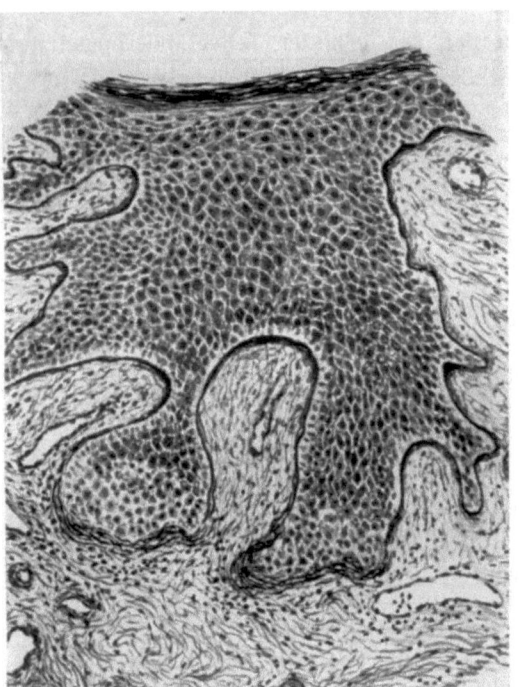

Abb. 17. Verhalten der Basalmembran und Gitterfasern beim Basalzellencarcinom zu Beginn der atypischen Wucherung. Imprägnation nach BIELSCHOWSKY-MARESCH.

Riesenzellen kommen im Stroma der Basalzellenkrebse viel seltener vor, als im Stroma der Stachelzellenkrebse. Sie bilden sich in der Nähe von abgestorbenen, nekrotischen Epithelien und verrichten auch beim Basalzellenkrebs die Funktion der Fremdkörperriesenzellen. Außer den echten Riesenzellen begegnet man gelegentlich großen mehrkernigen Plasmazellen. Mastzellen kommen sowohl im infiltratfreien faserigen Bindegewebe, wie zwischen den Infiltrationszellen vereinzelt vor.

Bei den meisten Basalzellencarcinomen fällt es auf, daß die Beziehungen zwischen Parenchym und Stroma nicht so innig sind, wie beim Stachelzellenkrebs. Der Zusammenhang zwischen dem Bindegewebe und den epithelialen Massen ist ein ziemlich lockerer; bei Anwendung der üblichen Fixierungs- und Härtungsmethoden, besonders bei Alkoholfixierung in aufsteigender Konzentration, finden wir das Stroma von den Epithelhaufen fast immer retrahiert. Es bilden sich zwischen den beiden breite Hohlräume als Beweis, daß das Stroma und Parenchym auch in vivo nicht besonders fest vereinigt sind. Dieser Unterschied im Verhältnis von Stroma und Parenchym beim Basalzellen- und Stachelzellenkrebs kommt auch in den nach BIELSCHOWSKY-MARESCH imprägnierten Präparaten zum Ausdruck. Die Gitterfaserfärbung zeigt uns, daß beim Stachelzellenkrebs ein Geflecht von feinen Bindegewebsfibrillen sich dicht an die Epitheliomnester nach Art einer Basalmembran anschmiegt, aus welcher feine Ausläufer zwischen die Epithelzellen der äußersten Zellreihen des Parenchyms eindringen (siehe auch die Gitterfasern beim Stachelzellenkrebs, S. 251). Bei den meisten Basalzellenkrebsen zeigt die Gitterfaserfärbung andere Verhältnisse. Die feinsten Bindegewebsfasern, welche auch hier die Parenchymgebilde unmittelbar umgeben, sind von denselben losgelöst und besitzen nicht, oder nur sehr vereinzelt und in größeren Abständen jene kleinen fibrillären Ausläufer, welche zwischen die Epithelzellen eindringen und wahrscheinlich eine der Ursachen für das festere Zusammenhalten bilden. Auf dieses abweichende Verhältnis zwischen Bindegewebsstroma und Parenchym beim Stachelzellenkrebs einerseits und beim Basalzellenkrebs andererseits, möchte ich besonderes Gewicht legen. In der Literatur fand ich keine diesbezüglichen Angaben und doch muß dieser auffallende anatomische Unterschied die Folge tiefliegender biologischer Unterschiede sein. An kleinen jungen Epitheliomen treten diese Verhältnisse nicht so klar zu Tage, wie an älteren Tumoren. HOMMA fand, daß die subepitheliale Gitterfaserzone der normalen Epidermis die carcinomatösen Epithelwucherungen ein Stück weit begleitet und erst in den tieferen Abschnitten durchbrochen wird. Beim weiteren Wachstum bilden sich dann neue Gitterfasern um die epithelialen Massen.

Das Stroma der Basalzellenkrebse enthält nur wenig Reste von elastischen Fasern. In dieser Hinsicht verhält sich das bindegewebige Epitheliomgerüst ähnlich wie beim Stachelzellenkrebs. Wir verweisen auf das dort gesagte.

Da die Basalzellenkrebse mit Vorliebe an solchen Hautstellen auftreten, welche besonders häufig senile Veränderungen erleiden (Gesicht), findet man in ihrem Stroma in kleineren oder größeren Herden oft die typischen Umwandlungsprodukte der Altersdegeneration, welche als Kollastin, Kollazin und Elazin bekannt sind. Bemerkenswert ist, daß diese Stellen immer frei von Infiltrationen bleiben. Nach unserem Eindruck treten diese Degenerationsvorgänge unabhängig von der Krebsbildung auf und spielen vielleicht nur die Rolle eines disponierenden Momentes. Andere (NEUBER, GANS) halten es für möglich, daß die Krebsbildung diese Degenerationen begünstigt.

Zellige und faserige Elemente des Stromas können verschiedenen regressiven Veränderungen zum Opfer fallen. Häufig bilden sich in dem Leib einzelner Plasmazellen *hyaline Kugeln,* die sich bei VAN GIESON-Färbung orangerot, bei Hämatoxylin-Eosin-Färbung hellrosa färben. Es kann sich entweder der ganze Protoplasmaleib der Plasmazelle in eine hyaline Kugel oder Scholle umwandeln und ihren geschrumpften Kern behalten, oder es bilden sich innerhalb der Zelle kleine Kügelchen, wodurch eine Maulbeerform entsteht.

Ziemlich häufig ist eine schleimige, *mucinöse Umwandlung* des Stromas (Carcinoma basocellulare myxomatosum, KROMPECHER). Es behält dabei seine feinfaserige Struktur, wenn auch manchmal die Fasern etwas verschwommen erscheinen. Am besten darstellbar ist diese Umwandlung bei Färbung mit polychromem Methylenblau; das mucinöse Bindegewebe färbt sich metachromatisch rot. Diese schleimige Degeneration tritt immer nur in den nicht infiltrierten, feinfaserigen, dünnen Bindegewebssepten auf, welche zwischen den Epitheliommassen liegen. Dickere Bindegewebszüge können an ihrer Peripherie schleimig entarten, während sie in ihren zentralen Teilen die normale Blaufärbung beibehalten. Wenn sich die muzinösen Massen sehr dicht um die Epithelzellen ansammeln und diese vollkommen umschließen, so gehen die Epithelien schließlich zugrunde (GANS).

Hyaline Degeneration des faserigen Bindegewebes in der Form schmaler, homogener Streifen, welche einzelne Parenchymzüge entweder kontinuierlich oder stellenweise umgeben, ist nicht selten zu beobachten. In größeren Mengen tritt es beim *Cylindrom* (Carcinoma basocellulare hyalinicum, KROMPECHER) auf (s. S. 462).

C. Die Hautkrebse mit gemischtem Typ und mit Übergangsepithelien.

Schon KROMPECHER stellte fest, daß es außer den reinen stachelzelligen und reinen basalzelligen Krebsen auch solche gibt, in welchen beide Typen neben-

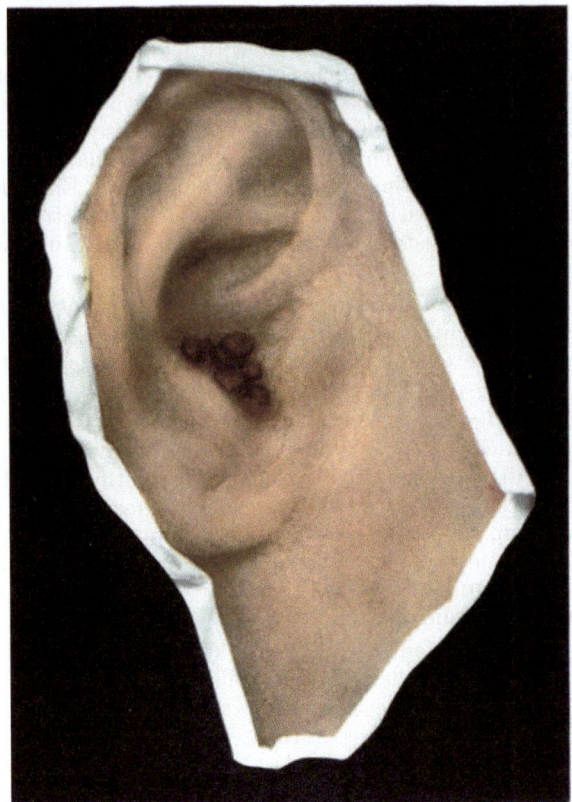

Abb. 18. Metatypisches Epitheliom des äußeren Gehörganges.

einander vorkommen, und solche, in welchen das Parenchym weder aus dem einen, noch aus dem anderen Zelltypus besteht, sondern aus solchen Epithelzellen, welche morphologisch eine Zwischenstufe zwischen typischen Basalzellen und Stachelzellen einnehmen. Die gemischten Formen wurden von KROMPECHER *Carcinoma spinobasocellulare* benannt, die zweite Abart nannte er *Carcinoma cubo- oder globocellulare*.

Eingehendere Untersuchungen über diese gemischten und Übergangsepitheliome verdanken wir DARIER. Während er die Stachelzellenkrebse als *typische*, die Basalzellenkrebse als *atypische* Pflasterepithelzellenkrebse (Épithéliome pavimenteux typique et atypique) bezeichnet, werden die in ihrer epithelialen Struktur von diesen beiden reinen Formen abweichenden Epitheliome als *metatypisch* benannt. DARIER unterscheidet, wie KROMPECHER, zwei Formen, welche er *Épithéliome pavimenteux mixte* und *Épithéliome pavimenteux intermédiaire* — gemischter Plattenepithelkrebs und Übergangsepithelkrebs — nennt. Der letzteren Bezeichnung hat sich schon KROMPECHER bedient. Nach DARRIERS Beobachtungen sollen sie 15% aller Epitheliome ausmachen, unter welchen die gemischten überwiegen. JUON untersuchte 120 Fälle der JADASSOHNschen Klinik und fand die metatypischen Epitheliome ebenfalls mit 15% vertreten; auch in der Verteilung der beiden Varietäten konnte ungefähr dasselbe Verhältnis festgestellt werden. H. MONTGOMERY hat unter 119 Fällen in 16,2% gemischte Carcinome gefunden, welche er basal-squamous-cell Epithelioma nennt und KORBL (zit. nach DARIER) fand die metatypische Form sogar in 24%. Diese Hautkrebse, trotzdem sie klinisch meistens den Charakter von Basalzellenkrebsen besitzen, benehmen sich — ähnlich wie die Stachelzellenkrebse — sowohl den Röngten- wie den Radiumstrahlen gegenüber sehr refraktär. Diese Erfahrung, welche auch durch MONTGOMERY bestärkt wurde, gab eigentlich DARIER den Impuls, die Ursache des radiorefraktären Verhaltens im mikroskopischen Bau dieser basalzellenkrebsähnlichen Tumoren zu suchen. Die Untersuchung ergab in allen Fällen, daß es sich tatsächlich nicht um reine Basalzellenkrebse handelte. Nach MONTGOMERYs Erfahrungen besitzen 60% dieser gemischten Epitheliome den klinischen Charakter von Basalzellenkrebsen, die übrigen täuschen aber das Bild der Stachelzellenkrebse vor. Sie können auch im klinischen Sinne bösartig werden und Metastasen bilden. DARIER und FERRAND sahen in 24 Fällen 1mal, JUON in 17 Fällen 2mal Lymphdrüsenmetastasen; im ersten und in einem der letzteren Fälle wurde die Diagnose auch histologisch verifiziert.

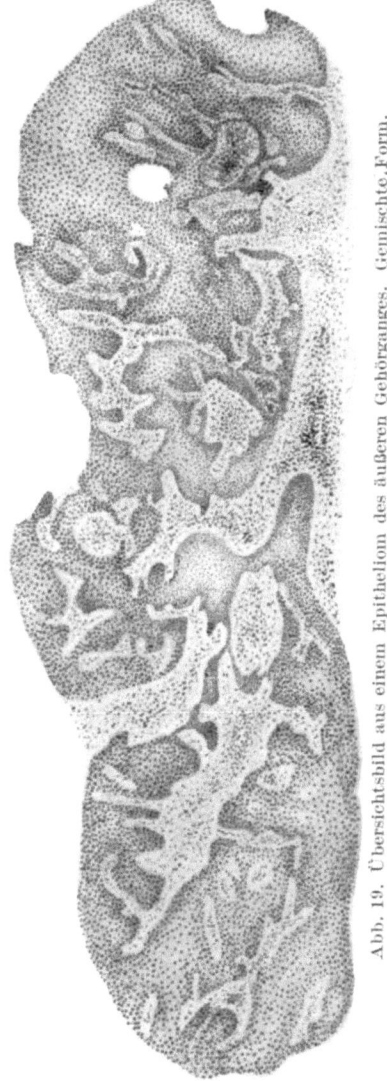

Abb. 19. Übersichtsbild aus einem Epitheliom des äußeren Gehörganges. Gemischte Form.

Die metatypischen Epitheliome können klinisch alle Formen der Basalzellenkrebse nachahmen. Unter 24 Fällen DARIERS waren 14 mehr oder weniger exulcerierte, flache und 10 vegetierende Krebse. In der Hälfte aller Fälle saßen sie an der Nase, wo auch die gewöhnlichen Basalzellentumoren am häufigsten vorkommen.

Für junge Tumoren soll nach DARIER die Bildung wenig hervorragender, bläulicher, etwas transparenter, gelatinöser Läsionen von eigentümlich speckigem Aussehen charakteristisch sein. Diese Formen kommen jedoch nur selten zur

Beobachtung, da sie ziemlich rasch in Carcinome von banalem Aussehen übergehen. In dem Material von JUON befanden sich zwei solche Fälle; in

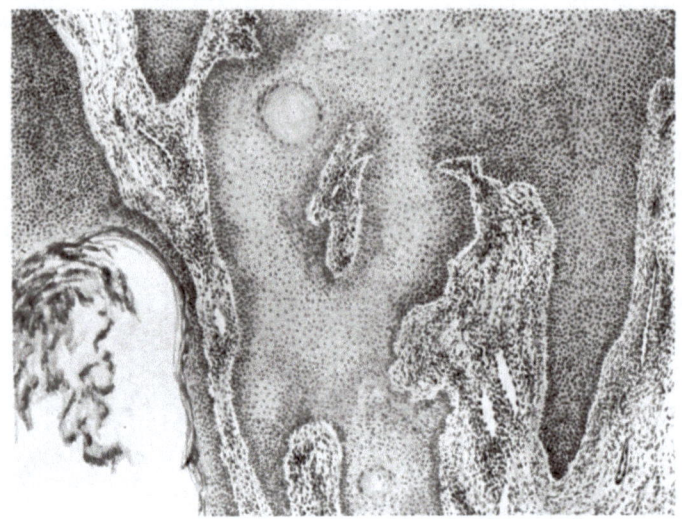

Abb. 20. Spino- und basocelluläre Wucherungen nebeneinander. Detailbild aus Abb. 19.

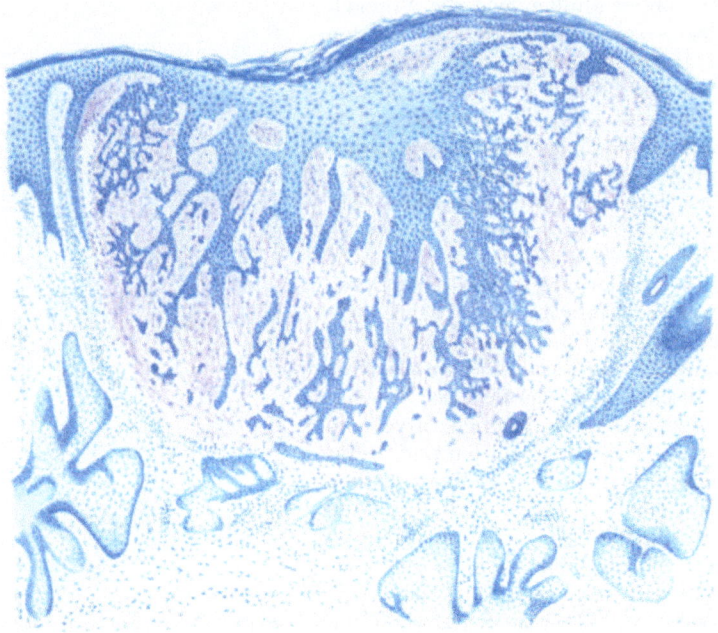

Abb. 21. Kleines Krebsknötchen, welches in den oberflächlichen Schichten Übergangstypus, in den tieferen Schichten Basalzellentypus aufweist. Mucinöse Bindegewebsdegeneration.

einem davon waren auch bläschenartige Bildungen vorhanden, welche durch hydropische Umwandlung der Carcinomzellen und des Stromas zustande kamen.

Die weitaus häufigere Form der metatypischen Epitheliome bildet, wie schon erwähnt wurde, die gemischte. Dicke basalzellige epitheliale Wülste (solider

Typ) oder schmale, gefaltete und verzweigte Stränge (adenoider Typ) enthalten an verschiedenen, oft zahlreichen Stellen Epithelperlen, welche von einem mehrfach geschichteten Ring zumeist in die Länge gezogener spindelförmiger *Stachelzellen* umgeben sind. Die Epithelperlen sind mit denjenigen der Stachelzellenkrebse vollkommen identisch und enthalten um einen homogenen, acidophilen kolloiden oder hyalinen Mittelpunkt entweder konzentrisch geschichtete Horn- oder hyaline Zellen oder parakeratotische Zellen. In beiden Fällen können die Zellen auseinanderfallen und Cysten bilden (Horncysten und parakeratotische Cysten). Nach DARIER soll eigentlich immer nur Parakeratose auftreten, da eine Keratohyalinschicht fehlt. Nach unseren Erfahrungen ist das nicht immer der Fall. Die Epithelperlen sind oft ungleich verteilt, die umgebende Stachel-

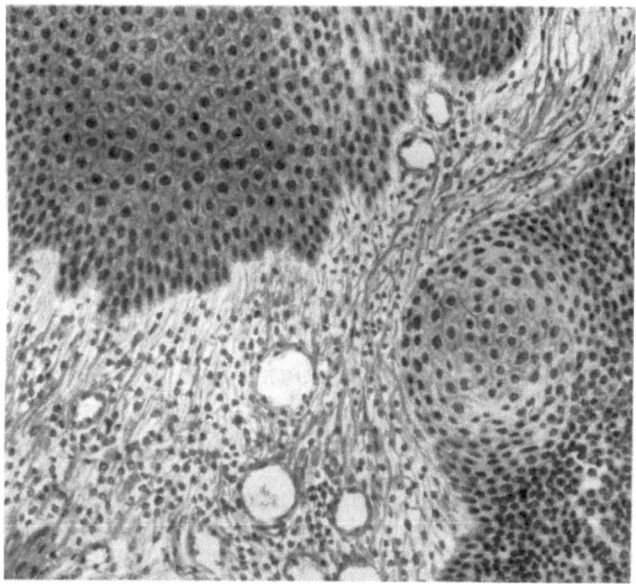

Abb. 22. Detailbild aus Abb. 19. Die helleren Inseln bestehen aus Übergangszellen.

zellenschicht kann eine sehr verschiedene Breite besitzen, so daß gewisse Abschnitte derselben Geschwulst fast den Eindruck eines Stachelzellenkrebses erwecken können, während andere als ein reiner Basalzellenkrebs imponieren. Andere Veränderungen des Tumorparenchyms, wie wir das bei gewöhnlichen Basalzellenkrebsen häufig finden, namentlich körniger Zerfall mit oft beträchtlicher Cystenbildung, ist auch in den gemischten Epitheliomen ein gewöhnlicher Befund.

Bei der zweiten, weniger häufigen Form der metatypischen Epitheliome, den *Übergangskrebsen* (KROMPECHER) sind die morphologischen Eigenschaften der Parenchymzellen wegen der großen Polymorphie der einzelnen Elemente nicht leicht zu beschreiben. DARIER möchte auf einfachste Weise die Zellen so bestimmen, daß sie weder den Typus der Basalzellen, noch den der echten Stachelzellen zeigen. Es sind runde, ovale oder polygonale, bläschenförmige Zellen, die oft mit feinen Ausläufern (Stacheln) miteinander verbunden sind, aber keine typische Epithelfaserung besitzen; ihr Protoplasma ist häufig vakuolisiert. JUON fand in diesen Zellen einen hohen Glykogengehalt. Sie können sich gleichfalls konzentrisch ordnen und Epithelperlen bilden; auch dyskeratotische

Verhornung wurde beobachtet (DARIER und FERRAND, JUON). Während KROMPECHER das Parenchym dieser Übergangskrebse zumeist in plumpen Nestern und Balken geordnet fand, wie beim soliden Typ der Basalzellenkrebse, sah DARIER das Épithéliome métatypique intermédiaire in der Form dünnverzweigter Stränge als ein Geflecht schlanker Epithelzüge. JUON beschreibt bald breite Zellzüge mit unregelmäßigem Verlauf, bald retikuläre Anordnung des Parenchyms.

Ein sehr schönes Beispiel von *metatypischem Epitheliom* bot folgender Fall: bei einer 42jährigen Taglöhnerin saß im rechten äußeren Gehörgang eine haselnußgroße, gelappte, und kurzgestielte Geschwulst (Abb. 18). Sie bestand seit zwei Jahren und wuchs langsam. Ulceration und Entzündungserscheinungen fehlten. Keine regionäre Drüsenschwellung. Die Geschwulst wurde in toto entfernt.

Histologisch ergab sich ein äußerst parenchymreiches Epitheliom von solidem Typ (Abb. 19). Die mächtigen Epithelmassen, die dicken Zapfen mit abgerundeten Konturen bestehen ihrer Hauptmasse nach aus typischen Basalzellen. In diesen dunkelgefärbten Zellmassen fallen rundliche helle Inseln und viele Epithelperlen auf. Erstere bestehen aus Übergangszellen (Abb. 22) mit bläschenförmigem, rundem oder polygonalem Protoplasmakörper und mit einem verhältnismäßig chromatinarmen ovalen Kern, letztere sind entweder Horn- oder parakeratotische Perlen, umgeben von Stachel- oder Übergangszellen (Abb. 20). Die echten Hornperlen besitzen oft auch einen Ring aus keratohyalinhaltigen Zellen. Außerdem schließen die Basalzellenmassen auch Cysten ein, welche nach ihrem Inhalt durch körnigen Zerfall der Zellen entstanden sind.

In diesem Falle fanden wir also beide Formen des metatypischen Epithelioms nebeneinander — ein Befund, welchen auch DARIER erhoben hat.

Ähnliche Strukturverhältnisse zeigt auch ein von JUON kürzlich publizierter Fall. In der JUONschen Arbeit werden noch drei weitere hierhergehörige Fälle (BERNHARD FISCHER, J. L. NICOD, PAUTRIER und G. ARCHAMBAULT) erwähnt.

Die Therapie der Hautepitheliome.

Die erfolgreiche Behandlung der Geschwüste bildete von jeher die wichtigste Aufgabe und das unermüdliche Bestreben sowohl der Chirurgie, wie der anderen klinischen Disziplinen, in neuester Zeit sogar der Laboratoriumsforschung. Es gibt kaum ein Gebiet der Medizin, in welchem so abwechslungsreiche Versuche mit den verschiedensten Mitteln und Methoden gemacht worden sind, wie in der Therapie der Geschwülste im allgemeinen und in der Therapie der Hautepitheliome im besonderen. Die Fortschritte in unseren empirisch-praktischen und theoretischen Kenntnissen über die Wirkungsweise verschiedenster Mittel auf die verschiedenen Gewebe, die Ergebnisse chemotherapeutischer Versuche und die Erkenntnis der Lebensvorgänge und der immunobiologischen Verhältnisse, welche sich im Tumor selbst und im tumorbehafteten Organismus abspielen, wurden in den Dienst der Geschwulsttherapie gestellt. Als Resultat ergab sich eine große Zahl von geistreich ausgedachten und ausgearbeiteten Methoden, welche aber das große Ziel, alle Tumoren unter allen Verhältnissen bedingungslos heilen zu können, noch bei weitem nicht erreichen konnten.

Neben den experimentellen Mäuse- und Rattentumoren bildeten oft gerade die Geschwülste der Haut das Objekt für diese Versuche, weil die Erfolge nirgends so klar vor das Auge treten und nirgends so objektiv zu beurteilen sind, wie am Hautorgan; es gibt sogar Verfahren, dessen Anwendung nur an der Haut möglich ist. Immerhin haben viele dieser Methoden gerade für die Dermatologie praktisch wenig Bedeutung, weil die leichte Zugänglichkeit der sichtbaren und tastbaren Geschwülste jede indirekte Beeinflussung überflüssig macht, so daß eine solche nur bei besonders ausgebreiteten inoperablen und Metastasen bildenden Fällen in Betracht kommt.

Die Auffassung, daß die Krebskrankheit, die Hautepitheliomatose mit inbegriffen, kein bloß lokaler Prozeß sei, sondern der Ausdruck einer allgemeinen

Erkrankung des Organismus mit Veränderungen des Stoffwechsels, der hormonalen Tätigkeit und der chemischen Zusammensetzung der Körpersäfte, hat noch keine allgemeine Therapie der Krebskrankheit gezeigt, welche die entscheidende Wichtigkeit des lokalen Eingriffes auch nur im geringsten verdrängt hätte.

Es gibt keine Methode der Wahl für *alle* Hautepitheliome. Die geeignetste Behandlung wird im Einzelfalle durch Erwägung aller in Betracht kommenden Gesichtspunkte (Ausbreitung, Lokalisation, Tiefenwachstum, Bau und Struktur, Zerfall, sekundäre Infektion usw.) zu bestimmen sein. Es kann auch wünschenswert erscheinen verschiedene Verfahren nacheinander anzuwenden. Die Kombination chirurgischer Eingriffe mit der Strahlentherapie ist sogar eine der häufigsten Methoden geworden. Im Vordergrund aller Behandlungsmethoden steht m. E. immer noch der *chirurgische Eingriff*. Unter welchen Umständen und in welcher Weise derselbe auszuführen ist, hängt von so verschiedenen Bedingungen ab, daß man nur die allgemeinen Prinzipien einer chirurgischen Behandlung angeben kann, während die Einzelheiten der technischen Ausführung je nach der Größe und Lokalisation, der Ausbreitungsart, ob tief oder oberflächlich, je nach dem Grad der Ulceration, der Tendenz zur Spontanvernarbung u. a. m abhängen werden, wobei immer auch die kosmetischen Gesichtspunkte berücksichtigt werden müssen. Man bedient sich entweder des Messers, des scharfen Löffels, oder des Thermo- bzw. Galvanokauters, in neuerer Zeit auch der sog. Kaltkaustik oder Elektrokoagulation. Fast immer wird man mit einer Lokalanästhesie auskommen. Bei ganz kleinen, bis erbsengroßen oberflächlichen Epitheliomen kann — wenn man schneiden oder auskratzen will — eine einfache Vereisung mit Äthylchlorid genügen, da der Eingriff im ganzen nur Sekunden lang dauert. Allerdings besitzt die Vereisung den Nachteil, daß man die Konsistenzunterschiede, welche zwischen dem meistens harten Gewebe der Geschwulst und dem umgebenden normalen Gewebe bestehen, nicht deutlich fühlen wird. Da die meisten Epitheliome in der physiologisch degenerierten Gesichtshaut älterer Leute vorkommen, wird hier die verdünnte, welke, unelastische Umgebung stark von der umschriebenen Härte des kleinen Tumors oder Geschwürs abstechen, und es werden die Grenzen der Schnittführung oder der Auskratzung noch vor der Anästhesie leicht festzustellen sein. Bei größerer Ausdehnung des Tumors und wenn die lokalen Verhältnisse oder der kosmetische Erfolg es erfordern, daß man nach der Excision die Wundränder mit Nähten oder Klemmen vereinigt, ist es zweckmäßiger eine Umspritzung mit einer 1%igen Novocainlösung, welcher man einige Tropfen Adrenalin zusetzen kann, auszuführen. In gewissen Fällen kann es ratsam sein die Operation zweiphasig auszuführen, namentlich dann, wenn man nach der Entfernung zerfallender, eiternder, geschwüriger Epitheliome eine plastische Deckung des Gewebsverlustes vornehmen will. Besonders oft wird es zu plastischen Operationen bei Lidepitheliomen kommen müssen, wo sonst nach etwas ausgiebigerem Eingriff Retraktion des Lides, Ektropium entstehen kann. Um das zu vermeiden, hat die ophthalmologische Chirurgie präzise Methoden der Schnittführung und Hautlappenbildung ausgearbeitet (Imre jun.).

Bei der Schnittführung muß man sich nach der Gestalt der Geschwulst richten, doch soll man nicht außer Acht lassen, daß man, wenn irgendwie möglich, die Längsachse des Schnittes parallel mit den Spaltungslinien der Haut führe. Es werden dadurch die Wundränder leichter zu vereinigen sein, und man erhält einen kosmetisch besseren Erfolg. Bei oberflächlichen vernarbenden Epitheliomen wird es oft nicht leicht zu entscheiden sein, ob man den narbigen Teil mit entfernen oder stehen lassen soll. Narben, welche Jahre lang unverändert geblieben sind, ohne daß man in ihnen, oder an ihren Rändern Rezidive oder verdächtige

Stellen entdecken könnte, kann man stehen lassen, wenn lokale Verhältnisse oder kosmetische Interessen es verlangen. Häufig decken aber, wie bekannt, auch glatte Narben noch bestehende Epithelzellennester; man sollte deshalb nie versäumen, nach partieller Narbenextirpation Narbenteile auf das Vorhandensein solcher Reste mikroskopisch zu untersuchen. Auch die Überhäutung der durch die Operation bloßgelegten Fläche erfolgt schwerer und langsamer vom narbigen Rand als von der normalen Epidermis aus. Eine gewisse Sicherung gegen Rezidive bildet die Einhaltung der Regel, daß man immer wenigstens einen halben Zentimeter weit entfernt von der Geschwulst im gesunden Gewebe schneiden soll. Wo ausgebreitete vernarbte Flächen deren vollkommne Entfernung aus technischen oder kosmetischen Gründen nicht zulassen, kann man sich mit anderen Hilfsmitteln und zwar mit der Anwendung der Strahlentherapie gegen Rezidive sichern.

Die Benützung des scharfen Löffels kann entweder allein zur Entfernung kleiner Epitheliome dienen, oder sie kann als Einleitung und Vorbereitung zu einer *Ätzkur* (CH. ALLEN, CARLE u. a.) oder *für die Strahlentherapie* in Anspruch genommen werden.

Besonders bei den wuchernden und perlenartig umrandeten Formen von kleineren Epitheliomen kann das Auskratzen der Geschwulstteile mit dem scharfen Löffel leicht durchgeführt werden. Die Konsistenzunterschiede zwischen dem härteren Tumorgewebe und dem weichen Cutis-Subcutisgewebe, welches beim Auskratzen gut fühlbar ist, dient uns zur Orientierung dafür, in welcher Ausdehnung ausgekratzt werden soll. Man muß immer über das noch als pathologisch erkennbare Gewebe hinaus einige Millimeter, bei etwas größeren (bohnengroße und darüber) Geschwülsten bis zu einem halben Zentimeter weit im Gesunden arbeiten, um mit Sicherheit selbst den periphersten Teil der Geschwulst zu entfernen. Die so entstandenen Wunden heilen durch die erlittenen Quetschungen und Zerrungen der Gewebe gewiß langsamer, als die, welche mit dem Messer erzeugt wurden.

Noch besser wird der erwünschte Erfolg einer rezidivfreien Heilung gesichert, wenn man dem Auskratzen mit dem scharfen Löffel die Verschorfung der Wundfläche mit dem Glüheisen folgen läßt. Als Instrument kann sowohl der Pacquelinbrenner als der Galvanokauter mit verschiedenen, den lokalen Verhältnissen angepaßten Ansätzen, wie spitzen, flachen, geraden, gebogenen Platin- oder beim Galvanokauter auch verschieden großen Porzellanbrennern dienen. Das Ausbrennen kann man auch ohne vorangehendes Auskratzen oft mit gutem Erfolg anwenden, nur muß damit gerechnet werden, daß man sich weniger auf eine *fühlbare Differenz* zwischen epitheliomatöser und normaler Gewebskonsistenz verlassen kann, wie beim Schneiden oder Auskratzen und deswegen immer in größerem Umfang gebrannt werden muß, als es sich dem Anschein nach als unbedingt notwendig ergeben würde. Sonst hat aber der Pacquelinbrenner oder der Galvanokauter an gewissen Stellen nicht zu unterschätzende Vorteile. Erstens ist der Eingriff blutlos, was bei operations- oder blutscheuen Patienten neben entsprechender und leicht durchführbarer Anästhesie wichtig sein kann; dann wird eine absolute Desinfektion des Operationsfeldes erreicht, was bei zerfallenden, eiternden Geschwülsten bedeutungsvoll ist und schließlich ist durch den entstandenen harten, trockenen Schorf, wenn es sich um kleine Tumoren handelt, ein oft unbequemer Verband zu vermeiden. Bei ganz oberflächlichen Epitheliomen, wo keine größere Gewebsdefekte durch Granulationen ersetzt werden müssen, tritt erfahrungsgemäß unter einem trockenen Schorf, nach Ablauf der reaktiven entzündlichen Erscheinungen, die normale Epithelisierung rasch und ungestört ein. Wenn aber bei dicker, tiefer und ausgebreiteter Schorfbildung eine ausgiebigere Granulationswucherung mit reichlicher Sekretion und Retention unter dem Schorf stattfindet, oder eine Demarkation der Ränder beginnt, so muß man für die Entfernung des Schorfes entweder mittels eines erweichenden Salbenverbandes (10% Borsalbe), oder mit Dunstumschlägen (3%iger Burowscher Lösung, Bleiwasser, 1% Resorcin-, ½% Trypaflavin- usw. Lösungen) sorgen. Nach Abhebung des Schorfes und Verminderung der Sekretion bei normaler Granulationsbildung kann die Überhäutung mit 2%iger Pellidolsalbe, welche alle 4—5 Tage zweckmäßig mit Borsalbe oder auch mit Umschlägen vertauscht wird, beschleunigt werden. Zum selben Zweck können auch Quarzlampenbestrahlungen von täglich 5—20 Minuten Dauer gut angewendet werden. Sowohl der scharfe Löffel wie die Kauterisation können unter Umständen auch bei inoperablen Epitheliomen als den Gewebszerfall einschränkende Hilfsmittel mit anderen therapeutischen Maßnahmen kombiniert (Strahlentherapie, Hebung des allgemeinen Kräftezustandes durch interne Mittel, spezifische oder aspezifische Serumtherapie etc.) angewendet werden.

Selbst in der neueren Zeit befürworten noch manche Chirurgen die Benutzung der seit altersher üblichen Kauterisation. A. L. Périn rühmt die Vorteile des Thermokauters bei der Epitheliombehandlung. Vom klinischen Gesichtspunkte aus kommen nur oberflächliche, papilläre und wuchernde Epitheliome in Betracht, die anderen gehören nach Périn in das Gebiet der Röntgentherapie. Unter 59 kauterisierten Kranken heilten 45 im Verlauf von zwei Wochen bis zwei Monaten.

In den letzteren Jahren wurde die Kauterisation immer mehr von der Elektrokoagulation verdrängt, was durch deren viele Vorteile auch vollkommen gerechtfertigt ist. Angesichts der wichtigen Stellung, welche die Elektrokoagulation in der jetzigen Carcinomtherapie einnimmt, werden wir in einem besonderen Kapitel etwas eingehender darüber sprechen.

Eine ziemlich beliebte Methode, besonders im Auslande, ist die *Elektrolyse*, welche ebenfalls nur bei kleinen, oberflächlichen, leicht erreichbaren Epitheliomen in Anspruch genommen werden kann. Diese Behandlungsart wird von den Franzosen, namentlich von Darier bevorzugt und besitzt ebenfalls den Vorteil eines blutlosen Eingriffes. Eher noch als für die schon ausgebildeten Epitheliome, wird die Elektrolyse bei präkanzerösen Zuständen, verdächtigen Keratosen, Wärzchen und Naevi Anwendung finden. Die Methode ist wenig eingreifend, wenn auch etwas schmerzhaft. Der negative Pol des galvanischen Stromes wird mit einer Nadel armiert; am besten arbeitet man mit einer Platiniridiumnadel, da die Spitzen der Stahlnadeln durch Oxydation bald zugrunde gehen und auch eine Vergoldung nicht lange haltbar ist. Den mit Rehleder überzogenen und befeuchteten positiven Pol hält der Patient in einer Hand. Das zu entfernende Gebilde wird in der Entfernung von 2—3 mm im Gesunden mit der negativen Nadelelektrode sukzessive umstochen, während man bei jedem Einstich einen 2—5 Milliampere starken Strom 30—60 Sekunden lang einwirken läßt. Nachdem das zu behandelnde Gebilde ziemlich dicht umstochen wurde, um jede Geschwulstzelle dem deletären Einfluß der Elektrolyse auszusetzen, kann man entweder das spontane Abfallen nach vollkommener Nekrose des Tumors abwarten, oder man kann diesen gleich nach der Behandlung mit einem scharfen Löffel leicht aus der Umgebung herausheben und läßt den entstandenen Gewebsverlust unter trockenem Gaze- und Pflasterverband heilen. Die Epithelisierung geht etwas langsamer vonstatten als nach blutigen Eingriffen, die kosmetischen Resultate sind aber ebenfalls zufriedenstellend.

Gelegentlich kann auch die *Vereisung* bei ähnlicher Indikation, wie die Elektrolyse, zur Heilung kleiner Epitheliome oder präcanceröser Bildungen führen. Zur Vereisung wird hauptsächlich *Kohlensäureschnee* verwendet, welcher in entsprechende Formen gepreßt, 1—2 Minuten lang, je nach der beabsichtigten Tiefenwirkung mit stärkerem oder geringerem Druck auf die kranke Stelle gepreßt wird. Das Resultat ist eine rasch einsetzende seröse Entzündung, welche zur Blasenbildung und Abhebung der oberflächlichen Epitheliome mit Nekrose ihrer empfindlichen zelligen Bestandteile führt. Ein sehr handlicher Apparat zur Durchführung der Vereisung ist der von LORTAT-JACOB konstruierte *Kryokauter*. Es können an diesem kleinen Instrument, ähnlich wie beim Pacquelinbrenner, verschiedene Metallansätze angebracht werden. Die entsprechende Abkühlung wird in der Hülse des Instrumentes durch ein *Kohlensäure-Aceton*-Gemisch erreicht. Das Instrument gestattet ein viel exakteres und besser kontrollierbares Arbeiten als der nackte Schneeblock.

Weniger geeignet zum selben Zweck ist das *Äthylchlorid,* obzwar auch mit diesem rezidivfreie Heilungen erreicht worden sind (SEIDELIN). Die Durchfrierung der Gewebe ist weniger intensiv, weshalb die Äthylchloridvereisung öfter wiederholt werden muß.

Die chemische Behandlung der Hautepitheliome, hauptsächlich aber die Anwendung verschiedener *Ätzmittel* war früher eine der verbreitetsten Heilverfahren und wird auch heute noch von manchen mit Vorliebe benützt, obzwar die verschiedenen neueren Methoden und Mittel die Ätzkuren ziemlich verdrängt haben. E. DELBANCO und G. W. UNNA sind sogar der Meinung, daß „eine große Anzahl von inoperablen und den äußeren Umständen nach schwer zu behandelnden Krebsen nur aus dem Grunde seinen unheilvollen Gang geht, weil das Interesse der Chirurgen und Röntgenspezialisten ausgeschaltet und der Praktiker aus Mangel an Kenntnis der alten Ätzmethoden zu Opiaten greift, die die Energie des Arztes wie des Patienten in gleicher Weise einschläfern." Es ist dies nicht nur ein Bekenntnis, sondern gleichzeitig ein Vorwurf.

Unter allen angewandten Mitteln spielt das *Arsen,* besonders in der Form der *arsenigen Säure,* zu Pasten und verschiedenen Gemischen verarbeitet, die hervorragendste Rolle. Es ist dem Arsen eine gewisse *elektive Wirkung* auf epitheliale Bildungen keineswegs abzusprechen, nur gilt die spezifische Wirkung nicht im absoluten Sinne, da auch das Bindegewebe dadurch geschädigt wird. Die Affinität des Arsens zum Epithel beweist ja schon die oft gemachte Erfahrung einer günstigen Wirkung von innerlichen Arsengaben bei Warzen, ja selbst bei kleinen Epitheliomen (LASSAR). Dabei zeigt es aber ein paradoxes Verhalten, indem es in seiner toxischen Wirkung selbst Epithelveränderungen bzw. Keratosen verursacht. Eine alte Form der Anwendung des Arsens ist die vom Pariser Jesuitenpater und Arzt JEAN DE SAINT COSME Mitte des 18. Jahrhunderts benützte Paste, welche unter dem Namen der COSMEschen Paste lange Zeit hindurch das beliebteste und allgemein verbreitete Mittel zur Zerstörung der Hautkrebse war. Die ursprüngliche Zusammensetzung der alten COSMEschen Paste wurde verschiedentlich modifiziert, so von HEBRA, MARSDEN, ZELLER, DUBREUILH u. a., das wirkende Prinzip ist aber in allen dasselbe und die kleinen Modifikationen beziehen sich teils auf die Grundsubstanz der Paste und auf das Verhältnis der einzelnen Bestandteile, teils auf die Anwesenheit oder das Weglassen des Zinnobers. Die ursprüngliche Zusammensetzung ist: Acid. arsenicos. 2 Teile, Hydrarg. oxyd. rubr. 6 Teile, Carbo animalis 2 Teile, welche mit der notwendigen Menge Wasser zu einer dicken Paste verrieben werden. Nach der HEBRAschen Modifikation nimmt man Acid. arsenic. 0,5, Hydrarg. oxyd. rubr. 2,5, Unguent. rosat. 20,0, während die MARSDEN-DUBREUILHsche Zusammensetzung aus Talc. venet. 10,0, Gummi arab. 1,0, Acid. arsenicos. 1,0, Aquae dest. qu. s. ut fiat Pasta besteht.

Es wird nun eine dieser Kompositionen auf die zu zerstörende Geschwulst aufgelegt und ein Verband angebracht, wobei es gleichgültig ist, ob man es mit der klinischen Form eines wuchernden oder flachen, oder mehr oder weniger exulcerierten Epithelioms zu tun hat. Die tief infiltrierenden Formen sind für diese Behandlung am wenigsten geeignet, doch bilden auch diese keine Kontraindikation. Die destruierende Wirkung der Paste kommt sowohl bei den basalzelligen, wie bei den spinalzelligen und intermediären Epitheliomen zur Geltung. Erstere reagieren aber rascher und besser; ihre Epithelien sind ja im allgemeinen viel empfindlicher gegen die meisten Einwirkungen. Je nach Ausbreitung, Tiefe und Zellreichtum, wie auch nach der individuellen Empfindlichkeit bzw. relativen Resistenzfähigkeit des Parenchyms und des interstitiellen Gewebes, wird die Destruktion in einigen Tagen oder mehreren Wochen beendet sein. Die Paste muß bei größeren Geschwülsten alle 4—6 Tage gewechselt und die Stelle mit einem neuen Pflaster- oder Mullverband versehen werden. Die oft ziemlich heftigen Schmerzen, besonders im Beginn der Behandlung, können durch schmerzstillende Mittel in der üblichen Weise gelindert werden. Der Tumor zerfällt allmählich in eine schmutzigbraun gefärbte, weiche, breiige Masse, die zum größten Teil leicht zu entfernen ist. Die mit dem lebenden Gewebe noch zusammenhängenden bröckeligen Gewebstrümmer stoßen sich unter einem reizlosen desinfizierenden Trocken- oder Salbenverband ab. (Borsalbe oder reines Borsäurepulver, Vioformgaze, Granugenol, Wetol usw.) Der entstandene, oft große Defekt wird unter fortgesetzter konservativ-chirurgischer Behandlung mit Granulationen ausgefüllt und überhäutet dann glatt.

A. Zeller hat im Jahre 1912 ein spezielles Verfahren zur Behandlung der Hautepitheliome empfohlen, bei welchem ebenfalls die Cosmesche Paste die Hauptrolle spielt. Seine Mitteilungen erregten ziemliches Aufsehen, da sich Czerny (Heidelberg) in einer Vorrede zur Zellerschen Publikation sehr lobend über die, von ihm selbst kontrollierten Erfolge geäußert hat. Zeller kombinierte die Arsen-Zinnoberpaste — Cinnabarsana benannt — mit innerlichen Gaben von Natr. silicicum, Kal. silic. ää 20.0, Sacch. alb. 60.0, welche Mischung er Nakasilicium nannte, und wovon dreimal täglich $1/_2$ g zu nehmen war. Unter 57 Fällen, die ohne Auswahl und ohne Rücksicht auf Tiefe und Ausbreitung des Epithelioms in dieser Weise behandelt wurden, waren 40, unter ihnen auch inoperable, vollkommen geheilt worden. S. Schick, Staudenmayer, Rensch, Davidson, Gray u. a. berichten gleichfalls über günstige Erfolge. Auf die Art und Weise der Siliciumwirkung wird nicht näher eingegangen; Zeller beruft sich nur darauf, daß schon Batty das Mittel angewendet hat. S. Schick befaßt sich etwas eingehender mit der spezifischen Wirksamkeit des Siliciums, aber auch nur von klinischen Gesichtspunkten aus.

Eine andere Modifikation der Anwendungsart der arsenigen Säure ist das Verfahren der Prager Ärzte Cerny und Truneček. Sie publizierten die Erfolge ihrer ersten Versuche im Jahre 1897; bald fand die Methode eine ziemlich große Verbreitung, insbesondere im ersten Dezennium dieses Jahrhunderts und sie kann unter solchen Verhältnissen, wo wegen Mangel an entsprechenden Einrichtungen (Röntgen, Kauter, Elektrolyse usw.) die moderneren physikalischen Verfahren nicht zur Verfügung stehen, auch heute noch empfohlen werden. Nach Cerny und Truneček werden die Epitheliome erst mit einem Gemisch von Acid. arsenicos. 1.0, Alkohol, Aqua dest. ää 75.0 täglich 1—2mal gut eingepinselt und ohne Verband dem Einfluß der Luft ausgesetzt gelassen, um eine um so stärkere Krustenbildung zu erreichen. Die Konzentration des Gemisches wird allmählich bis auf Acid. arsenicos. 1,0, Alkohol, Aqua dest. ää 25.0 gesteigert und ohne Entfernung der immer dicker und fester werdenden Kruste auf diese solange aufgepinselt, bis ihre Lockerung und Loslösung spontan erfolgt. Epitheliome, welche an ihrer Oberfläche noch nicht erodiert oder geschwürig sind, müssen erst mit Schere oder Messer an einer kleinen Stelle von ihrem Epidermisüberzuge entblößt werden. Die Schmerzen, welche nur im Anfang der Behandlung auftreten, sind gering und haben keinen kontinuierlichen Charakter. Mit der Bildung der Kruste soll das epitheliomatöse Gewebe vollkommen zerstört werden. Die Kruste schließt alles Pathologische ein, so daß nach ihrer Loslösung eine gesunde Granulationsbildung beginnt, welche zu einer, auch kosmetisch zufriedenstellender Narbenbildung führt. Es ist trotzdem ratsam, nach Loslösung und Entfernung der Kruste der vollkommenen Sicherheit halber noch einige Tage lang nachzupinseln.

Es wurden bald mehrere Modifikationen des Verfahrens angegeben, in erster Reihe von MIBELLI, der ein überzeugter Anhänger der Methode geworden ist. Statt Pinselungen benützt er Kompressen und ersetzt die Alkohol-Wasser-Mischung mit einem 2%igen Alkohol-Äther-Gemisch. Zweifellos kann man auf diese Weise oberflächliche Epitheliome heilen, die entstandenen Narben sind flach und entsprechen nach MIBELLI am allermeisten den kosmetischen Forderungen. Doch eignen sich schwerere Formen, spinalzellige Epitheliome im fortgeschrittenerem Stadium keineswegs für diese Behandlung. Auch haben schon CERNY und TRUNEČEK selbst davor gewarnt *Rezidive* so zu behandeln. Über günstige Erfahrungen haben auch HERMET, CASTOU und HAURY, CARLE, GINESTOUS, CITELLI und CALICETI, S. C. BECK, CH. ALLEN berichtet; letzterer gibt noch Orthoform als schmerzstillendes Mittel hinzu. A. PIAZZA MISSORICI hat sogar tief zerstörende, Knochen und Knorpel angreifende Fälle in 2—3 Monaten radikal geheilt und während einer 2jährigen Beobachtungszeit keine Rezidive gesehen. Er wandte die MIBELLIsche Mischung an, aber in einer viel höheren Konzentration (10%iger arseniger Säure), welche die Bedingung eines sicheren Erfolges sein soll. LEREDDE, DUBREUILH, CASARINI, DEMONTE fanden keine besonderen Vorteile des CERNY-TRUNEČEKschen Verfahrens, und PICCARDI hat nach scheinbarer Heilung unter der glatten Narbe Nester von atypischer Epithelwucherung gefunden. Wie manche andere Ätzmethode wird auch diese bei kleinen, nicht zu tief infiltrierenden, parenchymreichen, besonders basalzelligen Epitheliomen mit gutem Erfolg anwendbar sein, doch müssen wir aus eigener Erfahrung LEREDDE beipflichten, wenn er behauptet, daß man in nicht entsprechenden Fällen mit dieser ziemlich langsam wirkenden Methode durch Zeitverlust eher schaden als nützen kann.

Außer dem Arsen wurde eine ansehnliche Zahl anderer Ätzmittel erprobt und empfohlen, doch haben sie alle nicht die Bedeutung des Arsens erreichen können.

Eines der ältesten, heute wohl kaum mehr benutzten Mittel ist das *Chlorkalium,* welches gelöst in Umschlägen mit gleichzeitigen kleinen innerlichen Gaben im Jahre 1869 von MAGNI empfohlen wurde. Auch GAUCHER, BROCA und CLAUDE bestätigten die spezifische Wirkung 1—2%iger Chlorkaliumumschläge bei oberflächlichen Ulcera rodentia.

Das von UNNA in die Therapie eingeführte *Resorcin* wurde schon von ihm selbst in Substanz, in Pflastermull und in der Form von 5%igen alkoholischen Umschlägen zur Zerstörung von Epitheliomen verwendet. MANNINO heilte ein mehrfach rezidiviertes Gesichtscarcinom mit einer 10% Resorcinsalbe. PICCARDI zieht das Resorcin sogar der CERNY-TRUNEČEKschen Methode vor, obzwar auch nach anscheinenden Resorcinheilungen mikroskopisch in der Narbe zurückgebliebene Epithelnester nachweisbar waren.

BOECK lobt die MALTHEsche Methode, welche in der Anwendung einer Jodoformpaste (Jodoformii 1,0, Bol. alb. 3,0, Glycerini, Aquae dest. āā 1,5) und nachfolgender Touchierung mit einem nassen Höllensteinstift besteht. Auf diese Weise hat er ein ausgebreitetes Ulcus rodens zur Heilung gebracht.

HARLINGER gibt unter allen Ätzmitteln dem *Kalium causticum* den Vorzug. Zur Hemmung einer unbeabsichtigt intensiven Tiefen- und Flächenwirkung kann Essigsäure benützt werden. Doch empfiehlt er selber das Verfahren nur für kleine, höchstens 2 cm große, scharf begrenzte perlenähnliche Epitheliome.

Eine alte klassische Form der Ätzkaliumanwendung ist die der *Pasta Viennensis* (Wiener Paste), welche aus gleichen Teilen Kalium caust. und Calcaria caust. besteht, die mit etwas Alkohol zu einem dicken Brei verrieben werden. Sie wird wegen ihrer unkontrollierbaren Tiefenwirkung, welche kein Gewebe respektiert, heute wohl kaum mehr benützt.

Dasselbe gilt auch für die LANDOLFische *Chlorzinkpaste*, welche nicht nur die Eigenschaft der zu brutalen Verätzung aller Gewebe mit der Wiener Paste teilt, sondern durch ihren Bromchlorgehalt stark irritierend auf alle Schleimhäute einwirkt und Conjunctivitis, Coryza mit Nasenbluten, Husten und selbst Hämoptoë verursacht. In der HEBRAschen Modifikation ist durch Weglassen des Bromchlors diese schädliche Nebenwirkung ausgeschaltet, trotzdem gehört die Anwendung des Chlorzinks in dieser Form nur noch der Geschichte an. Es kann aber bei inoperablen, stark zerfallenden und dadurch oft unerträglich riechenden Fällen zweckmäßig in der Form von 20 bis 80%iger Lösung angewendet werden, und zwar so, daß man mit dieser Lösung getränkte Gazestreifen auf die jauchenden Tumoren auflegt (PAPENGUTH, CZERNY).

Es sei noch kurz die von FENWICK und von GEMMILL empfohlene Ätzbehandlung mit Pinselungen von 10%iger *Kaliumbichromat*lösung, die von DAVIS unter anderen Hautleiden auch bei kleinen Epitheliomen empfohlene Ätzung mit Trichloressigsäure, und die von WEINBRENNER eingeführte Behandlung mit Salicylsäure erwähnt. Letztere wird in Krystallen oder auch in Pulverform aufgestreut und mit Zink- oder Salicylpflaster verklebt. Das Aufstreuen und der Verband werden alle 2—3 Tage wiederholt. Die Nekrose der Geschwulst vollzieht sich unter Bildung eines grauweißen Schorfes, welcher von Zeit zu Zeit abgehoben wird. Zur Linderung der angeblich nicht besonders intensiven Schmerzen kann Anästhesin zur Salicylsäure im Verhältnis von 1:2 zugesetzt werden. UNNA hat die Salicylsäure als keratolytische Substanz schon früher zur Unterstützung der Wirkung anderer Ätzmittel in seinem Arsenik-Salicyl-Cannabis-Pflastermull angewandt.

In Amerika wird das *Quecksilbernitrat* als Ätzmittel nach vorangegangener Auskratzung der Tumoren besonders bevorzugt. Es findet in der Form des offiziellen Liquor hydrargyri nitratis der amerikanischen Pharmacopoe Verwendung und muß am Ort der Anwendung nach einer gewissen Zeit seiner Einwirkung mit Soda neutralisiert werden. Die damit erzielten Heilerfolge werden von HAZEN, SHERWELL, BECHET, WINFIELD, TRIMBLE u. a. sehr gelobt; BECHET erklärt die Methode sogar der Radiumtherapie gleichwertig. Auch das *Formalin* wurde für die Epitheliomtherapie zuerst aus Amerika empfohlen. RAVOGLI wandte es sowohl in Lösung wie in Salbenform an. M. POWEL (England) macht Umschläge mit einer 2%igen Formalinlösung unter Watteverband. Nach einigen Tagen, während man den Verband alle sechs Stunden wechseln soll, beginnt unter Bildung einer Demarkationslinie die Lösung der Geschwulst von der gesunden Umgebung und schließlich wird der gehärtete und als Fremdkörper erscheinende Tumor mit Schere und Messer leicht zu beseitigen sein. Die Wirkung ist aber nach anderen Beobachtern zu unsicher. MORESTIN hat eine Formalin-Glycerin-Alkoholmischung eingespritzt und brachte den Tumor in fünf Sitzungen zur Abstoßung. Immerhin bevorzugt er den chirurgischen Eingriff.

Außer den eben angeführten Mitteln wurden noch manche andere, besonders Mineralsäuren, wie Salz-, Schwefel- und Chromsäure, manche komplizierte

Gemische versucht und wieder verlassen, teils weil sie sich als ganz unzulänglich erwiesen, teils weil sie keine Vorteile über die schon eingeführten Mittel besaßen.

Bei der Verwendung von Ätzmitteln, besonders von arsenhaltigen Pasten und Lösungen, weiters von Chlorkalium, muß man auch auf die Möglichkeit einer Intoxikationsgefahr bedacht sein, weshalb von der Anwendung auf zu großen Flächen zu warnen ist.

Einen neuen Weg in der Epitheliombehandlung schlug UNNA mit seiner *Verdauungsmethode* ein. Die Verdauungsversuche dienten zuerst zum Studium der Chemie der Hornzelle. Dann stellte sich aber heraus, daß die Pepsin-Salzsäurelösung, welche schon durch die unversehrte Hornschicht bedeutende Tiefenwirkung ausüben kann, auch hypertrophisches Bindegewebe und Geschwulstzellen zu verdauen vermag. Darauf stützt sich ihre Anwendung beim Keloid einerseits und beim Epitheliom andererseits. Es werden Dunstumschläge mit folgender Lösung gemacht: Pepsin 10,0, Solut. suprarenin. 5,0, Acid. muriat. dilut., Acid. carbol. āā 1,0, Aqua dest. ad 200,0 — absteigend bis 120,0. Der Zusatz von Adrenalin wirkt anämisierend, sekretionsbeschränkend und schmerzstillend, es soll ihm sogar eine gewisse tumorfeindliche Wirkung zukommen (ROBIN u. MAHU, L. C. P. RITCHIE). Dieses Verfahren hat Berechtigung bei ausgebreiteten, ulcerösen, sonst schwerer zugänglichen Fällen und besitzt nach UNNA folgende Vorteile: 1. eine besonders rasche Reinigung von epithelialen und bindegewebigen Zerfallsprodukten, 2. sofortige subjektive Besserung durch Aufhören der Schmerzen und des üblen Geruches, 3. den raschen Antrieb gesunder Granulationen im Zentrum, 4. den langsamen Schwund der weißen Epithelleisten in der Peripherie, 5. die sofort einsetzende Tendenz zur normalen Überhornung, 6. die Möglichkeit diese Pepsin-Salzsäurebehandlung mit einer spezifischen Arsenbehandlung zu verbinden, einfach durch Zusatz eines Arsenpräparates zur Verdauungsmischung. HÜBSCHMANN verwendet in Fällen, wo aus irgendeinem Grunde operativ nicht vorgegangen werden kann, nach einer Pepsin-Salzsäureverdauungskur Dunstverbände mit einer Trypsinlösung (Trypsin. sicc. 2., Natrii carbon. 1., Aquae dest. ad 200). Auch er überzeugte sich, daß die Behandlung nicht nur palliativ wirkt, sondern selbst zur Heilung führen kann.

Das Trypsin wurde übrigens zuerst schon im Jahre 1906 von BEARD, auf Grund theoretischer Erwägungen und Experimente an Mäusecarcinomen, empfohlen. Englische und amerikanische Autoren (CAMPBELL, BAINBRIDGE, GOETH, MORTON, MORTON und JONES, ALCINDOR) haben die Einwirkung von Trypsineinspritzungen in das Tumorgewebe weiter erforscht und günstige Resultate erreicht. Die Behandlung ist schmerzhaft und wird oft auch von Allgemeinstörungen begleitet (MORTON, BAINBRIDGE).

Auch deutsche Forscher haben Versuche angestellt, in erster Linie v. LEYDEN und BERGELL, sowie KUHN, haben aber nur eine eng umschriebene Beeinflussung bzw. Zellauflösung beobachten können. Um sterile Lösungen zu gewinnen, haben LEYDEN und BERGELL 20 g Pankreatin mit Äther 24 Stunden lang in der Schüttelmaschine behandelt. Nach Abgießen und Verdunsten des Äthers wird mit 100 g destilliertem Wasser nochmals 10 Stunden geschüttelt und die Lösung durch Abheben oder Zentrifugieren fast klar und haltbar gewonnen. Bemerkenswert ist ein Fall von R. HOFFMANN, der durch Aufstreuen von Pankreatin in Pulverform ein Carcinom der Ohrmuschel geheilt hat. Vorbedingung der Wirkung ist das Fehlen von Deckepithel bzw. das Vorhandensein einer Ulceration.

Auf einem vollkommen anderen Prinzip beruht die Anwendung von *Schwermetallen* in der Krebstherapie, speziell auch in der Behandlung der Hautepitheliome. Diese beabsichtigt eine *chemotherapeutische Beeinflussung* der Krebszelle, um ihre Lebenstätigkeit zu hemmen und die Zellen schließlich abzutöten. Nach NEUBERG und CASPARY wird durch tumoraffine Substanzen die normale Fermenttätigkeit und Autolyse der Geschwulstzellen gesteigert, was zur Heilung der Geschwulst führen kann. Solche Substanzen sind gewisse organische Verbindungen von kolloidalen Schwermetallen, wie Kupfer, Zinn, Gold, Platin usw. Trotz der überraschenden Erfolge bei Tieren konnten sie in der menschlichen Therapie wegen ihrer großen Giftigkeit nicht verwendet werden. Andere weniger heroisch wirkende Metallverbindungen, besonders Kupferpräparate wurden aber öfters mit Erfolg versucht. Die Zuführung dieser Mittel kann bei äußerlichen Krebsen auch unmittelbar durch Auflegen derselben in der Form von Salben und Pflastern geschehen, oder es kann das Eindringen der Metalle durch *Iontophorese* befördert werden. A. STRAUSS hat aus Kupferchlorid und Lecithin eine neue chemische Verbindung hergestellt, welche er hauptsächlich bei Hauttuberkulose, aber auch bei 3 Epitheliomen erfolgreich angewendet hat. Es soll durch sie eine Elektivwirkung stattfinden, welche innerhalb von 1 bis 4 Monaten mit kosmetisch guter Narbe zur Heilung führt. H. WEISS berichtet über weitere durch diese *Lekutylsalbe* (Bayer & Comp. Elberfeld) günstig beeinflußte Fälle und fand, daß die Wirkung des Kupferlecithins durch Quarzlampenbestrahlungen verstärkt wird. Französische Forscher haben die von GAUBE DE GERS empfohlene *Kuprase*, das kolloidale Kupferoxydhydrat in intramuskulärer und subtumoraler Injektion mit zweifelhaftem Erfolge versucht: auch intravenös führte es zu vollständig negativem Resultat (R. WEIL New York). I. TUGENDREICH hat mit einem anderen Kupferpräparat, dem *Isoamylhydrocuprein bihydrochloricum* in öliger Suspension oder mit dessen basischem Salz in 3—4%iger Lösung insofern günstige Erfahrungen gemacht, daß die Schmerzen bis zur vollständigen langdauernden Anästhesie gelindert bzw. behoben, die Sekretion bedeutend eingeschränkt und die Überhäutung ulcerierter Stellen begünstigt wurde. Die Versuche erstreckten sich auf zahlreiche, mit Röntgen erfolglos behandelte Mammacarcinome; das Verfahren kann vor allem bei inoperablen Fällen in Betracht kommen.

Zink wurde von GRAHAM LITTLE iontophoretisch in das Tumorgewebe des Ulcus rodens eingeführt. Die rein metallische positive Zinkelektrode wird mit einer mit 2%iger Zinksulfatlösung getränkter 4—6fachen Gazelage bedeckt und auf die zu behandelnde Stelle aufgelegt. Bei einer 20—30 Minuten langen Behandlungsdauer soll eine Stromstärke von 5—7 Milliampere angewendet werden. Auch LUZENBURGER hat einen Fall von Ulcus rodens mit der Zinkionisation erfolgreich behandelt.

Die Anwendung des *Eisens* wurde von SPUDE in der Form einer geistreichen Methode versucht, welche aber praktisch bis heute ebenfalls nur wenig Bedeutung erreicht hat. SPUDE spritzte in die Umgebung des Hauttumors eine Aufschwemmung von feinstem Eisenoxyduloxyd. Es entsteht eine aseptische Entzündung und es werden die Eisenkörnchen von den polymorphkernigen Leukocyten aufgenommen. Läßt man nun auf den so behandelten Tumor bzw. auf die Eisenkörnchen einen Wechselstrommagnet einwirken, so zerfallen durch die Vibration der Eisenkörnchen alle Leukocyten, die mit ihnen beladen sind. Es sollen dadurch proteo- und carcinolytische Fermente frei werden, welche die Krebszellen auflösen. Neben der direkten Einwirkung auf das Tumorgewebe trägt auch die Erzeugung eines festen Narbengewebes infolge einer produktiven Bindegewebswucherung zur Heilwirkung bedeutend bei. Da die mit Eisenkörnchen beladenen Leukocyten bis in die benachbarten Lymphdrüsen weiterwandern, können selbst diese günstig beeinflußt werden.

Das *Blei*, welches in neuester Zeit in kolloidaler Form (BLAIR BELL) und als Bleijodid (P. MÜLLER) in der Carcinomtherapie versucht wurde, kommt für die Hautepitheliome nicht in Betracht. Dasselbe gilt auch für das *Selen* und *Seleneosin*, welches von v. WASSERMANN im Mäuseexperiment erprobt, überzeugende Beweise für die Möglichkeit einer Chemotherapie der Epitheliome lieferte. Das Eosin spielt bei seiner Verbindung mit dem Selen die Rolle eines Transportmittels, welches die Beförderung des Selens zu den Tumorzellen begünstigt. Jedoch machen die große Giftigkeit, der geringe quantitative Unterschied zwischen heilender und toxischer Dosis das metallische Selen für die Krebstherapie überhaupt unbrauchbar. A. CADE und GIRARD haben aber in dem von ihnen hergestellten kolloidalen *Elektroselen* ein Mittel gefunden, welches wegen seiner Ungiftigkeit leichter anzuwenden ist, und mit welchem A. BLUMENTHAL, DAELS, in neuerer Zeit BULLRICH, RAFAEL und RABUFFETTI, intramuskulär oder intravenös appliziert, ermutigende Ergebnisse zu verzeichnen hatten. Seine schmerzstillende Wirkung bei inoperablen Fällen wird besonders hervorgehoben.

Auf einem ähnlichen Prinzip, wie das Seleneosin, beruht auch das von C. LEWIN eingeführte und erprobte *Jodcerium*, welches er *Introcid* nannte. Hier dient das Jod als Gleitschiene für das Cerium, welches das eigentliche wirksame Agens bildet. Für die Hautepitheliome kommt das Jodcerium kaum in Betracht. Es hat sich in erster Reihe für Granulome und ihnen nahestehende Tumoren, aber auch für epitheliale Geschwülste als wirksam erwiesen. Über die Rolle des Jodceriums bei der Anwendung der Röntgenbestrahlung wird noch die Rede sein (s. S. 301).

Ein rein wissenschaftliches Interesse haben vorläufig noch jene Versuche, welche KARCZAG und NÉMETH unternommen haben. Sie stützten sich auf die von WARBURG festgestellte Anoxybiose der Krebszelle und beabsichtigten eine elektive Beeinflussung ihres anoxybiotischen Stoffwechsels durch spezifisch wirkende Fermentgifte zu erreichen. Durch längere Vorbehandlung der Versuchstiere mit Cyankalium gelang es den Forschern Tumoren (Ehrlichstamm) von bedeutender Größe zu spurloser Rückbildung zu bringen.

Es wurden auch Methoden ausgearbeitet, welche bezweckten erst eine *Sensibilisierung der Geschwulstezllen* zu erzeugen, um sie nachher, je nach Art ihrer Überempfindlichkeit, mit physikalischen Einwirkungen oder chemischen Mitteln leichter zerstören zu können. So haben JESIONEK und v. TAPPEINER durch Aufpinselung und Einspritzung von fluorescierenden Farbstoffen (Lösungen von 0.01—5% Eosin, 1—5% Magdalarot, 1% Fluorescein usw.) auf bzw. in das Tumorgewebe eine Überempfindlichkeit gegen ultraviolette Strahlen hervorgerufen. Ausgiebige Bestrahlungen mit Sonnen- oder Bogenlicht bei täglich 4—6stündiger Expositionszeit bewirkten Vernarbung. Durch die lange Dauer der Behandlung, welche oft monatelang fortgesetzt wurde, sowie wegen der häufiger beobachteten Rezidive hat auch dieses Verfahren eher die Bedeutung eines interessanten Experimentes als die einer praktisch anwendbaren Methode.

Die Zellen des reticulo-endothelialen Apparates sind imstande gewisse saure Farbstoffe ohne Störung ihrer Funktion zu speichern (GOLDMANN). Auf dieses Beispiel gestützt, suchte ROOSEN nach einem tumoraffinen Körper, der allein für die Geschwulst ungiftig, mit anderen Substanzen zusammengebracht aber intracelluläre Reaktionsprodukte bildet, welche die Geschwulstzellen schädigen und vergiften. Einen solchen Körper fand er im Farbstoff *Isaminblau* 6 *B* (CASELLA), welcher mit Neosalvarsan zusammengebracht, den erwünschten deletären Einfluß auf die Geschwulstzellen auszuüben vermochte. Erst wurden 10 ccm einer 1%igen Isaminblaulösung mit 2 ccm Glycerin intravenös gegeben (das Glycerin soll die Ausflockung im Blut verhindern, bis eine genügende Speicherung erreicht wurde), dann Neosalvarsan abwechselnd mit weiteren Isaminblauinjektionen. In fast allen Fällen erfolgte ein Rückgang der Tumoren.

Bei späteren Versuchen beobachtete ROOSEN von Isaminblau allein, ohne Kombination mit Neosalvarsan, ebenfalls eine günstige Wirkung. KARRENBERG konnte sich bei mehreren Hautepitheliomen auch von einer sichtbaren Beeinflussung der Isaminblau-Neosalvarsanmethode überzeugen. ROOSEN selbst betrachtet seine Versuche als noch nicht abgeschlossen.

Die Ergebnisse und die Bestrebungen der modernen Immunobiologie, der immer wieder auftauchende Verdacht von der möglicherweise parasitären Natur des Krebses, brachte es natürlicherweise mit sich, daß man auch den Krebs mit *spezifischen Immunstoffen zu bekämpfen versucht hatte.* Sowohl das Prinzip der passiven wie das der aktiven Immunisierung wurde in die Krebstherapie durch eine Reihe von Experimenten eingeführt. Wohl manche dieser Impfstoffe und Sera, welche zur Heilung oder Besserung der Krebskranken dienen sollten, wurden auf Grund rein hypothetischer Voraussetzungen erzeugt und waren dementsprechend auch von sehr zweifelhaftem Erfolg. Für die Hautepitheliome haben alle diese Verfahren aus praktischen Gesichtspunkten wenig Bedeutung und kommen viel eher bei sonst schwer zugänglichen, hauptsächlich aber bei inoperablen Fällen in Betracht. Bei letzteren können sie gelegentlich auch für den Dermatologen wenigstens als Unterstützungsmittel von Nutzen sein.

CH. RICHET und HÉRICOURT haben schon Ende des vorigen Jahrhunderts durch Einspritzung von Filtraten zerriebener Krebse Tiere zu immunisieren versucht und das Serum dieser Tiere zu Heilzwecken verwendet. Sie berichteten über mehrere günstige Resultate, aber die Kontrollversuche anderer Forscher fielen weniger zufriedenstellend aus (G. FERRÉ, ARLOING und COURMONT, D. B. RONCALI). Später behauptete E. VIDAL, daß man eine gleiche Beeinflussung des Krebses, wie durch das spezifische Serum, auch durch jedes andere Serum unbehandelter Tiere erreichen könne.

Trotzdem fehlt es nicht an Bestrebungen, spezifisch wirkende *Krebssera* zu gewinnen. DEUTSCHMANN hat ein Serum hergestellt, indem er sich auf die Tatsache stützte, daß die Keimdrüsen wachstumsregelnde Hormone für die Körperzellen besitzen oder zur Entwicklung solcher Hormone in anderen Organen Anlaß geben. Durch Einspritzung von Keimdrüsensubstanz in carcinomempfängliche Tiere glaubte er wachstumshemmende Substanzen im Blute anreichern zu können. Dieses *Tumorcidin* benannte Serum (selbst innerlich genommen, um anaphylaktische Erscheinungen zu verhindern) hat öfters zu zweifellos günstigen Resultaten geführt. DEUTSCHMANN selbst, dann KOTZENBERG, sowie HARTTUNG haben sogar Fälle von Hautcarcinomen mit Tumorcidin heilen können, trotzdem meinen sie, daß das Serum nur nach Operationen als Vorbeugungsmittel anzuwenden sei, besonders dann, wenn die Radikalentfernung nicht einwandfrei gelungen ist.

Auch die *Autoserumtherapie* wurde in der Voraussetzung, eine spezifische Beeinflussung des Carcinoms zu erreichen, angewandt. Zuerst hatte C. LEWIN Ascitesflüssigkeit und Pleuraexsudat krebskranker Personen reinjiziert. ZERNER hat das Blutserum der Kranken oder ihrer Descendenten benützt, um eine energischere Antikörper- und cytolytische Wirkung auf die Krebszellen auszuüben. In einigen Fällen trat vorübergehende Besserung des Allgemeinbefindens, Verkleinerung der Tumoren und Lymphocytose im Blut ein, die aber trotz fortgesetzter Kur (2mal wöchentlich intravenöse oder intramuskuläre Einspritzungen von 5—10 ccm Eigenserum) nur kurz anhielten. Wenn auch ENDLER mit den Resultaten, die er mit der Eigenserumtherapie erreichte, sehr zufrieden war, dürfte diese Behandlung doch höchstens nur als Hilfsmittel neben anderen radikaleren Maßnahmen in Anspruch genommen werden.

Alle Versuche den Krebs durch spezifische, im Tier erzeugte Immunkörper oder Cytolysine passiv immunisatorisch zu bekämpfen, fielen sehr unsicher aus.

Die oft vielversprechenden günstigen Resultate, welche beim experimentellen Impfcarcinom der Tiere erreicht worden sind, kamen in der menschlichen Krebstherapie nicht zur Geltung (C. O. JENSEN, v. LEYDEN und F. BLUMENTHAL). BLUMENTHAL und HALBERSTAEDTER haben zweifellos recht, wenn sie behaupten, daß trotz gewissen günstigen Einwirkungen, welche bei Anwendung von Eigenserum, artfremdem Serum oder Serum vorbehandelter Tiere in einzelnen Fällen beobachtet wurden, von einer *Serumtherapie des Carcinoms* doch noch nicht gesprochen werden kann.

Viel aussichtsreicher erschien das von E. v. LEYDEN und F. BLUMENTHAL begründete und von P. EHRLICH wissenschaftlich festgelegte Verfahren der *aktiven Immunisierung* oder Vaccination. P. EHRLICH hatte festgestellt, daß bei Mäusen durch Einspritzung von Tumorextrakten, also aktiv immunisatorisch eine Krebsimmunität gesetzmäßig zu erreichen ist. BLUMENTHAL hat, um die Gefahr eines Impftumors, welcher bei der Übertragung von lebenden Krebsmaterial besteht, auszuschalten, statt der Emulsionen lebender Geschwulstzellen Autolysate von Tumorextrakten benutzt, indem er diese mehrere Tage lang im Brutschrank bei 39° stehen ließ. Nach den an Rattensarkomen mit überraschend gutem Erfolg gemachten Versuchen, welche durch C. LEWIN in Kontrollexperimenten eine Bestätigung fanden, wurde die Autolysatbehandlung auch beim menschlichen Krebs versucht. Auch hier war der Erfolg, welchen C. LEWIN bei einem inoperablen Rezidivkrebs der Mamma mit Knochenmetastasen erreicht hat, sehr ermutigend. STAMMLER berichtete ebenfalls über befriedigende Resultate. Bald wurden ähnliche Versuche von LUNCKENBEIN in größerem Maßstabe unternommen. Er gab, wie STAMMLER, die Tumorautolysate intravenös; diese Form der Verabreichung soll den Vorteil haben, daß es nicht unbedingt notwendig ist *körpereigene* Tumoren aufzuarbeiten, sondern es sind auch solche von fremden Kranken gut zu benützen. Man beginnt, je nach dem Kräftezustand des Patienten mit 5—15 ccm des Autolysats — wobei man auf das Auftreten von Allgemeinerscheinungen, besonders Fieber, gefaßt sein muß — und wiederholt die Injektion jeden vierten Tag. Sowohl der primäre Herd wie die metastatischen Knoten werden gleichzeitig günstig beeinflußt, die Schmerzen lassen auffallend rasch nach, so daß in geeigneten Fällen das Verfahren eine wesentliche Erleichterung für die Kranken bringen kann und eine schätzenswerte Bereicherung der biologischen Krebsbehandlung bedeutet.

KEYSSER hat sich besonders bemüht, sowohl in die theoretischen Grundlagen der Vaccinetherapie einzudringen wie auch die praktischen Erfolge genau zu beobachten und findet in der Impfbehandlung unter Umständen eine nicht zu gering zu schätzende Stütze der operativen Verfahren.

Zwar wurde schon früher versucht, auch vereinzelte Fälle von Hautcarcinomen mit Krebsautolysaten zu behandeln, doch gebührt eigentlich SCHERBER und seinem Schüler LAMPRECHT das Verdienst, dieses Verfahren in die Therapie der Hautepitheliome eingeführt und die Indikationen seiner Anwendung, sowie die Grenzen der erreichbaren Erfolge näher bestimmt zu haben. SCHERBER sowie LAMPRECHT bedienten sich der von JOANOVICZ im PALTAUFschen Institut hergestellten fermentativ gewonnenen Spaltungsprodukte von Carcinomen verschiedener Herkunft. Beide kamen zu dem abschließenden Urteil, daß diesen Präparaten eine gewisse heilende Wirkung bei Hautepitheliomen zukommt. Es können sowohl lokale, als Herdreaktionen beobachtet werden. Einige *oberflächliche* Epitheliome zeigten nach 9—18, teils subcutanen, teils intravenösen Injektionen des fraktioniert sterilisierten Präparates vollkommene, glatte Überhäutung, doch folgte nach einer gewissen Zeit das Auftreten von Rezidivknötchen. Andere zeigten sich nach anfänglicher Besserung im Verlauf der fortgesetzten Behandlung vollkommen refraktär, während eine dritte Gruppe von Hautepitheliomen sich im Anschluß an eine heftige Herdreaktion so verschlimmerte, daß die weitere Behandlung eingestellt und zu anderen Maßregeln gegriffen werden mußte. LAMPRECHT ist der Meinung, daß ,,das teilweise oder völlige Versagen der Therapie nicht auf dem Prinzip des Verfahrens an und für sich beruht, sondern seinen Grund einerseits in der verschiedenen Reaktionsfähigkeit der Patienten, andererseits in der Form der Therapie hat, so daß vielleicht die Menge, die Konzentration, die zeitliche Distanzierung der Injektionen bei der Vervollkommnung der Therapie eine gewisse Rolle spielen". Das JOANOVICZsche Präparat wurde in langsam aufsteigenden Dosen von $^1/_2$—3 Ampullen (= ccm) subcutan und intravenös in den Zeiträumen von 4—7—10 Tagen verabreicht.

Einem angeblichen spezifischen Erreger der malignen Tumoren, dem O. SCHMIDTschen *Mycetozoon*, verdankt die Krebstherapie die vom Entdecker schon vor 20 Jahren ausgearbeitete und im Verlauf der Jahre vervollständigte Vaccinationsmethode mit *Antimeristem* und *Novantimeristem*, welche aus abgetöteten Kulturen seines vermeintlichen Krebserregers hergestellt werden und zu aktiv immunisatorischen Zwecken dienen, während das *Matusem*, aus geimpften Tieren gewonnen, ein Immunserum darstellt. Auch die Antimeristemtherapie hat einige Erfolge zu verzeichnen, denn außer SCHMIDT haben RITTER, CLAES (Brüssel) u. a. bei verschiedenen, meistens inoperablen Tumoren, Carcinomen und Sarkomen, nicht nur Besserungen, sondern selbst vollkommene Heilungen erzielt. Zahlreicher als die verzeichneten Erfolge sind jedoch die Enttäuschungen und Mißerfolge, welche die Ärzte mit dem SCHMIDTschen Mittel erlebt haben (WINKLER, KOLB, NOSEK, JOHANNSEN, BENNECKE, MATTIESEN u. a.). Übrigens haben WASILIEWSKY und WÜLKER nach eingehender Prüfung im Heidelberger Krebsinstitut festgestellt, daß die SCHMIDTschen Mukorkulturen jeder pathogenen Eigenschaft entbehren. Damit fällt auch die Annahme ihrer spezifischen Wirksamkeit.

Ein ziemliches Aufsehen erregten die Mitteilungen von J. THIES über die günstigen Ergebnisse, welche er mit seinem Verfahren erreicht hat. Auf Grund einer angenommenen *,,organspezifischen Eigenschaft der Krebszellen"* ist auch THIES aktiv immunisatorisch vorgegangen. Er hat Autoimplantationen von Tumorteilen vorgenommen und zwar teils nach Filtration im BERKEFELD-Filter, teils nach Bestrahlung der zu implantierenden Tumorteile mit Röntgen, teils nach Behandlung bzw. Abtötung derselben mit *Trypaflavin*. Sowohl die Einwirkung der Strahlen, wie die des Trypaflavins verursachen Nekrose der Zellen und durch sie wird eine Immunisierung gegen die Tumorzellen erreicht. Mikroskopisch ist die Degeneration der Krebszellen und die Ausheilung, die Vernarbung der Herde zu verfolgen. Die Erfolge von THIES ermunterten zu Nachforschungen, und es ist MANNINGER ebenfalls gelungen, durch mit Trypaflavin vorbehandelten Präparaten Heilungen zu erreichen, für viele andere aber brachte die Methode Enttäuschung.

PAYR, der sich schon früher mit den bereits bekannten Immunisierungsmethoden befaßte, hat mit ihnen neben auffallenden Erfolgen zahllose Mißerfolge erlebt. Nach ihm sind die Rückbildungsvorgänge das Ergebnis einer Steigerung der den Geschwülsten innewohnenden natürlichen fermentativen Autolyse. Sie ist um so stärker, je mehr nekrobiotisches Gewebe in der Geschwulst vorhanden ist. Oft ist aber die Wachstumsenergie der Geschwulst doch stärker als die Zerfallserscheinungen.

Ob bei allen diesen Versuchen von einer spezifischen Beeinflussung überhaupt die Rede sein kann, ist noch gar nicht entschieden, ja sogar sehr energisch bezweifelt worden. CASPARY betrachtet *die Immunität gegen Tumoren als unspezifisch;* sie sei auf verschiedenen Wegen zu erreichen. Alle jene Einwirkungen, welche eine Resistenzerhöhung gegen Tumorwachstum herbeiführen, haben eine gewisse Immunität zur Folge. Die verschiedenen Verfahren, seien sie nun spezifisch (Tumorextrakte, Autolysate, Sera geimpfter Tiere) oder unspezifisch (Körper- oder artfremdes Eiweiß, Kolloidmetalle), erzeugen im Körper „Nekrohormone", welche anfänglich schädigen, später aber eine Immunität auslösen, als deren Begleiterscheinung Leukocytose und Fibroblastenwucherung beobachtet wird. Es gibt zwar auch eine spezifische Tumorimmunität, jedoch ist diese gering und desshalb für die Heilung wenig bedeutend.

In Übereinstimmung mit CASPARY glaubt auch C. LEWIN, daß alle Erscheinungen, welche durch aktive oder passive Impfverfahren ausgelöst werden, nur unspezifischer Natur seien und Abwehrreaktionen des Gesamtorganismus darstellen, die durch Zerfallsprodukte hervorgerufen werden. Die gleichen Resultate, wie mit spezifischen Sera und Autolysaten können auch mit *unspezifischen* Mitteln erreicht werden.

C. LEWIN hat alle Proteinkörper, welche zu therapeutischen Zwecken empfohlen wurden, bei Carcinomen versucht und oft sehr beachtenswerte Rückbildungen erzielt. Besonders wirksam ist die Kombination von Proteinkörpertherapie mit Röntgenbestrahlungen. Die besten Erfolge sind mit *Nucleinsäure* zu erreichen. In der Hauptsache handelt es sich bei allen Immunisierungsversuchen um eine unspezifische *Leistungssteigerung* durch Vermehrung der Leukocyten, insbesondere der Lymphoctyen. Daß die unspezifische Allgemeinbehandlung ausnahmsweise zu ganz überraschenden Erfolgen führen kann, beweist ein Fall von WERNER, bei welchem durch eine einzige intravenöse Milchinjektion ein Magenkrebs sicher und radikal geheilt wurde. Solche ganz vereinzelten Erfolge erlauben aber gewiß keine zu weitgehenden Schlüsse zu ziehen.

BIER hat schon im Jahre 1901 und 1907 Krebse mit Einspritzungen von defibriniertem Blut gesunder Tiere und Menschen intravenös oder lokal behandelt und damit oft auffällige Rückbildungen erzielt. Später kombinierte er diese Behandlung mit Röntgenbestrahlungen. Auch KÜMMEL ist in ähnlicher Weise verfahren, indem er 2—5 g Blut von Kindern oder jüngeren Blutsverwandten der Patienten subcutan injizierte und einen sehr günstigen Einfluß auf das Allgemeinbefinden der Kranken, sowohl in objektiver wie in subjektiver Hinsicht beobachten konnte, ohne natürlich eine Heilung zu erreichen.

Es wurde öfters über Heilerfolge oder über bedeutende Rückbildungen von Tumoren bei solchen Kranken berichtet, die an interkurrentem *Erysipel* erkrankten (Literatur siehe bei WOLFFHEIM). Es fehlt nicht an Versuchen, welche diese Erfahrung in systematischer Weise therapeutisch auszunützen bestrebt waren. Die Gefahr des artefiziellen Erysipels ist aber zu groß, die Erfolge zu unsicher, um diese Versuche konsequent durchführen zu können. Es gelingt auch nicht bei jedem Individuum durch Streptokokken, welche aus einem Erysipel gezüchtet wurden, diese Krankheit hervorzurufen. Die nach Erysipel beobachteten Heilungen oder Besserungen von Epitheliomen können nach WOLFFHEIM ebenfalls im Sinne einer unspezifischen Proteinkörpertherapie erklärt werden, bei welcher die Kokken in ihrer Eigenschaft als Eiweißkörper wirken.

In der Therapie der Hautepitheliome wird es aus den schon früher angedeuteten Gründen nur selten dazu kommen, eine oder die andere dieser Methoden anzuwenden. Wenn aber bei ausgebreiteten und inoperablen Hautkrebsen drohende Anzeichen des allgemeinen Körperverfalles sich kundgeben, so ist jeder Versuch zur Hebung des Kräftezustandes gerechtfertigt. Dann treten aber neben den sorgfältig auszuwählenden biologischen Heilverfahren auch die erprobten alten roborierenden Mittel, insbesondere das *Arsen* in ihre Rechte. Der allgemeine Ernährungszustand muß auch durch entsprechende Diät gehoben werden. In diesem Stadium ist der Krebs nicht mehr als rein lokaler Prozeß zu betrachten, sondern als eine Erkrankung des ganzen Organismus, welche entsprechende

Maßregeln erfordert. Es wird unser diesbezügliches Bestreben in solchen Fällen heute leider nur selten von einem Erfolg begleitet werden, und darum ist nicht oft genug zu betonen, daß *das Problem der Heilung in der rechtzeitigen Erkennung und in dem frühen lokalen Eingriff besteht.*

Eine besondere und eingehende Würdigung erfordert die bedeutende Rolle, welche die *Strahlentherapie* in der Behandlung der Epitheliome spielt. *Röntgen, Radium* und die *anderen strahlenden Energien,* welche die Medizin in den letzten Dezennien in immer ausgiebigerem Maße für ihre Zwecke auszubeuten bestrebt war, haben mit der Zeit in der Epitheliomtherapie eine den verschiedenen anderen Methoden gleichwertige, ja sogar jene überflügelnde Bedeutung gewonnen. Sie haben sowohl als heilende wie als prophylaktische Faktoren sich einen hervorragenden Platz in der Epitheliomtherapie erworben.

Es soll aber hier zunächst noch eine Frage erörtert werden, welche im engen Zusammenhang mit der Krebspathologie steht und welche sich uns bei der Beobachtung der verschiedenen regressiven Veränderungen an den Hautepitheliomen aufdrängt, nämlich die Frage der *Spontanheilung der Hautkrebse.* Gibt es überhaupt eine solche und wenn ja, unter welchen Verhältnissen und in welchem Ausmaße? Die Frage, ob es überhaupt eine Spontanheilung der Krebse gibt, muß bejaht werden. Sowohl klinisch wie histologisch gibt es Anzeichen solcher Prozesse, welche auf ein Bestreben zur Spontanheilung der Krebse hinweisen; diese Prozesse sind aber nur äußerst selten so vollkommen, daß sie zum totalen Schwund des Tumors führen würden. *Klinisch* sehen wir *Vernarbung, Verkalkung* und *Zerfall* des Tumorgewebes, nicht selten in bedeutender Ausbreitung. *Histologisch* können wir, in Einklang mit den klinisch erkennbaren Prozessen, entsprechende Veränderungen im Stroma und im Parenchym beobachten, außerdem aber auch Zeichen entzündlichinfiltrativer Prozesse, welche als lokale *Abwehrmaßregeln* des Organismus zu deuten sind.

Was nun die klinischen Merkmale der Spontanheilung betrifft, so ist vor allem die *Vernarbung* hervozuheben. Sie kommt fast ausschließlich bei den oberflächlichen Hautepitheliomen vor, mit oder ohne vorangegangener Ulceration und kann durch ihre langsam fortschreitende, trotzdem aber sehr auffallende Ausbreitung das charakteristische Merkmal des flachen Hautkrebses bilden (*Epithelioma planum cicatriciale* DARIERS). Der Heilungsvorgang durch spontane Vernarbung ist aber bei den meisten Fällen und an den meisten Stellen nur ein scheinbarer. Unter der glatten, dünnen, oberflächlichen Narbe sind mikroskopisch sehr oft gut erhaltene Epitheliomnester zu sehen. Sie können zu *Rezidiven* führen, welche als neue Knötchen oder kleine Ulcerationen in der Narbe erscheinen. Nach MENETRIER besteht die auffallendste Abwehrtätigkeit des Bindegewebes in einer *faserigen Wucherung* (l'hypergenèse fibreuse). Sie kennzeichnet den sog. *Scirrhus.* Wenn auch die Prognose dieser Krebsform schlecht ist, wird ihr Wachstum durch das skleröse Gewebe doch wesentlich verzögert. Die faserige Wucherung des Scirrhus dient nicht nur als rein mechanisches Hindernis für die Ausbreitung des Krebsparenchyms, sondern sie übt auch einen aktiven Einfluß auf dasselbe aus, indem sie sich zwischen die epithelialen Massen drängt, ihre Zellen in kleinere Gruppen teilt, so daß die in ein sklerotisches Gewebe eingeschlossenen Krebsinseln zugrunde gehen (RUBENS-DUVAL).

Die mikroskopischen Bilder lasssen aber auch eine andere Deutung des hier sich abspielenden Prozesses zu, welche S. HANDLEY vertritt. Er behauptet, daß die umschlossenen Tumorzellen spontan, durch Altersdegeneration verschwinden und daß die Sklerose nicht der Urheber, sondern die Folge der Zelldegeneration sei. Auch W. H. WOGLON kann in keinem der als allgemeine oder lokale Abwehrreaktion betrachteten Prozessen ein Zeichen einer spontanen

Heilungstendenz erblicken; doch glaubt er, daß der Faktor, welcher das Tumorwachstum beeinflußt, die Gefäßversorgung des Stromas sei. Er möchte deshalb solche therapeutische Eingriffe bevorzugen, welche durch Schädigung und Thrombosierung der Stromacapillaren die Ernährung des Tumors beeinträchtigen. Solche Vorgänge treten aber auch spontan unter gewissen Umständen auf. An der Sklerosierung des Bindegewebes im Scirrhus beteiligen sich auch die Blutgefäße durch endovasculäre obliterierende Prozesse, die teils eine Überschwemmung der Blutbahn mit Carcinomzellen verhindern, teils durch Ischämie die Ernährungsmöglichkeit der Tumorzellen herabsetzen.

Aber auch sonst steht das epitheliale Parenchym und das bindegewebige Stroma aller Krebse in gewissen Wechselbeziehungen miteinander, welche teilweise im Sinne einer Abwehrmaßregel gegen das vordringende Epitheliom gedeutet werden und als solche ein Streben zur Spontanheilung andeuten. Es sind vor allem die zelligen Infiltrationen in der unmittelbaren Umgebung der carcinomatösen Wucherungen, welche als Abwehrmaßregel gegen den Tumor dienen sollen, ähnlich wie die entzündlichen Reaktionen bei Infektionen. Bei nicht ulcerierten Epitheliomen kommt am häufigsten eine Lymphocyten- und Plasmazellenansammlung vor. Ersteren wurde von C. BAYER, dann insbesondere von H. RIBBERT ein Einfluß auf das epitheliale Parenchym zuerkannt. H. RIBBERT sah einmal in einem metastatischen Carcinomknoten, welcher von einem dichten und breiten Lymphocytenwall umgeben war, das ganze Tumorparenchym zerstört, zerfallen und teils auch schon resorbiert. Es war zweifellos eine Spontanheilung eingetreten. Daraus schloß RIBBERT, daß die Lymphocyten toxische Stoffe produzieren, welche die Zerstörung des Krebsepithels bewirken können. Er wollte diese Annahme auch therapeutisch verwerten, indem er empfohlen hat Versuche mit Lymphdrüsengewebe oder Extrakten anzustellen. BAYER hat schon sechs Jahre früher (1910) in einem ähnlichen Gedankengang versucht, mit Auflegen frischer Rindermilz einen Krebs zu beeinflussen und hat auch später seine Ansicht über die carcinomfeindliche Eigenschaft der Lymphocyteninfiltration aufrecht erhalten. Exakte Beweise für diese Annahme sind aber nicht erbracht worden. Noch weniger kann ein krebsfeindliches Verhalten polynukleären Leukocyten zugemutet werden. Es kommen diese auch bei nicht ulcerierten Epitheliomen, also ohne sekundäre Infektion des Tumors öfters in größeren Haufen im Stroma vor, vorzüglich in der Nachbarschaft von verhornten oder nekrotischen Epithelnestern, doch ist ihr Erscheinen nicht die Ursache, sondern die Folge der Parenchymnekrose und sie dienen nur als Phagocyten, um die Zelltrümmer wegzuschaffen. Sie sind eben nicht die Helden, sondern die Hyänen des Schlachtfeldes, wie sich BAUMGARTEN in äußerst bezeichnender Weise ausdrückt. Dieselbe Funktion leisten auch die Riesenzellen, welche im Bindegewebe als Nekrophagen dort auftauchen, wo totes Geschwulstparenchym im umgebenden Bindegewebe zu Fremdkörper geworden ist, wie das schon H. BORRMANN, RIBBERT u. a. erkannt haben.

Eine eigentümliche Zellform, welche bei der Spontanheilung gewisser Krebse die hervorragendste Rolle spielen soll, bilden die *Stiftzellen* von LAHM. Diese dunkelfärbbaren, spindel- oder stiftförmigen Zellen entstammen dem Carcinomepithel und dringen vom Rande senkrecht zur Verlaufsrichtung des Carcinomzapfens in das Tumorgewebe ein. Wenn sie eine gewisse Zahl und Mächtigkeit erreicht haben, zerfallen die Zellverbände der Carcinomnester und es füllen Bindegewebe, Gefäße und Leukocyten die entstandenen Lücken aus, während die Carcinomzellen degenerativen Veränderungen anheim fallen. LAHMs Beobachtungen beziehen sich auf Collumcarcinome, sie haben aber für die Hautepitheliome insofern eine Bedeutung, weil die Stiftzellen nach den Abbildungen und nach der Beschreibung LAHMs in mancher Beziehung eine auffallende Ähnlichkeit mit den schon vor 25 Jahren von UNNA und PASINI beschriebenen *X-Zellen* der spitzen Condylome bzw. der Hautepitheliome besitzen. Die Rolle dieser Zellen war und blieb bis zum heutigen Tage unklar. Ein Vergleich beider Zellformen müßte die Frage ihrer funktionellen Bedeutung klären.

Eine vollkommene Spontanheilung kann mit der *Verkalkung* einzelner seltener Hautepitheliome eintreten. Sie tritt aber nur äußerst selten und unter ganz speziellen Verhältnissen auf, deren Wesen noch nicht ganz geklärt ist (s. *verkalktes Epitheliom* im Abschnitt gutartiger Epitheliome). Im Gegensatz zur Vernarbung entsteht die Verkalkung an tiefer liegenden (subcutanen) Epitheliomknoten. Es kann sogar *Verknöcherung* sowohl des Stromas wie des Parenchyms Hand in Hand mit der Verkalkung gehen. Während ausgebreitetere Vernarbung hauptsächlich nur bei Basalzellentumoren vorkommt, spielt sich die Verkalkung an spinalzelligen Epitheliomen ab. Da der Verkalkung immer eine Nekrose (Verhornung, hyaline Entartung) der Epithelzellen vorangehen muß, ist sie eigentlich nur ein sekundärer Ausdruck der Spontanheilung. Die Verkalkung führt aber im Gegensatz zur Vernarbung immer zu einer totalen Spontanheilung, indem der Krebsknoten in seiner ganzen Ausbreitung verkalkt und dadurch jeden bösartigen Charakter verliert.

Die gewöhnliche regressive Veränderung, welche im gewissem Sinne ebenfalls als Spontanheilung aufzufassen wäre, ist der *Zerfall des Tumorgewebes*. Die verschiedenen spezifischen Heilversuche, welche sich auf chemotherapeutische und immunbiologische Erfahrungen und Annahmen stützen, bezwecken ja selbst nichts anderes, als einen restlosen Zerfall des Tumorgewebes. Es ist aber der Zerfall, einerlei ob er die Folge einer primären Degeneration der Epithelien (Verhornung, hyaline, schleimige Degeneration) ist, von fermentativen und zytolytischen Prozessen, oder durch sekundäre Infektionen pyogener Mikroorganismen hervorgerufen wird, nur sehr selten so vollkommen, daß alles Krankhafte zerstört, und die Stelle des Tumors durch Narbengewebe ersetzt würde. Zweifellos vollziehen sich in den Epitheliomen infolge der speziellen Lebensbedingungen der Zellen autolytische Prozesse, welche als Anzeichen einer Tendenz zur Spontanheilung aufgefaßt und durch verschiedene, auch unspezifische Mittel unterstützt und verstärkt werden können; die proliferative Tätigkeit der Geschwulstzellen ist aber in den meisten Fällen größer, als ihr Untergang (PAYR). Oft tritt sogar ein ausgiebiger und rascherer Zerfall des Tumors erst mit dem Auftreten eines beschleunigten Geschwulstwachstums auf, wobei der Zerfall mit der Wachstumsgeschwindigkeit keineswegs schritthalten kann, und die Resorption giftiger Zerfallprodukte den Zustand des Kranken noch verschlimmern. Darum kann der Zerfall im klinischen Sinne nicht als Heilungsvorgang beurteilt werden.

Der menschliche Krebs steht in bezug auf seine Rückbildungsfähigkeit in auffallendem Gegensatz zu manchen experimentellen Tier- insbesondere Mäusekrebsen. Darum können ja auch die am Mäusekrebs gemachten therapeutischen Erfahrungen nicht ohne weiteres auf den Menschen übertragen werden. Trotzdem hält BORST die Frage für berechtigt, ,,ob es nicht Umstimmungen des Körpers gibt, welche dem schrankenlosen Wachstum maligner Zellen Einhalt tun''. Man kann ja nicht wissen, ob nicht das eine oder andere Mal im Beginn der bösartigen Wucherung Zellen, welche im Begriff sind sich in maligne Tumorzellen umzuwandeln, durch entgegenwirkende Kräfte des normalen Organismus ,,im Keime erstickt werden''. STERNBERG spricht noch eine andere Vermutung aus. Die epithelialen Geschwülste, welche durch Teerpinselungen am Kaninchenohr erzeugt werden, sind in den ersten Monaten, wenn man mit den Pinselungen aussetzt, noch rückbildungsfähig. Die Epithelzellen haben eben ihre hochgetriebene Wucherungsfähigkeit noch nicht für die Dauer erworben und verlieren diese Fähigkeit allmählich wieder beim Nachlassen des die Regeneration veranlassenden Reizes. Die seltenen Fälle, wo beim Menschen eine Spontanheilung von Carcinomen beobachtet wurde, könnten nach STERNBERG in ähnlicher Weise erklärt werden.

Die Strahlentherapie der Epitheliome.

Von

Michael Lang-Pécs (Ungarn).

Ultraviolette und Wärmestrahlen.

Das Sonnenlicht und die Strahlen künstlicher Lichtquellen, welche in der dermatologischen Therapie seit langer Zeit mannigfache Anwendung finden, wurden auch in der Epitheliombehandlung teils gelegentlich, teils auf Grund systematischer Untersuchungen angewendet.

Hirschberg berichtet, daß er an sich selbst die Heilung eines Epithelioms am Ohr während eines vierwöchentlichen Winteraufenthaltes im Hochgebirge beobachtet hat. Den Erfolg schreibt er den Sonnenstrahlen zu. Hiram H. Seelye konzentriert das Sonnenlicht durch ein Vergrößerungsglas auf die Epitheliome und hält die Methode bei ulzerierenden Geschwülsten des Gesichtes für unfehlbar. Es werden 8—15 Sitzungen von je 10—15 Minuten Dauer, anfangs täglich, später jeden zweiten Tag und mit kürzerer Expositionszeit verordnet, bis der Schorf, der sich unter der Behandlung bildet, abgefallen ist. Die entstandenen Narben sind tadellos glatt. Es handelt sich hier in der Hauptsache wahrscheinlich um Wärmestrahlen, die zur Verschorfung der Tumorzellen führen. Die Ultravioletten Strahlen, welche durch die Glaslinse in ihrem größten Teil nicht durchgelassen werden, können dabei nur eine ganz untergeordnete Rolle spielen. Der Amerikaner W. Becker hat im Berliner Institut von Fr. Blumenthal mit einer ähnlichen Methode bei mehreren Carcinomfällen bemerkenswerte, aber nur vorübergehende Resultate erreicht, welche Fr. Blumenthal selber kontrolliert hat. Es handelte sich aber nicht um Haut-, sondern um tiefer sitzende Krebse (Mamma, Collum uteri). Demgegenüber muß man die Resultate, welche mit dem *Finsenlicht* erreichbar sind, als reine Ultraviolettstrahlenwirkung bezeichnen. Finsen selbst hat schon im Jahre 1900 über günstige Ergebnisse berichtet. Seine Schüler, Waldemar Bie und Forschhammer, verfügen über ein größeres Material. Nach Forschhammer wurden unter 51 Fällen 61% Heilung erreicht. Am besten orientierten uns über die Verwendbarkeit des Finsenlichtes bei Hautepitheliomen die Untersuchungen Schlasbergs. Aus 19 behandelten und genau beobachteten Fällen geht hervor, daß die Lichtbehandlung von Hautepitheliomen nach Finsen gute Aussichten auf Erfolg haben kann, wenn eine vorausgehende gründliche Auskratzung gemacht wird und wenn die Epitheliome nicht zu ausgebreitet sind. Der verschiedene histologische Bau der Epitheliome scheint das Resultat der Behandlung nicht zu beeinflussen. Ein Naevocarcinom reagierte schlecht, so daß die Amputation vorgenommen werden mußte. Die Zahl der Sitzungen wechselte zwischen 3—32. Die Behandlung kann sich also ziemlich langwierig gestalten, was bei den Epitheliomen im allgemeinen, besonders aber beim Stachelzellenkrebs wegen der Gefahr der weiteren Verbreitung und der Erkrankung der Lymphdrüsen bedenklich erscheint. A. Valdes-Morel soll „durch eine Kombination der ultravioletten Strahlen, des Röntgen- und des Finsenapparates" schöne Resultate erreicht haben. Seit der Verbreitung der Röntgentherapie mußte auch die Finsenbehandlung in den Hintergrund treten. Leredde äußerte sich schon im Jahre 1905 dahin, daß die Finsenbehandlung in der Epitheliomtherapie keine Berechtigung mehr finden kann. Trotzdem glauben wir, daß unter Umständen, so z. B. beim Lupuscarcinom das Finsenlicht zur gleichzeitigen Behandlung beider Prozesse immer noch gute Dienste zu leisten imstande ist.

Röntgen- und Radiumtherapie[1].
Strahlenwirkung beim Carcinom.

Der ungeheure Aufschwung der Strahlentherapie in den letzten 10—15 Jahren brachte auch in der Röntgen- und Radiumtherapie so manche Umwälzungen mit sich, welche unsere Vorstellungen über die Strahlenwirkung in einem ganz anderen Licht erscheinen ließen. Bereits als Dogmata geltende Anschauungen mußten einer Revision unterzogen und unser therapeutisches Handeln auf die Basis moderner strahlenbiologischer Forschungen gestellt werden. Obwohl wir noch immer fern davon sind, in die komplizierten biologischen Vorgänge der Strahlenwirkung lückenlosen Einblick zu haben, sind wir doch in der Lage — dank der eifrigen Forschertätigkeit der letzten Jahre — von einem bedeutenden Fortschritt unserer theoretischen Kenntnisse und der darauf basierenden praktischen Ergebnisse sprechen zu dürfen. Es wäre nur halbe Arbeit geleistet, wollten wir in Umgehung dieser wichtigen Errungenschaften sofort in medias res treten. Wenn irgendwo, so ist eben in der Röntgen- und Radiumtherapie die Schablonisierung ein nicht zu verzeihender Kunstfehler. Um jedoch individualisierend vorgehen zu können, sind strahlenbiologische Kenntnisse unerläßlich, deren kurze Besprechung wir vor allem in Angriff nehmen wollen.

Wenn wir uns daher die Frage der *Strahlenwirkung auf das Carcinom* vorlegen, so werden wir bei Durchsicht der Literatur bald zwei Ansichten sich gegenüber stehen sehen. Die eine — wohl die älteste und von PERTHES und JÜNGLING wissenschaftlich begründete — steht auf den Standpunkt *der direkten Strahlenwirkung*. Darnach kann eine Krebsheilung nur nach direkter Vernichtung der Krebszellen durch die elektiv wirkenden Röntgen- bew. Radiumstrahlen zustande kommen; es ist daher notwendig mit einer Vernichtungsdosis, der sog. *Carcinomdosis* an alle Krebszellen heranzukommen, denn falls einige Zellen durch eine nur subletale Dosis der Vernichtung entgehen, so erholen sie sich früher oder später und führen zu einem Rezidiv.

Ganz entgegengesetzter Auffassung sind THEILHABER, STEPHAN mit ihrer Theorie der Allgemeinwirkung, die durch die neueren Untersuchungen von KOK, KOK und VORLAENDER aus der Klinik OPITZ, CASPARI, MURPHY und seiner Mitarbeiter an Wahrscheinlichkeit zu gewinnen schien. KOK und VORLAENDER untersuchten an transplantierten Mäusecarcinomen die Wirkung lokaler und totaler Bestrahlungen. Sie stellten dabei fest, daß bei einer Dosis in örtlicher Applikation, die die Epilation der Maus bewirkt (225—250 e nach FRIEDRICH), das Carcinom gut reagiert. Lokalbestrahlungen mit kleinem Einfallsfeld erwiesen sich viel weniger wirksam als ebensolche bei Anwendung von großen Bestrahlungsfeldern. Geradeso günstig wie bei der optimalen Lokalbestrahlung war die Wirkung, wenn nur etwa 20% der Epilationsdosis, aber auf den ganzen Tierkörper verabfolgt wurde. KOK konnte diese günstige Wirkung auch dann noch beobachten, wenn die Impfstelle abgedeckt war. Auch prophylaktische Bestrahlungen waren von Erfolg, besonders dann, wenn die Impfungen 1 bis 5 Tage nach der Bestrahlung stattfanden; es wurde durch solche Bestrahlungen das Angehen und die Entwicklung der Geschwulst behindert. Direkte Zerstörung der Carcinomzellen in vitro konnte selbst mit 1500 e nicht erzielt werden. CASPARI konnte die von KOK und VORLAENDER beobachtete günstige Wirkung der Allgemeinbestrahlung auf Mäusetumoren durch eigene Versuche bestätigen. JAMES B. MURPHY, JOSEPH MAISIN und ERNEST STURM kamen bezüglich der lokalen prophylaktischen Bestrahlungen zu ähnlichen Erfolgen.

---
[1] Vgl. hierzu dieses Handbuch Bd. V/2.

Zu den Versuchen wurden Autotransplantate spontaner Mäusetumoren verwendet. Die eine Flanke der Versuchstiere erhielt mit weicher Strahlung eine HED, die andere blieb unbestrahlt. Während das Transplantat an der bestrahlten Seite in 71,4% der Fälle nicht anging, war an der unbestrahlten Seite nur in 16, 4% der Fälle ein negatives Resultat zu verzeichnen. In vitro mit einer HED vorbehandeltes Transplantat zeigte im Angehen bei nachfolgender Impfung keine Differenz gegenüber dem nicht vorbehandelten Transplantat; ja auch dann war keine Differenz zu verzeichnen, wenn das Transplantat in situ mit einer HED vorbestrahlt, nachher sofort exstirpiert und auf unbehandelte Mäuse verimpft wurde, woraus Verfasser den Schluß ziehen, daß die Empfindlichkeit der Krebszellen in situ nicht größer sein dürfte als in vitro.

Aus all diesen Versuchen entstand die Vorstellung der *Allgemeinwirkung* der Röntgenstrahlen auf das Carcinom. MURPHY und seine Schüler gehen in der Interpretierung der diesbezüglichen Tierexperimente so weit, daß sie den ganzen Heilungsvorgang beim Carcinom als den Ausdruck einer allgemeinen Strahlenwirkung betrachten und der lokalen Strahlenwirkung überhaupt keine oder nur untergeordnete Bedeutung beimessen. Gewiß sprechen die erwähnten Versuche dafür, daß die Mäusecarcinome auch im Wege der indirekten Bestrahlung beeinflußbar sind, ja selbst zur Rückbildung gebracht werden können, doch dürfen wir nicht vergessen, daß es sich um Laboratoriumsversuche an kleinen Versuchstieren handelt, deren Ergebnis nicht ohne weiteres auf den Menschen übertragen werden kann.

Um eine richtige Vorstellung über die Strahlenwirkung beim Carcinom zu gewinnen, wird es am zweckmäßigsten sein, die

histologischen Veränderungen,

wie sie nach der Einwirkung von Röntgen- und Radiumstrahlen zur Beobachtung kommen, zu verfolgen.

Wenn wir uns in das Studium dieser Veränderungen vertiefen, so wird uns vor allem die Tatsache auffallen, daß in den Befunden nichts Charakteristisches für Röntgen- oder Radiumstrahlen vorliegt. Mit Recht sagt PRYM, daß der Körper auf die Bestrahlung genau so reagiert, wie er es seit Jahrtausenden gewöhnt ist, wenn Schädlichkeiten ihn treffen. „Es handelt sich in erster Linie um regressive, degenerative Veränderungen der spezifischen Geschwulstzellen und progressive Wucherungsvorgänge und entzündliche Veränderungen am Zwischengewebe." Einer der ersten, der sich mit dem Einfluß der Röntgenstrahlen auf das Carcinom in histologischer Beziehung befaßte, war W. SCHOLTZ im Jahre 1902. Er fand, daß die Krebszellen unter dem Einfluß der Röntgenstrahlen den normalen Epithelzellen ähnlich degenerieren und schließlich zugrunde gehen. Im mikroskopischen Präparat eines intensiv bestrahlten Carcinoms waren massenhaft Ansätze zu Mitosen vorhanden, doch kam es nirgends zum normalen Ablauf dieser Mitosen. Die betreffenden Zellen waren von verschieden dicken, unregelmäßig verteilten Chromatinfäden und Klumpen erfüllt, ein Teilungsvorgang war jedoch nirgends zu sehen, vielmehr schien das Chromatin wieder in einzelne Kugeln und Krümchen zu zerfallen.

Zu ähnlichen Resultaten kamen ELLIS, KÖHLER und HERXHEIMER, PERTHES. Letztgenannter Autor verfolgte auch den Heilungsvorgang, indem er zu verschiedenen Zeiten Excisionen an bestrahlten Carcinomen vornahm. Nach anfänglichen degenerativen Veränderungen an den Carcinomzellen fand er, daß das Carcinomepithel keinen scharfen Saum mehr aufwies, es zeigen sich zahlreiche Klüfte und Buchten, in denen teils Leukocyten, teils Bindegewebszellen eingebettet liegen. Diese dringen dann zwischen den Epithelien weiter vor und in späteren Stadien ist der Krebskörper völlig auseinander gesprengt, so daß sich nicht mehr wohlbegrenzte Krebszapfen, sondern nur unregelmäßige Bruchstücke solcher und einzelne degenerierte Krebszellen in einem stark kleinzellig infiltrierten Bindegewebe vorfinden. In einem weiteren Stadium ist von Carcinomzellen nichts mehr nachweisbar. PERTHES konnte des weiteren konstatieren, daß die Zellen der normalen Epidermis viel weniger geschädigt wurden; sie erwiesen sich noch vollkommen teilungsfähig bei Dosen, welche in den Carcinomzellen bereits zur Degeneration führten — ein Befund, welcher die Anschauung über die elektive Wirkung der Röntgenstrahlen zu unterstützen vermochte.

Während die genannten Autoren auf Grund ihrer histologischen Befunde die primäre Strahlenwirkung in die carcinomatösen Zellen verlegten und die vorhandenen Alterationen des bindegewebigen Stromas — die Neubildung von Histiocyten, Fibroblasten, Gefäßneubildung — als sekundären Vorgang auffaßten, war es EXNER, welcher der Neubildung von Bindegewebe den Vorrang zusprach, fußend auf dem von ihm erhobenen Befund, wonach Bindegewebsneubildung bereits zu einer Zeit gefunden wurde, da an den Carcinomzellen überhaupt noch keine Veränderungen zu konstatieren waren. Nach EXNER wäre der Vorgang der Krebsheilung der, daß das rasch wachsende Bindegewebe in die Krebsnester hineinwuchert, diese in immer kleinere Zellhaufen zerteilt bzw. „zersprengt", bis sie schließlich dem Druckschwund verfallen; sie werden sozusagen „erdrosselt". Denselben Standpunkt vertrat auch MAYON.

In diesen Streit griffen dann die Arbeiten von APOLANT und MARSCHALKÓ vermittelnd ein. Nach MARSCHALKÓ tritt schon ganz früh eine ausgesprochene reaktive Entzündung auf mit Durchtränkung des Gewebes mit Leukocyten, Gefäßerweiterung und Neubildung, Schwellung der Endothelzellen und Bildung eines mächtigen, zum großen Teil aus Plasmazellen bestehenden Zellinfiltrates. Zu dieser entzündlichen Infiltration gesellt sich alsbald Bindegewebsproliferation unter Bildung zahlreicher Riesenzellen hinzu; das neugebildete Bindegewebe schreitet von der Peripherie gegen das Zentrum fort und hat offenbar die Tendenz, eine Abkapselung der spezifischen Geschwulstelemente herbeizuführen.

Gleichzeitig mit dieser entzündlichen Reaktion kommt es aber auch zur Degeneration der Geschwulstzellen mit langsamem Schwund derselben. Die Mitosen werden in den von den Röntgenstrahlen erreichten Partien schon in einem sehr frühen Stadium ihrer Einwirkung auffallend gering. Verfasser hält es für unmöglich hier an einen sekundären Vorgang zu denken und findet die Auffassung derjenigen bestätigt, die eine primäre Schädigung der Krebszellen durch die Röntgenstrahlen annehmen. Ebenso denkt er sich aber auch die Veränderungen am Geschwulstbett als primär durch die Strahlung zustande gekommen. Die primäre Schädigung des Bindegewebes führt dann zur hochgradigen Steigerung der bei den Carcinomen ohnedies mehr oder weniger ausgeprägten entzündlichen Infiltration und zur Bindegewebsproliferation.

Die Frage, ob es sich bei der lokalen Einwirkung der strahlenden Energie letzten Endes um eine *direkte,* d. h. auf die Geschwulstzellen gerichtete, oder um eine *indirekte,* d. h. im Wege des Geschwulstbettes zustande gekommene Wirkung handelt, beschäftigte auch weiterhin die Autoren und war Gegenstand lebhafter Diskussionen. Die Entscheidung ist auf Grund der histologischen Bilder nicht immer leicht. Es darf vor allem nicht vergessen werden, daß viele der nach Bestrahlung zu beobachtenden Degenerationserscheinungen im Parenchym, wie der Reparationsvorgänge im Geschwulstbett auch in unbestrahlten Carcinomen aufzufinden sind, daß es sich demnach — wie schon MARSCHALKÓ betonte — bloß um quantitative Steigerung der verschiedenen Prozesse handelt. Dann liegen uns immer nur verschiedene Stadien der Gewebsveränderungen vor, und nur äußerst mühsam, durch fortlaufende Biopsien ist das Zustandekommen dieser Veränderungen mit mehr oder weniger Sicherheit zu erfassen.

Aus den zahlreichen histologischen Untersuchungen, welche zum Studium der Strahlenwirkung seit den bereits erwähnten Autoren durchgeführt wurden, geht nun hervor, *daß die primären Veränderungen in den Carcinomzellen zu suchen sind.* (ASCHOFF, KRÖNIG und GAUSS, HAENDLY, LAHM, BUMM und WARNEKROS, SEITZ und WINTZ, DEHLER, FRANKL und AMREICH, WÄTJEN, ADLER, PRYM, MARTIUS, LAZARUS-BARLOW, LACASSAGNE, LACASSAGNE und MONOD.) Am ausgesprochensten sind die Veränderungen im Zellkern, wie hydropische Anschwellung bzw. tropfige Entmischung, Pyknose, vacuoläre Degeneration, Mitosenzerfall.

Der Einfluß der Röntgenstrahlen auf den Ablauf der Mitosen ist schon seit langem bekannt, intensiver befaßte man sich damit aber erst in den letzten Jahren. Die ersten eingehenderen Arbeiten stammen von REGAUD, LACASSAGNE und MONOD, welche fanden, daß unmittelbar nach der Bestrahlung keine Mitosen zu sehen sind, sondern diese erst nach 48 Stunden wieder auftreten. Nun ist aber der Teilungsvorgang jetzt nicht mehr normal; er wird nicht vollendet, sondern es entstehen abnorm große Zellen von abnorm reichen Chromatingehalt, die schließlich nekrotisch werden. Veränderungen an den ruhenden Zellen wurden nicht beobachtet und daraus auf eine besondere Empfindlichkeit der in Teilung begriffenen Zellen geschlossen. Wir werden in dem Kapitel über Radiosensibilität darauf noch zu sprechen kommen. ALBERTI und POLITZER konnten die Ergebnisse der genannten Autoren im Experiment bestätigen; als Untersuchungsobjekt diente die Cornea von Urodelenlarven. Sie fanden, daß die Zahl der Mitosen nach Röntgenbestrahlung unter Auftreten abnormer Karyokinesen, die sich als Pyknosen und Pseudoamitosen kennzeichnen, rasch abnahm (Primäreffekt). Es folgt eine mitosenfreie Zwischenzeit — deren Dauer von der Menge der verabreichten Röntgendosis abhängt (z. B. nach $1/3$ H wenige Stunden, nach 20 H 8 Tage) — wonach eine Vermehrung der Kernteilungen mit abnorm großer Chromosomenzahl und Chromosomenzerstückelung zu konstatieren ist (Sekundäreffekt). SCHWARZ und HAMPERL konnten diese Befunde auch beim menschlichen Carcinom erheben, nur war hier der Primäreffekt schon nach 2 Stunden fast ganz abgelaufen (in den Versuchen von ALBERTI und POLITZER dauerte er 6 Stunden), und infolge Verlängerung der Latenzperiode setzte der Sekundäreffekt erst spät ein. Nun scheinen aber diese Kernveränderungen in der geschilderten Art nicht regelmäßig vorzukommen. In einer früheren Mitteilung von SCHWARZ ist weder von einem Primäreffekt noch von einer mitosenfreien Zwischenzeit Erwähnung getan, sondern es werden vom 2. bis 5. Tag in wachsender Anzahl auftretende pathologische Mitosen beschrieben. Unter allmählicher Vakuolisierung der Zellen entstehen neben einzelnen pyknotischen Kernen aufgelockerte, zerbröckelte, unregelmäßig zerstreute Chromatinbildungen, sog. *Bröckelmitosen.* Die allmähliche Zunahme dieser Teilungsstadien ist nur eine scheinbare und darf nicht als ein Zellwucherungsvorgang gedeutet werden. Die Strahlenschädigung äußert sich hier in einer schweren Störung des Teilungsaktes, wodurch es zum Absterben der Zellen gerade während der Teilung und somit zu einer „Mitosenstauung" kommt. Es handelt sich dabei keineswegs um etwas für die Strahlenwirkung spezifisches, da — wie PIANESE und ebenso SCHWARZ betont — solche Bröckelmitosen auch in spontan nekrotisch umgewandelten Carcinomen gefunden werden.

Natürlich gehen in den bestrahlten Carcinomen nicht alle Zellen auf diese Weise zugrunde; ein großer Teil von ihnen ist so stark geschädigt, daß sie in keine Teilung mehr eintreten können und durch vacuoläre Entartung, Pyknose und allmähliche Chromatolyse absterben.

In verschiedenen Fällen bestrahlter Carcinome wurden eigentümliche himbeerförmige Riesenkerne gefunden, welche sich BACKER und DEROM als durch Fusion degenerierender Zellkerne entstanden erklären. Ähnliches beschreiben auch HAENDLY, CLUNET und SIMON. Sie betonen die Blähung des Kerns und des Protoplasmas, wodurch dann Riesenkerne, eventuell mit Lappung und Knospung der Kerne entstehen; auch Zellen mit mehreren Kernen werden von den genannten Autoren erwähnt.

Ebenso wie am Kern, sind auch am Protoplasma Degenerationserscheinungen, wie schleimige, vacuoläre, hyaline Degeneration zu verzeichnen. Besonders letztere (die sog. keratoide Degeneration KROMPECHERs) verdient erhöhtes Interesse, da sie infolge zunehmender Hornbildung zur *Ausreifung* in den bestrahlten Basaliomen führen kann. Man findet bald nur vereinzelte keratotische Inseln ohne Keratohyalinschicht, deren Zellen ein verhorntes Protoplasma, aber noch tingierbaren Kern aufweisen (also eigentlich Parakeratose), bald wirkliche Hornperlen, umgeben von einer deutlichen Keratohyalinschicht. Diese Verhornung, welche nach MARESCH als Zeichen verminderter Vitalität wie eine Art Heilungsvorgang gedeutet werden kann, darf noch keine Veranlassung zur Annahme einer Charakterveränderung der Geschwulst bieten. Wirkliche Umstimmungen der Basaliome zu typischen Spinalzellkrebsen oder Übergangsformen (Carcinoma baso-spinocellulare) wurden ebenfalls beobachtet, namentlich an Rezidiven (KÖRBEL). Natürlich kann von einer Umstimmung in diesem Sinne nur dann die Rede sein, wenn außer den Hornperlen auch die übrigen histologischen Kriterien der Stachelzellkrebse vorhanden sind.

Auch die Frage wurde diskutiert, ob der primäre Angriffspunkt in der Zelle der Kern, das Protoplasma oder die Zellmembran ist. So konnten NÜRNBERGER, WAIL und FRAENKEL mit besonderen Färbemethoden am Protoplasma früher Veränderungen nachweisen als am Kern. CASSUL glaubt, daß filtrierte Strahlung vorerst den Kern, unfiltrierte aber das Protoplasma angreife. In neuerer Zeit wird auf Grund der Versuche von GROEDEL und SCHNEIDER an einzelligen Lebewesen, von ROFFO, SCHUBERT an Explantaten, den durch Bestrahlung bewirkten Veränderungen in der Permeabilität der Zellmembran für das Zustandekommen der Strahlenschädigung erhöhte Aufmerksamkeit geschenkt. HOLFELDER ist der Auffassung, „daß die Röntgenschädigung einer Zelle letzten Endes durch Permeabilitätssteigerung der Zellmembran mit Hilfe des Milieus der Zelle zustande kommt". All die erwähnten Versuche sind gewiß sehr interessant, auch haben die auf diese Versuchsergebnisse aufgebauten Vorstellungen über den primären Angriffspunkt der Strahlung in der Zelle so manches für sich, immerhin ist die Frage in ihrem heutigen Stadium zur Entscheidung noch nicht spruchreif. Vorerst werden wir gut tun, wenn wir auf Grund der klassischen Versuche von PERTHES und der *Familie* HERTWIG an isolierten Zellen, dann der oben bereits erwähnten Versuche von LACASSAGNE, REGAUD u. a. an Zellen in Gewebsverbänden, daran festhalten, daß den primären Angriffspunkt der Zellkern bildet, und zwar greifen die Strahlen in erster Linie in den komplizierten Mechanismus der Zellteilung störend ein.

Die beschriebenen Zellveränderungen machen sich bereits zu einem Termin geltend, wo von einer wesentlichen Bindegewebswucherung noch nicht die Rede sein kann. SCHMITT, HALBERSTAEDTER und WOLFSBERG fanden bei ihren Versuchen über den Einfluß der Bestrahlung auf die vitale Färbbarkeit des Bindegewebes, daß dieses viel langsamer reagiert als das Epithelgewebe. Interessant ist ein vor kurzem von BORAK beschriebener Fall, wo nach der Bestrahlung eines handtellergroßen, exulcerierten Carcinoms mit blumenkohlartig angeordneten Wucherungen das carcinomatöse Gewebe vollkommen verschwand, so daß auch mikroskopisch keine Carcinomzellen mehr nachweisbar waren, ohne daß es jedoch zu einer Bindegewebswucherung gekommen wäre; es entstand ein — allerdings nicht wünschenswerter Zustand, eine sog. ,,Heilung per defectum". Hier kann gewiß dem Bindegewebe keine primäre Rolle zugeschrieben werden, so daß diese Beobachtung geeignet ist mit der Beweiskraft eines Experimentes die direkte Strahlenwirkung auf die Epithelzellen zu bekräftigen.

Erst die Zerfallsprodukte (Nekrohormone CASPARIS) der Carcinomzellen werden eine Umgebungsreaktion anfachen bzw. verstärken und die beginnende Lockerung des Zellgefüges wird eine Einwanderung der Exsudatzellen begünstigen. An dieser Umgebungsreaktion sind in erster Reihe die Leukocyten, Lymphocyten und Plasmazellen beteiligt, daneben werden in nicht unbedeutender Anzahl der Fälle auch eosinophile Zellen beobachtet, auf welche besonders LAHM aufmerksam machte; nach diesem Autor soll den Eosinophilen in prognostischer Hinsicht eine Bedeutungzu kommen, indem ihre Anwesenheit in größerer Anzahl eine günstige Prognose gestattet. (Allerdings beziehen sich LAHMs Untersuchungen auf Portiocarcinome.) Den Leukocyten bzw. deren phagocytären Tätigkeit kommt gewiß eine große Rolle bei der Fortschaffung der Zelltrümmer zu, eine Tätigkeit, die als Nekrophagie bezeichnet wird; es finden sich jedoch in den histologischen Präparaten keine Anhaltspunkte für irgendeine cytolytische Wirkung dieser Zellen. LAHM sagt: ,,Die stärkste Überschwemmung mit Leukocyten braucht an den Zellen nicht eine Spur von Veränderungen setzen und wo man in untergehendem Carcinomgewebe Leukocyten angehäuft findet, läßt sich niemals der schlüssige Beweis erbringen, daß zuerst die Blutzellen eingewandert sind und dann das Carcinom zugrunde ging".

Im Anschluß an diese Auflockerung des Krebsgewebes wird sich dann auch die Bildung von Bindegewebe einstellen (Wucherung der Fibroblasten, Gefäßneubildung, Auftreten von kollagenen Fibrillen und auch elastischer Fasern), welches die Geschwulstzelle substituiert; in der Tat zeigen diese neugebildeten Bindegewebszüge dieselbe Anordnung, die die früheren Krebszapfen aufwiesen. Diese Bindegewebsneubildung ist für die Ausheilung des durch die Bestrahlung gesetzten Defektes von größter Wichtigkeit, stellt jedoch keinen primären, sondern immer nur einen sekundären, reparatorischen Prozeß dar, der sich überall dort einstellt, wo Epithelgewebe zugrunde geht. Treffend drückt sich WÄTJEN aus: ,,Je besser die zerstörende Auflockerung, ich möchte sagen, die Erschütterung des eigentlichen Parenchyms gelingt, um so umfassender und lebhafter der Ablauf entzündlich-nachbarlicher Reaktionen, um so stärker auch die Erscheinung des in die Bresche eintretenden Bindegewebes".

Daraus folgt, daß strahlungstechnisch durch sorgfältige Abdeckung und geeignete Dosierung für möglichst weitgehende Schonung des umgebenden Bindegewebes zu sorgen ist. Wenn auch das Bindegewebe weniger radiosensibel ist als die Carcinomzelle, so wird es doch nicht zu vermeiden sein, daß Strahlendosen, welche sich um die HED herum bewegen, auch am Bindegewebe regressive Störungen hervorrufen, welche sich uns in der Form der hyalinen Degeneration, der Bindegewebssklerose (ROBERT MEYER, ASCHOFF, LAHM) dokumentieren werden. Je höher die Dosis, um so ausgesprochener diese Schädigung. Daß ein in diesem Sinne verändertes Bindegewebe bei einigermaßen größerem Umfang dieser Veränderungen seinen reparatorischen Aufgaben nicht wird nachkommen können, braucht wohl nicht näher erörtert werden.

Bezüglich der Allgemeinwirkung der Strahlen wollen wir uns nur ganz kurz fassen. Am nächstliegenden ist der Gedanke, daß beim Zustandekommen dieser Allgemeinwirkung dieselben Zellabbauprodukte im Spiele sind, welche wir oben bereits für das Zustandekommen der Umgebungsreaktion verantwortlich machten. Dem Symptomenbilde nach dürfte es sich in erster Reihe um Reaktionen auf eiweißartige Zellzerfallsstoffe handeln. Es treten nämlich im Rahmen der Allgemeinreaktion Veränderungen auf, wie diejenigen des Blutbildes, der Blutgerinnung, des Blutdruckes, der Kochsalzausscheidung, der H-Ionenkonzentration, des Blutzuckerwertes, des Serumeiweißgehaltes, wie sie in ähnlicher Weise auch nach parenteraler Eiweißzufuhr beobachtet wurden. Auch die stärkste Allgemeinreaktion, der Röntgenkater zeigt große Ähnlichkeit mit dem Bilde, welches uns als Proteinkachexie bekannt ist.

Außer diesen eiweißartigen Abbauprodukten kommen wahrscheinlich auch noch andere in Betracht, welche dann das Bild der reinen Proteinkörperreaktion natürlich mehr oder weniger verändern werden. So nimmt ZACHERL auch noch einen Zerfall von Lipoiden und Fetten an. Von den Untersuchungen WERNERs betreffend die Zersetzungsprodukte des Lecithins, wird später im Kapitel „Methoden zur Steigerung der Strahlenempfindlichkeit der Carcinome" die Rede sein.

Strahlenempfindlichkeit der Carcinome.

Es ist bereits eine alte Erfahrung in der Strahlentherapie, daß ein Teil der Carcinome auf Strahlen (sowohl Röntgen-, wie Radiumstrahlen) überhaupt nicht anspricht. Die WINTZsche Feststellung, wonach alle Carcinome gleich radiosensibel sind, wenn sie nur von einer genügenden Menge Röntgenstrahlen getroffen wurden, hat schon längst ihre Gültigkeit verloren; WINTZ ist übrigens heute selbst nicht mehr dieser Ansicht. Die Carcinome der verschiedenen Organe zeigen in dieser Beziehung ein sehr abweichendes Verhalten; am ungünstigsten steht es mit den Magencarcinomen, am günstigsten liegen die Verhältnisse bei den Epitheliomen der Haut. Aber auch unter den letzteren gibt es in wechselnder Anzahl Fälle, welche nur unvollkommene oder überhaupt keine Rückbildungstendenz zeigen und das Kontingent der sog. strahlenrefraktären Carcinome repräsentieren. Ebenso alt, wie diese Erkenntnis, ist das Bestreben aus irgendwelchen, teils klinischen, teils histologischen Merkmalen Anhaltspunkte über die Radiosensibilität des vorliegenden Falles zu gewinnen, um die strahlenrefraktären Fälle rechtzeitig einer anderen Behandlungsmethode zuführen zu können.

Für die klinische Beurteilung der Strahlenempfindlichkeit kommt in erster Linie die *Ausdehnung* des Leidens in Betracht. Kleine, oberflächliche, langsam fortschreitende, nicht zum Zerfall neigende Hautkrebse (wie das Epithelioma planum cicatrisans), geben im allgemeinen bessere Heilungsaussichten, als große, tief infiltrierende, rasch zum Zerfall führende Formen.

Besondere Beachtung verdient auch die *Sekundärinfektion,* welche — worauf REGAUD und seine Schüler aufmerksam machten — zu einer erheblichen Verminderung der Strahlenempfindlichkeit führen kann. Sie meinen darunter aber nur Infektionen, welche die ganze Masse des Neoplasmas ergreifen und welche mit manifesten Entzündungserscheinungen einhergehen, eventuell sich mit Abscessen, Phlegmonen und Drüseneiterungen vergesellschaften. Oberflächliche Infektionen ulzerierter Neoplasmen, welche ohne örtliche Entzündungszeichen und ohne begleitende Allgemeinerscheinungen einhergehen, setzen die Radiosensibilität nicht herab.

Eine bekannte Erfahrungstatsache ist, daß Carcinome nach *wiederholten Bestrahlungen* weit weniger reagieren, als nach der ersten. BEAU teilt eine Statistik des Radiuminstituts der Universität Paris mit, wonach 77% der nicht vorher bestrahlten Epitheliome heilten, während vorbestrahlte nur 40% Heilungen aufwiesen, bei 3maliger Bestrahlung verringerte sich diese Zahl auf 11%. Für diese zunehmende Strahlenfestigkeit kommen verschiedene Faktoren in Betracht. An eine Immunisation durch die Strahlen ist kaum zu denken, dagegen scheint die von G. SCHWARZ und BÉCLÈRE aufgeworfene Frage der Selektion so manches für sich zu haben. Es werden nämlich in erster Linie die Zellen mit der größten Radiosensibilität abgetötet, die resistenteren überleben den Insult und scheinen zur Bildung einer neuen Zellgeneration zu führen, welche sowohl radioresistenter als auch maligner ist. Der natürlichen Tendenz der Neoplasmazellen, eine größere Malignität zu erlangen, wird auf diese Weise durch die selektive Eliminierung hemmender strahlenempfindlicher Zellgruppen Vorschub geleistet und sie kann eventuell auch zum sog. „Wildwerden" der Carcinome führen. Während also die Strahlenempfindlichkeit der Tumorzellen bei wiederholten Bestrahlungen abnimmt, nimmt im Gegenteil diejenige des Bindegewebes zu, wodurch die fundamentale Bedingung einer erfolgreichen Strahlenwirkung, die Sensibilitätsspannung zwischen Carcinomzellen und Mutterboden, eine ganz erhebliche Verminderung erfahren muß.

Wichtig ist des weiteren bei der klinischen Beurteilung der Strahlenempfindlichkeit, ob wir es mit einem primären oder sekundären Carcinom zu tun haben. *Sekundäre Carcinome,* d. h. solche, welche auf dem Boden einer präkanzerösen Bildung entstehen, sind im allgemeinen für die Strahlenbehandlung weniger geeignet; so z. B. Lupuscarcinome, auf Gummata, ulcerösen Prozessen (Ulcus cruris), Narben, im Verlaufe eines Xeroderma pigmentosum, einer Röntgendermatitis auftretende Carcinome. In solchen Fällen sind einesteils die lokalen Gewebsveränderungen, anderenteils die durch den vorangehenden pathologischen Prozeß stattgehabte Beeinträchtigung des Gesamtorganismus für das Ausbleiben des Erfolges verantwortlich zu machen. Ebenso ist dem meist schon stark in Mitleidenschaft gezogenen Gesamtorganismus Schuld zu geben, daß die Metastasen weniger gut ansprechen, als die primären Tumoren.

Endlich ist noch der *Lokalisation* und des *Lebensalters* zu gedenken. So sind Carcinome in drüsenreicher Gegend, wie diejenigen der Parotisgegend, des Kieferhalswinkels, der Ohrgegend für die Strahlenbehandlung sehr ungünstige Objekte. Auf diese Verhältnisse machten besonders BROCK, WETTERER, PERTHES, HÖRNICKE, REGAUD, QUIGLEY, LÖWENSTEIN aufmerksam. Nach BROCK sollen auch bei den harmlosesten Carcinomformen, wie bei den flachen Ulcera rodentia, sobald drüsige Partien in den Bestrahlungsbereich fallen, in ganz kurzer Zeit Rezidive auftreten und auffallend rasch Kachexie und Metastasenbildung einsetzen. BROCK beobachtete bei 5 Fällen diese Verlaufsweise. Im Gegensatz zu diesen Beobachtungen BROCKS fand FR. BLUMENTHAL nie Metastasenbildung infolge Bestrahlung, trotzdem er bei der Indikationsstellung niemals auf die Lokalisation im BROCKschen Sinne Rücksicht nahm.

Einen einschlägigen Fall konnten auch wir beobachten. Es handelt sich um einen 61jährigen Brikettarbeiter, welcher an der linken Wange ungefähr fingerbreit vor der Ohrmuschel ein kreisrundes, exulceriertes, über der Unterlage verschiebliches Epitheliom von 4 cm Durchmesser mit erhabenen, wulstigen Rändern aufwies. Histologisch Carcinoma basocellulare. Nach der ersten Bestrahlung (660 R, 0,5 mm Zn + 1 mm Al, Dosis refracta) konnte eine minimale Abflachung der Ränder konstatiert werden. Die Bestrahlung wurde in zweimonatlichen Intervallen noch zweimal wiederholt (2. Bestrahlung: Dosierung wie bei der ersten, 3. Bestrahlung: 660 R, 4 mm Al; beidesmal Dosis refracta). Diese Bestrahlungen brachten jedoch keine weitere Besserung — im Gegenteil, das Ulcus vergrößerte sich. Als sich der Patient nach einem Jahr wieder vorstellte, war er in einem ziemlich elenden, kachektischen Zustande. Das carcinomatöse Geschwür reichte jetzt von der Ohrmuschel bis zum äußeren Augenwinkel, vom oberen Rand des Jochbeines bis zum Unterkieferrand, die Geschwürsränder waren 3—4 mm erhaben und am Geschwürsgrund kamen an einzelnen Stellen nekrotische Knochenpartien zum Vorschein.

Wahrscheinlich spielen aber bei der durch die Lokalisation bedingten Strahlenempfindlichkeit außer dem Drüsenreichtum auch noch andere, bisher wenig oder überhaupt nicht bekannte Momente eine Rolle. So berichtet PERTHES über einen Fall, wo ein Ulcus rodens unter dem linken Augenlide eines 70jährigen Mannes nach der Bestrahlung vollkommen verschwand, ein zweites an derselben Stelle der anderen Seite aufgetretenes Ulcus rodens sich jedoch vollkommen radiorefraktär erwies. Nach MARTENSTEIN bieten auch die um Köperöffnungen lokalisierten Carcinome keine guten Heilungsaussichten.

Der Einfluß des Lebensalters dokumentiert sich bei Jugendlichen. Carcinome der niederen Jahresklassen, besonders die seltenen Carcinome des Kindesalters, reagieren im allgemeinen schlecht und sind daher womöglich aus der Strahlenbehandlung auszuschließen.

Leider lassen uns diese klinischen Merkmale so manchesmal im Stich. Sie verdienen ja gewiß die Aufmerksamkeit des Praktikers, da sie ihm als grobe Richtschnur bei der Wahl des einzuschlagenden Weges dienen können, für eine exakte Bestimmung der Strahlenempfindlichkeit sind sie jedoch nicht geeignet. Diesem Mangel wollte man durch pathologisch-anatomische Studien steuern, es rückte daher das histologische Bild in den Vordergrund des Interesses. DARIER war einer der ersten, welcher den Satz aufstellte, daß das basocelluläre Epitheliom bedeutend strahlenempfindlicher ist, als das spinocelluläre, ja, daß die Bestrahlung des letzteren sogar gefährlich und daher kontraindiziert ist, da nachher eine viel intensivere Proliferation der Geschwulst einsetzt. Diese Feststellung DARIERs wurde dann bald durch KANITZ, einen Schüler MARSCHALKÓS entkräftet (1906), welcher auf Grund seiner Erfahrungen behauptete, die spinocellulären Carcinome seien ebenso zur Involution zu bringen, als die basocellulären. Die immer zahlreicher gewordenen Mitteilungen, besonders diejenigen von REGAUD, welche über gute Erfolge bei spinocellulären Carcinomen zu berichten wußten, zwangen auch DARIER zur Änderung seines Standpunktes bezüglich der Strahlenbehandlung der spinocellulären Carcinome, er hielt jedoch auch weiterhin daran fest, daß die Basalzellencarcinome radiosensibler sind, was der heute allgemein angenommenen Auffassung entspricht. Im histologischen Sinne würde das also bedeuten, daß die nicht ausdifferenzierten, unreifen, aus Zellen mit embryonalem Charakter bestehenden Carcinome strahlenempfindlicher sind, als die hochdifferenzierten, bis zur Hornbildung ausgereiften Carcinome. Es würde jedoch zu weit führen, wollten wir diese Beobachtung als Regel gelten lassen. Jeder erfahrene Strahlentherapeut wird über Fälle zu berichten wissen, wo harmlos aussehende Basalzellenkrebse sich strahlenrefraktär erwiesen und wenig Erfolg versprechende Cancroide mit glatter Heilung reagierten. Die vielen Autoren, die sich mit dem *Reifegrad* der Carcinome eingehend befaßten, um hieraus für die Behandlung irgendwelche prognostische Schlüsse ziehen zu können, kommen meist zu einem unbefriedigenden Resultat. Wenn nun somit von einer Regelmäßigkeit auch nicht gesprochen werden kann und wir im histologischen Reifegrad keinen brauchbaren Gradmesser für die Strahlenempfindlichkeit besitzen, berechtigen uns die klinischen Erfahrungen doch zu der Feststellung, daß die Basalzellencarcinome im allgemeinen bessere Heilerfolge geben, als die spinocellulären.

Auf Grund der Untersuchungen von REGAUD, LACASSAGNE und MONOD, LABORDE wurde die Aufmerksamkeit der Forscher auf die Zusammenhänge zwischen Radiosensibilität und *Zellteilungsvorgängen* gelenkt. Untersuchungen über die Strahlenwirkung am Hoden ergaben nämlich, daß nicht nur zwischen verschiedenen Geweben desselben Organes, zwischen verschiedenen Zelltypen desselben Gewebes, sondern auch zwischen den verschiedenen physiologischen Phasen derselben Zellspezies Unterschiede der Radiosensibilität bestehen.

Die Zeit der Zellteilung ist zugleich der Zeitpunkt der größten Radiosensibilität und zwar besteht diese — nach Holthusen — im Stadium der Äquatorialplatte. (Diese Beobachtung, welche auf dem Bergonié-Tribondeauschen Gesetz basiert, wurde eigentlich schon bedeutend früher [1904] von Perthes gemacht, nur fand die Perthessche Mitteilung damals nicht die ihr gebührende Aufmerksamkeit.) Mit der Verminderung der regenerativen Aktivität vermindert sich auch die Strahlenempfindlichkeit, wodurch es zu Latenzperioden kommt. Das praktische Streben der Strahlentherapie muß also dahin gerichtet sein, möglichst alle Carcinomzellen im radiosensiblen Zustand der Karyokinese zu treffen. Aus diesem Grunde müssen die Umlaufzeiten der Mitosen studiert sein; so machen die basocellulären Carcinome den Turnus der Karyokinese in 10—12 Stunden, die spinocellulären Carcinome in 8—10—15 Tagen durch (Regaud, Alberti, Mallet).

Diese Feststellungen brachten eine gewaltige Umwälzung in der Dosierungsfrage mit sich. Um eben möglichst alle Carcinomzellen im radiosensiblen Stadium der Mitose zu treffen, wurde anstatt der einzeitigen Intensivbestrahlung der fraktionierten und zeitlich protrahierten Bestrahlung das Wort gesprochen. Hierzu eignen sich am besten die Radiumpräparate, mit welchen eine über mehrere Tage sich erstreckende gleichmäßige Durchstrahlung möglich ist, und eben die besseren Resultate der Radiumtherapie waren es auch, welche zur Stütze der Anschauung über den Zusammenhang der Radiosensibilität der Zelle mit ihrem karyokinetischen Werdegang herangezogen wurden.

In Fortsetzung der Regaudschen Studien stellten dann de Nabias und Forestier den sog. *karyokinetischen Index* auf, welchen sie aus der Zahl der in Teilung befindlichen Zellen, geteilt durch die Zahl der ruhenden Zellen gewinnen. Nach den genannten Autoren können Epitheliome mit einem hohen karyokinetischen Index ($1/50$—$1/100$) durch kurze Bestrahlungen (Radium) und zwar durch eine Behandlung von 6 Tagen, Epitheliome mit einem kleineren Index ($1/100$—$1/150$) durch eine solche von 15 Tagen und Epitheliome mit einem Index von $1/150$ und darunter in 25—40 Tagen geheilt werden. Je reicher also ein Tumor an mitosierenden Zellen ist, um so größer ist auch seine Strahlenempfindlichkeit.

Der Begeisterung, mit welcher diese neue Ära der Carcinomtherapie aufgenommen wurde, folgte bald eine Ernüchterung. So machte Borak darauf aufmerksam, daß die Zellen schon manchmal im Stadium der Ruhe sehr strahlenempfindlich sind, andererseits aber auch im Stadium der Teilung ebenso resistent sein können. G. Schwarz fand auch mitosenarme Tumoren besonders strahlenempfindlich. Im Mitosenreichtum allein kann also die Radiosensibilität nicht begründet sein. Derselben Ansicht sind auch Stern und Bolt, nach welchen für die Strahlenempfindlichkeit letzten Endes besondere, bisher noch nicht bekannte Eigenschaften nicht nur der Carcinomzelle allein, sondern auch des ganzen Tumors und des Gesamtorganismus von ausschlaggebender Bedeutung sind. Martius schreibt dem karyokinetischen Index keine Wichtigkeit zu und ist der Überzeugung, daß eine individualisierende Strahlentherapie je nach dem histologischen Bild des Carcinoms aussichtslos ist. Das ist auch begreiflich, wenn man bedenkt, daß die Zellen des gleichen Carcinoms unter sich in bezug auf Alter, Entdifferenzierung usw. so große Verschiedenheiten aufweisen, daß aus einer Probeexcision nie auf die feinere histologische Struktur ferner gelegener Tumorteile gefolgert werden darf und man Opitz vollkommen beipflichten muß, wenn er sagt, daß der Krebs nie ein gleichmäßiges Bestrahlungsobjekt bilden kann.

Nach alldem, was wir bisher über die Strahlenempfindlichkeit hörten, klingt nun die Behauptung Nemenows ein wenig paradox, wonach gerade die alten Zellen besonders strahlenempfindlich sein sollen. Im Sinne dieser Theorie spricht, daß zur dauernden Funktionsausschaltung des Ovariums einer jungen Frau eine wesentlich stärkere Dosis benötigt wird, als bei einer älteren, welche am Anfang des Klimakteriums steht. Mit den Beobachtungen über Karyokinese und Strahlenempfindlichkeit kann aber die NEMENOWsche Theorie insofern in Einklang gebracht werden, als nach NEMENOW die Karyokinese als Ausdruck des Alterns der Zelle betrachtet werden muß.

Auch dem Geschwulstbett wurde in bezug auf die Radiosensibilität entsprechende Achtung geschenkt. Nach BÖHM und ZWEIFEL ist entzündlich gereiztes Bindegewebe prognostisch günstig, ruhendes Bindegewebe ohne kleinzellige Infiltration als ungünstig anzusehen. LAHM, SCHOCH messen, wie erwähnt, der Eosinophilie in der Umgebung des Carcinoms eine günstige prognostische Bedeutung bei. So fand SCHOCH in 45% der Fälle Eosinophilie, die gut auf die Strahlenbehandlung reagierten. LIEGNER bestreitet den prognostischen Wert der Eosinophilie; nach diesem Autor kann man in der Eosinophilie nur eine Abwehrtätigkeit des erkrankten Organismus erblicken, ohne jedoch über das Ausmaß dieser Abwehrtätigkeit Schlüsse ziehen zu dürfen.

Alles in allem kann man sagen, daß trotz der ausgiebigen Arbeit, welche auf diesem Gebiete geleistet wurde, trotz der geistvollen Theorien, welche in der Fachliteratur auftauchten, wir heute noch immer weit davon entfernt sind, aus dem klinischen, oder histologischen Bilde des Carcinoms bindende Schlüsse über dessen Strahlenbeeinflußbarkeit ziehen zu dürfen. Wir können nur mit mehr oder weniger Wahrscheinlichkeit die Frage beantworten, ob der vorliegende Fall für die Strahlenbehandlung geeignet sein wird, oder nicht. Eben aus diesem Grunde dürfen diese „wahrscheinlich" ungünstig reagierenden Fälle nicht von vornherein aus der Strahlentherapie ausgeschlossen werden, es soll aber nach dem ersten Versager auch nicht länger mit ihnen experimentiert werden, sondern sie gehören dann unverzüglich in die Hände des Chirurgen.

Methoden zur Steigerung der Strahlenempfindlichkeit der Carcinome.

Die Größe der Röntgendosis, welche wir in der Behandlung von Carcinomen brauchen, findet ihre Begrenzung in der Strahlenempfindlichkeit des Mutterbodens und der umgebenden Haut. Nie darf die Dosis größer gewählt werden, als sie der Belastungsgrenze der umgebenden Haut entspricht, auch dann nicht, wenn die Unzulänglichkeit der verabreichten Dosis durch den Mißerfolg außer Zweifel steht. Es ist daher ein natürliches Streben der Radiologen gewesen, nach Mitteln und Methoden zu fahnden, welche geeignet sind, die Strahlenempfindlichkeit des Carcinoms zu erhöhen, es zu sensibilisieren, um mit den zuläßlichen Dosen eine radikalere Wirkung erzielen zu können, oder eventuell schon mit kleineren Dosen, als sie sonst notwendig wären, das Auskommen zu finden.

Die Verfahren sind zahlreich, die Resultate wenig ermutigend. Wir werden sie der Übersicht halber in zwei Gruppen einteilen, je nachdem sie auf chemischem oder physikalischem Wege dem Ziel zusteuern.

A. Chemische Methoden.

Es werden uns hier vor allem die interessanten Versuche WERNERS zu beschäftigen haben, welche zu Beginn eigentlich auf eine chemische Imitation der Strahlenwirkung hinausgingen. Sie basieren auf der Feststellung, daß sich das Lecithin unter dem Einfluß der Röntgen- und Radiumstrahlen zersetzt; von den Zersetzungsprodukten ist es hauptsächlich das Cholin, welches den genannten

Strahlen ähnliche Wirkung entfaltet. Es wurde nun das borsaure Cholin oder *Enzytol,* als eine der am wenigsten giftigen Cholinverbindungen für weitere strahlentherapeutische Versuche verwandt, und zwar zu Beginn für sich allein, später in Kombination mit Röntgen- und Radiumbestrahlungen, womit bei gewissen Carcinomen eine bedeutende Wirkungssteigerung erreicht werden konnte. In neuerer Zeit hat WERNER selbst über seine — bei 741 verschiedenen Krebsfällen gemachten — Erfahrungen mit dieser Kombinationstherapie berichtet. Bedauerlicherweise waren gerade bei den Haut- und Lippencarcinomen die Ergebnisse unbefriedigend. WERNER macht hierfür die Schwere der Fälle verantwortlich; es kamen nämlich ausschließlich Rezidive mit ausgedehnten Weichteil-, Knorpel- und Knochenzerstörungen der Wange und Nase, mit dicken Infiltraten des Mundbodens, der Halsdrüsen usw. für die Enzytol-Strahlentherapie in Betracht. Bemerkenswerte Erfolge wurden jedoch unter anderen auch bei Zungencarcinomen erreicht. Die Bestrahlung erfolgte entweder mit Röntgen ($^2/_3$ HED), oder mit radioaktiven Substanzen bzw. mit beiden kombiniert, daneben wurden 20 intravenöse Enzytolinjektionen verabreicht. Dosis: 5—10 ccm einer 1:5 verdünnten 10%igen Lösung. Meistens wird 1—2malige Wiederholung der Behandlung notwendig sein.

Ein ähnlich wirkendes Präparat ist das von WINKLER in die Krebstherapie eingeführte *Röntgenin,* welches jedoch kein Cholin enthält. Der Grundgedanke seiner Herstellung ist die Beobachtung, daß in dem bestrahlten Lymphdrüsengewebe Schutz- und Heilstoffe gegen Zellinfektion entstehen. Kaninchen oder Hammel wurden längere Zeit bestrahlt, durch Entbluten getötet, ihr Serum mit dem Preßsaft der Lymphdrüsen und noch anderer, von den Röntgenstrahlen am meisten beeinflußter Organe (Milz, Knochenmark, Thymus, Nebennieren) vermischt und mit Phenol konserviert. Ferner wurden die genannten Organe auch nach der Entnahme bestrahlt oder mit emanationshaltiger Kochsalzlösung extrahiert. Das Präparat wirkt — analog den Röntgenstrahlen — auf Hoden und Ovarien deletär, hat blutstillende Eigenschaften und verursacht keine Anaphylaxie. Bezüglich der therapeutischen Wirksamkeit bei Hautcarcinomen hebt WINKLER hervor, daß in Fällen, in welchen die Bestrahlung nicht von dem erwarteten Erfolge begleitet war, durch die Einspritzung des Röntgenins eine Umstimmung der Zellen hervorgerufen werden konnte, so daß die vorher erfolglose Röntgentherapie nunmehr zum Ziele führte.

Auf Grund der WARBURGschen Versuche über die Beziehungen, die zwischen den Carcinomzellen und den Kohlehydraten bestehen, führte E. G. MAYER die intravenösen Dextroseinjektionen ein. MAYER hoffte nämlich durch den „Zuckerstoß", welchen die intravenöse Dextroseinjektion ausübt, eine Vermehrung der glykolytischen Fermente und damit gesteigerte Glykolyse erzielen zu können, wovon er sich eine erhöhte Strahlenempfindlichkeit versprach. Eine Sensibilisierung der gesunden Haut findet nicht statt. Technisch wird so vorgegangen, daß einen Tag vor und nach jeder Bestrahlung 10 ccm einer 10—15%igen Dextroselösung (oder das $33^1/_3$%ige Präparat *Osmon* der Pharmazeutischen Industrie A. G. Wien) intravenös gegeben wird. Die Röntgendosis soll möglichst eine unterteilte sein. Nach Abschluß der Serie können im Bedarfsfalle die Traubenzuckerinjektionen in mehrtägigen Intervallen noch 4—6mal wiederholt werden. MAYER, welcher seine Erfahrungen größtenteils an einem laryngologischen Material sammelte, hebt besonders die schnelle, häufig schon auf kleinere Dosen (75—50% der HED) eintretende Rückbildung hervor, ohne daß die Reaktion der Tumoren hierbei prinzipiell von derjenigen der alleinigen Bestrahlung verschieden wäre. HOLZKNECHT, welcher die MAYERschen Beobachtungen bestätigen konnte, schreibt: „Die Carcinome nehmen unter Dextrosewirkung den röntgentherapeutischen Charakter der Sarkome an." Die Latenzzeit ist erheblich vermindert, so daß die primäre Verkleinerung der Geschwulst fast in soviel Tagen eintritt, als früher Wochen vergingen. Unter den MAYERschen Beobachtungen waren auch Fälle, die sich bei früheren Bestrahlungen als refraktär erwiesen, bei der kombinierten Behandlung jedoch günstig reagierten. Zu ähnlichen Resultaten kommen auch GURNIAK, WETTERER, HINSBERG, HIRSCH. FRICK und POSENER konnten die sensibilisierende Wirkung der Dextrose im Tierexperiment bestätigen.

Weniger günstig sind die Erfahrungen von MÜHLMANN, welche er an 22 Fällen sammelte; abgesehen von einem Portiosarkom konnte bloß bei einem Halsdrüsenrezidiv nach Tonsillenkrebs gute Wirkung beobachtet werden. Nach PROTASS üben intravenöse Injektionen von Glucose bei Carcinom keine sensibilisierende Wirkung aus. Auch FÜLLSACK, JACOBS sahen von der Traubenzuckerbehandlung keine wesentliche Verbesserung der Röntgenstrahlenwirkung.

Einen interessanten Weg schlug auch ANDERSEN ein. Das Verschwinden von Carcinomen, Sarkomen usw. nach interkurrenten, heftig auftretenden Erysipeln, nach Pneumonie, Typhus, Scharlach, also nach Krankheiten, welche mit einer Kochsalzretention verbunden sind, brachten ihn auf den Gedanken, diesen Vorgang auch therapeutisch nutzbar zu machen. Es bestehen viele Parallelen zwischen entzündetem Gewebe und malignen Tumoren; unter anderem sind beide sehr kochsalzbegierig, so daß beim wachsenden Carcinom eine Kochsalzverarmung des Körpers festzustellen ist. Bringt man nun Natrium- und Chlorionen im Körper, besonders im Tumor zur Retention, so wird der ohnehin schon rege Stoffwechsel der Carcinomzelle ein noch regerer werden, was zu einer bedeutenden Erhöhung des Dispersitätsgrades der Kolloide führen wird. Durch weitere Steigerung des Dispersitätsgrades infolge der Strahlenwirkung kommt es dann zum Untergang der Zellen, so daß in diesem Sinne die vorangehende Kochsalzanreicherung zur Sensibilisierung für Röntgen- und Radiumstrahlen führen muß. ANDERSEN bediente sich zu diesem Zwecke einer Hafer-Kochsalzdiät, für welche er folgende Vorschrift gibt:

„400—500 g Hafermehl oder Haferflocken werden in 1 bzw. $1^{1}/_{4}$ Liter Wasser oder Bouillon gekocht, durch ein Sieb gerührt, etwa 40—50 g Butter, Wasser bzw. Bouillon, sowie Salz nach Geschmack hinzugefügt. Die Gesamtmenge wird auf 5 Portionen auf den Tag verteilt. Zu jeder Portion werden 3 g (eventuell weniger) Kochsalz in Oblaten gegeben. Außerdem gibt man morgens und abends je eine Scheibe Brot mit Butter und mittags etwas gekochtes Fleisch. An Getränken verabfolgt man möglichst indifferente. Nach etwa einer Woche wird dann die erste Bestrahlung — es empfiehlt sich die Bestrahlung in dosi refracta — vorgenommen usw. Nach jeder Bestrahlung ist eine Darreichung von NaCl-Wasser zur Erhöhung des Effektes angebracht."

Mit dieser Hafer-Kochsalzdiät darf nicht vor Abschluß der Bestrahlungen ausgesetzt werden.

Die bekannte Speicherung von *Jod* in gewissen Granulationsgeschwülsten (in erster Linie in den tuberkulösen Wucherungen) wurde von VAN DER VELDEN auch für die malignen Geschwülste nachgewiesen, wodurch die klinische Beobachtung, daß durch eine Vor- oder Nachbehandlung mit Jod die Strahlenwirkung auf das Carcinom gesteigert werden kann, eine wissenschaftlich begründete Erklärung fand. Nach FR. BLUMENTHAL wirkt das Jod in erster Linie auf die mit den Krebsgeschwülsten einhergehenden schmerzhaften entzündlichen Prozesse, daneben werden aber wahrscheinlich auch die fermentativen Vorgänge in den Krebsgeweben beeinflußt.

Ein hochwirksames Jodpräparat stellt das von dem Chemiker H. POTRATZ hergestellte und von C. LEWIN in die Therapie der Carcinome eingeführte Jodcerium, das sog. *Introzid* dar. C. LEWIN nahm ursprünglich an, daß das Cerium im Introzid nur als Aktivator für die Jodwirkung diene, kam jedoch später zur Überzeugung, daß es sich im wesentlichen um eine Ceriumwirkung handelt; das Jod dient vielleicht als Leitschiene, auf der das Cerium schnell in den Tumor gelangen kann. Besonders bemerkenswert ist die auffällige Besserung des Allgemeinbefindens, die Hebung des Appetits und der Körperkräfte, daneben wird aber auch die Wirkung auf die Einschränkung der Verjauchung der Tumormassen und auf die Herabsetzung des Fiebers als wohltuend empfunden. Das Mittel kann intravenös, intramuskulär und subcutan gegeben werden. C. LEWIN fängt mit 1—2 ccm intravenös an und steigt langsam um je 1 ccm pro dosi bis zu 5—6 ccm. Die Injektionen werden wöchentlich dreimal wiederholt. Bezüglich des Bestrahlungsmodus ist auch hier die Bestrahlung in dosi refracta zu empfehlen.

HENRI HIRSCH fand in seinen Fällen keine nennenswerte Sensibilitätssteigerung nach Introzidinjektionen und glaubt den Grund hierfür darin zu erblicken, daß infolge der großen Affinität des Jods auch zu anderen Geweben das Jodcerium nicht in genügender Menge in den Tumor gelangt. Auf seine Veranlassung wurde dann von POTRATZ eine Introzid-Dextrose-Verbindung hergestellt. Das Präparat, in welchem 50%ige Dextroselösung an Introzid gekuppelt ist, befindet sich unter den Namen *Dextrocid* im Handel. Infolge der großen Zuckeraffinität des Carcinoms kann das Introzid in dieser Verbindung leichter an den Tumor herankommen, in welchem dann sowohl die Dextrose, wie das Introzid ihre sensibilisierende Wirkung entfalten können. Es ist dadurch, ähnlich wie nach Dextroseinjektionen, eine Herabsetzung der Röntgendosis ermöglicht; so gab HIRSCH um 20—30% der HED weniger und erreichte damit denselben Effekt. Diese Dosisreduktion gestattet dann die Durchführung der Bestrahlungen längere Zeit hindurch. Mit denselben Resultaten wurde das Dextrozid auch von JACOBS angewendet. Dosis: 10 ccm intravenös vor jeder Bestrahlung.

BUSCHKE behandelte zwei Epitheliome — eines an der rechten Wange und eines vor dem rechten Ohr — mit *Thallium* + Röntgen bzw. Radium. Bei beiden war gut fortschreitende Rückbildung zu konstatieren, was insofern erfreulich ist, da die an der Ohrgegend gelegenen Epitheliome oft der Röntgentherapie trotzen. Beide Patienten erhielten gleichzeitig mit der Strahlenbehandlung 0,1 g Thallium acet. intern. Ob diese Anfangserfolge von Dauer sein werden, und ob überhaupt das Thallium hier mitgeholfen hat, überläßt BUSCHKE weiteren Beobachtungen.

Auch andere Schwermetalle, wie *Selen, Vanadium, Selenvanadium, Kupfer, Kobalt* usw. wurden als Elektrokolloide intravenös oder subcutan zu Sensibilisierungszwecken herangezogen. Zwar machte MÜLLER an Leukocytenkurven die Beobachtung, daß der Effekt einer bestimmten Strahlendosis bei gleichzeitiger intravenöser Injektion von kolloidalen Metallen deutlich gesteigert war, doch sprechen die Erfahrungen am Kranken dafür, daß dieser Art der Sensibilisierung keine praktische Bedeutung zukommt.

B. Physikalische Methoden.

Eine stets wachsende Bedeutung gewinnen als Sensibilisatoren in der Röntgen- und Radiumtherapie die *Wärme- und Ultraviolettstrahlen*. Im Gegensatz zu RISLER-MONDAIN, die einen Antagonismus zwischen Röntgen- und Wärmestrahlen fanden, konnten HAWKINS und CLARK den experimentellen Beweis erbringen, daß es sich hier um eine additive Wirkung beider Bestrahlungsarten handelt. Die Reihenfolge, in der Wärme und Röntgenstrahlen verabfolgt wurden, war zur Erzielung des Summationseffektes gleichgültig, so daß hier also von einer Sensibilisierung im eigentlichen Sinne gar nicht gesprochen werden kann. Dasselbe gilt für die Ultraviolettbestrahlung, wie das die Beobachtungen und Experimente von HALBERSTAEDTER und SIMONS, H. E. SCHMIDT, FRITZ H. MEYER, MACKEE und ANDREW, FINKENRATH, PFAHLER, KLAUDER und MARTIN beweisen. H. E. SCHMIDT ist es gelungen, den Epithelwall eines Cancroids durch Röntgenbestrahlung zum Verschwinden zu bringen, indem er vorher durch Quecksilberlichtbestrahlung hyperämisierte und dann auf der Höhe des Lichterythems eine volle Erythemdosis gab. FRITZ H. MEYER berichtet ebenfalls über drei Fälle, bei denen er mit dieser Methode günstige Resultate erzielte. PFAHLER, KLAUDER und MARTIN bestrahlten Kaninchenohren und zwar einmal beide Ohren mit Röntgenstrahlen und anschließend das eine Ohr mit Ultraviolettlicht, das andere Mal beide Ohren mit Ultraviolettlicht und dann das eine mit Röntgen. Die Resultate waren eindeutig: die kombiniert bestrahlten Ohren zeigten bedeutend schwerere Reaktionen, mit zum Teil dauernden Schädigungen.

Ohne auf Erklärungsversuche der Wirkung dieser Strahlenkombination näher eingehen zu wollen, sei nur erwähnt, daß nach den Untersuchungen WYNENs der Saft- und Blutreichtum der Gewebe hierbei eine entscheidende Rolle spielt. Er wirkt während der Bestrahlung infolge erhöhter Absorption der Röntgenstrahlung als Sensibilisator, während er nachher die Elektivwirkung in hohem Maße beeinflußt. Dabei ist es gleichgültig, ob dieser Saft- und Blutreichtum durch aktive oder Stauungshyperämie zustande kommt. Auf diese Weise muß auch die BIERsche venöse Stauung zu einer Sensibilisierung führen, wie das übrigens die Beobachtungen GARGANOs, welcher die Radiumbehandlung der Hautepitheliome mit Fulguration und BIERscher Stauung kombinierte, zu bestätigen scheinen. GARGANO macht allerdings für den besseren Heilerfolg bei dieser Kombination die intensivere leukocytäre und bindegewebige Reaktion verantwortlich.

Im Hinblicke auf die Sensibilisierungsmöglichkeit durch Entzündung empfiehlt G. SCHWARZ die Wiederholung der Röntgenbestrahlungen in der Zeit der Frühreaktion vorzunehmen. Auch durch Anwendung von *Tumorautolysaten* konnte die Entzündung vorteilhaft gesteigert werden.

Bezüglich des kosmetischen Effektes verdient die Kombination mit der *Kohlensäuregefrierung* beachtet zu werden. Sie wurde in letzterer Zeit zugunsten der Elektrokoagulation vernachlässigt, was bei den tiefergreifenden Epitheliomen gewiß mit Recht geschah, jedoch nicht bei den oberflächlichen. Die schönen glatten, kaum sichtbaren Narben und der ziemlich schnelle Heilungsverlauf prädestinieren die Methode für Fälle, wo der kosmetische Erfolg von besonderer Wichtigkeit ist, also in erster Linie für die oberflächlichen Epitheliome des Gesichts. FABRY behandelte 22 Fälle auf diese Weise und bezeichnete das kosmetische Resultat als „ein geradezu ideales". Technisch ging FABRY so vor, daß er die Herde zweimal je eine Minute zum Gefrieren brachte (zum zweiten Mal nach vollständigem Auftauen der ersten Gefrierung), dann entweder sofort oder erst nach 1—2 Tagen die Röntgenbestrahlung folgen ließ. Meist genügte eine einzige Bestrahlung. Dosis: $^4/_5$ HED (8x).

Zu den physikalischen Methoden ist noch diejenige zu rechnen, welche sich zur Wirkungssteigerung der von Metallen ausgehenden *Sekundärstrahlung* bedient. Bekanntlich senden gewisse Körper, besonders Metalle, wenn sie von Röntgenstrahlen getroffen werden, außer β-Strahlen noch eine sehr weiche Sekundärstrahlung, die sog. L-Strahlen aus, welche von den Geweben stark absorbiert werden. Um das Optimum dieser Sekundärstrahlung zu erreichen, muß das Intensitätsmaximum der Primärstrahlung in das Gebiet der selektiven Absorption des Sekundärstrahlers fallen. BARKLA gehört nun der Gedanke, durch Einbringung von Sekundärstrahlern in die Gewebe diese Strahlen für die

Röntgentherapie nutzbar zu machen. Die Metalle müssen in feinverteiltem Zustande, möglichst in kolloidaler Lösung eingespritzt oder auf iontophoretischem Wege dem Tumor einverleibt werden. So führte Wintz die iontophoretische Verkupferung der Carcinome ein. Spiess und Voltz verwendeten Metalle mit hohem Atomgewicht, wie Gold, Platin, Iridium; ihre Erfolge waren jedoch nicht ermutigend. Voltz machte Versuche an Pflanzen und an Meerschweinchendrüsen mit dem Ergebnis, daß mittels Galvanisierung allein dieselben Veränderungen erzielt werden können, wie durch galvanische Verkupferung. Auch Friedrich und Bender, welche die Wirkungssteigerung am Wasserphantom mit der Ionisationskammer prüften, dann Gudzent, Grossmann, Liechti können einer nennenswerten, praktisch verwertbaren Wirkungssteigerung durch diese Sekundärstrahlung nicht beipflichten. Im Gegensatz dazu stehen die guten Erfolge, welche Ghilarducci speziell bei Hautcarcinomen erzielte. Ghilarducci bediente sich des Silber- (Protargol) und des Quecksilberions (Hg. succinimicum), welche er auf iontophoretischem Wege in das carcinomatöse Gewebe brachte und nachher mit wechselnder Filterung bestrahlte. Mit der Nachprüfung und dem weiteren Ausbau dieser Ghilarduccischen Methode beschäftigten sich hauptsächlich italienische Autoren (Guarini, Zuppa, Armani, Porcelli, Meldolesi, Natale-Marzi), welche durchwegs über gute Erfolge berichten konnten. Wie viel nun bei all diesen Erfolgen der Sekundärstrahlung oder chemischen Wirkungen, hauptsächlich aber der oligodynamischen Wirkung der Schwermetalle gut zu schreiben ist, dürfte im Einzelfalle schwer zu entscheiden sein.

Dasselbe gilt auch bezüglich der *Thoriumnitratinjektionen*. Ellinger und Gans fanden nämlich in tierexperimentellen Untersuchungen eine Steigerung der biologischen Röntgenstrahlenwirkung durch intracutane Injektion einer 10%igen Thoriumnitratlösung. Bezüglich der Wirkungsweise sind Verfasser der Meinung, daß es sich um die Folge vermehrter Elektronenemission handelt. Siedamgrotzky und Picard wandten diese Thoriumnitratröntgenkombination in der Krebsbehandlung an und konnten in 3 Fällen, und zwar bei je einem Wangen-, Zungen- und Mammacarcinom nach Umspritzung mit einer 10%igen Thoriumnitratlösung sowohl zeitliche wie graduelle Steigerung der Röntgenstrahlenwirkung beobachten. Die verabreichten Röntgendosen betrugen $2/3 - 7/9$ einer Volldosis.

Außer den bisher besprochenen Methoden, welche hauptsächlich die Sensibilisierung der Carcinomzelle im Auge haben, gibt es zur Steigerung der Strahlenwirkung auch noch andere Mittel und Wege. Gemeinsam ist ihnen, daß ihr Angriffspunkt nicht die Geschwulst, sondern der Gesamtorganismus ist und daß sie sich durch Umstimmung des Organismus, durch Mobilisierung spezifischer und aspezifischer Immunkräfte auswirken, um auf diese Weise den Organismus im Kampf gegen das Carcinom zu unterstützen und der Strahlentherapie die Arbeit zu erleichtern.

Es kommt hier vor allem die *Proteinkörpertherapie* in Betracht, deren unterstützende Rolle um so plausibler erscheint, da es sich bei der Allgemeinwirkung der Röntgen- und Radiumstrahlen — wie bereits erwähnt — letzten Endes um ähnliche Wirkungen handelt, wie nach parenteraler Eiweißzufuhr.

Auch die *Serumtherapie* kann hier wertvolles leisten. Wetterer empfiehlt auf Grund seiner Erfahrungen die Verwendung artgleichen Serums, besonders Descendentenserums von Kindern und Enkeln oder anderen jugendlichen Anverwandten der Kranken, gestützt auf die Annahme, welche übrigens durch die serologischen Untersuchungen von Piccaluga, Pacetto und Peracchia auch eine experimentelle Unterlage gewinnt, daß im Blute junger Individuen das Carcinomwachstum hemmende Stoffe vorhanden sind.

WETTERER arbeitete speziell für die Hautcarcinome eine *Kombinationsmethode* aus, deren einzelne Elemente aus Röntgen- oder Röntgen-Radiumbestrahlung, Tiefenelektrolyse (Elektropunktur), Behandlung mit Descendentenserum und Traubenzuckerinjektion bestehen und für die er folgende Beschreibung gibt: „Die Behandlung wird stets durch eine intravenöse Traubenzuckerinjektion eröffnet. Am folgenden Tage zweite Traubenzuckerinjektion und nach etwa einer Stunde erste Röntgenbestrahlung des Herdes (etwa $^1/_2$ ED), nach 1 bis 2tägiger Pause zweite Röntgenbestrahlung in gleicher Dosis und endlich dritte Röntgenbestrahlung (etwa $^1/_2$ ED). 8—10 Tage nach der ersten Bestrahlung wird die Elektrolyse vorgenommen. Da diese sehr schmerzhaft ist, empfiehlt es sich, sie in Lokalanästhesie auszuführen. Zu diesem Zwecke umspritzt man, nach sorgfältiger Reinigung und Jodierung des ganzen Hautbezirkes, den Carcinomherd in weiten Grenzen. Zur Elektrolyse verwendet man Platinnadeln; die Stromstärke beträgt 3—5 mA. Die Dauer der Einwirkung pro loco 5—8 Min. Zuerst umgibt man den Tumor mit einem Wall von schrägen Einstichen und untersticht ihn sodann unterhalb seiner Basis. Darauf wird der Tumor selbst mit dichtgedrängten Einstichen in Angriff genommen. Massige Tumoren, die starken Gewebszerfall aufweisen, werden unmittelbar vorher kürettiert. Sind multiple oder sehr umfangreiche Tumoren vorhanden, so verteilt man ihre Behandlung auf mehrere Sitzungen.

Nach der Elektrolyse tritt eine leichte Schwellung des betreffenden Bezirkes ein, wohl mehr infolge der Lokalanästhesie als infolge der Elektropunktur. Der Tumor selbst schrumpft und trocknet sehr rasch ein, bedeckt sich mit einem Schorfe, der nach einiger Zeit unter Hinterlassung einer zarten Narbe abfällt. Im Laufe von 3—4 Wochen (gerechnet von der ersten Röntgenbestrahlung an), werden die Traubenzuckerinjektionen im ganzen 4—5mal wiederholt. Bei stark herabgekommenen Individuen gibt der Verfasser einige Male je 3—4 ccm artgleiches Serum (intravenös), jedoch nicht früher als 3 Tage nach einer Traubenzuckerinjektion. Bei unvollständigem Erfolge wird 4—6 Wochen nach dem ersten Röntgenzyklus ein zweiter gegeben, wobei die weitere Umgebung des Tumors wiederum miteinbezogen werden soll".

Das Verfahren kann auch bei wenig strahlenempfindlichen, ja selbst bei röntgenrefraktären Carcinomen mit Erfolg angewendet werden; auch inoperable Lippenkrebse können noch in Betracht kommen.

Kombination der Strahlentherapie mit chirurgischen Eingriffen.

Über die Kombination der Strahlentherapie mit chirurgischen Eingriffen wird noch bei der Vor- und Nachbestrahlung die Rede sein. Hier soll jener Kombinationstherapie gedacht sein, welche nach einer vorangehenden Abtragung eines Teiles der Geschwulstmasse den Rest der Strahlenwirkung überläßt bzw. wo nach totaler Exstirpation, in der Annahme eventuell zurückgebliebener kleiner Krebsnester, die offene Wunde bestrahlt wird. Besonders diese letztere Behandlungsart findet häufigere Anwendung in der Therapie der Hautepitheliome. So empfiehlt LEOPOLD FREUND die Bestrahlung des nicht vernähten Substanzverlustes mit einer etwas höheren Dosis als der Epilationsdosis (etwa $5^1/_2$ H, verteilt auf 6—7 Sitzungen an aufeinanderfolgenden Tagen). Ungefilterte Strahlen schienen wirksamer zu sein, als gefilterte. Auch die kosmetischen Resultate waren bei dieser Methode bessere als jene der Lappenplastik; die Substanzverluste heilten mit weichen, nur wenig schrumpfenden Narben ab. BROCQ und BELOT empfehlen an Hand von 5500 Fällen, worunter sich auch spinocelluläre Carcinome befinden, ihre „Méthode mixte", welche in Excochleation und sofortiger Bestrahlung der Wunde in einer Sitzung mit 5—15 H gefilterter oder nicht gefilterter Strahlung

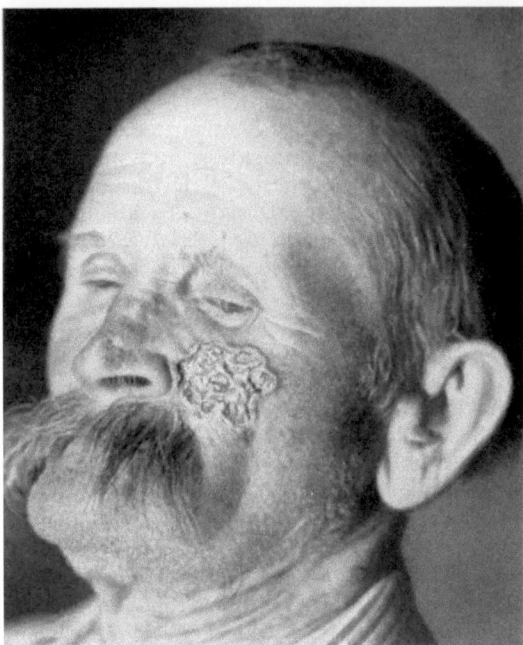

Abb. 23. Ulcus rodens der linken Wange (69 Jahre alt).

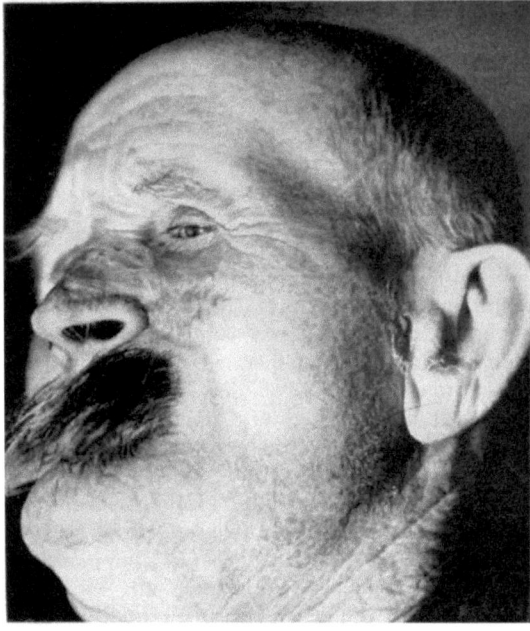

Abb. 24. Derselbe Fall wie Abb. 23.
Behandelt mit Elektrokoagulation + Röntgen.

besteht. Die Verfasser berichten über 80—85% Heilungen.

Immerhin ist jedoch die Auskratzung, auch wenn sie mit nachfolgender Bestrahlung verbunden ist, bedenklich, da nur zu leicht eine Keimverschleppung zustande kommen kann. Viel verläßlicher ist in dieser Beziehung die chirurgische Diathermie bzw. Elektrokoagulation (s. S. 337) in Verbindung mit nachfolgender Strahlenbehandlung. HALBERSTAEDTER und SIMONS bestrahlten in mehreren Fällen größere offene Wundflächen nach Diathermieoperation in der Weise, daß nur eine Hälfte den Strahlen ausgesetzt, die andere mit Blei geschützt war. Es zeigte sich dabei, daß zwar eine gewisse Verzögerung der Wundheilung in den nachbestrahlten Bezirken auftrat, die resultierenden Narben aber in der Regel besser waren; außerdem wurde in einem Falle nach Ablauf eines Monats in dem nicht postoperativ bestrahlten Teil das Auftreten zahlreicher Rezidivherde beobachtet, während die nachbestrahlte Partie noch rezidivfrei geblieben war. ELLER kombiniert bei Spinalzellenepitheliomen die Elektrokoagulation mit schwer gefilterter Radiumstrahlung, PFAHLER empfiehlt bei vorgeschrittenen Fällen die kombinierte Anwendung von Röntgen, Radium und chirurgischer Diathermie. STEVENS, dann GERNEZ und MALLET berichten ebenfalls über gute Erfolge mit diesem Kombinationsverfahren.

Was die Dosierung anbelangt, so soll bei diesem Vorgehen — im Gegensatz zur Präventivbestrahlung — immer die Volldosis angewandt werden, und zwar einer mittelweichen, mit 2 mm Al gefilterten Strahlung.

Dosierung. Bestrahlungsmethoden.

Die Dosierung geschieht am besten mit der in der Dermatotherapie üblichen *Sabouraud*pastille, bzw. mit dem HOLZKNECHTschen Radiometer. Was die biologischen Maßeinheiten, namentlich die von SEITZ und WINTZ ausgearbeitete HED und die auf sie aufgebaute Carcinomdosis, welche 90 bis 110 % der ersteren betragen soll, anbelangt, so können diese zwar als Richtschnur bei der Dosenbestimmung, jedoch nicht als absolute Maße dienen. Nach MIESCHER schwankt die Erythemdosis um mindestens 100 % eines Mittelwertes. Dementsprechend schwanken auch die Dosen, welche zur Vernichtung eines Carcinoms notwendig sind. MIESCHER fand, daß während schon Dosen von 4 Sabouraud in einzelnen Fällen Heilung bewirkten, in einem Falle selbst mit der annähernd doppelten Dosis ein Mißerfolg erzielt wurde. Allerdings wurde durch eine Steigerung der Dosis der therapeutische Sicherheitskoeffizient für die Bestrahlung ständig verbessert; so trat z. B. bei 4 Sabouraud in der Mehrzahl der Fälle von oberflächlichen Basalzellencarcinomen ein Rezidiv auf, während bei 7 Sabouraud nur ein einziger von 13 Fällen rezidivierte (Beobachtungsdauer 5 Monate bis $2^{1}/_{2}$ Jahre). MIESCHER schließt aus seinen Beobachtungen, daß es für die Hautcarcinome selbst innerhalb der Gruppe der Basalzellenkrebse keine absolute Carcinomdosis gibt, es läßt sich aber immerhin eine praktische Carcinomdosis aufstellen; diese müßte aber mindestens mit 7 Sabouraud, entsprechend der $2-2^{1}/_{2}$fachen Erythemdosis angesetzt werden. Dieselbe Erfahrung wurde auch an Cancroiden gemacht, worunter auch solche der Schleimhäute sich befanden. Mit Dosen von 7—8 Sabouraud konnte in den meisten Fällen Dauerheilung erzielt werden. Die Bestrahlung beschränkte sich in allen Fällen auf eine einzige Sitzung. Benützt wurde eine Strahlung von der Halbwertschicht 2—2,5 cm in Wasser (2—4 mm Aluminiumfilter). J. M. MARTIN bestrahlt mit einer doppelten Erythemdosis durch $^{1}/_{2}$ mm Al gefilterter Strahlen und wiederholt diese Dosis jeden zweiten Tag 2—6mal oder häufiger, je nach Sitz, Dauer und Aussehen des Carcinoms, wobei sogar eine kräftige Röntgendermatitis nicht gescheut wird. Natürlich ist bei der Anwendung solcher hypermassiver Dosen größte Vorsicht am Platz. Ihr Indikationsgebiet kann nur auf kleine umschriebene Carcinome beschränkt werden, da mit jeder Zunahme der Feldgröße die Gefahr ernster Gewebsschädigung immer drohender wird.

Was die Beziehungen der Sabouraudeinheit zur H-Einheit anbelangt, so sind die diesbezüglichen Angaben in der Literatur sehr verschieden. Im Gegensatz zur allgemeinen Gepflogenheit, wonach 1 SN = 5 H sei, fanden GREBE und BICKENBACH 1 SN = 8,7 H, KLÖVEKORN 1 SN = 8,25 H, WUCHERPFENNIG 1 SN = 5,5 H. Die Messungen auf unserer Klinik ergaben ein Verhältnis von 1 : 7,5. Wahrscheinlich dürfte es sich hier um Verschiedenheiten in den Testfarben handeln. Um mit dem HOLZKNECHTschen Radiometer nach der HED dosieren zu können, ist zu bemerken, daß bei den zur Röntgentherapie der Hautcarcinome üblichen Strahlenqualitäten (120—180 KV max., 2—2,5 cm HWS in Wasser) die HED ungefähr 10—12 H entspricht.

Die Dosierung nach R-Einheiten bedeutet zwar einen wesentlichen Fortschritt in der physikalischen Dosimetrie, die heute im Handel erhältlichen Ionimeter bedürfen jedoch noch mancher technischer Verbesserungen, um überall reproduzierbare Werte zu liefern. Auch dieses Meßverfahren ist nicht härteunabhängig, weshalb auch hier Angaben von Härte, Filterung und Feldgröße notwendig sind (MARTIUS u. a.). Bei hartgefilterten Strahlen geben nach GREBE und MARTIUS 600 R, nach KÜSTNER 550 R eine HED, bei Strahlengemischen der Oberflächentherapie (0,5—1,0 mm Al Filter) 350—380 R (KELLER). Mit diesen Angaben stimmen auch unsere Messungen überein.

Bei der Umrechnung der Sabourauddosis in R-Einheiten und umgekehrt der R-Zahlen (1 HED = 550 R) in X- bzw. H-Einheiten ergeben sich nach WUCHERPFENNIG folgende Werte:

Vorfilter in mm. Al.	H.W.S. in mm. Al.	R. pro 10 X.	Heute übliche Sabourauddosis		HED = 550 R	
			in X.	in R.	In X.	in H.
—	0,62	470	10	470	11,5	6,3
0,5	1,2	350	12	420	15,5	8,5
1,0	1,5	325	15	490	17,0	9,4
2,0	2,2	285	20	570	20,0	11,0
3,0	2,6	265	25	640	21,0	11,5
4,0	3,1	250	30	750	22,0	12,1

Bezüglich der *Qualität* der Strahlung ist Spannung und Filterung der Dicke des Tumors anzupassen. Oberflächliche Epitheliome bestrahlt man am zweckmäßigsten mit einer mittelweichen Strahlung von der Halbwertschicht 1,5—2,0 cm in Wasser (0,5—1,0 mm Aluminiumfilter), tiefergreifende mit einer mittelharten Strahlung von der Halbwertschicht 2,0—2,5 cm in Wasser (3—4 mm Aluminiumfilter). Bei letzterer ist, wie in der Tiefentherapie, Feldgröße und Streustrahlung zu berücksichtigen. JULES COSTE spricht auf Grund seiner an über 200 Fällen gesammelten Erfahrungen der filterlosen mittelweichen Strahlung das Wort: 97% der Fälle zeigten nämlich nach 3—4 Jahren vollkommen reaktionslose Vernarbung. Im allgemeinen wurden bei 16 cm paralleler Funkenstrecke 2 mA, 85 KV, 20—22 FHA, 20—25 H in einer einzigen Sitzung gegeben. Die bei den weichen Strahlen von vielen Autoren gefürchtete maligne Radiodermitis ist niemals aufgetreten, es handelte sich stets nur um eine Radioepidermitis, die zur Rest. ad integrum führte.

Auch sehr weiche Röntgenstrahlen können bei oberflächlichen Epitheliomen Gutes leisten, wie das die Erfolge von BUCKY, ARZT und FUHS, KIRSCH, FUHS mit BUCKYS *Grenzstrahlen* beweisen.

Oft wird sich die Kombination von harten und weichen Strahlen, die sog. *Stufenfilterung* von GHILARDUCCI vorteilhaft erweisen, bei welcher die Bestrahlung mit wechselnder Filterung (filterlos, 1 mm Al, 5 mm Al, 0,5 mm Zn + 4 mm Al) ausgeführt wird.

Die Art und Weise der Dosenverabfolgung unterlag im Wandel der Zeiten mannigfachem Wechsel und führte zur Ausbildung verschiedener *Bestrahlungsmethoden*. Der Ausbau neuer Methoden will jedoch keineswegs sagen, daß die älteren über Bord geworfen werden sollen, sondern ist vielmehr nur dafür der Ausdruck, daß man in der Strahlentherapie der Carcinome mit einem starren System zu keinem befriedigenden Resultat kommen kann. In Übereinstimmung mit WERNER ist die schematische Anwendung einer einzelnen Methode zu verwerfen und vielmehr in der Heranziehung der verschiedenen überhaupt möglichen Verfahren unter Anpassung an die individuellen Verhältnisse des Erkrankungsherdes und des Patienten die Zukunft der Strahlentherapie der bösartigen Neubildungen zu erblicken. Der Grundsatz, nach welchem bei der Aufstellung des Bestrahlungsplanes vorgegangen werden soll, kann nach den obigen Ausführungen über die Strahlenwirkung wie folgt formuliert werden: *möglichst intensive Bestrahlung des carcinomatösen Gewebes neben weitgehender Schonung der Umgebung der Geschwulst und des Allgemeinzustandes.*

Die bis vor kurzem am meisten angewandte Bestrahlungsmethode war die *Einzeitbestrahlung,* bei welcher die volle Dosis in einer Sitzung verabreicht wird. Sie kann bei oberflächlichen umschriebenen Carcinomen, wie das Epithelioma planum cicatrisans, deren Träger meist noch in vollem Besitze ihrer Abwehrkräfte sind, ohne Bedenken ausgeführt werden (MIESCHER, FR. BLUMENTHAL, E. G. GRAHAM LITTLE u. a.), da bei den hier meist in Betracht kommenden mittelweichen Strahlen mit relativ kurzer Bestrahlungszeit Allgemeinschädigungen kaum zu befürchten sind. Die Resultate stehen bei geeigneter Auswahl der Fälle jenen mit anderen Methoden erreichbaren keinesfalls nach, dabei ist die Einzeitbestrahlung für den Patienten gewiß bequemer und auch ökonomischer. Für solche Fälle können die bereits besprochenen hypermassiven Dosen herangezogen werden.

Je tiefgreifender und ausgebreiteter das Carcinom ist, je größere Bestrahlungsfelder daher angelegt werden müssen, um so mehr muß bei der Einzeitbestrahlung die Möglichkeit von Allgemeinschädigungen in Rechnung gestellt werden — besonders dann, wenn der Allgemeinzustand durch den Krankheitsprozeß bereits stark in Mitleidenschaft gezogen ist. Man wird hier ein schonendes Vorgehen wählen müssen, wie es durch die Anwendung der *fraktionierten* Bestrahlung mit ihren zahlreichen Variationsmöglichkeiten gegeben ist. Bei der verbreitetsten Form derselben — welche SCHINZ als *einfach-fraktionierte* Bestrahlung bezeichnet — werden 1—2 Wochen hindurch mehrmals entweder an aufeinander folgenden Tagen oder mit Pausen von 1—2 Tagen zwischen den einzelnen Sitzungen 275—300 R ($^1/_2$ HED) gegeben. Pausen von mehr als 8—10 Tagen machen den Bestrahlungserfolg illusorisch.

Bekanntlich waren es die Untersuchungen von REGAUD, LACASSAGNE und MONOD, ALBERTI und POLITZER, welche bezüglich der Dosenverteilung die Strahlentherapie in andere Bahnen zu lenken schienen. Die bereits besprochenen Forschungen genannter Autoren über den Zusammenhang der Strahlenempfindlichkeit mit der Karyokinese der Zelle, erweckten den Eindruck, eine exakte Basis für den Bestrahlungsmodus gefunden zu haben; es ist das die Methode der *zeitlich protrahierten Bestrahlung* oder wie SCHINZ sich ausdrückt, die Methode der *protrahiert-fraktionierten* Bestrahlung. Es handelt sich hier um denselben Bestrahlungsgan, wie er seinerzeit von LEOPOLD FREUND, dem Begründer der Strahlentherapie eingeführt wurde und als *Primitivmethode* bekannt ist. GOTTWALD SCHWARZ unternahm es dann, diese, von ihm als die *fortgesetzte Kleindosis* bezeichnete Methode durch cellularbiologische Vorgänge wissenschaftlich zu begründen; bedauerlicherweise fanden seine noch im Jahre 1914 publizierten Forschungsergebnisse nicht die gebührende Beachtung. Ebenfalls von biologischen Gesichtspunkten geleitet, traten für die protrahiert-fraktionierte Bestrahlung REICHOLD, KNOX, MASCHERPA, MALLET u. a. ein, hingegen waren DESSAUER, RAPP und WERNER aus strahlungstechnischen Gründen (großer Röhrenabstand, Dickfilterung) zur Fraktionierung der Gesamtdosis genötigt, da die einmalige Verabfolgung derselben infolge der verminderten Intensität der Strahlung zu lange Zeit (mehrere Stunden) in Anspruch genommen hätte. In Anlehnung an die RAPPsche Dickfiltermethode sieht PETER eben in der Verminderung und zeitlichen Verteilung der Dosis das Wesentliche und übertrug dieses Prinzip auf die übliche Filterung von 0,5 mm Zn.

Wieder andere Autoren, wie PAGENSTECHER, sahen sich durch klinische Erfahrungen dazu bewogen, die einzeitige Intensivbestrahlung zu verlassen und eine „Dauerbestrahlung mit geringen Intensitäten" zu verwenden. Um den Forderungen einer Dauerbestrahlung gerecht zu werden, verwendete PAGENSTECHER zwischen den einzelnen Sitzungen kleine Mengen von Radiumbromid.

Der erste jedoch, der sich systematisch mit dieser Form der fraktionierten Bestrahlung beschäftigte, war COUTARD, welcher am Pariser Röntgeninstitut als Mitarbeiter REGAUDs auf dessen Anregung die Ausarbeitung einer Methode unternahm (1919), deren Grundgedanke die möglichste Annäherung an die Radiumbestrahlung war. Dies wurde durch Verlängerung der Bestrahlungszeit bei gleichzeitiger Herabsetzung der Intensität angestrebt, in der Annahme, daß die bessere Wirkung der Radiumbestrahlung weniger auf qualitativen Unterschieden in der Wellenlänge beruht — wofür übrigens auch der exakte experimentelle Beweis fehlt — sondern vielmehr auf den Umstand zurückzuführen ist, daß beim Radium kleine Intensitäten durch lange Zeit (mehrere Tage) zur Wirkung gelangen.

Die von COUTARD befolgte Technik ist folgende: Täglich wird 1—2mal ungefähr $1/3$ der HED aus 50—60 cm Entfernung unter 1,5—2 mm Zink bei einer Feldgröße von 50—200 cm^2 und darüber gegeben. Die Bestrahlungen werden durchschnittlich auf 1—4 Wochen ausgedehnt, bei einer täglichen Bestrahlungsdauer von 1—2 Stunden. Man erreicht auf diese Weise mit geringer Stundenintensität (2—2,5 H) große Gesamtdosen, welche das 5—6fache der HED (bis 50 H pro Bestrahlungsfeld) betragen können.

Im Laufe dieser Bestrahlungen kommt es zu oberflächlichen Erosionen an der Haut und Schleimhaut, zu einer „radioépidermite", bzw. „radioépithelite", welche jedoch ohne Dauerschäden zu hinterlassen, rasch abklingen. Die Reaktion beginnt an den Schleimhäuten am 13. Tag und endet mit Neubildung des Schleimhautepithels gegen den 26. Tag; zur selben Zeit hebt sich die Epidermis der Haut ab, welche meistens bis zum 42. Tag regeneriert. Der Beginn der Reaktion ist an der Haut und Schleimhaut unter den verschiedenen Bestrahlungsbedingungen ziemlich konstant, veränderlich ist nur die Regenerationsdauer. Diese erstreckt sich nach der Verabreichung einer Gesamtdosis von 45—50 H in 20 Stunden, auf 10 Tage verteilt, bei zwei Stunden Bestrahlung pro Tag in einer Sitzung oder in zwei Sitzungen, auf ungefähr zwei Wochen.

Durch diese zeitliche Verteilung der Gesamtdosis wird eine größere Schonung des Bindegewebs-Gefäßapparates erreicht, wodurch die Sensibilitätsspannung zwischen Krebsgewebe und umgebender normaler Haut größer wird und damit die Möglichkeit der Verabreichung größerer Röntgendosen auf das Krebsgewebe gegeben ist.

Eine Erhöhung der Radioresistenz, welche nach den früheren Anschauungen die Folge der Dosenverzettelung sein soll, ist hier nicht zu befürchten, vorausgesetzt, daß die Serie binnen einem Monate verabreicht wird. Ziehen sich die Bestrahlungen jedoch länger hinaus, so ist ein Refraktärwerden der Tumoren nicht ausgeschlossen. Aus diesem Grunde kann, falls die erste Serie nicht den erwünschten Effekt gezeigt hätte, auch von der Wiederholung der Serie kaum mehr ein Erfolg erwartet werden, weshalb in den Bestrahlungsplan nur eine Serie aufzunehmen ist, auf welche dann die Gesamtwirkung konzentriert werden soll.

Das Hauptgewicht der COUTARDschen Bestrahlungsmethode liegt also in dem *Zeitfaktor,* welcher in der weitgehenden Unterteilung einer hohen Gesamtdosis über eine längere Zeitspanne zum Ausdruck kommt. Daneben spielt aber auch noch die Bestrahlungsintensität, d. h. die Dosis pro Zeiteinheit, eine wichtige Rolle, weshalb die Dosenangaben außer der Gesamtdosis auch noch die Stundenintensität bzw. bei Dosenzahlen in r, den Minuten-r-Zufluß (G. SCHWARZ) enthalten müssen. MIESCHER sieht den wichtigsten Faktor der Methode in der Fraktionierung und mißt der Ausdehnung der Einzelbestrahlungen, der Stundenintensität nur eine geringe Bedeutung bei.

Die gute Verträglichkeit der massiven Gesamtdosen seitens der Haut wird auch von MIESCHER, dann von SCHINZ bestätigt. Nach SCHINZ bilden sich die ausgedehntesten Erosionen manchmal schon in 14 Tagen zurück und nachher kommt es weder zu Pigmentverschiebungen, noch zu Teleangiektasien. Das Bild unterscheidet sich wesentlich von dem, welches wir nach akuten Überdosierungen zu sehen gewohnt sind. MIESCHER konnte während einer Beobachtungszeit von 2 Jahren nach Gesamtdosen von 4000 R und darüber, in Teildosen von 200—240 R verabfolgt, keine ernstlichen Spätschädigungen beobachten. Derselbe Autor verfolgte den Reaktionsablauf auch histologisch und fand, daß während in der Wirkung auf die Epidermis gegenüber der einzeitigen Intensivbestrahlung kein Unterschied wahrzunehmen ist, treten in der Cutis die degenerativen Symptome an den Zellen auch in den Spätbefunden stark zurück. Zu demselben Ergebnis kommt auch SCHINZ. Die klinische Feststellung der größeren Schonung des Bindegewebes durch die protrahiert-fraktionierte Bestrahlung findet somit auch eine histologische Bestätigung.

Nach MIESCHER wird auch die Regenerationsfähigkeit der Haut durch diese Bestrahlungsmethode viel weniger beeinflußt; in diesem Sinn sprechen zwei Fälle seiner Beobachtung, bei welchen wegen Rezidiv eine ausgedehnte Elektrokoagulation vorgenommen wurde.

Die klinischen Erfahrungen mit der COUTARDschen Bestrahlungsmethode beziehen sich hauptsächlich auf Carcinome der oberen Luftwege. Über bemerkenswerte Erfolge bei Hautcarcinomen berichtet MIESCHER. In seiner, 26 Fälle umfassenden Zusammenstellung befinden sich 7 Basalzellenkrebse und 9 Stachelzellenkrebse. Die ersteren waren bei einer Beobachtungsdauer von 4 Monaten bis 1 Jahr klinisch alle geheilt, trotzdem daß sich 3 Fälle von Carcinoma terebrans mit auf Knochen und Knorpel übergreifenden torpiden Ulcera unter ihnen befanden. Von den Stachelzellenkrebsen sind vier seit 5—23 Monaten rezidivfrei, in drei vielfach vorbestrahlten Fällen rezidivierte das Cancroid und in weiteren 2 Fällen mit ausgedehnten Drüsenmetastasen konnte zwar eine bedeutende lokale Besserung erzielt werden, das letale Ende war jedoch nicht aufzuhalten.

Weniger Anklang fand in der Röntgentherapie der Hautcarcinome die von PFAHLER empfohlene, zuerst von KINGERY für Hautkrankheiten vorgeschlagene *Absättigungsmethode,* mittels welcher längere Zeit hindurch das zu bestrahlende Gewebe mit der Toleranzdosis durchsetzt werden soll und zwar in der Weise, daß durch Nachbestrahlung stets der Verlust an Wirkung wieder ausgeglichen wird. Über die Schwierigkeit, den Verlust an Wirkung jederzeit richtig einschätzen zu können, hilft eine Hypothese hinweg, nach welcher die Röntgenwirkung bei weicher Strahlung in 2 Wochen, bei härterer Strahlung in 4 bis 12 Wochen abgeklungen sein soll. In dieser Zeit wird der Wirkungsverlust als nach einer logarithmischen Kurve verlaufend angenommen, das heißt z. B. in der Hälfte dieser Zeit ist die Wirkung auf $1/4$ gesunken. Die derart für jeden Tag festgesetzte noch vorhandene Wirkungsgröße wird durch Teilbestrahlungen (deren Größe an Kurven abgelesen werden kann) stets wieder auf die volle Toleranzdosis des Gewebes gehoben. Verfasser rät, die Anfangsdosis in möglichst kurzer Zeit zu verabfolgen und ihren Effekt 10—14 Tage lang durch tägliche Zusatzbestrahlungen aufrecht zu erhalten, wodurch man erwarten darf, daß alle Krebszellen in der empfindlichen Phase der Teilung unter der vollen Wirkung stehen werden. Mit Recht weist jedoch REGAUD auf die großen Schwierigkeiten hin, die verschiedene Erholungsfähigkeit der einzelnen Zellarten richtig berücksichtigen zu können. Übrigens warnt selbst der Verfasser zur größten Vorsicht bei der Anwendung seiner Methode. (Weiteres über Dosierung und Bestrahlungstechnik siehe Band V/2 dieses Handbuches.)

Vorbestrahlung.

Die Vorbestrahlung, wie sie 1908 von HOLZKNECHT und unabhängig von ihm von WETTERER empfohlen wurde, bezweckt in erster Linie durch Verkleinerung des Tumors und Lösung eventueller Verwachsungen die Wiederherstellung der Operabilität. Leider gelingt das durch die Vorbestrahlung nur äußerst selten.

In ein anderes Licht wurde die Vorbestrahlung durch die Versuche von KOK und VORLÄNDER, MURPHY, CASPARI u. a. gerückt. Wie im Kapitel der Strahlenwirkung erwähnt, konnten diese Autoren beim Impfcarcinom der Maus den Beweis erbringen, daß die Tumorimplantate an vorbestrahlten Hautstellen entweder überhaupt nicht angingen, oder nach Angehen alsbald verkümmerten. Es war also hier im Tierexperiment zweifellos eine, durch Anregung der immunisatorischen Vorgänge bewirkte erhöhte Abwehrtätigkeit der Gewebe zu konstatieren, und es lag nun der Gedanke nahe, diesen Vorgang auch in der menschlichen Krebstherapie zu verwerten. Es ist aber äußerst fraglich, ob eine Anregung im obigen Sinne beim carcinomkranken Menschen, bei dem die immunbiologischen Verhältnisse gewiß anders geartet sind, als bei der sonst gesunden Impfmaus, überhaupt möglich ist. Bei der in diesem Sinne vorgenommenen Vorbestrahlung sollen nur kleine Dosen (25—30% der HED) zur Anwendung kommen.

Auch die Abschwächung der Virulenz schwebte den Verfechtern der Vorbestrahlung vor, um so der Entstehung von Impfmetastasen durch die Operation vorzubeugen, bzw. bereits in die Umgebung vorgedrungene Carcinomzellen in ihrer Weiterentwicklung zu hemmen. Natürlich können bei dieser Überlegung nur Volldosen, von welchen allein eine deletäre und entwicklungshemmende Wirkung zu erwarten ist, in Betracht kommen.

Schließlich wurde auch eine Reinigung jauchender Krebsgeschwüre und Abschwächung der Sekundärinfektion durch die Vorbestrahlung erstrebt.

Als der günstigste Zeitpunkt für die Operation wird die 4.—6. Woche nach der Bestrahlung angenommen.

Was nun den praktischen Wert der Vorbestrahlung anbelangt, so kann darüber heute noch kein abschließendes Urteil gefällt werden, da die diesbezüglichen Beobachtungen noch zu gering sind. In der neueren Literatur treten besonders FÜRST und ZACHERL für die Vorbestrahlung ein. Nach FÜRST ist die Vorbestrahlung für jede Krebsbehandlung unerläßlich; sogar die Strahlentherapie selbst soll mit einer Röntgenvorbestrahlung beginnen. Dagegen verhält sich MARTIUS und mit ihm eine Reihe anderer Autoren der Vorbestrahlung gegenüber skeptisch. Dieser Skeptizismus hat gewiß auch seine Berechtigung und zwar sowohl bei kleinen, wie bei großen Dosen. Auf kleine Dosen kann das Carcinom mit vermehrtem Wachstum reagieren, wie das mehrfache Beobachtungen bestätigen. Über die Anschauungen, wie man sich diese Wirkungsweise der Röntgenstrahlen vorzustellen hat, war bereits bei der Besprechung der Strahlenempfindlichkeit die Rede. Volldosen, welche die HED erreichen oder diese gar überschreiten, können dagegen im Bindegewebe irreparable Schädigungen hervorrufen, welche sich bei späteren Operationen eventuell durch eine Verzögerung der Wundheilung, Nekrosenbildung (FRITZ KÖNIG) usw. kundtun werden. Besonders diese mit hohen Dosen vorgenommene Vorbestrahlung muß uns näher interessieren, da man bei den Hautcarcinomen, hauptsächlich aus kosmetischen Gründen, nicht selten auch da für die Strahlenbehandlung entscheidet, wo eigentlich die Operation indiziert wäre. Muß dann im weiteren Verlaufe doch zum Messer gegriffen werden, so ist die vorausgegangene Bestrahlung natürlich als eine Vorbestrahlung aufzufassen. Es sei daher gewarnt vor der Wiederholung der Bestrahlung solcher Tumoren, welche sich nach der ersten Bestrahlung wenig radiosensibel oder gar strahlenrefraktär erweisen, da mit jeder weiteren Bestrahlung die Bindegewebsschädigungen zunehmen, wodurch dann die Aussichten eines glatten Operationsverlaufes ernstlich in Frage gestellt sind.

Nachbestrahlung.

Es handelt sich bei dieser sog. *prophylaktischen* oder *Präventivbestrahlung* um die Vernichtung kleiner, nach der Operation eventuell zurückgebliebener Herde, um so einer späteren Rezidiventwicklung vorzubeugen. In der Behandlung der Hautepitheliome kommt jedoch dieser Präventivbestrahlung geringere Bedeutung zu, als bei den gynäkologischen Carcinomen und den Carcinomen der Brustdrüse, wo die Zahl ihrer Anhänger im Steigen begriffen ist.

WILL D. JAMES und ALBERT W. JAMES empfehlen zwei starke Bestrahlungen mit Radium oder Röntgen, die eine unmittelbar nach der Operation, die zweite 10 Tage darauf bei Entfernung der Nähte. Ob aber die Anwendung solcher Massendosen zweckmäßig ist und nicht eventuell mit unerwünschten Folgen verbunden sein kann, ist gewiß sehr zu überlegen. Mit Recht betont FR. BLUMENTHAL, daß es sich in vielen Fällen von Hautkrebsrezidiven gar nicht um ein Wuchern zurückgebliebener Reste, sondern um eine erneute Epitheliombildung der in präkanzerösem Sinne veränderten Haut handelt (siehe auch im Abschnitt Metastasen und Rezidive); durch die Strahlentherapie kann dieser Verlauf eventuell beschleunigt werden. Tritt nun wirklich ein Rezidiv auf, so hat man eine röntgenveränderte Haut vor sich mit allen Nachteilen einer solchen für jede Therapie.

Aber auch andere Überlegungen sprechen gegen die hohen Dosen. Nach BÉCLÈREs Vorstellung führen nämlich die nach einer Operation zurückgebliebenen neoplastischen Zellen ein bedeutend verlangsamtes Leben mit verminderter Vitalität und warten nur auf den geeigneten Reiz, um ihr schrankenloses Wachstum wieder fortzusetzen. Wie alle Zellen zur Zeit ihrer Inaktivität eine herabgesetzte Strahlenempfindlichkeit bekunden, verhält es sich auch mit diesen Neoplasmazellen nicht anders, woraus hervorgeht, daß mit den üblichen Carcinomdosen hier nichts ausgerichtet werden kann. Wollte man aber Dosen anwenden, welche die Abtötung dieser Zellen erstreben, so müßten diese so hoch bemessen sein, daß eine schwere Schädigung des Bindegewebes unvermeidlich wäre.

Weniger bedenklich ist die Anwendung kleiner, im Sinne der Bindegewebsumstimmung wirkender Dosen, da bei diesen weder eine Wachstumsbeschleunigung der zurückgebliebenen und in ihrer Vitalität abgeschwächten Krebskeime, noch eine nennenswerte Schädigung des Bindegewebes zu befürchten ist. Inwieweit jedoch solche Dosen wirksam sind, ist angesichts der relativen Gutartigkeit der Hautepitheliome und ihrer, im Vergleich mit den Carcinomen anderer Organe bedeutend geringeren Rezidivfähigkeit nach totaler Exstirpation, nicht immer leicht zu entscheiden. Es wird sich aus diesem Grunde die Präventivbestrahlung meistens erübrigen. Sollte sie doch durchgeführt werden, so ist folgende Technik einzuschlagen:

1. Bestrahlung einige Tage nach der Operation; 2. Bestrahlung 3 Monate, 3. Bestrahlung 6—8 Monate später; eventuell kann nach 1—2 Jahren noch eine 4. Bestrahlung vorgenommen werden. Dosis: 50% der HED in mehrere (5—6) Sitzungen verteilt, mit 2—3 mm Al, 120—140 KV, 25—30 cm FHA.

Technik der Radiumbehandlung.

Trotz der Wesensgleichheit und der ähnlichen biologischen Wirkung der Röntgen- und Radiumstrahlen, ist der therapeutische Effekt der beiden Strahlungen doch nicht immer der gleiche. So sprechen beim Carcinom die klinischen Erfahrungen besonders der letzteren Jahre zugunsten einer Überlegenheit des Radiums den Röntgenstrahlen gegenüber, obwohl die Strahlungsintensität der stärksten Radiumpräparate im Vergleich mit der Röntgenstrahlung gering zu nennen ist.

Die Ursache der verschiedenen Wirksamkeit der beiden Bestrahlungsquellen ist nach dem heutigen Stand unserer Kenntnisse in erster Linie in dem Umstand zu suchen, daß beim Radium — wie bereits erwähnt — diese kleinen Intensitäten durch lange Zeit wirksam sind, während bei der Röntgenbestrahlung — abgesehen von der COUTARDschen Methode — große Intensitäten in kurzer Zeit verabreicht werden.

Zu interessanten Ergebnissen führten in dieser Frage die experimentellen Untersuchungen von FREUND und KAMINER. Sie fanden, daß die normalerweise dem Serum innewohnende carcinolytische Eigenschaft durch große Mengen von Röntgenstrahlen zerstört wird, während im carcinomatösen Serum nach Radiumbestrahlung eine die Carcinomzellen zerstörende Substanz entsteht, welche sonst dem carcinomatösen Serum fehlt. Verfasser konnten durch Radiumbestrahlung aus dem Carcinomnucleoglobulin diese zellzerstörende Substanz darstellen, während es nicht gelang, aus Normalnucleoglobulin eine solche Substanz durch Radiumbestrahlung zu gewinnen. Ferner beraubt Radiumbestrahlung die Krebszellen ihres pathologischen Selektionsvermögens für Kohlehydrate, während das bei Röntgenstrahlen nicht der Fall ist.

Schließlich ist der größeren Modifikationsfähigkeit der Radiumtherapie, namentlich der Möglichkeit, die Strahlenquelle intratumoral zu applizieren, noch ein wichtiger Anteil zuzuschreiben.

Zu Bestrahlungszwecken werden die Salze des Radiums, namentlich das Bromid, Chlorid, Sulfat und Carbonat verwendet, deren Strahlungsintensität dem Prozentsatze des Gehaltes an Radiumelement entspricht. Diese Radiumsalze kommen mittels verschiedenartig konstruierter Radiumträger zur Anwendung. Die geläufigsten Trägerformen sind:

1. *Plattenträger.* Das Salz wird mittels verharzten Terpentins auf eine Metallplatte aufgetragen und durch eine angelötete dünne (0,1 mm) Metallschicht aus Messing oder Silber geschützt. Silber besitzt den Nachteil, daß es infolge Schwefelwasserstoffgases bald schwarz und brüchig wird. Zur Vermeidung der Rückstrahlung besteht die Rückwand der Platte aus einer 4—5 mm dicken Metallschicht, an welcher zwecks Fixation, bzw. zur Befestigung an Halteapparaten ein kleiner Knopf angebracht ist. Die Form dieser Plattenträger ist verschieden; am zweckmäßigsten erweisen sich quadrat- oder rechteckförmige. Man bezeichnet die Platte mit 5 mg Radiumelement pro Quadratzentimeter Fläche als vollstark, mit 2,5 mg als halbstark und mit 10 mg als doppeltstark. Für Plattenträger eignet sich am besten das amorphe Carbonat oder Sulfat, da sich das kristallinische Bromid und Chlorid nicht so gleichmäßig verteilen läßt. Um den Gebahrungsverlust möglichst gering zu halten, ist die Konzentration des Salzes niedrig zu wählen (etwa 25%). Anstatt der Metallplatten kommen auch Emailplatten zur Anwendung, bei welchen das Radiumsalz in einer bei niedriger Temperatur hart werdenden Emailmasse gleichmäßig verteilt ist.

2. *Röhrenförmige Träger.* Sie wurden zuerst von DOMINICI in die Radiumtherapie eingeführt und werden heute nach einigen Verbesserungen auf folgende Art hergestellt. Das vollkommen wasserfreie Radiumsalz — meist kommt aus Gründen der Raumersparnis 75%iges Salz in Betracht — wird in ein Glasröhrchen von entsprechender Dimension eingewogen, nachher das Röhrchen zugeschmolzen und in ein genau passendes Gold- oder Platinröhrchen von 0,2—0,3 mm Wandstärke gebracht. Letzteres ist durch eine aufschraubbare Kappe verschließbar, welche der größeren Sicherheit halber noch angelötet wird. Der Durchmesser solcher Röhrchen beträgt 3—4 mm, die Länge 0,75—6 cm, ihr Inhalt entspricht gewöhnlich 20—100 mg-Radiumelement. Diese röhrenförmigen Träger

dienen zwar in erster Linie zur intrakorporalen Anwendung, können jedoch ebensogut zur Kontakt- und Fernbestrahlung verwendet werden. Durch Zusammenlegen einzelner Formen in eigenen Behältern können Bestrahlungskörper mit großer Wirkungsfläche und Intensität hergestellt werden (PACKS und TRAYS).

Außer diesen Trägern gibt es noch eine Reihe anderer Träger (medaillon-, knopf-, eichelförmige usw.), welche jedoch in der Behandlung von Hautcarcinomen zumeist entbehrlich sind.

Ist eine Desinfektion der Träger notwendig, so geschieht das durch Einlegen auf $^1/_2$ bis 1 Stunde in Alkohol oder Formalinalkohol.

Um die gewünschte Strahlung bzw. Strahlenkombination zu erhalten, werden Filter verschiedener Dicke vorgeschaltet. Die am häufigsten verwendete Filtermaterialien sind Aluminium, Messing, Silber, Platin, Gold, Blei. Die weiche α-Strahlung wird schon durch die metallene Schutzplatte, bzw. Behälterwand zurückgehalten, so daß für die Filterung nur die β-Strahlen in Betracht kommen. Je nachdem man diese gänzlich ausschalten will oder nur den irritierenden weicheren Anteil, wird stärkere oder schwächere Filterung genommen. Um einen Anhaltspunkt für die zu wählende Filterdicke zu haben, sei folgende Tabelle angeführt, welche angibt, wieviel Prozente der härtesten β-Strahlen von den verschiedenen Metallen absorbiert werden. (Aus RIEHL-KUMER: Radium- und Mesothoriumtherapie der Hautkrankheiten):

Schichtdicke in mm	Aluminium in %	Messing in %	Silber in %	Blei in %	Platin in %
0,1	12	31	37	40	60
0,2	23	52	60	64	85
0,3	32	67	75	78	94
0,5	48	84	90	92	100
1,0	73	97	99	100	—
1,5	86	100	100	—	—
2,0	92	—	—	—	—
3,0	98	—	—	—	—

Zu bemerken ist, daß beim Durchgang der γ-Strahlen durch das Filtermaterial eine sekundäre β-Strahlung hervorgerufen wird, welche um␣so weicher ist, je höher das spezifische Gewicht des betreffenden Metalles ist. Diese sekundären β-Strahlen würden die Haut reizen, weshalb sie durch Umhüllung der Träger mit einem metallfreien Stoff (Gaze, Papier, Gummi, Guttapercha, Celluloid, Paraffin) abgehalten werden müssen.

Die einfachste Art der Radiumanwendung ist die Applikation der mit den entsprechenden Filtern armierten Träger unmittelbar auf das Carcinom (*Kontaktbestrahlung*). Bei der Verwendung von Plattenträgern ist eine entsprechende Feldereinteilung zu treffen, falls die Ausdehnung des Tumors größer ist als die Trägerfläche. Bei kleineren Tumoren muß die Umgebung mit Blei geschützt werden, nur soll zum Abfangen der sekundären β-Strahlen dieser Bleiplatte eine 10—12fache Lage von Papier oder Gaze untergelegt werden. Bei der Verwendung von Tuben ist in Betracht zu ziehen, daß das Präparat seine stärkste Wirkung in einer Breite von 1—1$^1/_2$ cm entfaltet; sollten eventuell mehr Tuben Verwendung finden, so wird die geeignetste Verteilung derselben in Abständen von 1 cm geschehen. Nach ZANDER bilden sich auf der Haut bei einer Entfernung der Radiumpräparate von über 1 cm, voneinander abgegrenzte Erytheme, entsprechend der Anzahl der verwendeten Radiumpräparate. Bei der Anordnung der Tuben ist auch auf die Verteilung der Dosis um solche röhrenförmige Strahlenquellen, auf die sog. Isodosen (WALTER FRIEDRICH), d. h. Flächen gleicher Dosis zu achten. Nach FRIEDRICHS Untersuchungen wissen wir nämlich, daß eine Gewebspartie, die der Mitte der Strahlenquelle anliegt, eine vielfach höhere Dosis erhält, als eine den Enden der Strahlungsquelle anliegende.

Für oberflächliche Carcinome wird sich schwache Filterung empfehlen, um auch einen Teil der primären β-Strahlen mitwirken zu lassen. Diese besitzen ebenfalls eine zellzerstörende Wirkung und führen infolge ihrer stärkeren Absorption in geeigneten Fällen bedeutend schneller zum Erfolg, wodurch die

Bestrahlungszeit erheblich vermindert werden kann (DEGRAIS, BELOT). Einige Autoren (EMILE WALLON u. a.) sprechen auch bei oberflächlichen Basalzellencarcinomen der starken Filterung das Wort, da das kosmetische Resultat nach filtrierter Bestrahlung schöner ist.

Bei prominenten Tumoren sollen die Träger möglichst so angelegt werden, daß durch Kreuzfeuerwirkung in der Tiefe des Tumors eine Summation der Strahlen erfolge.

Die Träger werden am besten mit Heftpflasterstreifen an der Haut befestigt und der Sicherheit halber eventuell noch mit einigen Bindeturen umwickelt. Als Behelfe zur Fixation können auch plastische Massen verwendet werden. Diese werden aus verschiedenen Stoffen, wie Kautschuk, Guttapercha, Celluloid, Wachs, Paraffin usw. hergestellt und dienen bei Distanzbestrahlungen auch gleichzeitig als Distanzregulatoren und Filter für die β-Strahlen. Um keine sekundären β-Strahlen zu bilden, müssen diese plastischen Massen von jeder Metallbeimengung frei sein. Am Pariser Radiuminstitut ist eine „Colombia" benannte Masse mit folgender Zusammensetzung im Gebrauch: reines Bienenwachs 100,0, Paraffin (62° C) 100,0, fein gesiebte Sägespäne 20,0. Nach dem Erkalten dieser Masse zeigt sich, daß die zu unterst liegende Partie härter und auch dunkler ist, da sich in ihr die Sägespäne abgesetzt haben. Diese Partie wird der Haut angelegt. Vor dem Auflegen gibt man die Masse in Wasser von 48° C und formt das gewünschte Modell, in welches dann die Radiumträger eingebracht werden. NOGIER setzt der Wachsparaffinmischung, um ihr eine stärkere Konsistenz zu geben, Filz zu. Auch die in der zahnärztlichen Praxis verwendeten Dentalmassen können als solche plastische Applikationsmittel zur Radiumbehandlung herangezogen werden (EDLING LARS).

In manchen Fällen, namentlich bei ausgedehnten und tiefgreifenden Carcinomen kann die *Fern- oder Distanzbestrahlung* von Vorteil sein, wobei die Strahlenquelle in einer gewissen (meist 1—5 cm) Entfernung von dem zu bestrahlenden Carcinom angebracht wird. Neben der größeren Schonung der Haut erreicht man damit eine viel homogenere Durchstrahlung der Gewebe und größere Tiefenwirkung, nur ist in Betracht zu ziehen, daß sich die Strahlungsintensität entsprechend der Entfernungsquadrate vermindert. Wenn wir also die Intensität in 1 cm Entfernung von der Strahlenquelle mit 1 bezeichnen, so ist in 2 cm Entfernung nur noch $1/4$, in 3 cm Entfernung $1/9$ usw. obiger Intensität vorhanden. Allerdings bezieht sich dieses Gesetz nur auf punktförmige und nicht auf flächen- oder röhrchenförmige Strahlenquellen; da jedoch die Abweichungen nur einige Prozente ausmachen, welche in der Praxis vernachlässigt werden können, wird man keine groben Fehler begehen, wenn das Gesetz auch bei den letztgenannten Strahlenquellen zur Anwendung kommt.

Die Anbringung der Träger in der gewünschten Entfernung geschieht entweder mittels obiger plastischer Massen, kegelstumpfartiger Gestelle aus Holz oder Draht (RIEHL und KUMER) oder anderer geeigneter Behälter.

Ein wichtiger Fortschritt in der Radiumtherapie ist die *intratumorale Bestrahlung,* welche überall dort durchführbar ist, wo der Tumor allseits zugänglich ist, also vornehmlich bei Hautcarcinomen, dann bei Carcinomen der Zunge und Mundhöhle. Zur Durchführung eignen sich Röhrchen, viel besser bewährten sich jedoch die bereits 1912 von BARCAT in Vorschlag gebrachten *Radiumnadeln.* Diese *Radiumpunktur* oder Spickmethode wurde des weiteren von REGAUD ausgebildet. Die Nadeln bestehen aus Platin oder Platiniridium von 0,2—0,5 mm Wandstärke und 5—10 cm Länge; ihr Inhalt beträgt 1—10 mg Radiumelementäquivalent. Sie werden mittels eigener Nadelhalter in 1—2 cm Entfernung voneinander in den Tumor eingestochen und mit einem von ULLMANN angegebenen fingerhutartigen Instrument in die Tiefe des Gewebes versenkt. Das Einführen der Nadeln von infizierten Stellen aus ist zu vermeiden. Der Einstich soll so ausgeführt werden, daß die Radiumnadeln nicht unmittelbar an eine Gefäßwand, an das Periost, oder an einen Knorpel gebracht werden.

Sehr wichtig ist die räumliche Verteilung der Nadeln, damit eine Homogenität der Strahlenwirkung erzielt wird. WACHTEL empfiehlt an einem Modell einen Verteilungsplan der Nadeln im Gewebe aufzustellen. Je nach der Stärke der Nadeln wird ihre Entfernung 1—2,5 cm betragen. In anderen Fällen bespickt man nur die Randpartien des Tumors mit Nadeln, um auf diese Weise die weitere Ausbreitung zu verhindern. Sollte dabei das Zentrum von den randständigen Nadeln her nicht genügend Strahlen bekommen, so wird dieser zentrale Abschnitt in einer späteren Sitzung in Angriff genommen (Einkreisungsmethode HANDLEYS). Um das Herausfallen der eingeführten Nadeln zu verhindern, werden unter Umständen ihre Fäden zusammengeknotet, oder in die Haut bzw. Schleimhaut eingenäht. Die Bestrahlungsdauer wird sich je nach dem gewünschten Effekt und der Stärke der Nadeln von 1—8 Tage erstrecken.

Auch mit Emanation gefüllte, nackte oder gefilterte Glascapillaren können mit gutem Erfolg in der intratumoralen Radiumtherapie angewendet werden. Diese Methode der intratumoralen Radiumanwendung wurde hauptsächlich von JANEWAY und FAILLA theoretisch und praktisch bearbeitet. Sie kann für alle nicht zu ausgedehnte, gut abgrenzbare Tumoren der Haut, des subcutanen Gewebes, der Zunge und Mundhöhle in Betracht kommen.

Gleichzeitig mit der intratumoralen Bestrahlung kann auch Bestrahlung von außen erfolgen (HEYERDAHL u. a.).

Ebenso wie bei der Röntgenbestrahlung, wird sich auch hier die Frage ergeben, ob die verordnete Dosis auf einmal (*Dosis plena*) oder in mehreren Sitzungen (*Dosis refracta*) verabfolgt werden soll. Die Entscheidung kann nach ähnlichen Überlegungen getroffen werden, wie bei der Dosenverteilung in der Röntgentherapie (s. S. 308). Ein nicht genug einzuschätzender Vorteil der Radiumbestrahlung der Röntgenbestrahlung gegenüber ist die Möglichkeit der langdauernden (*zeitlich protrahierten*) Bestrahlung mit kleinen Dosen, wie sie von REGAUD in die Radiumtherapie eingeführt wurde. Eine große Anzahl von Autoren, wie SABOURAUD, SLUYS, E. DAUBRESSE-MORELLE, E. VAN ACKER u. a. prüften die Methode nach und machten damit gute Erfahrungen. Sie bedeutet gewiß ein schonendes Vorgehen sowohl der umgebenden gesunden Gewebe, als auch dem Gesamtorganismus gegenüber. Der leitende Gedanke dieser Methode ist, während der langen Bestrahlungsdauer möglichst alle Carcinomzellen im Stadium der radiosensiblen Teilungsphase zu treffen. REGAUD läßt die mit Radiumsalz, bzw. Emanation gefüllten Platinnadeln von 0,5 mm Wandstärke, welche 0,66 und 1 mg Radiumäquivalent enthalten, 8 Tage hindurch im Tumor liegen. Um Hautschädigungen bei dieser langen Bestrahlungsdauer vorzubeugen, ist durch entsprechende Filterung möglichst reine γ-Strahlung anzustreben.

Die Bestrahlungen werden nach einem gewissen Zeitraum wiederholt und zwar soll diese Bestrahlungspause nach Dosen (plena oder refracta), die sich unterhalb der HED bewegen, mit 4 Wochen, nach solchen, welche die HED erreichen oder gar überschreiten, mit 6 Wochen bemessen sein.

Einen sehr wichtigen Punkt bildet die *Dosierung*. Die gebräuchlichste Dosiseinheit ist auch heute noch die *Milligrammelementstunde* (mgeh), das ist das Produkt aus der im radioaktiven Präparat enthaltenen Gewichtmenge reinen Radiums mit der Bestrahlungszeit. Um aber daraus auf die wirklich applizierte Dosis schließen zu können, muß auch noch Distanz, Filter, Form und Größe des Trägers bekannt sein. Bei plattenförmigen Trägern ist die mgeh-Einheit auf 1 qcm Fläche zu beziehen.

Weniger gebräuchlich ist die biologische Meßmethode, d. h. die Dosisangabe mittels der *Hauteinheitsdosis* (HED). Filterung, Distanz usw. müssen auch hier angegeben sein. Die Bestimmung der HED soll übrigens auch bei der Dosierung nach mgeh für jeden Träger und jede Filterung festgestellt werden, um einen Anhaltspunkt für die höchst zulässige Dosis zu haben. LAHM fand für ein konzentriertes, bis 1,5 cm langes Präparat, bei entsprechender Filterung in 1 cm Fokalabstand die Erythemdosis bei 450 mgeh. Nach WERNER wird die Erythemdosis für 200 mg Radiumelement, verteilt auf 20 qcm Fläche, unter Ausschaltung der β-Strahlen, bei 5 cm Distanzierung in ungefähr 24 Stunden erreicht.

Die physikalische Messung mittels der Ionisationsmethode konnte in die Praxis noch keinen Eingang finden. Die Meßgeräte der Röntgentherapie sind unbrauchbar, da selbst in Ionisationskammern von 1—2 cm Durchmesser die Intensität der γ-Strahlung bei Nahabstand vom Präparat innerhalb der Kammer ganz gewaltig abnimmt; es können daher nur Ionisationskammern von der Größe weniger Kubikmillimeter angewendet werden.

Eine jetzt nur noch selten gebrauchte Dosiseinheit ist die *Dominici*einheit (D), welche die Energie von 100 mgeh (10 mg Ra-El in 2 cm langem Röhrchen durch 10 h) bei 1 mm Platinfilter und 2 cm Abstand bedeutet; die HED entspricht ungefähr 17 D.

Radiumemanation.

Die Radiumemanation — für welche vom internationalen Komitee für chemische Elemente 1923 der Name „Radon" vorgeschlagen wurde — stellt das nächste Zerfallsprodukt des Radiums dar und ist ein farb- und geruchloses, in Wasser, Fett und anderen Stoffen lösliches Gas. Dieses Radon wird durch Absaugen aus einer Radiumlösung gewonnen, in Glascapillaren aufgefangen und gefiltert oder ungefiltert zu Bestrahlungszwecken verwendet. Es können damit ähnliche Wirkungen, wie mit Radium erreicht werden, was leicht verständlich ist, wenn man bedenkt, daß nicht das Radium, sondern erst die Umwandlungsprodukte seiner Emanation, das Radium B. u. C. die β- und γ-Strahlung liefern; emanationsfreies Radium ist nur ein α-Strahler.

Die Aktivität des Radons klingt ziemlich rasch ab; die Halbwertszeit beträgt 3,85 Tage und nach 4 Wochen ist es praktisch als inaktiv zu betrachten. Radon muß daher immer frisch bezogen und bei Postversand überdosiert werden, damit am Anwendungstage die gewünschte Aktivität vorhanden sein soll.

Die Dosierung erfolgt nach Millicuriestunden. Unter Millicurie ist jenes Emanationsquantum zu verstehen, dessen γ-Strahlung mit 1 mg Radiumelement im Gleichgewichte steht. Der tausendste Teil heißt Mikrocurie. In Frankreich verwendet man auch die Millicurie-détruit-Einheit, welche die gesamte Zerfallsenergie von 1 Millicurie Emanationsquantum umfaßt und damit ein Energiemaß darstellt. 1 Millicurie-détruit = 133 Millicuriestunden. Um die Millicurie-détruit-Einheiten zu erhalten, multipliziert man die Millicuriestundenzahl mit 1/133.

1 g Radiumelement produziert in 24 Stunden 165 Millicurie an Emanation, welches Quantum also der Strahlung von 165 mg Radiumelement entspricht.

Die Capillaren sind durchschnittlich 3 mm lang, besitzen eine lichte Weite von 0,3 mm und enthalten 0,5—2 Millicurie. Die ohne jegliche Metallfiterung in den Tumor eingebetteten Radonröhrchen bezeichnet man auch als *„Implants"*. Die Einführung geschieht mittels passender Troikars nach vorheriger Sterilisierung durch Kochen. Niemals dürfen die Capillaren durch ein infiziertes Gebiet eingeführt werden, wenn nicht für freien Abfluß gesorgt ist. Im allgemeinen ist es genügend pro ccm Tumorgewebe Capillaren von 0,5—1,0 Millicurie Stärke zu applizieren.

Bei der Verwendung von Nacktcapillaren (Implants) können auch die β-Strahlen zur vollen Wirkung kommen, welche um die Capillaren gewebszerstörend wirken (nach BAGGs Untersuchungen entsteht nach Einlagerung einer Emanationscapillare von 0,5 Millicurie eine nekrotische Zone von 5 mm Durchmesser), gleichzeitig aber sekundäre γ-Strahlen produzieren, durch welche dann die weiter abliegenden Zellen im Sinne der Zelldegeneration beeinflußt werden. Es werden dadurch starke Lokalwirkungen ohne nennenswerte Allgemeinwirkungen erzielt. Man kann diese intratumorale Bestrahlung, namentlich bei größeren Tumoren der Schleimhäute mit Bestrahlungen von außen kombinieren, wobei durch entsprechende Filterung (1,5 mm Silber, 0,5 mm Platin) hauptsächlich die γ-Straklung zur Anwendung kommen soll. Einige Autoren (SIMPSON und FLESHER) nehmen die äußere Bestrahlung vor der intratumoralen vor, um dadurch die Gefahr der Metastasenbildung zu verhindern.

Die Bestrahlung mittels Radoncapillaren ist mit manchen Vorteilen verbunden und bedeutet zweifellos einen Fortschritt in der Radiumtherapie. Vor allem stehen dem Therapeuten eine größere Anzahl von Präparaten zur Verfügung und die Gefahr einer Beschädigung oder eines Verlustes des kostbaren Radiumsalzes ist ausgeschaltet. Dann können die Capillaren bei der intratumoralen Behandlung, wofür ja das Radon in erster Linie in Betracht kommt, beliebig lang liegen gelassen werden, da die Aktivität derselben — wie zuvor bereits erwähnt — nach ungefähr 4 Wochen vollkommen erlischt. Auch die kleinen Dimensionen der Capillaren wird man bei der Applikation derselben angenehm empfinden, weil sie dadurch überall leicht eingeführt werden können.

Mesothorium.

Ein anderes, für die Carcinomtherapie in Betracht kommendes, radioaktives Element stellt das Mesothorium dar, welches 1907 von HAHN entdeckt wurde. Es ensteht durch Abgabe eines α-Teilchens aus Thorium und zerfällt seinerseits in Mesothor 2, Radiothor, Thorium X, Thoriumemanation, Thorium A, B, C' und C''. Als Endprodukt entsteht schließlich Thorium D — eine Bleiart (Thorblei). Chemisch ist das Mesothor mit dem Radium isotop; es kann von Radium nie vollkommen getrennt werden, weshalb die Mesothorpräparate immer mehr oder weniger Radium enthalten. Die Aktivität des Mesothors klingt bedeutend schneller ab, als diejenige des Radiums; sie steigt unmittelbar nach der Darstellung an, erreicht nach ungefähr 10 Jahren das Maximum, und nimmt von da an mit der Halbwertszeit von 6, 7 Jahren ab. Die Strahlung ist ähnlich derjenigen des Radiums, nur ist die β-Strahlung etwas weicher, die γ-Strahlung, namentlich die vom Thorium C ausgehende etwas härter, als die entsprechende Radiumstrahlung.

Die Messung von Mesothorpräparaten geschieht im γ-Strahlenäquivalent von Radium; darnach ist unter 1 mg Mesothor diejenige Menge zu verstehen, welche dieselbe γ-Strahlung besitzt, wie 1 mg Radiumelement.

Von den Umwandlungsprodukten des Mesothors findet das Thorium X ziemlich ausgedehnte Anwendung in der Medizin. Es wird als Nebenprodukt bei der Glühstrumpffabrikation gewonnen und stellt einen reinen α-Strahler dar, unter den weiteren Umwandlungsprodukten befinden sich jedoch auch zwei β- und γ-Strahler (Thorium B und Thorium C''). Thorium X hat ungefähr dieselbe Halbwertszeit, wie die Radiumemanation (3,65 Tage), besitzt daher nur eine beschränkte Anwendungsmöglichkeit und ist immer frisch zu beziehen.

Es ist HALBERSTAEDTERs Verdienst, Thorium X in eine für die Carcinomtherapie brauchbare Form gebracht zu haben. Bekanntlich besitzt Thorium X eine starke toxische Wirkung, besonders auf das hämopoetische System. Um diese Toxizität herabzusetzen, wurde mittels Bariumsulfat eine unlösliche Verbindung hergestellt, mit einer viskösen Masse innig vermischt, dann in dünne Stäbchen gegossen.

Die Aktivität des Thorium X kann auf die des Radiums bezogen werden und nach der γ-Strahlenintensität ebenfalls in Millicurie ausgedrückt werden. Unter Berücksichtigung des Abklingens der Aktivität kann die Gesamtdosis in mg-Stunden aus der mittleren Lebensdauer errechnet werden. Wir entnehmen der Arbeit von HALBERSTAEDTER und SIMONS folgende Tabelle, aus welcher die in Betracht kommenden Werte für verschiedene Einwirkungszeiten leicht abzulesen sind:

Entnommen am	Eingeführt am:										
	0	1.	2.	3.	4.	5.	7.	10.	15.	21.	28. Tage
1. Tage	22,9										
2. „	41,8	18,8									
3. „	57,4	34,5	15,7								
4. „	70,5	47,6	28,7	12,7							
5. „	81,0	58,5	39,7	24,0	11,0						
7. „	97,4	74,5	55,7	40,0	26,9	16,0					
10. „	112,6	89,8	71,0	55,3	42,2	31,3	15,2				
15. „	124,9	100,8	83,2	67,4	54,4	43,5	27,5	12,2			
21. „	130,1	107,2	88,4	72,7	59,7	49,0	32,2	17,5	5,3		
28. „	131,9	109,0	90,2	74,5	61,4	50,5	34,5	19,3	7,1	1,8	
35. „	132,4	109,5	90,8	75,0	62,0	51,0	35,0	19,8	7,6	2,3	0,5

Wurde z. B. ein Stäbchen von 1 Millicurie Aktivität sofort (0 Tag) eingeführt und dauernd liegen gelassen, so ist am 35. Tage — nach welcher Zeit die Aktivität als abgeklungen gelten darf — die Gesamtdosis von 132,4 mg-Stunden erreicht; findet die Applikation jedoch erst am 3. Tage statt, dann wurden bis zum 35. Tage nur mehr 75 mg-Stunden gegeben. Ein am Herstellungstage eingeführtes und am 15. Tage abgestoßenes Präparat gibt eine Dosis von 124,9 mg-Stunden, das am 3. Tage eingeführte und am 15. Tage abgestoßene Präparat eine Dosis von 67,4 mg-Stunden.

Die Konzentration der strahlenden Substanz ist so gewählt, daß ein Stück von 1 cm Länge durchschnittlich 0,5 Millicurie enthält. Die Fabrik (Deutsche Gasglühlicht-Auergesellschaft) nimmt eine Überdosierung vor und zwar so, daß am Tage der Anwendung (gewöhnlich am ersten Tage nach der Herstellung) die Aktivität von 0,5 Millicurie vorhanden sein soll. Genaue Angaben über den jeweiligen Grad der Aktivität liegen übrigens jedem Präparat bei. Die Stäbchen sind mit einer dünnen Lackschicht überzogen, durch welche der größte Teil der a-Strahlung absobiert wird.

Die Einführung dieser Stäbchen geschieht am zweckmäßigsten mittels eines passenden Troikars. Man schneidet die Stäbchen in 1 cm lange Stückchen, schiebt dieselben von vorn, nach zurückziehen des Mandrins, in die Nadel ein, dann wird die Nadel in den Tumor eingestochen und wenn sich die Nadelspitze an der gewünschten Stelle befindet, der Mandrin unter gleichzeitigem Zurückziehen der Nadel etwas vorgeschoben. Die Instrumente müssen trocken sein, weil sonst die Stäbchen quellen. Im allgemeinen genügt es pro ccm Gewebe 0,5 Millicurie zu applizieren. Ist das pathologische Gewebe weich, so kann man die Stäbchen mittels einer Pinzette, eventuell nach vorherigem kleinen Einstich mit einer Nadel oder einem spitzen Messer, auch ohne Zuhilfenahme eines Troikars einführen. Sind Öffnungen vorhanden, so können auch diese zum Einlegen von Stäbchen ausgenützt werden. Wegen der in nächster Umgebung der Stäbchen eintretenden Nekrose ist die Nähe von Gefäßen, Nervenstämmen oder dünnwandigen Hohlorganen zu vermeiden. Die Reaktion stellt sich nach einigen Tagen in Form von Nekrosen in der Umgebung der Stäbchen ein; mitunter sind diese nekrotischen Zonen als gelblich-weiße Ringe erkenntlich.

Für die Behandlung kommen hauptsächlich kleine, isolierte Geschwülste in Betracht, die sonst nur schwer für eine Bestrahlung zugänglich sind. Bei umfangreichen Tumoren ist Kombination mit Röntgen- und Radiumbestrahlung (Kontakt oder Distanzbestrahlung) angezeigt. Besonders gute Erfolge wurden nach HALBERSTAEDTER und SIMONS bei kleinen, umschriebenen, ulzerierten oder geschlossenen Carcinomen am Nasenrücken, Naseneingang, an der Oberlippe, am Lippenwinkel, an der Wange, der Stirn, der Schläfengegend, am behaarten Kopf, in der Ohrgegend, im äußeren Gehörgang und an den Augenlidern erzielt. Auch bei Carcinomen der Vulva, der Zunge, der Tonsillen, des Gaumens, des Mundbodens und der Mundschleimhaut wurden mit der intratumoralen Thorium X-Behandlung bessere Erfolge erreicht, als mit äußerer Radium- und Röntgentherapie. SIMONS berichtet auch über zwei ausgedehnte Hautcarcinome des Gesichtes mit schwerer Zerstörung der Augenlider, welche beide unter Behandlung mit Thorium X-Stäbchen zur Heilung gebracht werden konnten: der eine Fall war gegen Röntgen und Radium refraktär. Wir haben in einem Falle von Lupuscarcinom an der Unterlippe und an der Wange mit diesem Verfahren ein tadelloses Resultat erzielt.

Nach einer neueren Mitteilung von HALBERSTAEDTER werden die Thorium X-Stäbchen in folgenden Formen angewendet: 1. Nacktstäbchen von 0,4—0,5 mm Dicke und pro cm 0,5 mc Aktivität. 2. Nacktstäbchen zur Fistelbehandlung von 1 mm Dicke und pro cm 0,3 mc Aktivität. 3. Vergoldete Thorium X-Stäbchen. Das sind feine Goldcapillaren von 0,1 mm Wandstärke, gefüllt mit Thorium X-Stäbchen mit einer Aktivität von 0,5 mc pro cm. Der Dickendurchmesser dieser Capillaren beträgt 0,7 mm. Sie können an einem Ende platt zusammengedrückt und mit Öhr und Faden versehen werden. 4. Goldnadeln von 0,3 mm Wandstärke zur Anwendung reiner γ-Strahlung. Sie haben eine Länge von 2 cm und enthalten pro cm 1 mc. Das eine Ende ist scharf zugespitzt und wird nach Einführung der Thorium X-Stäbchen mit etwas Wachs geschlossen; hier findet eine erhebliche Spitzenstrahlung statt, welche bei der massiven Spitze der Radiumnadeln fast wegfällt. Das andere Ende enthält zwei Öhre zur Aufnahme zweier Fäden, von denen der eine zur äußeren Hautbefestigung mit Heftpflaster, der andere zum Annähen der eingestochenen Goldnadel an der Stichstelle dient. Die Nadeln bleiben durchschnittlich 7 Tage liegen. 5. Sog. MUIR-Capillaren, welche den zuvor beschriebenen Goldnadeln ähneln. Sie sind 1 cm lang, und enthalten 1 mc Thorium X.

Eine andere Modifikation der Thorium X-Behandlung stammt von PAUL LAZARUS, einem Hauptvertreter der β-Bestrahlung. LAZARUS arbeitete einen Behandlungsplan aus, welcher sich folgende Ziele aussteckt: 1. Nekrobiose des Krebsherdes unter strengster Schonung des Mutterbodens. 2. Demarkierende Entzündung im Mutterboden mit Hemmung der Gefäßzufuhr und Schaffung eines peritumoralen Stromabarrieres (pericanceritis). 3. Anregung der Abwehrreaktion sowohl in der Tumorumgebung, als im gesamten Organismus. Diese „histogenetisch-dreiphasig" abgestufte Carcinombehandlung erstrebt LAZARUS mit Strahlungsquellen, bei welchen die α- und β-Strahlen einen Hauptanteil des Strahlungsgemisches ausmachen. Eben mit Hilfe der α- und β-Strahlen ist es ermöglicht ein Maximum von Energie auf Minimum von Raum zu konzentrieren, d. h. die Maximalbestrahlung möglichst nur auf den zu vernichtenden Krebsherd zu lokalisieren, ohne die regenerativen Tendenzen des Mutterbodens zu schädigen. Die corpusculare Durchsetzung des Tumors mit

β-Elektronen sensibilisiert ihn gleichzeitig für die γ-Strahlung und gestattet daher deren schwächere, den Mutterboden nicht schädigende Dosierung. Um dieses Ziel zu erreichen, bediente sich LAZARUS mit Thorium X bestäubter Blei-Aluminium-Platten von 1 mg Element pro cm², welche auf seine Anregung von WOLF (wissenschaftlicher Leiter der Berliner Auerwerke) hergestellt wurden. Diese Platten können in beliebige Formen geschnitten und infolge ihrer Biegsamkeit der Tumoroberfläche anmodelliert werden. Je nach der Filterung (2fache Lage Guttapercha, oder 0,3 mm Glas, oder 0,2 mm Silber + 0,2 mm Aluminium) schwankt die zur Absorption gelangende gesamte β-Strahlenenergie zwischen dem 100- und dem 5fachen der mit angewandten γ-Strahlung. Diese Strahlenträger kommen insbesondere bei umschriebenen oder strahlenresistenteren und infizierten Tumoren von geringer Tiefe in Betracht. Größere und tiefer liegende Tumoren werden intratumoral mit $\beta + \gamma$-Röhrchen bestrahlt, wozu noch von außen die Bestrahlung nach der sog. Punktfeldermethode (LAZARUS) kommt. Die Bestrahlung erfolgt dabei von schachbrettartig angeordneten, in regelmäßigem Turnus wechselnden Strahlenherden aus, die 5—10 mm lang, 15 mg Element (Radium) in 0,2 Arg. + 1,5 mm Messing enthalten, in 1 cm Abstand von der Haut und 10—30 mm von einander getrennt sind, so daß die bestrahlten Punkte stets zwischen schwach oder gar nicht bestrahlten Stellen, den „Regenerationsinseln" liegen, von denen die Geschwürsheilung ausgehen kann. In den Bestrahlungsplan, welcher sich über mehrere Wochen evtl. Monate erstrecken soll, sind längere (etwa 2 Wochen) Erholungspausen einzuschalten. Auf diese Weise läßt sich die Durchstrahlung im Tiefenherde auf ein Maximum und in der gesunden Umgebung auf ein Minimum abstufen.

Von der beschriebenen Methode der „β-Strahlenexradiation" berichtet LAZARUS gute Erfolge bei Zungen-, Lippen- und Lidcarcinomen. Auch bei γ-refraktären Carcinomen haben sich die energiereicheren β-Strahlen zuweilen noch wirkungsvoll erwiesen.

Erfolge der Röntgen- und Radiumbehandlung.

Wenn wir das Material der Literatur bezüglich des Erfolges der Strahlenbehandlung einer Sichtung unterziehen, so müssen uns vor allem die großen Differenzen der erzielten Heilungen, welche von einigen Prozenten bis 100% variieren, ins Auge fallen. Daß unter solchen Umständen auch die Indikation der Strahlenbehandlung keine einheitliche sein kann und die Frage ob und wann strahlende Energie oder das Messer anzuwenden ist, auch heute noch Gegenstand lebhafter Dikussionen bildet, darf uns garnicht wundernehmen. Außer der Verschiedenheit des Materials, spielen hier gewiß auch bestrahlungstechnische Fragen eine nicht zu unterschätzende Rolle. Zu warnen ist besonders von zu weitgehenden Schlüssen aus kleinen Zahlen; in der Natur der Sache liegt es, daß bei einer Erkrankung mit so wechselvollem Verlauf, wie das Carcinom der Haut, nur Erfahrungen an einem großen Material bindende Schlüsse zulassen.

Bei der Fülle des Materials ist es unmöglich, im Rahmen einer kürzeren therapeutischen Besprechung sämtliche Literaturangaben zu berücksichtigen, weshalb nur die größeren Statistiken und Arbeiten der letzten Jahre eine Erwähnung finden können.

Was vor allem die Röntgentherapie anbelangt, so berichtet MIESCHER über vorzügliche Resultate beim oberflächlichen Basalzellenkrebs, Ulcus terebrans und Cancroid. Beim oberflächlichen Basalzellenkrebs ist mit den von ihm angewendeten massiven Dosen in 100% Heilung zu erwarten.

Nicht weit dahinter bleiben die Erfolge WETTERERs, welche er bei einem Material von 1260 Fällen erzielte, worunter sich auch zahlreiche inoperable Krebse befanden. Geheilt

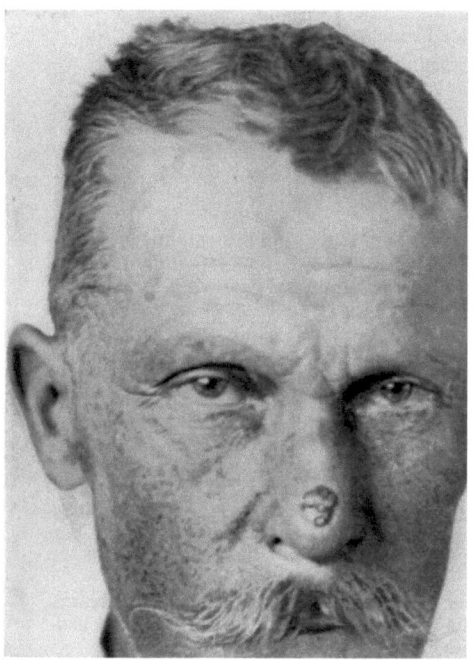

Abb. 25. Ulcus rodens der Nase (58 jähriger Mann).

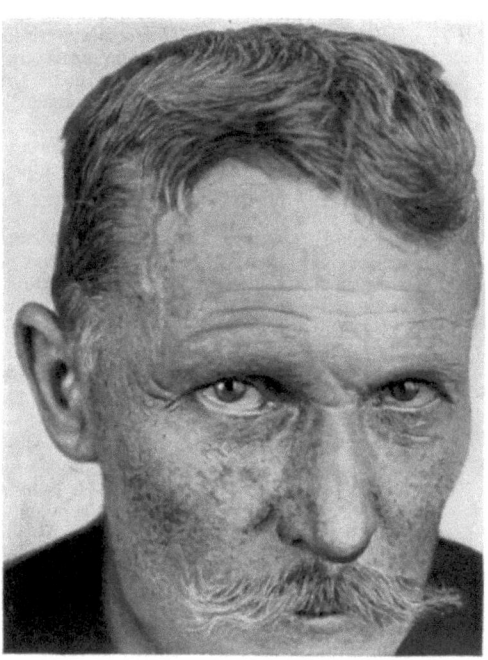

Abb. 26. Derselbe Fall wie Abb. 25. Behandelt mit Röntgenbestrahlung.

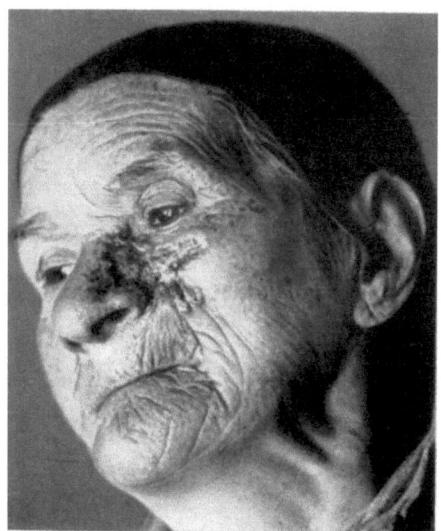

Abb. 27. Ulcus rodens der linken Wange (79 jährige Frau).

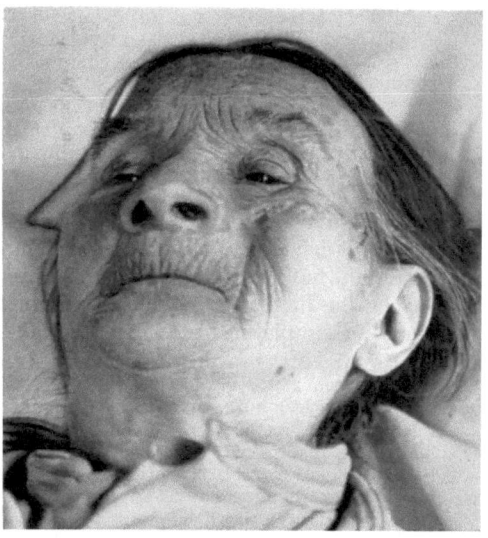

Abb. 28. Derselbe Fall wie Abb. 27. Behandelt mit Röntgenbestrahlung.

wurden 96,5%, gebessert 3,0% nicht wesentlich beeinflußt 0,5%. Von den Geheilten konnten 306 Fälle nach mehr als einem Jahre (zum Teil bis zu 7 Jahren beobachtet) nachgeprüft werden, wovon 292 Fälle (95,6%) rezidivfrei gefunden wurden und nur 14 Fälle (etwa 4,3%) rezidivierten.

Schoenhof berichtet über die Resultate der Röntgenbehandlung der Hautcarcinome an der deutschen dermatologischen Universitätsklinik in Prag. Das Material wird in operable und inoperable Tumoren eingeteilt; erstere wieder in kleine, leicht operable und in solche, bei denen nach Sitz und Ausdehnung die Operation voraussichtlich ein kosmetisch ungünstiges Resultat geben würde. In die Gruppe der leicht operablen gehören 30 Fälle mit 24 Heilungen, in diejenige mit voraussichtlich ungünstigem kosmetischen Resultat 36 Fälle mit 19 Heilungen und 2 Besserungen. Von den 28 inoperablen konnten 7 geheilt werden; das waren Fälle mit ausgedehnter Zerstörung der Weichteile, wogegen dann, wenn der Tumor auf Schleimhaut und Knorpel übergegriffen hatte und der Knochen freigelegt war, keine Heilung mehr erzielt werden konnte. Dasselbe negative Resultat zeigten auch die Lupuscarcinome.

Auch Halberstaedter beschreibt dieses ungünstige Verhalten Bestrahlungen gegenüber bei Übergang des Tumors auf Knorpel und Knochen, wie er auch eine bedeutende Herabsetzung der Strahlenempfindlichkeit durch pathologisch verändertes Gewebe (z. B. Lupus, Xeroderma pigmentosum usw.) in der Umgebung des Geschwulstbettes beobachtete.

Der Bericht von Hazen und Witmore erstreckt sich auf 2000 Fälle, wovon 160 Fälle mit 244 einzelnen oder multiplen Basalzellencarcinomen 1—8 Jahre nachkontrolliert wurden. Die Zahl der Heilungen betrug bei ausgewählten Fällen 93%, bei nicht ausgewählten 84%. Wenn statt Fällen einzelne Tumoren berechnet werden, ergibt sich das Verhältnis 96 : 88%. Aus der Gruppe der ausgewählten Fälle scheiden folgende aus: 1. große und alte Tumoren, die Knorpel oder Periost angreifen, 2. mit Röntgen oder Radium vorbehandelte Fälle, 3. Tumoren der Ohrmuschel. Verfasser bezeichnet die Erfolge als gleichwertig der Radium- oder operativen Behandlung. Beim Plattenepithelkrebs, der in therapeutischer Hinsicht die gleichen Probleme wie der Brustkrebs bietet, waren die Resultate schlechter: es wurden nur 45% geheilt. Es sind mindestens drei Sitzungen nötig, denn nach 1 oder 2 Bestrahlungen kommen Rezidive öfters vor; 93% dieser Rezidive treten im Laufe des ersten Jahres auf.

Nach F. J. Stansfield haben Basalzellenepitheliome dieselben Heilungsaussichten, wie bei anderen Methoden, jedoch sind die kosmetischen Erfolge viel besser. Spinalzellenepitheliome dürfen nur bei ganz frühzeitiger Diagnose bestrahlt werden.

Dieselben Erfahrungen sammelte auch Raymond W. Lewis; bei Basalzellenepitheliomen 85—90% Heilungen, die Spinalzellenepitheliome müssen jedoch in den allermeisten Fällen operiert werden.

Weniger günstig sind die Resultate von Pförringer. Unter 115 Fällen von Hautcarcinomen sprachen 27 von vornherein ungenügend auf die Bestrahlung an, von 88 primär geheilten rezidivierten 38 nach einigen Monaten. Ferner ließen sich noch weitere 8 Fälle feststellen, in denen nach Jahren Rezidive auftraten. Verfasser zieht deshalb die operative Behandlung der Strahlentherapie vor.

Auch Fr. Blumenthal kann nur über eine relativ kleine Zahl von Heilungen berichten: von 106 Patienten wurden 39 als geheilt entlassen, wovon sich 17 Fälle mit Rezidiven wieder vorstellten. Allerdings ist in dieser Blumenthalschen Zusammenstellung das Resultat dadurch getrübt, daß sich 40 Fälle einer weiteren Behandlung entzogen, ehe das Resultat endgültig beurteilt werden konnte, und es ist mit Recht anzunehmen, daß sich unter diesen gewiß noch eine Anzahl definitiv Geheilter befindet.

Bezüglich der *Radiumtherapie* sind wir hinsichtlich eines umfangreicheren Materials hauptsächlich auf Mitteilungen ausländischer Institute angewiesen, welche im Besitze größerer Radiummengen eher in der Lage sind ausgiebigere Radiumtherapie zu betreiben, als das z. Z. in Deutschland der Fall ist.

Howard Morrow und Laurence Taussig berichten über 322 Basalzellenepitheliome; davon waren 290 oberflächlich, 32 tiefe. Von den ersteren wurden geheilt 104 bei einer Beobachtungszeit unter einem Jahr, 4 befanden sich zur Zeit des Berichtes noch in Behandlung, 2 Mißerfolge. Von den tiefen Formen wurden 15 geheilt, 9 befanden sich noch in Behandlung, 8 Mißerfolge. Unter 39 Spinalzellenepitheliomen waren 28 am Ohr lokalisiert, 11 an anderen Stellen; geheilt wurden davon 15, bzw. 5 (Beobachtungszeit über 6 Monate), noch in Behandlung 4, bzw. 1, ungeheilt 9, bzw. 5.

Arthur Burrows behandelte 417 Fälle von Ulcus rodens, davon 303 (73%) mit gutem Erfolge. Meist wurde Kontaktbestrahlung mit ungefilterten Lackträgern angewandt; nur in 22 Fällen, die auf die Kontaktbestrahlung nicht reagierten, wurde die Radiumpunktur herangezogen, welche in allen 22 Fällen zur Heilung führte. Beobachtungszeit 1—9 Jahre. 11 Fälle, bei denen Knochen oder Knorpel erkrankt waren, reagierten nicht auf Radium, wurden aber mit Diathermie geheilt. Rezidive traten in 21 Fällen auf, vereinzelte davon erst 5—6 Jahre nach der ersten Behandlung; von ihnen wurden 10 neuerlich geheilt. Von 147 infiltrierenden Carcinomen wurden 76 (52%) geheilt, davon 54 durch Oberflächenbestrahlung und 22 durch Radiumnadelbehandlung.

LANGLOH JOHNSTON referiert an der Hand von 2000 Hautepitheliomen in den Jahren 1911—1924 über 90%, DUNCAN REX von mehr als 500 Epitheliomfällen über 84% Heilungen. GÖSTA FORSSELL bearbeitet das Material des Stockholmer Radiumhemmet. Darnach wurden von 1910—1915 102 oberflächliche Hautcarcinome mit 86% und 105 infiltrierende mit 51% Heilungen behandelt. Bei den oberflächlichen Tumoren konnten alle 6 Fälle von verhornenden Plattenepithelcarcinomen, bei den infiltrierenden von 33 nur 16 dauernd geheilt werden. Es bestimmt somit der klinische Charakter in weit höherem Maße die Prognose als der histologische Befund. 12% der oberflächlichen und 33% der infiltrierenden Tumoren rezidivierten, von ersteren wurden 60%, von letzteren 48% durch eine neuerliche Radiumbehandlung geheilt. Die Bestrahlung wurde mit 2—4 mm Bleifilterung vorgenommen und auf kurze Zeit zusammengedrängt.

Aus dem Niederländischen Krebsinstitut in Amsterdam publizieren W. F. WASSINK und C. PH. WASSINK-VAN RAAMSDONK ihre an 160 Fällen von Hautkrebs gesammelten Erfahrungen. Dosierung: 220 mgeh pro Quadratzentimeter bei 1 mm Messingfilterung. Beobachtungszeit 6 Jahre. Vollkommene Heilung in 102 (63,7%) Fällen; hierzu kommen noch 28 Fälle, die geheilt waren und bei dem hohen Alter aus anderen Ursachen starben. In 25 Fällen traten Rezidive auf, die jedoch bis auf einen Fall beseitigt werden konnten. Unter den 160 Fällen waren 44, die anderwärts mit Operation, Röntgen, Mesothorium und Kaustik behandelt wurden und ungeheilt geblieben waren. Bei diesen wurde noch in 60% Heilung erzielt. Von 116 Patienten, bei denen keine eingreifende Behandlung vorangegangen war, sind 104 (89%) geheilt worden. Die Autoren kommen zu dem Schluß, daß jedes noch nicht behandelte Hautcarcinom, solange keine Metastasierung stattgefunden hat, durch Radium dauernd zu heilen ist. Sie halten auch wegen der nicht seltenen Operationsrezidive die Radiumtherapie der operativen Behandlung gegenüber für überlegen.

REGAUD fand in 58 Fällen von Haut- und Lippencarcinomen 60% Heilung. Bei der prozentualen Berechnung der operablen Fälle allein aber ergibt sich sogar eine Heilungsziffer von 91,3%.

PARÈS arbeitete mit kombinierter Oberflächenbestrahlung und Radiumnadelbehandlung und konnte auf diese Weise bei 90% der Plattenepithelcarcinome der Haut, die nicht durch Drüsenschwellungen kompliziert waren, Heilung erzielen.

Vor kurzem erschien von DAUTWITZ ein erschöpfender Bericht über 186 Hautcarcinome, von denen 11 die Gliedmaßen, 4 den Stamm, 1 den Hals und der Rest den Kopf betrafen. Die Fälle werden in zwei Gruppen geteilt. Gruppe 1 umfaßt diejenigen, bei welchen außer erfolgloser Anwendung von Salben oder Lapisstift keine anderen therapeutischen Maßnahmen vorausgegangen waren, Gruppe 2 diejenigen, welche andererseits bereits eine erfolglose chirurgische oder radiologische (Röntgen, Radium) Behandlung bzw. Kombination dieser beiden Verfahren überstanden hatten. Die Dauerresultate gestalteten sich folgendermaßen: In der Gruppe 1 nach 3 Jahren 70,4%, nach 5—15 Jahren 39,8% Heilungen. In der Gruppe 2 nach 3 Jahren 50%, nach 5—17 Jahren 19,2% Heilungen. Die Erfolge übertreffen diejenigen der Chirurgie; vor allem kommt es viel seltener zu Rezidiven, dann treten diese auch viel später auf, als nach der Operation. Dieselben Beobachtungen wurden auch röntgenbehandelten Fällen gegenüber gemacht, wozu noch der Umstand kommt, daß auch röntgenrefraktäre Fälle durch Radium geheilt werden können, weshalb die Vorstellung von der Gleichwertigkeit der beiden Strahlenarten als irrig bezeichnet werden muß.

Allgemeine Indikationen der Röntgen- und Radiumstrahlen.

Bei der Indikationsstellung der Röntgentherapie in der Behandlung der Hautkrebse ist man heute so ziemlich wieder beim ursprünglichen Standpunkt gelandet: *operable Carcinome sind zu operieren und nur die ganz oberflächlichen und die inoperablen sollen geröntgt werden.* Die Ursache dieses Rückzuges ist in der Enttäuschung zu suchen, welche sich immer weiterer Kreise bemächtigte, als die moderne Tiefentherapie mit den an sie geknüpften Hoffnungen versagte.

Immerhin wird sich dieses ziemlich eng umschriebene Indikationsgebiet von Fall zu Fall erweitern lassen. Die Gefahrlosigkeit und Bequemlichkeit des Verfahrens, die Blutlosigkeit und der mit keiner anderen Methode vergleichbare kosmetische Effekt bieten solche Vorteile, welche der Strahlentherapie immer ein Betätigungsfeld sichern, namentlich dann, wenn äußere Umstände, wie Beruf, Lebenslage, Wohnort, Alter und Allgemeinzustand des Patienten, oder kosmetische Forderungen den operativen Eingriff nicht gestatten. Erleichtert wird die strahlentherapeutische Indikationsstellung dadurch, daß bei der relativen Benignität der Hautcarcinome und der Seltenheit der Metastasenbildung der Zeitpunkt der Operabilität nicht so kurz limitiert ist, wie bei den Carcinomen innerer Organe. Außerdem sind wir in der glücklichen Lage, die Weiterentwickelung des Falles genau verfolgen zu können, um bei einem eventuellen Versagen der Röntgentherapie den Patienten noch immer rechtzeitig dem Chirurgen zuzuführen. Allerdings soll das bei den nicht radiosensiblen Fällen sofort nach dem ersten Versager geschehen, um keine tiefgreifenden Gewebsveränderungen hervorzurufen, welche dann die Chancen des chirurgischen Eingriffes beeinträchtigen könnten.

Wir werden also im allgemeinen folgendermaßen verfahren:

Die oberflächlichen Hautkrebse, namentlich das Epithelioma plan. cicatrisans, das nicht zu tief reichende Ulcus rodens können ohne Rücksicht auf ihre histologische Struktur bestrahlt werden. Es kommen hier in erster Linie die Epitheliome des Gesichtes in Betracht. Handelt es sich jedoch um Fälle, bei welchen die Bestrahlung erfahrungsgemäß schlechte Resultate liefert, namentlich um Epitheliome der Lider, der Ohren, der Parotisgegend, der Lippen, der Genitalien, so wird es am zweckmäßigsten sein, gleich nach den weiter unten zu besprechenden speziellen Gesichtspunkten vorzugehen.

Auch frische Rezidive nach Operationen, wenn sie Haselnußgröße nicht überschreiten, eignen sich für die Bestrahlung.

Tiefergreifende Carcinome sind von vornherein dem Chirurgen zu überantworten. Eine Ausnahme bilden nur jene Fälle, welche den operativen Eingriff verweigern oder bei welchen kosmetische Resultate (Lokalisation im Gesicht) erstrebt werden sollen; letzterer Umstand kann jedoch nur dann berücksichtigt werden, wenn es sich um Carcinomformen handelt, welche auf die Bestrahlung voraussichtlich gut ansprechen werden.

Äußerst wenig ist von der Strahlenbehandlung bei sekundären Carcinomen zu erwarten; hier soll also, wenn möglich, sofort operiert werden.

Eventuelle Lymphdrüsenschwellungen sollen nur dann bestrahlt werden, wenn sie auch nach der Rückbildung des Primärtumors noch weiterbestehen. Bekanntlich involvieren sich selbst deutlich vergrößerte Lymphdrüsen auch ohne Bestrahlung gleichzeitig mit dem Primärtumor.

Das ausschließliche Indikationsgebiet für die Strahlentherapie geben jene Fälle ab, wo der Patient einen operativen Eingriff verweigert, wo infolge vorgeschrittenen Alters, schlechten Allgemeinzustandes die Operation nicht in Betracht kommen kann, und schließlich die inoperablen Fälle. Bei letzteren ist es vor allem die analgesierende und sekretionshemmende Wirkung der Strahlen, welche von den Patienten angenehm empfunden wird; die Schmerzen lassen nach oder hören gänzlich auf, die Jauchung vermindert sich, die Sekretion nimmt eitrigen oder serös eitrigen Charakter an. Im weiteren Verlauf können frischrote Granulationen auftreten, die Ulceration beginnt zu epithelisieren, ja vorübergehende vollkommene Rückbildung, sog. Scheinheilung kann beobachtet werden. Hand in Hand mit diesen lokalen Regressionen ist auch eine bedeutende Hebung des Allgemeinzustandes verbunden. Zwar selten, aber doch gelegentlich kommen auch wirkliche Heilungen inoperabler Carcinome vor — ein Erfolg, welcher zweifellos der modernen Ausgestaltung der Röntgentiefentherapie, bzw. den neueren Fortschritten in der Radiumtherapie gutzuschreiben ist.

Die Indikation der Radiumbestrahlung deckt sich im allgemeinen mit derjenigen der Röntgenbehandlung, nur verdient das Radium seiner besseren Wirksamkeit halber vor den Röntgenstrahlen den Vorzug. Auch röntgenrefraktäre Hautcarcinome können noch mit Erfolg radiumbestrahlt werden.

Eine ausschließliche Domäne der Radiumtherapie bilden die Carcinome der Mundschleimhaut und der Zunge. Sowohl die Röntgentherapie, als auch die chirurgische Behandlung ist bei diesen Carcinomformen äußerst arm an Erfolgen.

Im folgenden wollen wir nun diejenigen Carcinome, welche auf Grund ihrer Lokalisation oder Strukturverhältnisse für gewöhnlich eine geringere Radiosensibilität bekunden und für welche infolgedessen bei der strahlentherapeutischen Indikationsstellung *spezielle* Gesichtspunkte in Betracht kommen, einer kurzen Besprechung unterziehen.

Das Lidcarcinom. Solange das Carcinom noch oberflächlich ist, sind die Resultate relativ günstig, sind aber der Lidknorpel, die Bindehaut, der Knochen bereits in Mitleidenschaft gezogen, oder ist der Prozeß sogar schon in die Orbita eingedrungen, so werden sich die Heilungsaussichten nur sehr gering gestalten.

Von den zahlreichen Beobachtungen sollen nur einige angeführt sein.

J. und S. RATERA hatten in einem Falle, bei welchem das ganze linke untere Augenlid ergriffen war, mit einmaliger Röntgenbestrahlung vollen Erfolg.

Auch NERPIN kann über gute Erfolge mit Röntgenstrahlen berichten.

Nach THEDERING ist die Bestrahlung der Operation vorzuziehen. Das Auge wird mitbestrahlt, da die augenschädigende Dosis weit oberhalb der Carcinomdosis liegt. Wo Augenschädigungen beobachtet wurden, verabreichte man viel zu hohe Dosen.

SIMONS behandelte 31 Fälle von Lidcarcinomen mit Thorium X-Stäbchen nach HALBERSTAEDTER; von diesen waren beim Abschluß des Berichtes 30 Fälle rezidivfrei. Nachbeobachtung bei 17 Kranken 1—2 Jahre, bei 7 Kranken $1/_2$—1 Jahr, bei 6 Kranken weniger als $1/_2$ Jahr. Es werden besonders die funktionell und kosmetisch befriedigenden Narben hervorgehoben. Schädigungen kamen nicht zur Beobachtung.

In dem Berichte von REGAUD, COUTARD, MONOD und RICHARD aus dem Pariser Radiuminstitut finden wir 18 auf das Lid beschränkte Carcinome mit 15 Heilungen und weitere 18 Fälle mit Übergreifen des Prozesses von der Haut in der Umgebung der Orbita mit 9 Heilungen. Die Behandlung erfolgte größtenteils mit Radium. Die Lidhaut zeigte immer das Bild einer Radiumdermatitis. Die narbige Verziehung der Lider kann eine Keratoconjunctivitis e lagophtalmo verursachen, wie dies die Autoren in 2 Fällen beobachteten. Von Augenschädigungen wurde außer Conjunctivitis 2mal Iridiochorioiditis mit Glaukom beobachtet.

In dem großen Material von SOILAND befinden sich 61 Lidcarcinome; Verfasser tritt für die Radiumbestrahlung ein, da bei Anwendung von Radium die Gefahr einer Augenschädigung nur gering ist.

STOCK berichtet über 18 Lidcarcinome, von welchen 9 durch Röntgenbestrahlung (110—120% HED) vollständig geheilt wurden. Da sich alle Tumoren wesentlich verkleinerten und die Operationsmöglichkeit durch die Bestrahlung nicht gelitten hatte, empfiehlt er in jedem Fall die Strahlenbehandlung zu versuchen und bei nicht vollem Erfolg die Operation anzuschließen.

CAPIZZANO hatte bei einem Material von 70 Lidkrebsen mit Radiumbestrahlung 74% Heilungen zu verzeichnen.

Bezüglich der Indikationsstellung schließen wir uns REGAUD und seinen Mitarbeitern an. Darnach sind kleine Epitheliome zu operieren; auch jene Fälle, welche auf eine Bestrahlung nicht ansprechen, sind eher dem Chirurgen zuzuführen, als nochmals zu bestrahlen. Die Strahlenbehandlung kommt hauptsächlich für solche Fälle in Betracht, bei welchen die Operation zu großen Defekten führt, welche infolgedessen komplizierte Autoplastiken notwendig machen würden. Steht jedoch eine gute Chirurgie und nur eine mittlere Röntgen- oder Radiumtherapie zur Verfügung, so sind alle operablen Fälle zu operieren. Radium ist den Röntgenstrahlen im allgemeinen vorzuziehen; letztere Strahlenart ist nur dann zu wählen, wenn das Epitheliom sehr groß ist, insbesondere aber, wenn der Bulbus enukleiert ist, da die in solchen Fällen erforderliche homogene Tiefendurchstrahlung mit Röntgen leichter durchführbar ist.

Besondere Achtsamkeit ist dem Schutze der Augen zu widmen, um Schädigungen, welche bei Dosen, wie sie in der Carcinomtherapie gebräuchlich sind, sehr leicht vorkommen können, und über welche wir besonders seit den systematischen Untersuchungen von BIRCH-HIRSCHFELD genauer orientiert sind, vorzubeugen. Vor allem sind es Bindehaut- und Hornhautentzündungen, welche meistens als Frühschädigungen in Erscheinung treten; entgegen den früheren Annahmen, wonach die Hornhaut große Strahlenmengen schadlos verträgt, wissen wir nach den neueren Untersuchungen, besonders denjenigen von JACOBI, daß die Toleranzdosis der menschlichen Hornhaut bei 120—130% der HED liegt. Als Spätschädigungen wurden, oft erst nach vielen Jahren auftretende Linsentrübungen, Sekundärglaukom, Netzhautveränderungen beschrieben. Als einfachster Schutz dienen Bleifolien von 2 mm Stärke, welche als entsprechend zugeschnittene Scheiben vor das Auge gebunden werden. Bei seitlicher Lage des Patienten ist darauf zu achten, daß die Bleifolie entsprechend weit über den äußeren Augenwinkel hinausreiche. Weniger empfehlenswert, weil nicht so gut anpassend, sind die Bleiglasschalen.

In radiumtechnischer Hinsicht verfährt REGAUD in der Weise, daß er aus einer Wachs-Paraffinmasse eine 5—8 mm dicke und über das Carcinom hinausreichende Moulage verfertigt, auf welche 2—5 mg Radiumtuben gelegt werden, die entweder mit einem Radiumsalz oder mit Emanation gefüllt sind und mit $1/2$—1 mm Platin gefiltert werden. Die Dosis schwankt von 0,8—5 Millicuriedétruits pro cm^2 Oberfläche. Die Radiumpunktur wird nur selten angewendet.

Was Technik und Dosierung der Röntgenstrahlen anbelangt, so sind die oben besprochenen allgemeinen Gesichtspunkte maßgebend.

Ohrcarcinome. Auch das Ohrcarcinom gehört zu den weniger radiosensiblen Carcinomen der Gesichtshaut.

BAENSCH konnte bei Cancroiden der Ohrmuschel mit Röntgen keine Dauererfolge erzielen.

Nach HAZEN erwiesen sich sowohl Basalzellencarcinome, als auch Cancroide, wenn sie die Ohrknorpel ergriffen hatten, am hartnäckigsten.

BURROWS findet die Carcinome des Ohres prognostisch ungünstig.

QUIGLEY fand an einem Material von 593 Fällen, daß außer den Epitheliomen am Penis und an der Hand auch diejenigen am Ohr schlecht reagierten.

SOILAND und COSTOLOW beobachteten 58 Ohrcarcinome; der Erfolg war bei jenen schlecht, bei denen der Knorpel bereits ergriffen war.

Nach FORSSELL geben infiltrierende Carcinome im Gehörgang schlechtere Heilungsresultate, da einerseits die Technik der Bestrahlung schwierig ist, andererseits die Knochen von der Geschwulst rascher ergriffen werden.

LÖWENSTEIN behandelte ein Basalzellenepitheliom des Ohres mit Radium; nach mehrmaliger erfolgloser Bestrahlung mußte zum Messer gegriffen werden.

Ist der Knorpel bereits in Mitleidenschaft gezogen, so befürwortet HINTZE die operative Entfernung, da von weiteren Bestrahlungen keine Epithelisierung mehr zu erwarten ist; das Geschwür bleibt vielmehr unverändert oder vergrößert sich sogar und erhebliche Schmerzen können sich hinzugesellen.

Über schlechte Erfahrungen berichten des weiteren ROST, WYNEN, LANDABURU, GRIER, KERGROHEN, H. MEYER, KUMER, LACASSAGNE u. a.

Nur vereinzelt finden wir in der Literatur Angaben über gute Erfolge, die sich jedoch ausschließlich auf Radium beziehen. So von WICKHAM und DEGRAIS, BECK (Kiel), DAUTWITZ, PINCH, KENNEDY; letzterer spricht geradezu von ausgezeichneten Erfolgen.

Die Ursache der Radioresistenz dürfte in dem raschen Übergreifen des Prozesses auf den Knorpel und im weiteren Verlauf auf den Knochen zu suchen sein. Ohrcarcinome sind daher unbedingt zu operieren und nur die inoperablen Fälle der Strahlentherapie zu reservieren (s. auch S. 296).

Dasselbe gilt auch für die *Carcinome der Extremitäten und des Rumpfes*.

ROST fand die Carcinome der Extremitäten im allgemeinen schwer beeinflußbar.

SCHOENHOF sah ungünstige Resultate von der Röntgenbehandlung bei Carcinomen an Stamm und Extremitäten.

Nach DALAND sollen die Carcinome des Handrückens operiert werden, da eine Bestrahlung in der Nähe der Sehnen die Hand für einige Monate unbrauchbar machen kann.

SÁINZ DE AJA, ALVAREZ und FORNS berichten über ein radiorefraktäres Carcinom des Handrückens.

ASTIER, BRAHIC, LAGARDE und CASABIANCA behandelten ein exulzeriertes Stachelzellencarcinom des linken Handrückens mit Röntgenstrahlen. Dosis: 32 H in 3 Wochen. Der Fall wurde geheilt.

In einem Falle FLECKERs heilte bei einer Patientin mit zwei ausgedehnten Epitheliomen am Unterarm das ulzerierte schnell nach der Bestrahlung, während das fungöse durch die gleiche Dosis nicht beeinflußt wurde.

Lippencarcinome. Die Heilungsaussichten werden bei den Lippencarcinomen durch die meist frühzeitig auftretenden Lymphdrüsenmetastasen getrübt, so daß bei dieser Gruppe von Carcinomen alles auf das frühzeitige Eingreifen ankommt.

Es liegen zahlreiche Veröffentlichungen mit ziemlich divergierenden Erfolgen und Ansichten über die Strahlenbehandlung der Lippencarcinome vor.

PERTHES berichtete bereits im Jahre 1906 über seine Erfolge mit Röntgenbestrahlung. Darnach wurden 14 Fälle nach intensiver, zum Teil nur einmaliger Bestrahlung geheilt; von diesen rezidivierten 3 Fälle, welche durch erneute Bestrahlung abermals zur Heilung gebracht werden konnten. Nach Heilung des primären Carcinoms wurde die Exstirpation der verdächtigen Drüsen durchgeführt.

Im Jahre 1923 berichtete derselbe Autor abermals über diesen Gegenstand. Bei 17 operablen Fällen konnte eine vorläufige Heilung von 70,6% erreicht werden; dieser Prozentsatz bleibt etwas hinter den chirurgischen Erfolgen (80%) zurück. Bei adhärenten Tumoren, oder solchen mit Lymphdrüsenmetastasen gehören Dauererfolge zu den Ausnahmen.

WERNER tritt infolge der unsicheren Resultate der Strahlenbehandlung für die chirurgische Behandlung operabler Fälle ein.

Derselben Ansicht ist auch BECK (Kiel); er empfiehlt der Operation (mit Ausräumung der Lymphdrüsen) eine Nachbestrahlung folgen zu lassen.

Für die mit Nachbestrahlung verbundene Operation treten auch PANCOAST, PROUST und PFAHLER ein.

WETTERER sah von 36 Fällen 26mal klinische Heilung durch Röntgenstrahlen. Die Fälle wurden zum Teil bis zu 4 Jahren nachbeobachtet. In anderen 10 Fällen mit rein oberflächlichen Carcinomen wurde allemal promptes Verschwinden beobachtet; von diesen wurden allerdings nur 5 Fälle bis zu $2^1/_2$ Jahren nachkontrolliert.

WALTER A. WEED hält sich der chirurgischen Behandlung gegenüber beim Lippencarcinom völlig ablehnend. Ist der Fall noch nicht weit vorgeschritten, führt Röntgen- und Radiumbehandlung häufiger zum Ziel als die Radikaloperation mit Ausräumung der Drüsenfelder am Hals. Die Kombination von Röntgen und Radium hat sich ihm besonders bewährt. Auch Drüsenmetastasen können mittels Radiumpunktur zur Rückbildung gebracht werden. Als unterstützende Therapie kann eventuell Thermokoagulation in Frage kommen, die jedenfalls chirurgischen Maßnahmen vorzuziehen ist.

Nach DUBOIS ROQUEBERT ist die Radiumbehandlung des primären Lippenkrebses der chirurgischen Behandlung zweifellos überlegen. In Fällen, in denen die Lymphdrüsen der Unterkiefer- und Halsgegend bereits nachweisbare Metastasen zeigen, kommt man mit Radium allein nicht zum Ziel; hier ist Ausräumung der Drüsen mit dem Messer angezeigt.

LAMMERS behandelte von 1915—1922 47 Fälle, wovon 39 geheilt wurden und 7 starben. Bei bestehenden Metastasen wurden diese und der Primärtumor bestrahlt, die Drüsen jedoch bald darauf chirurgisch entfernt. In solchen Fällen erwies sich Röntgen machtlos, auch Radium nur bei Einführung in das erkrankte Gewebe wirksam.

DOUGLASS W. MONTGOMERY und GEORGE D. CULVER berichten über 69 Lippencarcinome (67 Unter-, 2 Oberlippenepitheliome). Von 9 Patienten war keine nähere Nachricht zu erlangen, 6 Mißerfolge (also 9%). Die Autoren kommen zu dem Schluß, daß die Radiumbehandlung maligner Wucherungen der Lippen sicherere Erfolge gibt als jede andere bekannte Therapieart; der kosmetische Erfolg kommt überhaupt nicht in Vergleich.

GÖSTA FORSSELL referiert in seiner Arbeit über Dauerheilung nach Radiumbehandlung von Carcinomen über 66 Lippencarcinome; darunter waren 40 oberflächliche mit 90% Heilungen und 26 infiltrierende (14 inoperabel) mit 34% Heilungen. Rezidive traten bei oberflächlichen in 11%, bei infiltrierenden in 17% auf. Die Prognose von Rezidiven nach Operation ist viel schlechter als die primär radiumbehandelter Tumoren (59 : 13%). Bestanden Drüsenmetastasen, so wurden diese operativ entfernt.

EVERETT S. LAIN berichtet über 248 Lippenepitheliome, welche in den Jahren 1909 bis 1921 mit Radium und Röntgen behandelt wurden. Bei bestehenden Drüsenschwellungen konnte in 72%, ohne Drüsenschwellung in 97,7% Heilung erzielt werden. Auch LAIN kommt zu dem Schluß, daß Lippencarcinome gleich gut oder vielleicht besser durch Radium oder Röntgen zu heilen sind als durch andere Methoden.

W. F. WASSINK gibt ebenfalls der Radiumbehandlung vor der chirurgischen den Vorzug.

Über das Kombinationsverfahren von Strahlenbehandlung und Elektrokoagulation berichten PFAHLER, EDWARD J. ANGLE und LEONARD J. OWEN. PFAHLER empfiehlt bei vorgeschrittenen Fällen Vorbehandlung mit Radiumpunktur und Röntgenbestrahlung und nachfolgend die Elektrokoagulation. Die Lymphgefäße und Lymphdrüsen werden ebenfalls der Radiumpunktur und Röntgenbestrahlung unterzogen.

ANGLE und OWEN heben neben den guten Endresultaten, welche sie mit Radiumbestrahlung und Elektrokoagulation erzielten, besonders den ausgezeichneten kosmetischen Effekt hervor, welcher denjenigen nach chirurgischen Eingriffen bei weitem übertrifft.

Wesentlich für die *Prognose* ist Sitz, Art der Ausbreitung, Allgemeinzustand und Alter. Von geringerer Bedeutung ist der histologische Charakter (spino- oder basocellulär). Am strahlenempfindlichsten sind die Epitheliome im mittleren Anteil der Unterlippe, weniger radiosensibel sind jene an den Seitenpartien der Unterlippe, am refraktärsten zeigen sich die Carcinome der Kommissur, welche nach einer Periode scheinbarer Besserung öfter mit blumenkohlartiger Wucherung und rasch fortschreitender Gewebszerstörung reagieren. Von Wichtigkeit ist auch das Verhalten des Prozesses der Lippenschleimhaut gegenüber. Fälle, wo die Lippenschleimhaut nicht in Mitleidenschaft gezogen ist, geben eine bessere Prognose. DESPLATS publiziert ein durch Röntgenstrahlen vollkommen geheiltes Carcinom der Unterlippe (Nachbeobachtung 16 Jahre), welches von einer Kommissur bis zur anderen reichte, die Lippenschleimhaut jedoch vollkommen frei ließ.

Die *Indikation* zur Strahlenbehandlung geben vor allem die oberflächlichen Epitheliome, wenn keine regionären Lymphdrüsenschwellungen vorhanden sind. Vorbedingung ist dabei allerdings, daß der Patient unter Beobachtung gehalten werden kann; ist das aus irgendwelchen Gründen nicht möglich, dann soll man sich lieber zur Operation entschließen.

Bei tiefergreifenden Epitheliomen versagt die Röntgentherapie öfter, dagegen ist Radium auch hier noch dem Messer ebenbürtig. Tumoren bis zu 2 cm Dicke können mittels der Kreuzfeuermethode, voluminösere mit der Spickmethode angegangen werden. Für minutiöseste Technik ist unbedingt Sorge zu tragen. Die intratumorale Bestrahlung kann vorteilhaft mit der Oberflächenbestrahlung (Distanzierung), eventuell mit Röntgenbestrahlung kombiniert werden. Ist die Radiumbehandlung nicht durchführbar, so kommt — sofern das Carcinom noch operabel ist — nur der chirurgische Eingriff in Betracht.

Auch Elektrokoagulation mit nachfolgender Röntgen- oder Radiumbestrahlung leistet sowohl bei den oberflächlichen, wie bei den tiefer infiltrierenden Formen gute Dienste.

Für inoperable Lippencarcinome bleibt nur die Strahlenbehandlung übrig, welche ab und zu von vollkommenen Erfolg begleitet sein wird, meist handelt es sich jedoch nur um eine vorübergehende Verkleinerung der Geschwulst mit Nachlassen eventuell vorhandener Schmerzen.

Bei bestehenden Drüsenmetastasen ist Röntgen und meistens auch Radium wirkungslos; allerdings hat in solchen Fällen auch die chirurgische Behandlung viel weniger Aussicht auf einen Dauererfolg. Mäßigen Drüsenschwellungen gegenüber, wenn sie im Verlaufe von langsam fortschreitenden exulzerierten Lippencarcinomen auftreten, ist ein abwartender Standpunkt einzunehmen, da sie oft genug auf Sekundärinfektion beruhen. Bleiben sie jedoch auch nach Rückbildung und Vernarbung des Primärtumors bestehen, ist unverzüglich an die radikale chirurgische Ausräumung sämtlicher Submental- und Submaxillardrüsen zu schreiten. (Bezüglich der prophylaktischen Vorbestrahlung der regionären Drüsen ist das im Kapitel „Vorbestrahlung" Gesagte zu beachten.) REGAUD empfiehlt bei rasch fortschreitenden Lippencarcinomen die sofortige Beseitigung der Drüsen und erst nachher die Bestrahlung des Primärtumors vorzunehmen. BECK (Kiel), W. F. WASSINK u. a. befürworten die postoperative Bestrahlung.

Technik. Bei der Röntgenbestrahlung ist auf ausgiebigen Schutz der Umgebung und Mundschleimhaut zu achten. Durch einen entsprechend zugeschnittenen Bleistreifen, welcher unter die Unterlippe geschoben wird, werden Zähne, Gingiva und Oberlippe geschützt. Befindet sich das Carcinom an der Oberlippe, so verfährt man umgekehrt. Nun wird die Tumorumgebung inklusive Nase abgedeckt; letztere ist nämlich infolge der größeren Fokusnähe sehr leicht Schädigungen ausgesetzt. Soll die Schleimhaut der Unterlippe bestrahlt werden, so wird an einer Schablone aus Schutzstoff ein entsprechend großer Spalt angelegt, die Unterlippe durch diesen hindurch gezogen und im evertiertem Zustande mittels Heftpflasterstreifen fixiert.

Die Dosierung geschieht nach denselben Grundsätzen, wie bei den Hautcarcinomen.

Für die Radiumoberflächentherapie können sowohl Platten-, wie Röhrchenträger angewendet werden. Womöglich soll die Applikation der Träger von der Haut- und Schleimhautseite aus erfolgen, um auf diese Weise eine Kreuzfeuerwirkung zu erzielen. Zu diesem Zweck empfehlen REGAUD und seine Mitarbeiter eine aus Wachs oder Kautschuk bestehende 1 cm dicke Prothese, welche so geformt sein soll, daß sie das Kinn einhüllt, sich zwischen die evertierte Lippe und Zähne schmiegt und auf den Mundboden stützt; die Befestigung erfolgt mittels Verband am Kopf. Auf dieser Prothese wird innen und außen der Sitz und Umfang der Neubildung genau aufgezeichnet, dann auf der Außenseite derselben die Radiumröhrchen in der notwendigen Anzahl und erforderlichen Entfernung (s. S. 316) inkrustiert. Diese Prothese kann auch mehrere Tage getragen und nur zum Essen und Waschen abgenommen werden. Wo die Dicke des Neoplasmas mehr als 2 cm beträgt und eine Kreuzfeuerbestrahlung nicht möglich ist, soll in Leitungsanästhesie die Radiumpunktur mittels Emanations- oder Radiumnadeln durchgeführt werden. Die Nadeln werden — wenn es die Raumverhältnisse gestatten — von entgegengesetzten Seiten eingestochen und dann mit Seitenfäden so untereinander verknüpft, daß sie nicht verrutschen können.

Die Epitheliome der Zunge und der Mundschleimhaut.

A. *Zungencarcinome.* Die ersten Versuche finden wir bereits in der jüngsten Ära der Röntgentherapie; so behandelte DESPEIGNES schon im Jahre 1896 einen Fall und zwar einen 86jährigen Mann mit großem Zungenepitheliom, konnte jedoch außer Milderung der Schmerzen sonst nichts erreichen.

Nicht viel anders gestalteten sich die Resultate der nachfolgenden Autoren. Einige konnten zwar kurzdauernde Besserungen verzeichnen, doch blieb meistens auch dieser Erfolg aus, ja sogar über Verschlechterungen wurde im Anschluß an die Röntgenbestrahlung berichtet (GUILLEMONAT, GASTOU und DECROSSAS), und nur vereinzelt finden wir in der Röntgenliteratur Fälle mit vorübergehendem oder gar definitivem Heilerfolg.

So behandelte GAMLEN ein auf der Basis eines gummösen Geschwürs entstandenes Carcinom des Zungenrückens. Nach baldiger Besserung, dann abermaliger Verschlimmerung trat endlich Vernarbung ein, doch kam es bald zu einem Rezidiv mit Drüsenschwellungen, welches nicht mehr zu beeinflussen war.

DUBOIS-TRÉPAGNE berichtet über einen 57jährigen Patienten mit einem ulzerierten, jauchenden Carcinom des rechten Zungenrandes, das sowohl nach der Basis wie nach hinten adhärent war, die Bewegungsfähigkeit der Zunge erheblich eingeschränkt hatte und mit submaxillären Drüsenmetastasen einherging. Nach zweimaliger Bestrahlung in einmonatigem Abstand (Dosis refracta, 6 mm Aluminiumfilter) sind zwar die klinischen Krankheitserscheinungen vollkommen verschwunden, die Zunge ist frei beweglich, das Ulcus vernarbt, die Drüsenschwellungen zurückgegangen, doch hat sich der Allgemeinzustand zunehmend verschlechtert.

J. und V. GARCIA DONATO bestrahlten mit besonders dicken Filtern (2,5 mm Cu) und wollen damit vorzügliche Heilerfolge erzielt haben. Die Fälle wurden teils geheilt, teils rezidivierten sie erst nach 1—2 Jahren, konnten jedoch durch nochmalige Bestrahlung wieder zur Rückbildung gebracht oder (in einem Falle) nach 2 Jahren dem Chirurgen in einem Zustand übergeben werden, der insofern günstiger war als der ursprüngliche, als die Drüsenmetastasen verschwunden blieben.

Über weitere Erfolge mit alleiniger Röntgenbestrahlung berichten ENGMANN (1 Fall), BISSÉRIÉ (2 Fälle,) BÉCLÈRE (1 Fall), WETTERER (2 Fälle). Die Fälle von ENGMANN und BISSÉRIÉ waren histologisch nicht untersucht.

Einen wesentlichen Wandel in die Strahlentherapie der Zungencarcinome brachte erst die allmähliche Ausgestaltung der Radiumtherapie; mit der Vervollkommnung der Radiumbehandlung haben sich auch die Erfolge gebessert, wie das aus einem Bericht REGAUDs zweifellos hervorgeht. So war von den im Jahre 1919 behandelten 18 Fällen von Carcinom der Zunge und des Mundbodens keiner geheilt, von den 54 entsprechenden Fällen des Jahres 1920 waren 8 nach 2 Jahren rezidivfrei und von 41 Fällen des Jahres 1921 nach 2 Jahren 16. Von demselben Autor liegt aus dem Pariser Radiuminstitut ein Bericht über die Jahre 1919—1923 vor. Während dieser Zeit wurden 196 Fälle behandelt, von welchen bei 174 der Krankheitsverlauf verfolgt werden konnte. Bis Ende 1924 waren 42 (24,1%) symptomlos, welche sich nach der Lokalisation folgendermaßen verteilten: am Zungenrücken vorne 30,1%, Zungenrücken rückwärts 20%, unter der Zunge 17,4%. Die operablen Fälle gaben 50%, die Grenzfälle 34,3%, die inoperablen Fälle 10,3% Heilung. Bei weiteren 39 Kranken (22,4%) konnte ebenfalls lokale Heilung erzielt werden, sie starben jedoch später an Lymphdrüsenmetastasen. Addiert man diese beiden Zahlen, so ergibt sich für die lokale Heilung ein Prozentsatz von 46,5%.

QUICK verfügt über ein Material von 414 Fällen. Vorläufige Heilung konnte bei 20% konstatiert werden (Nachbeobachtung zum Teil über 7 Jahre). Bei weiteren 18% verschwand zwar der primäre Tumor, doch traten Lymphdrüsenmetastasen auf, die nicht mehr zu beeinflussen waren. 12,8% reagierten mit weitgehender Besserung.

SIMPSON und FLESCHERs Beobachtungen beziehen sich auf 141 Fälle; von diesen wurden 47 klinisch geheilt. Die Erfolge wären nach der Meinung der Verfasser noch besser gewesen, wenn sich nicht zahlreiche hoffnungslose Fälle unter den Behandelten gefunden hätten.

JANEWAY sah unter seinen 50 Fällen 2mal Heilung (Nachbeobachtung 1 Jahr), 24mal Besserung, BURROWS unter seinen 43 Fällen 5mal Heilung, in allen übrigen Fällen Besserung.

BAYET und SLUYS erzielten in 8 Fällen mit Radiumpunktur vollkommenes Verschwinden des Carcinoms; allerdings handelt es sich hier nur um eine kurze (6—7 Monate) Nachbeobachtung.

SIMMONDS konnte mittels Operation in 25%, mittels Radiumbestrahlung in 30% eine vorläufige Heilung erzielen.

LAURENCE TAUSSIG schätzt die mit Radium erreichbaren Heilungen auf 25%. Von seinen 14 Fällen sind 4 seit $1/_2$—2 Jahren rezidivfrei.

MARIE AUGUSTO BIOGLIO bestrahlte 6 inoperable Fälle ohne Erfolg.

PERTHES sah unter 30 Fällen ein einziges Dauerresultat mit kombinierter Röntgen-Radiumbehandlung (Nachbeobachtung 4 Jahre). Dieser Fall ist insofern bemerkenswert, als das Carcinom bereits auf den Alveolarfortsatz übergegriffen hatte. In einem zweiten Falle verschwand zwar das Carcinom ebenfalls, die Heilung war jedoch nur vorübergehend, da bald Lymphdrüsenschwellungen auftraten.

Auch LAZARUS berichtet über einen schweren Fall, wo das vom Zungenrand ausgehende Carcinom sich bis über die Mitte ausgebreitet hatte. Nach Radiumbehandlung vollkommene Heilung, welche zur Zeit der Publikation bereits über 6 Jahre andauerte.

Die *Indikation* zur Strahlentherapie geben in erster Reihe die inoperablen Fälle ab. Kleine operable Zungencarcinome sind unbedingt zu operieren, größere — noch operable — jedoch schon ziemlich ausgebreitete Fälle bilden meistens die Grenzfälle, in welchen bei der Entscheidung der Frage ob Messer oder Strahlentherapie außer dem klinischen Befund auch noch andere Momente in die Waage fallen. Gegen die Operation spricht in solchen Fällen die ziemlich hohe Operationsmortalität (S. 376), dabei ist der Erfolg in bezug auf Dauerresultat eher schlechter als besser im Vergleich mit dem Erfolg, welchen die moderne Radiumtherapie aufzuweisen vermag. Nur verfügen heute leider nur die wenigsten Institute über ein hierzu erforderliches Radiuminstrumentarium; mangels eines solchen soll die Bestrahlung lieber unterbleiben und der Fall dem Chirurgen überwiesen werden. Ein großer Nachteil der Radiumbehandlung ist die schmerzhafte Reaktion, deren Intensität sich von vornherein nicht bestimmen läßt: am peinlichsten sind die sie begleitenden Ohrenschmerzen. Die Röntgentherapie leistet bei den Zungencarcinomen herzlich wenig: Dauererfolge gehören jedenfalls zu den

Seltenheiten. Nur bei der Behandlung der Carcinome des Zungengrundes tritt — nach REGAUD — Röntgen in Konkurrenz mit Radium. Rezidive nach der Strahlentherapie gehören — sofern sie noch operabel sind — dem Chirurgen.

Die *Prognose* der Strahlentherapie hängt von der Lokalisation, der Radiosensibilität, der Flächen-Tiefenausdehnung und der Drüsenbeteiligung ab. Besonders schlecht sind die Erfolge bei den Carcinomen des hinteren Zungenrückens, da diese rasch auf den Pharynx übergreifen und außerdem für radiotherapeutische Eingriffe, namentlich für die Radiumpunktur schwer zugänglich sind; dasselbe gilt auch für die Carcinome des Zungengrundes.

Die *Technik* der Radiumtherapie ist eine minutiöse und erfordert große Übung. Die besten Erfolge gibt die Radiumpunktur (TAUSSIG, REGAUD, QUICK, BAYET und SLUYS u. a.). REGAUD empfiehlt gleichmäßige Verteilung zahlreicher 0,5 mm wandstarker Radiumplatinnadeln. Die Behandlung muß auf einmal durchgeführt werden. Wenn nur eine palliative Wirkung erzielt werden soll, dürfen keine großen Dosen angewendet werden. Zwecks Fixation werden die Nadeln an der Zunge angenäht und bleiben je nach der Größe der Geschwulst und der Zahl der eingeführten Nadeln bzw. der Gesamtaktivität des Radiuminhaltes derselben mehrere Tage im Tumor liegen. Es erfolgt eine starke Alteration, die sich nach Ablauf von etwa 8 Tagen als eine nekrotische Umwandlung des durchstrahlten Bezirkes dokumentiert. Anstatt Radiumnadeln können auch Röhrchen mit 1 mc Radon in den Tumor eingeführt werden; TAUSSIG verwendet zu diesem Zwecke ungefilterte Radonröhrchen. Die bloße Oberflächenbestrahlung gibt viel schlechtere Resultate, sie kann jedoch zur Unterstützung der intratumoralen Bestrahlung mit der Spickmethode kombiniert werden (QUICK, TAUSSIG). Auch die Kombination mit vorangehender Röntgenbestrahlung wurde empfohlen (SLUYS, BAYET und SLUYS), dieser haften jedoch die üblichen Nachteile der Röntgenbestrahlung der Mundhöhle an, nämlich die quälende Trockenheit des Mundes infolge Versiegen der Speichelsekretion, des weiteren die Gefahr, daß im Laufe der Jahre eine Atrophie der Mucosa eintreten kann (ROST). Viel aussichtsreicher ist die Kombination der intratumoralen Behandlung mit der Elektrokoagulation, welche nach MILLIGAM zur Zeit die besten Resultate liefert.

Sind Drüsenschwellungen vorhanden, so werden diese, solange sie frei beweglich, d. h. operabel sind, am besten chirurgisch entfernt. Allerdings ist in Betracht zu ziehen, daß häufig genug die Drüsenschwellungen bloß auf einer Sekundärinfektion beruhen und sich nach Abheilung des Carcinoms zurückbilden. Nach OPPERT soll das in 41% aller Lymphdrüsenschwellungen bei Carcinomen der Fall sein. Eine Probeexcision, wie das REGAUD verlangt, wird daher nicht unangebracht sein. Ist die carcinomatöse Natur der Drüsen auf diese Weise sichergestellt, so wendet REGAUD Radiumdistanzbestrahlung an; handelt es sich jedoch um Carcinome des Zungengrundes, so wird die Drüsengegend immer bestrahlt. Niemals soll aber die Bestrahlung zu gleicher Zeit, wie die Radiumbehandlung des Primärtumors erfolgen, da dadurch die Gefahr erheblicher Schädigungen, namentlich seitens des Kehlkopfes besteht.

QUICK bevorzugt Röntgenbestrahlung oder harte Radiumstrahlen; tritt auf diese Behandlung keine Verkleinerung der Drüsen ein, so exstirpiert er sie und legt Emanationstuben in die Wunde ein.

PROUST empfiehlt folgendes Vorgehen: 1. Unter strengster Asepsis Exstirpation der regionären Drüsen nebst Unterbindung der großen Gefäße (Carotis externa). 2. Inangriffnahme des primären Tumors mit Radium (große Dosen, Radiumpunktur). 3. Intensive Röntgenbestrahlung der regionären Drüsengebiete zur Erreichung völliger Sterilisierung des Operationsgebietes.

Bezüglich der Präventivbestrahlung der Drüsengegend ist die Auffassung der Autoren keine einheitliche. Nach DELBET stellt sie eine gefährliche, durch nichts gerechtfertigte, polypragmatische Maßnahme dar, welche nur dort Platz haben sollte, wo nur zum Trost etwas getan werden soll. Jedenfalls wird es ratsam sein, auf Intensivbestrahlungen zu verzichten und bezüglich der Dosierung nach den im Kapitel „Nachbestrahlung" (S. 313) besprochenen Richtlinien zu verfahren.

Bei den übrigen Carcinomen der Mundschleimhaut kommen im großen und ganzen dieselben Behandlungsprinzipien zur Geltung.

Die *Wangencarcinome* haben eine sehr schlechte Prognose; sie sind sehr radioresistent und zeigen große Neigung zu Rezidiven und Drüsenmetastasen, weshalb Dauerresultate nur vereinzelt vorkommen.

WETTERER behandelte ein junges Mädchen mit einem Rezidiv nach Excision. Die kombinierte Radium-Röntgenbestrahlung (Radium von der Schleimhautseite aus, Röntgen von außen) brachte vollkommenen Erfolg. Beobachtung 10 Jahre.

REGAUD und REVERCHON berichten über ein mächtiges, inoperables Carcinom der linken Wange mit Beteiligung des Oberkiefers, welches sich Röntgenstrahlen gegenüber refraktär erwies, nach Radiumdauerbestrahlung jedoch verschwand. Auch die Lymphdrüsenmetastasen bildeten sich nach der Radiumpunktur zurück.

Operable Fälle sind zu operieren und nur inoperable Fälle gehören der Strahlenbehandlung. Radium ist den Röntgenstrahlen bei weitem überlegen. Bei der Anwendung von Emanationscapillaren (QUICK) oder Radiumnadeln (BAYET) ist wegen der großen Neigung zu Zerfall und Metastasierung Vorsicht am Platz; es soll daher dieses Verfahren nur von geübten Radiotherapeuten gehandhabt werden. Ansonsten kommt Oberflächenbestrahlung mit Tuben von der Schleimhautseite und Distanzbestrahlung von außen in Betracht; anstatt letzterer kann auch die Röntgentiefenbestrahlung herangezogen werden. WARD empfiehlt Radiumdistanzbestrahlungen in Kombination mit Elektrokoagulation.

Wenn Drüsenmetastasen vorhanden sind, ist derselbe Weg einzuschlagen, wie bei den Zungencarcinomen.

Die *Kiefercarcinome* bilden ein ausschließlich chirurgisches Terrain. Alleinige Röntgen- und Radiotherapie führt hier nur selten zum Ziel, dagegen kann die postoperative Radiumbestrahlung in Frage kommen in der Weise, daß man in die durch Kieferresektion entstandene Höhle Radiumtuben einbettet.

Die Carcinome des *Mundbodens* zeichnen sich durch rasche Metastasenbildung in den sublingualen, submaxillaren- und Nacken-Lymphdrüsen aus, kommen infolgedessen nur selten im operablen Stadium in die Hände des Chirurgen und fallen als inoperable Carcinome dem Strahlentherapeuten zu. Immerhin wurden von einigen Autoren auch hier in Anbetracht der Bösartigkeit dieser Carcinome relativ gute Erfolge erzielt. So hatte REGAUD in 33% einen lokalen Erfolg zu verzeichnen. QUICK sah unter 131 inoperablen Fällen 24 Heilungen, welche nach einem Jahre noch andauerten. BECK (Kiel) konnte bei einem Rezidiv nach Operation mit Radium vollen Erfolg erzielen. Die am meisten verwendete Strahlungsmethode ist die Radiumspickmethode; BAYET und SLUYS befürworten die Telecurietherapie (γ-Fernbestrahlung).

Die Carcinome des *harten* und *weichen Gaumens, der Tonsillen* und *des Pharynx* gehören ebenfalls zu den prognostisch ungünstigen Carcinomen. Angesichts der Machtlosigkeit der Chirurgie diesen Carcinomformen gegenüber, sind hier die Bestrahlungserfolge umso höher einzuschätzen und selbst solche von kurzer Dauer als beachtenswert zu begrüßen.

BECK (Kiel) berichtet über 6 Fälle von Gaumencarcinom, wovon 1 Fall geheilt wurde (Nachbeobachtung 8 Jahre), in einem zweiten Falle trat nach $2^{1}/_{2}$ Jahren eine nicht mehr beinflußbare Lymphdrüsenmetastase auf, in den übrigen Fällen wurde nur vorübergehende Besserung erzielt. Auch bei inoperablen Carcinomen der Tonsillen konnte einigemal länger dauernde (bis $5^{1}/_{2}$ Jahre) Rezidivfreiheit erreicht werden. Die Bestrahlung erfolgte teils mit Röntgen, teils mit Radium.

QUICK bediente sich der Emanationscapillaren, welche er in den Tumor einführte und fallweise auch eine Bestrahlung mit starker Filterung von der Oberfläche her vornahm. Er konnte auf diese Weise in 20 Fällen von Tonsillencarcinomen Erfolge erzielen, die 3—6 Jahre nach der Behandlung noch andauerten.

RIBAS behandelte einen Fall von Epitheliom der Uvula und der rechten Mandel mit Radiumoberflächentherapie (15 mg Radium, 2 mm Platinfilterung) und erzielte damit Heilung.

JANEWAY sah unter 26 Fällen von Gaumen- und Tonsillencarcinomen zweimal Heilung.

DICKINSON erzielte in einem Falle von fortgeschrittenem Tonsillencarcinom mit kombinierter Röntgen- und Radiumbehandlung vollen Erfolg.

Bemerkenswert ist der Erfolg von GUARINI. Es handelte sich um eine 42jährige Frau mit ausgedehntem ulzerierten Carcinom des harten Gaumens, das bereits aus dem Munde hervorragte. 305% der Eyrthemdosis, von 7 Feldern aus im Laufe von 3 Monaten 2mal verabreicht, ließen den Tumor völlig verschwinden.

Über weitere vorläufige Heilungen mit Röntgenbestrahlung berichten: CLÉMENT und JOLY (Tonsillencarcinom mit Lymphdrüsenmetastasen), EYKMANN (Pharynxcarcinom mit Übergreifen auf die Zungenwurzel und Innenfläche des Unterkiefers), COUTARD (inoperables Pharynxcarcinom mit Lymphdrüsenmetastasen), SIGHINOLFI (ähnlicher Fall).

Die Strahlentherapie ist daher in jedem Falle zu versuchen, um doch wenigstens dem Patienten eine Erleichterung zu verschaffen. In erster Linie kommt Radium in der Form der Radiumpunktur in Betracht, wobei auf die im Rachenraum sich bietenden technischen Schwierigkeiten zu achten ist. Die intratumorale Behandlung kann mit der γ-Fernbestrahlung von außen verbunden werden.

Bequemer gestaltet sich die Technik bei den im obersten Teile des Pharynx gelegenen Tumoren. Hier kann man vorteilhaft die von amerikanischen Autoren, sowie von WERNER empfohlenen „Radiumpacks" (in Gaze oder in einen Gummibeutel verpackte Radiumröhrchen) anwenden, welche nach Art der BELOCQ-Tamponade in dem Nasenrachenraume fixiert werden.

Bei Carcinomen des harten Gaumens können auch moulagierte Apparate verwendet werden.

LEDOUX kombiniert bei Tonsillarcarcinomen die chirurgische mit der Radiumbehandlung, letztere in der Form von oberflächlicher Radiumapplikation und Spickung mit Nadeln. Der Radiumnadelbehandlung geht stets die Operation voraus, welche in einer Ligatur der Jugularis, Carotis externa, Ausräumung der Drüsen, Resektion des Unterkieferwinkels, Durchschneiden des N. lingualis und alveolaris inf. besteht, unmittelbar nachher Applikation der Tuben mittels eines anmodellierten Kragens. Eine oder mehrere Tuben werden über dem Knochenfenster, dann im Bereich der Drüsen und in der oberen Schlüsselbeingrube angelegt. Schließlich folgt Bespicken mit Nadeln von der Mundhöhle aus. 6—10 Nadeln mit 1,3 mg Radiumelement werden 8—10 Tage an Ort und Stelle belassen. Ähnlich gestaltet sich der Vorgang bei den Carcinomen des weichen Gaumens.

Entschließt man sich zur Röntgenbehandlung, so bestrahlt man vor allem peroral bei geöffnetem Munde, außerdem wählt man noch in beiden Submaxillargegenden und am Nacken rechts und links je ein Einfallsfeld. (Dieselben Einfallsfelder kommen auch für die Telecurietherapie in Betracht.)

Die Epitheliome der äußeren Genitalorgane.

A. *Peniscarcinom.* Der Erfolg der Bestrahlung hängt in erster Linie von dem Zustand der Lymphdrüsen ab; sind diese miterkrankt, so wird die Bestrahlung meist nur noch ein Palliativmittel sein, besonders dann, wenn auch schon Beckendrüsen vorhanden sind, worüber ein Radiogramm des Beckens Aufschluß geben kann. Bei alleiniger Erkrankung der Leistendrüsen kann durch radikale Ausräumung dieser Drüsen und eventueller prophylaktischer

Nachbestrahlung noch mancher Fall gerettet werden. Ansonsten ist die Strahlentherapie bei den oberflächlichen Carcinomen öfters von endgültigem Erfolg begleitet, aber auch bei den tiefergreifenden Formen ist sie zumindest ermutigend. Immerhin soll — angesichts der Bösartigkeit dieser Carcinomform und der unsicheren Bestrahlungserfolge — auch im frühen Stadium die radikale Operation empfohlen und die Strahlenbehandlung nur für die inoperablen Fälle reserviert werden.

WETTERER behandelte 5 Fälle, davon waren 3 operabel, 2 inoperabel. Von den operablen konnten zwei nach mehrfachen Rezidiven dauernd geheilt werden, bei dem dritten führten die immer wiederkehrenden Rezidive schließlich zu einer vollkommenen Amputatio penis; der Fall entzog sich dann der weiteren Beobachtung. Von den inoperablen Fällen wurde bei dem einen nach Ausräumung der Leistendrüsen langdauernde Besserung erzielt, der andere, welcher bereits Lymphdrüsenmetastasen des Beckens aufwies, wurde nur vorübergehend beeinflußt.

J. und S. RATERA hatten in einem Falle von Carcinom der Glans einen vollen Erfolg nach Intensivbestrahlung.

DEAN berichtet über 61 Fälle; ein Fall war ein prophylaktisch nachbestrahlter, die übrigen teilt er in folgende 4 Gruppen: 1. Oberflächliche Krebse ohne Metastasen: 6 Fälle, 5 lebend und gesund, 1 verschollen. 2. Ausgedehnte lokale Carcinome ohne Metastasen: 30 Fälle, 21 seit 3 Monaten bis 5 Jahren geheilt. 3. Krebse mit Leistendrüsenmetastasen: 16 Fälle, davon leben 4 während der Beobachtungszeit von $1-3^{3}/_{4}$ Jahren. 4. Rezidive nach Operation: 8 Fälle, 3 gesund seit 3—5 Jahren.

FERRARI beobachtete in 12 Fällen sehr gute Erfolge; ein Fall war nach 30 Monaten noch rezidivfrei. Die Behandlung erfolgte mit Radium.

Wichtig ist die Vorbereitung des Tumors zur Strahlenbehandlung. Liegt nämlich das Carcinom im phimotischen Präputialsack, so ist durch Schlitzung des Praeputiums, eventuell Circumcision die ganze Tumoroberfläche freizulegen, um sie für antiseptische Behandlungen (Waschungen mit Kaliumpermanganat) zugänglich zu machen. Radium gibt bessere Resultate als Röntgen. Bei oberflächlichen Affektionen wählt man weichere Strahlen. DEAN bedient sich eines Applikators, welcher durch Abdruck vom Tumor mit Zahnmodelliermasse hergestellt wird. An diesem werden die mit $^{1}/_{2}$ mm Silberfilter armierten Emationsröhrchen so angebracht, daß ihr Abstand von der Oberfläche der Läsion 1 mm beträgt. Als Dosis werden durchschnittlich 65 mc Stunden pro Quadratzentimeter Oberfläche angewandt. Bei Einbruch des Tumors in die Corpora cavernosa schließt DEAN 2—4 Wochen nach der Bestrahlung die Amputation des Penis im Gesunden, 1—2 cm vom Geschwulstrand entfernt an. In Fällen von wuchernden, blumenkohlähnlichen Krebsen kann die Radiumspickmethode, eventuell in Kombination mit Röntgentiefenbestrahlung, zur Anwendung kommen.

Die Leistendrüsen reagieren meistens nur unvollständig auf die Bestrahlung, weshalb radikale chirurgische Maßnahmen angezeigt sind. FERRARI empfiehlt zuerst chirurgische Entfernung der Drüsen, dann Radiumbestrahlung der Geschwulst und Röntgenbestrahlung der Gegend der entfernten Lymphdrüsen.

B. *Vulvacarcinome.* Die Indikation für die Strahlentherapie geben ausschließlich die inoperablen Fälle ab; operable Fälle sind unverzüglich chirurgisch anzugehen, um der meist früh einsetzenden Metastasierung in den Inguinal- und Iliacaldrüsen, wodurch die Aussichten jeder Therapie stark herabgemindert werden, tunlichst vorzubeugen. KÜSTNER empfiehlt sogar noch dann zu operieren, wenn Lymphdrüsenmetastasen vorhanden sind, nur soll in solchen Fällen immer nachbestrahlt werden.

Bei der technischen Durchführung der Röntgenbestrahlung ist Flächen- und Tiefenausdehnung der Geschwulst zu berücksichtigen. Bei einigermaßen tiefer Infiltration ist die Fernfeldbestrahlung heranzuziehen, oder die Bestrahlungen mit der Verkleinerung des Tumors öfter (3—4 mal) zu wiederholen, um auch in die tiefen Partien die zur Rückbildung des Tumors erforderliche Dosis zu bringen. LAHM empfiehlt folgendes Vorgehen: Die Oberschenkel werden geschlossen, mittels Bandagen fixiert, dann alle Falten mit gepulvertem und in Säckchen verteiltem Paraffin ausgefüllt, um so einen geometrisch regelmäßigen Körper zu schaffen. Nun wird von zwei Großfeldern und zwar einem Bauch- und einem Rückenfeld aus bestrahlt, wobei gleichzeitig die beiderseitigen Inquinaldrüsen in den Bestrahlungsbereich zu liegen kommen; schließlich wird noch ein Vulvafernfeld gegeben. Die Gesamtdosis soll 110% der HED im Bereich der Vulva betragen. Die beiderseitige Bestrahlung der Drüsen, wie sie in diesem Verfahren zum Ausdruck kommt, ist wegen der Gefahr der gekreuzten Metastasierung von Bedeutung. Natürlich kann diese Methode nur dort Anwendung finden, wo der Umfang des Tumors den Schluß der Oberschenkel noch zuläßt, ansonsten kommt nur noch die Fernfeldbestrahlung von der Vulva aus in Betracht.

Besonders bei solchen voluminösen Tumoren kann mit Vorteil die Radiumspickmethode angewendet werden. BAILEY und BAGG sahen gute Erfolge von der Versenkung kleiner Glasröhrchen mit Radiumemanation zu 0,5 mc (je ein Röhrchen pro cm^2 Gewebe), bei gleichzeitiger Bestrahlung der regionären Drüsen mit stark gefilterten Radiumröhrchen von außen. DELPORTE und CAHEN empfehlen folgendes Vorgehen: 1. Bei operablen Fällen mit oder ohne Lymphdrüsenerkrankung γ-Tiefentherapie der Lymphgebiete, begleitet oder gefolgt von Radiumpunktur des Vulvatumors. Nach Vernarbung der Geschwüre operative Entfernung der Drüsen, zugleich Vulvektomie (in Lumbalanästhesie). 2. Bei inoperablen Fällen Radiumpunktur der carcinomatösen Geschwüre und, wenn möglich, der Drüsen; vorsichtiges, der operativen Behandlung angenähertes Vorgehen.

Die Inguinaldrüsen werden, wenn nicht nach der LAHMschen Methode vorgegangen wird, von zwei Feldern aus bestrahlt, wobei die Mittellinie die Grenze bildet. Wegen der Streustrahlenwirkung muß in der Mitte ein etwa 2—3 cm breiter Streifen frei bleiben, um in diesem Gebiet nicht der Gefahr einer Überdosierung zu laufen. Anstatt Röntgentiefenbestrahlung kann auch γ-Fernbestrahlung zur Anwendung kommen; sie soll nach DELPORTE und CAHEN von nachhaltigerer Wirkung sein, als Röntgen.

Die Diathermie in der Behandlung der Epitheliome.

Von

MICHAEL LANG-Pécs (Ungarn).

Eine immer mehr verbreitete Anwendung in der Epitheliombehandlung findet die Diathermie in der Form der *chirurgischen Diathermie* oder *Elektrokoagulation*. Sie besitzt zweifellos mehrere Vorteile den sonstigen Behandlungsmethoden gegenüber, so daß dieses schnelle Emporkommen zu einem der wichtigsten Mittel im therapeutischen Rüstzeug gegen das Carcinom vollkommen verständlich ist.

Es sei hier vor allem auf den nicht genug zu schätzenden Vorzug hingewiesen, daß eine Metastasenbildung infolge der sofortigen Koagulation der Carcinomzellen und des Verschlusses der Blut- und Lymphgefäße so gut wie ausgeschlossen ist.

Aber nicht nur Metastasenbildungen, auch lokale Rezidive können am sichersten vermieden werden, da bei der erheblichen Tiefenwirkung des hochfrequenten Stromes sämtliche überhaupt noch erreichbare Tumorzellen zerstört werden können. In diesem Bestreben ist uns auch die elektive Wirkung auf epitheliale Zellanhäufungen (ROST und KELLER, CLARK) behilflich.

Die weiteren Vorzüge bestehen in der vollkommenen Keimabtötung, womit die Gefahr einer Infektion während der Operation fortfällt, in der Blutlosigkeit, im Fehlen jedes Nachschmerzes und nicht zuletzt in der Schnelligkeit des Verfahrens.

Nachteilig kommt eigentlich nur die lange *Heilungsdauer* der gesetzten Substanzverluste in Betracht, welche durchschnittlich 4—5 Wochen in Anspruch nimmt. Das umgebende Gewebe erleidet nämlich unter der Einwirkung des hochfrequenten Stromes mehr-weniger tiefgreifende funktionelle Änderungen, welche sich in einer verzögerten Proliferationsfähigkeit des Bindegewebes kundtuen.

Technik. Zur Koagulation können sämtliche Diathermieapparate verwendet werden. Bevorzugt sind jedoch jene Apparate, welche eine verstellbare Funkenstrecke besitzen, da mit solchen Apparaten auch das elektrische Schneiden ermöglicht ist. Beim letzteren Verfahren sind nämlich *ungedämpfte Schwingungen* erforderlich, wie sie von den in Amerika hergestellten Apparaten mit Elektronenröhren erzeugt werden. Von dem Bau solcher Apparate mußte jedoch die deutsche elektromedizinische Industrie aus ökonomischen Gründen sehr bald abstehen, und verlegte sich auf Funkenstreckenapparate mit *hoher Funkenzahl*, da die zahlreichen gedämpften Schwingungen physiologisch ähnlich wirken, wie die ungedämpften Schwingungen. Besitzt nun der Apparat eine veränderliche Funkenstrecke, so kann durch Annäherung der Elektroden eine hohe Funkenzahl mit geringer Koagulationswirkung, wie es beim elektrischen Schneiden erwünscht ist, durch Verlängerung des Elektrodenabstandes dagegen eine stärkere Koagulationswirkung erreicht werden.

Wichtig ist die Wahl einer entsprechenden *Elektrode.* Den meisten Anforderungen wird die einfache *Nadelelektrode* genügen. Vielfach verwendet werden auch die *scheibenförmigen Elektroden*, wie sie JACOBI für die Lupusbehandlung angegeben hat. Wenn größere Tumoren zerstört werden sollen, kann auch eine von SPIESS für laryngologische Operationen angegebene Elektrode Anwendung finden, welche aus einer kleinen Metallplatte besteht, deren Fläche mehrere Nadeln trägt.

In Amerika erfreuen sich die *Messerelektroden* einer großen Beliebtheit, welche zum elektrischen Schneiden dienen und als „*endotherm knife*" (WYETH), „*radio knife*" (MACKEE, MILLER und ELLER u. a.), oder „*acusektor*" (H. A. KELLY) bezeichnet werden. In Frankreich wurden ähnliche Elektroden *(couteau diathermique)* von H. BORDIER empfohlen.

Sehr geeignet sind für das elektrische Schneiden die *Schlingenelektroden*, welche für dermatologische Zwecke auf STÜHMERS Veranlassung nach den Angaben von WUCHERPFENNIG hergestellt werden. Diese sog. *Diaschlingen* sind mit einem dünnen (0,10—0,15 mm) auswechselbaren Draht versehen, an welchem infolge der kleinen Fläche auch bei geringer Stromintensität große Stromdichten auftreten, und entsprechen daher der Forderung nach guten, glatten Schnitten mit möglichst schmaler Koagulationszone eigentlich besser als die Messerelektroden.

Die Elektroden werden an einem aus Hartgummi angefertigten *Elektrodenhalter* befestigt und mittels desselben mit dem einen Pol des Apparates verbunden, während der andere Pol an eine als indifferente Elektrode dienende etwa 150 bis 200 qcm große Bleiplatte angeschlossen wird. Die Bleiplatte wird am zweckmäßigsten unter das Gesäß oder den Rücken gelegt, soll sorgfältig der Körperfläche angepaßt sein, um Verbrennungen, welche beim ungleichmäßigen

Anliegen der Bleiplatte sehr leicht vorkommen können, vorzubeugen. Um den Kontakt zwischen Haut und Elektrode zu verbessern, ist es ratsam die Haut anzufeuchten, auch soll die Platte nicht zu dick sein ($^1/_2$ mm). Bei kleineren Geschwülsten kann der Eingriff auch sitzend vorgenommen werden, wobei es genügt, eine kleinere (50—80 qcm) Bleiplatte manschettenartig um den Unterarm zu wickeln.

Eine *Anästhesie* wird — mit Ausnahme von ganz kleinen präancerösen Gebilden — nicht zu vermeiden sein. Meistens wird die Lokalanästhesie mit Novocain genügen, doch bei größeren Tumoren kann auch die Narkose in Frage kommen. Bei der Lokalanästhesie ist allerdings die Möglichkeit der Keimverschleppung durch das Injektionstrauma nicht von der Hand zu weisen, so daß einzelne Autoren, wie NARAT, RIHOVA, die Lokalanästhesie nach Möglichkeit vermeiden. Nach NARAT sollen die Geschwülste oft so unempfindlich sein, daß sie schnell ohne Anästhesie zerstört werden können; ist das jedoch nicht möglich, so verwendet er Allgemeinnarkose. SCHULTZE empfiehlt — falls größere Epitheldefekte bestehen sollten — Auflegen (für etwa $^1/_2$—1 Stunde) eines mit 5 oder 10%iger Lösung von Psicain getränkten Tupfers; besonders auf Schleimhäuten soll diese Psicainanästhesie befriedigende Resultate ergeben. Daß sowohl diese Methode, wie auch die von WIRZ angegebene *iontophoretische Anästhesie* bei einigermaßen tiefer infiltrierenden Prozessen im Stich lassen muß, liegt bei der oberflächlichen Wirkung dieser Verfahren auf der Hand.

Die *Vorbereitung des Operationsfeldes* ist sehr einfach. Man hat nur für die Entfernung eventueller Auflagerungen, wie Krusten und Hyperkeratosen zu sorgen, da diese dem elektrischen Strom einen Widerstand bieten, wobei es dann zur Funkenbildung kommen kann. Zu diesem Zwecke kommen Seifenwaschungen und Salicylsalbenverbände in Anwendung.

Bei der *Dosierung* sind weniger die physikalischen Gesetze als vielmehr der sichtbare Effekt maßgebend. Wir wissen zwar aus dem JOULEschen Gesetze, daß die aus der elektrischen Energie sich bildende Wärmemenge direkt proportional ist dem Quadrat der Stromstärke, dem Widerstand des Leiters und der Dauer der Einwirkung des Stromes. Nun sind aber bei einem Leiter, wie das menschliche Gewebe, die Verhältnisse viel komplizierter als das obige, an homogenen Leitern festgestellte Gesetz ohne weiteres Anwendung finden könnte. Entscheidend für den Koagulationseffekt ist außer den obigen physikalischen Faktoren auch die Fläche der aktiven Elektrode; je kleiner diese ist, je mehr also die Stromdichte anwächst, um so kleinere Elektrizitätsmengen werden benötigt, um eine Koagulation zu erzielen, je größer sie ist, um so geringer gestaltet sich bei gleicher Stromstärke die Tiefenwirkung zugunsten der Flächenwirkung.

Man steigert die Stromstärke und die Einwirkungszeit, bis das der Stromwirkung ausgesetzte Gewebe in eine weiße, breiige Masse umgewandelt ist. ROST und KELLER betonen, daß dieser Effekt mit den geringsten möglichen Intensitäten zu erreichen ist, da die bereits erwähnte elektive Einwirkung auf epitheliales Gewebe nur auf diese Weise zustande kommt. Nie darf der Eingriff bis zur Verkohlung fortgesetzt werden, da dadurch dem elektrischen Strom ein erheblicher Widerstand gesetzt wird, wodurch es zu keiner genügenden Tiefenwirkung kommen kann; aber auch Blutungen können auf diese Weise leicht hervorgerufen werden, da das an der Elektrode festhaftende verkohlte Gewebe mit der Elektrode fortgerissen wird und so die Möglichkeit einer Gefäßarrosion besteht. Plötzliches Ansteigen der Stromstärke kann leicht zur oberflächlichen Verkohlung führen, weshalb auf langsame Steigerung der Stromstärke zu achten ist.

Im einzelnen geht man bei etwas größeren Tumoren am zweckmäßigsten so vor, daß man 3—4 mm in der Umgebung des Tumors mit einer Nadelelektrode zuerst einen Schutzwall anlegt (SCHULTZE, NARAT, RIHOVA), wodurch nicht nur der Keimverschleppung vorgebeugt wird, sondern durch die Koagulation der Blutgefäße auch ein blutloses Arbeiten gewährleistet ist. Außerdem wird durch die teilweise Blockierung der Nervenversorgung die Empfindlichkeit bedeutend herabgesetzt, was beim Arbeiten ohne Anästhesie von Bedeutung ist. Nachher wird entweder mit derselben Nadelelektrode oder mit einer scheibenförmigen Elektrode der Tumor selbst angegangen, und das koagulierte Gewebe mit einer Scheere, bzw. dem scharfen Löffel abgetragen. Letzteres Vorgehen ist besonders bei größeren Tumoren angezeigt, wo die Verkochung oft schichtenweise vorgenommen werden muß. Ganz kleine, bis erbsengroße Tumoren können ohne weiteres der spontanen Abstoßung überlassen werden; auch ist bei solchen die Anlegung eines Schutzwalles überflüssig, der den kosmetischen Effekt unnötigerweise trüben würde.

In besonderen Fällen — namentlich dann, wenn die Geschwulst stark prominiert — können beide Pole mit Operationselektroden verbunden werden; die Verkochung des Gewebes findet dann gleichzeitig an zwei Stellen statt. Für die *zweipolige Koagulation* gibt J. LEVIN einen Handgriff an, in welchem beide Elektroden untergebracht sind.

Beim *Hochfrequenzschneiden* mit dem Messer wird der Tumor etwa $1/2$ cm im Gesunden oval umschnitten und nachher in toto excidiert. Falls die Koagulationswirkung ganz oberflächlich war — was bei richtiger Technik leicht zu erreichen ist — können die Wundränder vernäht und somit eine Heilung per primam intentionem erstrebt werden. Infolge der geringeren Gewebsalteration durch den diathermischen Strom heilen die so gesetzten Substanzverluste bedeutend schneller als solche nach Elektrokoagulation, und das kosmetische Resultat ist, besonders in den Fällen mit Nahtverschluß, ein besseres. Bei solcher oberflächlicher Koagulationswirkung hat der Operateur eine viel bessere Übersicht über das Operationsfeld, da keine nennenswerte Verfärbung der Gewebe eintritt.

Für die Schlingenelektroden gibt WUCHERPFENNIG 3 Arten des Schneidens an: 1. *Den Spaltschnitt*, welcher mit der Schmalseite der Schlinge ausgeführt wird, wobei die Schlinge wie eine Messerelektrode funktioniert, 2. den *Hohlschnitt*, bei welchem der Schnitt mit der *Breitseite* der Schlinge erfolgt, die Schnittführung ist also senkrecht zum Verlauf der Schlingenbogens, und 3. das *Hobeln*. Letzteres ist eigentlich nur eine Form des Hohlschnittes und dient zur schichtweisen Abtragung von Geweben in dünneren oder dickeren Lamellen. Bei der geringen Koagulationswirkung der Schlingenelektroden muß die Blutstillung gesondert vorgenommen werden. Zu diesem Zwecke sind die Elektroden mit einem Koagulationsknopf versehen, welcher — bei gleichzeitiger Einschaltung des Koagulationsstromes — auf das blutende Gefäß gedrückt wird. Zur Koagulation größerer Gefäße wird als Hilfsinstrument ein Ringkompressorium empfohlen.

Der Grad der Koagulationswirkung des Hochfrequenzschneidens hängt außer der Stromqualität auch von der Schnelligkeit der Schnittführung ab; je schneller diese ist, um so geringer die Koagulation. Nach GIRAUDEAU ist der thermische Effekt beim Schneiden überhaupt zu gering, um Keime vollkommen zu töten, weshalb dieser Autor bei Carcinomen die Messer- bzw. Schlingenelektroden verwirft und für die Elektrokoagulation eintritt. Auch CLARK meint, daß das diathermische Messer bei malignen Tumoren Metastasen nicht verhüten kann.

Bei ganz oberflächlichen Läsionen kann eventuell auch die alte, bereits in Vergessenheit geratene Methode der *Befunkung (Fulguration)* in Anwendung kommen. Bei dieser Methode, welche von KEATING-HART, dann von J. A. RIVIÈRE empfohlen wurde, läßt man von einer Elektrode die Funken eines TESLAschen oder OUDINschen Transformators, welcher mit einem elektrischen Schwingungskreis in Resonanz steht, auf das zu entfernende Gebilde überspringen. Infolge der oberflächlichen Wirkung wird die Papillarschicht geschont, die Abheilung geschieht ohne Narbenbildung, die Prozedur ist jedoch ziemlich schmerzhaft. Man kann auch mit dem Diathermieapparat befunken (natürlich bipolar), wobei die Nadelelektrode bis auf 1—2 mm an das zu entfernende Gebilde herangenähert wird.

Nicht zu verwechseln mit der Befunkung ist die *Elektrodesikkation,* welche jedoch nur unipolar mit dem TESLAschen oder OUDINschen Transformator ausgeführt werden kann. Während bei der Befunkung die Elektrode immer in einer gewissen Entfernung von der Haut bleibt, tritt hier die Elektrode (meistens wird ebenfalls eine Nadelelektrode verwendet) in unmittelbarem Kontakt mit der Haut. Durch geeignete Wahl der Stromstärke, Spannung und Zeit (was am besten an einem Stück Fleisch experimentell festgestellt wird), kann eine Austrocknung der Gewebe erreicht werden. Infolge der geringeren Alteration des umgebenden gesunden Gewebes ist die Regeneration hier eine viel schnellere, wie nach der Elektrokoagulation, die entstandene Narbe ist weicher und kosmetisch befriedigender. ARCHAMBAULT und MARIN empfehlen das Verfahren für alle oberflächlichen Epitheliome und reservieren für die Elektrokoagulation nur die Naevocarcinome, die Stachelzellen- und vegetierenden Basalzellencarcinome.

Die *Nachbehandlung* gestaltet sich sehr einfach. Wurden die koagulierten Massen nicht abgetragen, möglichst trockene Verbände, evtl. mit Vioformbestäubung bis zur vollkommenen Demarkation, dann Salbenverbände mit indifferenter oder — zur Beschleunigung der Überhäutung — mit 2% Pellidolsalbe. Wurde das koagulierte Gewebe aber entfernt, Umschläge mit BUROWscher (1 : 10), oder 3%iger Borlösung, nach Abklingen der akuten Entzündungserscheinungen evtl. Umschläge mit $^1/_4$%iger Lapislösung und nachfolgender Wundverklebung (feuchte Kammer, s. bei Ulcus cruris Bd. VI/2, S. 478), oder MIKULICZsche Salbe, Granugenpaste.

Mit den *histologischen Veränderungen* im Krebsgewebe nach Elektrokoagulation und Desikkation haben sich besonders DELBANCO, WARD, CLARK, ALDEN und JONES, ARCHAMBAULT und MARIN beschäftigt. Die der Elektrode anliegenden Gewebsschichten sind in eine breiige Masse umgewandelt, in welcher keine celluläre Struktur mehr erkennbar ist. Daran angrenzend sieht man Zellen mit kleinem, gut färbbarem Kern und zusammengeschrumpftem Zelleib, bzw. zu langen, fadenförmigen Gebilden ausgezogene Zellen. Letzterer, von DELBANCO erhobener Befund ist analog demjenigen, welcher nach Starkstromverletzungen in den sog. JELLINEKschen Strommarken als „pinselförmige Umformung" der Retezellen beschrieben wurde.

Das histologische Bild der Desikkation ist von geschrumpften und ausgetrockneten Zellen beherrscht. Es handelt sich also um eine Mumifikation der Gewebe unter der Einwirkung des hochfrequenten Stromes. Das umgebende Gewebe ist fast vollkommen normal.

Erfolge und Indikation. Die zahlreichen Autoren (SCHULTZE, ROST und KELLER, ROSTENBERG, CLARK, GALA, TEMPLETON, DURIN, GIRAUDEAU, MAYER, ALDEN und JONES, GIACARDY und DURAND-DASTÈS, POMA, PAGANETTO, HORNYÁNSZKY, TURNER, NAGELSCHMIDT, O'BRIEN, ARCHAMBAULT und MARIN, KEYSSER, KOENIG, KIME, RIHOVA, LOUSTE, SALMON und CAILLIAU, WYETH, HUGHES, LANOVSKY, CORBUS, PFAHLER, STEVENS, MATAGNE, YOCOM jr., PATTERSON, NARAT, CATALANO u. a.), welche sich mit der chirurgischen Diathermie der Carcinome beschäftigten, referieren in der überwiegenden Mehrzahl über sehr gute Resultate. Damit im Einklang stehen auch unsere eigenen Erfahrungen. Rost und Keller berichten über etwa 50 Fälle von Hautcarcinomen mit den verschiedensten klinischen Erscheinungsformen. Ein Fünftel der Fälle gehörte den Stachelzellenkrebsen an, die übrigen den Basalzellencarcinomen. Im ganzen rezidivierten nur 6 Fälle, von diesen konnten 5 Fälle durch abermalige Koagulation doch noch geheilt werden, und nur ein Fall — ein weit fortgeschrittenes Lupuscarcinom — erwies sich unbeeinflußbar. Kimes Erfahrungen erstrecken sich auf 500 Fälle von malignen und prämalignen Neoplasmen (also nicht bloß Carcinome). Rezidive traten in 18% der Fälle auf, wovon 4 Fälle durch eine zweite Operation zur Heilung gebracht werden konnten. Lanovsky behandelte 85 Fälle (davon 11 Präcancerosen); Dauerheilung wurde in 89,5% erreicht.

Die Elektrokoagulation kann sowohl bei den Basal- wie Stachelzellencarcinomen in Anwendung kommen, sofern Lage und Ausbreitung der Geschwulst eine vollkommene Zerstörung alles erkrankten Gewebes erlauben. Oberflächliche Basalzellenepitheliome können auch mittels Desikkation entfernt werden. Im allgemeinen werden — ebenso wie mit jedem anderen therapeutischen Verfahren — die besten Erfolge bei den oberflächlichen, besonders den Basalzellenepitheliomen erzielt. Solange jedoch das Carcinom operabel ist, soll — besonders im Gesicht, wo meistens auch kosmetische Forderungen berücksichtigt werden müssen — chirurgisch vorgegangen werden, bzw. das Diathermiemesser oder die Diaschlinge mit nachfolgender Naht Anwendung finden. Für die Elektrokoagulation kommen in erster Linie die radiorefraktären Fälle und die Rezidive in Betracht. Ein weiteres dankbares Betätigungsfeld für die Elektrokoagulation bilden die Melanome, da die nach der Messeroperation mit Recht gefürchtete Metastasenbildung dieser Geschwulstform nur durch den Verschluß der Blut- und Lymphbahnen verhindert werden kann. Über günstige Erfahrungen berichten C. A. Hoffmann, Ravaut und Ferrand, Louste, Salmon und Cailliau, Simons, Wyeth u. a. Nach C. A. Hoffmann dürfen die Melanome nur mittels chirurgischer Diathermie behandelt werden; dieser Ansicht ist auch Simons. Dagegen konnte Stevens keinen einzigen seiner Fälle zur Heilung bringen.

In allen Fällen, welche bereits mit Drüsenmetastasen einhergehen, ist Kombination mit Radium- oder Röntgenbestrahlung angezeigt.

Um mit der chirurgischen Diathermie gute Erfolge zu erzielen, ist exakte Technik und viel Erfahrung notwendig, ansonsten bleiben einem Mißerfolge nicht erspart. So berichtet Laurentier über ein zweimal koaguliertes Epitheliom der linken Schläfe, welches bei der 10 Tage später erfolgten histologischen Untersuchung typische Stachelzellenkrebsnester aufwies. Verfasser schließt daraus, daß die Elektrokoagulation zur Behandlung der Epitheliome ungeeignet ist, da die Ausläufer der Geschwulst nicht erfaßt werden können.

Auch die gutartigen Epitheliome, dann die meisten präcancerösen Gebilde können der chirurgischen Diathermie zugeführt werden. Je nach der Größe der Veränderung wird man Elektrokoagulation, Hochfrequenzschneiden oder Desikkation verwenden. Oberflächliche, zur malignen Entartung nicht oder nur selten neigende Läsionen (z. B. Verrucae seniles) können auch mittels Befunkung beseitigt werden. Angesichts der Gutartigkeit wird man bei den meisten hierhergehörigen Veränderungen immer auch auf das kosmetische Resultat weitgehend bedacht sein müssen. Ein energisches Vorgehen ist nur bei den Pigmentnaevi am Platz, namentlich dann, wenn sie sich stärker pigmentieren, da die oberflächlichen Einwirkungen in solchen Fällen die maligne Entartung sehr leicht anfachen können.

Hecht teilt einen Fall mit, wo nach der Diathermiebehandlung einer „weichen Warze" der Oberlippe ein äußerst rasch wachsendes Epitheliom entstand. Allerdings ist hier zu bemerken, daß Verfasser die Diathermiebehandlung nicht selbst ausführte und auch die Veränderung vor der Behandlung nicht gesehen hatte.

Die Epitheliome der Schleimhäute, so der Mundschleimhaut, der Zunge und Tonsillen, indizieren ebenfalls öfters die chirurgische Diathermie. PATTERSON, HARRISON und DAVIES bezeichnen das Verfahren bei allen malignen Neoplasmen der Mund- und Rachenhöhle geradezu als die Methode der Wahl. Die Blutlosigkeit macht sich hier besonders angenehm fühlbar; immerhin wird es ratsam sein beim Zungencarcinom, um einer Nachblutung während der Abstoßung der koagulierten Massen vorzubeugen, eine Unterbindung der Arteria lingualis vorzunehmen. Solange keine Drüsenmetastasen bestehen, sind die Erfolge sehr gut. Um jedoch die Dauererfolge zu vermehren, ist die anschließende Radium- oder Röntgenbestrahlung sowohl der koagulierten Stellen, als auch der regionären Drüsen dringend anzuraten. Auch in Fällen, wo an einen chirurgischen Eingriff nicht mehr zu denken ist, können mit der Elektrokoagulation noch Erfolge erzielt werden. Ist ein radikales Vorgehen nicht mehr möglich, so leistet die Diathermie als *Palliativverfahren* immer noch gute Dienste: durch die Koagulation der zerfallenden Tumormassen wird die abundante Jauchung verringert, der Schmerz gestillt, die septische Resorption eingedämmt, womit eine sichtbare Besserung des Allgemeinzustandes einhergeht.

Von den Präcancerosen der Mundschleimhaut wird die Elektrokoagulation der Leukoplakie von mehreren Autoren (C. A. HOFFMANN, WYETH, MATAGNE, WISE und ELLER, LANOVSKY u. a.) empfohlen. Nach C. A. HOFFMANN sind jene Leukoplakien, welche Beschwerden verursachen, falls diese bei hygienisch-diätetischer Behandlung in wenigen Wochen nicht verschwinden, mit Koagulation zu zerstören.

Zuweilen wird die Elektrokoagulation mit der *chirurgischen Entfernung kombiniert.* Vorerst erfolgt die Abtragung des Tumors mit dem Messer, daran anschließend die Elektrokoagulation der Wundfläche, wodurch evtl. zurückgebliebene Krebskeime zerstört werden. Bezüglich der Nachbehandlung ist dann zu beachten, daß solche Wundflächen stärker sezernieren (weshalb für ausgiebige Drainage zu sorgen ist) und langsamer überhäutet werden, als nicht elektrokoagulierte.

KEYSSER kombiniert die Elektrokoagulation mit der Injektion eines (nicht näher beschriebenen) Impfstoffes und konnte auf diese Weise bei inoperablen Carcinomrezidiven beachtenswerte Resultate erzielen.

Über die Kombination von Elektrokoagulation und Röntgen s. S. 306.

Auch die medizinische Diathermie (Durchwärmung) kann in den Dienst der Krebstherapie gestellt werden. Sie wurde zuerst von THEILHABER empfohlen, welcher sie bei inoperablen Carcinomen anwandte und nach einigen Wochen ausschließlicher Diathermiebehandlung Verkleinerung der Tumoren und eine beträchtliche Verringerung der Schmerzen beobachtete. Histologisch fand THEILHABER zahlreiche Stellen mit regressiven Metamorphosen, wie schwache Färbung oder vollständiges Fehlen der Kerne, Vakuolenbildung, Zellzerfall, weiters ausgedehnte Rundzelleninfiltration. „Zahlreiche Rundzellengruppen waren in die Zellschläuche eingedrungen. Vielfach waren die Krebszellenschläuche in kleine Abschnitte zerfallen, nicht selten sieht man Gruppen von 3—5 Epithelzellen von einem Gürtel von Rundzellen umstellt." Die Bilder ähneln sehr denen nach Röntgenbehandlung, nur ist die Zerstörung weniger intensiv. LIEBESNY prüfte dann die Wirkung der Diathermie im Tierversuch nach und konnte konstatieren, daß bei den diathermierten Tieren die Entwicklung der Impfcarcinome langsamer vor sich ging als bei den Kontrolltieren; THEILHABERs histologische Befunde über die Rundzelleninfiltration und deren carcinolytische Rolle konnte er jedoch nicht bestätigen. SAUERBRUCH und LEBSCHE empfehlen die Diathermie zur Hebung des Allgemeinzustandes.

Worauf die Wirkung der diathermischen Durchwärmung beruht, ist nicht mit Sicherheit zu entscheiden. Es entsteht gewiß eine Hyperthermie im durchwärmten Gewebe, welche ihrerseits zur arteriellen Hyperämie und serösen Durchtränkung führt, wodurch Abwehrkräfte mobil gemacht werden, außerdem kommt es durch die gesteigerte Blutzufuhr in das erwärmte Gebiet auch zu einer Temperaturerhöhung des ganzen Organismus, welche die immunbiologischen Reaktionen anfacht, bzw. beschleunigt. Es ist auch — wie Schultze betont — mit der Möglichkeit zu rechnen, daß die Zellen gleichsam in Resonanz, in selektiver Weise auf die Hochfrequenzschwingungen ansprechen.

Natürlich als alleiniges Krebsheilmittel kann die Durchwärmung nicht in Betracht kommen, wohl aber als unterstützender Faktor sonstiger Heilmethoden, namentlich als Sensibilisator für Röntgen und Radium, wie sie besonders von Christof Müller und in neuerer Zeit von G. Schwarz empfohlen wurde. Chr. Müller behandelte mit dieser Kombination 12 Fälle von Hautcarcinom, worunter sich nur 3 oberflächliche befanden, welche bekanntlich auch auf alleinige Röntgenbehandlung sehr gut reagieren. Unter den behandelten Fällen waren 5 bereits erfolglos geröntgt. Von den 12 Fällen wurden 9 vollständig geheilt, 2 günstig beeinflußt und nur einer blieb unbeeinflußt. Vollständig zurückgebildet wurden ferner 1 Fall von Ohrcarcinom, 2 Fälle von Lippencarcinom und 1 Fall von Zungencarcinom, unbeeinflußt blieb ein Fall von Peniscarcinom und ein solcher von Zungencarcinom.

Ein weiteres dankbares Terrain bietet sich für die Durchwärmung bei der Verhütung von Rezidiven nach Operationen entweder für sich allein, oder in Kombination mit prophylaktischen Röntgenbestrahlungen. Solche diathermierte Narben bleiben noch viele Monate nach der Behandlung weich, geschmeidig und blutreich und stellen in dieser Beschaffenheit gewiß ein weniger günstiges Milieu für das Angehen etwa zurückgebliebener Keime dar.

II. Spezieller Teil.

Die Epitheliome des Kopfes.

Die Epitheliome des Kopfes müssen vor allem in zwei Lokalisationsgruppen getrennt werden, in die des *Haarbodens* und in die des *Gesichtes* mit ihren epidermidalen und schleimhautbedeckten Organen, den Augenlidern, der Nase, den Ohren und dem Mund. Während die Gesichtsepitheliome an Häufigkeit alle Epitheliome anderer Lokalisationsgebiete vielfach übertreffen, kommen die Epitheliome des Haarbodens außerordentlich selten vor. Als Beweis seien die Angaben v. Bergmanns angeführt, der unter 226 Gesichtskrebsen einen einzigen am behaarten Kopf beobachtet hat (zitiert nach Winiwarter), sowie die Statistik Borrmanns, nach der unter 253 Fällen von Kopfepitheliomen 3, und Marasovitchs, nach der unter 189 Kopfepitheliomen ebenfalls 3 am Haarboden saßen. Winiwater hat unter 193 Gesichtsfällen keinen einzigen am behaarten Kopf gesehen. Aus diesen 4 Angaben berechnet sich die Häufigkeit der Lokalisation an der behaarten Kopfhaut auf 0,8% aller Kopfepitheliome. Die auffallende Seltenheit der Haarbodenepitheliome ist schwer zu begründen, denn es ist doch gerade dieser Hautabschnitt besonders reich an jenen epithelialen Anhangsorganen, welche an anderen Stellen oft den Ausgang der Epitheliome bilden. Erst unlängst haben ja die Untersuchungen H. Fischers ergeben, daß den Haarfollikeln in der Genese der Epitheliome ein äußerst bedeutender Anteil zukommt, und auch die experimentelle Krebserzeugung liefert hierfür Beweise (Dreyfuss u. Bloch u. a.). Das seltene Vorkommen der Haarbodenepitheliome kann wohl zum Teil dadurch erklärt werden, daß der behaarte Kopf weniger jenen Alters- und Witterungsschädlichkeiten ausgesetzt ist, welche der Epitheliombildung vorangehen, als das Gesicht. Tatsächlich kommen am Haarboden meistens diejenigen Formen der Epitheliome vor, welche als Bildungsanomalien naevoiden Charakters gelten, wie die Cylindrome und mit ihnen zusammen das Epithelioma adenoides cysticum-BROOKE, Dermoide und Epidermoide, oder die die letzteren vortäuschenden Retentionscysten Es kommen aber häufig genug auch gewöhnliche oder seborrhoische Warzen, kleine papilläre Wucherungen, seltener senile Keratosen an der Kopfhaut vor, ohne der Gefahr einer bösartigen Umwandlung, wie wir das im Gesicht beobachten können. Nur die sog. Atheromkrebse, welche sich aus Epidermoiden entwickeln, haben ihren Sitz öfters am Kopf.

Bei der Seltenheit der Haarbodenepitheliome, bieten sie auch klinisch nicht so abwechslungsreiche Bilder, wie die Gesichtsepitheliome. Sie können entweder als mehr oder weniger ausgebreitete, ausnahmsweise den größten Teil des Haarbodens einnehmende Geschwüre mit aufgeworfenen Rändern und kraterförmigen Ulcerationen (KAPOSI) vorkommen, bei welchen in einzelnen Fällen auch ein vorangegangenes Trauma feststellbar war (WIRZ), oder sie kommen als solitäre und multiple, teils ulcerierende, teils mit normaler Hautbedeckung versehene cutane und subcutane Knötchen vor, deren Ursprung aus der Haut durch den mikroskopisch festgestellten Zusammenhang mit der Epidermis oder der Haarwurzelscheide bewiesen werden kann (GOMOIN u. VASILIU). Periost und Knochen sind bei vernachlässigten Fällen krebsig infiltriert, können sogar vollkommen zerstört werden, so daß die Pulsation deutlich sichtbar wird (KAPOSI). Gesichtsepitheliome, welche an der Stirne, in der Temporal- oder Retroauriculargegend auftreten, können fortkriechend die Haargrenze erreichen und sich weiter auf den Haarboden ausbreiten. In solchen Fällen behalten sie ihren klinischen Charakter und sind als Ulcera rodentia, als flache vernarbende oder vegetierende Krebse zu erkennen. Die Haare gehen nicht nur bei den ulcerierenden Formen zugrunde, sondern sie fallen auch über den hautbedeckten Knoten aus. Die so entstandenen Alopecien können leicht von Alopecien anderer Art unterschieden werden.

Metastasen nach Krebsen innerer Organe können auch am behaarten Kopf vorkommen. Sie sind, wie die Hautmetastasen überhaupt, selten und können gewisse Eigentümlichkeiten haben. In einem Falle von ARNDT hat die nach einem operierten Mammacarcinom aufgetretene Haarbodenmetastase eine Lupus erythematosus-ähnliche flach-fleckige Gestalt gezeigt. Auch an Stellen, welche durch erlittene Traumen als loci min. resistentiae gelten, können sich Metastasen ansiedeln (STRAUSS). Die drüsige Struktur multipler Kopfhautmetastasen hat in ONOZUKAS Fall den Verdacht eines latenten inneren Krebses erweckt. Eine eigentümliche Form von Epitheliom des behaarten Kopfes beschrieb AUDRY unter dem Namen *Carcinose aiguë sycosiforme*, bei welcher vesikelähnliche Knötchen den Haarboden bedeckten.

Auch die Haarbodenepitheliome können durch Metastasenbildung in entfernten Organen ihre gelegentliche Bösartigkeit beweisen. In zwei solchen Fällen von SÁINZ DE AJA, in welchen es nach operativer Entfernung der Kopfhauttumoren zu einer allgemeinen Metastasenbildung gekommen ist, war der Ursprung der Neubildung höchstwahrscheinlich ein epithelialer Naevus.

Unter den Kopfhautepitheliomen gibt es stachelzellige, wie auch basalzellige. Wahrscheinlich überwiegen letztere, schon durch die relative Häufigkeit der Cylindrome. Die dünnen, schlauchartig angelegten Stränge der Basalzellenepitheliome können den Verdacht auf eine Abstammung von den Schweißdrüsen wecken.

Die Epitheliome der Gesichtshaut.

Die Haut des Gesichtes mit ihren Schleimhautübergängen, ihren zahlreichen Haarfollikeln, sowie mit ihrer großen Neigung zur senilen Involution, bietet den Hauptentstehungsort der Epitheliome. Die Häufigkeit der Gesichtshautepitheliome findet ihre Erklärung in diesen Verhältnissen. Witterungsdegenerationen und präanceröse Veränderungen, welche sich im Gesicht mit besonderer Vorliebe, oft schon in verhältnismäßig jugendlichem Alter entwickeln, spielen ja in der Pathogenese der Epitheliome eine hervorragende Rolle. Die Häufigkeit der Gesichtslokalisation tritt in allen Statistiken deutlich hervor und ist von WINIWARTER wohl richtig auf 85:15 gegenüber der Lokalisation an anderen Körperabschnitten geschätzt worden. In meinem verhältnismäßig nicht sehr reichlichen klinischen Material aus den Jahren 1924—1928 konnte ich ungefähr dasselbe Verhältnis feststellen, indem von 88 Fällen nur 14 außerhalb des Gesichtes vorkamen ($= 84,1 : 15,9$). Die Haut der verschiedenen Gesichtsorgane, der verschiedenen Gesichtsteile hat aber nicht einen gleichmäßigen Anteil an diesem hohen Verteilungsindex, denn es gibt Stellen, wo wir mit typischer Häufigkeit, andere, wo wir nur selten, ja selbst nur ganz ausnahmsweise Epitheliome entstehen sehen. Während wir an der Nase, den Wangen, der Unterlippe und den unteren Augenlidern sehr oft Epitheliomen begegnen, und auch die Epitheliome der Schläfe, der Ohren und der Stirne einen zwar viel geringeren, immerhin noch ansehnlichen Anteil der Gesichtsepitheliome ausmachen, beobachten wir Epitheliome an der unteren Backengegend, an der Oberlippe und am Kinn nur äußerst selten. Oft werden die oberen $2/3$ des Gesichtes als Prädilektionsstelle der Epitheliome angegeben. Es muß jedoch bei dieser Feststellung die Einschränkung gemacht werden, daß sich diese Verteilungsregel nur auf die basalzelligen Epitheliome bezieht. Sonst würde ja die Unterlippe, als eine der häufigsten Lokalisationen der Gesichtskrebse, aus diesem Gebiet ausgeschlossen sein.

Das häufigere Befallensein der oberen $2/3$ des Gesichtes wurde auf verschiedene dispositionelle und entwicklungsgeschichtliche Faktoren zurückgeführt. J. E. R. MC. DONAGH faßt das häufige Auftreten von Epitheliomen in den Augen- Nasen- und Nasenwangenfalten als *Atavismus* auf. Ausgehend von der Feststellung, daß viele Säugetiere auch unter den Augen Augenbrauen besitzen mit ganz besonders geformten Drüsen, nimmt er an, daß die Reste dieser Bildungen auch beim Menschen angedeutet sind und die Ursprungsorte der Epitheliome darstellen. Alle in dieser Gegend entstehenden epithelialen Geschwülste vom vergrößerten Haarfollikel bis zum Ulcus rodens sind nach ihm Glieder einer Kette. Eine ähnliche Auffassung hat auch MUIR EVANS während der denkwürdigen Diskussionen über Ulcus rodens in der Londoner pathologischen Gesellschaft in den Jahren 1894 und 1896 geäußert. Er meinte, daß den Ausgangspunkt der Ulcera rodentia jene Tränendrüsenresiduen liefern, welche bei höheren Mammalien in der Maxillar- und Supraorbitalgegend sowie unter den Augen vorkommen. Zu jener Zeit wurde fast allgemein angenommen, daß das Ulcus rodens nur aus Drüsen, insbesondere aus Talgdrüsen oder Haarfollikeln entstehen kann (siehe bei Ulcus rodens), so daß dieser Umstand, mit der COHNHEIMschen Theorie der versprengten Keime in Einklang gebracht, eine Deutung im obigen Sinne zuließ. Seither ist aber die ausschließliche Abstammung der Ulcera rodentia aus Follikel- oder Drüsenepithelien des öfteren widerlegt und die Wichtigkeit der Wirkung exogener Reize auf die Oberhaut klinisch und experimentell festgestellt worden. Außer diesen exogenen Faktoren spielen an der Gesichtshaut sicherlich besondere dispositionelle Momente eine Rolle, von welchen vor allem auf die *Seborrhoe* hingewiesen werden soll. Ihre Bedeutung für die Lokalisation der Epitheliome hat D. W. MONTGOMERY sogar für die Lippencarcinome hervorgehoben. Immerhin bleibt die Frage ungelöst, warum nur das Gesicht und nicht auch z. B. die Hände, welche ja denselben äußeren Schädigungen, vielleicht noch in erhöhtem Maße ausgesetzt sind, zu ähnlich häufiger Epitheliomentwicklung neigen. Die Frage ist um so mehr gerechtfertigt, als ja an den Händen ähnliche senile Involutionen mit Keratosen und Pigmentierungen auftreten wie im Gesicht. Vielleicht ist hier das Fehlen der Seborrhoe, besonders aber jener Umstand von Wichtigkeit, daß in der Gesichtshaut schon sehr früh, selbst in jugendlichem Alter und selbst bei Personen, die in der Lage sind, sich vor der Einwirkung schädlicher Einflüsse zu schonen und die noch eine frische, jugendliche, selbst zarte Haut besitzen, mikroskopisch feststellbare chemische und morphologische Veränderungen des Bindegewebes stattfinden, welche in der Haut anderer Körperteile, so auch der Hände, erst viel später und in geringerem Maße auftreten. Es sind das die Umwandlungen des elastischen Gewebes in Elacin, des kollagenen und elastischen zusammen in Kollastin und Kollacin, welche wir seit den grundlegenden Forschungen UNNAS kennen, und welche bei allen Gesichtsepitheliomen in der Umgebung derselben bei entsprechender Färbung nachzuweisen sind.

Zur Feststellung der Häufigkeit der Gesichtsepitheliome je nach den verschiedenen Lokalisationsstellen, können folgende Daten dienen.

Unter 182 Fällen mit Gesicht- und Kopfhautepitheliomen, welche zwischen 1901—1908 die Klinik Hochenegg aufsuchten, fand MARASOVITSCH 102 männliche und 80 weibliche Patienten, deren Tumoren sich nach ihrer Lokalisation folgenderweise verteilten:

Nase	58
Unterlippe	47
Oberlippe	5
Innerer Lidwinkel	20
Äußerer Lidwinkel	9
Stirne	14
Ohr	4
Wangen und übrige Teile des Gesichtes	22
Kopfhaut	3
Zusammen:	182

In 26 Fällen war multiples Auftreten zu verzeichnen. J. A. ELLIOT behandelte 254 Personen mit Haut- und Schleimhautkrebsen, davon waren:

	Männer	Frauen
an der Nase	52	34
an den Wangen	48	33
an den Augenlidern	12	11
an den Schläfen	13	7
an der Stirne	15	5
an den Lippen	13	11
an den Ohren	8	7
am Hals	13	11
an den Händen	5	5
Zusammen:	179	124

Es ergibt sich eine Gesamtzahl von 303 Epitheliomen bei 254 Personen. In 49 Fällen war also *Multiplizität* vorhanden.

Von meinen 88 Hautkrebsfällen waren:

	Männer	Frauen
an der Nase	16	21
an den Wangen	4	3
an den Schläfen	1	2
an den Augenlidern und Augenwinkeln	6	4
an der Stirne	—	2
an der Unterlippe	5	—
an der Oberlippe	1	1
an den Ohren	2	1
am Kinn	2	—

Die Geschwülste der 13 hier nicht angeführten Fälle befanden sich teils an der Haut anderer Körperteile, teils an der Schleimhaut des Mundes.

v. WINIWARTER hat nach einer Zusammenstellung mehrerer hundert Fällen folgendes prozentuale Verhältnis für die verschiedenen Gesichtslokalisationen gefunden:

	Männer	Frauen	Gesamtsumme
Unterlippe	47,16%	3,60%	50,7%
Oberlippe	1,00	1,36	2,4
Kinn	2,08	1,00	3,1
Wange	6,61	3,03	9,6
Nase	6,71	5,60	12,3
Lider	8,30	4,90	13,2
Stirne	1,20	3,50	4,7
Schläfe	1,70	0,80	2,5
Ohrmuschel	2,66	0,10	2,7
Zusammen:	77,42	23,89	

BORRMANN hat aus der Zusammenstellung von 5 Statistiken (v. BERGMANN, v. WINIWARTER, TRENDELENBURG, SCHMITZ, BORRMANN) feststellen können:

Von 1231 Gesichtscarcinomen waren:

an der Unterlippe	562 = 45,6%
an der Nase	182 = 14,7
am Auge	146 = 11,8
an der Wange	141 = 11,4
an der Stirn	57 = 4,6
am Ohr	48 = 3,8
an der Schläfe	45 = 3,6
an der Oberlippe	36 = 2,9
am Kinn und Unterkiefergegend	14 = 1,1
Zusammen:	1231 = 100

Die Unterschiede der Häufigkeit einzelner Lokalisationsstellen in den verschiedenen Statistiken hängen mit dem Umstand zusammen, daß je nach Ländern und Rassen, je nach Lebensart und hygienischen Verhältnissen die Häufigkeit wechselt, aber auch damit, daß unter gleichen Verhältnissen Epitheliome gewisser Lokalisationen eher in den Hautkliniken, andere wie z. B. Lippenkrebse in den chirurgischen, Augenlidepitheliome in den Augenkliniken vorzukommen pflegen, was natürlich eine Verschiebung nach der einen oder anderen Seite zur Folge hat. Wenn man aber diese Unterschiede durch Vergleich auszuschalten trachtet, kommt man zu dem ziemlich einstimmigen Resultate, daß in den meisten europäischen Ländern die Unterlippenkrebse die Hälfte aller Gesichtsepitheliome ausmachen und daß die Nase die nächst häufigste Lokalisationsstelle für Epitheliome ist. Es folgen dann unteres Augenlid mit innerem Augenwinkel und Wangen.

Der Gesichtshautkrebs ist, wie alle anderen Krebse eine Erkrankung des höheren *Alters*. Abweichungen in den speziellen statistischen Angaben sind zwar zu verzeichnen (OHREN, BONDE, RAPOCK, COCHWEILER, WÖRNER u. a), doch kann im allgemeinen auf Grund dieser Angaben das 5.—7. Dezennium als das prädisponierende Alter angegeben werden.

Auf der anderen Seite ist das Auftreten von Gesichtshautkrebsen bei jungen Leuten auch keine besondere Seltenheit; es ist eine Reihe von Fällen bekannt, in denen der Krebs im Alter von 20—35 Jahren auftrat oder schon vollentwickelt war (KRASNOBAJEW, DANLOS und FLANDIN, KYRLE, O'DONOWAN, BOGDANOV, BLATT, FOLLMANN u. a.). Selbst bei ganz jungen Kindern sind Gesichtskrebse vereinzelt beobachtet worden (HOLLÄNDER: an der Lippe eines 13jährigen, PAUTRIER: unter dem Augenlid eines 9jährigen Mädchens). Dabei sind natürlich die Krebse bei Xeroderma pigmentosum, welche oft schon in der Kindheit auftreten, nicht berücksichtigt.

Auch darin stimmen alle Beobachter überein, daß der Gesichtskrebs bei Männern häufiger vorkommt als bei Frauen. Diese Tatsache ist in erster Reihe auf das Überwiegen der Lippenkrebse bei Männern zurückzuführen. Aber auch die Epitheliome anderer Gesichtsteile finden sich mehr oder weniger bei Männern häufiger.

Die klinische Polymorphie der Epitheliome kommt kaum an irgend einer anderen Stelle der Haut in so auffallender Weise zum Ausdruck wie im Gesicht.

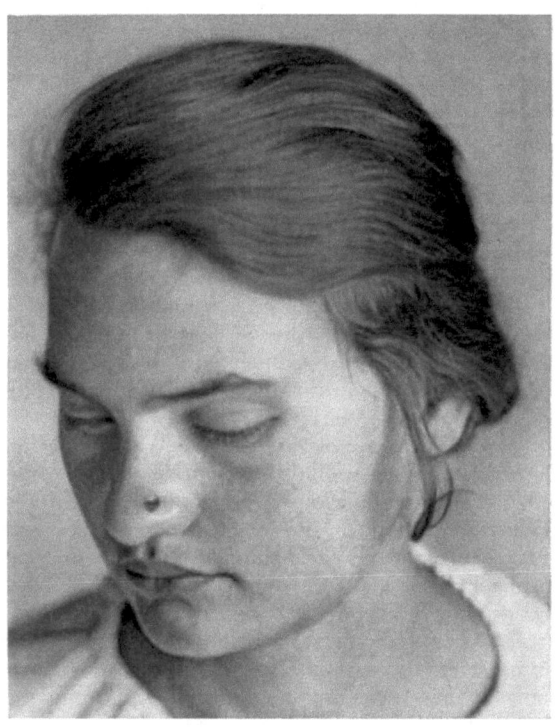

Abb. 29. Nasenepitheliom bei einem 16jährigen Mädchen.

Die Verschiedenheiten der einzelnen Epitheliomtypen können so bedeutend sein, daß man auf rein klinischer Basis ihre Zusammengehörigkeit oft kaum erkennen könnte, wenn nicht ihr Bau ihre pathologisch-anatomische Einheit beweisen würde. Umgekehrt sind verschieden benannte Formen als selbständige Typen beschrieben worden, welche keine besonders charakteristischen Unterschiede aufweisen. Dies bezieht sich besonders auf die flachen Formen der Epitheliome (siehe näheres im allgemeinen Teil). In der deutschen Literatur kommt das Bestreben minutiöser Sonderung klinischer Formen weniger zur Geltung, als in der französischen, zum Teil auch in der englischen Literatur.

Abgesehen von den Häufigkeitsunterschieden, sind an allen Gesichtspartien dieselben verschiedenen klinischen Formen der Epitheliome zu beobachten. Nur gibt es Gegenden, wo der eine, und solche, wo der andere klinische Typ überwiegt. So finden sich z. B. an der Nase in der Mehrzahl flache oder oberflächlich ulcerierende Formen, während an der Stirne tiefer ulcerierende und auch vegetierende Formen vorherrschen. Die klinisch scharfe Sonderung der einzelnen Epitheliomformen kann dadurch erschwert sein, daß sich nicht selten gemischte Typen der basalzelligen Epitheliome an derselben Stelle entwickeln — die Mischform bezieht sich hier nur auf die klinischen, nicht auf die histologischen Charaktere — es können auf dem Boden flacher vernarbender Epitheliome wuchernde Knoten, granulationsähnliche Geschwülste, gelappte „tomatenförmige" Gebilde auswachsen, wodurch das typische Bild verwischt wird."

Das Epitheliom der Wangen beginnt gewöhnlich entweder in der *präaurikulären* oder in der *infraorbitalen* Gegend oder auch in der Nasenwangenfalte. Wenn es sich nicht um die Umwandlung irgendeiner bekannten Präcancerose, einer senilen Keratose, eines Naevus oder eines Lupus vulgaris usw. handelt, entsteht an einer dieser Stellen auf der gesunden Haut ein kleines oberflächliches Knötchen, welches sich bald mit einer Schuppe bedeckt. Ihre Farbe weicht kaum von der normalen Hautfarbe ab, ihre Konsistenz ist hart, subjektive Erscheinungen, außer zeitweiligem mildem Jucken oder Prickeln, fehlen. Langsam nimmt das Knötchen in seinem Umfang zu, wobei es sich eher flächenhaft ausbreitet und nur unbedeutendes Tiefenwachstum zeigt. Durch leichte traumatische Einwirkungen des Alltags, durch wiederholtes Abkratzen der Schuppen und Entfernung der oberen Epidermisschichten, werden die Schuppen durch rein seröse, häufiger blutigseröse Krusten ersetzt.

Der früheste Anfang der Wangenkrebse ist nur selten zu beobachten. Sie treten, wie Unna für die Gesichtskrebse überhaupt betont, derart schleichend auf, daß wir uns in den meisten Fällen auf die Angaben der Kranken verlassen müssen. Wir sehen nur die schon ausgebildete Geschwulst mit ihren pro- und regressiven Veränderungen.

Eine häufige klinische Form des Wangenepithelioms ist der flache, vernarbende Krebs. Es können einerseits markstückgroße und kleinere Stellen, andererseits aber auch stark ausgebreitete Herde beobachtet werden, bei welchen der größte Teil der Wangen in Mitleidenschaft gezogen ist. In jedem Falle ist eine zentrale oder exzentrische Vernarbungszone und eine periphere schmale Randzone zu beobachten. Das Zentrum ist hellrot oder blaß, je nach dem Alter der Veränderung, glänzend, glatt, straff gespannt oder fein faltbar, mit erweiterten Gefäßverzweigungen. Der Rand wird von einem kaum erhabenen, 1, höchstens 2 mm hohen und geradeso breiten harten Saum gebildet, welcher oft ganz kleine, perlenartige, körnige, glänzend durchscheinende Unebenheiten aufweist. Zwischen diesen beiden Zonen befindet sich fast immer ein unregelmäßiger geschwüriger Teil, welcher in manchen Fällen nur zeitweise, in anderen von Beginn an und ständig anwesend ist. Die Geschwüre sind unregelmäßig geformt, teils nur ganz oberflächlichen Excoriationen ähnelnd, teils tiefgreifend. Die periphersten Ulcera, welche unmittelbar neben der äußeren Randzone entstehen, sind oft ganz schmal, riss- oder rhagadenförmig. Auch im vernarbenden zentralen Anteil können Geschwüre auftreten und spontan wieder vernarben.

Der Prozeß schreitet sehr langsam weiter, es vergehen meistens mehrere Jahre, bis der Patient selbst seinem Leiden größere Beachtung schenkt. Das Epitheliom kriecht unentwegt weiter und befällt die Haut der benachbarten Organe. So können Nasenflügel, Oberlippe, Augenlider usw. in den Prozeß mit einbezogen werden.

Neben dieser mehr flächenhaften Ausbreitung können einzelne Geschwüre auch tiefer in die Gewebe eindringen. Es bilden sich unregelmäßig begrenzte kraterförmige Ulcerationen, welche nicht nur das subcutane Gewebe, sondern auch alle darunterliegenden Organe zerstören. Auf diese Weise wird aus dem flachen vernarbenden Epitheliom ein *Ulcus rodens*. Der geschwürige Zerfall kann schon vom Anfang an eine Tendenz zu tieferer Ulceration zeigen. Dies ist besonders bei den Epitheliomen der oberen inneren Wangengegend der Fall, welche von jeher als eine Prädilektionsstelle der Ulcera rodentia bekannt ist. Die tiefe Geschwürsbildung kann an einer oder an mehreren Stellen einsetzen, die Geschwüre können konfluieren und sich derart ausbreiten, daß nicht nur alle Weichteile des Gesichtes zerstört werden, sondern auch ein bedeutender Teil des knorpeligen und knöchernen Gerüstes. Die Geschwulst kriecht immer weiter, wuchert in die Augenhöhle ein, das Auge fällt zum Opfer. In diesem Zustande bilden sich keine Narben mehr, an der Stelle der Wangen und in ihrer Umgebung sitzt eine unregelmäßige, von ausgebuchteten, aufgeworfenen Rändern umsäumte, geschwürig zerfallene Geschwulstmasse, mit unebenem Grunde, jauchigem, übelriechendem Belag. Heftige Schmerzen und Temperaturerhöhungen, welche durch Resorption der Zerfallsprodukte bedingt sind, begleiten diesen schweren qualvollen Zustand. Es hat sich jenes klinische Bild des Epithelioms herausgebildet, welches DARIER *Épithéliome basocellulaire térébrant* benannt hat.

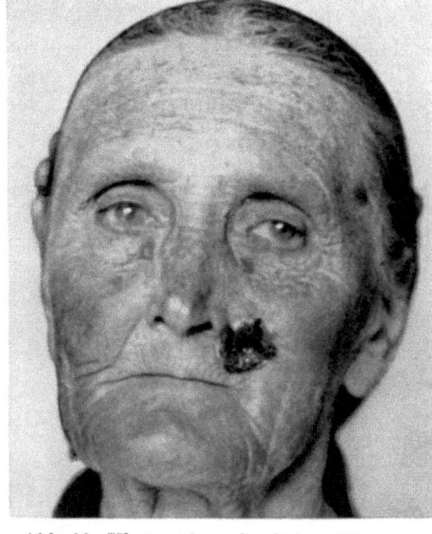

Abb. 30. Ulcus rodens der linken Wange und multiple senile Keratosen der Gesichtshaut.

Das „Épithéliome basocellulaire térébrant" kann nach DARIER auch als selbständige klinische Form, welche vom Anfang an eine Neigung zu tiefen Zerstörungen besitzt, auftreten. Unter besonderen prädisponierenden Verhältnissen, welche vielleicht konstitutioneller Art sind, kann sich diese Form schon nach verhältnismäßig kurzer Zeit ausbilden.

Einen anderen Typus der Wangenepitheliome bilden jene, nicht sehr häufigen Formen, welche durch die viel bedeutendere Wucherung des pathologischen Gewebes über die Hautoberfläche, klinisch als *knotige Geschwülste* zu erkennen sind. Wir sehen kirschkern- bis

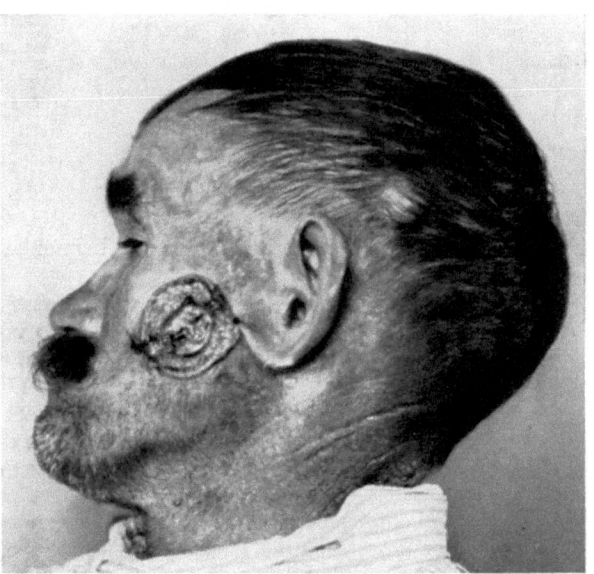

Abb. 31. Ulcus rodens der linken Wange (Brikettkrebs). Atherom am Kopf.

apfelgroße, über das Hautniveau erhabene Geschwülste von rötlicher oder livider Farbe und derb-elastischer Konsistenz, von welchen die kleineren eine glatte oder gekörnte, mit verdünnter Epidermis bedeckte Oberfläche besitzen, während die größeren, welche bei fortschreitendem Wachstum und längerem Bestand leicht geschädigt werden und oberflächlich exkoriieren oder durch Zerfall der epithelialen Massen geschwürig werden, fast immer mit unregelmäßigen Ulcerationen bedeckt sind (Fälle von HALBERSTAEDTER, WECK, SGAMBATTI, SCHAMBERG, KYRLE, KREN, LINDT u. a.). Öfter wurden auch diese Fälle, wohl mit Unrecht, als Ulcera rodentia bezeichnet, denn sie stellen ja im Gegensatz zu dem flach-ulcerösen Bild des Ulcus rodens knotig-ulceröse Erscheinungsformen dar. Solange die Geschwülste noch klein und mit verdünnter Epidermis überzogen sind, sieht man manchmal in ihnen schon mit freiem Auge wahrnehmbare durchscheinende Cystchen (MC LEOD, HEUK und FRIBOES), welche durch Erweichung und Zerfall der pathologischen Epithelien entstehen. Später verschmelzen sie mit den Ulcerationen. Auch die vegetierende Form des Wangenepithelioms kann schließlich in das „Épithéliome térébrant" übergehen, mit seinen schon beschriebenen tiefen, kraterförmigen Ulcerationen, seinem unebenen, belegten Grund und mit ausgedehnten Mutilationen (VIDAL: „Épithéliome aigu à marche rapide") oder sie kann sich als Rezidiv nach ungenügender Strahlenbehandlung entwickeln (L. M. PAUTRIER und LÉVY). Aber selbst dann beschränkt sich die Zerstörung auf rein lokale Destruktion. Metastasen, auch nur der benachbarten Lymphdrüsen, pflegen nicht aufzutreten.

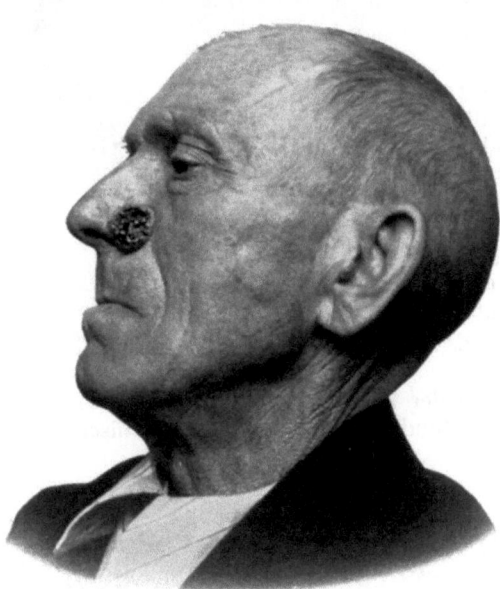

Abb. 32. Nasenepitheliom (Basalzellencarcinom). (Sammlung ARNDT.)

Eine besondere Form des Wangenepithelioms, die sich auch an anderen Stellen des Gesichtes entwickeln kann, bildet die von R. CROCKER als *neoplastic yellow plaque,* von PERNET als *morphoeiform rodent ulcer* benannte — es handelt sich um den gleichen Fall — klinische Varietät. Diese eigenartige Geschwulstart ist zuerst von DANLOS im Jahre 1899 am Nacken bei einer 43jährigen Frau beobachtet worden; die Geschwulst war aus einem Muttermal entstanden. Bald haben STELLWAGON, dann besonders HARTZELL ähnliche Fälle beschrieben und das charakteristische, der circumscripten Sclerodermie ähnliche Aussehen der Flecken ebenfalls betont. Die Ähnlichkeit mit der Sclerodermie kann bei rein klinischer Untersuchung leicht Täuschungen verursachen. Es entsteht ein kleines, flaches, gelbliches Knötchen an der Wange oder an einem anderen Gesichtsteil, welches sich langsam zu einer rundlichen Scheibe vergrößert und durch ihren gelblichen Farbenton und ihre feste narbenähnliche Konsistenz den Eindruck der Morphaea macht. Ihre Oberfläche samt Umgebung ist mit erweiterten Gefäßverästelungen durchzogen. Es fehlt nur der veilchenblaue

Saum der umschriebenen Sclerodermie. Öfter sieht man auch Exulcerationen. Da aber solche auch bei der Morphaea vorkommen, schützt dieser Umstand nicht vor Fehldiagnosen. HEIDINGSFELD betrachtet diese Formen als gewöhnliche Ulcera rodentia und will sie von diesen in Anbetracht ihres gleichen mikroskopischen Baues, nicht abtrennen. Das eigenartig charakteristische Bild, welches in der CROCKER-PERNETschen Reproduktion zum Ausdruck kommt, scheint aber ihre klinische Sonderstellung als eine Varietät des flachvernarbenden Epithelioms doch zu rechtfertigen, wenn auch ihr Bau sie zu den Basalzellenepitheliomen, wie ja doch die meisten anderen klinischen Formen der Gesichtsepitheliome, einreihen läßt. Nur muß man bei der Diagnose, streng an die ursprünglich beschriebenen Eigenschaften halten und Fälle, wie den von MICHELSON beschriebenen sich eher als ein gewöhnliches oberflächlich vernarbendes Epitheliom ansehen.

Die *Nase* ist eine der häufigsten Stellen der Epitheliombildung im Gesicht. Außer den oben angegebenen statistischen Daten sei erwähnt, daß SUTTON unter 1000 Fällen von Gesichts- und Kopfkrebsen in mehr als 25% die Nase allein befallen sah, überwiegend bei Männern (84%), welche ihr Leben auf Landgütern oder Farmen verbrachten. In meinem Material überwiegen in Übereinstimmung mit BORRMANNS Angaben (15 Männer, 26 Frauen) die Frauen, doch spielt bei kleinen Zahlen der Zufall oft eine Rolle. Die Nasenepitheliome nehmen ihren Ursprung meistens an der Nasenwangengrenze, oder an den Nasenflügeln, seltener am

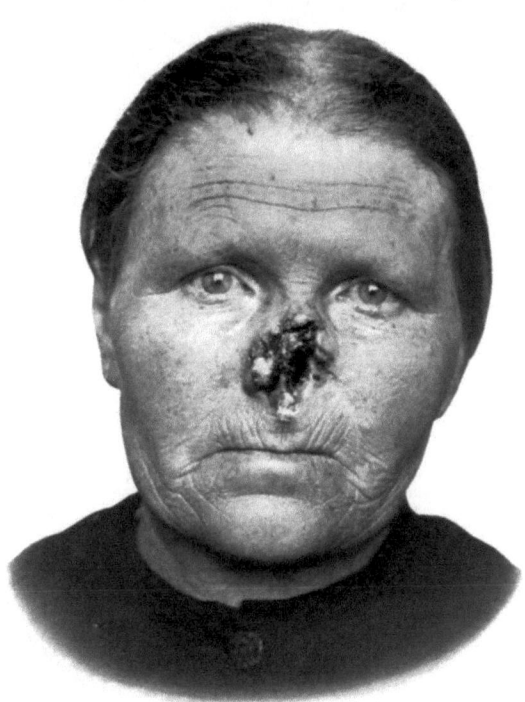

Abb. 33. Nasenepitheliom mit Zerstörung der Nase (Basalzellencarcinom). (Sammlung ARNDT.)

Naseneingang, in der Nachbarschaft des inneren Augenwinkels, oder an der Nasenspitze. Nach SUTTON ist letztere Stelle oft befallen. Die häufigste Epitheliomform ist die flach-vernarbende, doch schließen sich häufig tiefere Ulcerationen an, welche zum Verlust der Nasenflügel und Septen, zur Zerstörung der Oberlippe und der benachbarten Wangenteile führen können, kurz, es kann ein Ulcus rodens resultieren. Beim echten Epithelioma superfic. cicatrisans hingegen schmiegt sich die atrophisch aussehende vernarbende dünne Oberhaut an die Knochen und Knorpel fest an, sie nimmt einen elfenbeinfarbenen Ton an, ist auf ihrer Unterlage meist verschiebbar und nur die peripheren, meistens schmalen rhagadenförmigen, sehr oberflächlichen Ulcerationen oder der fast nie fehlende leicht erhabene schmale harte Saum deutet den wahren Charakter der Veränderung an. Im Anfangsstadium sehen wir oft nur eine kleine adhaerente, blutig-seröse Kruste auf mehr oder weniger konsistenter Basis, ein Grenzwall ist noch kaum angedeutet; dieser entwickelt sich langsam. Nach seiner Entwicklung halten zentrale Vernarbung und exzentrisches Wachstum Schritt miteinander. Es kann dann allmählich der größte Teil der Nasenhaut dem Prozeß verfallen und das oben geschilderte Bild auftreten.

Seltener sind die wuchernden, knotenförmigen Epitheliome der Nase, die aber ausnahmsweise ganz beträchtliche Größe erreichen können (Fall von VIGNARD: kleinzitronengroßes Epitheliom an der Nasenspitze).

Auch die *Augenlider, samt innerem Augenwinkel* werden oft von Epitheliomen befallen. Ihre Häufigkeit ist aus den rein dermatologischen Statistiken nicht richtig zu beurteilen, weil der größere Teil der Patienten Augenkliniken aufsucht. Während wir z. B. im ganzen 8 Fälle zu verzeichnen hatten, war deren Zahl in demselben Zeitraume an der Augenklinik des Prof. IMRE (Pécs) ungefähr viermal so groß. Männer und Frauen erkranken nach unseren Erfahrungen ungefähr im selben Verhältnis (4:4 in meiner, 15:14 in Prof. IMREs Klinik). Ein bedeutender Unterschied besteht aber in der Häufigkeit der Erkrankung des oberen und unteren Augenlides, indem am oberen viel seltener Epitheliome auftreten als am unteren. Ich selbst habe nur ein Epitheliom des oberen Augenlides in vier Jahren beobachtet, während im Material der hiesigen Augenklinik auf 21 Epitheliome des unteren Augenlides und inneren Augenwinkels nur 6 des oberen Lides und 2 beider Lider fallen. K. FISCHER fand in 46% das untere Lid, in 36% den Augenwinkel und nur in 12% das obere Lid erkrankt. Das Epitheliom beginnt immer mit der Bildung eines kleinen derben,

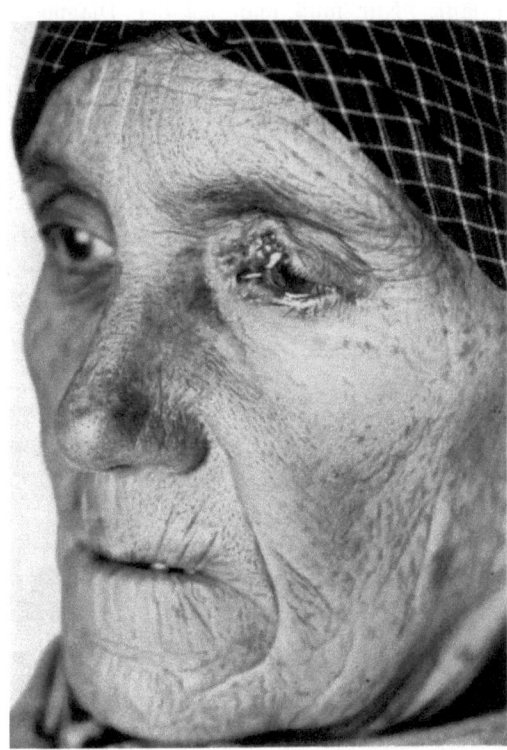

Abb. 34. Carcinom des oberen Augenlides.

gelblichen oder rötlichen Knötchens, entweder am Augenlid selbst, am freien Lidrand oder im inneren Augenwinkel. Das Knötchen, welches in viel lockererem Gewebe sitzt als die Epitheliome anderer Gesichtsteile, kann merklich über das Hautniveau hervorgewölbt sein. Die knotige Form kann am oberen Augenlid besonders ausgesprochen sein, da das feste Tarsalgewebe zu Beginn der Erkrankung einen bedeutenden Widerstand leistet, während das äußerst feinfaserige und lockere Gefüge der darüberliegenden Palpebralhaut die Hervorwölbung der Geschwulstmassen begünstigt. Bald entsteht eine zentrale Ulceration; durch fortschreitenden Zerfall flacht das Knötchen ab, so daß die Geschwürskruste kaum über das Niveau der umgebenden Haut hervorragt. Zwar begegnen wir, trotz langen Bestandes, meistens nur kleineren bis pfenniggroßen Geschwülsten, doch können diese natürlich auf die benachbarte Wangen-, Nasen- oder Temporalgegend ebenso übergreifen, wie von anderen Stellen ausgehende Epitheliome. Die narbige Schrumpfung am Unterlid kann zu bedeutenden Funktionsstörungen, zu Ektropiumbildung mit Tränenfluß führen, wobei die Conjunctiva auch entzündliche Erscheinungen darbietet. Die periorbikuläre Gegend soll nach UNNA und nach den ihm folgenden Beobachtern (WINIWARTER, DELBANCO u. a. m.) die bevorzugte Stelle der echten JACOBschen Ulcera rodentia sein. Wenn auch zugegeben werden muß, daß von dieser Gegend, besonders vom inneren Augenwinkel, oft genug Ulcera rodentia mit Zerstörungs- und weniger ausgesprochener Vernarbungstendenz ausgehen, so muß andererseits betont werden, daß auch an anderen Stellen Epitheliome vom gleichen Typus entstehen können.

Die (speziell gebauten) drüsigen Organe der Lider — die MEIBOMschen und ZEISSschen Drüsen —, welche nach verschiedenen Beobachtungen oft den Ausgangspunkt von Epitheliomen bilden, können den aus ihnen entstandenen Geschwülsten gewissermaßen ein besonderes klinisches Gepräge verleihen, besonders den aus den MEIBOMschen Drüsen hervorgehenden Epitheliomen. Diese sehen, zumal im Anfang, einem *Chalazion* äußerst ähnlich (G. PEREYRA). Die Drüsentumoren der Lider teilt PEREYRA in zwei Gruppen: 1. in solche, welche von der Conjunctiva palpebralis und den Hauttalgdrüsen, einschließlich

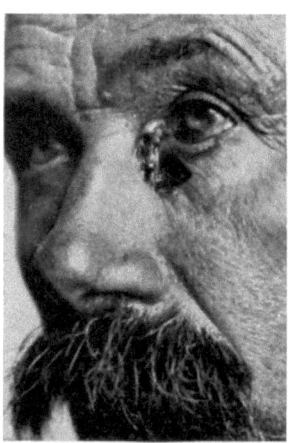

Abb. 35. Carcinom des inneren Augenwinkels. (Aus RIEHL-KUMER: Die Radium- und Mesothoriumtherapie der Hautkrankheiten.)

der ZEISSschen Drüsen ihren Ausgang nehmen, 2. in solche der echten MEIBOMschen Drüsentumoren. Diese besitzen außer ihrem drüsig alveolären Bau kleine Zysten mit Sekretionsprodukten der MEIBOMschen Drüsen. In einem von KROMPECHER bearbeiteten Fall eines derben knotigen „Carcinoma tarsi" (Fall 11 in: „Der Basalzellenkrebs" 1903) war die morphologische Nachbildung der charakteristischen Form der MEIBOMschen Drüsen in den Tumormassen so auffallend, daß ihr Ursprung wohl nicht bezweifelt werden konnte.

Am Lidrand führen die Epitheliome entweder zu einer diffusen Verdickung, oder zu kleinen umschriebenen Knötchen. In einem solchen Falle wurde von D. MICHAIL der Ausgang von den ZEISSschen Drüsen angenommen.

Die Geschwülste, welche sich aus dem Epithel der Conjunctiva bulbi entwickeln, bilden meistens kleine, ausnahmsweise auch größere, sogar kastaniengroße epibulbäre Knoten (KOPFF, TUMAGALLI und ALFIERI). Das Gewebe der Sklera kann auch in solchen Fällen unversehrt bleiben.

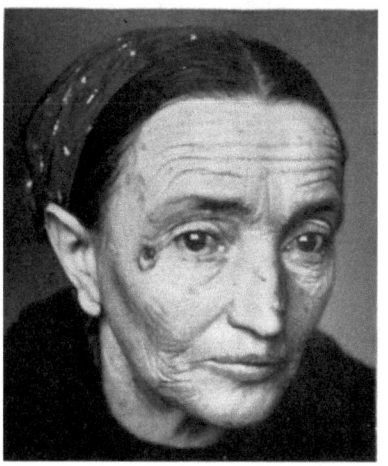

Abb. 36. Carcinom des äußeren Augenwinkels.

Epitheliome am *Ohre* sind viel seltener, als in dessen Nachbarschaft. Häufiger wird das Ohr durch Übergreifen der Epitheliome benachbarter Gebiete befallen. Primäre Ohrcarcinome kommen bei Männern viel häufiger vor, als bei Frauen. W. D. MONTGOMERY und G. D. CULVER haben in 16 Jahren insgesamt 46 Ohrkrebse beobachtet, 42 bei Männern und nur 4 bei Frauen. Ihr Sitz kann an Ohrmuschel, Helix, Ohrläppchen und äußerem Gehörgang sein. Sie bilden entweder kleine Knötchen oder oberflächliche Ulcerationen mit Vernarbung, in Form des typischen Epithelioma planum cicatrisans. Sie können aber auch eine ausgesprochene Destruktionstendenz besitzen, welche zur Verstümmelung der Ohren, mit Verlust von Ohrmuschelteilen, besonders des Ohrläppchens führen. Seltener sind die papillär wuchernden Tumoren des äußeren Gehörganges, welche als ungefähr bohnen- bis kirschgroße gelappte Geschwülste aus dem Gehörgang hervorquellen und durch

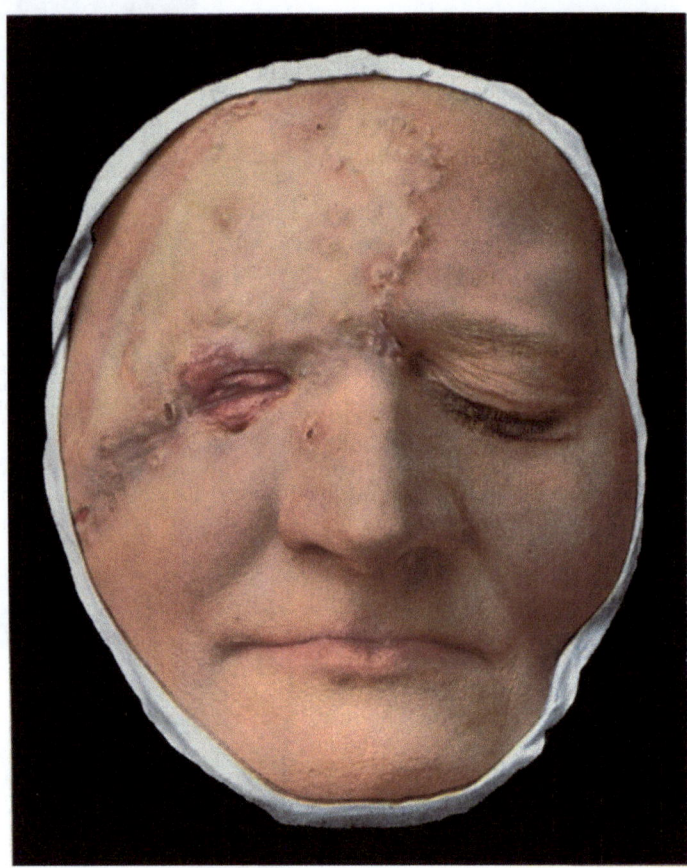

Abb. 37. Epithelioma planum cicatrisans frontis (Basalzellencarcinom). (Sammlung JADASSOHN.)

dessen Verstopfung zu Beschwerden, Jucken, Schmerzen, Ohrensausen, führen können. R. L. SUTTON hat der Erfrierung der Ohren, besonders wenn sie wiederholt auftritt, eine bedeutende Rolle als prädisponierendem Faktor zugeschrieben. Die Erfrierung soll zuerst zu Warzenbildung oder zum Auftreten von Keratosen führen, welche präcanceröse Stadien darstellen. MONTGOMERY und CULVER bestreiten die Richtigkeit dieser Annahme. Die Rolle niedriger Temperaturen, speziell auf die Ohren, ist aber wie auch die Rolle anderer klimatischer Einflüsse, welche zu den präcancerösen Witterungsveränderungen führen, jedenfalls sehr plausibel. Fissuren der retroaurikulären Gegend, welche meistens die Folge von schlecht sitzenden und die hintere Ohrgegend wiederholt verletzenden Brillengestellen sind, können ebenfalls den

Boden zur Epitheliomentwickelung vorbereiten (J. R. PIERRE). Durch fortschreitendes serpiginöses Weiterkriechen der Geschwulst kann die Ohrmuschel halbkreisförmig umgeben werden (SPITZER). Die am Ohr sitzenden Epitheliome sind im Gegensatz zu den Epitheliomen anderer Gesichtsteile überwiegend spinocelluläre Krebse. Diese oft bestätigte Tatsache hat schon BORRMANN (80%) festgestellt.

Auch an der *Stirne* können wir alle bekannten klinischen Typen der Epitheliome beobachten. Nur ist hervorzuheben, daß die vegetierenden Formen

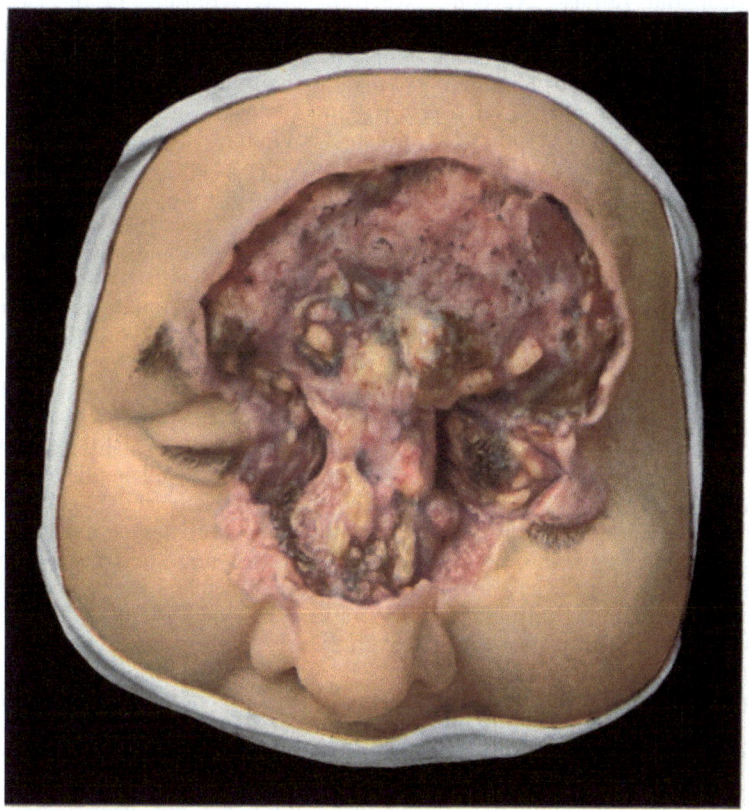

Abb. 38. Ausgebreitetes destruierendes Basalzellencarcinom der Stirn, Nase und Augenlider. (Sammlung JADASSOHN.)

mit massigen Geschwülsten nach den kasuistischen Mitteilungen an der Stirne häufiger zu finden sind, als an anderen Gesichtsteilen, und daß auch die tiefgreifenden, die Schädelknochen usurierenden geschwürigen Formen hier öfter vorkommen (DUBOIS-HAVENITH, MORESTIN, KREIBICH, BARCAT, HAGENBACH u. a.). Die letztere Form ist besonders deswegen beachtenswert, weil sie wegen ihrer Ähnlichkeit mit gummös-syphilitischen Prozessen differentialdiagnostische Schwierigkeiten bieten kann. Gummata sind in dieser Gegend viel häufiger als Epitheliome. Eine Verwechslung, welche ohne histologische Untersuchung möglich ist, kann zu verhängnisvollen Konsequenzen führen, sei es wegen Vernachlässigung der heilbringenden antiluetischen Kur, sei es wegen des Aufschubes eines chirurgischen Eingriffes.

In allen diesen Lokalisationen kommen mit Ausnahme der Ohren, überwiegend basalzellige Epitheliome vor, seltener die verschiedenen Abarten der DARIERschen metatypischen Form. Ein schönes Beispiel für die letztere bietet ein Fall des äußeren Gehörganges (s. S. 270), welcher sich klinisch als eine mandelgroße gelappte, wuchernde Geschwulst darbot und histologisch dem *Épithéliome pavimenteux mixte* der DARIERschen Einteilung oder dem baso-spinocellulärem Typus KROMPECHERs entsprach. Reine Stachelzellenepitheliome finden sich am seltensten in der Gesichtshaut, wenn wir von den auf dem Boden anderer chronisch entzündlicher oder ulcerativer Prozesse auftretenden Krebsen absehen. Diese, d. h. die Lupus-, Narben-, Atherom- usw. Krebse sind im Gegensatz zu den Carcinomen, die auf gesunder Haut entstehen, fast immer stachelzellig (s. Präcancerosen). Fälle, wie der, welchen PAUTRIER beschrieben hat, wo bei einem 9jährigen Kind ein echtes Stachelzellenepitheliom auftrat, mit raschem Wachstum und regionären Drüsenmetastasen, oder wie der Fall von O'DONOVAN bei einem 21jährigen Mädchen, gehören zu den größten Seltenheiten. Jedenfalls ist es bemerkenswert, daß die primären Stachelzellenepitheliome verhältnismäßig oft bei Jugendlichen auftreten.

Zum Charakter der Gesichtsepitheliome gehört ihr häufig *multiples Auftreten* (s. auch im Abschnitt: Multiplizität der Epitheliome). Oft hängt das mit der Multiplizität der präcancerösen Veränderungen zusammen. Der klassische und oft abgebildete Fall von BESNIER im Moulagenmuseum des St. Louis-Spitals ist ein besonders überzeugendes Beispiel. Wenigstens 100 Epitheliome verschiedener Größe und auf verschiedener Stufe ihrer Entwicklung, ausgegangen aus senilen Keratosen, bedecken das Gesicht. Wenn auch eine so ungeheuer große Multiplizität wie im Falle BESNIER sehr selten ist, so kommen doch 2—3—5 und mehr Epitheliome an verschiedenen Gesichtsteilen häufig genug vor. Es handelt sich dabei fast immer um Basalzellenepitheliome. Es können in seltenen Fällen auch basalzellige und stachelzellige Epitheliome multipel nebeneinander vorkommen, ja sogar unter ähnlichem klinischen Bilde (FUSS). Bei der Beurteilung der Multiplizität muß man, um Irrtümer zu vermeiden, sehr kritisch vorgehen und beobachten. Multiple Geschwüre bedeuten noch nicht multiple Epitheliome. Es kann an verschiedenen Stellen einer Geschwulst Zerfall auftreten und das könnte besonders dann irreführen, wenn wir es mit sehr oberflächlichen, spontan schön glatt vernarbenden Epitheliomen zu tun haben, deren Gebiet aber, sowohl am Rand wie im Innern, immer wieder exulceriert und bei flüchtiger Betrachtung multiple Geschwülste vortäuschen kann. Dasselbe gilt auch von einzelnen, entfernter entstehenden Knötchen, welche ebenfalls im Bereich desselben flach ausgebreiteten Epithelioms aufschießen können. Überhaupt kommt bei der weiterkriechenden Tendenz des einzelnen flach-vernarbenden Hautkrebses, sowie des Ulcus rodens, leicht der falsche Eindruck zustande, daß es sich um multiple Geschwülste handelt.

Die Pathogenese und Ätiologie der Gesichtsepitheliome beansprucht an dieser Stelle keine besondere Betrachtung. Die Gesichtsepitheliome sind es ja, die zum größten Teil die klinischen und pathologisch-anatomischen Belege zu den neueren Anschauungen über die Entstehung und Entwicklung der Epitheliome im allgemeinen liefern und es sind in erster Reihe die an Gesichtshautkrebsen gemachten Beobachtungen mit den experimentellen Erfahrungen in Einklang zu bringen, um die Ursachen ihrer Entstehung zu klären. Diese Fragen finden ihre Beantwortung teils in der Einleitung zu den Geschwülsten (WEGELIN), teils im allgemeinen Teil des Epitheliomkapitels, sowie im Kapitel über experimentelle und Berufskrebse (ULLMANN). Es soll daher hier nur darauf hingewiesen werden, daß gerade bei den Gesichtsepitheliomen die traumatische

Entstehung, besonders bei Jugendlichen, oft überzeugend hervortritt; bei diesen spielen jene allgemeinen dispositionellen Momente keine Rolle, welche sonst bei älteren Leuten die Krebsbildung fördern. (Eigener Fall: basalzelliges Epitheliom der Nase bei einem 15jährigen Mädchen, nach Verletzung durch einen Baumast.)

Je nach Form, Ausbreitung und Lokalisation der Geschwülste müssen bei der *klinischen Diagnose* der Gesichtsepitheliome verschiedene Prozesse zur

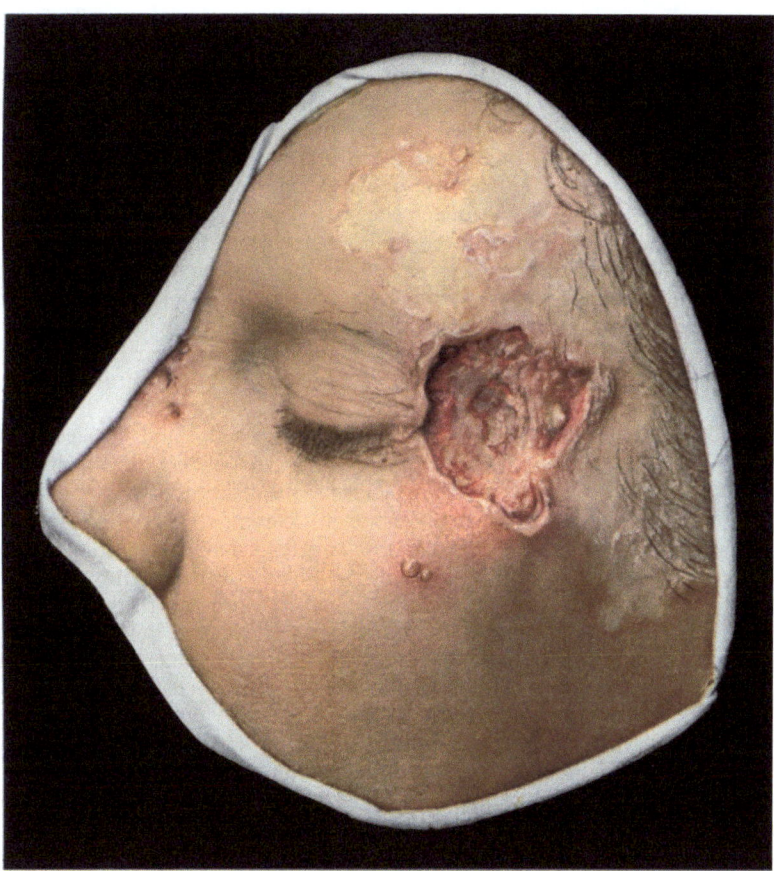

Abb. 39. Multiples Ulcus rodens (Basalzellencarcinome).
(Sammlung JADASSOHN.)

Differenzierung in Betracht gezogen werden. Bei den ziemlich häufigen oberflächlich-atrophisch vernarbenden Formen muß in jener Phase, wo Ulcerationen kaum oder überhaupt nicht vorhanden sind, besonders wenn ihr Sitz die Wangen- oder Nasengegend betrifft, der oft ähnlich langsam verlaufende *Lupus erythematodes* ausgeschlossen werden. Der bei den Epitheliomen fast nie fehlende schmale harte Saum, die minimalen oder überhaupt nicht vorhandenen klinischen Entzündungserscheinungen sind für die Diagnose des Epithelioms von ausschlaggebender Bedeutung. Die Ähnlichkeit gewisser Gesichtsepitheliome mit circumscripten Sclerodermieherden wurde bei der klinischen Beschreibung der CROCKER-PERNETschen Form schon erwähnt.

Bei den knotigen sowie den oberflächlich oder tief ulcerierenden Formen kommt differentialdiagnostisch in erster Reihe *Lues* in Betracht. Die Unterscheidung gelappter oder papillär-verruköser Gebilde von den flach hervorgewölbten, weniger harten, eher derb elastischen, später etwas fluktuierenden syphilitischen Gummata verursacht keine Schwierigkeiten. Aber multiple oberflächliche Geschwüre der Epitheliome, besonders wenn sie, wie das manchmal vorkommt, in circinärer Anordnung auftreten, können das Bild eines serpiginösen Syphilids vortäuschen, zumal beide Erkrankungen an seborrhoischen Stellen, wie z. B. in der Nasolabialfalte vorkommen. Tiefgreifende Ulcera rodentia, besonders wenn sie schon bedeutende Destruktionen und Verstümmelungen verursacht haben, können spätsyphilitischen Erscheinungen namentlich kongenitalen Ursprunges sehr ähnlich sehen. Immerhin haben wir auch in solchen Fällen, neben den anamnestischen Daten und den serologischen Reaktionen auch im klinischen Bild Anhaltspunkte für die Diagnose, wobei immer der Charakter der Geschwürsränder und des Geschwürgrundes zu beachten ist. Die kraterförmige Ulceration mit aufgeworfenen Rändern, der sehr ungleichmäßig gekörnte, eiternde, auf Druck oft kleine weiße Pfröpfe entleerende Ulcusrand und -grund mit besonders derber Konsistenz spricht für Epitheliom, während der mehr steil abfallende, gleichmäßig infiltrierte Rand und der mehr gleichmäßig granulierende Grund für zerfallene syphilitische Gummen charakteristisch sind. Nichtsdestoweniger wird es Fälle geben, bei welchen die Entscheidung der mikroskopischen Untersuchung vorbehalten bleibt.

Auch die *Tuberkulose*, namentlich der ulcerierende und hypertrophische, aber auch der glatt vernarbende Lupus muß im gegebenen Falle differentialdiagnostisch erwogen werden. Wenn typische Lupusknötchen vorhanden sind, welche oft auch in der Narbe zum Vorschein kommen, und wenn das weiche Granulationsgewebe der Hauttuberkulose nachweisbar ist, dann haben wir keine Schwierigkeiten bei der Entscheidung. Solche werden klinisch eigentlich am häufigsten dann auftreten, wenn wir neben ausgebreiteten Lupusnarben oberflächliche oder auch tiefere Ulcerationen vorfinden. Bei der Häufigkeit des Lupuscarcinoms muß immer an diese Möglichkeit gedacht, und es darf die immer leicht durchführbare Biopsie nie versäumt werden.

Von den verschiedenen *Pilzerkrankungen* der Haut, welche gelegentlich vom Epitheliom getrennt werden müssen, ist hauptsächlich die *Aktinomykose* von Bedeutung. Sowohl die primäre Hautaktinomykose mit ihren harten subcutanen Knoten, wie die sekundäre, welche aus tiefer liegenden Organen in die Haut hineinwächst, nehmen bald charakteristische Eigenschaften an, welche sie klinisch ziemlich scharf vom Epitheliom unterscheiden. Der tiefe Sitz, die livid rote Verfärbung der bedeckenden Haut, vor allem aber die bald auftretenden Fisteln mit den charakteristischen gelben Körnchen im abgesonderten Eiter sind sichere Merkmale der Erkrankung, deren Diagnose durch den Nachweis der Pilzz erhärtet wird. Andere, ebenfalls seltene Fadenpilzerkrankungen, wie die *Sporotrichose* haben noch weniger Ähnlichkeit mit Epitheliomen und können nur insofern in Betracht kommen, als sie ebenfalls Knoten bilden. Diese Knoten sind aber eher den tuberkulösen oder luetischen Gummen analoge Veränderungen. Eine Entscheidung bringt immer nur der Nachweis der Pilze.

Es gilt fast als Regel, daß die basalzelligen Epitheliome des Gesichtes, ebenso wie diejenigen anderer Hautgegenden, selbst bei sehr ausgebreiteten lokalen Zerstörungen keine Drüsenmetastasen zur Folge haben. Es ist das ein längst bekanntes und von allen Beobachtern hervorgehobenes Zeichen ihrer relativen Gutartigkeit. Die seltenen Ausnahmen, welche vereinzelt verzeichnet wurden, bestätigen nur die Regel. Es können aber infolge von Sekundärinfektionen der Geschwüre mehr oder weniger druckempfindliche regionäre Drüsenvergrößerungen vorkommen, welche nicht mit krebsigen Drüsenmetastasen verwechselt werden dürfen. Allerdings ist eine klinische Diagnose in solchen Fällen unmöglich; höchstens bei Vereiterung der Drüsen. Weniger günstig verhalten sich in dieser Beziehung die gemischten oder intermediären Formen, deren Hauptsitz das Gesicht ist und welche nach DARIER die regionären Lymphdrüsen öfter befallen.

Metastasen in entfernteren Organen sind dementsprechend bei Gesichtsepitheliomen noch viel seltener. Wie vorsichtig man den Gang des pathologischen Geschehens unter Umständen beurteilen muß, beweist ein Fall von QUEYRAT, in welchem anscheinend in der Folge eines typischen „tubulären", also basalzelligen Epitheliomes der Nase subcutane Metastasen an verschiedenen Stellen des Rumpfes aufgetreten sind. Die Sektion und die histologische Bearbeitung des Falles ergab, daß alle diese Herde, den als primär aufgefaßten Nasenflügelherd mitinbegriffen, die Aussaat eines Ösophaguskrebses darstellten, der während des Lebens unbemerkt blieb und *im Gegensatz zu dem in diesem Organ gewöhnlich auftretenden verhornenden Epitheliom,* einen basalzelligen drüsig-tubulären Bau aufwies.

In der *Therapie* der Gesichtskrebse sind im allgemeinen jene Gesichtspunkte maßgebend, welche bei den Epitheliomen überhaupt in Frage kommen. Doch soll darauf hingewiesen werden, daß hier, um den kosmetischen Forderungen zu entsprechen, die Plastik eine große Rolle spielt. Besonders bei Lidhaut-, Ohrläppchen-, Nasenepitheliomen kommen plastische Operationen in Betracht. Sie gehören in das Gebiet der Chirurgie. Spezielle Indikationen für die Strahlentherapie, welche beim Lid- und Ohrencarcinom sich ergeben, sind im allgemeinen Teil im Kapitel über die Strahlenbehandlung der Hautcarcinome hervorgehoben (S. 327 u. 328).

Der Lippenkrebs.

Die Trennung der Lippenkrebse von denen anderer Gesichtsteile erscheint nicht nur durch ihr besonders häufiges Auftreten gerechtfertigt, sondern auch durch ihren abweichenden klinischen Verlauf, ihren zumeist anders gearteten Bau, durch die oft überzeugender hervortretenden auslösenden Ursachen sowie durch lokale anatomische Verhältnisse der Lippen. Letztere sind durch Reichtum der Lippen an Lymphgefäßen und durch die Nähe der Lymphdrüsen gegeben, wodurch das abweichende Verhalten und der abweichende Verlauf der Lippenkrebse teilweise verständlich wird.

Die Lippenkrebse bilden ungefähr die Hälfte aller Gesichtsepitheliome (s. oben). THIERSCH hat in seinem klassischen Werke 48 Lippenkrebse neben 30 Epitheliomen anderer Gesichtsgegenden aufgezeichnet, BORRMANN fand 45,6% — berechnet aus fünf verschiedenen Statistiken mit einem Gesamtmaterial von 1231 Fällen —, v. WINIWARTER hat das Verhältnis auf 52,6% berechnet. Nach der ungarischen Krebsstatistik von v. DOLLINGER aus dem Jahre 1904 waren unter 860 Gesichtsepitheliomen 416 Lippenkrebse. Aus weiteren Statistiken sind annähernd ähnliche Verhältnisse zu entnehmen. Der Lippenkrebs verteilt sich sowohl auf die beiden Geschlechter wie auf Ober- und Unterlippe beim selben Geschlecht nicht gleichmäßig. Daß die Krebse der Unterlippe bei Männern viel häufiger vorkommen, als bei Frauen, ist eine seit jeher festgestellte Tatsache. FRICKE hat aus mehreren statistischen Arbeiten (WÖRNER, MAIWEG, REGULSKI und eigene Fälle) 1338 Lippenkrebsfälle zusammengestellt, unter welchen sich 1174 an der Unterlippe und 45 an der Oberlippe bei Männern befanden, während die Gesamtzahl derselben bei Frauen 90, bzw. 29 betrug. Das Verhältnis der Unterlippenkrebse der Männer zu dem der Frauen stellt sich auf 92,8 : 7,2, während an der Oberlippe das Verhältnis sich wie 60,8 : 39,2 gestaltet. Von anderen Autoren haben THIERSCH bei Frauen an der Unterlippe in 4,16%, v. BRUNS in 7,27%, TRENDELENBURG in 7%, BREWER in Amerika 5%, WINIWARTER sogar nur in 1,61% Krebs gesehen. BORRMANN erhielt aus 15 Statistiken die Durchschnittszahl von 8,5%. Größeres Material umfaßende Statistiken sprechen für das Vorkommen von 5—7% der Unterlippenkrebse bei Frauen, während die Schwankungen bei kleinerem Material natürlich größer sind, da Zufälligkeiten mehr mitspielen. Auch die Häufigkeitsunterschiede im Vorkommen der Unter- und Oberlippenkrebse sind in den verschiedenen Statistiken mit unbedeutenden Abweichungen der Durchschnittszahlen festgestellt worden. Während bei Männern nach verschiedenen Zusammenstellungen auf je 15—25 Unterlippenkrebse ein Oberlippenkrebs fällt, sitzen bei Frauen ein Drittel aller Fälle an der Oberlippe. Dies ergibt fast eine fünf- bis achtfache relative Häufigkeit der Oberlippenkrebse bei Frauen. Das Fehlen der mechanisch-chemischen auslösenden Reizungsmomente an der Unterlippe bei der Frau erklärt zur Genüge die relative Häufigkeit des Oberlippenkrebses.

Die Lippenkrebse treten in der großen Mehrzahl der Fälle, gerade so wie andere Hautepitheliome, im fortgeschrittenem Alter auf. Das Häufigkeitsmaximum fällt nach LOOS, EBEL, BORRMANN, v. BRUNS, WISCHNIEWETZKY, JANOWSKY in das Alter zwischen 60—70 Jahre, während v. WINIWARTER, THIERSCH, KOCH es zwischen 50—60 Jahren finden. FRICKE kam auf Grund seines reichen statistischen Materials zum Ergebnis, daß die Chancen an Lippenkrebs zu erkranken, vom 25. Lebensjahr bis zum 65. stetig zunehmen; dann erfolgt eine Abnahme der Krankheitsbereitschaft, während die Widerstandskraft eines an Lippenkrebs Leidenden gegen das Fortschreiten seiner Krankheit ihren Höhepunkt in der zweiten Hälfte der vierziger Jahre erreicht. Es sollen also in diesem Alter die lokalen und eventuell allgemeinen Abwehrkräfte am stärksten zur Geltung kommen. Diese Feststellung aus rein klinisch-statistischen Daten kann heute nicht mehr als vollkommen beweiskräftig anerkannt werden, da individuelle Eigenschaften, welche besonders bei der Wachstumsgeschwindigkeit zur Geltung kommen, außer Acht gelassen sind. Lippenkrebse bei Jugendlichen sind noch viel seltener, als Krebse anderer Gesichtsteile, wenn es sich nicht um Xeroderma pigmentosum-Carcinome handelt, welche öfter auch an der Lippe beobachtet worden sind.

Nur selten bietet sich Gelegenheit zur Beobachtung des frühesten Beginns von Lippenkrebsen. Es sind zwar an den Lippen häufig Zustände wahrzunehmen, welche den Verdacht auf ein beginnendes Epitheliom erwecken können, sie bilden aber eigentlich noch nicht den Anfang, sondern nur das Vorstadium des Epithelioms, welche geradeso, wie die präcancerösen Stadien anderer Haut- und Schleimhautgegenden, nur fakultativ zur Krebsbildung führen. Der Zeitpunkt der Umwandlung und der allmähliche Übergang ist unsicher und entgeht meistens der klinischen Beobachtung. Das intensivere Studium der präcancerösen Stadien hat jedenfalls dahin geführt, daß in der letzten Zeit öfter Vor- und Anfangsstadien der Lippenkrebse beobachtet werden als früher. Bei der Bösartigkeit des Lippenkrebses ist dieser Umstand von besonderer Wichtigkeit und vielleicht nicht allein die Folge einer genaueren Beobachtung und besseren Kenntnis der präcarcinomatösen Zustände, sondern auch der größeren Sorgfalt der Kranken zuzuschreiben und als eine zivilisatorische Errungenschaft zu verbuchen. Meistens bieten aber selbst die relativ früh zur Beobachtung gelangten Fälle schon das wohl charakterisierte und entwickelte, klinisch leicht diagnostizierbare Bild des Epithelioms. Wir erfahren nur vom Patienten, daß die Geschwulst oder das Geschwür mit einem roten oder weißen Fleck, mit einer krustenbedeckten Schrunde, mit einem Bläschen oder Blatterchen, einer oberflächlichen Abschürfung, einer kleinen

Verhärtung, Verdickung, einem Knötchen oder mit einer warzigen Wucherung begonnen hat.

Die *Unterlippenkrebse* haben ihren Sitz am häufigsten an den Seitenteilen des Lippenrots zwischen Mundwinkel und Mittellinie, seltener in der Mitte, am seltensten im Mundwinkel selbst. Ihre Größe und Ausbreitung ist sehr verschieden und wechselt von Bohnengröße bis zu solchen Flächen, welche die ganze Oberfläche des Lippenrots, mit Übergreifen auf die Kinnhaut und Mundschleimhaut, einnehmen. Das Fortschreiten gegen die Schleimhaut, welche zum Lymphgebiet der Submaxillardrüsen gehört, ist die häufigere Ausbreitungsart und erklärt das frühe Befallensein der Submaxillardrüsen (E. FRYMAN). In der Regel bildet sich nur eine Geschwulst. Es sind aber auch Fälle mit mehrfach auftretenden Geschwülsten beobachtet worden — einen solchen hat schon KAPOSI vorgestellt — besonders bei Personen, bei welchen eine ausgebreitete, oder in mehreren Herden auftretende Leukoplakie den Ausgangspunkt der Geschwulst bildet (SIEMENS). Die entwickelte Geschwulst hat des öfteren eine feinpapilläre, mit leicht abhebbaren Krusten bedeckte, leicht blutende Oberfläche mit gut umschriebenem hartem Rand und derber Basis, welche als infiltrierender, gut umfaßbarer Knoten in die Lippenmuskulatur eingedrungen ist. Seltener ist die derbe Unterlage oberflächlicher und macht den Eindruck einer pergamentartigen Einlagerung im Lippenrot. Ein anderes Mal ist die erkrankte Stelle der Unterlippe geschwürig. Das Geschwür kann ziemlich tiefgreifen, erscheint oft kraterförmig ausgehöhlt, mit dicken, blutigbraunen Krusten ausgefüllt und bedeckt. Auch Ulcera rodentia können an der Unterlippe vorkommen, d. h. mehr flächenhaft weiterschreitende, teilweise ulcerierende und vernarbende Epitheliome, welche

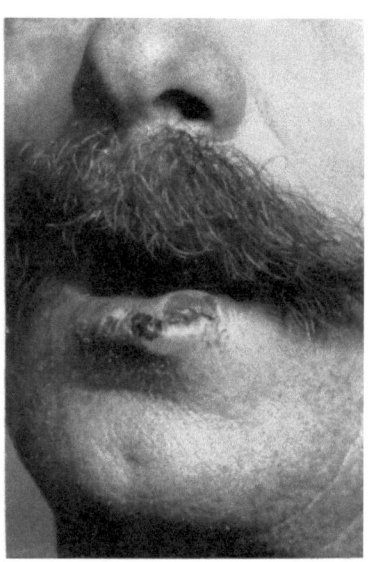

Abb. 40. Carcinoma labii inferioris (Stachelzellencarcinom). (Sammlung JADASSOHN.)

nach A. PUSEY sogar $1^{1}/_{2}$—2% aller Unterlippenkrebse ausmachen. Seltener kommen aus blumenkohlartigen gelappten Massen bestehende Tumoren vor, welche ebenfalls mehrfach erodiert und mit Borken besetzt sein können. Als eine besondere klinische Varietät darf auch das auf die ganze Unterlippe sich ausbreitende oder ihren größten Teil einnehmende Epitheliom gelten, welches nur flach aber pergamentartig derb infiltriert erscheint, mit einer etwas erhabenen weißlichen Randzone, die an der Schleimhautseite abgeflacht ist (Épithéliome en nappe von PAUTRIER, J. ROEDERER und A. COMUS). Auch diese besitzen spindelzelligen Bau. Bei alten, oft viele Jahre bestehenden, vernachläßigten Fällen kann nicht nur die ganze Lippe durch den geschwürigen Zerfall der immer weiter fortschreitenden und wachsenden Geschwulst völlig zugrunde gehen, sondern es wird der Kiefer entblößt, der Knochen durch die Krebsmassen zerstört, das harte krebsige Infiltrat breitet sich auf den Mundboden, die Wangen und auf die Oberlippe aus. In besonders klassischer Weise hat THIERSCH den Verlauf des Unterlippenkrebses geschildert und 4 Stadien unterschieden:

„*1. Stadium.* Warziges oder höckeriges Gewächs am Lippenrot oder in dessen unmittelbarer Nähe, mit tiefgreifender, mit oberflächlicher oder ohne aller

Ulceration. Die Lippe ist frei beweglich, die Haut des Kinnes verschiebbar, die entartete Stelle beim Betasten hart abgegrenzt vom normalen Gewebe.

2. Stadium. Die Lippenschleimhaut wird Sitz der Entartung, das Zahnfleisch und Periost, die Schneide- und Eckzähne werden gelockert. In der Cutis rückt die Krankheit gegen das Kinn herab, während sie gleichzeitig dem Lippenrand entlang, wohl auch um den Mundwinkel herum sich auf Wange und Unterlippe ausbreitet. Die Lippe ist schwer beweglich, die Haut des Kinnes sitzt unverschiebbar auf dem Knochen auf.

3. Stadium. Die Entartung dringt in den Körper der Mandibula ein, breitet sich in der Mundschleimhaut, namentlich auf den Boden der Mundhöhle aus. Die Anschwellung der Kinnhaut wird gleichmäßig und brettartig, die Härte erstreckt sich auf die Unterkinngegend. Zu beiden Seiten schwellen die submaxillaren Lymphdrüsen an, welche gewöhnlich zu größeren festsitzenden Massen conglomeriert sind. Dabei kann das primäre Geschwür entweder umgeworfene, zerklüftete, warzige Ränder und grobwarzigen Grund haben oder die Ränder können auch scharf geschnitten, glatt, der Geschwürgrund uneben, höckerig sein, oder es kann an seiner Stelle eine Operationsnarbe vorhanden sein.

4. Stadium. Die Entartung nimmt den Boden der Mundhöhle vollständig ein, durchsetzt von unten her die Zunge, geht auf den Pharynx und Larynx über. Die Härte der Unterkinngegend dehnt sich nach abwärts gegen den Kehlkopf aus. Die seitlichen Lymphdrüsen des Halses und die occipitalen schwellen an, an mehreren Orten brechen die entarteten Lymphdrüsen oder sonstige Weichteile ulcerierend auf. Es erfolgen arterielle Blutungen. Zu der immer

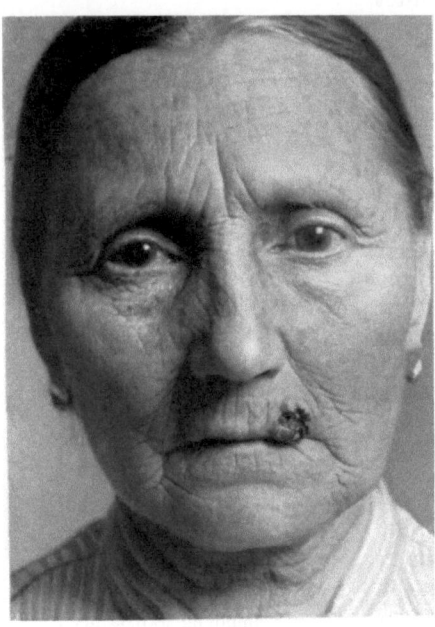

Abb. 41. Carcinoma labii superioris (Stachelzellencarcinom). (Sammlung JADASSOHN.)

größeren lokalen Ausdehnung gesellen sich Krebsknoten in inneren Organen". Als Ergänzung zu dieser Schilderung sei nur noch eine Bemerkung THIERSCHS, der wir uns vollkommen anschließen müssen, hinzugefügt, nämlich, daß die Anschwellungen der Lymphdrüsen gelegentlich schon im ersten Stadium auftreten können.

Der Krebs an der Oberlippe ist, wie wir schon eingangs erwähnten und durch einige statistische Daten erläuterten, viel seltener, als derjenige der Unterlippe. Bedeutende deutsche Chirurgen haben sogar eine Immunität der Oberlippe gegen Carcinom angenommen (HUETER). Auch THIERSCH machte die Erfahrung daß ,,der freie Rand der männlichen Oberlippe beinahe vollkommen verschont wird von Epithelialkrebs, wenigstens vom *,,tiefgreifenden"*. Auch erkannte er sehr richtig, daß dies nicht an einer ,,weiterentwickelten Disposition der Unterlippe" beruht, sondern darauf zu beziehen ist, daß auf die Unterlippe häufiger *Gelegenheitsursachen* einwirken. ESCHWEILER hat im Jahre 1889 doch schon 61 Fälle aus der Literatur sammeln können, welche Zahl bis heute auf das Mehrfache gestiegen ist.

Die Epitheliome der Oberlippe sind gewöhnlich von ganz anderem Charakter als diejenigen der Unterlippe. Sie breiten sich flach aus, infiltrieren nicht das Muskelgewebe, und stehen sowohl in ihrer klinischen Erscheinungsform, wie in ihrem Bau den Epitheliomen der Gesichtshaut näher. Sie bestehen meistens aus oberflächlich erodierten, weniger derben, deutlich umrandeten Geschwülsten. In seltenen Fällen können auch hier tiefgreifende Formen entstehen, besonders wenn sie sich am Boden der auf der Oberlippe allein schon viel selteneren Leukoplakien entwickeln (Fall LÖHE); auch multiple Carcinome kommen vor, selbst mit Bildung von Hauthörnern (G. KESSLER und A. WEISS).

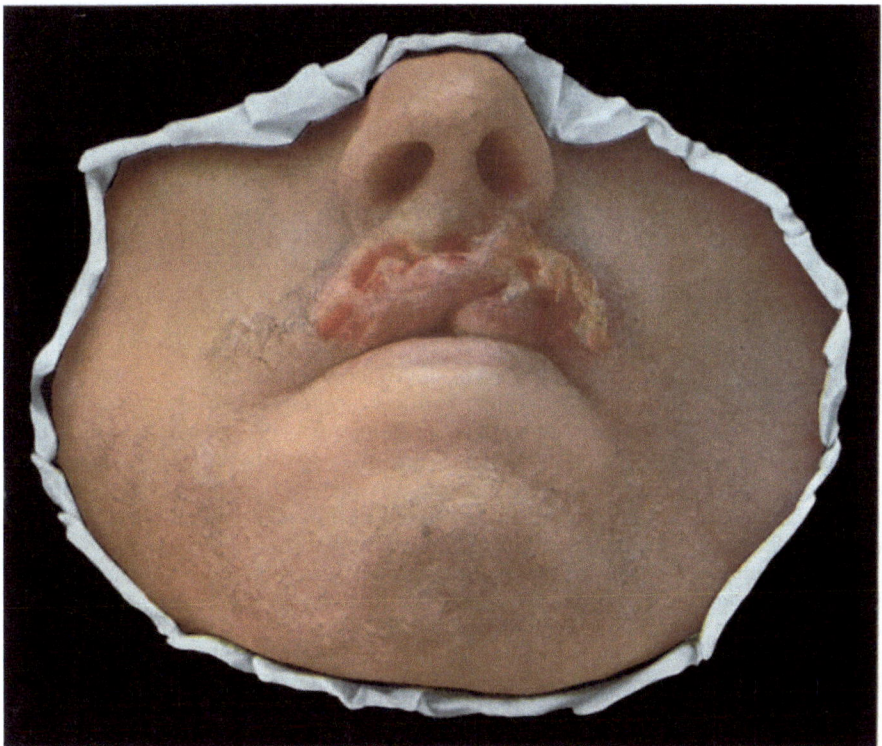

Abb. 42. Carcinoma labii superioris (Basalzellencarcinom).

Ferner ist das Übergreifen von Gesichtsepitheliomen der benachbarten Wangenteile auf die Oberlippe öfters verzeichnet, besonders beim Lupuscarcinom. Das gutartige *Cylindrom*, charakterisiert durch die spezifischen Veränderungen des Stromas (s. Cylindromkapitel), wurde gelegentlich ebenfalls beobachtet (THIELEMANN).

Die Lippencarcinome, insbesondere die der Unterlippe, sind viel öfter von regionären Lymphdrüsenschwellungen begleitet, als die Epitheliome der übrigen Gesichtshaut. Ihre Malignität ist durch ihren *spinalzelligen Bau* bedingt. Am häufigsten werden die submaxillaren, dann die submentalen, schließlich auch die weiter und tiefer liegenden Halsdrüsen befallen, entsprechend jenen Hautbezirken, die durch die Geschwulst bei ihrem Weiterschreiten in Mitleidenschaft gezogen werden. Die Infiltration der Drüsen kann sehr früh, schon nach 3 bis 4 Monaten, erfolgen, also in einem Stadium, in welchem die lokalen krebsigen Veränderungen noch wenig umfangreich, gut umschrieben und nur unbedeutend ulceriert sein können. Kleine, noch undeutlich fühlbare linsengroße Knoten können schon carcinös sein. Allerdings ist es möglich, daß selbst bedeuted größere Lymphdrüsen ihre Anschwellung nicht der krebsigen Metastase, sondern einer sekundären entzündlichen Schwellung verdanken. Es wurden oft Drüsen entfernt (und müssen auch heute auf den leisesten Verdacht entfernt oder sonst entsprechend behandelt werden), von welchen sich herausstellte, daß ihre Schwellung nicht krebsiger Natur war. Es ist deshalb nicht leicht zahlenmäßig festzustellen, wie viele der beobachteten Lippenkrebskranken schon echte Drüsenmetastasen haben. KOCH hat unter 145 Fällen nur 42 mal die Beteiligung der Lymphdrüsen festgestellt, während MELLER die palpatorisch, ohne mikroskopische Untersuchung nachweisbare Teilnahme der Lymphdrüsen auf 90% aller Fälle schätzt.

Entferntliegende Metastasen treten beim Unterlippenkrebs, selbst bei tödlichem Verlauf, nur selten auf. BUDAY hat unter 10 sezierten Fällen nur einen gefunden, der an inneren Metastasen gestorben ist. G. W. CRILE hat aus 4500 Autopsien von Lippen-, Wangen- und Rachenkrebs aus der Literatur entnommen, daß nur 1% der Fälle an entfernten Metastasen zugrunde ging.

Da die Krebse der *Oberlippe* nach ihrem Verlauf und ihrem basalzelligen Bau mit denen anderer Gesichtshautregionen in eine Reihe zu stellen sind, werden sie viel seltener von Drüsenmetastasen gefolgt. In den seltenen Fällen aber, wo sich auch auf der Oberlippe spindelzellige Epitheliome entwickeln, unterscheiden sie sich im Verlauf, bzw. in ihrem Verhalten den Drüsen gegenüber nicht von den Unterlippenkrebsen.

Der Feststellung der auslösenden Ursachen beim Lippenkrebs wurde besonders von Chirurgen, welche ja bei weitem häufiger Lippenkrebse zu beobachten Gelegenheit haben, von jeher große Aufmerksamkeit geschenkt. Es herrscht über die mechanischen pathogenetischen Momente eine ziemlich einheitliche Auffassung, welche durch vielfache Erfahrungen gestützt wird. Man kann wohl mit Recht behaupten, daß bei keiner anderen Lokalisation der Einfluß des mechanischen Momentes auf die Carcinombildung so deutlich zum Ausdruck kommt, als speziell beim Unterlippenkrebs. Nur bei den Carcinomen der Zunge finden wir noch ähnlich klar liegende Verhältnisse. In den zumeist älteren zusammenfassenden Berichten, welche sich mit dieser Frage beschäftigen, finden wir nur insofern einen Unterschied in der Auffassung über die Rolle der mechanischen Einwirkungen, als manche eine direkte ursächliche Beeinflussung durch das Trauma, andere nur eine indirekte erkennen wollen. So hat z. B. LÖWENTHAL im Jahre 1895 an einer großen Reihe von Hautepitheliomen, darunter an 44 Lippenkrebsen, die traumatische Genese der Epitheliome zu beweisen gesucht und im Sinne der VIRCHOWschen Reiztheorie behauptet, daß das ,,Trauma als direkt ätiologisches Moment der Geschwulstbildung anzusehen ist". MELLER und viele andere vertreten hingegen den moderneren Standpunkt, indem sie dem Trauma nur insofern eine große Wichtigkeit zugestehen, als durch die andauernde Reizung chronische Entzündungen, Geschwüre usw. entstehen, auf deren Boden späterhin ein Carcinom zur Entwicklung kommen kann. Es wird aber niemand bestreiten, daß STERNBERG in vollem Recht ist, wenn er behauptet, ,,die VIRCHOWsche Irritations(Reiz-)theorie beschränkt sich eigentlich darauf, diesen Zusammenhang zwischen Reizwirkung und Tumorbildung festzustellen, ohne ihn erklären zu können". Zur Erklärung können nur die, aus experimentellen Ergebnissen gewonnenen Resultate und Anschauungen führen, welche auch heute noch nicht vollkommen eindeutig sind und uns an dieser Stelle nicht beschäftigen können (s. Einleitung von WEGELIN und das experimentelle Epitheliom von ULLMANN).

Als *auslösenden mechanischen Reizen* begegnen wir beim Unterlippenkrebs *dem Pfeifenrauchen, Verletzungen mit dem Rasiermesser, Verbrennung mit der*

Zigarre, Aufkratzen bei bestehenden entzündlichen Veränderungen, z. B. Lippenekzemen usw. Die Voraussetzung der Wirkung ist immer die *wiederholte oder ständige Schädigung* der Lippe an derselben Stelle. Besonders beschuldigt wurde von jeher die Pfeife. In zahlreichen älteren Arbeiten finden wir statistisch bestärkte Hinweise auf den Einfluß des Pfeifenrauchens bei der Entstehung der Lippenkrebse. Es wird aber ihre Bedeutung verschieden ausgelegt. So hat MELLER, der unter 92 Kranken mit Lippenkrebs 35 starke Pfeifenraucher fand, doch Bedenken bezüglich der Rolle dieses Momentes ausgesprochen, weil in der niederen Bevölkerung fast jeder den ganzen Tag die Pfeife im Mund hat. Jedenfalls kann nicht bestritten werden, daß die Pfeife durch ständigen Druck und Reiben, sowie durch den chemisch irritierenden Tabaksaft zu chronischen Entzündungen führen kann oder bei Anwesenheit einer solchen diesen Zustand zu verschlimmern imstande ist. Noch klarer tritt der Einfluß des Pfeifenrauchens durch jene Beobachtungen zutage, welche beweisen, daß in Gegenden, wo auch die Frauen Pfeifen rauchen, bei diesen ebenfalls ziemlich oft Lippenkrebse vorkommen. BREWER stellte fest, daß in *Columbia,* wo nach dort allgemein verbreiteter Sitte die Negerinnen viel Pfeife rauchen, unter den an Krebs verstorbenen Frauen 30,1% an Lippenkrebs litten. Aus analogen Verhältnissen bei chronischen Entzündungsvorgängen anderer Art und anderer Hautgegenden haben wir ja die Überzeugung gewonnen, daß in Entzündungsherden oder in ihren Narben Epitheliome entstehen können, wie z. B. bei Lupus vulgaris und erythematosus, bei Ulcus cruris, bei lange bestehenden syphilitischen Gummen, in Verbrennungsnarben usw. Alle diese Veränderungen können eben deshalb aus diesem speziellen Gesichtspunkt betrachtet, als fakultativ präcanceröse Veränderungen angesehen werden (siehe Präcancerosen). Die Lippenrotentzündung, mit den in ihr gelegentlich entstehenden kleinen Narben, welche durch das jahrelang unausgesetzte Pfeifenrauchen entsteht, ist ebenso zu beurteilen.

Auffallend und mit den eben angegebenen Tatsachen gut in Einklang zu bringen ist auch die Beobachtung, daß Landbewohner viel häufiger an Lippenkrebs erkranken als Stadtleute. Schon THIERSCH hat diese Verteilung der Lippenkrebse erwähnt. KOCH fand unter 132 Lippenkrebskranken 94 Bauern und Taglöhner vom Land. FRICKE hat festgestellt, daß, während in Ortschaften mit weniger als 5000 Einwohner 106 Lippenkrebsfälle vorkamen, in derselben Zeit aus Städten bis 15 000 Einwohner nur 5 Fälle, aus Großstädten nur 3 Fälle zu verzeichnen waren. MELLER konnte am Wiener Material allerdings ein solches Überwiegen der Erkrankung bei der Landbevölkerung nicht feststellen.

Auch die sonst noch angeführten und verschiedene andere seltenere mechanische Insulte führen nur über dem Wege eines chronischen Reizzustandes zur Epitheliombildung. So können *Leukoplakien,* welche außer an der Mundschleimhaut per continuitatem oder isoliert auch am Lippenrot vorkommen und die selbst schon als Resultat einer Reizwirkung entstehen, durch weitere und fortdauernde Irritation zur Epitheliombildung Anlaß geben. Ähnlich zu beurteilen sind oberflächliche papilläre Wucherungen, Exfoliationen und Rhagaden, sowie rezidivierende Herpeseruptionen. G. ANCILOTTI lenkte die Aufmerksamkeit auf eine von ihm öfters beobachtete Präcancerose der Lippen, welche bei jungen wie bei alten Leuten, bei Rauchern wie bei Nichtrauchern an der Ober- und an der Unterlippe vorkommen kann. Sie tritt klinisch als eine leichte, maiskornbis bohnengroße Erosion auf, die mit einer dünnen serösen Kruste bedeckt ist. Es folgt vorübergehend Überhäutung, aber ohne leukoplakieartige Epithelverdickung und ohne wahrnehmbare Infiltration. Später entsteht eine feine Narbe, die selbst eine große Neigung zu Erodierung zeigt, und schließlich kann es zur Bildung tieferer Geschwüre mit Übergang in Carcinom kommen.

Allgemeine konstitutionelle Faktoren oder Heredität, welche als krebsdisponierende Momente in Betracht kommen und deren Grundlage überhaupt noch gewissermaßen schwankend ist, spielen gerade beim Lippencarcinom sicher nur eine sehr untergeordnete Rolle. Selbst J. BAUER, ein hervorragender Vertreter und Anhänger der Hereditäts- und Konstitutionspathologie des Krebses sagt bezüglich des Lippenkrebses: „es steht im Einklang mit allen sonstigen Erfahrungen der Pathobiologie anzunehmen, daß alle diese exogenen Schädigungen des Organismus gelegentlich das zu ersetzen vermögen, was wir in der überwiegenden Mehrzahl der menschlichen Krebsfälle die konstitutionelle Organdisposition genannt haben". Damit ist auch von BAUER den traumatischen Einflüssen der gebührende Platz eingeräumt worden.

Bei der *Diagnose* der Lippenkrebse muß oft die Frage erwogen werden, ob wir nur einer Präcancerose oder schon einem Epitheliom gegenüberstehen. Ein derberes Infiltrat, eine tiefere Geschwürsbildung oder eine hartnäckige, wenn auch nur oberflächliche Erosion muß uns zur Vorsicht mahnen, Lymphdrüsen, welche ja schon sehr früh auftreten, können den Verdacht verstärken. Differentialdiagnostisch können syphilitische Erscheinungen in Betracht kommen. Härte und Form des Primäraffektes der Lippe, besonders bei dessen sekundärem Zerfall, haben, speziell bei älteren Leuten, öfters durch Fehldiagnose zur überflüssigen Exstirpation der Sklerose geführt. Heute wird die Differenzierung, vor allem durch den Spirochätennachweis, sehr erleichtert, es muß aber darauf geachtet werden, daß gewisse Formen von Mundspirochäten der pallida sehr ähnlich sein können. Bei genauer Beschäftigung mit dem Kranken führen übrigens auch die verschiedenen Umstände des Auftretens sowie der Verlauf und die meistens schon erheblichere Größe und Anordnung der begleitenden Lymphdrüsenschwellung bei der Sklerose auf den richtigen Weg. Eher könnten die allerdings seltenen solitären Gummen der Lippe zu einer Verwechslung Anlaß geben. Doch sind diese nicht so hart und nicht so scharf umschrieben, der granulierende Grund des zerfallenden Knotens gleichmäßiger gekörnt, die Ränder nicht so uneben. Als besonderer Zufall kann einmal ein Syphilom mit einem Epitheliom zusammen an der Lippe nebeneinander vorkommen (O. GRADY). Positive Wa.R. darf bei Epitheliomverdacht, in Anbetracht der Häufigkeit der latenten Lues, keine entscheidende Rolle spielen. Wie vorsichtig man hier urteilen soll, beweist ein Fall von BUSCHKE, in dem eine Schwellung im Mundwinkel vom behandelnden Arzt erst für einen Furunkel, dann auf Grund der positiven Wa.R. für Lues gehalten und natürlich erfolglos antiluetisch behandelt wurde.

Tuberkulöse Geschwüre der Lippen begleiten meistens den Lupus der Gesichtshaut oder der Mundschleimhaut. Sie kommen gewöhnlich bei jüngeren Leuten, öfter an der Oberlippe vor. Sie besitzen nicht die Härte der meisten Epitheliome, doch kann man sich auf diese labile Eigenschaft allein nicht mit Gewißheit verlassen. Bei alten lupösen Herden der Lippe können wir vor die Frage gestellt sein, ob es sich beim geschwürigen Zerfall um ein einfaches tuberkulöses Geschwür handelt, oder ob wir es mit einem Lupuscarcinom zu tun haben. Ähnliche Zweifel können ja bei jeder Lokalisation des Lupus entstehen. In solchen Fällen müssen wir zur mikroskopischen Untersuchung greifen, dürfen aber nicht außer acht lassen, daß beim einfachen lupösen Geschwür auch eine unregelmäßige, aber doch nicht maligne Acanthose vorhanden sein kann, welche die Diagnose sehr zu erschweren imstande ist (siehe diesbezüglich auch die Präcancerosen). Übrigens soll gerade beim Lippenkrebs die Probeexcision möglichst vermieden werden. BURHANEDDIN empfiehlt die Koagulationsdiathermie zur Gewinnung des Probeschnittes (zit. nach WETTERER). Schließlich sei hier noch der oft bösartige Lippenfurunkel erwähnt, welcher durch seinen akuten Verlauf und die allgemeinen Erscheinungen leicht vom Epitheliom zu unterscheiden ist.

Die *Prognose* des Lippencarcinoms hängt von seinem Bau, seiner Lokalisation und Ausbreitung, seiner Dauer, sowie vom Alter und dem allgemeinen Kräftezustand des Patienten ab. Da der überwiegend spinocelluläre Unterlippenkrebs schon frühzeitig, oft schon nach 2—3 Monaten Drüsenmetastasen machen kann, muß man mit der Notwendigkeit einer ausgiebigen Operation rechnen; die Größe des Eingriffes und damit auch das Schicksal des Kranken in bezug auf die Funktionsfähigkeit der Lippen, oft aber auch hinsichtlich der Lebensgefahr hängt von der frühzeitigen Erkennung der Geschwulst ab. Jene schweren Fälle, bei welchen nicht nur die Weichteile, sondern auch die Knochen zerstört werden, und welche auch auf die Nachbarschaft übergreifen, sind heute selbst in der chirurgischen Praxis viel seltener, als früher. Es kommen aber immer noch Fälle vor, besonders in Ländern niederer Kulturstufe, welche als inoperable gelten, und in denen durch die Behandlung nur noch eine zeitweilige Erleichterung durch Milderung der Beschwerden erreicht werden kann. Solche Kranke erliegen der Erschöpfung oder irgendeiner sekundär hinzutretenden Erkrankung, seltener einer allgemeinen Metastasenbildung.

Die *Behandlung* ist eigentlich eine rein chirurgische Aufgabe, auf deren technische Einzelheiten hier um so weniger eingegangen werden kann, als der chirurgische Eingriff oft mit komplizierten plastischen Operationen verbunden werden muß. Die Bedingung des Erfolges ist die *gründliche Excision,* bei welcher die THIERSCHsche Regel einzuhalten ist: beim „flachen" Carcinom soll 1 cm, beim „tiefgreifenden" 1,5 cm weit in gesundem Gewebe operiert werden. Die früher vielfach angewandte Kauterisation mit dem Glühstift oder mit ätzenden Pasten ist heute wohl meistens aufgegeben worden; sie führte oft zu Rezidiven, da nicht sicher zu kontrollieren war, wie weit und tief die Zerstörung der Geschwulstzellen stattgefunden hat. Auch die Narbe ist bei der nichtoperativen Behandlung sowohl funktionell, wie kosmetisch weniger zufriedenstellend. In neuerer Zeit ist an die Stelle des Glühkauters die Kaltkaustik oder die Elektrokoagulation mit dem Diathermieapparat getreten. Sie hat manche Anhänger auch beim Lippencarcinom (PFAHLER). Die Strahlenbehandlung allein, ohne vorangegangenen chirurgischen Eingriff, soll bei dem Lippencarcinom nur in besonders günstig erscheinenden Fällen, den oberflächlichen, nicht infiltrierenden angewandt werden, wo keine Drüsenschwellungen aufzutreten pflegen. „Wer sich seiner Technik nicht ganz sicher fühlt, sollte nicht an die Strahlenbehandlung operabler Lippencarcinome herangehen, sondern diese der Chirurgie überlassen" (WETTERER). Die Strahlenbehandlung kann aber zur Unterstützung des Erfolges in Kombination mit anderen Verfahren in vielen Fällen angewendet werden. Doch ist bei Operationen, wo die Möglichkeit gegeben war, weit im Gesunden zu operieren, eine Nachbestrahlung zwecklos (BLUMENTHAL). Es wird immer Patienten geben, welche den operativen Eingriff verweigern. In solchen Fällen ist die Strahlenbehandlung stets zu versuchen und sie wird nicht selten von Erfolg begleitet sein, namentlich dann, wenn als Strahlenquelle *Radium* zur Verfügung steht, welchem den Röntgenstrahlen gegenüber unbedingt Vorzug zu geben ist. Als Strahlenbehandlung ist auch die Anwendung von Mesothorium in gegebenem Falle zu erwägen, welche oft erstaunlich gute Resultate ergibt (LESCHINSKY). (Siehe nähere Angaben in dem Kapitel dieses Handbuches über Strahlentherapie.)

Dauerheilungen der Lippenkrebse mit einer Beobachtungszeit von mindestens 3 Jahren sind durch Operation in einem ziemlich hohen Prozentsatz zu erreichen. EBEL, HALLSTRÖM, STEINER, V. BONSDORFF, LEXER u. a. berechnen ihn auf 70—80%. Einige ältere Statistiken weisen geringere Zahlen auf. So fand Loos in 67%, FRIECKE in 60,5%, JANOVSKY sogar nur in 49% gute Resultate. JANOVSKY erklärt seine ungünstigen Resultate mit dem Umstand, daß die auf einer viel niedrigeren Kulturstufe stehenden russischen Bauern in vernachlässigtem Zustand zur Operation gelangen. Es hängt eben auch bei der heute ausgebildeten Operations- und Behandlungstechnik viel davon ab, in welchem Stadium der Erkrankung der Patient in chirurgische Behandlung kommt.

Die Epitheliome der Zunge und der Mundschleimhaut.

Es gibt keine Stelle an der Schleimhaut des Mundes, wo sich nicht gelegentlich ein Epitheliom entwickeln könnte. Es können also sowohl Wangen- und Lippenschleimhaut, Zunge und Zungengrund, harter und weicher Gaumen mit Uvula, Gaumenbögen, Tonsillen und Pharynxwand befallen werden. Die verschiedenen Teile der Mundschleimhaut werden aber in sehr verschiedener Häufigkeit ergriffen und während an gewissen Stellen, wie z. B. an der Zunge, der Krebs sehr oft vorkommt und dadurch ein bedeutendes praktisches Interesse beansprucht, ist er am Gaumen oder am Zäpfchen nur äußerst selten.

Bei der Verteilung der Mundschleimhautkrebse ist der untere Mundhöhlenteil in erheblich größerem Maße betroffen als der obere. MELLER fand, daß auf 109 Fälle des unteren Mundhöhlenabschnittes — die Zunge mit einberechnet— 23 Fälle des oberen Abschnittes fallen. Dabei spielt der Zungenkrebs die weitaus überwiegende Rolle, er allein ist in MELLERs Statistik mit 69 Fällen vertreten. Die Mehrzahl der Mundhöhlenepitheliome betrifft das männliche Geschlecht. Das Verhältnis zur Zahl der weiblichen Fälle ist ähnlich, wie beim Unterlippenkrebs. Während bei Männern unter 1000 Krebserkrankungen 111 die Mundschleimhaut (einschließlich Lippen) betreffen — es befinden sich darunter 77 Lippen-, 21 Zungen- und 13 Mundschleimhautkrebse anderer Lokalisation — fallen auf 1000 Krebse der Frauen nur 13 auf den Mund, und zwar 8 auf die Lippen, 3 auf die Zunge und 2 auf andere Stellen der Mundschleimhaut (v. BERGMANN-KÜTTNER im Handbuch der Chirurgie von GARRÉ, KÜTTNER, LEXER).

Der weitaus wichtigste unter allen Mundschleimhautcarcinomen ist der *Zungenkrebs*. Seine Häufigkeit, sein rascher und bösartiger Verlauf und sein Auftreten in oft verhältnismäßig jugendlichem Alter hat die Chirurgen längst zu einer intensiven Beschäftigung mit ihm angeregt. Vielfach wurde früher der sog. Epithelialkrebs oder das Cancroid der Zunge als gutartige Neubildung vom echten Krebs getrennt (BONNET, LEBERT, WUNDERLICH), bis man später zur Erkenntnis kam, daß es nur einen Krebs der Zunge gibt.

Wie unter anderem aus den v. BERGMANN-KÜTTNERschen Angaben hervorgeht, bevorzugt der Zungenkrebs das männliche Geschlecht. Das von verschiedenen Forschern festgestellte Verhältnis der männlichen Fälle zu den weiblichen ist aber ziemlich schwankend, wie folgende Beispiele beweisen:

v. BERGMANN berichtet über 142 Zungenkrebse bei Männern und 36 bei Frauen
BILLROTH   ,,   ,, 127   ,,   ,,   ,,   ,, 8   ,,   ,,
BINDER   ,,   ,, 38   ,,   ,,   ,,   ,, 2   ,,   ,,
BRAUN   ,,   ,, 62   ,,   ,,   ,,   ,, 6   ,,   ,,
HEINEMANN   ,,   ,, 103   ,,   ,,   ,,   ,, 17 ,,   ,,
GURLT   ,,   ,, 196   ,,   ,,   ,,   ,, 35 ,,   ,,
MELLER   ,,   ,, 66   ,,   ,,   ,,   ,, 3   ,,   ,,
DOLLINGER   ,,   ,, 68   ,,   ,,   ,,   ,, 9   ,,   ,, usw.

In diesen Statistiken wechselt also das Verhältnis zwischen dem 4—20fachen der männlichen Fälle im Vergleich zu den weiblichen. SCHLEICHER berechnet aus 39 verschiedenen statistischen Angaben das Verhältnis auf 5 : 1. Was das *Alter der Zungenkrebskranken* betrifft, so ist in den meisten statistischen Zusammenstellungen das 6. *Dezennium* als das häufigst befallene bezeichnet worden, doch fällt ein ansehnlicher Teil der Fälle noch auf das 7. *Dezennium,* und auch das Alter zwischen 40—50 ist stark vertreten. Nach den aus 16 Statistiken von SCHLEICHER ausgerechneten Durchschnittszahlen fallen 56,2% *auf das* 6. *und* 25,5% *auf das* 5. *Dezennium.* Selbst in noch früheren Lebensjahren wird der Zungenkrebs nicht selten beobachtet. MELLER sagt, daß kein Alter vom 3. Dezennium an verschont bleibt. GORSE und DUPUICH konnten 29 Fälle im Alter unter 30 Jahren aus der Literatur sammeln, von denen 7 sogar unter dem 20. Lebensjahr auftraten.

Das Epitheliom der Zunge kommt in verschiedenen Entwicklungsstufen zur Beobachtung, häufig genug — wegen seines oft raschen Verlaufes — leider schon in inoperablem Zustande. Die frühesten Äußerungen sind oft sehr unangenehme Beschwerden, heftige Schmerzen, die schon bei ganz oberflächlichen kleinen Ulcerationen oder Rhagaden bestehen. Oft sind es die Schmerzen, welche den Patienten vor allem beunruhigen und ihn früh genug zum Arzt führen. Ein anderesmal sind es noch kaum als Epitheliom erkennbare, eben erst entartete präceanceröse Zustände, verruköse Leukoplakien, an ihrer Basis indurierte papilläre Wucherungen, welche die Aufmerksamkeit des Patienten auf sich lenken. An Krebsfurcht leidende hypochondrische Personen suchen oft mit den harmlosesten Erscheinungen, welche von ihnen für Krebs gehalten werden, den Arzt auf. Im Interesse einer Frühdiagnose müssen die beklagten Symptome immer auf das genaueste untersucht werden.

Der häufigste Sitz des Epithelioms sind die *Zungenränder,* in der Nähe oder in der Gegend des hinteren Abschnittes. Weniger oft begegnet man ihm am Zungenrücken oder an der Zungenspitze, am allerseltensten am Zungengrund. Es tritt entweder oberflächlich, oder seltener in den tieferen Schleimhautschichten auf. Die an der Zungenoberfläche auftretenden Geschwülste bilden im Anfang entweder die oben schon erwähnten Veränderungen, oder es treten kleine derbe Plaques und Knötchen auf, mit glatter Oberfläche, Abflachung der Papillen, welche bald ganz verschwinden und einer oberflächlichen Erosion Platz machen. Auch einfache Rötung und Schwellung der Zunge, Bläschen, lange bestehende, anfangs kaum beachtete, von schlechten Zähnen bedingte Dekubitalgeschwürchen können den Beginn des Zungenkrebses bilden. Hartnäckigen Schmerzen oder Brennen an der Zunge oder im Unterkiefer muß größte Aufmerksamkeit geschenkt werden, da diese Symptome oft die einzige Klage des Patienten bilden. SCHLEICHER beobachtete sie unter 44 Fällen 13mal als Anfangssymptom.

Der viel seltenere *tiefliegende* Zungenkrebs entsteht und wächst erst in der Schleimhaut, die langsam vorgewölbt wird. Es bildet sich ein derber, vorspringender Knoten, der mit der Schleimhaut unverschieblich fest verwachsen ist. Bald wird die Oberfläche der Schleimhaut durchbrochen und der ulcerierte Knoten bietet nun vollkommen dasselbe klinische Bild, wie der an der Oberfläche entstandene Zungenkrebs. Die weitere Entwicklung gestaltet sich bei beiden Formen gleich und geht ziemlich rasch vor sich. Die Verhärtung nimmt an Ausdehnung zu, die immer tiefer dringende Ulceration nimmt Kraterform an, die Ränder des Geschwüres werden aufgeworfen, oft auch überhängend, die Bewegungen der Zunge sind im höchsten Grad erschwert und schmerzhaft, so daß der Kranke nur flüssige Nahrung und auch diese nur mit großer Pein zu sich nehmen kann. Speichelfluß und Foetor ex ore durch jauchigen Zerfall der Geschwulst verschlimmern noch den kläglichen Zustand des Patienten. Die Geschwulst nimmt jetzt einen großen Teil der Zunge ein, breitet sich erst auf den Mundboden als bretthärte, mehr oder weniger höckerige Schwellung, dann auf das Zahnfleisch und die Wangen aus, kurz es kann der größte Teil der

Mundschleimhaut und der darunter liegenden Gewebe mitsamt dem knöchernen Teile des Kiefers und des Gaumens dem Krebs zum Opfer fallen, so daß jede Funktion des Mundes unmöglich wird, und der Kranke an Erschöpfung oder einer interkurrenten Krankheit, Schluckpneumonie oder an spontanen Blutungen durch Arrosion der Arterien zugrunde geht.

Eine der qualvollsten Begleiterscheinungen des Zungenkrebses sind die oft unerträglich heftigen und kaum stillbaren Schmerzen, welche sich nicht nur auf das krebsig infiltrierte Gewebe beschränken, sondern in Gaumen, Ohren, Kiefer und Hals ausstrahlen. Der Schmerz wird teils durch Kompression des Nervus lingualis, teils durch das Einwuchern der Krebsmassen in das Nervengewebe oder auch reflektorisch hervorgerufen.

Sehr früh pflegen Lymphdrüsenschwellungen, als Ausdruck der regionären Metastasenbildung, den Zungenkrebs zu begleiten. Seit KÜTTNERs äußerst verdienstvollen anatomischen Untersuchungen kennen wir genauer das Ausbreitungsgebiet des ganzen lymphatischen Systems der Zunge. Diese Studien führten zu den Ergebnissen, daß

1. die Zunge außerordentlich reich an Lymphbahnen ist;
2. die Lymphe einer Zungenhälfte zu den Drüsen beiderseits abfließt;
3. die Lymphgefäße des Schleimhautüberzuges und diejenigen der tieferen Schichten dieselben Abflußwege haben;
4. die abführenden Lymphgefäße äußerst zahlreich sind und reichliche Anastomosen bilden.

Die Lymphdrüsen der Zunge sind nach KÜTTNERs Feststellung die Glandulae submaxillares, die auf der Vena jugularis sitzenden Cervicales profundae, die kleinen Glandulae linguales und die in der Zungenmuskulatur befindlichen kleinen Drüsen. Auch zu den supraclavicularen Drüsen führen direkte Lymphgefäßverbindungen von der Zunge, während die Glandulae submentales, sowie die am unteren Parotisende gelegenen Drüsen und die Cervicales superficiales nicht zum Lymphgebiet der Zunge gehören. Die Lymphgefäße der Nachbarorgane münden in dieselben Drüsen.

Das frühe Befallensein der submaxillaren und der tiefen cervicalen Lymphdrüsen ist auf Grund dieser Feststellungen leicht erklärlich, ebenso, wie die Häufigkeit der beiderseitigen Drüsenmetastasenbildung. Oft gesellen sie sich zum Tumor, wenn er noch ganz klein ist; sie können schon wenige Wochen nach dem Erscheinen der Primärgeschwulst auftreten. MELLER fand unter seinen 69 Fällen von Zungencarcinom nur 3 ohne Drüsenmetastasen, viermal traten Drüsenschwellungen sogar früher auf, als die lokalen Zungenbeschwerden! Das spricht gegen die Annahme, daß die Beteiligung der Lymphdrüsen von dem Ausbreitungsgrad des lokalen Prozesses abhängig ist. Jedenfalls muß das frühe Auftreten als ein Zeichen hochgradiger Malignität des Primärtumors angesehen werden. STEINER meint, daß in dieser Beziehung die flache Form weniger bösartig sei als die tiefe. DRENHAUS errechnet die Häufigkeit der Beteiligung der Lymphdrüsen aus den Ergebnissen von 7 Autoren (ROEDIGER, EHRLICH, STEINER, WÖLFLER, MEYER, v. WINIWARTER) im Mittelwert auf 55%, doch beziehen sich die Mittelzahlen auf Fälle aller möglichen Stadien. Man muß immerhin damit rechnen, daß bei etwas fortgeschrittenerem Zustande des primären Tumors mit großer Wahrscheinlichkeit Drüsenmetastasen zu erwarten sind.

Während diese als unvermeidliche Begleiter früher oder später bei allen Zungenkrebsen auftreten, kommen Metastasen in entfernt gelegenen Organen nur als größte Seltenheit vor. SCHLEICHER erwähnt die Fälle von WULL und JEANNE mit Herden im Myokardium, in der Lunge und in der Pleura, den Fall BINDERs mit Lebermetastasen, sowie je einen Fall von LANDAU und MEYER mit Mesenterialdrüsen. Es ist in erster Linie der oft rasche Verlauf für das seltene Auftreten entfernter Metastasen verantwortlich zu machen; beträgt ja die durchschnittliche Lebensdauer beim nicht operierten Zungenkrebs nach BUTLIN, KRÖNLEIN u. a. kaum 1 Jahr, doch sind Fälle beschrieben, welche schon nach 5 Monaten letal endeten (BINDER). Die Speicheldrüsen werden gelegentlich ebenfalls in Mitleidenschaft gezogen. Ihre carcinomatöse Entartung geschieht entweder durch direkten Kontakt mit dem Carcinom selbst, eventuell mit einer carcinomatösen Drüse (KÜTTNER) oder aber auf dem Blutwege (ROEDIGER).

Von jeher wurde größtes Interesse der *Ätiologie und Pathogenese des Zungenkrebses* entgegengebracht. Das Bestreben, die Ursachen zu ergründen, um damit teils zu einer erfolgreichen Prophylaxe gelangen zu können, teils die frühzeitige Erkennung zu ermöglichen, ist ja bei der Bösartigkeit des Zungenkrebses selbstverständlich. Es galt vor allem jene Verhältnisse und jene verschiedenen Einwirkungen festzustellen, welche bei den morphologischen und funktionellen Eigentümlichkeiten der Zungenschleimhaut die Carcinombildung begünstigen oder hervorrufen. Das Hauptinteresse wurde dementsprechend den Vorstadien der Krebsbildung gewidmet. HUTCHINSON, der den Ausdruck „präcancerous stage" geprägt hat, schrieb 1872 im Brit. Med. J.: „Bei den meisten Fällen von Carcinom des Penis, der Lippe, der Zunge oder der Haut gibt es ein Stadium, und zwar oft ein langdauerndes, während dessen nur eine chronische entzündliche Affektion vorliegt, auf deren Boden sich dann ein krebsiger Prozeß entwickelt".

Auch an der Zungenschleimhaut sind es also chronisch-entzündliche Reizzustände, welche der Epitheliombildung vorangehen. Sie verdanken ihre ziemlich häufige Umwandlung in Epitheliom den Verhältnissen und Funktionen, welche der Zunge eigen sind. Schon BUTLIN hat hervorgehoben, daß die fortwährenden Bewegungen der Zunge, die auf sie einwirkenden irritierenden Faktoren, wie Hitze und Kälte, harte, grobe oder reizende Substanzen, störend auf die Heilung einer Wunde der Zungenschleimhaut, die durch irgendwelche Ursachen hervorgerufen wurde, wirken, die Narbenbildung hindern oder in den gebildeten Narben immer wieder neue Entzündungserscheinungen bedingen. Diese Begründung der Zungenkrebsentstehung ist sehr gut mit unserem derzeitigen Standpunkt über die Krebsentstehung in Einklang zu bringen, nach welcher wiederholte geringfügige Gewebsläsionen eine gesteigerte Zellregeneration hervorrufen, so daß die epithelialen Matrixzellen in ihrem Bestreben die geschädigten Zellen an den verletzten Stellen durch neue zu ersetzen, schließlich in ihrem biologischen Verhalten abweichende Zellen produzieren, die ihre normalen Funktionen zum größten Teil einbüßen und nur mehr eine ins Ungeheuere gesteigerte Vermehrungsfähigkeit besitzen. Es wurde das chronische Trauma als auslösende Ursache von EICKE in 40%, von ROEDIGER in 35,5%, von BRAUN in 29,4%, von anderen in etwas niedrigerem prozentuellem Verhältnisse verantwortlich gemacht; SCHLEICHER berechnet die Häufigkeit des Vorkommens dieser Momente im Durchschnitt auf 23,5%.

Es seien vor allem jene traumatischen Schädigungen der Zungenschleimhaut erwähnt, welche durch scharfkantige Zähne, durch kariöse Zahnkronen oder -wurzeln, durch Zahnsteinansatz oder schlecht sitzende Prothesen, meistens am Zungenrand, in der Form oberflächlicher Dekubitalgeschwüre entstehen. v. BERGMANN fand in 21,6% von Zungenkrebsen ohne Leukoplakie gegenüber dem Geschwür des Zungenrandes solche Zähne. Bei jugendlichen Individuen mit Zungenkrebs spielen nach GORSE und DUPUICH kariöse Zähne als Ursache der primären traumatischen Geschwüre sogar die Hauptrolle.

Mit dem größten Interesse wandte man sich der Klärung der Frage zu, in welchem Verhältnis die *Leukoplakie* zum Zungenkrebs stehe? Die Leukoplakie der Zungenschleimhaut, welche als ein Wucherungsprozeß des Epithels auf entzündlicher Basis aufzufassen ist, bildet zweifellos in einer großen Anzahl der Fälle den Ausgangspunkt der Epitheliome. Ihre Wichtigkeit wird aber verschieden eingeschätzt. Es gibt Forscher, wie MORESTIN, welche behaupten, daß das Carcinom die Endform eines Prozesses ist, dessen Anfang die Leukoplakie bildet. Viele andere messen ihr ebenfalls eine sehr bedeutende Rolle zu. So fanden v. BERGMANN in 53,8%, BUTLIN, STEINER, v. WINIWARTER u. a. in 20—30% Leukoplakien als Ausgangspunkt der Carcinome und FOURNIER, einer der erfahrensten Kliniker und besten Beobachter, hat in seinem reichen Material unter 324 Leukoplakien 95mal, also in 30% Epitheliombildung beobachtet. Demgegenüber gibt es Forscher, in deren Untersuchungen und Statistiken die Leukoplakien nur eine ganz untergeordnete Rolle spielen, so z. B. MELLER oder BINDER, die nur in 2,5% einen Zusammenhang feststellen konnten. Mehr noch als die Statistiken beweisen aber genaue Einzelbeobachtungen, welche die zumeist langsame, nicht selten auch brüske Umwandlung der leukoplakischen Herde in Epitheliome zweifellos beweisen (s. auch im Kapitel der Präcancerosen).

Viel umstritten war auch die Frage nach den Ursachen der Leukoplakien. Zwei Ansichten standen einander gegenüber: ist sie durch Lues bedingt, oder entsteht sie unabhängig von der Lues? Ohne uns in diese Frage zu vertiefen (s. im Beitrag von ZINSSER, Bd. XIV/1), sei nur in Kürze erwähnt, daß nach unserer Annahme sehr verschiedene Einwirkungen traumatischer und chemischer Art, vor allem ein *schlechtes Gebiß* und *Tabakgenuß* bei dazu Disponierten Leukoplakien hervorrufen können. J. C. BLOODGOOD hat unter 160 *Fällen* von Zungenkrebsen nur 2 *gefunden*, bei welchen Tabakgenuß nicht festzustellen war; es ist auch sehr naheliegend, die Seltenheit der Zungenkrebse bei Frauen damit in Verbindung zu bringen.

Zweifellos bildet die *Syphilis* eines der *hauptsächlichsten disponierenden Momente*. FOURNIER hat unter seinen 324 Leukoplakiekranken bei 259 *Syphilis festgestellt und darunter waren 97% auch Raucher*. LEDERMANN fand, daß der Zusammenhang zwischen Lues und Carcinom am auffälligsten bei der Entstehung des Krebses an der Mundschleimhaut hervortritt. Nach DARIER ist die Leukoplakie ein Syndrom, bei welchem die Syphilis sicher mit im Spiel ist und zwar sowohl in den Fällen, wo sie zu oberflächlicher, besonders aber wo sie zu tiefer Sklerosierung der Schleimhaut führt. SCHERBER betrachtet die Syphilis und das Rauchen ebenfalls als Hauptmomente der Leukoplakiebildung; POIRIER bezeichnete sogar schon vor mehr als 20 Jahren den Zungenkrebs als „le cancer des fumeurs syphilitiques" und auch GAUCHER war der Überzeugung, daß der Zungenkrebs bzw. die Leukoplakie immer einen syphilitischen Ursprung hat. Wenngleich einige Autoren in ihren Folgerungen vielleicht etwas zu weit gehen, soviel steht jedenfalls fest, daß der Syphilis und dem Tabakgenuß ein bedeutender Platz in der Pathogenese der Leukoplakie bzw. des Zungencarcinoms eingeräumt werden muß. Das Zusammentreffen dieser 2 Faktoren kann auch zum Teil zur Erklärung der Tatsache dienen, daß das männliche Geschlecht weitaus häufiger erkrankt (FOURNIER sah nur bei 5 Frauen Leukoplakien).

Die Zungenkrebse sind sozusagen ausnahmslos *spinalzellige* Epitheliome, mit starker Verhornungstendenz. Am Rande des Tumors, besonders bei Epitheliomen, die aus Leukoplakien hervorgehen, ist der Übergang des akanthotischen Epithels der Schleimhaut in die Züge und Nester des Krebses oft leicht zu verfolgen. Wo noch keine Ulceration stattgefunden hat, ist die

Schleimhaut mit dicken, zum größten Teil parakeratotischen Hornlamellen bedeckt. Der zentrale verhornte Teil der Krebsnester erscheint oft in Zerfall begriffen, es entstehen verschieden große Cysten, welche mit aufgelockerten parakeratotischen Hornzellen, Leukocyten und Detritusmassen erfüllt sind. Das umgebende Bindegewebe ist stark infiltriert. In der Infiltrationszone, welche weit in die Submucosa bzw. in die Muskulatur hineinreichen kann, spielen die Plasmazellen eine große Rolle. Die muköse und submuköse Infiltration breitet sich ziemlich weit unter die benachbarte normal aussehende oder leukoplakische Schleimhaut aus. Einfache Papillome lassen sich durch die strenge Begrenzung des akanthotischen Epithels und die gleichmäßige Größe der Zellen und Zellkerne leicht unterscheiden. Außerdem pflegt ihre bindegewebige Infiltrationszone viel geringer zu sein. Basalzellenkrebse der Zunge gehören zu den größten Seltenheiten. CIRILLO hat einen Fall beschrieben, welcher merkwürdigerweise durch besondere Bösartigkeit ausgezeichnet war. OPPENHEIM hat einmal den seltenen Befund eines Adenocarcinoms erhoben, welchen er mit WEICHSELBAUM vom Foramen coecum abgeleitet hat.

„Es gibt wenige Stellen, an denen die frühzeitige *Diagnose* krebsiger Veränderungen so oft möglich, so wichtig und dabei doch manchmal so schwierig ist wie an der Zunge" sagt KÜMMEL. Es muß tatsächlich in Anbetracht der drohenden Lebensgefahr im Interesse der Kranken alles aufgeboten werden, um den Zungenkrebs möglichst früh zu erkennen. Am schwersten zu diagnostizieren ist das Frühstadium, wenn es sich um ein noch nicht ulceriertes, tiefer sitzendes Knötchen handelt. In solchen Fällen können sowohl Tumoren anderer Art (Cysten, Fibrome usw.) wie auch Granulome zur Verwechslung Veranlassung geben. Erstere werden durch ihre freie Beweglichkeit ohne Verwachsungen mit ihrer Umgebung, durch schärfere Begrenzung, langen Bestand ohne Ulceration und ohne wahrnehmbares Wachstum zu differenzieren sein. Vor allem können aber Gummen, welche noch nicht aufgebrochen sind, Schwierigkeiten machen. Aber selbst bei schon vorhandener Geschwürsbildung kann die Entscheidung schwer sein und nur nach genauester Beobachtung gefällt werden. Es darf weder die Anwesenheit von Leukoplakien zugunsten der Carcinomdiagnose noch die positive Wa.R. allein zugunsten der Luesdiagnose verwertet werden. Die größere Härte, die mit Zerfallsprodukten bedeckte, höckerige und *leicht blutende* Geschwürsfläche, der derbe, hervorspringende, ungleiche Geschwürsrand in etwas älteren Stadien sowie die sehr früh auftretenden heftigen Schmerzen, welche KÜMMEL als das wichtigste Symptom betrachtet gegenüber der fast vollständigen Unempfindlichkeit der Gummen, sowie die derben großen Lymphdrüsenknoten der Nachbarschaft sprechen für Carcinom. Sicher entscheidend in diesem Sinne sind Drüsen über der Teilungsstelle der Carotis oder in der Supraclaviculargrube. Die gummösen Geschwüre haben steilere und weniger verdickte Ränder, sind speckig belegt, nicht so leicht blutend und auch die Funktionsstörungen der Zunge sind viel weniger ausgesprochen. Multiplizität spricht für luetische Ulcerationen, da der Zungenkrebs äußerst selten multipel vorkommt und dann meistens mit Epitheliomen anderer Schleimhautabschnitte kombiniert (F. BONNET, ROG). Auch die *Lokalisation* muß bei der Differenzierung in Betracht gezogen werden. Während Carcinome mit Vorliebe am Zungenrand entstehen, ist der Lieblingssitz gummöser und sklerosierender luetischer Veränderungen der Zungenrücken und die Zungenspitze. Allerdings darf nicht außer acht gelassen werden, daß ja spätsyphilitische Veränderungen den Boden für Epitheliomentwicklung abgeben können.

Eine antisyphilitische Probekur darf nie zur Differenzierung der Lues vom Carcinom herangezogen werden. Es würde dadurch zu leicht der richtige Zeitpunkt einer noch aussichtsvollen Operation versäumt.

Leichter ist die Abgrenzung des Carcinoms von tuberkulösen Veränderungen der Zungenschleimhaut. Die tuberkulösen Geschwüre haben schlaffe, zackige, unterminierte Ränder, ihr Infiltrat besitzt nicht die Derbheit der Epitheliome, ihre eitrig belegte Oberfläche ist gleichmäßiger und feiner granuliert, sie kommen öfter multipel vor, in ihrer Umgebung zeigen sich miliäre Knötchen, sie sind von kleineren, weniger derben Lymphdrüsen begleitet (KÜMMEL). Der allgemeine Ernährungszustand ist meistens schlecht, die Kranken haben einen tuberkulösen Habitus.

Die klinischen Unterschiede zwischen gutartigen Geschwülsten, wie Fibromen, Cysten, Angiomen einerseits und Epitheliomen andererseits wurden schon kurz erwähnt. Es sei noch der Zungenpapillome gedacht, die als gestielte, kleine weiche Geschwülste mit villöser Oberfläche auf der Zungenschleimhaut sitzen. Sie kommen selten vor und können in Carcinome entarten (WILLIGER). GOUGEROT fand einmal die ganze Mundschleimhaut mit papillären Vegetationen bedeckt, aus welchen sich schließlich an einem Punkt ein rasch wachsendes Epitheliom entwickelte.

Große Vorsicht beansprucht die Differenzierung einfacher *Dekubitalgeschwüre* am Zungenrand. Sie besitzen weniger harte Ränder und liegen dem sie provozierenden scharfen Zahn oder der Gebißkante genau an. Sie müssen besonders genau beobachtet werden, weil sie ja bei längerem Bestand und unter der Wirkung des ununterbrochenen Reizes in Carcinom übergehen können.

Die weichen, mehrfach fistulösen Granulationen der *Aktinomykose* sowie die *Blastomykose* sind bei der Seltenheit dieser Erkrankungen nur ausnahmsweise zu berücksichtigen. Hier wird die leicht durchführbare mikroskopische bzw. kulturelle Untersuchung des Eiters bald eine Entscheidung bringen. Diese aktino- oder blastomykotischen Granulome können ebenfalls die Basis einer Epitheliombildung werden (BROCQ, LÉVY und PAUTRIER). Überhaupt soll man in jedem zweifelhaften Fall die mikroskopische Untersuchung nach Probeexcision vornehmen. Diese ist meistens leicht durchführbar, Zögern und abwartendes Verhalten verschlimmern die Aussichten der unvermeidlichen Operation. Die von manchen Autoren betonte Gefahr der Probeexcision, nämlich die Keimverschleppung, kann leicht umgangen werden, wenn an Stelle des Messers die Diathermieschlinge verwendet wird.

Die große Vorsicht, welche man anwenden muß, Fehldiagnosen auszuschalten, die Notwendigkeit des raschen und ausgiebigen Eingreifens sollen die drohenden bösen Folgen des Zungencarcinoms verhindern. Seine *Prognose* ist *schlecht*. Rasches Wachstum, enorme Funktionsstörungen, unerträgliche Schmerzen, baldiges Auftreten von Lymphdrüsenmetastasen, häufige Rezidive kennzeichnen den Zungenkrebs.

Die *Operation,* welche in jedem Falle, selbst dann, wenn noch keine tastbaren Drüsen vorhanden sind, radikal, d. h. mit der Entfernung der beiderseitigen Drüsen verbunden sein muß, hat nicht unbeträchtliche Gefahren. Zweifellos hat die Gefährlichkeit der Operation seit der allgemeinen Einführung der Lokalanästhesie bedeutend abgenommen. Denn während die Operationsmortalität nach den v. WINIWARTERschen Tabellen in den früheren Dezennien 42,8% und in der Göttinger Statistik 25% betrug (zit. nach v. BERGMANN-KÜTTNER), berechnete sie MELLER im Jahre 1906 nurmehr auf 10%. Die Zahl der Dauerheilungen ist immerhin wenig zufriedenstellend. KÜTTNER berechnet sie aus mehreren Statistiken auf 13%, BUTLIN erzielte unter 192 Operationen 55 Heilungen über 3 Jahre. Doch können auch noch später Rezidive auftreten. Nach JUDD und GORDON waren in der Mayo-Klinik 30,8% aller Operierten 3 Jahre, 24,5% 5 Jahre, 7,4% länger als 8 Jahre und 4,3% länger als 10 Jahre rezidivfrei geblieben. Der Erfolg der Behandlung hängt mit der frühzeitigen

Erkennung des Zungenkrebses eng zusammen. Wird der frühe Zeitpunkt der Diagnose und der Behandlung verpaßt, so vermindern sich nach BLOODGOOD die operativen Aussichten von 62% auf 12% und es erhöht sich die Gefahr eines postoperativen Todes von 5% *auf* 30%. Eine nicht gering einzuschätzende Bedeutung hat die *erzieherische Propaganda*, welche — ebenfalls nach BLOODGOODS Angaben — die Zahl der operablen Fälle von 53% auf 80% erhöht und damit die Zahl der Inoperablen von 47% auf 20% vermindert hat.

Für die operative Therapie gilt nirgends so streng die Regel „kleine Krebse, große Operationen", wie gerade beim Zungenkrebs (KÜTTNER). Die Gefahr eines Rezidivs ist, wie die Statistiken beweisen, sehr groß. Sie können sowohl von der Stelle des exstirpierten Primärherdes, wie von den Geweben, welche die Drüsen umgeben, hervorgehen. Trotzdem sind die meisten Chirurgen darüber einig, daß dem Messer, wenn eine Operation noch möglich ist, der Vorzug gegenüber der Strahlentherapie zu geben ist. Nur bei ausgebreiteten Rezidiven, bei inoperablen Fällen kommt die Strahlentherapie allein in Betracht. ROUX-BERGER haben zwar in der Curie-Fondation in den Jahren von 1920—25 unter 287 Zungenkrebsen 77 Heilungen von der Dauer von 1—6 Jahren teils mit Radiopunktur allein, teils mit gleichzeitiger Radiumbestrahlung von außen erzielt und auch andere, wie G. ZANOTTI bezeichneten die Kombination der Radiopunktur mit gleichzeitiger Bestrahlung von außen als die Therapie der Wahl. Die intratumorale Radiumbehandlung kann auch mit *Elektrokoagulation* erfolgreich kombiniert werden. Es müssen aber die Drüsen in jedem Falle chirurgisch entfernt werden, und es wird auch wohl wenigen Kliniken und Spitälern eine so komplizierte und vollkommene Apparatur von Radiumpräparaten zur Verfügung stehen, welche diese Behandlungsmethode ermöglicht, die außerdem noch eine besonders große Übung, Erfahrung und Exaktheit beansprucht. Die Röntgenbehandlung kommt überhaupt nicht in Betracht (WETTERER, siehe dort auch ausführliche Literatur). (Näheres über Strahlentherapie des Zungenkrebses s. S. 331.) Im allgemeinen wird also der chirurgische Weg zu wählen sein; da aber die Durchführung der Operation keine dermatologische Aufgabe ist, können wir auf die Beschreibung der Ausführung der verschiedenen Methoden nicht eingehen.

Die Bedeutung der Krebse der *ganzen übrigen Mundschleimhaut* tritt gegenüber derjenigen der Zunge in den Hintergrund. Sie sind viel seltener als die Zungenkrebse, haben aber viele gemeinsame Eigentümlichkeiten, sowohl was ihren klinischen Verlauf, wie ihre gewebliche Struktur und die Prädilektion für das männliche Geschlecht betrifft. Ihrer Lokalisation entsprechend teilt man sie in die Krebse der *Wangen*, des *Kiefers*, des *harten und weichen Gaumens*, der *Uvula*, der *Tonsillen* und der *Pharynxwand*. Die Häufigkeitsverhältnisse können durch die MELLERsche Statistik beleuchtet werden, nach welcher von 138 Mundschleimhautepitheliomen

        64 auf die *Wangenschleimhaut*
         8 auf den *harten Gaumen*
        12 auf den *Unterkiefer*
        33 auf die *Tonsillen*
        16 auf die *Pharynxwand*

fallen. Die Zahl der weiblichen Kranken ist in dieser Summe mit ungefähr 14% vertreten.

Die Krebse der Mundschleimhaut sind ebenso wie diejenigen der Zunge, durch *rasches Wachstum*, *frühzeitigen Zerfall*, *höckerige*, seltener *papilläre* geschwürige Oberfläche und Neigung zu *frühen Lymphdrüsenmetastasen* gekennzeichnet.

Der Lieblingssitz bzw. der häufigste Ausgangspunkt des *Wangenkrebses* ist die Umschlagfalte der Schleimhaut, insbesondere die tiefe Backentasche am horizontalen Teil des Unterkiefers. Auch die Linie zwischen der oberen und unteren Zahnreihe ist häufiger getroffen, wo besonders Dekubitalgeschwüre pathogenetisch in Betracht kommen. Leukoplakien können auch hier zu Epitheliombildung führen; sie kommen ja bei Rauchern an der Wangenschleimhaut, speziell in der Nachbarschaft der Mundwinkel und an der von hier nach hinten ziehenden Linie, welche der Schließungslinie der Zahnreihen entspricht, häufig genug vor. Durch Ausbreitung in jeder Richtung kann die Mundschleimhaut in großer Ausdehnung mitsamt den Kiefern, dem Zungengrund und der Pharynxwand befallen sein, so daß die Feststellung des ursprünglichen Ausgangspunktes in späteren Stadien kaum mehr möglich ist.

G. Davis u. a. haben auf die große Verbreitung der Wangenkrebse in Ländern des fernen Ostens aufmerksam gemacht, wo die allgemeine Sitte des Buyo- (Betel-, Pan-) Kauens (Gemische, hergestellt aus der Buyorebe, Arekanuß, gelöschtem Kalk und Tabak) als die Ursache der Krebsentwicklung anzusehen ist. Betel spielt in diesen Ländern dieselbe Rolle, wie der reine Tabak bei den zivilisierten Völkern, nicht nur als Genußmittel, sondern auch als Krebsursache. Unter den 49 Wangenkrebskranken von Davis waren 40 gewohnheitsmäßige Kauer.

In pathohistologischer und differentialdiagnostischer Beziehung verhält sich der Wangenkrebs genau so wie der Zungenkrebs. Es erübrigt sich auf diese Frage von neuem einzugehen. Prognostisch und therapeutisch sind die Aussichten noch schlechter.

In der Häufigkeitsstatistik steht der Tonsillarkrebs an zweiter Stelle. Seine Erkennung, namentlich im frühen Stadium, in dem oft nur eine einfache Mandelschwellung zu sehen ist, kann ziemlich schwer sein. Hartnäckige und schwer beeinflußbare Schmerzen beim Schlucken, Hustenreiz mit blutigem Auswurf sollten den Verdacht, bei entsprechenden Veränderungen an den Tonsillen, wachrufen. Sonst bieten die Tonsillarkrebse anderen Mundschleimhautkrebsen gegenüber keine Besonderheiten; auch sie haben spinalzelligen Charakter, machen frühe Lymphdrüsenmetastasen, kurz, sie sind in ihren hauptsächlichsten Charakterzügen anderen Mundschleimhautepitheliomen ähnlich. Die Abtrennung von luetischen und tuberkulösen Geschwüren oder gangränösen Prozessen anderer Art, welche im Racheneingang häufiger vorkommen (Angina Plaut-Vincenti, Noma) kann manchmal schwer sein, doch werden uns in den allermeisten Fällen der raschere Verlauf und die begleitenden Allgemeinerscheinungen bei den letztgenannten Krankheiten sichere Anhaltspunkte für die Diagnose liefern. In zweifelhaften Fällen, am ehesten bei ulcerierten, länger bestehenden und von Bubonen begleiteten Primäraffekten, müssen wir zu der immer leicht durchführbaren Probeexcision greifen, da der Spirochätennachweis, in Anbetracht der pallidaähnlichen Spirochäten der Mundschleimhaut, keine absolute Beweiskraft besitzt. Eventuell kann die Lymphdrüsenpunktion durchgeführt werden, welche bei positivem Befund die Probeexcision erspart.

Auch die *Krebse des harten und weichen Gaumens* haben in keiner Beziehung irgendwelche abweichende Eigenschaften von anderen Mundschleimhautkrebsen. Schmidts Statistik beweist ihre sehr große Seltenheit; er hat unter 2436 aus 7 verschiedenen Kliniken gesammelten Kopf- und Gesichtskrebsen nur 5 am harten Gaumen beschrieben gefunden. Infolge ihrer Lokalisation können sie leicht in das Naseninnere und in die Nebenhöhlen einwuchern und den Chirurgen vor eine besonders schwere Aufgabe stellen. Küttner hat ein oberflächlich sich ausbreitendes flaches Carcinom des harten und weichen Gaumens beobachtet, welches infolge seiner großen Ähnlichkeit mit Schleimhautlupus als lupusähnliches Carcinom beschrieben wurde und nur durch die mikroskopische Untersuchung nach Probeexzision diagnostiziert werden konnte.

Sehr selten ist auch der Krebs der *Uvula*. THEISEN hat bis zum Jahre 1907 im ganzen 11 Fälle aus der Literatur sammeln können. Einen interessanten Fall hat erst unlängst L. ROSENFELD aus Rußland publiziert, bei welchem auf Grund einer vorangegangenen Lues sowie auf Grund des mit einem Granulom kombinierten histologischen Bildes das Vorangehen eines Gummas angenommen wurde. BOENNINGHAUS hat an den 32 aus der Literatur gesammelten Fällen von Gaumenkrebsen deren Sichtung in bezug auf ihr histologisches Verhalten, ihren Verlauf und ihre Prognose vorgenommen. Von den 32 Fällen waren 14 gewöhnliche bösartige spinalzellige Schleimhautkrebse, während 18, nebst einem eigenen Fall, in jeder Beziehung ein abweichendes Verhalten zeigten. Es gibt nämlich am harten Gaumen eine eigentümliche, gutartige Epitheliomform, welche schon früher bekannt war (VOLKMANN, EISENMAYER, LARABRIE, BERGER, COENEN), in eingehendster Weise aber von BOENNINGHAUS und ungefähr gleichzeitig von CH. BARBEZAT gewürdigt wurde. Es sind das scharf abgegrenzte, mit unversehrter Schleimhaut bedeckte, hartelastische, jahrelang schmerzlos bestehende Geschwülste, welche die ganz ansehnliche Größe einer Nuß oder auch darüber erreichen können, ohne irgendwelche ernstere Beschwerden zu verursachen. Sie können aber, wie das bei relativ gutartigen Epitheliomen ja manchmal der Fall ist, auch bösartig werden und sich nach Durchbruch der Gaumenplatte in den Nasen- und Kieferhöhlen ausbreiten. Der BOENNINGHAUSsche Tumor war ein reines *Basalzellenepitheliom mit Übergang in Cylindrom*, während die BARBEZATsche Geschwulst teils aus Basalzellen, teils aus Riffelzellen zusammengesetzt war, also einer Form des DARIERschen metatypischen Epithelioms entsprach. BARBEZAT nimmt an, daß diese Geschwülste aus jenen milienartigen Gebilden der Gaumenschleimhaut hervorgehen, welche FIEUX beschrieben hat, und die bei Säuglingen fast regelmäßig vorhanden sind, nach 2—8 Wochen aber verschwinden. Wenn sie ausnahmsweise liegen bleiben, können sie später zur Entstehung dieser Epitheliomform Anlaß geben.

Die Epitheliome des Rumpfes.

Die Rumpfhaut ist verhältnismäßig selten Sitz von primären Epitheliomen. Wenn man von den Naevocarcinomen und von den Mammacarcinomen der Frauen absieht, welche als Abkömmlinge der Milchdrüsen und deren Ausführungsgänge gar nicht zu den Hauttumoren gehören und nur durch kontinuierliches Wachstum oder als Metastasenbildner die Haut in sekundärer Weise in Mitleidenschaft ziehen, so bleibt nur eine kleine, aber wechselreiche Gruppe von epithelialen Hauttumoren übrig, die am Stamm zu beobachten sind.

Die Kasuistik ergibt eine bemerkenswerte Vielgestaltigkeit der solitären und multiplen Rumpfepitheliome. Was ihr klinisches Bild betrifft, so sind es bald die Haut infiltrierende, flache, ihrem Wesen nach dem Ulcus rodens ähnliche Tumoren, bald über die Haut wuchernde, knotenbildende oder einem Granulationsgewebe ähnelnde und zerfallende Gewächse, oder aber ganz oberflächliche, klinisch kaum infiltrierte, leicht schuppende, selbst atrophisch aussehende Veränderungen, welche eher einer Ekzem-, Psoriasis- oder Lupus erythematodes-Plaque als einem Tumor ähnlich sind. Nur die mikroskopische Untersuchung, welche oft auch den erfahrenen Kliniker überraschen dürfte, ermöglicht die Diagnose.

Die Seltenheit der Rumpfepitheliome beleuchtet die ROSEsche Zusammenstellung, nach welcher bis zum Jahre 1920 im ganzen nur 84 Fälle aus der

Literatur gesammelt werden konnten. In dieser Statistik überwiegen die *solitären* gegenüber den *multiplen* Rumpfhautepitheliomen; die ersteren sind mit 62 gegenüber 22 der letzteren vertreten. In der späteren Kasuistik fand ich solitäre und multiple Rumpfhautepitheliome in annähernd gleicher Anzahl.

Die *solitären* primären Rumpfhautepitheliome werden meistens am Rücken, seltener an der Brust, dem Bauch oder in der Inguinalgegend, ganz ausnahmsweise am Hals oder ad nates beobachtet. Bei ihrem langsamen Wachstum und bei dem Fehlen von subjektiven Symptomen werden sie von ihren Trägern oft lange Zeit vernachlässigt und kommen dann als Geschwülste von Markstück- bis Handtellergröße zur Beobachtung. Ihre Farbe, die Beschaffenheit ihrer Oberfläche sowie ihre Konsistenz ist verschieden. Bald sind es rote oder rotbraune derbe cutane Knoten, welche sich allmählich ausbreiten, stellenweise oberflächlich oder auch tiefer geschwürig zerfallen, sich mit Krusten bedecken und neben peripherem Wachstum zentrale Involution mit atrophisch aussehender Haut aufweisen, bald sind es vom Anfang an fein schuppende braune oder rötliche oberflächliche Flecke, welche kaum infiltriert erscheinen und eher einer Ekzemplaque, als einem Epitheliom ähnlich sind (EHRMANN, KÖNIGSTEIN, NOBL u. a.). Die Ränder sind oft etwas erhaben und manchmal kann man bei genauer Beobachtung kleine, perlenartige, durchscheinende Knötchen in ihnen entdecken, welche die klinische Diagnose erleichtern. Es kommt auch vor, daß sich in der Mitte solcher Plaques höckerige derbe Knoten oder weichere, wie Granulationsgewebe aussehende Wucherungen bilden. Es kann ferner punktförmiges Nässen der Plaque auftreten, wodurch sich die Ähnlichkeit mit Ekzemen noch erhöht (KÖNIGSTEIN).

Einen unlängst von mir beobachteten Fall von Rückenepitheliom möchte ich in folgendem kurz wiedergeben. F. H., 40jähriger Taglöhner. Der gut entwickelte Patient hat seit ungefähr einem Jahr ein Geschwür am Rücken, welches sich oft überhäutete und dann wieder aufbrach. Es wurden dem Patienten verschiedene Salben ohne irgendeinen Erfolg verschrieben, letzthin ist die Stelle auch kauterisiert worden.

Status praesens. In der rechten oberen Scapulargegend befindet sich ein talergroßer, unregelmäßig begrenzter, ungefähr rundlicher braunrötlicher Herd (Abb. 43), dessen mittlerer und unterer Teil von glatter, etwas glänzender, wie atrophisch erscheinender Haut bedeckt ist, während die obere Peripherie von mehreren hanfkorn- bis bohnengroßen ulcerierten Stellen übersät ist, aus welchen sich Grnnulationen ähnliche Gewebsproliferatianen erheben. An anderen Teilen der Begrenzungszone, welche aus einem kaum erhabenen Saum besteht, sind kleine perlenartige Gebilde eingestreut. Drüsen fehlen. Mikroskopischer Befund: Basalzellenepitheliom, aus den Epidermisleisten hervorgehend, mit multizentrischem Wachstum. Besonders lehrreich ist der Übergang der akanthotischen Retezapfen in die Haufen und Nester der Basalzellen, welche in ihrem Bau bzw. in ihrem Verhältnis zum Bindegewebe noch eine kaum auffallende Abweichung von der gewöhnlichen Akanthose zeigen, aber durch die dunkle Färbung ihrer Kerne, den kleinen Protoplasmaleib und das Fehlen der Epithelfaserung schon den Zellen des Basalzellenepithelioms gleichen.

Die *multiplen Rumpfepitheliome* sind nach den älteren Beobachtungen seltener, nach den neueren aber doch ebenso häufig wie die solitären. Man sollte meinen, daß die multiplen Herde früher die Besorgnis der Patienten erwecken und dadurch früher zur Beobachtung gelangen. Die Erfahrung lehrt aber, daß auch die multiplen Rumpfepitheliome gewöhnlich erst nach vieljährigem, oft erst nach jahrzehntelangem Bestehen in ärztliche Beobachtung kommen. Aber auch zu diesem späten Zeitpunkt ist man oft in der Lage, bei der allmählichen Vermehrung der Tumoren die verschiedenen Grade ihrer Entwicklung verfolgen und die Anfangsstadien beobachten zu können. Auch die multiplen Rumpfhautepitheliome besitzen jene Vielgestaltigkeit, die wir bei den solitären Tumoren bereits hervorgehoben haben. Doch überwiegen hier die flachen, fleckartigen, nicht ulcerierten Formen (JADASSOHN). Darauf hat schon J. POLITZER im Jahre 1904 aufmerksam gemacht, als er seinen Fall von *Carcinoderma pigmentosum* LANG beschrieb und hervorhob, daß die

Veränderungen eher psoriatischen oder mykotischen Läsionen als Epitheliomen ähnlich sind.

Die Zahl der Efflorescenzen ist sehr verschieden, gewöhnlich aber nicht besonders groß. Wenn 10—15 Herde bestehen, so ist das schon verhältnismäßig viel. Öfter wurde *einseitiges* Auftreten verzeichnet, was zur Erwägung

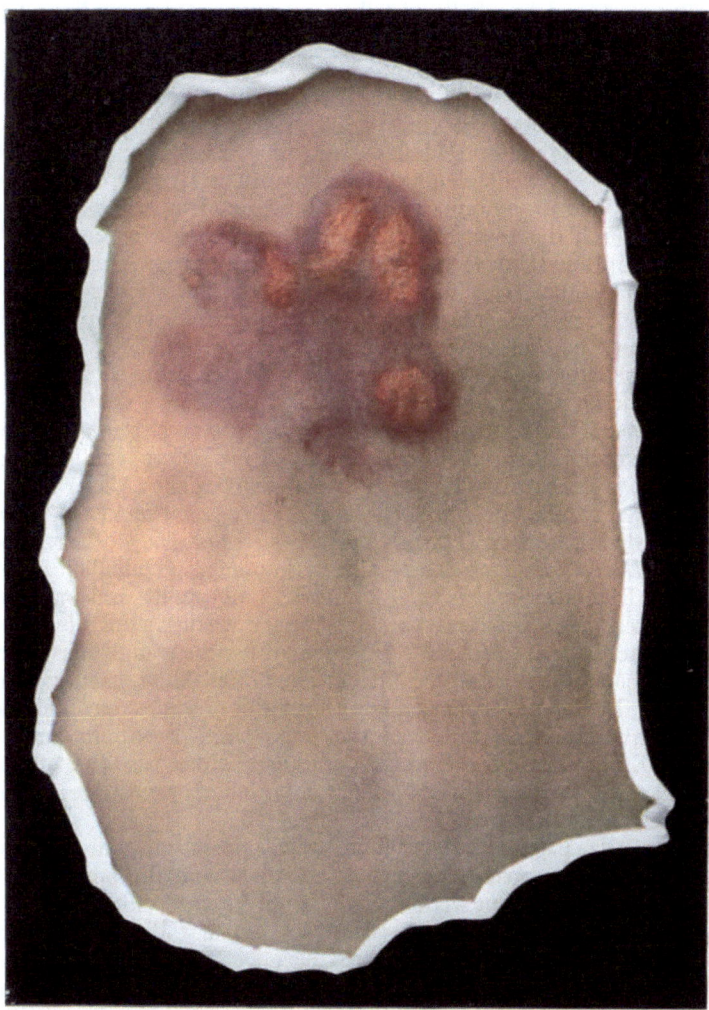

Abb. 43. Carcinoma basocellulare trunci.

eines naevusartigen Ursprunges Veranlassung gab (ALLWORTHY und PERNET, CHEATLE, ADAMSON, ROSE, DE BUMAN).

Unter welchen Einflüssen aber diese Flecke oder sonstige Formen der multiplen Rumpfhautepitheliome, welche fast immer ohne subjektive Symptome entstehen, auftreten, sich verbreiten und weiterentwickeln, wenn man weder eine mechanische noch chemische Irritation nachweisen kann, ist nicht festzustellen. Die Frage hängt ja mit dem allgemeinen Krebsproblem eng zusammen. Es ist sehr wahrscheinlich, daß allen Herden ein langdauerndes präcanceröses

Stadium vorangeht. Die Multiplizität scheint aber dafür zu sprechen, daß nicht nur rein lokale, sondern auch jene allgemeinen Umstände eine Rolle spielen, welche die Disposition zur Krebskrankheit ausmachen.

Neben den Epitheliomen waren oft Naevi verschiedenster Art und Form (POLAČEK, DE BUMAN u. a.) zu verzeichnen, ein anderesmal, aber nur ganz ausnahmsweise, trat der Übergang seniler Warzen in Epitheliome deutlich hervor (ARNDT). In solchen Fällen ist ihr Ursprung auf die „maligne Umwandlung" der betreffenden epithelialen Mißbildungen zurückzuführen; es können aber die ersten Spuren, die präcancerösen Gebilde schon lange in das Epitheliom aufgegangen sein, wenn es zur Beobachtung gelangt.

In der neueren Literatur ist eine verhältnismäßig große Zahl von solitären und multiplen Rumpfhautepitheliomen mit der Absicht mitgeteilt worden, um die voneinander abweichenden klinischen Typen zu fixieren und insbesondere ihr Verhältnis zum extramammären *Paget* und der BOWENschen Erkrankung klarzustellen. Durch die regen Diskussionen, welche sich an einzelne Demonstrationen anknüpften (EHRMANN, KÖNIGSTEIN, besonders auch amerikanische Autoren: PFAHLER u. a.) ist die Frage doch nicht restlos geklärt worden. Während ein Teil der Beobachter schon bei geringen Abweichungen des klinischen Bildes eine besondere Benennung für berechtigt hält, neigen andere eher zu einer zusammenfassenden Betrachtung der einzelnen klinischen Bilder (neuestens besonders MARTINOTTI). So entstand der Typus des *flachen ekzematoiden Epithelioms* (EHRMANN), dessen Benennung durch seine oberflächliche Ausbreitung, Excoriationen und Nässen sowie dünne Schuppenbildung gerechtfertigt erschien, welches aber KYRLE für ein gewöhnliches Ulcus rodens hält. NOBL hat in einem Falle die Ähnlichkeit mit einer *seborrhoischen Ekzemplaque* betont. Außer diesen können DARIERs *Épithéliome pagetoïde*, G. LITTLEs *benignes erythematoides Epitheliom* auch am Stamm vorkommen. Schließlich hat ARNING das klinische Bild der *multiplen Carcinoide* aufgestellt, mit welchem wir uns weiter unten noch befassen werden. Immer wieder wird die große Ähnlichkeit der flachen, aber auch der geschwulstartigen und der ulcerierten Rumpfhautepitheliome mit echter PAGETscher und BOWENscher Krankheit hervorgehoben. In der Tat können diese Formen in den meisten Fällen klinisch überhaupt nicht auseinandergehalten werden. Man beschreibt nicht selten ausgebreitete Epitheliome des Rumpfes und bezeichnet sie ohne überzeugenden histologischen Befund als *Paget* (TOWLE) oder pagetartige Erkrankung (THIBIERGE und HUFNAGEL).

EHRMANN will das pagetoide Epitheliom, welches er selbst mit dem Ulcus rodens identifiziert, durch die zentrale Vernarbungstendenz vom Bowen unterscheiden. Dementgegen muß aber betont werden, daß sowohl BOWEN selbst wie DARIER u. a. eine zentrale Atrophie ihrer Fälle beschrieben haben. Wir müssen demnach anerkennen, daß klinische Anhaltspunkte für eine Differenzierung fehlen.

Beim größten Teil der Rumpfhautepitheliome handelt es sich entweder um typische Basalzellenkrebse, oder man findet die DARIERsche metatypische intermediäre Form. Sie besitzen multizentrisches Wachstum, welches in den Fällen, wo ein Zusammenhang mit der Epidermis oder mit den Follikeln noch besteht, leicht nachzuweisen ist. Man findet aber auch jene eigentümliche und bemerkenswerte Wachstumsart, welche JADASSOHN als *intraepidermale Entwicklung* bezeichnet hat und die im wesentlichen darin besteht, daß innerhalb der akanthotischen Epidermis umschriebene, meist kugelige Nester entstehen, welche durch den Typus ihrer Zellen, durch ihre bedeutend dunkleren Kerne und durch ihren kleinen, faserlosen Protoplasmaleib als intraepidermale Basalzellenhaufen zu erkennen sind (s. Allgemeiner Teil, Basalzellencarcinome, S. 254). *Stachelzellenstruktur* ist an den Rumpfhautepitheliomen nur ausnahmsweise verzeichnet worden. ROSE hat nur 3 sichere Fälle dieser Art unter den solitären Rumpfepitheliomen finden können, während unter den multiplen kein einziger sicherer Stachelzellentumor aufzufinden war und nur bei zweien wurde nach dem klinischen Bilde vermutungsweise diese Diagnose gestellt.

Den verschiedenen klinischen Typen entspricht also ein ziemlich einförmiger histologischer Bau. Nur jene Wachstumsunterschiede, welche sich bald in der Form von kompakten Zellhaufen, von zierlichen schlanken Strängen, adenoiden oder „spitzentuchartigen" Zeichnungen kundgeben, bringen eine Abwechslung in das mikroskopische Bild. Diese verschiedenen Formen kommen ohne feststellbare Gesetzmäßigkeit, häufig sogar nebeneinander in ein und demselben Tumor vor. Nur die PAGETsche und BOWENsche Krankheiten besitzen charakteristische Merkmale, welche ihre Sonderstellung rechtfertigen. Diese beruhen auf der Form und dem Grade der *dyskeratotischen Prozesse*. Die Bedeutung dieser Vorgänge ist in der letzten Zeit sehr verschieden ausgelegt worden (siehe auch die betreffenden Kapitel), teils weil sie selbst bei den typischen dyskeratotischen Präcancerosen und Tumoren in sehr wechselndem Grade vorkommen, teils weil die Dyskeratose auch bei einfachen Basalzellenepitheliomen, ja selbst bei Hautaffektionen von verschiedener anderer Herkunft zur Beobachtung kommt, woraus MARTINOTTI den Schluß zieht, daß die Dyskeratose überhaupt keinen Anhaltspunkt zur Auseinanderhaltung verschiedener Epitheliomformen bieten kann. Dieser Auffassung entsprechend betrachtet MARTINOTTI alle verschiedenen klinischen Typen als zusammengehörig, und faßt sie mit Bowen, extramammärem und extragenitalem Paget in die gemeinsame Gruppe der *Epitheliomata plana superficialia cutis* zusammen.

Diese radikale Lösung der komplizierten Frage würde aber dahin führen, daß man alle Details der eingehenden klinischen Beobachtung und jede histologische Besonderheit einzelner Fälle vernachlässigen und ihnen nur eine untergeordnete Bedeutung beimessen würde.

Sowohl die solitären wie die multiplen Rumpfhautepitheliome sind klinisch als nicht besonders bösartig zu bezeichnen. Sie entstehen oft in jahrzehntelanger Entwicklung, bilden in der Regel keine Metastasen, neigen nicht zu Rezidiven. In den Fällen, wo es nach der Exstirpation doch zum Rezidiv gekommen ist, handelte es sich um spinocelluläre Epitheliome (ORMSBY). Diese können auch bei Jugendlichen vorkommen. (BATTLE und MAYBURG: Fall von primärem Plattenepithelcarcinom der Brustwarze bei einem 11jährigen Mädchen mit Rezidiv nach der ersten Entfernung.) Die Basalzellenepitheliome des Rumpfes können, wie manche andere Basalzellenepitheliome, gelegentlich durch ihr atrophisch-narbiges Aussehen den Eindruck einer spontanen Involution erwecken. Es muß indessen nachdrücklich betont werden, daß diese scheinbare Involution keine echte Spontanheilung ist. Untersucht man diese Stellen mikroskopisch, so wird man fast immer unter der verdünnten Epidermis mehr oder weniger ausgebreitete Epitheliomnester finden (siehe im Allgemeinen Teil: Spontanheilung, S. 285). Jedenfalls können die solitären Rumpfepitheliome prognostisch günstiger, als die multiplen beurteilt werden, weil bei den multiplen doch immer der Zufall zu befürchten ist, daß der eine oder andere Tumor z. B. durch mechanische, physikalische oder chemische Schädigungen ungünstig beeinflußt wird, während die solitären Tumoren in dieser Beziehung leichter zu kontrollieren sind und auch ihre *Therapie* sich viel einfacher gestaltet. Die Therapie richtet sich nach der *Lokalisation,* der *Ausbreitung* und der *Zahl* der einzelnen Epitheliome. Meistens befinden sich die Rumpfepitheliome an Stellen, die der chirurgischen Behandlung leicht zugänglich sind. Ihre Zahl und ihre Ausbreitung kann aber solchen Eingriffen gewissermaßen hinderlich sein. Dann sind wir auf die *Radiotherapie* oder auf kombinierte Behandlungen angewiesen.

Die Epitheliome der Extremitäten.

Die Hautepitheliome finden sich — abgesehen von denen der behaarten Kopfhaut — am seltensten an den oberen und unteren Extremitäten. Verhältnismäßig häufiger sind sie an den *Händen,* dann an den *Unterschenkeln* zu beobachten, während die übrigen Extremitätenteile, Füße, Arme, Oberschenkel, viel seltener an Epitheliom erkranken. Unter den 254 von J. A. ELLIOT behandelten Hautkrebsen waren 10 Handepitheliome, kein einziges an anderen Extremitätenteilen. Unter meinen 88 Fällen, die ich in den Jahren 1925—28 gesammelt habe, fand sich nur ein Epitheliom an der Hand und eines am Unterschenkel. C. DE ASIS hat bei Hinzuziehung einer Statistik von BRODERS aus der Mayo-Klinik unter 8766 verschiedenen Carcinomkranken nur in 29 Fällen Epitheliome der unteren Extremitäten festgestellt. Die gesonderte Besprechung der Extremitätenepitheliome ist nicht allein durch die besondere Lokalisation begründet; diese Krebse besitzen gewisse klinische Eigentümlichkeiten und histologische Charakterzüge, welche sie von den Epitheliomen des Stammes und des Kopfes in mancher Beziehung unterscheiden. Diese Unterschiede, die freilich nicht von prinzipieller Bedeutung sind, finden ihre Erklärung weniger in den lokalen anatomischen oder physiologischen Verhältnissen, als vielmehr in pathogenetischen Faktoren.

E. WALZ hat die Epitheliome des Unterschenkels in drei Gruppen eingeteilt. Diese Einteilung kann auch für die oberen Extremitäten benutzt werden. Nach WALZ gibt es 1. Carcinome, die sich auf dem Boden langjähriger Reizungen, Entzündungen, reaktiver Gewebswucherungen und Eiterungen, auf chronischen Geschwüren, auf alten, vielfach wieder aufgebrochenen Narben entwickeln. Dann findet man als Ausgangspunkt der Neubildung fistulös gebliebene Knochenaffektionen nach Osteomyelitis, narbige fistulöse Zustände nach schweren Weichteilquetschungen, komplizierte Frakturen nach Schußverletzungen, ferner in früher Jugend vorgekommene Verbrennungen und Erfrierungen. Auch alte syphilitische und lupöse Geschwüre und Narben, lang bestehende chronische Ekzeme, Hautschwielen können carcinomatös entarten.

In die 2. Gruppe gehören nach WALZ jene Carcinome, welche sich aus angeborenen Warzen und Muttermälern oder aus harten Warzen, die in späterem Alter erworben sind, entwickeln.

Die 3. Gruppe umfaßt Epitheliome, die auf scheinbar normaler Haut entstehen, für deren Entstehung also keine lokale Disposition in Form von pathologischen Gewebsveränderungen nachgewiesen werden kann. Die überwiegende Mehrzahl der Extremitätenepitheliome gehört in die erste Gruppe und gerade dadurch ist ihr klinischer und histologischer Charakter gewissermaßen bestimmt.

An den Extremitäten begegnen wir auch öfters gewissen Berufscarcinomen, wie den Röntgen-, Paraffin- und Arsenkrebsen (s. K. ULLMANN: Berufskrebse).

Die Epitheliome der Extremitäten treten fast ausnahmslos solitär auf, können aber mit Epitheliomen entfernter Lokalisation, mit Gesichts- oder Rumpfepitheliomen zusammen vorkommen. So fand sich z. B. in einem Falle von ARZT neben mehreren kleinen Epitheliomen des Gesichtes ein fünfkronenstückgroßer papillärer Krebs auf der Hand. In den seltenen Fällen, in denen mehrere Epitheliome an einer Extremität auftraten, war die Multiplizität, im Gegensatz zu den oft multiplen primären Epitheliomen des Gesichtes und des Rumpfes, *der Ausdruck von Metastasenbildung.* Ein Beispiel dafür bietet der Fall von W. A. PERKINS, bei welchem neben dem primären Herd am Handrücken den Lymphgefäßen entlang knotige, exulcerierende Metastasen bis zu den Axillardrüsen zu verfolgen waren.

Im Anfangsstadium ist die Form, das klinische Bild des Epithelioms durch die primäre Einwirkung, d. h. durch die Schädigung beeinflußt, welche der Epitheliomentwicklung vorangeht. Nach Traumen (Holzspäne, Pferdebiß, Dornen, Schußwunden usw.) entstehen eiternde Wunden, welche ohne vollständig zu heilen, oft nach vielen Jahren in ein epitheliomatöses Geschwür oder in eine Geschwulst mit vegetierendem Charakter übergehen. Rhagaden und Fissuren, welche an der schwielig-hyperkeratotischen Ferse oder Sohle entstehen (NOBL, SWEITZER), können die gleiche Umwandlung erleiden. Interdigitale kleine Epitheliome des Fußes können ein gewöhnliches Hühnerauge vortäuschen (PAROUNAGIAN), wahrscheinlich gehen sie in solchen Fällen auch wirklich aus Hühneraugen hervor, obzwar die außerordentliche Seltenheit solcher Epitheliome in auffallendem Gegensatz zu dem alltäglichen Vorkommen der Hühneraugen steht. Der Zeitpunkt, in dem die Umwandlung der traumatisch hervorgerufenen Folgeerscheinungen stattfindet, ist nie festzustellen. Die maligne Degeneration stellt sich allmählich, mit Einschaltung präcanceröser Veränderungen, ein; diese Veränderungen sind höchstens histologisch

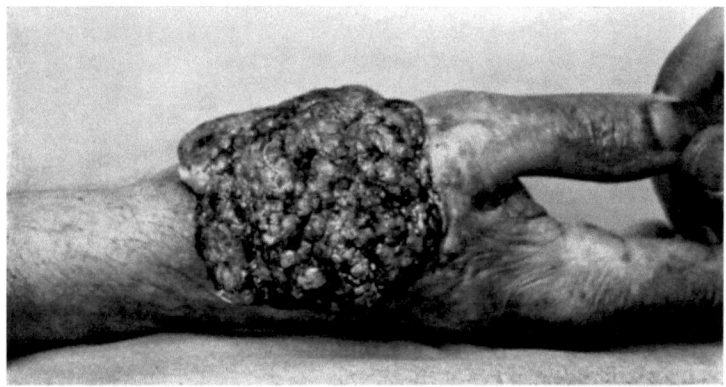

Abb. 44. Vegetierender Spinalzellenkrebs (Cancroid) des Handrückens. (Sammlung ARNDT.)

festzustellen. Oft dauert es 1—2 oder auch mehrere Jahre, bis aus dem banalen Geschwür ein Epitheliom entstanden ist; dann kann aber eine rapide Ausbreitung einsetzen. Es gibt indessen auch Fälle, in welchen schon nach einigen Monaten die traumatische Primärveränderung in ein Epitheliom übergeht (z. B. Fall HICKEL und OBERLING).

Die traumatische Genese macht es verständlich, daß die Extremitätenepitheliome schon im jugendlichen Alter entstehen können. Als Beispiel diene der bekannte Schusterdaumenkrebs von STAHR bei einem 17jährigen Burschen, hervorgerufen durch die immer wiederholten Verletzungen des Daumens mit Schusterwerkzeugen und durch die Einwirkung von Pech. Im allgemeinen kommen auch die Extremitätenkrebse meistens erst nach dem vierten Dezennium vor.

Die Geschwüre der „traumatischen" Extremitätenepitheliome besitzen alle charakteristischen Merkmale der *Spinalzellenkrebse*. Sie sind kraterförmig, mit feinkörniger oder unebener Basis, haben mehr oder weniger aufgeworfene, harte Ränder, sind mit den Nachbargeweben verwachsen und infiltrieren und destruieren die Umgebung. Die krebsige Infiltration der Lymphdrüsen ist nicht selten, bei längerem Bestand des Krebses sogar die Regel, dagegen sind entfernte Metastasen selten, können aber ebenfalls vorkommen.

Außer diesen geschwürig zerfallenden Tumorformen gibt es noch eine andere Form der Extremitätenepitheliome, welche dem flachen oberflächlichen Typus der Gesichts- und Rumpfhautepitheliome analog ist. Ein solches habe ich am Handrücken beobachtet.

Bei einem 70jährigen Manne war eine den mittleren Teil des Handrückens in großer Ausdehnung einnehmende Veränderung sichtbar, welche von atrophisch aussehender Haut

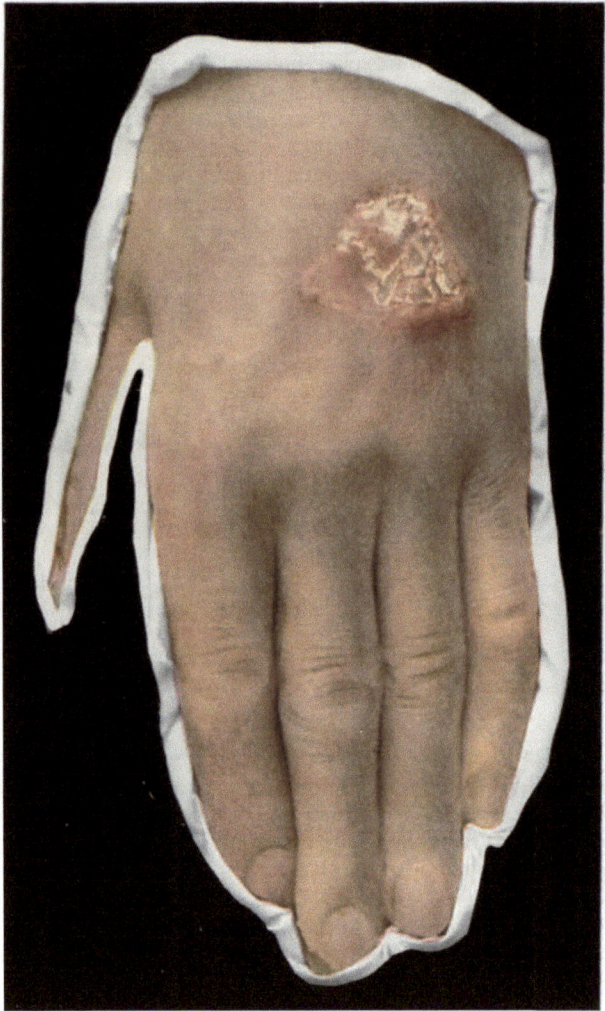

Abb. 45. Epithelioma planum cicatrisans dorsi man. sin. (Basalzellencarcinom).

gebildet, an ihrer Peripherie von einer kaum erhabenen Randzone umgeben war. Der Rand ließ minimale harte Knötchen erkennen. Die ersten Anfänge dieser Veränderung hat der Patient auf eine vor 15 Jahren entstandene kleine Kruste zurückgeführt, welche sich langsam ausbreitete; die Kruste konnte entfernt werden und bedeckte eine bald nässende, bald trockene, rötliche, glatte Haut. Subjektive Erscheinungen, außer geringem Jucken, waren nie zu verzeichnen. Die mikroskopische Untersuchung der Randzone ergab ein Basalzellenepitheliom.

Diese flachen, glatten Epitheliome können einem Lupus erythematodes im atrophischen Stadium äußerst ähnlich sehen, wie es bei dieser Form der Epitheliome auch an anderen Körperstellen der Fall sein kann. Die mattglänzende, dünne Epidermis, welche durch ihren scharfen Rand und ihre glatte, nicht oder kaum runzelige Oberfläche von der senilen Atrophie abweicht, kann mit kleinen leicht ablösbaren Schuppen bedeckt sein, so daß das ganze Bild sehr wenig an eine Geschwulst erinnert. Das Wachstum dieser Epitheliome ist äußerst langsam, die Drüsen werden nicht befallen, noch weniger andere entfernte Organe.

Während also die „traumatische" Form der Extremitätenepitheliome eine leicht erkennbare knotige oder papilläre Geschwulst darstellt, mit infiltrativ fortschreitender Tendenz und geschwürigem Zerfall, dabei auch eine ausgesprochene Neigung zu Lymphdrüsenmetastasen besitzt, ist die „spontane" Form durch oberflächliche, sehr langsame Ausbreitung, ohne ausgesprochene Geschwürsbildung, höchstens mit kleinen Excoriationen versehen, durch zentrale Atrophie der Deckepidermis und einer schmalen, kaum erhabenen Grenzzone gekennzeichnet.

In ihrem histologischen Bau zeigt die erstere Form, wie schon erwähnt wurde, spinalzelligen, die letztere, wie die flachen Epitheliome anderer Gegenden, basalzelligen Charakter mit multizentrischem Ausgang.

In seltenen Fällen kann auch das traumatische Extremitätenepitheliom als Basalzellengeschwulst mit gutartigem Charakter wachsen. Solche Ausnahmen kommen auch bei jenen Krebsformen vor, welche sich auf der Basis von ulcerativ-narbigen Prozessen anderer Lokalisation entwickeln, worauf auch im Kapitel der Präcancerosen hingewiesen wurde. Als Beispiel kann ein eigener Fall dienen.

Der 50jährige Krankenwärter V. K. kommt wegen vorgeschrittener Rosacea in die Klinik. Bei der Aufnahme finden wir am linken Bein, ungefähr 10 cm oberhalb des inneren Knöchels, eine kleinapfelgroße Geschwulst, welche dem Patienten gar keine Beschwerden verursacht. Die Geschwulst wölbt sich halbkugelig über die Hautoberfläche hervor, ist dunkelrot, sieht einer Granulationsgeschwulst vollkommen ähnlich und blutet sehr leicht (Abb. 46). Ein kurzer breiter Stiel, welcher die Geschwulst mit ihrer Unterlage verbindet, erweckt den Verdacht auf das Bestehen eines Granuloma pediculatum.

Die Dauer der Erkrankung konnte nicht festgestellt werden, der Kranke wußte nur anzugeben, daß vor der Entwicklung der Geschwulst an ihrer Stelle ein unbedeutendes Geschwür bestanden hat. Varicen waren nicht sichtbar. Die histologische Untersuchung ergab die überraschende Tatsache, daß es sich um ein Basalzellenepitheliom handelte mit dickwulstigem Parenchym und wenigem, nicht besonders zellreichem Stroma. Nach unten war die Geschwulstmasse durch die Bindegewebsbündel der obersten Subcutis scharf begrenzt, ohne zellige Infiltration des Bindegewebes. Nur in den obersten Schichten des papillären Bindegewebes waren Haufen von Plasmazellen sichtbar. Die Tumormasse besaß in ihrer ganzen Ausbreitung einen ziemlich dicken Epithelbelag, mit welcher sie an zahlreichen Stellen zusammenhing (multizentrisches Wachstum).

Die Pathogenese der Extremitätenepitheliome ergibt sich aus der WALZschen Einteilung, welche wir nicht nur für die unteren, sondern auch für die oberen Extremitäten als gültig angegeben haben. Es sei hervorgehoben, daß unter den traumatischen Einwirkungen, welche in der überwiegenden Mehrzahl der Fälle die Epitheliombildungen einleiten, des öfteren nicht ganz alltägliche Einwirkungen, wie Schußwunden (COENEN, BUSCHKE) und Pferdebisse (H. FOX, PAROUNAGIAN) eine Rolle spielen. Die Geschwülste entwickeln sich nach vielen Jahren in den Narben, oder die durch das Trauma erzeugten Geschwüre heilen nicht vollkommen aus, oder sie brechen immer wieder auf, bis die ständige Reizung zur Entstehung des Epithelioms führt. Die flachen benignen Epitheliome gehören in die 2. oder 3. Gruppe der WALZschen Einteilung. Sie können sich aus senilen Keratosen oder Naevi entwickeln. In einem Falle von BUSCHKE bestand bei einem jungen Manne zunächst ein Naevus, welcher durch

25*

Gewehrschuß in seiner Ruhe gestört worden und durch die vielen Ätzungen bösartig entartet ist.

Die *klinische Diagnose* der Extremitätenkrebse ist nicht immer leicht. Es können einerseits die knotig-geschwürigen Formen Gelegenheit zur Verwechslung mit Granulomen, eventuell mit Bromo- und Jododerma bieten, andererseits können die flachen den Eindruck einer umschriebenen sekundären Atrophie, oder eines — in Anbetracht der immer scharfen, etwas erhabenen Ränder — Ekzems mykotischen Ursprunges erwecken. Unter den Granulomen kommen differentialdiagnostisch die Tuberkulose, die Syphilis, die Aktinomykose, die Sporotrichose oder Blastomykose in Betracht. Zwar können uns schon gewisse klinische Eigentümlichkeiten der einzelnen Granulome zur Diagnose verhelfen, die letzte Entscheidung wird in zweifelhaften Fällen immer der mikroskopischen Untersuchung vorbehalten sein. Die gummöse Form der Tuberkulose ist an den Extremitäten fast immer sekundär, so daß die Mitleidenschaft der Knochen und des Periostes, die oft zahlreichen Fistelgänge, die unterminierten Ränder der Geschwüre ziemlich sichere Stützpunkte für die Diagnose bieten, während die Tuberculosis fungosa serpiginosa, welche bei älteren Personen an Händen und Vorderarmen gar nicht so selten vorkommt, durch den wallartigen, papillomatösen, livid-roten Saum,

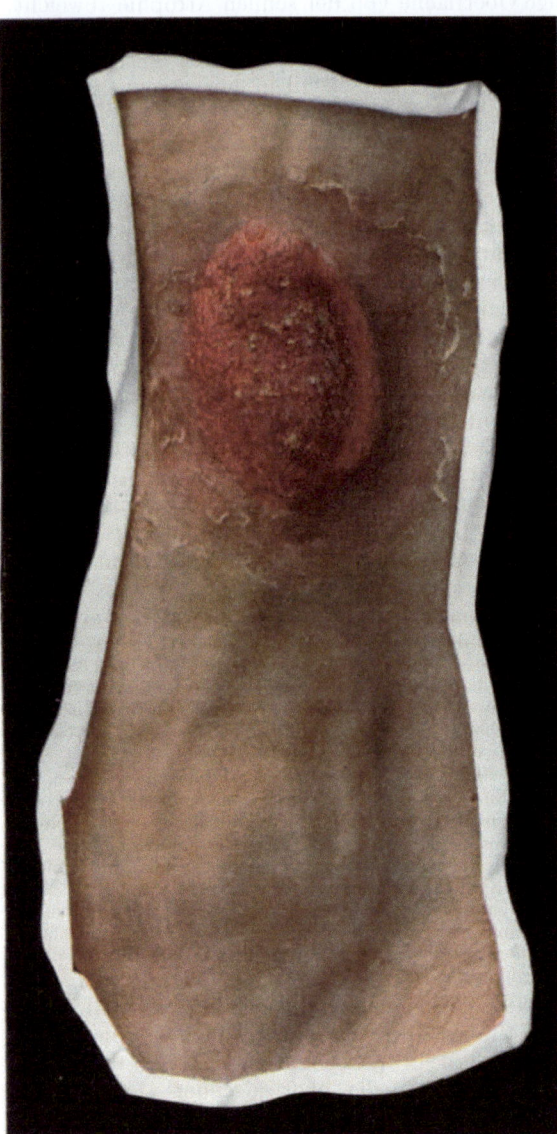

Abb. 46. Epithelioma basocellulare crur. sin. (Geschwulstform).

die weichere Konsistenz von den derben, knotigen oder knotig-papillösen, häufig ulcerierten Läsionen der Epitheliome meistens unschwer differenziert werden kann. Bei den spätsyphilitischen Prozessen mit cutaner Lokalisation erleichtern die Multiplizität der Läsionen, ihre Anordnung und ihr rascher Verlauf die Diagnose. Die spätsyphilitischen Herde können höchstens durch ihr serpiginöses Fortschreiten und ihre zentrale Vernarbung einem Ulcus rodens gleichen, die flachen Handepitheliome — zumeist handelt es sich ja um solche — pflegen aber nicht dem wahren klinischen Typus der Ulcera rodentia zu entsprechen und so kann eine Verwechslung auf jeden Fall vermieden werden. Subcutan gelegene Gummen, die im Zerfall begriffen sind, können schon eher den knotig-geschwürigen Epitheliomen ähnlich sein. Doch entstehen auch diese, wie die cutanen, gewöhnlich rascher, ihr Zerfall zeigt sich regelmäßiger im Zentrum des Knotens, ihr Verlauf ist weniger chronisch, die Ränder der Ulceration sind glatt und steil, nicht aufgeworfen, wie bei den epitheliomatösen Geschwüren. Auch die allgemeinen Untersuchungsmethoden, die Feststellung der Wa.R. und der Luetinreaktion können zur Diagnose herangezogen werden. Es wäre aber leichtfertig, wenn man sich auf die Wa.R. allein verlassen wollte, wie das u. a. aus dem Fall von GARFIELD hervorgeht. In diesem bestand nebst einer Ulceration der Handfläche ein stark positiver Wassermann; die eingeleitete antiluetische Kur blieb erfolglos, bis schließlich die mikroskopische Untersuchung ein basalzelliges Epitheliom ergab. Es muß auch der Umstand erwogen werden, daß auf lange bestehenden gummösen Geschwüren Epitheliome entstehen können, wodurch nicht nur das klinische Bild, sondern auch die Therapie kompliziert wird (s. auch Präcancerosen).

Beim Bromo- und Jododerma schützt die weiche Konsistenz und das schnelle Wachstum der tumorartigen Gebilde vor Verwechslungen. Tritt nach Aussetzung der Brom- bzw. Joddarreichung prompt eine Heilung ein, so ist die Diagnose natürlich gesichert; es muß aber betont werden, daß sich die Hautveränderungen nach dem Verlassen der betreffenden Medikamente keineswegs immer so prompt zurückbilden, ein Umstand, welcher leicht zu Fehlschlüssen führen kann.

Auf die Ähnlichkeit mancher Extremitätenepitheliome mit Aktinomykose, Sporotrichose oder Blastomykose ist öfter hingewiesen worden (PERKINS, H. E. ALDERSON). Da keine dieser Erkrankungen, insbesondere die beiden letzteren, ohne mikroskopische Untersuchung mit voller Gewißheit diagnostiziert werden kann, muß immer wieder die Wichtigkeit der Probeexcision betont werden.

Die *Prognose* der Extremitätenepitheliome hängt in hohem Grade von ihrem Typus ab. Während die flachen, basalzelligen Krebse — und mit ihnen auch jene, welche neben ihrer klinisch vegetierenden Form doch eine Basalzellenstruktur besitzen — als gutartig zu bezeichnen sind, da sie weder zur Destruktion, noch zur Metastasenbildung neigen, müssen die knotig-ulcerösen Formen, bei welchen der Einbruch in die Lymphdrüsen ein häufiges Ereignis darstellt, ernster beurteilt werden. Dieser Unterschied muß vor allem in der Therapie berücksichtigt werden. Denn bei den knotig-ulcerösen Krebsen ist ein rasches und ausgiebiges Eingreifen am Platze. Zwar sind die vergrößerten regionären Lymphdrüsen nicht in jedem Falle Ausdruck einer krebsigen Metastase — sie können ja auch als einfache entzündliche Schwellung die Epitheliome begleiten — es ist aber doch nicht ratsam, den Eingriff längere Zeit hinauszuschieben und damit den Kranken der Gefahr entfernter Metastasenbildungen auszusetzen. Die therapeutischen Resultate sind ein Beweis dafür, daß es besser ist, schon bei dem Verdacht auf Drüsenmetastasen radikal vorzugehen.

Die Epitheliome der äußeren Genitalorgane.

Die Epitheliome der äußeren Genitalien haben beim Mann und bei der Frau sowohl in makroskopischer wie in histologischer Beziehung ähnlichen Charakter. Die geringen Abweichungen in ihrer klinischen Erscheinungsform sind durch die anatomischen Unterschiede bedingt. Bei Männern sitzen die Epitheliome mit Vorliebe im Präputialsack und nehmen ihren Ausgangspunkt entweder von der Epidermis der Glans, des Sulcus glandis oder des inneren Vorhautblattes, seltener sitzen sie an anderen Hautbezirken des Gliedes. Bei Frauen finden sie sich an den großen Labien und an den Übergangsstellen in die kleinen Labien, oder an der Klitoris, ausnahmsweise nehmen sie ihren Ursprung aus den BARTHOLINIschen Drüsen.

Das Epitheliom des männlichen Gliedes bildet ungefähr 2% der *Hautkrebse beim Mann* (A. L. WOLLBARST), nach KÜTTNER fast 5% *aller männlichen Krebse*. Von den neueren Statistiken, welche über die Häufigkeit des Peniscarcinoms Aufschluß geben, seien nur diejenige von FÖDERL erwähnt, der in den letzten 24 Jahren im ganzen 40 Fälle aus der II. chirurgischen Klinik in Wien zusammenstellen konnte, ferner die Statistik von BARINGER und DEAN, welche im New-Yorker Memorial-Hospital in 4 Jahren 36 Fälle sammeln konnten. Meistens gehen der Tumorbildung spezielle Formen *präceröser Stadien* der Glans oder des Praeputiums voraus, und zwar sind es *einfache Vegetationen*, entsprechend den spitzen Kondylomen, *leukoplakieartige Veränderungen, narbig-atrophische Zustände*, oder in seltenen Fällen jene oberflächlichen, feinpapillären, sammtartigen Wucherungen, welche seit QUEYRAT als *Erythroplasie* bezeichnet werden und mit dem von A. FOURNIER und DARIER schon im Jahre 1893 beschriebenem „Épithéliome papillaire nu" identisch sind.

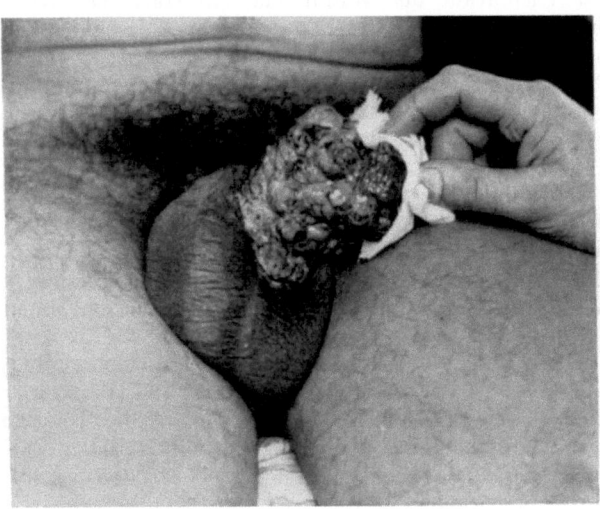

Abb. 47. Carcinoma penis mit papillären Wucherungen.

Das Peniscarcinom entwickelt sich am häufigsten zwischen dem 40. und 70. Lebensjahr. Es kommen aber auch gar nicht sehr selten jugendliche Fälle vor (bei SHIVERS: ein Fall von 24 Jahren, AUDRY beschrieb den tödlichen Fall eines 35jährigen Arztes). Als Beginn der Epitheliombildung ist gewöhnlich entweder eine umschriebene Verhärtung auf der schon früher öfters entzündet gewesenen Haut der Glans, des Sulcus oder des inneren Präputialblattes festzustellen, oder es bilden sich an diesen Stellen warzige Vegetationen mit Tiefenwachstum. Die Wucherung in die Tiefe verrät sich durch die Induration der Basis, oder durch hartnäckige Geschwürsbildung. Die krebsige Infiltration schreitet fort, breitet sich sowohl flächenhaft wie in die Tiefe aus, pflegt aber oft verhältnismäßig lange Zeit hindurch ziemlich oberflächlich zu bleiben. So entstehen einmal flächenhaft wachsende Herde, welche in und unter der Haut liegend, mit dieser starr verwachsen sind, das andere Mal den ganzen Präputialsack ausfüllende papilläre Wucherungen, welche durch die ausnahmslos phimotische Vorhautöffnung hervorquellen, oder die Vorhautblätter durchbrechen und erst jetzt sichtbar werden. Das Glied nimmt dementsprechend eine Glockenschlägerform an, wird schmerzhaft, und es bilden sich Exulcerationen an verschiedenen Stellen der Tumormassen. Der verschiedenen Art der Ausbreitung entsprechend unterscheidet man eine *infiltrierende*, mehr diffus in jeder Richtung fortschreitende und eine *vegetierende Form* des Peniscarcinoms, welche sich weniger flächenhaft ausbreitet, sondern eher aus der Hautfläche emporragt, gleichzeitig aber auch Tiefenwachstum zeigt. Bei der infiltrierenden Form wird die Penishaut allmählich in ihrer ganzen Ausdehnung infiltriert, verdickt und verhärtet, selbst die Corpora cavernosa werden befallen. Die krebsige Infiltration kann sich auch auf die Scrotalhaut und auf den Mons Veneris ausdehnen. Auch hier können an einer oder an mehreren Stellen Geschwüre auftreten, welche oft die für den krebsigen Zerfall charakteristische Kraterform annehmen. Die infiltrierende Form des Peniscarcinoms muß als die bösartigere bezeichnet werden. Vegetierende und infiltrierende Prozesse kommen auch nebeneinander vor mit Überwiegen der einen oder der anderen Art, so daß eine strenge Sonderung nicht immer möglich, aber auch gar nicht wichtig ist. Man hat u. a. den ulcerösen Peniskrebs als eine klinische Form sui generis aufgefaßt (G. SERAFINI). Da aber sowohl die papillär-vegetierende wie die infiltrierende Form geschwürig zerfällt, ist eine Sonderung der ulcerösen Form nicht berechtigt (Abb. 48).

Ein großer Teil der primären Scrotumepitheliome tritt als Folgezustand spezieller Einwirkungen auf (Rauchfangkehrer-, Paraffin- usw. -krebs); sie gehören zu den Beschäftigungscarcinomen und werden als solche in dem betreffenden Kapitel abgehandelt (siehe K. ULLMANN).

Außer den gewöhnlichen Typen der Penisepitheliome wurden von einigen Autoren noch gewisse spezielle Formen des Peniskrebses beschrieben. So unterscheidet LABORDE in seiner Inaug.-Diss. eine „*Forme érectante*", die durch ihren besonders bösartigen Charakter gekennzeichnet sein soll, und BERNUCCI die *Epitheliomatosis papulo-erosiva papillomatosa diffusa*, welche aber der QUEYRATschen *Erythroplasie* zu entsprechen scheint.

BUSCHKE und LÖWENSTEIN, W. FREI, KORN, ZIEGLER haben auf carcinomähnliche Condylomata acuminata des Penis aufmerksam gemacht, welche ohne sonstige Zeichen der Malignität, wie Zellatypie und Metastasenbildung, eine destruierende Wachstumfähigkeit besitzen. Es sind dies wahrscheinlich ähnliche Gebilde, wie sie G. FANTL schon vorher unter dem Namen der *Papillomatosis cutis* und noch früher VOLLMER unter demselben Namen in anderer Lokalisation (Rumpf, Scrotum, Nabel, Inguinocruralgegend und Mundschleimhaut) beschrieben haben.

Es sei auch noch kurz erwähnt, daß die PAGETsche Krankheit in den seltenen Fällen, wo sie extramammär auftritt, am äußeren männlichen Genitale vorkommt. Auch die BOWENsche Krankheit kann ähnlich lokalisiert sein (näheres in den betreffenden Kapiteln).

Die Leistendrüsen, welche als Sitz der regionären Krebsmetastasen in erster Linie in Betracht kommen, werden verhältnismäßig ziemlich spät in Mitleidenschaft gezogen. Deshalb wird unter den Genitalkrebsen das Peniscarcinom als das relativ gutartigste betrachtet. Nichtsdestoweniger berichtet KAUFMANN, daß unter 48 Fällen die Leistendrüsen nur achtmal frei blieben, während KÜTTNER unter 60 Fällen in 32%, BARINGER und DEAN unter 36 Fällen in nicht ganz 40% Drüsenmetastasen fanden. Metastasen in inneren Organen kommen selten vor, KÜTTNER hat nur 10 solche Fälle aus der Literatur sammeln können.

Der *histologische Bau* sowohl der infiltrativen wie der vegetierenden Form des Peniscarcinoms entspricht in der Regel dem spinocellulären Typ mit einfachen oder verhornenden Plattenepithelzellen. Dieser Bau erklärt die häufigen Drüsenmetastasen. Basalzellencarcinome werden nur ganz ausnahmsweise beobachtet. In einem Falle von CRAWFORD ist in der unvollständig geheilten

Circumcisionsnarbe angeblich ein Basalzellenepitheliom aufgetreten. MUCHA demonstrierte in der Wien. dermat. Ges. einen Fall von Basalzellenkrebs, der die Urethra diffus infiltrierte, wahrscheinlich aber nicht von der Oberhaut, sondern von den Drüsen der Bulbusgegend seinen Ausgang nahm.

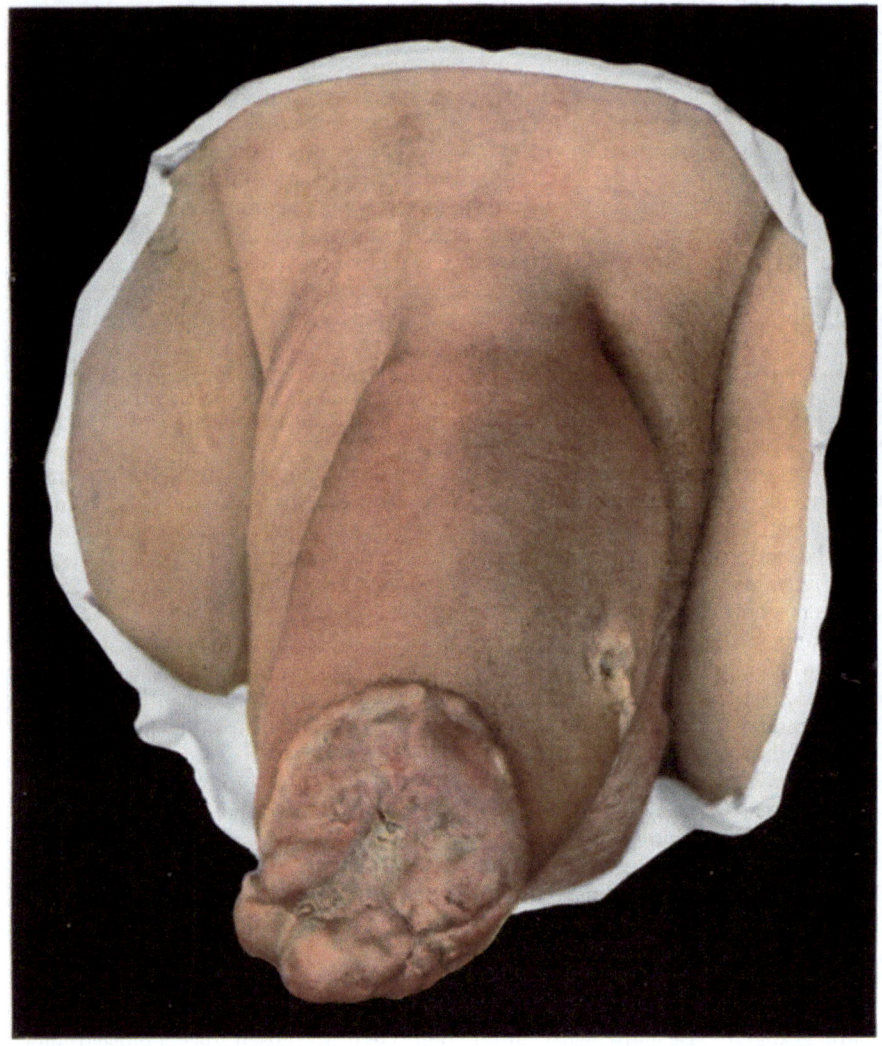

Abb. 48. Carcinoma penis mit rundlicher Schwellung des ganzen Penis und jauchenden Ulcerationen des äußeren Vorhautblattes. (Sammlung JADASSOHN.)

In der *Pathogenese* des Peniskrebses tritt dessen Verhältnis zur *angeborenen Phimose* deutlich hervor. In ungefähr 85% *aller Fälle spielt in der Vorgeschichte der Kranken die enge Vorhautöffnung eine Rolle.* Die Ansammlung, Stauung und Zersetzung von Hautsekreten, welche bei mangelndem hygienischem Verhalten und bei größerer Empfindlichkeit einen kontinuierlichen Hautreiz ausüben, führen zunächst zu gutartigen Erkrankungen. Oft wiederholte Balanoposthitiden, Auftreten von spitzen Condylomen sind gewöhnliche Begleiter der Phimose. Der langandauernde, chemische Reizzustand bildet das Substrat der Epitheliomentwicklung (s. auch G. SCHERBER in diesem Handbuch, Bd. 21, S. 301 u. 325). Die Erfahrung, daß Juden und Mohamedaner vom Peniscarcinom sozusagen vollkommen verschont bleiben, beweist den großen *prophylaktischen Wert der Circumcision*. Unter nahezu 1000 männlichen Krebsfällen zweier New-Yorker israelitischer Spitäler ist kein einziger Peniskrebs zur Beobachtung gelangt (WOLLBARST). Demgegenüber machen nach MENDELSOHN und ELLIS in Siam, wo die Circumcision nicht üblich ist, die Peniscarcinome $1/3$ aller männlichen Krebsfälle aus. Dieses häufige Auftreten bildet eine nicht zu unterschätzende Gefahr für die Bevölkerung, so daß ihre Abhilfe eine ernste Frage der Volkshygiene geworden ist. Manchmal entwickeln sich Epitheliome in Circumcisionsnarben, die aus einem späteren Lebensalter stammen (C. FRÖHLING, SLAGLE und BENETT, RUSCH), oder sie entstehen nach Abtragung und Ätzung von spitzen Condylomen (McDONALD, LENZ). Daß, analog den Schleimhautleukoplakien, auch die viel seltenere Leukoplakie der Glans und des inneren Präputialblattes den Ausgangspunkt von Epitheliomen bilden kann, wurde schon erwähnt: es muß nur noch darauf hingewiesen werden, daß auch jener seltene atrophische Zustand, welcher der Kraurosis vulvae entsprechend als Kraurosis penis bezeichnet wird (DELBANCO, BLOCH, GALEWSKY, PEYRI, PELLIER), ebenfalls den Boden für Epitheliome abgeben kann. Ob auch das vor kurzem von STÜHMER beschriebene Krankheitsbild, die *Balanitis xerotica obliterans* (post operationem), gelegentlich zur Carcinombildung führen kann, muß weiteren Beobachtungen vorbehalten werden.

Differentialdiagnostisch müssen bei der vegetierenden Form im Anfangsstadium der Epitheliombildung vor allem die spitzen Condylome in Betracht gezogen werden. Bei leisestem Verdacht auf maligne Entartung, bei Geschwürsbildung oder Infiltration des Grundes muß die *Probeexcision* vorgenommen werden. Es braucht ja an dieser Stelle nicht näher erörtert werden, welchen großen Vorteil für die Operation die möglichst frühe Diagnose bedeutet. Allerdings können auch mikroskopisch benigne Wucherungen ein destruierendes Wachstum zeigen, wie das aus den Fällen von BUSCHKE und LÖWENSTEIN hervorgeht. In solchen Fällen muß eben die Klinik mitentscheiden.

Bei der infiltrativ-ulcerösen Form des Epithelioms müssen differentialdiagnostisch alle mehr oder weniger ausgebreiteten tiefen geschwürigen Prozesse des Penis in Erwägung gezogen werden. Syphilitische Veränderungen, in erster Reihe zerfallende Gummata, aber selbst Sklerosen haben schon zu Fehldiagnosen Veranlassung gegeben. Ich hatte einmal Gelegenheit, einen Fall histologisch zu untersuchen, bei welchem eine ungewöhnlich große Sklerose mitsamt den verhärteten Lymphdrüsen als Carcinom entfernt wurde. Erst durch die nachträgliche histologische Untersuchung wurde der Irrtum klargestellt. Der Irrtum hätte sich freilich — der Fall spielte sich vor der Spirochaetenaera ab — auch durch eine Probeexcision vermeiden lassen. Die Schmerzen und die langsame Entwicklung des Peniscarcinoms, die Indolenz, das mehr circumscripte Auftreten der syphilitischen Ulcerationen werden uns in den seltenen Fällen, wo überhaupt ein Zweifel bestehen kann, auch klinisch verwertbare Zeichen liefern. Gegen eine Verwechslung mit tuberkulösen Geschwüren werden uns die schlappe weiche Konsistenz der letzteren, die unterminierten Ränder, eventuell typische Tuberkel und die in solchen Fällen immer feststellbare allgemeine Tuberkulose schützen. Am ehesten könnte eine Verwechslung mit phagedänischen, gangränösen Geschwüren stattfinden. Zwar entstehen dieselben viel rascher, oft in foudroyanter Weise, auch sind die entzündlichen Erscheinungen, das begleitende Ödem viel intensiver, als beim Carcinom, aber da das Ulcus gangränosum therapeutischen Eingriffen oft schwer zugänglich ist und deshalb lange bestehen kann, ist eine strenge und aufmerksame Beobachtung um so mehr notwendig, als sich auf dem Boden von hartnäckigen gangränösen Geschwüren Epitheliome entwickeln können (NELSON K. FORSTER). Ich selbst verfüge über eine solche Beobachtung:

K. M., 41jähriger Eisendrechsler. Vor ungefähr 2 Monaten trat, ohne besondere Vorzeichen, Schwellung der Vorhaut mit einem dicken grünlich-gelben, übel riechenden Ausfluß aus dem phimotischen Präputialsack auf. Zwei Wochen später vom Kassenarzt mit der Diagnose *Balanitis* behandelt. Vor 8 Tagen auffallend starke Schwellung des ganzen Gliedes und Auftreten von einem Geschwür an der unteren Peniswurzel. Kurz vorher antiluetische Kur.

Bei der Aufnahme am 30. 6. 25 zeigt die Penishaut eine diffuse, entzündliche, ödematöse Schwellung und Rötung mit hochgradiger Phimose. Auf Druck entleert sich aus dem Vorhautsack ein rahmdicker, stinkender, grünlicher Eiter. An der ventralen Seite des Gliedes, ungefähr 1 cm vor der Penisscrotalfalte sitzt ein markstückgroßes Geschwür mit Granulationen und mit einer Fistelöffnung, durch welche sich Eiter und Urin entleeren. Im Eiter mikroskopisch kolossale Mengen von Spirillen und fusiformen Bacillen. Abendtemperaturen in den ersten Tagen 37—37,3, später normal. Wa.R. +. Diagnose: Ulcera gangraenosa.

Es wird von neuem eine kombinierte antiluetische Kur eingeleitet (Bi + Neosalvarsan), da wir vom Salvarsan, nach mehrfacher Erfahrung, eine günstige Wirkung auf den gangränösen Prozeß erwarteten. Lokale Spülungen mit Kal. hypermang. Langsame Besserung. Nach 4 Wochen fast kein Sekret, die entzündliche Röte im oberen Penisteil zurückgegangen, die Phimose hat sich nur wenig gebessert. Die sichtbaren Geschwüre sind mit reinen Granulationen bedeckt. Entlassung auf eigenen Wunsch am 3. 8.

Wiederaufnahme am 3. 9. Penis jetzt glockenschlägerförmig. Rechts am äußeren Präputialblatt ein markstückgroßes Geschwür, an einer Stelle Durchbruch in den Präputialsack. Der Geschwürsrand ziemlich breit entzündet. Aus dem Präputialsack entleert sich wieder ein dickes eitriges Sekret, welches Kokken, fusiforme Bacillen und Spirillen enthält. Längs des Urethra ist die Haut mit mehreren oberflächlichen Pusteln bedeckt, die als sekundäre eitrige Infektion aufzufassen sind.

Das Praeputium wird dorsal gespalten, im freigemachten Präputialsack werden viele spitze Condylome von verschiedener Größe sichtbar, die mit einem eitrigen Belag bedeckt sind. Ziemlich rasch entwickelt sich an der linken Seite des Gliedes ein nußgroßer, schwach fluktuierender Tumor, der inzidiert wird und etwas blutig-seröse Flüssigkeit enthält. Eine Probeexcision aus diesem Tumor ergibt ein *spinocelluläres Carcinom*. Der Kranke wurde der chirurgischen Klinik übergeben. Penisamputation. Nach zwei Jahren rezidivfrei.

Die Prognose muß bei Peniskrebs, selbst in den allerfrühesten Fällen, schon in Anbetracht der durch die unvermeidliche Operation mehr oder weniger entstehende Funktionsstörung als ernst, in den älteren Fällen als schlecht bezeichnet werden. In einem großen Teil der Fälle handelt es sich zwar um Leute, welche das geschlechtsfähige Alter schon überschritten haben, bei welchen also eine partielle oder auch totale Amputation in dieser Beziehung keine Bedeutung mehr hat, es werden aber ja auch für die Miktion abnormale Verhältnisse geschaffen. Bei jüngeren Personen muß man darauf bedacht sein, die Geschlechtsfunktionsfähigkeit möglichst wenig zu beeinträchtigen. Wenn aber das Carcinom und die Drüseninfiltration schon vorgeschritten sind, so darf nur *ein* Gesichtspunkt maßgebend sein: die Rezidive und Metastasen nach Möglichkeit zu verhüten, um das Leben des Patienten zu retten. Dazu bedarf es oft sehr radikaler Maßnahmen und nicht einmal diese sind immer erfolgreich. So muß der Genitalkrebs der Männer als einer der bösartigsten unter den Hautkrebsen bezeichnet werden.

Die Behandlung des Peniscarcinoms kann sich zwar in gewissen Grenzen individuell gestalten, muß aber den allgemeinen Forderungen jeder Carcinomtherapie gerecht werden. In jedem Falle soll womöglich der Chirurg eingreifen. Bei der oft langsamen Entwicklung und dem langsamen Wachstum des Peniscarcinoms und den verhältnismäßig späten Drüsenmetastasen darf aber nicht schematisch vorgegangen werden. Es soll zwar der Möglichkeit eines Rezidivs mit entsprechender radikaler Operation und nachträglicher Bestrahlung vorgebeugt werden, doch soll man nicht überflüssigerweise zu radikal handeln. Die totale Amputation mit Ausräumung der inguinalen Lymphdrüsen oder gar mit Emaskulation nach PEARCE-GOULDE bleibt für vernachlässigte und weit vorgeschrittene Fälle vorbehalten. Die Emaskulation sollte in Fällen, bei welchen nicht einmal ein Verdacht auf das Befallensein der Hoden besteht, nicht durchgeführt werden. In vielen Fällen wird eine partielle Amputation genügen. Doch gibt es Anhänger von noch mehr konservativen Operationen. So hat H. MORESTIN in Anbetracht des oberflächlichen Beginnes und langsamen Wachstums, in geeigneten Fällen die Abschälung der Eichel und des inneren Präputialblattes — „Decortication du gland" — empfohlen. Auch H. REYNES begnügt sich in günstigen Fällen mit der Exstirpation des Epithelioms, allerdings entsprechend tief und weit im gesunden Gewebe. Es wird immer die Ausbreitung des Carcinoms entscheiden, ob partielle oder totale Amputation mit oder ohne Entfernung der Leistendrüsen unternommen werden soll. Es ist nicht in jedem Falle die Entfernung der Leistendrüsen notwendig, wie das manche wünschen. Die Ausräumung soll man sich sehr überlegen, da sie ja durch Lymphstauung schwere irreparable Folgen haben kann. PETERS hat 14 Peniscarcinomfälle noch 13 Jahre nach der Operation vollkommen gesund gefunden, obwohl nur bei der Hälfte die Drüsen entfernt worden waren. Neben dem Messer wurde auch die Elektrokoagulation von manchen Autoren empfohlen (KELLY und WARD), selbst die Drüsen wurden nach einem Hautschnitt in ähnlicher Weise zerstört. In allen Fällen ist aber die prophylaktische Nachbestrahlung der Operationswunden ratsam. Die technische Ausführung der Operation ist eine chirurgische Aufgabe, ihre ausführliche Darstellung überschreitet den Rahmen dieses Beitrages. (Indikation und Technik der Strahlentherapie beim Peniscarcinom s. im Abschnitt Strahlentherapie, S. 335.)

Am äußeren Genitale des Weibes sind sowohl die klinischen Erscheinungsformen der Epitheliome, wie auch ihr histologischer Bau — wie schon eingangs erwähnt wurde — ähnlich, wie beim Peniscarcinom. In pathogenetischer Beziehung kommt aber ein neues, sehr wichtiges Moment hinzu, welches beim Manne gar keine Rolle zu spielen scheint, nämlich der Pruritus.

Nach SUKMANN bilden die Vulvacarcinome kaum 1% aller primären Krebse der weiblichen Geschlechtsorgane, sie kommen also ziemlich selten vor. Ihre Ursprungsorte sind entweder die großen Schamlippen oder die Übergangsstellen der Haut in die Schleimhaut, dort, wo sich die *Leukokeratosis* oder *Leukoplakia* vulvae entwickelt. Aber auch die Klitoris kann der Ausgangspunkt der Epitheliombildung sein. Während die anderen Vulvacarcinome mehr zur diffusen Ausbreitung neigen, treten die Klitoriscarcinome eher in Form circumscripter, haselnußbis apfelgroßer Tumoren auf. Unter 677 Vulvacarcinomen befanden sich nach der Zusammenstellung von EDERLE 109 (das sind 16%) Klitoristumoren. Am seltensten gehen Epitheliome von den BARTHOLINIschen Drüsen aus. FR. H. FALLS konnte bis zum Jahre 1923 im ganzen 20 Fälle aus der Literatur sammeln. In den meisten Fällen wird es schwer sein, diesen Ursprung sicher zu beweisen, um so mehr, als nach manchen Angaben aus der BARTHOLINIschen Drüse sich auch Plattenepithelcarcinome entwickeln (KÜSTER). Leichter ist die Entscheidung, wenn das Carcinom Zylinderzellenstuktur hat, wie z. B. im Falle TOBLERS, in welchem auch der reichliche Schleimgehalt für die Abstammung der Geschwulst aus einer tubulösen Schleimdrüse sprach.

Am häufigsten treten die Vulvacarcinome zwischen dem 50. und 70. Lebensjahre auf, jedoch kommen sie auch bei Jugendlichen im Alter zwischen 20—30 Jahren vor; es handelt sich dann meist um Klitoritiskrebse. Es kann wohl kaum als ein Zufall betrachtet werden, daß bei 22 Jugendlichen 12 Vulvakrebse aus der Klitoris hervorgingen. FOHR meint, daß man bei diesem Zahlenverhältnis an eine „besondere Geschwulstbereitschaft der jugendlichen Klitoris" denken könne.

Das Vulvacarcinom kommt meistens schon als ausgebildete Geschwulst zur Beobachtung. Es sind entweder unregelmäßig geformte Ulcerationen mit hart infiltrierter Basis, höckeriger Oberfläche und aufgeworfenen Rändern, oder man findet Tumoren mit geklüfteten, papillären Wucherungen, welche die äußeren Genitalien bedecken. Ihre Ausbreitung und der geschwürige Zerfall schreiten

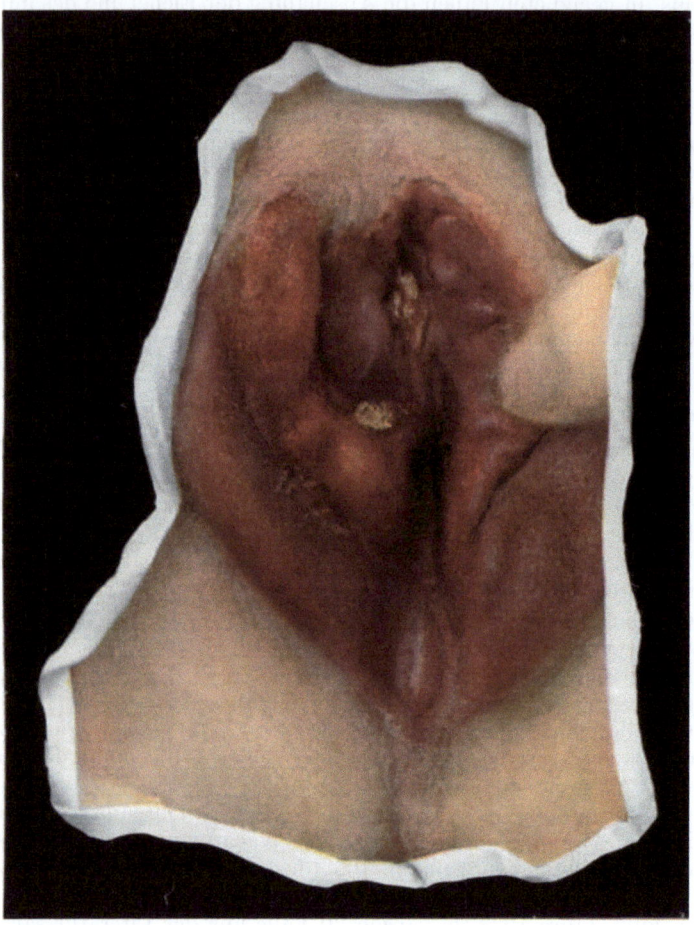

Abb. 49. Carcinoma vulvae.

langsam vorwärts; sie können die Vulva ringförmig umgeben. Die *diffus infiltrierende* Form ist die häufigere. Nach K. ROTHs Angaben waren in der Erlanger Frauenklinik von 34 Fällen, welche in den Jahren von 1905—16 zur Beobachtung gelangten, nur 6, die in Form von umschriebenen Tumoren aufgetreten sind. Leider kommen die Vulvacarcinome nur ausnahmsweise in ihren frühesten Anfängen zur Beobachtung. Man findet in den Anfangsstadien kleine schmerzlose, unansehnliche Knoten, den spitzen Condylomen entsprechende verruköse Bildungen oder kleine infiltrierte Plaques. Daß die Epitheliome so spät beobachtet werden, ist leicht aus dem Umstand zu erklären, daß der oft schon jahrelang vorher bestehende Juckreiz und das ständige Kratzen die Haut und die Schleimhaut der Vulva mit der Zeit beträchtlich verändern.

Es entstehen neurodermitische Verdickungen und Leukoplakien, in welchen sich allmählich und schleichend die carcinomatöse Veränderung vollzieht, ohne, außer den gewohnten, besondere Beschwerden zu verursachen. Schwellung der inguinalen Drüsen tritt oft schon frühzeitig auf, auch Metastasen in entfernteren Organen, besonders nach lokalen Rezidiven der operierten Geschwulst kommen vor.

Die *mikroskopische* Untersuchung ergibt fast immer die Anwesenheit eines verhornenden Spinalzellenkrebses. Die basalzelligen Epitheliome sind hier ebenso selten, wie unter den Tumoren der männlichen äußeren Genitalien. M. TEMESVÁRY hat einen Fall von Basalzellencarcinom beschrieben, wo nach wiederholten Rotlaufrezidiven der Schamlippen eine Elephantiasis vulvae sich entwickelt hat. Auf dieser Grundlage entstanden multiple Basalzellenepitheliome. PRYTEK hat bei JADASSOHN in Bern unter 29 Basalzellencarcinomen einen ähnlichen Fall gesehen. J. OTT hat in einer haselnußgroßen Klitorisgeschwulst Basalzellenstruktur gefunden.

Man kann wohl annehmen, daß der Pruritus genitalis in der Pathogenese des Vulvacarcinoms eine ähnliche Rolle spielt, wie die Phimose beim Peniskrebs. Dort ist es der mechanische, hier mehr der chemische Reiz, der zur Auslösung jener Veränderungen führt, welche den Boden für die Epitheliomentwickelung abgeben. Das oft unausgesetzte Kratzen der Schamgegend führt stufenweise zu verschiedenen Haut- und Schleimhautreaktionen, welche sich anfangs in einer *Lichenifikation* der Haut und *Leukoplakie* der benachbarten Schleimhäute äußert. Die allgemeine Neigung zu neurodermitischen Veränderungen kann sich gleichzeitig auch an anderen Körperstellen kundgeben (Fall MÜLLER-FOHR). Später können warzige Neubildungen der Haut und Schleimhaut, oder dickere rissige Unebenheiten an den leukokeratotischen Stellen hinzutreten, welche schon den Verdacht auf Krebsbildung wecken. Den allmählichen Übergang der Leukoplakia vulvae und der gleichzeitigen papillären Gewächse der großen Schamlippen in bösartige Tumoren hat BESNIER in klassischer Art beschrieben und den Zustand mit dem Namen *Vulvite épithéliale* belegt. Neuere Autoren konnten den Übergang und die Umwandlung der leukoplakischen Epithelverdickungen in Epitheliome auch mikroskopisch nachweisen (BUCURA, BRÜNAUER). Wie häufig dem Auftreten des Vulvakrebses die Leukoplakie vorangeht, ist z. B. aus F. J. TAUSSIGs Untersuchungen ersichtbar, der bei 40 Fällen von Leukoplakia vulvae in 45% auch Carcinom gefunden hat.

Der als *Kraurosis vulvae* bekannte atrophische Prozeß kann ebenfalls eine Epitheliombildung zur Folge haben. Nach R. TEUFFEL sind in solchem Falle die Krebsnester verkümmert. Die Reduktion der neoplastischen Stränge kann entweder durch die Druckwirkung, oder durch die Entziehung des entsprechenden Nährmaterials durch das umgebende Gewebe erklärt werden. In einem Falle von M. SAVARÉ ist das Epitheliom 3 Jahre nach der chirurgischen Entfernung der großen Labien (wegen Krauroris) aufgetreten. Solche Fälle können als Analoga zu den nach Circumcision in den Narben sich entwickelnden Epitheliomen betrachtet werden. KUMER hat auf dem Boden der Kraurosis vulvae multiple Cylindrome beobachtet. Nach ST. TAUSSIG spielt sich sowohl beim Pruritus wie bei der Leukoplakie und der Kraurosis vulvae ein gemeinsamer pathohistologischer Prozeß ab, welcher zum *Schwund der elastischen Fasern* führt. Das Fehlen der elastischen Fasern soll hier bei der Epitheliomentwickelung als begünstigendes Moment betrachtet werden.

Bei der Wichtigkeit einer *Frühdiagnose*, welche oft über das Schicksal der Kranken entscheidet, ist *jedem chronischen Genitaljucken, jeder Leukoplakie der Vulva ganz besondere Aufmerksamkeit zu schenken*. Auch hier kann in gegebenem Falle, wie beim Peniskrebs, die frühzeitige Probeexcision lebensrettend wirken.

Außer den beim Peniskrebs aufgezählten Genitalprozessen müssen beim Vulvakrebs *differentialdiagnostisch* auch jene ulcerösen Prozesse in Betracht gezogen werden, welche nur dem weiblichen Genitale eigen sind, nämlich das Ulcus vulvae acutum und besonders das Ulcus vulvae chronicum. Zur Unterscheidung vom ersteren wird das plötzliche, oft über Nacht stattfindende und von Fieber begleitete Auftreten, der ziemlich rasche, meistens nur wenige Wochen dauernde Verlauf, das fast ausschließliche Vorkommen bei Jungfern und der charakteristische Bacillenbefund sichere Anhaltspunkte bieten, während das Ulcus vulvae chronicum schon viel eher mit Carcinom verwechselt werden kann. Der äußerst chronische Verlauf und die schlechte Heilungstendenz dieser Geschwüre können selbst den erfahrenen Fachmann irreführen. Auf die begleitende Elephantiasis und auf das fast ausschließliche Vorkommen bei älteren Prostituierten soll besonderes Gewicht gelegt werden. Vor allem wird uns aber die histologische Untersuchung nach Probeexzision zur richtigen Diagnose verhelfen.

Die *schlechte Prognose* der Vulvacarcinome hängt besonders mit dem Umstand zusammen, daß sie meistens in vorgeschrittenem Stadium zur Beobachtung gelangen. Sie sind durch die Neigung zum Zerfall und zur harten diffusen Infiltration des Bindegewebes, sowie durch frühzeitige Drüsenmetastasen gekennzeichnet, so daß diese Lokalisation mehr als die an anderen Hautstellen einen bösartigen Verlauf befürchten läßt.

Die Therapie der Epitheliome der äußeren weiblichen Genitalien soll in jedem noch geeigneten Falle die chirurgische Entfernung sein. In welchem Maße radikal oder konservativ vorgegangen werden kann, muß immer individuell entschieden werden. In den leider seltenen Fällen, in welchen früh genug ärztliche Hilfe in Anspruch genommen wird, wenn destruierendes Tiefenwachstum und die Mitleidenschaft der palpablen Drüsen noch fehlen, kann die ausgiebige lokale Operation genügen, um vollkommene Heilung herbeizuführen, wie dies SUKMAN mit einem eigenen und mit Fällen aus der Literatur (ASSERTO, LEWERS, HEMSEN) beweist. In den meisten Fällen wird man aber zur radikalen Operation mit Entfernung der Drüsen greifen müssen, welche mit prophylaktischen Nachbestrahlungen kombiniert werden soll. Nach der Statistik von ROTH waren unter 34 Fällen 9 inoperabel und unter den Operierten nur 18% Dauererfolge zu verzeichnen. Günstiger werden die Verhältnisse von F. J. TAUSSIG geschildert, der nach entsprechender Behandlung nur 20% Rezidive beobachtet hat.

Der metastatische Hautkrebs.

Durch Lostrennung und Verschleppung einzelner Zellen oder Zellgruppen aus dem primären Krebstumor, unterstützt durch Eigenbewegung der losgetrennten Epithelien (RIBBERT), können in der Haut resp. im Unterhautzellgewebe sekundäre Krebsknoten entstehen, welche zumeist schon sehr früh denselben strukturellen und architektonischen Bau zeigen, wie der primäre Krebsherd. Gelegentlich kann aber die morphologische Ausbildung der sekundären Krebsknoten durch den Einfluß lokaler Verhältnisse vom primären Herde abweichen.

Es können also nach den verschiedensten visceralen Krebsen ebenso wie nach Hautkrebsen *Metastasen* in der Haut auftreten.

Die echten Hautmetastasen müssen von jenen Wachstumsformen des Krebses abgetrennt werden, welche nicht durch Verschleppung losgetrennter Epithelzellen auf dem Wege der Lymph- oder gelegentlich der Blutbahnen zustande kommen, sondern durch unmittelbares Weiterwachsen tiefer liegender Krebse in die Haut entstehen. Die letzteren können sogar eine Multiplizität vortäuschen, wenn aus dem tiefsitzenden primären Herd das Auswachsen der proliferierenden Zellen in verschiedenen Richtungen vor sich geht und an mehreren Punkten die Haut erreicht, so daß sie wie echte Metastasen aussehen. Als solche sind nur jene Hautgeschwülste zu betrachten, welche keinerlei anatomisch feststellbaren Zusammenhänge mit dem primären Tumor aufweisen. Es ist unter Umständen beim Brustkrebs nicht ganz leicht zu entscheiden, ob es sich um echte Metastasen handelt oder nicht.

Die klinischen Erscheinungsformen der metastatischen Hautcarcinome nach Krebsen innerer Organe sind nicht sehr vielgestaltig. Sie kommen gewöhnlich als verschieden große Knoten und Knötchen von glatter Oberfläche und derber Konsistenz zur Beobachtung, welche in die Haut oder in das subcutane Bindegewebe eingelagert sind. Die Knoten entwickeln sich meistens unbemerkt, ohne Schmerz, sie können aber auch gelegentlich, besonders auf Druck schmerzhaft sein, und zwar dann, wenn sich die Knoten im Bereiche eines Hautnerven resp. in den Lymphspalten des Perineuriums entwickeln (ASKANAZY). Die Knoten bleiben gewöhnlich auf ihrer Unterlage verschieblich, die Haut über ihnen zeigt anfangs normale Färbung, später kann Rötung als Zeichen einer entzündlichen Reizung, oder bläuliche Verfärbung und Teleangiektasien, als Ausdruck lokaler Zirkulationsstörungen, sowie Verdünnung der Haut durch Druck und Spannung auftreten. Es kann auch zur Ulceration einzelner oder mehrerer Knoten kommen. Die Zahl sowie die Größe der Hautmetastasen schwankt in weiten Grenzen. In den publizierten Fällen findet man seltener vereinzelte, meistens zahlreiche Knoten verzeichnet, welche hirsekorn- bis walnußgroß sind. So konnte DAUS bei einer 77 Jahre alten Patientin 280 Knoten zählen. Sie können aber noch zahlreicher auftreten, so daß die Haut, um RÖSELERS Ausdruck zu benützen, wie die Reliefkarte einer gebirgigen Gegend aussieht.

Oft werden die Metastasen, besonders bei großer Ausbreitung in der Brusthaut von einem mehr oder weniger ausgebreitetem Ödem mit erysipelartigem Erythem oder ohne solches begleitet. Da in diesem Stadium auch die Lymphdrüsen schon ergriffen sind, ist die Entwicklung des Ödems leicht erklärlich. Die krebsige Erkrankung der Lymphdrüsen kann die Vorstufe der Metastasen in den zugehörigen Hautbezirken abgeben.

Nach primären Haut- oder Brustkrebsen können die Metastasen in ähnlicher Form auftreten, wie nach visceralen Carcinomen. Anschauliche Beispiele liefern dazu die oft sehr rasch auftretenden zahllosen knotigen Metastasen der Naevocarcinome, nur daß hier die grau-bläulich durchschimmernde Farbe der Knoten nicht durch Zirkulationsstörungen, sondern durch den oft äußerst großen Pigmentreichtum der Naevocarcinomzellen bedingt ist (s. Naevocarcinom).

Nach primären Brustkrebsen können aber noch andere Formen der Hautmetastasen vorkommen, und zwar der sog. *lentikuläre Brustkrebs*, der aus zahllosen dichtgedrängten, hanfkorn- bis linsengroßen, oberflächlichen Knötchen besteht, weit ausgebreitet in der Umgebung der Haut des primären Brustkrebses. Diese Metastasen können schließlich zur Form des klassischen *Cancer en cuirasse* führen. Weiterhin kommt auch jene, die Haut flächenhaft diffus infiltrierende Form des Carcinoms vor, die wir als *sclerodermieähnlichen Hautkrebs* kennen. Eine besondere Ausbreitungsart hat KÜTTNER mit dem Namen *Erysipelas carcinomatosum* bezeichnet. Sie basiert auf der Ähnlichkeit des klinischen Bildes mit dem Erysipel und breitet sich flächenhaft aus, mit leicht erhabenen zackigen Rändern. Vom Cancer en cuirasse unterscheidet sich diese Form dadurch, daß hier weder eine harte Verdickung, noch eine weitgehende Dissemination vorhanden ist. Bei diesen Metastasenformen verschmelzen aber die Grenzen zwischen direkt fortschreitendem Wachstum und echter Metastasenbildung. Beide besitzen gewöhnlich den typischen Bau des Scirrhus und können, namentlich die letztere Form, ausnahmsweise auch nach Carcinomen innerer Organe vorkommen, wie z. B. in einem Falle KREIBICHS nach Magencarcinom. In seltenen Fällen erwecken die metastatischen Herde des Brustkrebses sogar den Anschein von Bläschen (WEGELIN).

Das Allgemeinbefinden ist bei ausgebreiteten Hautmetastasen in der Regel schwer gestört. Allgemeine Schwäche und Abmagerung sind die üblichen Begleiterscheinungen. Wenn Ulcerationen auftreten, so gesellen sich toxische und septische Symptome mit unregelmäßigen Fieberanfällen und rasch zunehmender Kachexie hinzu. Doch gibt es Fälle, in denen trotz ausgedehnter Metastasierung das Allgemeinbefinden wenig oder gar nicht gestört ist. Das kann besonders bei Metastasen nach primären Hautkrebsen der Fall sein.

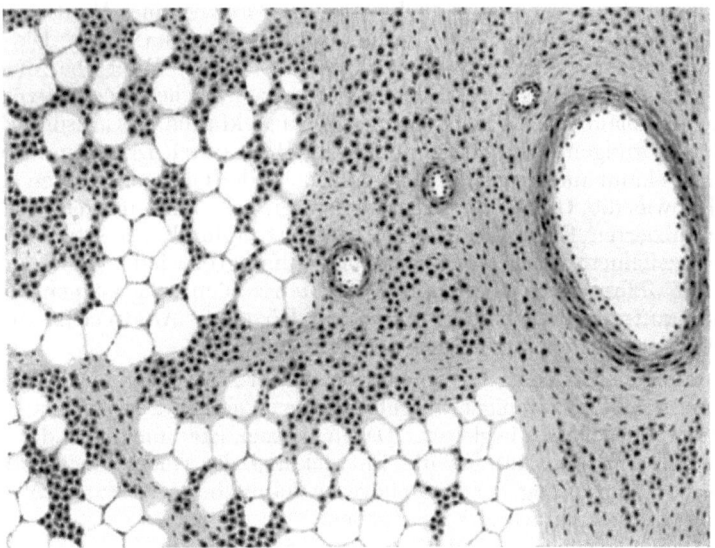

Abb. 50. Metastatischer Krebs der Haut nach Pyloruscarcinom. Klinisch sklerodermieähnlich. Scirrhöse Infiltration des Bindegewebes der Cutis und Subcutis.

Der Fall eines 36jährigen jungen Mannes, welcher bei der Besprechung des Naevocarcinoms noch erwähnt wird (s. S. 419), war zur Zeit der Untersuchung trotz der zahlreichen Hautmetastasen nicht nur vollkommen arbeitsfähig, sondern spürte überhaupt nicht den geringsten Nachteil seines schweren Zustandes.

Sowohl die knotige, wie auch die diffus ausgebreitete Form der Hautmetastasen benützen als hauptsächlichsten Weg ihrer Verbreitung die Lymphwege und Lymphspalten. Sie bilden den wahren Typus des UNNAschen carcinomatösen Lymphbahninfarktes. Nach V. NEUDÖRFER soll dem sekundären Krebs eine Erschöpfung und Atrophie des lymphendothelialen Apparates vorausgehen, wodurch der Boden für die Ansiedlung der Carcinomelemente günstig vorbereitet wird. Es kann aber gelegentlich der Transport der Krebszellen auch durch Vermittlung der Blutgefäße stattfinden (REITMANN, KREIBICH). RAAMSDONK hat an 90 Carcinomen das Einwachsen der Geschwulstzellen in die Blutgefäße histologisch studiert und fand, daß am häufigsten Brustkrebse, weit weniger Uteruscarcinome und am seltensten Carcinome der Haut und Mundschleimhaut in das Blutgefäßsystem einwachsen; das Verhältnis stellt sich auf 5:2:1, was nach Verfasser den klinischen Beobachtungen entsprechen soll. Im allgemeinen müssen wir den Lymphbahnen eine bedeutendere Rolle bei der Metastasenbildung zuschreiben, als den Blutbahnen. S. FURUTA wies unlängst in einem Falle nach, daß die Anordnung der Hautmetastasen ziemlich genau der Ausbreitung der oberflächlichen Lymphbahnen entsprach. Es können streckenweise auch Blutwege eingeschaltet werden und es kann sogar ein direkter Einbruch der Krebsmassen in die Blutgefäße durch Gefäßwandusur stattfinden. Die Aussaat der Krebszellen kann sowohl in der Stromrichtung, wie retrograd geschehen. Eine besondere Art der Ausbreitung der Hautmetastasen beobachtete ASKANAZY in einem Falle, in welchem die schmerzhaften Knoten dem Verlauf der Hautnervenstämme folgten. ERNST hat schon früher gezeigt, daß bösartige Geschwülste sich entlang der Nervenscheiden ausbreiten können. Auch in ASKANAZYs Fall dienten die Lymphbahnen des Perineuriums als Wege der Propagation.

Von den echten Metastasen müssen wir noch jene Formen der Weiterverbreitung absondern, welche durch Kontakt oder Implantation von Carcinomgewebe zustande kommen. Es gibt Beobachtungen über Abklatschcarcinome an Hautstellen, die mit dem primären Herd in ständiger Berührung stehen (RIBBERTs Hodensackcarcinom, Beispiele von Carcinomen der Unter- und Oberlippe, PALTAUFs Hängebrustkrebs mit Abklatsch an der anliegenden Thoraxhaut) und Implantationskrebse, z. B. entlang des Stichkanals von Probepunktionen (CERNY, DAUS-LEWIN u. a. m.).

Die metastatischen Hautkrebse sind im großen und ganzen ziemlich seltene Vorkommnisse und haben deshalb, was ihre Häufigkeit betrifft, im Vergleich zu den primären Hautepitheliomen eine sehr untergeordnete Bedeutung. Wenn auch KAUFMANN-WOLF und unlängst wieder K. DÜRBECK betont haben, daß sie doch nicht so sehr selten sind, wie früher allgemein angenommen wurde, so zeigt doch die Erfahrung, daß die Haut, resp. das Unterhautzellgewebe keine besonders günstigen Verhältnisse zur Ansiedlung und zur Fortpflanzung von losgelösten Krebszellen bietet. Statistische Daten, welche die Häufigkeit der sekundären Hautkrebse im Vergleich zu anderen allgemeinen Carcinomen beleuchten sollen, liefern sehr verschiedene Zahlenverhältnisse. Nach HEIMANN fallen auf 20000 Carcinome 2 Hautmetastasen, nach REDLICH auf 496 ebenfalls 2, BUDAY sah unter 366 Carcinom-Obduktionen 3 Hautmetastasen, neuere Untersucher, wie LOEPER und TURPIN fanden das Verhältnis 2000 zu 1, MIELECKI fand bei 487 Krebssektionen 3 Metastasen nach inneren und 3 nach Mammacarcinomen, KITAIN konnte sogar 15 Hautmetastasen unter 452 Krebsobduktionen feststellen, darunter befanden sich 11 nach primären Brustcarcinomen und 2 nach primären Hautepitheliomen. KAUFMANN-WOLF konnte bis zum Jahre 1913 im ganzen 65 Fälle aus der Literatur zusammenstellen; diese Zahl hat bis zur letzten Zeit nicht bedeutend zugenommen. Doch muß man in Betracht ziehen, daß ja sicherlich nur ein Teil der beobachteten Fälle publiziert wird.

Am häufigsten treten Hautmetastasen nach Brustkrebsen auf, obwohl gerade hier, wie schon erwähnt wurde, eine scharfe Trennung zwischen echter Metastasebildung und kontinuierlichem Weiterwachsen nicht immer gut möglich ist. Von den Carcinomen innerer Organe, die Hautmetastasen verursachen, steht in erster Reihe der Magenkrebs — nach den Feststellungen von REITMANN, PORIAS, RIEHL, DAUS, KAUFMANN-WOLF. Dann folgen Uterus, Rectum, Oesophagus. Vereinzelt wurden auch nach primärem Lungenkrebs (HEIMANN, ULLMANN), nach Leber- (STAHR, KAUFMANN-WOLF), Pankreas- (DAHMS, PRETI), Gallenblasen- (K. DÜRBECK) und Schilddrüsenkrebs (ARZT) Hautmetastasen beobachtet. Das weibliche Geschlecht scheint häufiger von Hautmetastasen befallen zu werden als das männliche (nach KAUFMANN-WOLF 33 : 22).

Die Hautmetastasen nach Carcinomen innerer Organe können gelegentlich eine entscheidende Rolle in der Diagnosestellung spielen. Sonderbarerweise gibt es Fälle, wo vor dem Erscheinen der Hautknötchen weder subjektive Beschwerden, noch objektiv feststellbare Veränderungen auf ein inneres Carcinom hinweisen. Die mikroskopische Untersuchung der Hautknötchen wird uns in solchen Fällen oft genug den richtigen Weg zeigen, ja sie wird durch den typischen mikroskopischen Bau des Knötchens sogar den Sitz des primären Herdes andeuten können (Adenocarcinom des Magens oder Darms, Bronchuscarcinom usw.). Unter den von KAUFMANN-WOLF zusammengestellten 65 Hautmetastasen konnte in der Hälfte der Fälle erst durch die mikroskopische Untersuchung der sekundären Hautknötchen die Diagnose auf ein inneres Carcinom gestellt werden.

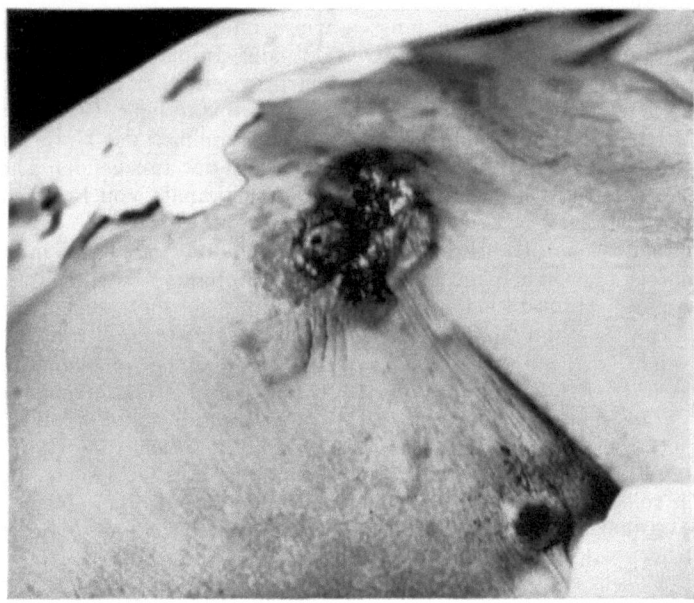

Abb. 51. Rezidiviertes Mammacarcinom mit einer Metastase unter der Achselhöhle.

Differentialdiagnostisch kommen vor allem andere Tumoren der Haut und des Unterhautzellgewebes in Betracht. In erster Reihe können multiple Hautsarkome (KAPOSI) oder einzelne Sarkomgeschwülste zu Verwechslungen Anlaß geben. Doch wird die braune oder livid blaue Farbe der letzteren, sowie ihre Lokalisation, vor allem aber die leicht durchführbare mikroskopische Untersuchung jeden Irrtum ausschließen. Die nicht sehr seltenen subcutanen, oft symmetrisch auftretenden Lipome sind durch ihre weichelastische Konsistenz und ihre jahrelang unveränderte Größe leicht abzusondern. Harte cutane Fibrome können gelegentlich mehr Schwierigkeiten verursachen, doch kann hier die Beobachtung der konstanten Größe, der noch festeren Konsistenz und das Fehlen allgemeiner Symptome schon vor der mikroskopischen Untersuchung zur richtigen Diagnose verhelfen. Multiple Epidermoide oder Retentionscysten verraten sich durch ihre Konsistenz und ihren Inhalt. Da aber aus Atheromen nicht gar so selten Epitheliome entstehen, muß man gelegentlich entscheiden können, ob nicht ein primärer oder metastatischer Krebsknoten vorhanden ist. In solchen Fällen muß die mikroskopische Untersuchung mit besonders großer Sorgfalt durchgeführt werden, um den Zusammenhang des Epithelioms mit dem oft nicht leicht auffindbaren Ausgangspunkte festzustellen. Überhaupt sollte die mikroskopische Untersuchung, in Anbetracht ihrer leichten Durchführbarkeit in den meisten Fällen, nie unterlassen werden. Dann wird die Differentialdiagnose sowohl gegenüber den schon erwähnten Krankheitsbildern, wie auch noch anderen (Leiomyome, Kalkablagerung, Cysticerken, Myomen usw.) unschwer sein.

Das Auftreten von Hautmetastasen ist in *prognostischer* Beziehung in der überwiegenden Mehrzahl der Fälle als Zeichen eines drohenden fatalen Ausganges zu betrachten. Die *Therapie* beschränkt sich fast immer auf die Beseitigung eventuell auftretender Begleit- oder subjektiver Erscheinungen. Selbst dann, wenn nur vereinzelte Hautknoten vorhanden sind, ist leicht verständlicherweise von einem operativen oder radiologischen Eingriff kaum etwas zu erwarten und um so weniger, wenn schon viele Knoten aufgetreten sind. Nur wenn nach einem Brust- oder primärem Hautkrebs begrenzte regionäre Metastasen in der unmittelbaren Nähe des primären Herdes aufgetreten sind, kann eine radikale Operation oder Strahlenbehandlung, oder auch beides nützlich sein.

Das Auftreten von Hautmetastasen ist ja gewöhnlich das infauste Zeichen der allgemeinen Aussaat einer generalisierten Carcinose. Diesem Zustande kann durch Entfernung der sichtbaren Knoten nicht mehr abgeholfen werden. Wenn einmal Metastasen in der Haut sichtbar geworden sind, so finden sich in inneren Organen sicherlich schon längst ebenfalls Metastasen. Meist tritt der Exitus rasch, 1—6 Monate nach dem Erscheinen der Hautmetastasen ein (Kaufmann-Wolf).

Das Rezidiv.

Im Gegensatz zu der Seltenheit der Hautmetastasen nach Hautcarcinomen, war das *lokale Rezidiv* vor wenigen Jahrzehnten eine ziemlich häufige Erscheinung und es gehört auch heute noch, trotz unserer therapeutischer Fortschritte, nicht zu den großen Seltenheiten. Die klinische Bösartigkeit der Hautkrebse ist viel öfter durch das Rezidiv als durch die Metastasenbildung gekennzeichnet. Während die Metastasen von verschleppten Krebsepithelien ihren Ursprung nehmen, entwickeln sich die *lokalen Rezidiven* aus solchen Krebszellen, welche nach einem Eingriff — einerlei ob es sich um eine chirurgische Operation, eine Strahlenwirkung oder eine Ätzung handelt — vereinzelt oder gruppenweise zurückbleiben. Es gibt keinen solchen therapeutischen Eingriff, welcher das Rezidiv mit Sicherheit auszuschließen imstande wäre. Bei den meisten Hautepitheliomen ist es gewöhnlich keine besonders schwere Aufgabe die ganze Masse des Tumors zu entfernen. Dies gilt in erster Linie für die oberflächlich sich ausbreitenden, nicht oder nur kaum infiltrativ wachsenden Basalzellenkrebse. Trotzdem erleben wir selbst dann, wenn wir allen Anforderungen, das beste Resultat zu erzielen, entsprochen haben, in manchen Fällen das Auftreten von Rezidiven. In solchen Fällen handelt es sich aber zumeist gar nicht um ein echtes lokales Rezidiv in dem oben angedeuteten Sinne, sondern um eine durch die *lokale Prädisposition der betreffenden Hautstelle* begünstigte neue Epitheliombildung. Wo die Hautbeschaffenheit oder ein präcanceröses Stadium der Haut einmal zur Epitheliomentwicklung geführt hat, wird selbst nach einem allen Regeln entsprechenden und gelungenen Eingriff, an derselben Stelle oder in deren unmittelbarer Nachbarschaft auch ein zweites Mal oder wiederholt sich ein Epitheliom entwickeln können. Wir werden also echte lokale Rezidive, welche an der Stelle des entfernten Primärtumors aus zurückgebliebenen Krebsresten hervorgegangen sind, von solchen nicht unterscheiden können, welche unter dem Einfluß lokaler prädisponierender Momente, wie Alters- und Witterungsveränderungen, Narben usw. an derselben Stelle nach einem therapeutischen Eingriff neu entstanden sind. Es ist sogar möglich, daß schon zur Zeit des entfernten Carcinoms in dessen Nähe ein oder mehrere neue Krebsherde aufgetreten sind, die wegen ihrer Kleinheit vorläufig dem bloßen Auge noch unbemerkt bleiben mußten. Es handelt sich in solchen Fällen um eine *lokale Multiplizität,* um autochthone Regionärtumoren im Sinne BORRMANNs, welche nach der Entfernung des Haupttumors durch ihr Heranwachsen den Eindruck eines echten Rezidivs erwecken können. Die zweierlei, in ihrer Genese verschiedenen, aber in ihren klinischen Erscheinungsformen ähnlichen Rezidivtumoren können wir in der Mehrzahl der Fälle nicht voneinander unterscheiden. Wir sprechen also in beiden Fällen von Rezidiven, wenn sich die neu aufgetretenen Epitheliome an der Stelle des Primärtumors oder in dessen unmittelbarer Nähe befinden.

Unter den älteren Autoren haben sich BROCA, THIERSCH, FRANZ KÖNIG, WINTER, PETERSEN u. a. mit der Frage der Rezidive beschäftigt. BROCA machte zuerst darauf aufmerksam, daß auch nach sorgfältigster Exstirpation mikroskopische Krebsherde zurückbleiben können, und THIERSCH äußerte die Ansicht, daß ,,baldiger Eintritt des Rezidives im Bereiche des primären Übels eher für neue Fortentwicklung zurückgebliebener Keime als für neue Entstehung der Krankheit spricht". Das ist gewiß richtig, es ist aber heute noch schwer zu entscheiden, wie lange diese Zeitdauer betragen kann, nach deren Ablauf man das Recht hat zu behaupten, daß lokale oder selbst allgemeine Disposition und nicht zurückgebliebene Krebszellen das Rezidiv verursachten. THIERSCH selbst hat schon das *kontinuierliche Rezidiv,* welches aus zurückgebliebenen Krebskeimen auswächst, von dem *regionären Rezidiv* unterschieden, welches seinen Ursprung der regionären Ausbreitung der anatomischen Disposition verdankt. Auch die Unterscheidung der *Frührezidive* von den *Spätrezidiven* hat die Lösung dieser Frage nicht erleichtert, denn, wenn auch das frühere Auftreten eines Rezidivs eine Neuentwicklung aus zurückgebliebenen Keimen, wie das schon THIERSCH feststellte, sehr wahrscheinlich macht, so spricht nichts bestimmt dagegen, daß sich derselbe Prozeß auch nach 10—15—20 Jahren abspielen kann.

RIBBERT zählt eine Reihe von Beobachtungen auf, welche die lange Lebensfähigkeit zurückgebliebener Krebsreste und ihr Auswachsen zu Rezidiven erst nach vielen, 6—20 Jahren beweisen (RIBBERT: Das Carcinom des Menschen, S. 445). Auch seitdem sind ähnliche Beobachtungen gemacht worden. Anderenteils aber können entsprechende dispositionelle Momente auch Frührezidive verursachen. Ein Beispiel dafür bietet das Lupuscarcinom, wo die oft beobachtete Multiplizität der Krebsherde zweifellos dafür spricht, daß der ganze Lupusherd bzw. die Lupusnarbe zur Tumorbildung neigt. Man kann darum nach vollkommener Entfernung eines Tumors eine nach ein paar Monaten an derselben Stelle neu auftretende Geschwulst mit vollem Recht als die Folge der Disposition betrachten; sie mußte nicht unbedingt aus zurückgebliebenen Keimen entstehen. Was die Lebensfähigkeit zurückgebliebener Krebszellen betrifft, muß noch darauf hingewiesen werden, daß diese oft an Ort und Stelle zugrunde gehen und den Kranken nicht mehr gefährden. Es können eben die Bedingungen für das Weiterleben und die Weiterentwicklung zurückgebliebener Krebszellen sich so verändern, daß sie ihre Lebensfähigkeit einbüßen. M. B. SCHMIDT hat schon 1903 gezeigt, daß verschleppte Krebszellen, welche in den Lymphgefäßen Embolien bilden, dort durch die reaktive Proliferationsfähigkeit des Bindegewebes eng umschlossen werden und absterben. Es ist anzunehmen, daß ähnliche Vorgänge auch an anderen Stellen einsetzen können, und daß nicht nur verschleppte, sondern auch an Ort und Stelle des Primärtumors liegengebliebene Krebszellen durch Prozesse solcher Art vernichtet werden.

Zu den Rezidiven müssen auch jene *Impfcarcinome* gerechnet werden, welche in der Weise entstehen, daß während des operativen Eingriffes losgetrennte Krebszellen in die Operationswunde gelangen, wo sie unter günstigen Verhältnissen zu neuen Tumoren auswachsen können. Allerdings wird es schwer sein, bei Haut- und Schleimhautkrebsen diesen Ursprung festzustellen; die Erfahrungen aber, welche man bei zufälliger Implantation von Krebszellen durch Punktionskanüle, Nahtstichen usw. machte (LEVESQUE, R. MILNER, R. WILLMANNS — bei beiden letzteren ausführliche Literatur), erlauben die Annahme eines Rezidivs durch Verimpfung.

Das klinische Bild des Rezidivs ist gewöhnlich dem des Primärtumors ähnlich. In selteneren Fällen kann aber der Rezidivtumor in einer anderen Form erscheinen als jene, welche die primäre Geschwulst besaß. So kann z. B. ein flachvernarbendes Epitheliom, wenn es nach seiner Exstirpation zu einem Rezidiv kommt, eine vegetierende oder noch häufiger eine tiefulcerierende Form annehmen. Die Tatsache, daß Ulcera rodentia und Schleimhautkrebse, wenn sie geätzt, kauterisiert oder unvollständig exstirpiert werden, oft zu rascherem Weiterwachsen und intensiverem Zerfall angeregt, mit einem Wort bösartiger werden, ist längst bekannt.

Auch die mikroskopische Struktur des Rezidivs pflegt von dem der primären Geschwulst nicht abzuweichen. Unbedeutende Unterschiede der Wachstumsform des Parenchyms oder der Menge und des Infiltrationsgrades des neugebildeten Stromas können natürlich vorkommen. Man hat öfters die Erfahrung gemacht, daß sich in den Rezidiven von Basalzellenkrebsen, welche nach mißlungener Röntgen- und Radiumbehandlung auftraten, ein gewisser Grad von Ausreifung vollzogen hat, indem nämlich Hornbildung in der Form von Hornperlen aufgetreten ist. Ausnahmsweise ist sogar eine Umwandlung von Basalzellenkrebsen in echte Stachelzellenkrebse beobachtet worden. (KÖRBEL, siehe auch im Abschnitt Strahlentherapie S. 293.)

Die Häufigkeit der Rezidive bei Hautkrebsen hängt von verschiedenen Faktoren ab. Je mehr sich die Technik unserer therapeutischen Eingriffe vervollkommnet, und je mehr bei der Bevölkerung die Erkenntnis durchdringt, daß jedes Carcinom möglichst früh operiert werden soll, um so günstiger wird sich die Statistik der Haut- und Schleimhautrezidive gestalten. Während THIERSCH unter 30 Gesichtskrebsen noch 15 und unter 48 Lippenkrebsen sogar 34 Rezidive (fast 71%) zu verzeichnen hatte, konnte heute diese Zahl in erfreulicher Weise ganz bedeutend herabgedrückt werden. Es steht uns ja heute außer dem chirurgischen Eingriff eine Reihe von anderen Methoden zur Verfügung, welche allein oder miteinander kombiniert die Aussichten auf eine rezidivlose Heilung von Hautkrebsen bedeutend gebessert haben. Beim oberflächlichen Basalzellenkrebs ist eine rezidivfreie Heilung mit der Strahlentherapie in 85—100% (MIESCHER) zu erreichen; bei den bösartigeren, infiltrativ wachsenden Stachelzellenkrebsen sind die Resultate nicht so günstig, immerhin kann man aber mit guter Auswahl der Methoden bei 70—80% der Fälle auf eine endgültige Heilung rechnen. Doch wechseln diese Resultate nach gewissen Haut- und Schleimhautlokalisationen (siehe Lippen-, Genital- und Schleimhautcarcinome im Kapitel Therapie S. 329f.).

Die Behandlung der Rezidivtumoren richtet sich im allgemeinen nach denselben Prinzipien, wie die der primären. Es können aber hier unter Umständen gewisse Schwierigkeiten entstehen, namentlich in solchen Fällen, wo ein Rezidiv nach Strahlenbehandlung aufgetreten ist. Wenn nun das Rezidiv operativ entfernt werden soll, so kann sich bei der Heilung, besonders wenn eine Transplantation notwendig wird, die Schädigung, welche das Bindegewebe durch

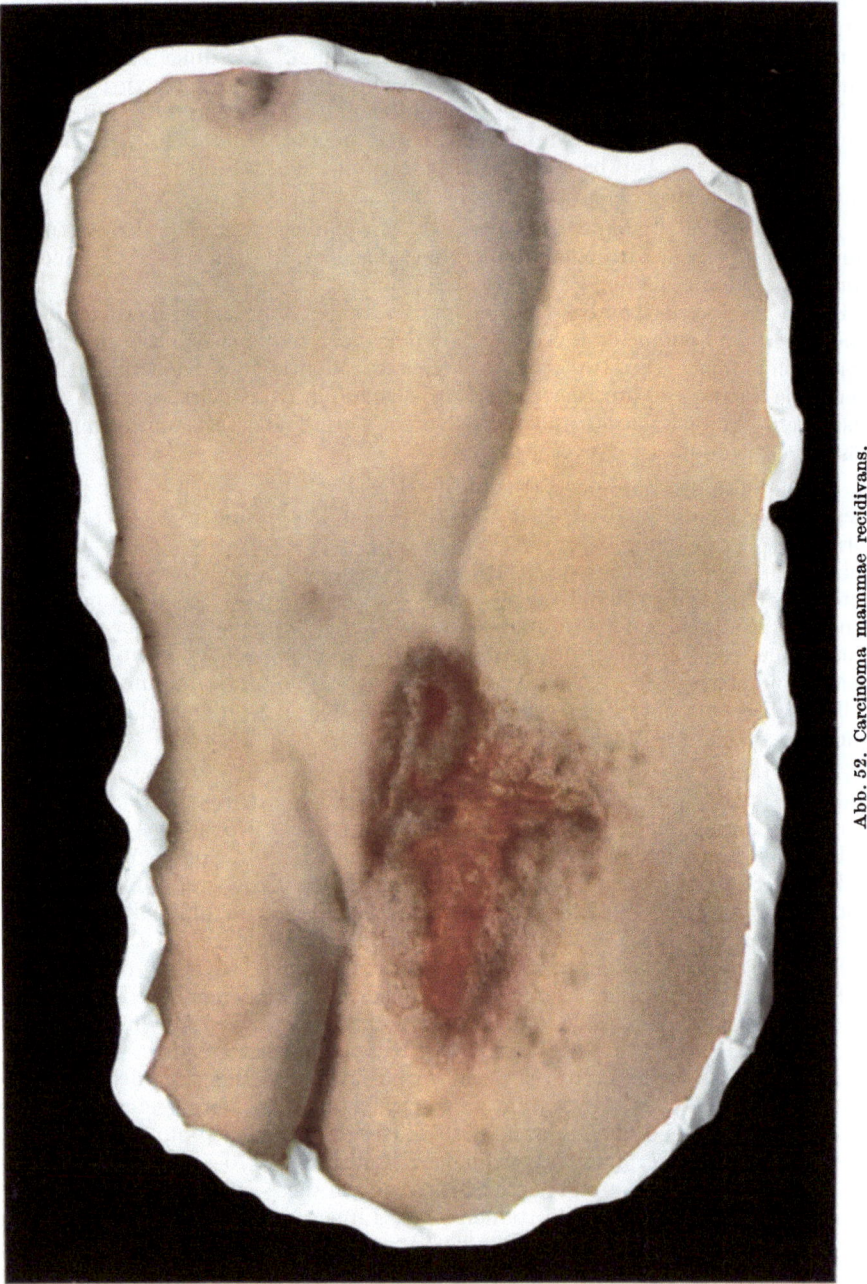

Abb. 52. Carcinoma mammae recidivans.

die Bestrahlung erlitten hat, in unangenehmer Weise kundtun (näheres im Abschnitt Strahlentherapie, S. 294).

Die Präcancerosen.

Erkrankungen und Veränderungen der Haut und der angrenzenden Schleimhäute, welche zu Epitheliombildung führen können. Die Präcancerosen der Haut und der Schleimhäute.

Unter dem Sammelnamen: präcanceröse Hautveränderungen oder präcanceröse Stadien (KYRLE) der Haut werden sowohl im klinischen wie im histologischen Sinn verschiedene Zustände zusammengefaßt. Ihre Zusammengehörigkeit ist nur durch den Umstand gekennzeichnet, daß alle diese Zustände gelegentlich den Boden zur Epitheliombildung abgeben können. Es hatte den Anschein, daß das genaue Studium der verschiedenen präcancerösen Zustände der Haut uns der Erkennung der Ursachen der malignen Epithelwucherungen näherbringen wird, doch wurde diese Hoffnung vorläufig nicht oder wenigstens nicht restlos erfüllt. Wir finden nämlich in der Gruppe der Präcancerosen ganz verschiedenartige, ja sogar entgegengesetzte Prozesse, die sich teils in der Epidermis, teils im Bindegewebe abspielen, wie z. B. chronische Entzündungen, Atrophien oder Hypertrophien des Epithels und des Bindegewebes, und es ist nicht möglich, die Rolle dieser verschiedenen Prozesse bei der Epitheliombildung *einheitlich* zu deuten.

Zweifellos konnten wir aber der Frage der Carcinompathogenese doch näher treten. Insbesondere sind es die experimentellen Krebsarbeiten, die nicht nur in die formale Genese der Epitheliombildung einen gewissen Einblick gewähren, sondern durch die Arbeiten WARBURGs und seiner Schüler auch über die intimeren chemischen Vorgänge des Stoffwechsels der Epitheliome uns zu neuen Erkenntnissen verholfen haben.

In Anbetracht der Mannigfaltigkeit dieser Vorgänge, welche sogar nicht immer als streng pathologisch aufgefaßt werden können, sondern oft noch in den Rahmen des Physiologischen gehören — denn man kann ja z. B. normale Altersveränderungen der Haut eigentlich als physiologische Prozesse bezeichnen — sagt A. FRAENKEL, daß man schließlich das ganze Leben als einen präcancerösen Zustand bezeichnen könnte. Diese Bemerkung kann natürlich nur als geistreicher Ausspruch gelten, denn sie ist zu allgemein, um den Ausgangspunkt exakter wissenschaftlicher Forschungen bilden zu können.

Es ist lange bekannt, daß nicht nur die Haut und die Übergangsschleimhäute Sitz präcanceröser Zustände sein können, sondern daß auch an inneren Organen sich ähnliche Prozesse abspielen, die oft zur Carcinombildung führen; diese Prozesse, z. B. Entzündungen der Gallenblase oder Magengeschwüre sind analog den Präcancerosen der Haut, ihr Studium ist aber bei weitem nicht so einfach. Der Umstand, daß die krankhaften Veränderungen an der Haut unmittelbar und in jedem Stadium auch histologisch verfolgt werden können, verleiht ihnen eine allgemein-pathologische Bedeutung.

Die mannigfachen Gewebsveränderungen, die den Boden zu epitheliomatösen Wucherungen abgeben, sind, ihrer Verschiedenartigkeit entsprechend, in sehr verschiedenem Grade „präcancerös", d. h. es gibt unter ihnen Zustände, welche nur ausnahmsweise, andere, welche häufiger und wieder solche, die regelmäßig zu maligner epithelialer Wucherung führen. Dieser Umstand trägt mit dazu bei, die Frage der Pathogenese dieser sekundären Epitheliome zu komplizieren. Wenn entzündliche und degenerative Prozesse in gleicher Weise präcanceröse Stadien sind, so kann man noch annehmen, daß sich bei den verschiedenen Prozessen ähnliche physikalische oder chemische Veränderungen in den Geweben abspielen (Änderung im Widerstand und im Chemismus des Bindegewebes, Funktionsänderung der Epithelzellen), wodurch die Epithelwucherung in gleicher Weise begünstigt wird. Aber wenn wir bedenken, daß bei klinisch ähnlichen und auch sonst nahe verwandten Prozessen einmal, wie beim Xeroderma pigmentosum, regelmäßig Epitheliome entstehen, ein anderesmal, wie bei der senilen und präsenilen Dystrophie der Haut, diese Komplikation viel seltener auftritt, so müssen wir gestehen, daß eben die Kenntnis der letzten Ursachen, welche das Epithel zur bösartigen Wucherung führen, die Kenntnis des von JADASSOHN betonten X, noch fehlt.

Beim Xeroderma pigmentosum und bei der senilen, bzw. präsenilen Dystrophie sehen wir klinisch, wie histologisch ähnliche Veränderungen. Die verdünnte Haut mit zahlreichen Pigmentflecken, Teleangiektasien, umschriebenen Hyperkeratosen und weißlichen punktförmigen Atrophien, die hauptsächliche Lokalisation an den unbedeckten Stellen, Gesicht und Händen, ist beiden Zuständen gemein. Auch eine „Überempfindlichkeit gegen die germinative Kraft des Lichtes" (ROTHMAN) kann bei der einen wie bei der anderen Erkrankung angenommen werden. Warum führt aber dann der eine Prozeß regelmäßig zur Epitheliombildung, der andere hingegen nur in einem Bruchteil der Fälle?

Es ist das eigentlich eine umgekehrte Fragestellung, weil ja meistens darauf hingewiesen wird, daß die beiden Prozesse verwandt sein müssen, weil eben beide, neben anderen klinischen Ähnlichkeiten, zur Carcinomentwicklung führen. Aber eben darum, weil in dem einen Falle die Epitheliomentwicklung *obligatorisch* ist, im anderen hingegen nicht, muß die Frage auch umgekehrt aufgestellt werden.

Tierexperimente, wenn auch ihre Resultate nicht bedingungslos auf die menschliche Pathologie übertragbar sind, sprechen dafür, daß *jede Epitheliomentwicklung mit einem präcancerösen Stadium von kürzerer oder längerer Dauer beginnt*. Alle Forscher, die sich mit dem experimentellen Teerkrebs befaßten und ihr Augenmerk darauf richteten, stimmen darin überein, daß erst Pachydermien, warzige, anfangs gutartige Neubildungen, Pigmentationen usw. entstehen, bevor die Krebsentwicklung einsetzt (B. BLOCH u. a.). Auch dem experimentellen Krebs der Schleimhäute, wie dem Spiropterenkrebs FIBIGERs und dem Haferkrebs STAHRs, gehen solche Stadien voraus. Bei Menschen sind diese Zustände in viel wechselvolleren Bildern zu beobachten als bei den Tieren.

Um eine Übersicht über die verschiedenen Hautveränderungen zu gewinnen, welche die Krebsentwicklung beim Menschen einleiten können, erscheint es nützlich, die präcancerösen Zustände je nach ihren klinischen Eigentümlichkeiten und ihrem Gewebscharakter zu ordnen. Wir müssen vor allem zwei Gruppen unterscheiden; in die eine gehören die *obligaten präcancerösen Erkrankungen,* welche früher oder später ausnahmslos und unbedingt zur Epitheliomentwicklung führen, also das *Xeroderma pigmentosum,* welches an anderer Stelle besprochen ist, die PAGETsche und die BOWENsche Krankheit; ihre eingehende Würdigung folgt später (s. S. 425 u. 433). Anhangsweise soll im Anschluß an die BOWENsche Krankheit auch das ARNINGsche Carcinoid besprochen werden, dessen Sonderstellung unter den multiplen gutartigen Basalzellencarcinomen noch nicht vollkommen geklärt ist. In die zweite Gruppe gehören alle jene krankhaften Veränderungen der Haut, welche nicht unbedingt, nicht obligatorisch, sondern nur in vereinzelten Fällen, oder sogar nur ausnahmsweise unter Mitwirkung begünstigender Momente, also nur *fakultativ* zur Carcinomentwicklung führen.

Diese zweite Gruppe der präcancerösen Erkrankungen ist außerordentlich groß, sie umfaßt Prozesse verschiedenster Art. Bei manchen unter ihnen kann es sogar ungerechtfertigt erscheinen, wenn man sie zu den Präcancerosen rechnet. Denn es kann eventuell unter Hunderten von Fällen nur einmal zur Carcinomentwicklung bei ihnen kommen. Wenn wir sie aber aus unseren Betrachtungen ausschließen würden, so wäre eine Übersicht aller jener Veränderungen, zu welchen sich Carcinome gesellen können, doch unvollständig. Es sollen also in kurzer Zusammenfassung alle heute bekannten Zustände und Hautkrankheiten aufgezählt werden, welche gelegentlich den Boden für Epitheliomentwicklung abgeben können. Hierher gehören:

1. *Chronisch-entzündliche Prozesse, Granulome und Geschwüre;*
2. *durch Gewebsdegeneration entstandene Hautveränderungen;*
3. *regenerative Hautprozesse* und schließlich
4. *Entwicklungsanomalien der Haut.*

Von den in die erste Gruppe gehörigen Hautkrankheiten wurde besonders beim *Lupus vulgaris*, bei verschiedenen Stadien *syphilitischer Veränderungen*, beim *Ulcus cruris*, dann auch bei *Lupus erythematodes* und bei *Psoriasis* Epitheliomentwicklung beobachtet. Das Hauptinteresse beansprucht unter allen diesen Veränderungen seiner Häufigkeit halber das *Carcinom auf lupöser Grundlage*. Es gibt Forscher, welche seine Häufigkeit auf 4% aller Lupusfälle schätzen (DARIER), doch scheint diese Zahl zu hoch zu sein. SEQUEIRA fand unter 964 Lupusfällen nur 14 mal Carcinom, d. h. in 1,5% der Fälle, REYN am Material des Finsen-Institutes in Kopenhagen unter 2700 Fällen auch nur 14 mal, was $^1/_2$% entspricht, WICHMANN unter 1557 Lupuskranken 19 mal, also in 1,5% der Fälle, THIEME unter 249 Lupuskranken 3mal, d. h. in 1,2% Carcinom. Immerhin ist die Zahl der Lupuscarcinome recht beträchtlich, und es erscheint natürlich, daß zahlreiche Beobachter sich mit der Frage ihrer Genese beschäftigt haben. SILBERSTEIN bemühte sich alle pathogenetischen Momente zusammenzufassen, welche für die Entstehung des Lupuscarcinoms verantwortlich gemacht worden sind. Während von den älteren Autoren ASHIHARA die RIBBERTsche Theorie, MIYAHARA hingegen die ORTHsche zur Erklärung herangezogen haben, also Hypothesen, welche sich auf die Genese der Epitheliomentwicklung im allgemeinen beziehen, haben neuere Forscher ihr Augenmerk besonders darauf gerichtet, ob und in welchem Grade die vorausgegangene Behandlung auf die Entstehung des Carcinoms irgendeinen Einfluß ausgeübt haben kann. In dieser Beziehung ist besonders der oft unzweckmäßig ausgeführten *Röntgenbehandlung* von verschiedener, kompetenter Seite, eine entschiedene Rolle zugeschrieben worden. STÜMPKE sah unter mehr als 150 Lupusfällen seiner Klinik nur zweimal Lupuscarcinome, beide bei Patienten, die früher mit Röntgen behandelt wurden, und WICHMANN, der schon im Jahre 1908 über eine große Zahl von Dauerheilungen bei Lupus nach Röntgenbestrahlung berichtet hat, behauptet jetzt trotzdem, daß nicht der Lupus als Ursache des Carcinoms anzusprechen ist, denn unter seinen 19 Fällen fanden sich 8 Narben-, 7 Röntgenkrebse und ein Mesothoriumcarcinom. JADASSOHN erklärte bereits 1906 die Röntgentherapie als gefährlich und empfahl daher nur kleine Dosen, jedoch auch nur mit dem Bemerken, daß die häufige Wiederholung dieser Dosen die Carcinomentwicklung ebenso begünstigen kann, wie die Bestrahlung mit großen Dosen. LEWANDOWSKY und RITTER haben bei metastatischen Hautcarcinomen auch experimentell bewiesen, daß zu geringe Dosierung einen Reiz zu Epithelwucherung ausüben kann. Auch THIEME neigt zur Annahme, daß die vorangegangene Röntgenbehandlung einen wesentlichen Faktor bei der Entstehung des Lupuscarcinoms bildet, obwohl von seinen 4 Fällen nur 2 mit Röntgenstrahlen vorbehandelt waren. ST. ROTHMAN machte an dem umfangreichen Lupusmaterial der JESIONEKschen Klinik die Erfahrung, daß die Röntgenbestrahlung des Lupus vulgaris die Carcinomentwicklung nicht nur begünstigt, sondern es gestaltet sich auch der Verlauf dieser Lupuscarcinome schlimmer, weiters verhalten sie sich therapeutischen Eingriffen gegenüber viel resistenter als sonst. Dieser Auffassung schließt sich auch BOMMER an.

Aber nicht nur die X- und anderen Strahlen (Finsenlicht — VOLK, SEQUEIRA; Höhensonne — JAFFE), sondern auch sonstige reizende oder ätzende therapeutische Eingriffe wurden für die Entstehung des Epithelioms auf lupöser Basis verantwortlich gemacht. Zusammenfassend meint WICHMANN, daß „wie der radiologische Faktor, so sind auch Narben, die vielfachen chemischen und mechanischen Reizungen von großer Bedeutung für das Entstehen des Carcinoms, ob dieses nun auf dem Boden des lupösen Gewebes oder in anscheinend normaler Haut gewachsen ist."

Unter den 111 von SILBERSTEIN zusammengestellten Lupuscarcinomen waren nur 20 solche, bei welchen der Carcinomentwicklung eine Röntgenbestrahlung vorangegangen war, und zweifellos sind zahlreiche Fälle beobachtet worden, bei welchen überhaupt keine Behandlung des Lupus stattgefunden hat. Es kann also der therapeutische Eingriff nicht allein als auslösende Ursache gelten. Es wäre auch schwer, sich vorzustellen, daß die Gewebsveränderungen, welche dem Lupus eigen sind, in gar keiner Beziehung zur Carcinomentwicklung stehen. MARTSCHKE, der neben 10 eigenen Fällen der Göttinger chirurgischen Klinik 293 aus der Literatur gesammelte Carcinomfälle teils auf lupöser, teils auf chronisch ulceröser Basis kritisch bearbeitet hat, kommt zu dem Schluß, daß das *lange Bestehen* des Grundleidens einen wesentlichen Faktor der Carcinomentwicklung bildet. Durch die lange Dauer ist die Möglichkeit der Einwirkung verschiedener schädlicher Insulte auf die in ihrer Widerstandsfähigkeit arg geschädigten Gewebe in reichem Maße gegeben. Auch durch die lange Zeit fehlende Überhäutung soll das Grundleiden für schädliche Einwirkungen zugänglicher sein.

Statistische Daten sprechen zweifellos dafür, daß das lange Bestehen des Lupus von großer Bedeutung für die Epithelwucherung ist. SILBERSTEIN hat 29-, ASHIHARA 30jährige Durchschnittsdauer gefunden. Diese Bedingung gilt ebenso gut für fast alle übrigen Präcancerosen. Es muß aber berücksichtigt werden, daß der Lupus im jugendlichen Alter beginnt und die Kranken erst nach Jahrzehnten das Alter erreichen, welches für die Epitheliombildung im allgemeinen prädisponiert, weiters, daß das Lupuscarcinom meistens im Gesicht, also dort auftritt, wo auch das primär auftretende Epitheliom seinen Lieblingssitz hat (ASHIHARA, SILBERSTEIN, REYN). R. BECK konnte zwischen den Jahren 1913—20 im ganzen 12 Fälle von Lupuscarcinomen der Extremitäten sammeln. Es könnten also bei der Entwicklung des Lupuscarcinoms auch diejenigen Faktoren verantwortlich gemacht werden, welche die Carcinomentwicklung überhaupt begünstigen: Alter, Konstitution, Klima u. a. m.

Man hat versucht die echten, auf aktiv-tuberkulöser Basis entstandenen Lupuscarcinome von denjenigen zu trennen, welche nach erfolgter Heilung in den Narben als Narbencarcinome entstanden sind. Diese Trennung wurde zuerst von LANG vorgenommen, doch ist sie wie JADASSOHN, THIEME, SILBERSTEIN u. a. mit Recht betonten, kaum durchzuführen; sie hat auch wenig praktischen Wert. Wo das Carcinom scheinbar aus einer Lupusnarbe hervorgeht, ist immer noch die Möglichkeit vorhanden, daß im Narbengewebe tiefer sitzende lupöse Infiltrate eingeschlossen sind, und es ist unmöglich zu entscheiden, ob die maligne Epithelwucherung unabhängig von diesen Infiltraten einsetzt, oder ob nicht gerade diese Infiltrate die Epithelwucherung beeinflussen.

Während der Lupus bei Frauen häufiger vorkommt, wird das Lupuscarcinom öfter bei Männern beobachtet. Nach ASHIHARA ist das Verhältnis 64,7:35,3, nach SILBERSTEIN 55,1:44,9. Wir finden aber auch Angaben, nach welchen das weibliche Geschlecht überwiegt, so z. B. waren unter WICHMANNs 19 Fällen 11 Frauen. Unter meinen 9 Fällen befanden sich 5 Männer und 4 Frauen. Die an einem größeren Material gesammelten Erfahrungen sprechen dafür, daß die größere Krebsbereitschaft der Haut der Männer, wofür verschiedene äußere Ursachen verantwortlich gemacht worden sind, sich auch beim Lupuscarcinom nachweisen läßt.

Das klinische Bild des Lupuscarcinoms ist verschieden. Am häufigsten trifft man knollige Geschwulstmassen mit höckeriger oder glatter Oberfläche von verschiedener Größe, je nach Alter und Entwicklungsgrad. Oft sind die Geschwülste mit unregelmäßigen Hornkrusten bedeckt oder stellenweise exulceriert. In diesen Fällen ist auch die klinische Diagnose am leichtesten zu stellen. Es können aber auch papilläre Wucherungen entstehen, oft mit beträchtlichen Hornauflagerungen, besonders an den Extremitäten. Da an diesen Stellen der Lupus selbst oft einen papillär-verrukösen Bau aufweist, kann die Diagnose ohne mikroskopische Untersuchung erschwert sein. Viel seltener kommt der oberflächliche, flach erodierte oder ulcerierte Krebs im Lupusgewebe vor. Er bildet Geschwüre von verschiedener Größe und von unregelmäßiger Gestalt mit kaum erhabenen, wenig verhärteten Rändern, so daß die klinische Entscheidung, ob man einem ulcerierten Lupus oder einem Lupuscarcinom gegenübersteht, nicht leicht ist. Diese Form des Lupuscarcinoms entsteht meistens auf narbiger Basis, wobei es ganz gleich ist, ob die Narbe das Resultat einer Spontanheilung ist, oder therapeutische Eingriffe zur Vernarbung geführt haben.

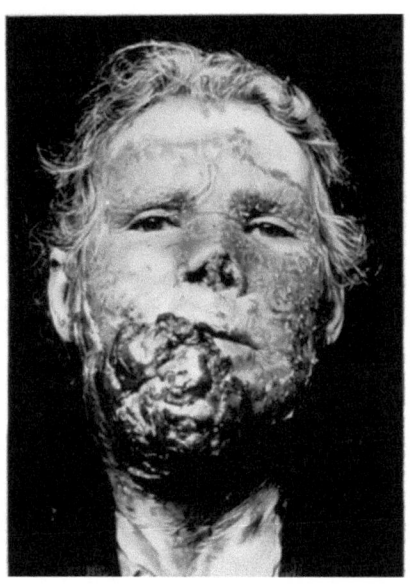

Bei einem 40jährigen Mann entstand in einem ausgebreiteten alten, zum größten Teil vernarbten Gesichtslupus an der narbigen Oberlippe ein flaches unregelmäßiges Geschwür, welches wie eine granulierende Fläche aussah. Keine Verhärtung der Ränder und der Unterlage. Teils zur gleichen Zeit, teils etwas später entstanden 5—6 warzige Gebilde verstreut an verschiedenen Stellen der glatten, noch rötlichen Gesichtsnarbe. Diese Gebilde erwiesen sich ebenso, wie das Geschwür der Lippe als Epitheliome von spinocellulärem Typ.

Auch Hauthörner oder flache Hornauflagerungen auf lupöser oder lupösnarbiger Grundlage können nach längerem Bestehen carcinomatös entarten.

Gelegentlich kann natürlich Lupus und Carcinom auch voneinander unabhängig an voneinander entfernten Stellen auftreten, wie in einem Falle Nobls.

Abb. 53. Lupuscarcinom.

Nicht nur die klinische, selbst die *mikroskopische Diagnose* kann Schwierigkeiten verursachen. Bekanntlich ist bei jedem Lupus eine oft beträchtliche Akanthose des Deckepithels vorhanden, welche so tief in das Granulationsgewebe hineinragen kann, daß die Entscheidung, ob einfache *Akanthose* bzw. „atypische Epithelwucherung" (FRIEDLÄNDER) oder *Epitheliomentwicklung* erfolgt ist, selbst erfahrenen Histologen große Schwierigkeiten bereiten kann. Um das Problem zu lösen, hat man charakteristische Kennzeichen in den morphologischen Eigenschaften der Krebszellen gesucht. So hat HEIBERG festgestellt, daß die *Kerne* in den Carcinomzellen im Durchschnitt *größer* sind, als in den Zellen der einfachen Epithelwucherung. Ähnliche Erfahrungen haben auch BORST und NOMICO gemacht. Die Zunahme der Kerngröße beruht nach BOVERI auf dem unregelmäßigen Verhalten der Chromosomen. Da nach HEIBERG Kerne, die einen Durchmesser über $15\,\mu$ haben, bei gewöhnlicher Akanthose nicht vorkommen sollen und nur in Carcinomzellen anzutreffen sind, kann die Kernmessung in gegebenem Falle von großem praktischen Wert sein.

Lupuscarcinome sind fast ausschließlich verhornende spinocelluläre Geschwülste. Basalzellenepitheliome kommen nur ausnahmsweise vor. Unter meinen 9 Fällen war nur einer von letzterem Typ mit ausgesprochenem adeno-tubulärem Bau; doch konnte hier nicht festgestellt werden, von wo das Epitheliom seinen Ausgangspunkt nahm, während bei den spinocellulären Carcinomen der Zusammenhang mit dem akanthotischen Oberflächenepithel fast immer nachweisbar ist.

Die Prognose und das Resultat des *therapeutischen Eingriffes* beim Lupuscarcinom ist im einzelnen Falle vor allem davon abhängig, in welchem Zustand

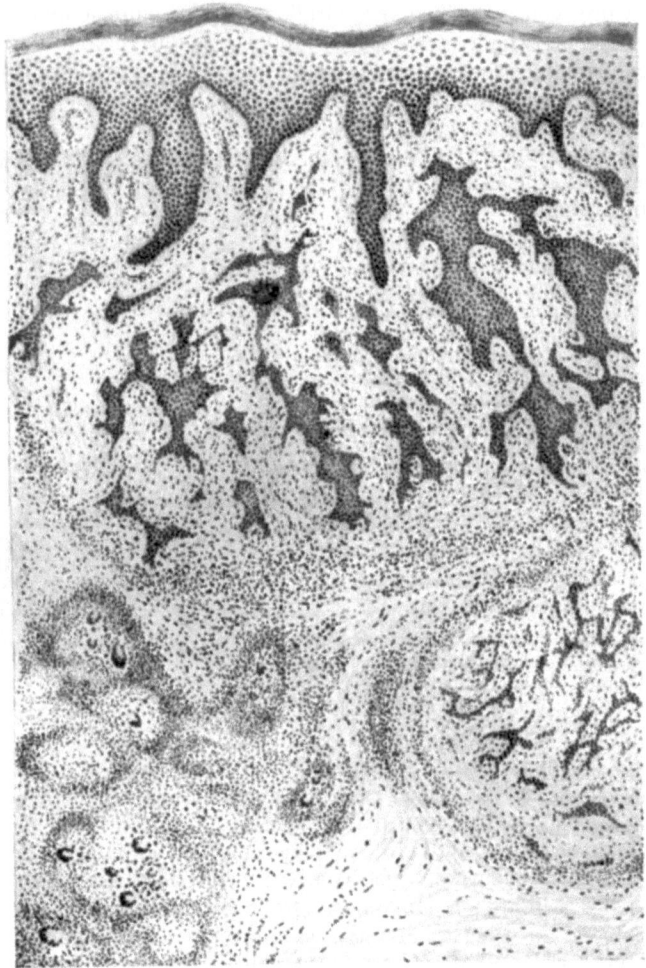

Abb. 54. Lupuscarcinom mit teils spinocellulärem, teils basocellulärem Bau und Tuberkeln.

der Entwicklung die Geschwulst zur Beobachtung kommt. Im allgemeinen ist die Prognose deshalb als ernst zu betrachten, weil selbst in Fällen, in denen der Tumor operativ oder mittels Bestrahlung beseitigt werden kann, man damit rechnen muß, daß der präcanceröse Zustand, der Lupus selbst resp. die Lupusnarbe unzerstörbar weiter besteht und die Gefahr einer neueren Carcinomentwicklung in sich trägt. Häufig kommt das Lupuscarcinom erst im inoperablen Stadium zur Beobachtung, wenn selbst die Röntgenbestrahlungen höchstens nur noch Linderung verschaffen können.

Andere Granulome und chronisch-entzündliche Prozesse der Haut spielen als präceanceröse Krankheiten im Vergleich zum Lupus eine nur sehr bescheidene Rolle.

Beim *Lupus erythematodes* ist verhältnismäßig selten Epitheliomentwicklung beobachtet worden. RASH, WANDER, TYSCHNENKO, SCHAUMANN, HEIDINGSFELD, BOGROW, GRAHAM-LITTLE, MICHELSON, MINAMI, KREUTZER, STRASSBERG, DIETEL, DICKE, ARZT, KREN und NOBL, LANDA, FUHS und LÖWENFELD haben solche Fälle beschrieben oder vorgestellt. WANDER, der 4 Fälle beobachtet hat, behauptet, daß diese Komplikation gar nicht so selten sei, da er in seiner Klinik 3,6% feststellen konnte, ein Verhältnis, welchem alle übrigen Angaben widersprechen; konnte doch DIECKE im Jahre 1925, 3 eigene Fälle mit einberechnet, im ganzen nur 50 Fälle aus der Literatur sammeln. In der letzten Zeit hat G. RIEHL jun. die beträchtliche Zahl von 6 Fällen in Wien teils aus der ARZTschen Klinik, teils aus der Lupusheilstätte (VOLK) und dem Jubiläumsspital (KREN) beschreiben können. Auch hier treffen wir teils wuchernde Geschwulstmassen, teils oberflächliche Geschwüre von spinocellulärem Bau; nur WANDER hat in einem seiner Fälle Basalzellenkrebs festgestellt. Sämtliche Fälle betreffen das *Gesicht* und die *Ohren*, es sind ja diese Stellen auch der häufigste Sitz des Lupus erythematodes. Auch multiples Auftreten ist beobachtet worden (MICHELSON). Die Epitheliomentwicklung auf Lupus erythematodes tritt immer nach sehr langem — nach der DICKEschen Statistik 3—34jährigem — Bestehen des Grundleidens auf. Ihr Ausgangspunkt ist dementsprechend die schon atrophisch veränderte Haut. NOBL behauptet, daß nur durch therapeutische Eingriffe, vorzugsweise durch die Strahlentherapie provozierte *Reizung des Rand- und Narbenepithels* Anstoß zur malignen Wucherung gibt; auch VOLK beschuldigt zu starke Röntgenbestrahlung. KREN betont die größere Häufigkeit des Lupus erythematodes-Krebses in letzter Zeit und auch er schreibt der Strahlenwirkung eine bedeutende Rolle zu. Doch muß man anerkennen, daß es auch Fälle gibt, bei welchen nie irgend eine Bestrahlung angewendet wurde. Postoperative Rezidive sind häufig, Drüsenmetastasen nur ausnahmsweise beobachtet worden.

Noch viel seltener ist das Auftreten von Epitheliomen auf *psoriatischer* Basis. Der Umstand, daß die Psoriasis sehr oft mit großen Gaben innerlich verabreichten oder injizierten Arsens behandelt wird, erfordert bei der Feststellung der Pathogenese besondere Vorsicht (s. Arsenkrebs bei Berufsepitheliomen von ULLMANN). ALEXANDER hat bis zum Jahre 1921 im ganzen 18 Fälle aus der Literatur sammeln können, von welchen er 11 als Arsenkrebse bezeichnet und nur 7 als echte Psoriasiskrebse anerkennt. Seither hat REMENOVSKY einen neuen Fall von Psoriasisepitheliom beschrieben. Während die *Arsenepitheliome* entweder von *Arsenkeratosen* oder von *schwielig-warziger Umwandlung der Psoriasisherde* ausgehen und häufiger *multipel* auftreten, pflegt die epitheliomatöse Umwandlung der gewöhnlichen Psoriasisplaque nur *an einzelner Stelle* zu erfolgen. Auch hier ist das lange, mehrere Jahre lang dauernde Bestehen des Grundleidens Bedingung der epitheliomatösen Entartung. Ihr *Sitz* ist der Rumpf oder die Extremitäten, ihr klinisches Aussehen entspricht der ulcerösen Form, ihr Bau ist von spinocellulärem Charakter. Seitdem die Röntgentherapie in der Behandlung der Psoriasis eine stets zunehmende Verbreitung erfuhr, werden auch Röntgenkrebse beobachtet (JADASSOHN, BLOCH u. a.), welche daher bei der Pathogenese der Psoriasiskrebse ebenfalls berücksichtigt werden müssen. In einem von BLOCH beobachteten Falle wurde die Psoriasis 7 Jahre hindurch wiederholt bestrahlt; es entstand dann in der Kreuzgegend an der Stelle eines Psoriasisherdes ein Röntgenulcus, aus welchem nach einigen Jahren ein Cancroid hervorging.

Auch das Verhältnis *syphilitischer Hautveränderungen zur Epitheliomentwicklung* soll kurz erörtert werden. Obwohl die Beobachtungen, welche sich auf das Auftreten von Krebsen auf luetischer Basis beziehen, sehr selten sind, hat erst unlängst STRANDBERG, um die möglichen Beziehungen zwischen lokalen syphilitischen Veränderungen und Carcinom zu betonen, den Ausdruck *Syphiliscarcinom* in Analogie zur Bezeichnung Lupuscarcinom geprägt. Eine Ursache dafür, daß das Syphiliscarcinom so selten ist, könnte man in dem Umstand erblicken, daß die syphilitischen Hautveränderungen auch unbehandelt, im allgemeinen von viel kürzerem Bestand sind, als die eben aufgezählten und gewürdigten chronischen Hautprozesse, die erst nach vielen Jahren epitheliomatös entarten. In den Fällen von Syphiliscarcinom handelt es sich entweder um Epitheliome auf gummös-ulceröser Basis, wie in STRANDBERGs 3 Fällen (2 am Penis, 1 auf der Zunge) und in den Fällen von CAMERA, BOHNSTEDT, BARINBAUM, SCHWANK, seltener um Entartung unbehandelter Sklerosen (BURG, DITTEL) oder Papeln (STÜMPKE, DOUTRELEPONT, SCHERBER) oder um Epitheliome auf Narben ausgeheilter tertiärsyphilitischer Läsionen (GRINTSCHAR, BUSCHKE). GOUBEAU beobachtete sogar die Entwicklung eines Plattenepithelkrebses auf einer Schankernarbe der Unterlippe. In diesen letzteren Fällen tritt wieder die Frage in den Vordergrund, ob sie als einfache Narbencarcinome aufzufassen sind, oder ob das in der Narbe eventuell noch eingeschlossene spezifische Gewebe Einfluß auf die epitheliomatöse Entartung ausübt; denn es können spezifische Infiltrate, besonders um die Gefäße herum, auch in syphilitischen Narben noch lange Zeit bestehen bleiben, selbst wenn die Spirochaeten infolge der veränderten lokalen Immunitätsverhältnisse verschwunden und keine lokalen Rezidive, wie bei der Tuberkulose, mehr zu befürchten sind.

In allen Fällen handelt es sich auch hier um Spinalzellenepitheliome, oder um Mischformen (BARINBAUM). Klinisch präsentieren sie sich teils als blumenkohlartige Wucherungen — die häufigste Erscheinungsform des Genitalkrebses — oder als tief ulcerierende Prozesse.

Bei weitem wichtigere präcanceröse Erkrankungen als die syphilitischen Hautveränderungen sind die *syphilitischen Leukoplakien* der Schleimhäute (s. a. beim Zungenkrebs, S. 374). Sie können am Lippenrot, an der Zunge und an der Wangenschleimhaut, insbesondere in der Nachbarschaft der Mundwinkel auftreten. Daß die Leukoplakia oris et linguae, wenn auch nicht ausschließlich, doch in vielen Fällen auf syphilitischer Basis entsteht, ist wohl nicht zu bezweifeln. Die oft vorzügliche Beeinflussung leukoplakischer Herde durch die antisyphilitische Therapie ist ein erfahrungsgemäßer Beweis dafür. SCHERBER hat in neuester Zeit wiederholt auf diesen Umstand, sowie auf die Beziehungen zwischen Leukoplakie und Carcinom hingewiesen. Das Rauchen, welches neben der Syphilis als zweites wichtiges Moment in der Pathogenese der Leukoplakien eine hervorragende Rolle spielt, wirkt oft mit der Syphilis zusammen, was ja das häufigere Vorkommen von Carcinom der Mund- und Zungenschleimhaut bei Männern annehmbar erklärt. STEINER fand das Verhältnis 85,53:15,47, KÜTTNER 81:19, während SCHERBER keinen Fall von Carcinom der Mundschleimhaut bei Frauen gesehen hat.

Die Umwandlung luetischer Leukoplakien in Carcinome, die zuerst von NELIGAN im Jahre 1862 beobachtet wurde, ist seither vielfach bestätigt und in neuester Zeit von EHRMANN, MARTENSTEIN, ARNDT, ARZT, ELKAN, KÜTTNER und SCHERBER, auch von französischen, englischen und amerikanischen Autoren wieder beschrieben worden. DENTA ging im Jahre 1896 so weit, daß er jede Leukoplakie als „ein Carcinom in Ruhezustand" betrachtete; das Carcinom ist nach ihm nichts anderes als das letzte Stadium der Leukoplakie. KÜTTNER und SCHERBER haben besonders nachdrücklich auf das Zusammenwirken von Rauchen und Syphilis hingewiesen.

Eine besondere Beachtung verdienen jene Formen der Leukoplakie, welche von DARIER als *verruköse,* von SCHERBER als *suspekte* Leukoplakien bezeichnet werden (Abb. 55). Dieselben sind durch unregelmäßige dicke Hornauflagerungen und Rhagaden gekennzeichnet. Vernachlässigung dieser schweren Formen, welche strenge Mundhygiene beanspruchen, führen mit großer Wahrscheinlichkeit zu Epitheliombildung. Hierher gehört auch der Fall von TRYB, der bei einem alten Manne an der Schleimhaut der Oberlippe mächtige papilläre Wucherungen auf der Basis eines spätluetischen Prozesses beobachtete; die Umwandlung in Carcinom erfolgte nach 2 Jahren. O. SACHS hat unlängst 12 Fälle von Carcinom auf luetisch-leukoplakischer Basis der Lippe, der Wangen- und Zungenschleimhaut beschrieben und gleichzeitig bestätigt, daß auch zerfallene Gummen der Zunge carcinomatös entarten können.

Der Zusammenhang zwischen syphilitischer Mundschleimhauterkrankung und Carcinom ist gelegentlich auch bezweifelt worden. So meint O. MONOD, daß ein Einfluß syphilitischer Prozesse auf den Mundschleimhautkrebs nicht angenommen werden kann, da nach CARY von 199 Zungenkrebsen nur 29mal, bei 173 Unterlippenkrebsen 12mal, und bei 34 Oberlippenkrebsen kein einzigesmal Syphilis vorhanden war. Trotz diesen vereinzelt auftauchenden Behauptungen müssen wir der durch mannigfache Erfahrungen unterstützten Annahme des Zusammenhanges zwischen Syphilis, Leukoplakie und dem leukoplakischen Carcinom besonders große Wichtigkeit beimessen, was auch für die Prophylaxe von großer Bedeutung ist.

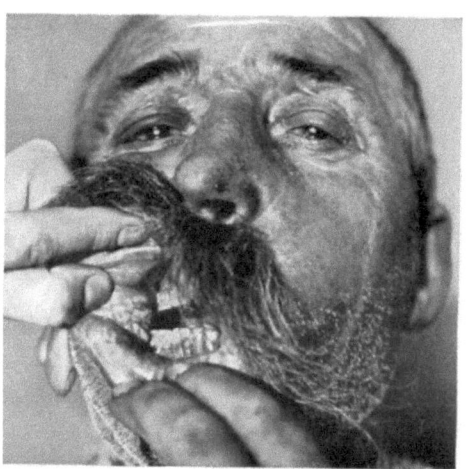

Abb. 55. Verruköse Leukoplakie der Mundschleimhaut.

Das leukoplakische Carcinom tritt entweder als eine mehr oberflächliche umschriebene Verhärtung im Gebiete der oft weit ausgebreiteten Leukoplakie auf, oder es bilden sich rhagadenförmige schmerzhafte Risse mit indurierter Umgebung. In beiden Fällen infiltriert das wuchernde Epithel in raschem Tempo die Schleimhaut und die unter ihr liegenden Gewebe, es tritt Zerfall mit kraterförmigen Geschwüren auf, deren Ränder aufgeworfen oder wulstig verdickt sind. Sie gehören zu dem bösartigsten Typus, sind dementsprechend auch in der überwiegenden Mehrzahl spinocelluläre Krebse. Die oft rasche Verbreitung und Metastasenbildung, besonders beim Zungenkrebs, kann zum Teil auch durch die beim Schlucken, Sprechen, Kauen usw. geübte ausgiebige Muskelarbeit erklärt werden, da durch die Kontraktionen die große Selbständigkeit und Vitalität besitzenden Carcinomzellen förmlich weiter massiert werden (SCHERBER). Das frühe Erkennen des Überganges der Leukoplakie in Carcinom ist also von höchster Wichtigkeit.

Eine rechtzeitig eingeleitete antiluetische Kur und entsprechende Mundhygienie können prophylaktisch vorzüglich wirken. In jedem Falle, wo eine klinische Diagnose nicht ganz sicher zu stellen ist, muß durch Probeexcision mikroskopisch festgestellt werden, ob nicht schon Anfänge atypischer Epithelwucherungen vorhanden sind, da in diesem Fall nur noch ein rechtzeitig vorgenommener chirurgischer Eingriff helfen kann.

Einen der Schleimhautleukoplakie analogen präancerösen Zustand bilden die zuerst von GRÜNDAHL, dann von PFLANZ, DELBANCO, FUCHS, GALEWSKY, BOHAC, IWASAKI beschriebenen leukokeratotischen oder leukoplakischen Veränderungen der Glans penis und des inneren Präputialblattes, der kleinen Labien und des Praeputium clitoridis. Die *Kraurosis vulvae* von BREISKY, welche einem leukoplakischen Vorgang mit Ausgang in Atrophie gleichgesetzt wurde (GRÜNDAHL, BOHAC u. a.), muß ebenfalls hierher gerechnet werden. Sowohl die Leukoplakia penis wie die Kraurosis vulvae ist öfters der Ausgangspunkt epitheliomatöser Entartung geworden (IWASAKI, TEUFFEL, SCHMIDT, PFLANZ, NOBL, BOHAC Fall 1, SCHERBER), deren maligner, spinocellulärer Charakter zur Radikaloperation Anlaß gegeben hat (s. a. Epitheliome der äußeren Genitalien, S. 293).

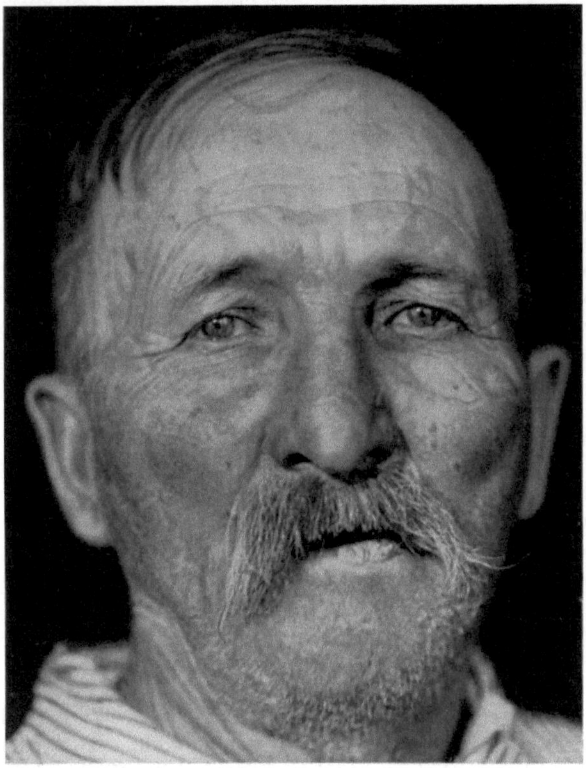

Hier ist auch noch die *Erythroplasie* von QUEYRAT zu erwähnen. Diese Affektion, welche eigentlich zuerst von FOURNIER und DARIER unter der Bezeichnung *Épithéliome papillaire nu* beschrieben wurde, kommt als samtartige, glänzende, gut umschriebene Veränderung an der Glans penis, am Innenblatt des Praeputiums, an der zarten Vulvahaut und Schleimhaut, an der Mund- und Zungenschleimhaut und an den Lippen vor. Das histologische Bild wird von einer mächtigen Akanthose beherrscht. LANG und SZATHMÁRY, die sich an der Hand eines, in meiner Klinik beobachteten Falles eingehender mit der Histopathologie dieser seltenen Affektion beschäftigten, fassen die charakteristischen Merkmale folgenderweise zusammen: Interpapilläre Akanthose mit starker Verlängerung und Verbreiterung der Epithelleisten, Verschmälerung der suprapapillären Schicht und konsekutiver Verschmälerung und Verlängerung der Papillen. Stratum corneum und granulosum fehlen. Die Zellen der MALPIGHIschen Schicht sind länglich-oval oder spindelförmig, erinnern mit ihren chromatinreichen Kernen an die Basalzellen, zeigen — abgesehen von einigen Zellen mit Riesenkernen — keine nennenswerten Größenunterschiede und lassen infolge des losen Gefüges eine auffallende Unruhe in der Anordnung erkennen. Mitotische Kernteilungen finden sich auch in den höheren Schichten; dieser gesteigerte Zellteilungsprozeß führt, im Zusammenhang mit der fehlenden Verhornung, zu einem großen Zellreichtum der affizierten MALPIGHIschen

Abb. 56. Papilläre Präancerose der Unterlippe.

Schicht. Keine Corps ronds, Clumping cells oder grains. Die subpapilläre Schicht ist von einem diffusen, hauptsächlich aus Lymphocyten und Plasmazellen bestehenden Infiltrat eingenommen, in dessen Bereich die elastischen Fasern fehlen.

Die Veränderung, welche jahrelang bestehen kann, führt sehr häufig zur Bildung eines spinocellulären Carcinoms. Ob jedoch die Veränderung als eine obligatorische Präcancerose zu betrachten ist, kann auf Grund der bis jetzt publizierten geringen Anzahl von Fällen noch nicht entschieden werden. Es wird daher die frühzeitige Abtragung oder Vernichtung durch Kauterisation oder Kohlensäureschnee immer angezeigt sein. Röntgen läßt häufig im Stich.

Wie bei vernachlässigten und lange bestehenden Gummen, können auch bei anderen, durch verschiedene Ursachen hervorgerufenen ulcerösen Hautprozessen Epitheliome entstehen. Von diesen sei nur das *Ulcus cruris varicosum* genannt. NOBL fand unter 200 Fällen einmal Epitheliombildung, GOTTHEIL beschrieb drei Carcinome auf varicösen Geschwüren, während ROUHIER und BILLIARD, sowie FRÜHWALD je einen Fall beobachteten. In zusammenfassender Weise beschäftigte sich mit der Frage der Amerikaner L. CH. KNOX. Aus den Angaben über etwa 60 Fälle stellte er fest, daß die Häufigkeit bei Männern und Frauen ungefähr gleich ist, die Geschwülste meistens groß und entweder blumenkohlartig vegetierend oder infiltrierend sind. Bei allen diesen Fällen dauerte das Grundleiden 10—40 Jahre vor dem Auftreten des Epithelioms.

2. Unter den *degenerativen Zuständen* der Haut, welche zur Epitheliombildung besonders disponieren, spielen die *Altersveränderungen* eine hervorragende Rolle. Schon das Auftreten der Epitheliome im späteren Lebensalter erweckt den Verdacht, daß die veränderte Hautbeschaffenheit, welche sich sowohl auf die Morphologie wie auf den Chemismus der einzelnen Gewebselemente bezieht, einen prädisponierenden Einfluß auf die Epitheliomentwicklung ausüben muß. Die Involution, welche die Haut im vorgerückten Alter erleidet, betrifft sowohl das Epithel, wie auch das Bindegewebe. Die makro-morphologischen Altersveränderungen treten teils gleichmäßig auf der ganzen Hautoberfläche, oder auf mehr oder weniger ausgebreiteten Bezirken derselben als Atrophie der Haut, teils an umschriebenen Stellen als Pigmentflecke, Teleangiektasien und Keratosen auf. Die letzteren Veränderungen, welche als senile Keratosen von verschiedenen Autoren: DARIER, DUBREUILH, JADASSOHN und neuestens von W. FREUDENTHAL, in richtiger Erkennung der Tatsachen, von den seborrhoischen Warzen getrennt werden, sind als eigentliche präcarcinomatöse Bildungen zu betrachten.

Klimatische und Witterungsverhältnisse können bei Personen, die infolge ihres Berufes diesen Einflüssen ständig ausgesetzt sind, ähnliche Umwandlungen der Hautbeschaffenheit hervorrufen, wie die Altersveränderungen; es sind also auch die präsenilen dystrophischen Hautveränderungen vom selben Gesichtspunkte zu beurteilen. Immer bilden die umschriebenen Keratosen den Ausgangspunkt der Epitheliome.

Eine nähere Würdigung der aus diesen Zuständen hervorgehenden epithelialen Neubildungen findet man im Kapitel über Berufscarcinome von K. ULLMANN. An der gleichen Stelle werden auch diejenigen Epitheliome erörtert, welche ihren Ursprung den durch Röntgen- und Radiumbestrahlung hervorgerufenen, den obigen verwandten Hautveränderungen verdanken. Auch die Epitheliombildung bei Xeroderma pigmentosum beruht auf einer den erwähnten Zuständen naheliegenden Degeneration oder Dystrophie der Haut; auch mit dieser Erkrankung befaßt sich ein selbständiges Kapitel (s. BERING und BARNEWITZ).

3. Regenerative Hautprozesse, welche präceröse Stadien bilden können, sind die aus den verschiedensten Insulten entstehenden *Narben*. Es wurde schon bei der Besprechung des Lupus- und des Syphiliscarcinoms darauf

hingewiesen, daß in manchen dieser Fälle die postlupöse bzw. postsyphilitische Narbe den Ausgangspunkt des Epithelioms bildete. Während es aber in diesen Fällen fast unmöglich ist zu entscheiden, ob spezifisches Granulationsgewebe in der Tiefe der Narbe noch vorhanden ist (JADASSOHN) und ob demzufolge dieses nicht etwa die epitheliale Wucherung beeinflussen konnte, können wir bei lange bestehenden Narben anderen Ursprunges eine aktive Rolle des Granulationsgewebes mit großer Wahrscheinlichkeit ausschließen. Die größte Bedeutung haben als präcanceröse Zustände die *Brandnarben*. BANG will genetisch zwei Formen des Narbenkrebses unterscheiden: 1. den *akuten*, welcher sich in schlecht heilenden Wunden, oft aufbrechenden Narben entwickelt, wo also die entzündlich-infiltrative Komponente oder das unruhige, in fortwährender Regeneration sich befindende Epithel, oder beide zusammen die Epitheliomentwicklung auslösen resp. beeinflussen, 2. den *latenten* Narbenkrebs, der erst nach vielen Jahren in alten Narben auftritt, bei welchem wir also den obigen Prozessen keinen Einfluß zuschreiben können.

Zwischen der Zeit der Narbenbildung und der Krebsentwicklung vergehen oft viele Jahre, sogar Jahrzehnte. In einem Falle BANGs entwickelte sich der Krebs erst 65 Jahre nach der Verbrennung; in MELCHIORs Fall verging ungefähr ebensoviel Zeit nach einer Schußwunde der Hand. Doch können Narben auch im *jugendlichen Alter* zur Krebsbildung Gelegenheit bieten. CURTILLET und LARGOT beschrieben den bemerkenswerten Fall eines 15jährigen Mädchens, bei welchem sich in einer Brandnarbe des Nackens 10 Jahre nach der Verletzung ein blumenkohlartiges Plattenzellenepitheliom entwickelte, an dem das Mädchen bald zugrunde ging. Ähnliche Fälle beobachteten DOHI, JASSNITZKY u. a. bei jungen Leuten im 3. Lebensjahrzehnt.

Hier sei auch erwähnt, daß es BANG gelungen ist, Hautcarcinome bei weißen Mäusen experimentell durch einfache Verbrennung hervorzurufen (siehe näheres über Narbenkrebs auch bei K. ULLMANN).

4. Eine weitere Gruppe der präcancerösen Hautveränderungen müssen wir in verschiedenen epithelialen Mißbildungen der Haut, vorzugsweise in a) gewissen *zelligen Naevusformen,* b) *cystischen Bildungsanomalien* erblicken.

Es ist nicht unsere Aufgabe, die viel umstrittene Naevusfrage in genetischer Hinsicht zu erörtern (siehe Naevuskapitel von SCHOLTZ und KAISERLING), sie interessiert uns hier nur insofern, als verschiedene Naevi sich in Epitheliome umwandeln können. Seitdem UNNA den epithelialen Charakter der Naevuszellen in den pigmentierten und pigmentlosen „weichen" Naevi bewiesen hat — eine Tatsache, welche in neuester Zeit durch den Nachweis der positiven Dopareaktion (BR. BLOCH und RYHINER, KISSMEYER) eine weitere starke Stütze erhalten hat — ist wohl nicht mehr daran zu zweifeln, daß die aus ihnen entstandenen malignen Neubildungen, welche früher auf Grund morphologischer Eigenschaften der Zellen vielfach als Sarkome und Endotheliome angesehen wurden, echte Epitheliome sind.

Es sind insbesondere die eben erwähnten „weichen Naevi" UNNAs, welche in hervorragender Weise zur malignen Degeneration neigen. Seit jeher sind die Naevocarcinome, vor UNNA als Naevosarkome bekannt, gefürchtet, weil sie sehr bösartig sind, rasch wachsen und zahlreiche Metastasen bilden. Ihre Zellen weichen sowohl in morphologischer wie in biologischer Beziehung von den Zellen anderer Epitheliomarten ab, wodurch die Sonderstellung der Naevocarcinome unter den Hautepitheliomen gerechtfertigt erscheint.

Der primäre Naevocarcinomknoten kann sich aus ganz unansehnlichen Gebilden entwickeln, welche kleinen Pigmentflecken ähneln und seit frühester Jugend bestehen. Häufiger ist aber die Entwicklung aus jenen Naevi, die erst im späteren Alter entstehen bzw. *sichtbar* werden. Eine schon seit langem bekannte, und gar nicht so seltene Form dieser Naevi ist die *Lentigo maligna*, welche zuerst von HUTCHINSON als „*infective melanotic freckles*" beschrieben, dann von DUBREUILH unter der Bezeichnung *Lentigo malin des vieillards*, bzw. *Mélanose circonscrite précancéreuse* eingehender studiert wurde. Die Affektion besteht aus bald runden, bald unregelmäßigen, hell- bis dunkelbraunen oder mehr schiefergrauen Pigmentflecken, welche einzeln oder zu mehreren hauptsächlich im Gesicht lokalisiert sind, aber auch sonst an der Haut, ja sogar an der Mundschleimhaut und den Konjunktiven auftreten können. Im Gesicht finden wir sie häufig mit senilen Keratomen vergesellschaftet. Im weiteren Verlauf können sich diese Pigmentflecke unter Hinterlassung zarter Narben zurückbilden, oder es können aus ihnen Melanocarcinome hervorgehen. Der histologische Bau der Lentigo maligna ist nach DUBREUILH den weichen Naevi ähnlich.

Naevocarcinome mit rapidem Verlauf findet man bei jugendlichen Individuen, ja selbst bei Säuglingen verhältnismäßig viel häufiger als gewöhnliche Hautepitheliome. DARIER selbst beschreibt sie in seiner klassischen Arbeit über Naevocarcinome bei einem 8 und einem 2 Monate alten Säugling. Am häufigsten entwickeln sie sich zwischen dem 20. bis 40. Lebensjahr.

Ich habe erst unlängst einen 36jährigen Mann beobachtet, bei welchem sich im Jahre 1923 in der linken Lendengegend ein apfelgroßer schwarzer Tumor aus einem Muttermal entwickelte. Zwei Jahre nach der Exstirpation entstand eine faustgroße Geschwulst in der rechten Achselhöhle. Einige Monate später, als er meine Klinik aufsuchte, waren am ganzen Körper zahlreiche bohnen- bis hühnereigroße, subcutan gelegene, meistens dunkelviolette, gut verschiebliche Knoten sichtbar und an der

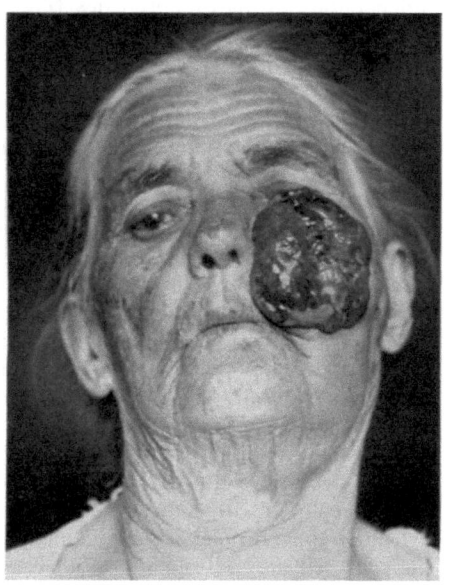

Abb. 57. Melanocarcinom des Gesichtes.

Stelle des primären Herdes entstand eine handtellergroße Ulceration. Also: Rezidiv mit Metastasenbildung. Der Ernährungszustand und das Allgemeinbefinden des Kranken war selbst in diesem Zustande noch sehr zufriedenstellend. Symptome innerer Metastasen fehlten.

Das klinische Bild der Naevocarcinome weicht schon insofern von den anderen Formen der Hautepitheliome ab, als sie meistens mehr oder weniger dunkel pigmentiert sind. Von heller Milchkaffeefarbe bis zum violetten und tiefschwarzen Farbenton findet man alle Übergänge. Sie sind auch durch ihr sehr rasches Wachstum gekennzeichnet. Die Knoten können zentral zerfallen, dann entwickelt sich an der Peripherie unter ausgesprochener Schmerzhaftigkeit eine entzündliche Reizung, oft auch ein melanotischer Hof. Die *Melanose* kann auch ohne wahrnehmbare Tumorbildung ziemlich große Hautbezirke befallen, es kann sogar zu Melanurie kommen (EISELT, DARIER).

Nicht immer ist das Wachstum des primären Herdes so rasch. Ihr besonders bösartiger Charakter gibt sich manchmal eben darin kund, daß schon frühzeitig Metastasen innerer Organe auftreten ohne besondere Ausbreitung des primären Naevocarcinoms. Es sind sogar Fälle von pigmentierten Geschwülsten in Drüsen und anderen inneren Organen bekannt, welche von ganz unbedeutenden, klinisch unverändert erscheinenden Pigmentmälern ausgegangen sind, die ohne die ansehnlichen Metastasen gar keinen Verdacht der Bösartigkeit erweckt hätten (Eve, Kaufmann-Wolf).

Von den oft in der Mehrzahl vorhandenen Naevi pflegt meistens nur einer bösartig zu entarten. Sein Sitz ist gewöhnlich der Rumpf, doch kann sich das Naevocarcinom überall an der Körperoberfläche entwickeln.

Die neuen Arbeiten von Br. Bloch, Masson, Kaufmann-Wolf, Kissmeyer, Kreibich haben das Problem der naevogenen Neubildungen von neuem aufgerollt. Ihre Resultate haben einerseits die Unnasche Feststellung von der epithelialen Herkunft der Naevuszellen und der von ihnen stammenden Neubildungen bestätigt, andererseits haben sie die eigentümlichen metaplastischen Vorgänge in den Zellen zu erklären gesucht. Die Ribbertsche Annahme, nach welcher die Chromatophoren des Bindegewebes die Mutterzellen der Naevi und der naevogenen Tumoren bilden sollen, muß für die weichen — zelligen — Naevi endgültig fallen gelassen werden. Nur Masson vertritt wieder den Standpunkt, daß sich aus den Melanoblasten der Naevi nicht nur Naevoepitheliome, sondern auch Naevosarkome entwickeln können.

Die morphologischen Eigentümlichkeiten der Naevocarcinomzellen, sowie der architektonische und strukturelle Bau dieser Tumoren unterscheiden sie sowohl von den typischen Basalzellentumoren, wohin sie Krompecher eingereiht hat, wie von den spinocellulären Epitheliomen. Eine eingehende Beschreibung und Würdigung ihrer Eigenschaften verdanken wir Unna und Darier. Was vor allem ihren Bau anbelangt, so finden wir meistens eine alveoläre Anordnung der Tumorzellen. Das Bindegewebe aber, welches die Alveolen umgibt, wird durch die Zellmassen nicht in der Weise verdrängt, wie man das bei den anderen Formen der Epitheliome sieht. Es bildet nicht nur einen Wall um die Alveolen herum, sondern man findet auch ein gut ausgebildetes Fasernetz von oft äußerst feinen Fibrillen zwischen den einzelnen Zellen oder Zellgruppen; dadurch erhält das Epitheliom ein retikuliertes Aussehen. Besonders gut kann man diese Verhältnisse an Präparaten verfolgen, welche nach der Bielschowsky-Mareschschen Methode imprägniert sind. Man sieht hier einzelne Zellen oder kleinere Gruppen derselben von einem korbartigen Geflecht feinster Fibrillen — *Gitterfasern* — umgeben. Die Anwesenheit von Fasern zwischen den zelligen Elementen bildete ja die Hauptstütze der Ribbertschen Auffassung und den Kernpunkt der Diskussion, ob die naevogenen Tumoren Epitheliome oder Sarkome sind. Offenbar handelt es sich nicht um Fasern, die von den Tumorzellen neu gebildet werden, sondern um eine Auflösung des präformierten Bindegewebes in feinste Fibrillen. Die Tumorzellen selbst können bei dieser Auflösung mitwirken, haben aber mit ihrer Bildung nichts zu tun.

Die Naevocarcinomzellen besitzen — bis zu einem gewissen Grade — ähnliche morphologische und biologische Eigenschaften, wie die Naevuszellen, aus welchen sie hervorgegangen sind. Sie unterscheiden sich wesentlich von den gewöhnlichen Zellen der verschiedenen Epidermisschichten. Ihr Kern steht am nächsten den gewöhnlichen Basalzellenkernen. Er ist meistens oval, verhältnismäßig groß, färbt sich gut mit basischen Farben und läßt eine Chromatinstruktur mit einem Kernkörperchen unterscheiden. Aber auch ganz dunkle, fast homogen gefärbte Kerne kommen in großer Anzahl vor; sie sind teils kleiner, teils größer als die durchschnittliche Kerngröße. Der Protoplasmaleib, welcher nur an pigmentlosen oder an durch H_2O_2 depigmentierten Zellen gut zu studieren ist, ist von ziemlich mannigfaltiger Größe und Form. Man sieht kleine, abgerundete, bläschenähnliche, größere spindel- oder zylinderförmige, auch polygonale Zellen, mit schwach färbbarem Protoplasma, welches oft Vakuolen enthält. Von einem Fasersystem oder von Seitenstacheln ist keine Spur nachweisbar, das Protoplasma erscheint homogen oder etwas schaumig. Der Zusammenhang der Zellen untereinander ist dementsprechend äußerst lose („ségrégation" DARIER) und die einzelnen Zellen besitzen eine große Selbständigkeit. In vielen Naevocarcinomen — nach DARIER sogar ausnahmslos in allen — gibt es außerdem durch amitotische Teilung entstandene mehrkernige Riesennaevuszellen mit unregelmäßigem Protoplasmaleib.

Der *Pigmentgehalt* der Naevuszellen, sowie die Verteilung des Pigments ist äußerst wechselvoll. Feinkörniges und grobscholliges Melanin findet man nebeneinander in- und außerhalb der Zellen; im allgemeinen pflegen die tieferen Teile des Tumors pigmentärmer zu sein als die oberflächlichen. Die

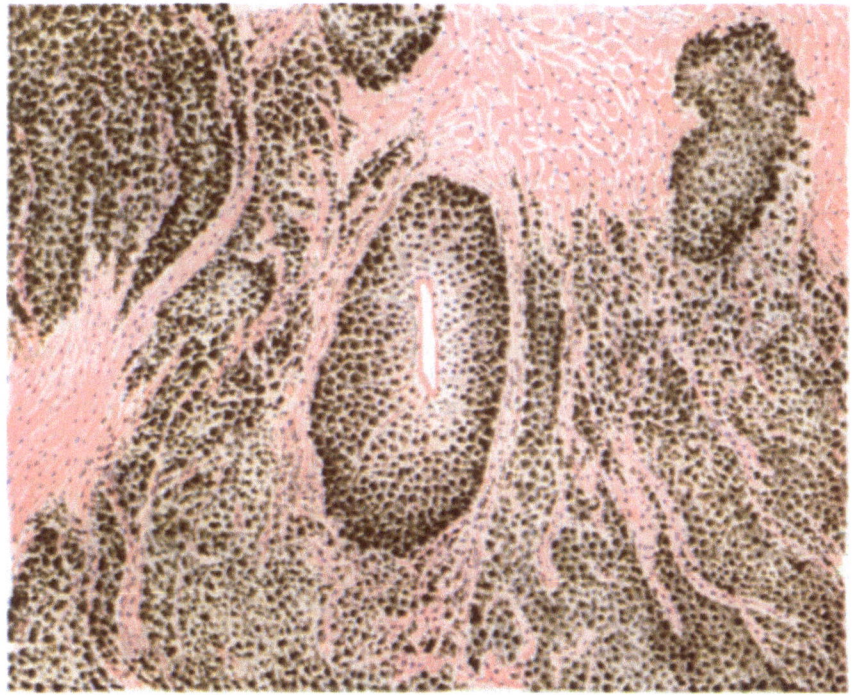

Abb. 58. Melanocarcinom. Schnitt aus Fall Abb. 45. In der Mitte ein von Carcinomgewebe umgebenes Gefäß.

amelanotischen Zellen geben, wie BR. BLOCH nachgewiesen hat, eine positive Dopareaktion. Die Zellen besitzen nie und nirgends eine Tendenz zur typischen oder pathologischen Hornbildung. Regressive Veränderungen, Zerfall oder Degeneration der Tumorzellen (Hyalin, Fett) ist selten zu bemerken.

Dem Pigment wurde bei der Umwandlung der Naevi in Naevocarcinome von verschiedener Seite eine bedeutende Rolle zugeschrieben. Schon UNNA behauptete: „das Pigment hat entschieden eine die Epithelwucherung und Epithelzerstreuung begünstigende Eigenschaft; je pigmentreicher der Naevus war, um so intensiver ist das Wachstum und die deletäre Wirkung der Epithelneubildung. Ganz dasselbe sehen wir auch bei den weichen Naevi, wo auch das Pigment, wenn es in größerer Menge auftritt, auf das Epithel metamorphosierend und zu atypischer Wucherung anregend wirkt". Auch BLOCH behauptet, daß, wenn die Naevi bösartig degenerieren, die Pigmentbildung sich steigert; BLOCH vermutet darin einen krebsbildenden Faktor. G. KOB hebt die entscheidende Rolle des Pigmentes bei *Lentigo maligna* hervor: „Man wird dazu geführt, in den Chromatophoren hier die Anreger der Epidermiszellen zur Proliferation zu sehen und sich den ganzen Prozeß genetisch so vorzustellen, daß das Pigment des primären Linsenfleckes zu wandern beginnt und überall dort, wo es hinkommt, eine carcinomatöse Wucherung der Epidermis auslöst." KREIBICH leitet das Naevocarcinom nicht aus den schon abgetropften fertigen Naevuszellen ab, sondern aus Basalzellen, die eine *Metaplasie zu Melanoblasten* erlitten haben. Den Gehalt an Lipoidkrystallen deutet KREIBICH als einen weiteren Beweis ihrer epithelialen Abstammung. Er sieht in ihrer Entstehung eine Analogie zur PAGETschen Krankheit (siehe auch dort). Auch DARIER und BLOCH meinen, daß die Art des Wachstums und die Anordnung der jungen Naevuszellen den präancerösen Veränderungen der PAGETschen und BOWENschen Erkrankung nahe stehen.

Vor kurzem wurden von BR. BLOCH benigne, nicht naevoide *Melanoepitheliome* beschrieben, welche mit den hier besprochenen Naevocarcinomen nichts zu tun haben und auch in ihrem histologischen Bau von diesen wesentlich abweichen (s. S. 262).

Zahlreiche Beobachtungen bestätigen, daß äußere Faktoren, in erster Reihe wiederholte Traumen und chemische Irritationen die Umwandlung der Naevi in Naevocarcinome begünstigen können. RAVE hat unter 55 Fällen 19mal, JUST unter 23 Fällen 9mal Trauma als Veranlassung zur Naevocarcinombildung feststellen können. Auch Ätzungen und operative Eingriffe können ähnlich wirken. Mit diesen Erfahrungen ist uns aber die Erkenntnis der unmittelbaren Krankheitsursachen ebensowenig erschlossen, wie bei den anderen Epitheliomarten. KAUFMANN-WOLF unterscheidet bei der Entstehung der Naevocarcinome zwei verschiedene Prozesse. Sie trennt den Bildungsprozeß, den genetischen Vorgang, der sich in der Basalzellenschichte vollzieht und zur Entstehung des Naevus führt, von dem späteren Wachstums- bzw. dem Entartungsprozeß, welcher durch Desorganisation, Dissoziierung, Formveränderung und Dislozierung der Zellen gekennzeichnet ist. Nur den letzteren Vorgang deutet Verfasserin als einen präcarcinomatösen Prozeß, wobei sie dem Pigment und dem Trauma keine kausale, wohl aber eine begünstigende Rolle zuerkennt.

Behandlung. In Anbetracht der zumeist eminenten Bösartigkeit der Naevocarcinome würde sich logischerweise ergeben, daß man die Pigmentnaevi und die sog. weichen Naevi, selbst wenn sie pigmentfrei sind, schon vor ihrer malignen Degeneration entfernt. In der Praxis scheint aber ein solches Vorgehen in der überwiegenden Mehrzahl der Fälle doch überflüssig zu sein. Denn glücklicherweise entwickeln sich ja nur aus einem kleinen Bruchteil dieser sehr häufigen Anomalien Epitheliome. Außerdem trifft man bei vielen Leuten mehrere Pigmentnaevi, welche nach dem obigen Grundsatz alle entfernt werden müßten, da es nicht vorauszusehen ist, in welchen von ihnen die latente Umwandlungsfähigkeit manifest wird. An Stellen aber, wo diese Bildungen einem *ständigen oder oft wiederholten Trauma* ausgesetzt sind, besonders, wenn — auch nur vorübergehend — *Entzündungserscheinungen* aufgetreten sind, ist es ratsam, die chirurgische Abtragung vorzunehmen oder mit *Kohlensäureschnee* oder *Elektrolyse* den verdächtigen Naevus zu entfernen. Von allergrößter Wichtigkeit ist es, nach Feststellung oder selbst beim leisesten Verdacht einer epitheliomatösen Entartung die radikale Vernichtung dieser Gebilde vorzunehmen. BROCQ und DARIER rühmen in solchen Fällen die Elektrolyse, welche möglichst in einer Sitzung mit dichter Umstichelung und Verschorfung vorgenommen werden soll. Man hüte sich vor einer Probeexcision oder unvollständiger Zerstörung des Tumors, da in solchen Fällen Beschleunigung des Wachstums, auch rasche metastatische Aussaat zu befürchten ist.

Besonders geeignet erscheint die Anwendung der Elektrolyse bei kleinen Pigmentnaevi oder Naevocarcinomen des Gesichtes, wo sie durch glatte Narbenbildung kosmetisch sehr gute Resultate liefert. Bei der Entfernung mit dem Messer muß der Tumor ziemlich weit im gesunden Gewebe umschnitten, der melanotische Hof mit entfernt werden.

BELOT und NAHAN warnen vor Anwendung des Thermokauters und vor Ätzmitteln. Sie befürworten ebenfalls die Elektrolyse, welche sie in drei Phasen durchführen:

I. Phase: Umstechung des Tumors mit der negativen Nadelelektrode in 4—5 mm Abständen.

II. Phase: Wiederholung nach 8 Tagen in der unmittelbaren Nähe des Tumors, aber noch im gesunden Gewebe.

III. Phase: 14 Tage nach Beginn der Behandlung gedrängte Stiche in das Tumorgewebe selbst.

Auf diese Behandlung welkt der Tumor, die Heilung tritt in 2—3 Monaten mit schöner glatter Narbe ein.

Röntgen- und *Radiumtherapie* kommen seltener in Betracht, da die Naevuscarcinomzellen wenig radiosensibel sind; Tiefenbestrahlung kann jedoch prophylaktisch auf die Gegend beseitigter Tumoren oder bei solchen Fällen angewendet werden, welche der chirurgischen oder elektrolytischen Behandlung nicht zugänglich sind, sowie bei Rezidiven und Drüsenmetastasen.

Spontaner Rückgang regionärer Drüsenschwellungen nach Entfernung des primären Herdes wurde öfter beobachtet (BERTIER und WEISSENBACH, DARIER). Drüsenschwellung bei Carcinom bedeutet ja nicht unbedingt die carcinomatöse Infiltration der Drüse; sie kann auch eine einfache entzündliche Infiltration darstellen. Da aber die Entscheidung klinisch nicht gut möglich ist, ist es doch angezeigt, verdächtige Drüsen mit zu entfernen.

Ob außer den Naevocarcinomen auch von Naevi unabhängige *Melanocarcinome* vorkommen, ist fraglich. UNNA und DARIER bezweifeln es, während BR. BLOCH zugibt, daß Carcinome aus gewöhnlichen Pigmentationen der Haut und der Schleimhäute hervorgehen können. (Nicht zu verwechseln mit den auf S. 261 und 262 beschriebenen pigmentierten Epitheliomen.) Vielleicht gehören die seltenen Melanocarcinome des Nagelbettes, die *Panaris melanic* DUBREUILHs, *melanotic withlow* HUTCHINSONs, *melanoblastoma of the nailbed* HERTZERs hierher. Sie entwickeln sich aus Pigmentflecken des Nagelbettes nach vielen Jahren ihres Bestehens und führen zu ausgebreiteten lokalen Zerstörungen.

Übergang der gutartigen Epitheliome in bösartige Geschwülste. Die Entartung der Pigmentnaevi in Epitheliome hängt mit der Frage der Umwandlungsfähigkeit gutartiger Neubildungen in bösartige im allgemeinen zusammen. BORST lehnt eine solche Umwandlung ab und meint, daß zwar die scheinbar gutartigen Tumoren schon von Anfang an die Fähigkeit zur Malignität besitzen, diese Fähigkeit aber infolge wachstumshemmender Faktoren nicht zur Geltung kommen kann. STERNBERG hingegen ist der Ansicht, daß ,,durch Vorgänge, die z. B. gesteigerte Regeneration auslösen, die Wachstumsfähigkeit und -schnelligkeit gutartiger Geschwülste wesentlich und über das gewöhnliche Maß hinaus gesteigert werden kann und daß auf diese Weise ein Übergang von gutartigen in bösartige Tumoren gelegentlich zustande kommen mag''.

Wenn wir äußeren Schädlichkeiten, besonders Traumen mit Recht eine Rolle in der Epitheliompathogenese zuschreiben dürfen, so müssen wir uns der STERNBERGschen Ansicht anschließen. Bau und Funktion der Epithelzellen der normalen Epidermis und der Anhangsorgane, sowie derjenigen Epithelien, welche als gutartige Neubildungen aus ihnen hervorgehen, stehen ganz nahe zueinander — wie das der Bau und die Funktion der Talgdrüsenadenome,

Syringome und Atherome (epidermidale Cysten) beweisen. Auch das Bindegewebe, welches diese Gebilde umgibt, weicht sowohl in bezug auf ihre Elemente wie deren Verteilung kaum von der der normalen Cutis ab. Es muß also die Annahme logisch erscheinen, daß dieselben Faktoren, welche die normale Epithelzellen zum größeren und schnelleren Wachstum anreizen, auch auf die Zellen der gutartigen Epitheliome den gleichen Einfluß ausüben können. Dementsprechend können Talgdrüsen- und Schweißdrüsennaevi, welche beide in die Gruppe der gutartigen Epitheliome gehören (JADASSOHN), durch Veränderung ihrer Wachstumsenergie die histologischen, manchmal sogar die klinischen Zeichen der Bösartigkeit annehmen. In H. BIBERSTEINs sowie GAVAZZENIs Fall finden wir eine schöne Bestätigung der Umwandlungsfähigkeit des Talgdrüsennaevus in Epitheliom, während der ältere, durch seine besonders rasche Ausbreitung auffallende Fall von HODARA den Beweis liefern würde, daß auch Syringome bösartig entarten können, wenn wir nicht bezweifeln müßten, daß die ursprüngliche Geschwulst tatsächlich ein Syringom gewesen ist. Wenn auch die klinische Beschreibung der Knötchen nicht dem Bild der Syringome entspricht, so müssen wir doch zugeben, daß die mikroskopische Abbildung vollkommen schweißdrüsenähnliches Wachstum der Epithelzellen zeigt. RICKER und SCHWALB führen mehrere Fälle aus der Literatur an (Fall POLLAND 1906, AUDRY und NOVÉ-JOSSÉRAND), welche nach ihrer Auffassung die Umwandlung gutartiger Schweißdrüsentumoren in Epitheliome resp. Carcinome beweisen können. Der Fall von HALLOPEAU und DARIER läßt nur die Feststellung gleichzeitiger Syringome und Epitheliome zu, ohne daß ein genetischer Zusammenhang mit Sicherheit behauptet werden könnte.

Ein neuerer Fall von GRYNFELTT und AIMES (Fall 2) ist in dieser Beziehung mit größerer Sicherheit zu verwerten. Bei einer 60jährigen Frau bestand seit der Kindheit ein erbsengroßer Tumor hinter dem Ohr. Die mikroskopische Untersuchung ergab einen charakteristischen tubulären Bau; derselbe erstreckte sich in Form atypischer Wucherungen auch in die Tiefe des Bindegewebes, auch hier mit lumenhaltigen Strängen, so daß man den Eindruck einer bösartigen Degeneration eines gutartig gewesenen Schweißdrüsentumors erhielt.

Am häufigsten erfahren wir, daß gewisse, in die Gruppe der gutartigen Epitheliome eingereihte *cystische Bildungen* epitheliomatös entarten. Diese Tumoren wurden gemeinhin als *Atheromkrebse* bezeichnet, wobei man nicht außer acht lassen darf, daß die sog. Atherome genetisch verschiedene Gebilde sind (CHIARI; siehe Epidermoide, Dermoide S. 492) und daß die Atheromkrebse sich fast immer auf dem Boden von Epidermoiden und Dermoiden entwickelten. Nur in einem einzigen Falle ist eine epitheliomatöse Entartung in der Wand von follikulären Retentionscysten (Follikelcysten CHIARIs) beobachtet worden. Diesen Fall hat W. FREI mitgeteilt und konnte einwandfrei beweisen, daß sich an der Stelle einer vereiterten Follikularcyste — wahrscheinlich durch Schmierölreiz hervorgerufen — ein bösartiges metastasierendes Spindelzellencarcinom entwickelt hat.

SCHOENHOF hat bis zum Jahre 1922 insgesamt 38 Fälle epitheliomatöser Entartung von Dermoid- und Epidermoidcysten aus der deutschen Literatur sammeln können. Dazu kommt sein eigener Fall, sowie die seither publizierten Fälle von FÖDERL und VON FEHÉR. H. D. CAYLOR hat in der MAYO-Klinik unter 236 excidierten Atheromen 12 mit Epitheliom kompliziert gefunden. Diese Befunde sind also ziemlich selten. Es ist oft schwer zu entscheiden, woher das Epitheliom seinen Ursprung genommen hat, besonders in solchen Fällen, in denen die heranwachsende Geschwulstmasse den Mutterboden ganz durchwachsen und zerstört hat. Sicher beweisend sind nur die Fälle, in welchen die Cysten noch nicht durchbrochen waren und in denen man auch den direkten Übergang der Epidermisbekleidung in die Geschwulstzellen beobachten konnte

(Wolf, Mertens, Linser, Franke, Krische, Kaufmann, Schoenhof). Oft ist auch die Lokalisation der Geschwülste im Sinne eines dermoidalen oder epidermoidalen Ursprunges zu verwerten, da diese zumeist fissural, d. h. in dem Bereiche oder in der Nachbarschaft der einstigen Schlußlinien der Körperhöhlen bzw. sonstiger embryonaler Schlußlinien liegen. „Dementsprechend finden sie sich am häufigsten in der Mittellinie des Kopfes, über den Fontanellen, an der Glabella, der Regio supraorbitalis, Wange, Nase und Umgebung des Ohres, Plica nasolabialis, Regio frontalis, an der Vorderseite des Halses, seltener in der Mittellinie des Sternums, der Nabelgegend, in der Kreuzbeingegend, in der Palma manus, der Regio deltoidea und lumbalis, sowie am Oberschenkel" (Schoenhof).

Klinisch präsentieren sich die Geschwülste entweder als subcutane, bis hühnereigroße Knoten, welche nach Angaben der Patienten schon sehr lange, selbst jahrzehntelang bestehen, sich aber erst in den letzten Monaten durch ihr Wachstum und ihre Schmerzhaftigkeit bemerkbar machen. Oder es wird die Aufmerksamkeit der Kranken durch das Aufbrechen, mehrfache Fistelbildung und Herauswachsen von Geschwulstmassen an Stelle eines alten Knotens wachgerufen. Manchmal bestehen mehrere „Atherome", von welchen nur eines krebsige Entartung aufweist (Franke, Lücke und Weichselbaum). Jadassohn erwähnt einen Fall von multiplen Atheromen des Kopfes und Körpers, von denen zu gleicher Zeit mehrere in Hauthörner und Spinalzellencarcinome übergingen. In der überwiegenden Mehrzahl der Fälle handelt es sich um verhornende spinocelluläre Epitheliome. Nur zweimal wurden basocelluläre Epitheliome (Fall Krische, ein Fall von Wolff), einmal ein gemischtes Epitheliom gefunden (einer der Linserschen Fälle), doch fehlen in den älteren Fällen oft nähere Angaben über den mikroskopischen Befund.

Meistens kommt das Epitheliom der Dermoide und Epidermoide bei älteren Personen und zwar öfter bei Frauen über das 50. Lebensjahr vor; in einem Falle Wolffs war der Träger ein 21jähriger junger Mann. In fast allen Beobachtungen wurden anamnestisch äußere Reize als Ursache der Epitheliomentwicklung angegeben.

Pagets disease of the nipple.

(Malignant papillary dermatitis Lawson, Thin. Dermatitis epithelialis degenerativa circumscripta eczemiformis Lang. Dermatitis epithelialis circumscripta chron. Jungmann und Politzer.)

Die Pagetsche Erkrankung kann nur mit gewissen Einschränkungen zu den obligaten präcancerösen Dermatosen gerechnet werden. Wir wissen heute, daß in einer großen Zahl der Fälle die Pagets disease nicht aus einer primären Veränderung der Haut bzw. der Epidermis hervorgeht, sondern als eine eigentümliche Form der Hautmetastase eines Drüsencarcinoms aufzufassen ist; als solche würde ihre Erörterung eigentlich im Kapitel über Hautmetastasen Platz finden müssen. Da aber für eine gewisse Zahl und für gewisse Formen dieser Erkrankung doch mit großer Wahrscheinlichkeit anzunehmen ist, daß der Entwicklung der malignen Tumorbildung ein präcanceröses Stadium der Haut vorangeht, welches sich ohne Vorhandensein eines tieferliegenden Carcinoms abspielt, wollen wir diese, auch heute noch viel umstrittene Hautveränderung in allen ihren Beziehungen und Formen an dieser Stelle erörtern.

Sir James Paget hat im Jahre 1874 in den St. Bartholomew's Hospital Reports unter dem Namen „On disease of the mammary areola preceeding cancer of the mammary gland" auf Grund von 15 Beobachtungen eine eigenartige, durch ein Ekzem charakterisierte Veränderung der Brustwarze und des Warzenhofes beschrieben, welcher nach ungefähr 2 Jahren ein Carcinom folgte, dessen Ausgangspunkt aber nicht die erkrankte Hautstelle, sondern das darunterliegende Drüsengewebe war. Pagets Beobachtungen wurden in den folgenden 10 Jahren hauptsächlich von englischer und amerikanischer Seite durch kasuistische Mitteilungen bestätigt (BUTLIN, TRENTHAM, WELPLY, MORRIS, THIN, NAPIER). Die ersten Beiträge zur Kenntnis der eigentümlichen histologischen Veränderungen lieferten THIN im Jahre 1881, DUHRING 1884, WILE sowie SCHWEINITZ im selben Jahre. Die Benennung PAGETs disease of the nipple wurde in jener Zeit allgemein benützt, es entstand aber in der Beurteilung und Diagnosestellung eine ziemliche Verwirrung, so daß sogar gewöhnliche Ekzeme der Brustwarze als PAGETsche Krankheit bezeichnet wurden (MUNRO). Erst durch die aufsehenerregenden Arbeiten der Franzosen, namentlich von DARIER und WICKHAM, in den Jahren 1889—90 sind die charakteristischen mikroskopischen Merkmale der PAGETs disease bekannt geworden. Von da ab wurde der Erkrankung auch auf dem Kontinent größere Aufmerksamkeit geschenkt. Die Ansichten DARIERs über die ätiologische Rolle der vermeintlichen Psorospermien haben teils Anhänger (BARDUZZI, SOUDAKEWITSCH, PFEIFFER, RAVOGLI), teils Bekämpfer (KARG, UNNA, TÖRÖK, BENJAMIN, ERHARDT u. a.) in die Reihe der Diskutanten gestellt, bis schließlich DARIER selbst im Jahre 1896 seinen Irrtum anerkannte, die parasitäre Psorospermientheorie fallen ließ, und sich der immer allgemeiner verbreiteten Ansicht anschloß, daß die protozoenähnlichen Gebilde nichts anderes als eigentümlich degenerierte Epithelzellen seien.

Bald gewann die PAGETs disease eine allgemeinere Bedeutung, als es sich herausstellte, daß ähnliche Veränderungen, mit vollkommen übereinstimmendem mikroskopischen Bilde nicht nur an der Brustwarze der Frauen und in ihrer Nachbarschaft, sondern auch an verschiedenen anderen Körperstellen vorkommen können (R. CROCKER, PICK, TOMMASOLI, NEISSER, DARIER, DUBREUILH, KREN, GRASKE, POLLAND, HARTZELL, GRINTSCHAR).

In dem nun folgenden Zeitabschnitt, in welchem eine ansehnliche Anzahl von Einzelbeobachtungen publiziert wurde, handelte es sich nicht so sehr um die Frage der Ätiologie, als vielmehr um die Beurteilung der als spezifisch betrachteten Zellformationen. In diesem Zusammenhange wurde die Frage aufgeworfen, welche Gewebselemente eigentlich den Ausgangspunkt der PAGETs diesease bilden, ob diese überhaupt eine selbständige Erkrankung darstellt, ob tatsächlich die Epidermis im Sinne einer Präcancerose den primären Ausgangspunkt bildet oder nicht, Fragen, die zuerst von JACOBAEUS aufgeworfen und beantwortet wurden, trotzdem aber auch heute noch diskutiert werden.

Die klinische Erscheinungsform der PAGETs diesease ist ziemlich typisch und seit den ersten Beobachtern, insofern es sich um echte PAGETs disease gehandelt hat, immer gleichförmig beschrieben worden. Diese Einförmigkeit des klinischen Bildes möchten wir besonders einer anderen Präcancerose, der BOWENschen Erkrankung, gegenüber betonen, welche bis heute unter den mannigfaltigsten Formen beobachtet und beschrieben wird, obwohl die mikroskopischen Veränderungen daran denken lassen, daß gewisse Beziehungen zwischen beiden Erkrankungen bestehen.

Die PAGETs disease befällt in der überwiegenden Mehrzahl — aber nicht ausschließlich — Frauen und verläuft äußerst chronisch. Sie beginnt zumeist an der Warze oder am Warzenhof mit einem juckenden, etwas schuppenden roten Fleck oder einer Schrunde, die sich bald mit Krusten bedeckt (Abb. 59). Die Veränderung, die klinisch jetzt den Eindruck einer einfachen Entzündung weckt, breitet sich langsam aus, die Röte und das Nässen nehmen zu, es entwickelt sich eine scharf begrenzte rote Plaque mit fein papillärer Oberfläche oder mit Krustendecke und mit pergamentartig infiltrierter Basis. Ein hyperämischer Hof fehlt. Bei langsamem Weiterkriechen der Veränderung werden die Ränder polycyclisch (HALLOPEAU), oft etwas eleviert, die Brustwarze wird durch Retraktion verwischt, oder durch Ulceration vernichtet. Die Veränderung ist einseitig, sie kann sich lange Zeit hindurch auf eine Mamilla und ihren Hof beschränken, kann aber auch die ganze Brust bedecken und sich noch viel weiter auf die seitliche und obere Thoraxgegend ausbreiten. In diesem Zustand der Ausbreitung ist die erkrankte Oberfläche ungleichmäßig. Fein granulierte,

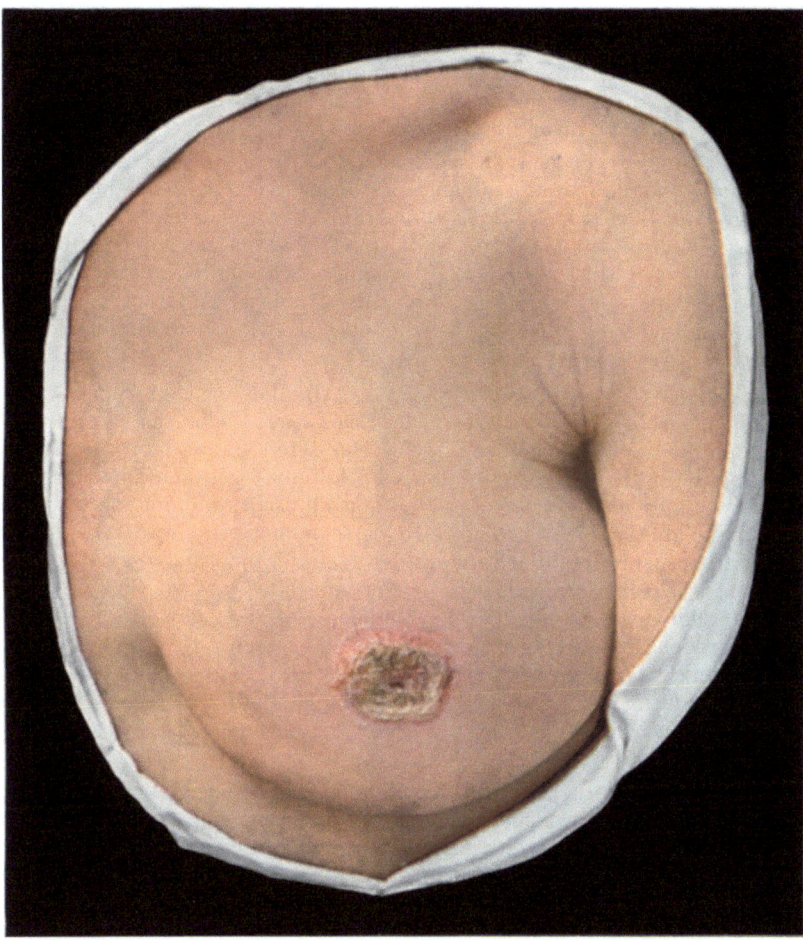

Abb. 59. PAGETs disease der l. Brustwarze. (Sammlung JADASSOHN.)

stark nässende Stellen wechseln ab mit fein schuppenden und mit glatten, glänzenden, wie frisch epithelisierten Inseln, sowie mit tieferen Ulzerationen und auch mit gröberen papillären Wucherungen. Früher oder später, nach 2 bis 3 Jahren, nicht selten sogar erst nach 10—15 Jahren wird im Drüsenparenchym oder oberflächlicher, unmittelbar unter der Haut ein Tumorknoten palpabel, welcher nach unserer heutigen Auffassung (siehe unten) in den meisten Fällen die Primärläsion darstellt, in ihren kleinsten, frühesten Anlagen also schon vor dem Auftreten der Hautsymptome vorhanden, aber nicht diagnostizierbar war. Erst jetzt pflegen auch die Lymphdrüsen anzuschwellen, und metastatisch krebsig zu entarten. Später können auch Metastasen in anderen Organen auftreten und durch allgemeine Kachexie zum Tode führen. Solche Fälle werden aber nur selten beobachtet.

Die extramammäre Pagets disease, welche zuerst von R. Crocker im Jahre 1888 beobachtet wurde, kommt meistens an den Genitalien und in ihrer Umgebung, am Perineum, an den Glutaeen und perianal vor. Es können aber auch andere Körpergegenden, wie die Bauchhaut, besonders die Nabelgegend und sogar das Gesicht (Polland) befallen werden. Das klinische Bild ist auch in diesen Fällen den mammären ähnlich und auch bei diesen konnte öfter ein tiefer liegender Drüsenkrebs beobachtet werden, z. B. Mastdarmkrebs neben Paget der Labien (Kren). Die extramammäre Pagets disease kommt viel seltener vor als die mammäre; Satani hat bis zum Jahre 1920 über 30 Fälle aus der Literatur sammeln können.

Meistens sind es Frauen zwischen dem 40. und 70. Lebensjahre, die von Paget befallen werden, selten jüngere Personen. Alcocks Fall einer 28jährigen Frau und Hannemüller und Landois' Fall 1, welcher ein 30jähriges Mädchen betrifft, dürften wohl die jüngsten bekannt gewordenen Fälle sein. Seit *Paget* bis in die neueste Zeit scheint nach der Kasuistik die Erkrankung in England am häufigsten zu sein. Auch in Amerika ist sie relativ häufig. Man findet sie aber in allen Ländern, selbst bei den Eingeborenen in Afrika (R. G. Archibald).

Pathologische Anatomie und Pathogenese. In den meisten typischen Fällen bildet die eingezogene oder destruierte Brustwarze, oder der Warzenhof den Mittelpunkt der oft flächenhaft weitverbreiteten Veränderung. Man sieht makroskopisch im Durchschnitt, daß der Mittelpunkt mit dem darunterliegenden Gewebe verwachsen ist, was sich auch schon klinisch kundgibt, da dieser Hautabschnitt nicht über seiner Unterlage verschieblich ist, während die übrige flächenhaft ausgebreitete Fortsetzung der Hautveränderung über der Subcutis oder dem drüsigen Mammagewebe leicht verschoben werden kann. Die mit ihrer Unterlage verwachsenen Stellen hängen mit dem darunterliegenden verschieden großen Tumorknoten strangartig zusammen. In der Umgebung ist die Haut im Durchschnitt mächtig verdickt; die Verdickung endet mit den scharfen Rändern des Paget und ist an den erodierten, exulzerierten Stellen weniger ausgesprochen. Unter Umständen kann auch der ganze Epidermisbelag zerstört sein.

Im mikroskopischen Bilde fällt vor allem eine ziemlich plumpe Verbreiterung der Stachelschicht auf, welche insbesondere die interpapillären Leisten betrifft. An vielen Stellen ist eine unregelmäßige Anordnung der Stachelzellen wahrnehmbar, von der Keimschicht aufwärts bis unter die Hornschicht. Meistens findet man an diesen Stellen einzeln oder in Häufchen und kurzen bandartigen Verbänden jene hellen, großen, runden Gebilde, welche dem mikroskopischen Bilde der Pagets disease sein eigentümliches Gepräge verleihen. Die Hornschicht ist meistens erhalten, sogar verdickt, an manchen Stellen parakeratotisch; sie fehlt aber natürlich an den mehr oder weniger erodierten und ulzerierten Stellen. Gegen das Bindegewebe ist die Epidermiswucherung durch das breite Band eines Zellinfiltrates abgegrenzt, welches seinen Sitz im Papillarkörper hat und welches die meisten Untersucher seit Unna als zum größten Teil aus Plasmazellen bestehend erkannten. Kyrle, Winiwarter jun., Hannemüller und Landois betonten noch besonders die Bildung eines Granulationsgewebes mit reichlichen neugebildeten Capillaren. Dieses Granulationsgewebe hat schon Karg als einen reaktiven Wall gegen den Einbruch der Epithelzellen aufgefaßt. Oft findet man in den Saftlücken und Lymphgefäßen unter der veränderten Epidermis einzelne Epithelzellen oder auch alveolär in Nester geordnete Haufen von Epithelien, die in Form und Größe den hellen Pagetzellen ähnlich sein können und oft auch schon den Bau eines Basalzellencarcinoms besitzen (Abb. 60).

Die wichtigste pathologisch-anatomische Eigentümlichkeit der PAGETs disease bilden jene Zellformen, welche schon von THIN, DUHRING, WILE erkannt und beschrieben wurden, die aber erst seit den Arbeiten von DARIER und WICKHAM in den Mittelpunkt lebhafter Diskussion gerückt sind.

Auf die parasitäre Psorospermientheorie der beiden französischen Autoren brauchen wir heute nicht mehr näher einzugehen, da, wie schon erwähnt wurde, nach den Arbeiten von KARG, UNNA, TÖRÖK, ERHARDT, LINDT die Begründer dieser Lehre selbst zugeben mußten, daß ihre Annahme falsch war, und damit den degenerativen Zellcharakter der fraglichen Gebilde anerkannt haben. Bevor wir nun die weiteren Wandlungen in der Auffassung dieser charakteristischen Gebilde, der „Pagetzellen", schildern, wollen wir sie erst beschreiben.

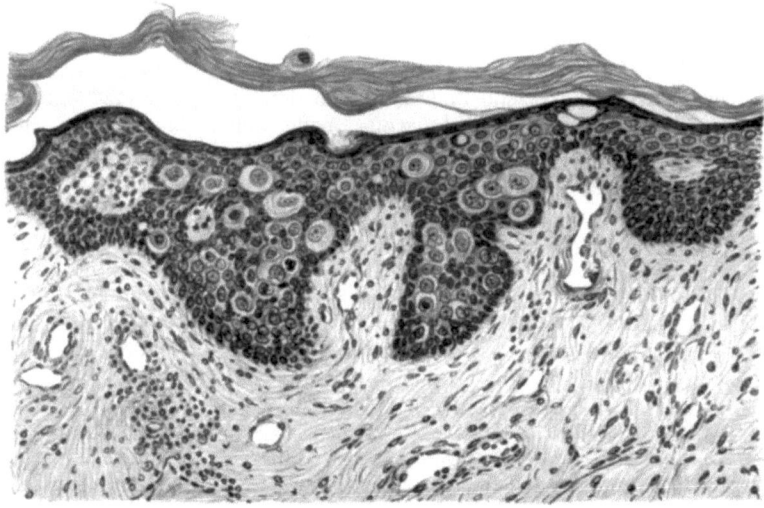

Abb. 60. PAGETsche Krankheit. Übersichtsbild. Pagetzellen in der Epidermis.
(Sammlung ARZT und KREN.) (Aus GANS: Histologie II.)

Die veränderten Zellen, welche in allen Schichten der Epidermis, selbst zwischen den Hornlamellen vorkommen können, stellen große, im Durchmesser 15—30 μ messende helle, abgerundete Gebilde dar, mit gut sichtbarer, manchmal doppelt konturierter Zellmembran, homogenem oder spärlich gekörntem, retrahiertem Protoplasma, und einem zentral oder exzentrisch gelegenen Kern. Der Kern färbt sich heller, hat seine runde oder ovale Gestalt eingebüßt, weist kleine Buckel auf oder erscheint wie fragmentiert, oft auch in mitotischer Teilung begriffen. Von einer Protoplasmafaserung ist nichts zu erkennen. Es sind das die „Corps ronds" DARIERS. Mit entsprechender Färbung (BEST Carmin) kann man einen reichen *Glykogengehalt* dieser Zellen in der Form von Körnern und Klumpen feststellen. ARND hat mit besonderem Nachdruck die Aufmerksamkeit auf diesen Zellbestandteil gelenkt und nimmt einen direkten Zusammenhang zwischen Glykogenbildung und Zellform an. Nach DARIER entstehen die Corps ronds aus den normalen Stachelzellen, indem sie ihr Fasersystem und somit ihren Zusammenhang mit den Nachbarzellen verlieren (Ségrégation durch Desmolyse). Gleichzeitig fallen sie einer abnormen Keratinisation, der *Dyskeratose*, anheim, in ähnlicher Weise wie etwa die charakteristischen

Zellen der DARIERschen, der BOWENschen Erkrankung (s. diesen Abschnitt) und sogar wie die Molluscumkörperchen. Nur daß sich bei jeder dieser Krankheiten ein anderer Typus der Dyskeratinisation abspielt.

Neben den „Corps ronds" legte DARIER auch auf die sog. „Grains" Gewicht. Es sind das meistens kleinere, ebenfalls rundliche Gebilde mit gekörntem Protoplasma, es fehlt ihnen jedoch die Zellmembran, und weisen einen undeutlichen, verschwommenen Kern auf. Sie können durch Abbau der „Corps ronds" entstehen, möglich aber auch, daß sie auf einer früheren Stufe der Dyskeratinisation stehen gebliebene Stachelzellen sind.

Im Sinne dieser Auffassung hat die epitheliale Wucherung, die zum Carcinom führt, mit der Dyskeratose keine engeren Beziehungen. Das Epitheliom entwickelt sich unabhängig davon unter jenen Einflüssen, welche im allgemeinen die bösartigen Epithelwucherungen hervorrufen oder begünstigen. ROSENBERG war der Ansicht, daß entsprechend der RIBBERTschen Theorie der Carcinomgenese die primäre Entzündung des Bindegewebes den Boden zur Epitheliomentwicklung beim Paget vorbereitet. Demgegenüber hielten schon mehrere der frühesten Untersucher diese Gebilde für die ersten echten Krebszellen und namentlich ERHARDT deutete sie, im Sinne v. HANSEMANNs, als anaplastische Epithelien. Man fand im allgemeinen unter den „Pagetzellen" eigentlich nur ausnahmsweise dyskeratotische Zellen, welche den „Corps ronds" entsprachen. Zumeist werden dieselben nur als große, helle Zellen beschrieben, mit verändertem oder mitotischem Kern, aber ohne den für die Corps ronds charakteristischen doppelkonturierten „Mantel".

Durch die Arbeiten von JACOBAEUS und RIBBERT drängte sich aber eine andere Auffassung in den Vordergrund. Das gleichzeitige Vorkommen des PAGETs „Ekzems" mit Drüsenkrebse führten auf Grund sorgfältiger histologischer Untersuchungen zu der Erkenntnis, daß „die Pagetzellen keine in loco krebsig degenerierten Epidermiszellen, sondern eingewanderte Drüsenkrebszellen sind" (JACOBAEUS). Man mußte also daraus schließen, daß PAGETs disease „vom Anfange an ein Carcinom ist, ausgegangen vom Drüsenepithel der Ausführungsgänge" (JACOBAEUS) und daß die Hautveränderungen, obwohl sie das Essentielle der Erkrankung darstellen, sekundäre Erscheinungen sind, hervorgerufen durch das Übergreifen resp. Metastasieren des Drüsenkrebses in die Haut. Daß Krebszellen aus tiefer liegenden Herden zwischen die Epidermiszellen aufwandern und sich dort ausbreiten können, haben schon frühere Beobachtungen von BORST und COLMERS bewiesen (siehe bei RIBBERT). SCHAMBACHER, HIRSCHEL, DIETRICH und andere Forscher schlossen sich dieser Ansicht auf Grund klinischer und histologischer Tatsachen an, während HANNEMÜLLER und LANDOIS den JACOBAEUS-RIBBERTschen Standpunkt nur mit der Einschränkung angenommen haben, daß PAGETs disease zwar eine metastatische Hautveränderung infolge eines Drüsenkrebses darstellt, die Pagetzellen selbst aber keine Krebszellen, sondern durch osmotische Vorgänge veränderte Epidermiszellen seien. Eine Stütze fand die JACOBAEUS-RIBBERTsche Auffassung in dem Befunde DIETRICHs, der in einem Falle von Brustkrebs nachweisen konnte, daß die Pagetzellen in der Epidermis schon reichlich vorhanden sein können, bevor sich noch eine klinisch wahrnehmbare Veränderung in Form eines „Ekzems" entwickelt hat. Es drängt sich aber die Frage auf, warum man bei der Häufigkeit des Brustkrebses doch so selten PAGETs disease beobachtet? KILGORE sah unter 500 Brustkrebsen nur einmal ein Ekzem der Brustwarze, lange nach dem Auftreten des Carcinoms der Mamma. Die Seltenheit der sekundären Krebszellenansiedlung in der Haut im allgemeinen, wie dies schon in dem Kapitel der Metastasen erörtert wurde, konnte ja zur Erklärung herangezogen werden. Damit konnte aber die Frage doch nicht ohne weiteres erledigt und die Diskussion über den Ursprung der PAGETs disease abgeschlossen werden. Es waren ja immerhin Fälle beobachtet worden, bei welchen trotz genauer Nachforschung kein Drüsenkrebs gefunden wurde. Aus diesem Grunde haben ARZT und KREN im Jahre 1924 die Frage, ob es sich bei allen Pagetfällen um sekundäre Veränderungen der Haut nach Drüsenkrebs handelt oder nicht, von neuem aufgeworfen und auf Grund eines reichhaltigen Materials zu lösen gesucht. Unter den 16, histologisch genau untersuchten Fällen waren 12 — darunter ein extramammärer am Perineum mit Mastdarmcarcinom — bei welchen neben den oberflächlichen charakteristischen Veränderungen auch Drüsenkrebse festgestellt werden konnten. In den meisten Fällen gelang es, auch die Wege zu verfolgen, auf welchen sich die losgetrennten Krebszellen bis hinauf in die Epidermis verbreiteten. Bei allen diesen Fällen war das Entstehen der PAGETS disease im JACOBAEUS-RIBBERTschen Sinne zu deuten. Es blieben aber doch noch 4 Fälle übrig, wo kein Verdacht aufkommen konnte, daß außer der oberflächlichen Hautveränderung auch noch ein Drüsencarcinom vorhanden gewesen wäre. Diese Fälle halten ARZT und KREN für *„präcarcinomatöse Pageterkrankungen* mit günstiger Verlaufsprognose". Sie kamen also auf Grund ihrer Untersuchungen zu dem Schluß, daß es zwei verschiedene Formen von PAGETS disease gibt.

Eine ähnliche Ansicht hat KYRLE schon im Jahre 1907 geäußert. Er meinte, „daß dem klinisch festumschriebenen einheitlichen Begriff von PAGETS disease kein gemeinsames pathologisch-anatomisches Substrat zugrunde liegt, indem das eine Mal ein Plattenepithel-, das andere Mal ein Zylinderzellen- oder Drüsenkrebs dieses Krankheitsbild hervorrufen kann, wobei das Oberflächenepithel des Warzenhofes oder das die Milchgänge auskleidende Epithel, oder wie in unserem Falle (KYRLES Fall) das Parenchym der Milchdrüse die Carcinommatrix abgeben kann".

Auch der Italiener LEO vertritt einen ähnlichen Standpunkt wie ARZT und KREN, während G. L. CHEATLE einer anderen Auffassung über die Genese der PAGETS disease Ausdruck gegeben hat. Er sieht in der PAGETS disease eine konstitutionelle Erkrankung, hervorgerufen durch ein allgemeines carcinogenes Agens, welches hier an zwei dazu besonders disponierten Körperteilen: an der Hautbedeckung und in den Drüsengängen der Mamma die carcinomatöse Metaplasie bewirkt. Es entstehen also an beiden Stellen die epithelialen Veränderungen und Wucherungen voneinander unabhängig, aber unter dem gleichen Einflusse. KREIBICH kommt auf Grund seiner Untersuchungen an einem Naevocarcinom zu der interessanten und geistreichen Annahme, daß das Pagetcarcinom durch Metaplasie der Basalzellen zu Melanoblasten entsteht, und setzt die Mamilla und die Areola einem einfachen Pigmentnaevus gleich. Es hat zwar schon AUDRY die Naevusnatur der PAGETS disease angenommen, und HARTZELL hat aus einem Pigmentnaevus des Oberarmes einen Paget sich entwickeln sehen, als allgemein gültige Erklärung kann aber dieser Entwicklungsmodus nicht gelten.

Eine lebhafte Diskussion über die gleichen Fragen entstand in jüngster Zeit auch in der französischen Literatur. DARIER verteidigte seinen alten Standpunkt der Dyskeratosentheorie, welche von PAUTRIER, G. LÉVY und SALOMON, MASSON, PAUTRIER und LÉVY angegriffen wurde. MASSON befaßte sich insbesondere mit dem Problem der Pagetzellen und gelangte zu dem Schlusse, daß die PAGETS disease ein Epitheliom der Milchgänge ist, ausgegangen von der unmittelbaren Nachbarschaft ihrer Mündungen. Diese Gangzellen besitzen einen epidermotropen Charakter, d. h. sie haben große Neigung zum Einwandern zwischen die Epithelzellen der Epidermis und breiten sich nur sehr spät auch im Bindegewebe aus. Die PAGETS disease ist also während ihrer epidermalen Invasionsperiode weder eine Dyskeratose, noch eine präcanceröse Veränderung, sondern ein Krebs. PAUTRIER und LÉVY können in der Dyskeratose überhaupt keinen spezifischen Vorgang erblicken. Sie sei ein banaler Prozeß, der bei den verschiedensten Dermatosen, welche nicht in die Gruppe der DARIERschen Dyskeratosen eingereiht werden können (Sporotrichose, spinocelluläres Carcinom), vorkomme. Was die Bedeutung der Pagetzellen betrifft, so schließen sie sich ganz der Auffassung MASSONs an.

J. ROUSSET unterzieht in seiner kürzlich erschienenen Monographie „Les Dyskératinisations épithéliomateuses" sämtliche Theorien der PAGET-Genese einer eingehenden Kritik. Wenn auch zugegeben werden muß, sagt ROUSSET, daß es bislang keine Theorie gibt, welche sämtliche Erscheinungen der PAGETschen Krankheit restlos erklären könnte, immerhin wird diejenige Theorie der Wahrheit am nächsten stehen, durch welche der größte Teil der Beobachtungen geklärt werden kann. Das ist die Auffassung von der carcinomatösen Natur des Leidens *(Cancer d'emblée)* mit dem *Ausgang von den Talgdrüsen.* So kann z. B. eine vom Hals oder von der Einmündungsstelle der Talgdrüse in einen Milchdrüsengang ausgehende Neubildung sich sowohl nach der Oberfläche bzw. Epidermis, wie den Milchdrüsenausführungsgängen entlang bis zu den Drüsen ausdehnen, und zwar entweder parallel oder in der einen bzw. anderen Richtung schneller, wodurch die verschiedenen klinischen Bilder genügend erklärt werden könnten. Dieselben Talgdrüsen ohne Follikel kommen auch am Genitale, namentlich an der Glans und am inneren Präputialblatt, weiters an den kleinen Labien vor, woraus die relativ häufige genitale Lokalisation des extramammären *Paget* zwanglos folge. Auch der Umstand, daß an den wirklichen Schleimhäuten bisher noch nie ein *Paget* beobachtet wurde, könnte zur Stütze dieser Theorie herangezogen werden.

Gibt es also einen präcancerösen Paget oder nicht? Sind alle Fälle von PAGETs disease metastatische Veränderungen der Oberhaut, hervorgegangen aus den eigentümlichen intraepidermalen Wucherungsverhältnissen der „epidermotropen" Zellen tieferliegender Carcinome, oder kann auch die Epidermis die Matrix der carcinomatösen Wucherung abgeben? Der oben wiedergegebene Standpunkt von ARZT und KREN, welcher auch mit älteren Beobachtungen übereinstimmt, scheint uns der richtige zu sein.

Differentialdiagnostisch ist in erster Reihe das Ekzem der Warze und des Warzenhofes, oder, bei extramammären Fällen, ein Ekzem der betreffenden Gegend in Erwähnung zu ziehen. Die hyperämische, nässende und mit Krusten bedeckte Oberfläche erinnert bei flüchtiger Betrachtung zweifellos an Ekzem, aber schon die scharfe Begrenzung, das Fehlen papulo-vesiculöser Elemente in der Umgebung und die umschriebene pergamentartige Induration der Unterlage sprechen gegen die Diagnose des Ekzems. Schon KYRLE hat das klar zum Ausdruck gebracht. Nichtsdestoweniger begegnen wir noch häufig dem Ausdruck „Pagetekzem", obzwar auch die mikroskopischen Veränderungen beweisen, daß es sich nicht um ein Ekzem handeln kann.

Ebenso schwer kann unter Umständen eine Abgrenzung der PAGETs disease von der BOWENschen Dermatose sein, namentlich bei extramammären Fällen, wie z. B. in einem Falle JESSNERs und meinem eigenen (s. bei BOWEN). Auch bei der Lokalisation an der Brust können diagnostische Schwierigkeiten entstehen, wie das der von MCEWEN vorgestellte Fall beweist, welchen WILE als zweifellosen Bowen bezeichnete. Es muß übrigens weiteren Untersuchungen vorbehalten bleiben, ob die präcancerose, d. h. primäre PAGETs disease nicht irgendwelche Beziehungen zur BOWENschen Erkrankung hat, da selbst die mikroskopischen Veränderungen eine gewisse Verwandtschaft zueinander aufweisen (s. bei BOWEN).

Von anderen Formen der Carcinome, speziell der Brusthaut, wird die Abgrenzung meistens keine besonderen Schwierigkeiten verursachen. Gewöhnliche metastatische Hautknoten, der sklerodermieähnliche Brustkrebs und der typische Cancer en cuirasse werden leicht diagnostizierbar sein.

Die *Prognose* der PAGETs disease ist in bezug auf Dauer und Heilbarkeit in keinem Falle günstig. Spontaner Rückgang wurde nie beobachtet, auch keine Heilung durch konservative Verfahren. Die Angaben J. C. BLOODGOODs über 7 Fälle, welche durch Säuberung und Schutz der Brustwarzen vollkommen geheilt wurden, müssen mit großer Vorsicht beurteilt werden. Es wird ja neben anderen differentialdiagnostischen Momenten oft gerade die Hartnäckigkeit und der Widerstand allen sonst wirksamen antiekzematösen Mitteln gegenüber den Verdacht auf PAGETs disease wecken müssen. Die Prognose ist also die gleiche wie beim Carcinom und die PAGETs disease darf nur insofern günstiger beurteilt werden, als ihr Verlauf viel länger ist, als z. B. derjenige eines gewöhnlichen Brustkrebses. Ihr ernstlich bösartiger Charakter zeigt sich ja oft erst nach jahrzehntelangem Bestand, besonders wenn es sich um primäre PAGETs disease handelt.

Es kann nur ein *radikaler operativer Eingriff* zur Heilung führen, wobei darauf zu achten ist, daß nicht nur das tumorartige Gewebe, sondern die ganze oberflächliche Veränderung entfernt werden soll. In den meisten Fällen wird es wohl zweckmäßig erscheinen, die Lymphdrüsen mit zu entfernen. Eine prophylaktische Nachbestrahlung mit Röntgenstrahlen ist immer angezeigt, da auch nach der Radikaloperation Rezidive zu befürchten sind. Röntgenbestrahlungen allein führten öfters zur Heilung oder Besserung. So haben HOLZKNECHT schon im Jahre 1903, J. A. FORDYCE 1906 und HARTZELL 1910 je einen Fall von PAGETs disease — die beiden letzteren waren extramammäre Fälle — mit Röntgenstrahlen geheilt und ähnliche günstige Erfolge wurden auch von neueren Beobachtern, wie LILIENSTEIN, ROST, KELLER u. a. verzeichnet. ROST und KELLER haben auch Radium mit Erfolg angewendet. GRASKE hingegen machte in einem Falle die Erfahrung, daß sich die oberflächlichen Veränderungen zwar bedeutend besserten, die tieferliegende ulcerierte Geschwulst aber unverändert blieb; zwei Monate nach der Bestrahlung kam es zu einer allgemeinen Carcinose, die rasch zum Tode führte. LEREDDE ist ein entschiedener Gegner der Röntgenbestrahlungen bei PAGETs disease; allerdings äußerte er sich zu einer Zeit, als die Röntgentechnik noch viel weniger entwickelt war als heutzutage. Es müssen immerhin die der Röntgentherapie zugänglichen Fälle mit strenger Kritik ausgewählt werden; die Hauptrolle in der Behandlung der PAGETs disease fällt jedenfalls dem Chirurgen zu.

Die BOWENsche Krankheit.

(Dermatose précancéreuse de BOWEN, dyskératose lenticulaire et en disque DARIER. Epithelioma of BOWENs type MOUNT. Carcinosis cutis multiformis CAROL.)

Im Jahre 1912 beschrieb BOWEN ein eigentümliches Krankheitsbild, das er bei 2 Männern beobachtete, und das nicht so sehr durch das klinische Aussehen als vielmehr durch die eigentümlichen mikroskopischen Veränderungen scharf charakterisiert war. Zwei Jahre später hat DARIER nach den 2 BOWENschen Fällen 4 weitere Fälle publiziert. Indem er die Befunde BOWENs bestätigte, hat er die Selbständigkeit der Erkrankung anerkannt. Er schlug vor, die Fälle mit dem Namen *Dermatose précancéreuse de BOWEN, dyskératose lenticulaire et en disque* zu belegen, um gleichzeitig die charakteristischen histologischen Veränderungen in der Benennung zum Ausdruck zu bringen. Die ganze komplizierte Frage der präcancerösen Zustände wurde durch diese Beobachtungen von neuem aufgerollt.

Es folgten nun neue Beobachtungen, erst von Bowen selbst, dann von Rasch, Boas und bald auch von deutschen Autoren, von denen M. Jessner im Jahre 1921 als erster zwei Fälle aus der Klinik Jadassohn publizierte. In den folgenden Jahren wurde eine Reihe von Fällen teils deutscher (Langer, Grütz, Arzt und Biach, Delbanco, Back, Gutmann, auch des Japaners Jamamotos Arbeit aus Jadassohns Klinik muß hier erwähnt werden, Kuznitzky, Unna jun. und Delbanco, Dreyer, Kreibich, Königstein, Rusch, Buschke u. a. m.), teils anderer Länder Forscher (Mount, Morrow und Lee, Savatard, Heimann, Rinaldi, Louste, Thibaut und Barbier, Martinotti, Hissink, Pautrier, Little, Korsjbjerg, Ducrey, Bosellini, Roffo, Gilchrist, Davies, Bruusgaard, Carol, Tommasi u. a. m.) bekannt, in denen ausnahmslos auf das Typische im histologischen Befund hingewiesen wurde. Gleichzeitig stellte sich aber heraus, daß das klinische Bild bei weitem nicht so einheitlich ist wie das mikroskopische, daß es vielmehr solche Verschiedenheiten darbietet, welche das Einreihen dieser klinisch sehr differenten Beobachtungen in dasselbe Krankheitsbild erschweren. Dieser Umstand hat Bosellini bewogen, in der Bowenschen Krankheit ein Syndrom von Krankheiten zu sehen.

Klinik. Bowen selbst beschreibt die Veränderung als scharf umschriebene, serpiginöse Herde, welche aus blassen oder dunkelroten, das Hautniveau wenig überragenden, festen, glatten oder papillomatösen Knötchen bestehen, mäßig nässen und mit Krusten bedeckt sind. Während des jahrzehntelangen Bestehens treten flache atrophische Narben auf, in welchen noch Einzelefflorescenzen zu erkennen sind. Die Erkrankung verursacht weder Schmerzen noch Jucken, nur geringe Druckempfindlichkeit ist vorhanden. Die Veränderung ist gegen die verschiedensten Behandlungsmethoden, auch gegen Röntgen sehr widerstandsfähig und kann auch rezidivieren.

Dariers Beobachtungen sind klinisch sehr verschieden. Neben einem dem Bowenschen ähnlichen Falle, welcher an serpiginöse Syphilide erinnerte, hat er auch tumorartige und Granulationen ähnliche, auch wulstartig vegetierende und exulzerierte Fälle beschrieben. Die zumeist multiplen Herde können sogar bei ein und demselben Individuum ein verschiedenes klinisches Bild darbieten. So kamen z. B. in Dariers zweitem Falle neben tumorartigen Gewächsen, rotbraune, schuppende, leicht atrophisch aussehende Flecke und disseminierte oder gruppierte papulo-squamöse Efflorescenzen vor. Aus den bisher veröffentlichten Beobachtungen ergibt sich, daß die klinischen Erscheinungen von wenig auffallenden, kleinbohnengroßen, mäßig pigmentierten Flecken (Arzt und Biach), lichenähnlichen Efflorescenzen (Louste, Thibaut und Barbier), einzelnen oder gruppierten derben Papeln mit atrophischen Hautbezirken, bis zu warzigpapillären Wucherungen, nässenden und krustösen Flächen, granulom- und tumorartigen Gebilden (Darier, Delbanco, Gutmann) ein sehr abwechslungsreiches Bild darbieten können. J. Rousset unterscheidet folgende Formen: 1. Forme papulo-squameuse, 2. Forme papulo-croûteuse, 3. Forme atrophique und 4. Forme macérée ou forme des plis. Letztere Form sieht, trotz der Hautlokalisation, eher dem *Bowen* der Schleimhäute ähnlich, d. h. die Herde zeigen eine weißliche hyperkeratotische Oberfläche, bzw. an der feuchten, glänzenden, roten Oberfläche sind verschieden große weißliche hyperkeratotische Inseln zerstreut.

Diese verschiedenen Veränderungen können nicht einmal als verschiedene Stadien desselben pathologischen Vorganges aufgefaßt werden. Wir dürfen eben das klinische Bild nicht als maßgebend und nur die Einheitlichkeit der mikroskopischen Veränderungen und die Fähigkeit zur epitheliomatösen Umwandlung als wesentlich betrachten. Immerhin können wir im Sinne Bowens und einer größeren Zahl nachfolgender Beobachter das häufigste, gewissermaßen typische Bild in folgender Weise charakterisieren: an den verschiedensten Stellen des Körpers, doch zumeist am Stamm, treten einzeln

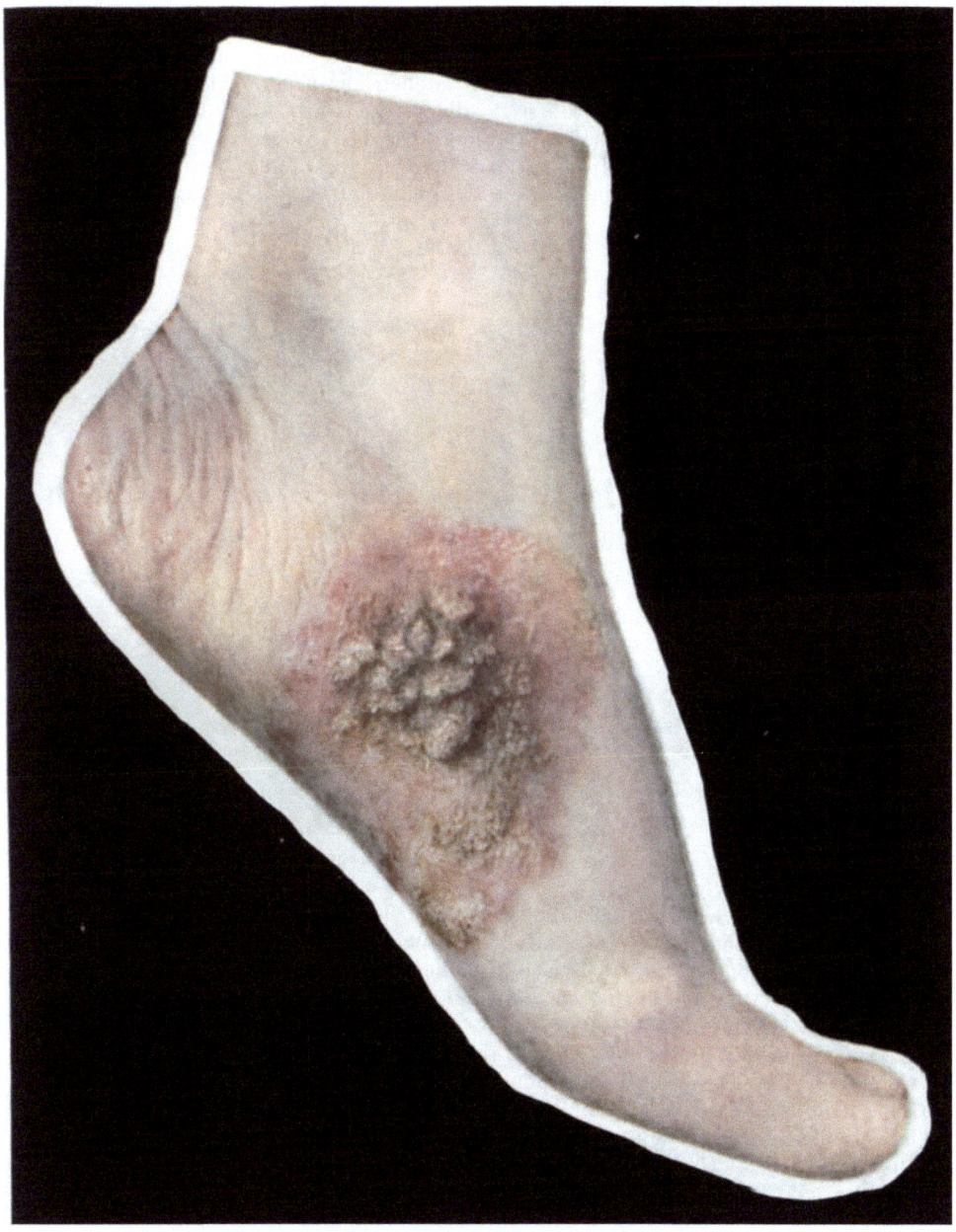

Abb. 61. Bowensche Krankheit des linken Fußes.
(Aus A. P. Godinho: Über drei weitere Fälle der Bowenschen Krankheit im Arch. f. Dermat. 153.)

oder gruppenweise, sich sehr langsam entwickelnde, kleine bis hanfkorngroße, flache, blasse oder rote bis rotbraune, derbe Knötchen auf, welche, zu scharf umschriebenen Bezirken mit polycyclischen Rändern zusammenfließend, sehr oberflächlichen papillären Wucherungen ähnlich werden. Meistens sind sie mit mehr oder weniger dicken Hornschuppen oder nach Auftreten oberflächlicher Erosionen auch mit Borken bedeckt. Die Plaques können Handtellergröße erreichen. Während eines jahrzehntelangen Bestehens und langsamer Weiterentwicklung tritt zentrale Atrophie mit zurückgebliebenen eingesprengten Knötchen, manchmal auch mäßige Pigmentation auf. Schließlich kann es an einer oder an mehreren Stellen zur Entwicklung epithelialer Tumoren kommen, welche histologisch alle Zeichen der Malignität aufweisen, klinisch jedoch zumeist gutartig verlaufen. Die beschriebenen Veränderungen treten seltener vereinzelt, öfters in der Mehrzahl bei demselben Individuum auf; in manchen Fällen sind neben den charakteristischen Veränderungen

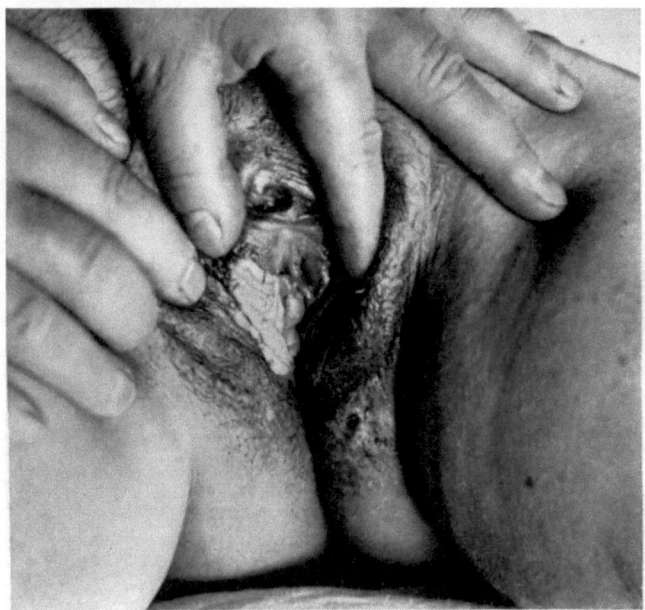

Abb. 62. BOWENsche Krankheit der Vulva.

kleine Pigmentflecke wie auch andere Formen der Naevi in mehr oder minder großer Zahl vorhanden. Metastasen in benachbarten Lymphdrüsen wurden nur selten, in entfernten Drüsen und anderen Organen nur ausnahmsweise beobachtet (DARIER); sie zeigten dann die gleichen histologischen Zellveränderungen wie die primäre Plaque.

Außer dem Stamm können auch Hals, Kopf und Gesicht, Extremitäten und Genitalien (JESSNER, GUTMANN, KLEEBERG, GODINHO) Sitz der Veränderungen sein. RICHON hat 3 Fälle von BOWENscher Krankheit der Vaginalschleimhaut beschrieben, von welchen zwei erst im Stadium des echten spinocellulären Epithelioms beobachtet worden sind. Seine Diagnose stützt sich ausschließlich auf den mikroskopischen Befund. Ein ähnlicher Fall wurde in meiner Klinik von SZATHMÁRY beobachtet und beschrieben. Auch BR. BLOCH berichtet über eine ähnliche Beobachtung. Neben Kraurosis vulvae und Leukoplakie an der hinteren Commissur trat ein Tumor mit typischem mikroskopischen Charakter auf. Die Gesamtzahl der bis heute bekannt gewordenen Fälle beträgt ungefähr 100. Darunter sind Männer kaum nennenswert in der Mehrzahl, so daß keines der Geschlechter als bevorzugt betrachtet werden kann. Das Alter der Patienten betrug am häufigsten 40—65 Jahre, doch bestand bei den meisten Fällen zur Zeit der Beobachtung die Veränderung schon seit mehreren, durchschnittlich seit 10—20 Jahren; ausnahmsweise wird auch über ein 30—40 Jahre früheres Auftreten der ersten Symptome berichtet (DARIER, BOWEN-PUDOR, MARTINOTTI). Fälle, welche vor der Beobachtung weniger als zwei Jahre bestanden haben, treffen wir nur selten (in DELBANCOs Fall 7 Monate).

Die wichtigsten und allein pathognomischen Veränderungen bietet das *mikroskopische Bild*. Die MALPIGHIsche Schicht ist bedeutend verbreitert, zapfen- und kolbenförmige Leisten reichen tief in das Corium hinein, bilden aber im echten präcancerösen Stadium eine zusammenhängende Masse, welche gegen das Bindegewebe scharf abgegrenzt ist. Einbruch in die Lymphräume fehlt, abgeschnürte selbständige Zellnester sind nicht sichtbar. Die Oberfläche ist mit teils hyper- teils parakeratotischen Hornlamellen bedeckt, welche sich manchmal ziemlich tief in das Rete einsenken. Die Zellen des akanthotischen Rete zeigen ein buntes Bild, welches stellenweise von normalen Zellengruppen unterbrochen ist. Das Bunte, Unregelmäßige wird dadurch bedingt, daß die

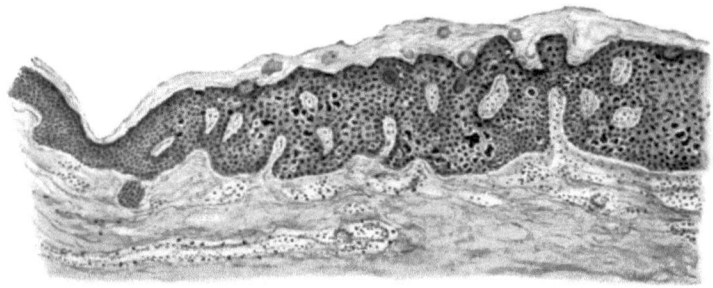

Abb. 63. BOWENsche Krankheit. Übersichtsbild. Zahlreiche Clumping cells, vereinzelte Corps ronds. (Aus JAMAMOTOs Arbeit im Arch. f. Dermat. 148.)

normale Anordnung der Zellen verschwindet, sie liegen unordentlich, wie *durcheinandergewürfelt* nebeneinander. Die Größe der einzelnen Zellen ist sehr verschieden; einzelne sind infolge des intracellulären Ödems stark aufgedunsen, so daß sie die 10—20fache Größe ihrer Nachbarzellen erreichen. Auch von der Palisadenstellung der basalen Zellreihe ist an vielen Stellen nichts mehr zu merken. In vielen dieser veränderten Zellen bilden sich große Vakuolen rings um die Kerne. Auch diese haben ihre normale Größe und ovale Gestalt verloren, sind oft mächtig vergrößert, erhalten eine wurst-, biskuitförmige oder ganz unregelmäßige polygonale Gestalt, färben sich meistens sehr dunkel, so daß sie fast homogen erscheinen, lassen aber ihre Kernkörperchen deutlich erkennen. Es sind verstreut ziemlich viele, auch unregelmäßige Mitosen sichtbar. Das charakteristischste Merkmal bilden die durch amitotische Kernteilung entstandenen epithelialen Riesenzellen mit 3—4—12 zentral gelegenen, gegeneinander abgeplatteten oder miteinander in Zusammenhang gebliebenen Kernen (Abb. 63), den sog. *Clumping cells* BOWENS. In der Nähe der Hornschicht hat das Protoplasma einzelner Zellen oder Zellgruppen eine homogene, stark acido-(eosino)phile Umwandlung erlitten, nach Art einer kolloiden Entartung, welche an vielen Stellen allmählich in die Hornschicht übergeht. In geringerer Zahl finden sich die sog. Corpuscules, Globes und Corps ronds, jene Veränderungen, die zusammen die DARIERsche Dyskeratose bilden. DARIER will allerdings auch die Clumping cells zur Dyskeratose rechnen, obwohl, worauf JESSNER hingewiesen hat, die formlosen Riesenkerne enthaltenden Zellen nichts aufweisen, was irgendwie mit einer, wenn auch fehlerhaften Verhornung in Zusammenhang gebracht werden könnte. Ähnliche Zellveränderungen wurden von B. BLOCH auch beim Röntgencarcinom beobachtet. Das Bindegewebe ist weniger typisch verändert als das Epithel. Durch die, oft überwiegend interpapilläre Akanthose tritt die papilläre Struktur der Cutis besonders stark hervor. In ihrem obersten Teil ist das Infiltrat, welches entweder aus gemischten Zelltypen oder überwiegend aus Plasmazellen besteht, verschieden stark ausgebildet. Elastisches und kollagenes Gewebe sind durch das Infiltrat auseinander gedrängt, die elastischen Fasern oft auch bis auf spärliche Überreste verschwunden. Die Fibroblasten scheinen vermehrt zu sein, während Mastzellen und Riesenzellen von LANGHANSschem Typus (JESSNER, GUTMANN) nur spärlich vorhanden sind.

DELBANCO möchte die BOWENsche Krankheit auf Grund der kolloidartigen Umwandlung der Epithelien und deren allmählichen Übergang in Hornsubstanz, als Präcancerose des Stachelzellenkrebses betrachten und stellt dieser die seltenen Fälle, wie sie ARNING und LIPSCHÜTZ beobachtet haben und die von ersterem *Carcinoide* (s. S. 441) genannt worden sind, als Präcancerose des Basalzellencarcinoms entgegen. So einfach und schematisch sind aber die Verhältnisse doch nicht. GRÜTZ und GUTMANN haben ja bei echten BOWEN-Fällen mikroskopisch einen kontinuierlichen Übergang in Basalzellenepitheliom beobachten können und SEQUEIRA fand unter 6 aus verschiedenen Regionen stammenden Herden zweimal Stachelzellen-, zweimal Basalzellenkrebs und zweimal nur das präcanceröse Vorstadium. DARIER hält wiederum die Mischung der klinischen Charaktere des Basalzellen- und Spinalzellencarcinoms, nämlich flächenhafte Ausbreitung einerseits und Beteiligung der Drüsen, wie er es in seinem Fall 4 beobachtet hat, andererseits, für typisch. Die Frage aber, die zu beantworten wäre, scheint nicht so sehr die zu sein, ob stachelzelliges, basalzelliges oder gemischtes Epitheliom die Folge der BOWENschen Präcancerose sein kann, sondern eher die, unter welchen Verhältnissen sich die eine oder andere Krebsart aus der BOWENschen Präcancerose entwickelt.

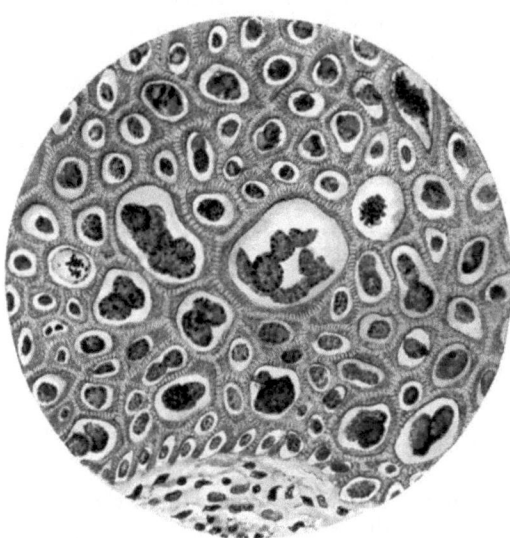

Abb. 64. BOWENsche Krankheit. (♂, 64jährig, Brust; flache Form.) Vollentwickelte Epithelumwandlung. (Sammlung der Breslauer Hautklinik.) (Aus GANS: Histologie II.)

Was die *Ätiologie und Pathogenese* des Bowen anbetrifft, so können wir vorläufig, in Ermangelung sicherer Anhaltspunkte, nur Vermutungen äußern. BOWEN selbst, DARIER, DUCREY jun. weisen auf einen engen Zusammenhang mit Muttermälern hin und wollen in naevusartigen Bildungen seinen Ursprung erblicken. Auch ARZT und BIACH wollen die Erklärung der Krankheit in „Anlageanomalien" finden. Sie betonen, daß äußere Reize bei den multiplen Herden kaum für ihr Zustandekommen herangezogen werden können. Die Annahme des naevogenen Charakters ist zweifellos sehr bestechend, da ja nicht nur der oft jahrzehntelange Bestand mit kaum merklicher langsamer Entwicklung, sondern auch das oft beobachtete Zusammentreffen der Krankheit mit echten Naevi und GRÜTZS histologischer Befund, nach welchem eine zweifellos im BOWENschen Sinne präanceröse Hautstelle mit pigmentierten Naevuszellschläuchen zusammenhing, dafür sprechen. Demgegenüber stehen aber die interessanten Experimente von DEELMANN und von BLOCH und DREYFUSS, denen es gelungen ist, durch Teerpinselungen bei Mäusen Veränderungen im Epithel hervorzurufen, welche denjenigen der BOWENschen Dermatose außerordentlich ähnlich sahen, nur, daß — wie GRÜTZ und GUTMANN betonen — bei der Maus dieses präanceröse Stadium sehr schnell durchlaufen wird — während es beim Menschen jahre- und jahrzehntelang dauern kann. Es liegt, um den Ausdruck von GRÜTZ zu benützen, „ein präanceröses Stadium in Permanenz" vor. BACK nimmt an, daß der menschliche Bowen durch Einwirkung von auto- oder infektiöstoxischen Stoffen hervorgerufen wird und zwar denkt er daran, daß kongenital verlagerte und daher vital geschädigte Zellkomplexe in erster Linie den toxischen Einflüssen zugänglich sind und krankhaft entarten.

In Anbetracht der klinischen Vielgestaltigkeit des Bowens können *differentialdiagnostisch* gelegentlich die verschiedensten Dermatosen in Frage kommen. Die Ähnlichkeit mit serpiginösen Syphiliden wird in vielen Beobachtungen, wo es sich um polycyklisch begrenzte, zur zentralen Spontaninvolution und oberflächlichen Narbenbildung neigenden Plaques handelt, betont. Die sichere Entscheidung wird oft allein der mikroskopischen Untersuchung vorbehalten sein. Besondere Schwierigkeiten kann die Abtrennung von PAGETs disease machen, wenn nur einzelne Herde vorhanden sind. Schon früher waren extramammär lokalisierte Fälle von PAGETs Krankheit bekannt, welche mit den flachen Formen des Bowen klinisch unstreitbar große Ähnlichkeit haben können. Die langsame Entwicklung, die aus oberflächlichen Papeln zusammenfließenden feinpapillären, infiltrierten, oft nässenden Läsionen können beiden Erkrankungen gemein sein, so daß man sich nicht auf den von DARIER hervorgehobenen Unterschied wird stützen können, daß beim Bowen stets eine Hornschicht vorhanden ist, die beim Paget fehlt (JESSNER, SAVATARD). Auch die genitale und perigenitale Lokalisation, die beim extramammären Paget die häufigste ist, kann beim Bowen vorkommen; es bleibt eben in solchen Fällen ebenfalls nur eine Differenzierung durch das Mikroskop übrig. Doch stößt man hier auf neue Schwierigkeiten. Bei beiden Erkrankungen ist ja die im weitesten Sinne aufgefaßte *Dyskeratose* das hervorragendste Moment, welches nur in ihren einzelnen Erscheinungsformen bei diesen Präcancerosen abweicht. Während nämlich beim Bowen das intracelluläre Ödem mit perinucleärer Vakuolenbildung und die Clumpings das mikroskopische Bild beherrschen, treten beim Paget, sowohl bei sekundären wie bei primär aus der Epidermis hervorgehenden Formen die echten Pagetzellen in den Vordergrund mit ihrer bläschenförmigen Gestalt, ihrem hellen Protoplasma, weniger veränderter Kernform und stark konturierter Zellmembran. Außerdem ist ein mehr inter- als intracelluläres Ödem vorhanden.

JADASSOHN hat im zweiten JESSNERschen Falle vorerst die klinische Diagnose eines extramammären Paget gestellt; die mikroskopische Untersuchung aber ergab einen Bowen. Ich selbst habe den folgenden Fall erlebt: Es handelte sich an der Penishaut bei einem ungefähr 50jährigen Manne um eine ekzemartige Veränderung, die seit 8 Jahren mit ziemlich ausgesprochener Infiltration, mit samtartiger nässender Oberfläche und scharfen Rändern bestand. Eine mächtige Akanthose mit Parakeratose, stellenweise *Unruhe* der Retezellen und Dyskeratose schienen die klinische Diagnose eines Paget zu bekräftigen. Infolge der Kriegsjahre wurden mir BOWENS und DARIERS Arbeiten erst im Jahre 1916 bekannt; bei wiederholter Durchsicht der Präparate änderte ich meine Diagnose, da es sich herausstellte, daß die weitaus häufigsten Zell- und Zellkernveränderungen die Clumpings bildeten.

Ob trotz des allgemeinen Bestrebens, beide Präcancerosen scharf voneinander zu trennen, doch nicht irgendwelche Beziehungen zwischen ihnen bestehen, welche die oft ähnlichen klinischen Bilder sowie auch den Umstand erklären würden, daß auch die mikroskopischen Veränderungen der Epithelien ähnlicher oder einander sehr nahe stehender Art sind, ist vorläufig nicht mit Bestimmtheit zu beantworten. Schon auf Grund der bisherigen Beobachtungen könnte man annehmen, daß bei Paget die präcancerösen Veränderungen aus normalem Gewebe, entweder aus dem Epithel der Milchgänge (sekundärer Paget) oder demjenigen der Oberhaut (primärer Paget, ARZT) hervorgehen, während bei Bowen abnormal veranlagte Epithelien, d. h. Naevuszellen den Ausgangspunkt der präcancerösen Wucherungen und dyskeratotischen Veränderungen bilden. Es könnten dann verschiedene „präcancerogene" Ursachen (toxische, mechanische, infektiöse Momente) einmal die Präcancerose von PAGET, ein anderesmal die von BOWEN hervorrufen, je nachdem, ob diese Agentien auf normale Epithelien oder auf Naevuszellen einwirken. Zur Unterstützung dieser Annahme wären natürlich weitere Beobachtungen, eventuell auch Experimente notwendig.

Es muß auch in anderer Beziehung die Frage aufgeworfen werden, was eigentlich zum Bowen gehört und was aus dem Krankheitsbilde auszuscheiden ist. ARZT und BIACH wollen alle diejenigen Fälle, welche zur Metastasenbildung führen, aus dem Bereich des Bowen von vornherein ausschließen. Wenn sich aber aus dem Bowen ein echter Krebs entwickeln kann — was ja sicher bewiesen ist —, so muß auch zugegeben werden, daß dieser Krebs gelegentlich auch zu Rezidiven und Metastasen führen kann, einerlei, ob er von baso- oder spinocellulärem oder von gemischtem Bau ist. Da aber bei beiden letzteren Formen Metastasen häufiger zu erwarten sind, müßte, wenn sich DELBANCOS Annahme bestätigen würde, die Metastasenbildung nicht einmal etwas Außerordentliches bedeuten. Sie würde eben das Endstadium einer Erkrankung darstellen, welche nach MOUNT und CAROL überhaupt nicht als BOWENsche Präcancerose benannt werden sollte, sondern eher den Namen eines *Epithelioms* von BOWENschem *Typus* verdient.

Die Unterscheidung der BOWENschen Dermatose von gewissen flachen Formen der Epitheliome, dem Epith. planum cicatriciale DARIER, dem Epith. pagetoides DARIER, dem Epith. erythematoides benignum LITTLE, der Erythroplasie ist bei der Vielgestaltigkeit des Bowen meistens nur durch die mikroskopische Feststellung der charakteristischen Zellveränderungen möglich. Nach ELIASCHEFF ist die Unterscheidung des pagetoiden Epithelioms von der BOWENschen Krankheit klinisch unmöglich. Da gelegentlich auch lichenartiges, Lupus erythematodes-ähnliches, selbst psoriatiformes Aussehen beobachtet wurde, wird auch in solchen Fällen die zumeist leicht durchführbare mikroskopische Untersuchung uns vor Fehldiagnosen bewahren.

Aus dem oft Jahrzehnte dauernden Verlauf ergibt sich die *Prognose* von selbst. Sie wird erst dann als ernst zu bezeichnen sein, wenn das präcanceröse Stadium überschritten und die Entwicklung von Epitheliomen eingetreten ist. Sonst hat die Dermatose nur eine ihrem Ausbreitungsgrade entsprechende lokale Bedeutung, welche aber nicht zu gering geschätzt werden darf, erstens wegen der Gefahr der Weiterentwicklung, zweitens wegen ihrer allgemein betonten Hartnäckigkeit den verschiedensten Eingriffen gegenüber. Radikale Exstirpation mit nachfolgender Bestrahlung scheint oft die erfolgreichste Behandlungsmethode zu sein. KISSMEYER gelang es in seinem Falle durch zweimalige Röntgenbestrahlung (zwei SABOURAUD-Dosen mit 3 mm Aluminiumfilter und eine SABOURAUD-Dosis ohne Filter) Heilung zu erzielen. Die notwendige Röntgendosis wird wohl kaum schematisch anzugeben sein, sondern muß im Einzelfalle je nach Sitz, Ausbreitung und Tiefe der Veränderungen festgestellt werden. Auch Kohlensäureschnee kann mit Erfolg angewendet werden. Andere, besonders chemische Behandlungsmethoden sind zwecklos.

Die Hautcarcinoide.

Die Hautcarcinoide sind multiple, gutartige Epitheliome, welche durch ihren klinischen Verlauf und ihre histologische Struktur sowohl den naevusartigen Miß- bzw. Neubildungen, wie gewissen präcancerösen Zuständen nahestehen.

Die Beschreibung des ersten Falles, welcher unter diesem Namen bekannt geworden ist, stammt von ARNING und wurde auf dem Hamburger Dermatologenkongreß im Jahre 1922 vorgestellt. Die Bennenung *Carcinoid* sollte teils auf den histologischen Bau, teils auf den gutartigen klinischen Verlauf Bezug nehmen. In der anknüpfenden Disskusion und den späteren Mitteilungen (JADASSOHN, ZIELER, LIPSCHÜTZ, FRIBOES, KYRLE, LEWANDOWSKY, ARZT, VOLK, FUHS, SCHMIDT) hat man die Selbständigkeit des Prozesses nicht einstimmig anerkannt. Man hat darauf hingewiesen, daß das seltene Krankheitsbild oder ihm sehr nahestehende Fälle unter verschiedenen Namen schon früher beobachtet und beschrieben worden sind: wie DARIERs Épithéliome pagetoide, KETRONs multiple oberflächliche Epitheliome, G. LITTLEs Epithelioma erythematodes benignum. Andere Autoren wollen wiederum die „Carcinoide" von den sonstigen multiplen Basalzellenepitheliomen nicht abgetrennt wissen (JADASSOHN, ZIELER, LEWANDOWSKY). Im Jahre 1926 hat FUHS alle die bis dahin bekannt gewordenen Fälle, ergänzt mit 4 eigenen, monographisch bearbeitet, ihre Zusammengehörigkeit zu beweisen gesucht und die Carcinoide als ein Krankheitsbild sui generis aufgefaßt.

Die Benennung „Carcinoid" wurde schon früher für eine ebenfalls benigne und multipel auftretende Geschwulstform des Dünndarmes (OBERNDORFER) und Wurmfortsatzes (DIETRICH, SCHOBER: Progonoblastome) in Anspruch genommen. Die Darmcarcinoide sitzen verstreut in der Darmwand, bilden stecknadelkopf- bis erbsengroße Knoten und bestehen aus Haufen wenig differenzierter Epithelzellen. Trotz ihrer wohlbekannten Morphologie herrscht über ihre pathologische Bedeutung keine einheitliche Auffassung. OBERNDORFER stellt sie in gleiche Reihe mit den Gewebsmißbildungen von Nebenpankreasanlagen und intestinalen Adenomyomen, nach DIETRICH sind sie geschwulstartige Fehlbildungen, Hamartome. ASCHOFF betrachtet sie in ähnlicher Auffassung als den Hautnaevi analoge Schleimhautnaevi, ENGEL leitet sie von umschriebenen embryonalen Epithelwucherungen und Knospenbildungen des Darmepithels ab (Choristome), nach KROMPECHER gehören sie zu den Basalzellencarcinomen, während SALTYKOW sowie SCHOBER in den Epithelinseln verirrte Pankreaskeime erkannt haben. Darin stimmen fast alle Autoren überein, daß es sich um embryonal angelegte Epithelveränderungen handelt, wie das auch für die Hautcarcinoide angenommen wird. Die Ansicht MILNERs, es handle sich bei den Darmcarcinoiden um eine entzündliche Endothelwucherung der Lymphgefäße, hat mehrfach Widerspruch herausgefordert und wird heute wohl allgemein als irrtümlich bezeichnet.

Hautcarcinoide und Carcinoide des Dünndarmes und Wurmfortsatzes sind einander auch insofern ähnlich, als eine bösartige Umwandlung bei beiden nur äußerst selten vorkommt.

Die multiplen Hautcarcinoide finden sich vorwiegend am Stamm, weniger häufig im Gesicht, noch seltener an den Extremitäten. Sie vermehren sich durch sukzessive Nachschübe oft recht beträchtlich. So waren z. B. im zweiten Fall FUHS' mehr als 100 Efflorescenzen vorhanden. „Die Erscheinungen beginnen mit flachen, harten, stecknadelkopfgroßen Knötchen von weißlichgelber, seltener leicht rosaroter Farbe und mattem Glanz, wodurch sie bisweilen fern an Lichen ruber planus erinnern (z. B. Fall 2 der Klinik RIEHL, ARNING, ORMSBY u. a.). Durch ihr peripheres Wachstum, sowie durch Apposition und Konfluenz der Papelchen entstehen *fleck- und scheibenförmige Efflorescenzen* von Linsen- und Münzengröße und runder, ovaler sowie polycyclischer und regelmäßiger Begrenzung, die *zunächst eine gewisse Ähnlichkeit mit Ulcera rodentia haben*. Doch sind die Herde der multiplen Carcinoide meist *außerordentlich zart*, nicht oder wenig infiltriert, kaum eleviert, bisweilen auch wenig deprimiert. Wo keine frischen Knötchen sich finden, ist ihre *Konsistenz* kaum vermehrt. Ihre *Oberfläche* ist glatt oder des öfteren zart schuppend, gefaltet und nur ganz selten, nach leichter

Abhebung verdickter Epidermispartien (ARNING), sowie Bläschenbildung (KYRLE) mit Krüstchen bedeckt, unter denen eine nässende Fläche zum Vorschein kommt. Die Narbe der mittleren Anteile der Scheiben zeigt alle Nuancen zwischen blaß, weißlichgelb bis zu dunkelbraun" (FUHS).

Für gewöhnlich beginnt die Erkrankung in den jüngeren Jahren, manchmal schon vor dem 20. Lebensjahre. Die Entwicklungszeit und die Dauer der Efflorescenzen ist äußerst lang und beträgt oft Jahrzehnte, ohne daß sie irgendwelche subjektive Erscheinungen verursachen. Drüsenschwellungen und Metastasen in inneren Organen kommen nicht vor.

Manchmal kommt es zur spontanen Involution einzelner Herde, mit Zurücklassung leicht eingesunkener atrophischer, blaß pigmentierter, scheibenförmiger Flecken. Ganz ausnahmsweise können einzelne Stellen bösartig werden und sich in der Form von Ulcerationen oder fungösen Wucherungen in echte Carcinome umwandeln (GRAHAM LITTLE, GRAY, JADASSOHN-ROSE, FUHS Fall 3). Von FUHS wurde u. a. ein Fall beobachtet, bei welchem neben benignen oberflächlichen Hautefflorescenzen ein Plattenepithelcarcinom des Larynx auftrat und zum Tode führte. Interessant ist diese Aufzeichnung von dem Gesichtspunkte, daß es einesteils für sicher angenommen werden kann, daß die beiden verschieden lokalisierten Tumorformen, d. h. Hauttumoren und Larynxgeschwulst voneinander unabhängig entstanden sind und in gar keinem Zusammenhang miteinander standen; andererseits kann man aber in dieser Koinzidenz einen Hinweis darauf erblicken, daß es sich in Fällen von Hautcarcinoiden auch um eine allgemeine Krebsbereitschaft handeln kann.

Die bis jetzt gesammelten, spärlichen Fälle genügen nicht, um eine *Heredität* sicher annehmen zu können; sie ist aber in der Geschichte einiger Kranken erwähnt. Im Falle 4 von FUHS waren Mutter und Schwester an Brustkrebs erkrankt und bei einem Patienten GRAYs litten angeblich mehrere Familienmitglieder (Bruder, Großvater, Onkel) an Epitheliomen.

Das histologische Bild der Carcinoide zeigt den Typus des KROMPECHERschen *Basalzellencarcinoms*. ,,Wir finden von teils intakter, teils verdünnter Epidermis zumeist an mehreren Stellen — also *multizentrisch* im Sinne PETERSENs — Epithelwucherungen in die Tiefe dringen. Die Züge, Zapfen, und Stränge sind teils von zarter, teils von plumperer, rundlicher, kugeliger oder kolbiger Gestalt. Bisweilen sind sie durch seitliche Sprossen und Verzweigungen netzförmig verflochten. Diese Epithelinseln imponieren einerseits als solide, andererseits auch als drüsenschlauchartige adenoide Formationen — *adenogenes Hautcarcinom* (RIBBERT). Sie lassen in der Mehrzahl der Fälle den Zusammenhang mit und den Ausgang von der Epidermis deutlich erkennen. Doch können auch Epithelkomplexe ohne eine Verbindung mit der Epidermis beobachtet werden (z. B. Fall 3 der Klinik, H. P. 4832), die sich in Serienschnitten mitunter im Zusammenhang mit der Wurzelscheide von Haartalgdrüsenfollikeln (BUMANN, LITTLE) erweisen. . . Die Epithelzapfen setzen sich der Hauptsache nach *aus Zellen von zylindrischer, eventuell auch spindeliger Form mit intensiv tingierten Kernen, also mangelhaft differenzierten Epidermiszellen* zusammen, die am ehesten *den Basalzellen* gleichen und an einer oder der anderen Partie mehr oder minder ausgesprochenen Pigmentgehalt zeigen. *Neben dem ziemlich regelmäßigen Bau der Epithelstränge* fällt als charakteristische Eigentümlichkeit der flachenTumoren die *fast überall scharfe Abgrenzung der vorwachsenden Tumormassen gegen die infiltrierte Cutis auf*" (FUHS). Die entzündliche Infiltration des Bindegewebes, welches die Epithelwucherungen umgibt, besteht aus Lymphocyten, spärlichen Plasmazellen und verstreuten Chromatophoren. Sowohl FUHS, wie F. SCHMIDT, betonen das Vorhandensein von spaltartigen Hohlräumen zwischen Tumorgewebe und angrenzendem Bindegewebe, welches aber als Artefact, als Resultat einer nachträglichen Schrumpfung des feinfaserigen, zarten Bindegewebes zu betrachten ist. Dieses Verhalten bzw. Verhältnis des Bindegewebes gegenüber dem Epithel haben wir bei der Beschreibung der histologischen Charaktere des Basalcarcinoms hervorgehoben und dem festeren Zusammenhalten beider Gewebe beim Spinalzellencarcinom entgegengestellt (s. S. 264). Elastische Fasern fehlen im Bereiche der Epithelwucherungen, oft auch in deren Umgebung (SCHMIDT).

Die maligne Entartung der Carcinoidherde, die wie erwähnt, nur ausnahmsweise vorkommt, verrät sich klinisch durch Ulceration des Tumors, histologisch durch das tiefere Eindringen der Epithelzapfen. Dieselben durchbrechen die sonst scharfe Grenzzone der Cutis und verbreiten sich in den tieferen Bindegewebsschichten. Die Epithelnester und Zapfen können bei der malignen Degeneration ihren basocellulären Charakter verlieren und wuchern entweder in der Form eines Plattenepithelkrebses (G. LITTLE), oder als gemischter Typ (FUHS, Fall 3). Die tiefgreifenden Bindegewebs- und vornehmlich Gefäßveränderungen in Fall 3 von FUHS müssen wir auf die vorangegangene Röntgenbehandlung des betreffenden Herdes zurückführen, in dem Sinne, daß die Strahlenbehandlung den Boden für die bösartige krebsige Entartung vorbereitet hat.

Fast in allen bis heute bekannt gewordenen und histologisch untersuchten Fällen von Hautcarcinoiden, sowie in den ihnen nahestehenden, aber anders benannten Fällen ist der Zusammenhang des Tumorgewebes mit dem Oberflächen- oder Follikelepithel nachgewiesen worden. Dieser Umstand allein schließt die Möglichkeit, daß es sich bei der Multiplizität der Herde um Metastasen handeln könnte, mit Sicherheit aus. Es wären also beim Suchen nach ihrer *Pathogenese und Ätiologie* alle jene Momente zu erwägen, welche bei den multiplen gutartigen Epitheliomen überhaupt in Betracht kommen. Dies hat auch ARNING getan, indem er sowohl die Metastasenbildung, wie auch die Annahme der Übertragung eines hypothetischen Carcinomvirus ausgeschlossen hat und die Entwicklung von Epitheliomen auf verschiedenen Hautgebieten auf der Basis einer ,,angeborenen Keimanlage" zu erklären suchte. Die Carcinoide sollten also in diesem Sinne als naevogene Erscheinungen aufgefaßt werden. Eine ähnliche Anschauung vertreten auch LEWANDOWSKY, FUHS sowie F. SCHMIDT (Chicago). Ihr Standpunkt wird durch das Auftreten in relativ frühem Alter (im 20.—40. Jahre), durch das öfters festgestellte familiäre Auftreten, das gleichzeitige Vorkommen anderer naevusartiger Bildungen, wie flacher und verruköser Pigmentnaevi, die einseitige Lokalisation (LEWANDOWSKY), sowie durch histologische Befunde unterstützt. Unter den letzteren soll der manchmal verzeichnete Reichtum an Chromatophoren (ELIASSOW, FUHS), die von LIPSCHÜTZ (sein Fall ist identisch mit dem Fall 3 von FUHS) festgestellte Gegenwart präformierter lymphangiektatischer Räume mit Basalzellenzapfen in ihrem Innern und der unreife, embryonale Charakter des Bindegewebes (LIPSCHÜTZ) hervorgehoben werden. In diesem Sinne ist also die *Anlage* zu den multiplen Carcinoiden angeboren, sie bleibt aber solange latent, bis irgendwelche Reize die schlummernde pathologische Proliferationsfähigkeit der Epithelzellen wecken. Welcher Art diese Reize sind, ist völlig unklar; es wäre schwer diesbezügliche Hypothesen aufzustellen, da weder die Wirkung einer mechanischen, chemischen oder einer Lichtreizung, noch die Wirkung innerer Faktoren in irgendeinem Falle klar hervortritt. MAYR, der seinen Fall von multiplen Epitheliomen mit Carcinoiden identifiziert, hebt hervor, daß bei mehreren ähnlichen Fällen fieberhafte Prozesse verschiedener Art, wie Pyämien (MAYR, SAPHIR), Nervenfieber (FRIBOES), Diphtherie (KOULNIEFF) und Typhus (MULERT, PONCET) dem Auftreten der Epitheliome vorangegangen sind. Diese Zustände scheinen die Entwicklung der Neubildungen als Auslösungsreize zu begünstigen. Doch bezieht sich ein Teil dieser Beobachtungen auf andere Epitheliomformen, nämlich auf Cylindrome.

Die Diagnose der multiplen Carcinoide wird in jedem Falle nur durch die mikroskopische Untersuchung, die Feststellung eines oberflächlichen Basalzellenepithelioms, gesichert. Diesen Bau zeigen freilich auch andere Formen von multiplen gutartigen Epitheliomen der Haut, doch müssen diese abgegrenzt werden, wenn man an der klinischen Selbständigkeit der Carcinoide festhalten will. Wenn man auch alle flachen, oberflächlichen, nicht ulzerierenden, höchstens nässenden, kaum oder garnicht infiltriert erscheinenden multiplen Epitheliome mit den Carcinoiden identifiziert, bleibt doch noch eine Reihe von multiplen basalzelligen Epitheliomen, welche, wie aus dem Kapitel über Rumpfepitheliome hervorgeht, von den Carcinoiden abgetrennt werden müssen. In erster Reihe muß in differentialdiagnostischer Hinsicht die BOWENsche *Dermatose,* mit welcher das Carcinoid am meisten Ähnlichkeit hat, in Betracht gezogen werden. Hier kann die klinische Sonderung außerordentlich erschwert sein, da die BOWENsche Krankheit bei ihrer Vielgestaltigkeit (s. dort) auch mit fleckförmigen Efflorescenzen aufzutreten pflegt, wie die multiplen Carcinoide. Eine makroskopisch-klinische Differenzierung ist tatsächlich unmöglich, und man müßte die Identität beider Erkrankungen annehmen, wenn nicht die als charakteristisch geltenden spezifischen Zellveränderungen der BOWENschen Erkrankung, welche bei den als multiple Carcinoide erkannten Fällen noch nie beobachtet worden sind, eine Trennung ermöglichen würden (s. bei BOWENschen Krankheit, S. 433).

Die multiplen Epitheliome des Gesichtes bei alten Leuten mit senilen Keratosen, sind viel leichter als die BOWENsche Dermatose, von den Carcinoiden zu trennen. Die Carcinoide kommen ja im Gesicht überhaupt seltener vor, ulzerieren auch seltener, wenn auch im ersten klassischen Falle ARNINGs der Prozeß gerade im Gesicht mit einem Ulcus rodens seinen Anfang nahm.

Eine gewisse Ähnlichkeit der Carcinoide mit Lichen-planus-Efflorescenzen hat schon ARNING hervorgehoben. Die anfänglichen kleinen flachen Knötchen der Carcinoide können zu scheibenförmigen Bildungen konfluieren, welche einen „weißlichgrauen perlmutterartigen Glanz aufweisen und auch etwas braunviolette Pigmentation zeigen". Wenn auch die Ähnlichkeit mit Lichen planus, mit Lupus erythematodes, Psoriasis oder Eczema seborrhoicum recht groß sein kann, wird doch die Diagnose durch die mikroskopische Untersuchung leicht gesichert.

Es erscheint wohl überflüssig auf eine Differentialdiagnose zwischen multiplen Carcinoiden und jenen Hautepitheliomen einzugehen, welche nicht nur durch ihre klinische Erscheinung, sondern schon durch die vorangegangenen und leicht feststellbaren Bedingungen ihres Auftretens unschwer zu unterscheiden sind. Darum werden wohl Lupuscarcinome, Tumoren bei Xeroderma pigmentosum und die professionellen Epitheliome der Paraffin-, der Teerarbeiter und Schornsteinfeger nie Anlaß zu einer Verwechslung geben. Die letzterwähnten Carcinome sind übrigens in der überwiegenden Mehrzahl spinocelluläre Epitheliome und stehen dadurch in scharfem Gegensatz zu der Struktur der Carcinoide.

Da eine bösartige Umwandlung einzelner Carcinoidherde einigemal beobachtet wurde, kann ihre *Prognose* nicht als unbedingt günstig angesehen werden. Bei den spärlichen Fällen, die bis heute zur Beobachtung gelangt sind, ist in dieser Frage, wie in manchen anderen, welche die Carcinoide betreffen, überhaupt noch kein abschließendes Urteil zu fällen. Besonders fraglich scheint mir, ob die bei der Gelegenheit der ARNINGschen Demonstration in der Diskussion von JADASSOHN, ZIELER und VOLK erwähnten Fälle mit multiplen Carcinoiden zu identifizieren sind. Eine Trennung der letzteren scheint klinisch, wie histologisch begründet zu sein, wenn auch alle fraglichen Tumoren Basalzellenepitheliome sind. Es fehlt aber bei den Carcinoiden das *Tiefenwachstum* und die *Neigung zum Zerfall.* Sicher ist, daß die jahrzehntelange Dauer der Carcinoide, die spontane Involution einzelner Herde, das Fehlen von Metastasen und das gute Allgemeinbefinden eher eine günstige Prognose quoad vitam erlauben. Man kann aber nie mit absoluter Sicherheit voraussagen, ob mit der Zeit nicht doch Ulceration und Tiefenwachstum des einen oder anderen Herdes eintritt. Eine unbedingt schlechte Prognose — quoad vitam — wird aber auch dieser Umstand nicht nach sich ziehen, wenn die entarteten Herde ihren Basalzellenepitheliomtypus und damit ihre relative Benignität beibehalten. Lebensbedrohlich werden sie nur, wenn sie, wie im 3. Fall von FUHS in gemischter Form oder als spinocelluläre Epitheliome (G. LITTLE) weiterwachsen. Jedenfalls müssen sowohl die sicher entarteten Herde, wie auch die verdächtigen möglichst frühzeitig chirurgisch entfernt werden, während die anderen mit Röntgen- oder Radiumbestrahlung behandelt werden können. FUHS sah von beiden Methoden günstige Beeinflussung mit oft prompter Rückbildung der Herde, da aber bei reichlicher Aussaat der Efflorescenzen eine Schädigung des hämopoetischen Systems zu befürchten ist, ist in solchen Fällen die Radiumbehandlung vorzuziehen.

Die gutartigen Epitheliome der Haut und ihrer Anhangsorgane.

Eine scharfe Trennung der gutartigen Epitheliome der Oberflächenepidermis von denjenigen der Anhangsorgane ist nicht überall restlos durchführbar, denn bei einem großen Teil der von der Oberfläche ausgehenden Epitheliome sind auch die Anhangsorgane, speziell die Follikel beteiligt. Umgekehrt sehen wir, daß die Epitheliome, die aus den Anhangsorganen hervorgehen, nicht auf diese Anhangsorgane beschränkt bleiben. Die Einordnung der verschiedenen gutartigen epithelialen Tumoren je nach ihrem Ursprunge wird auch durch die Frage der embryonalen oder postembryonalen Abstammung, sowie durch die experimentellen Ergebnisse von BLOCH und DREYFUSS, M. B. SCHMIDT und besonders durch die neuesten Untersuchungen von H. FISCHER an menschlichen Carcinomen und Präcancerosen kompliziert, denn diese Untersuchungen sprechen dafür, daß das Epithel des Follikelapparates bei jeder Form der Epitheliomentwicklung eine bedeutende Rolle spielt.

Diejenigen gutartigen Geschwülste der Haut, welche nach ihrer mikroskopischen Struktur den Schluß rechtfertigen, daß sie mit den Follikeln, Talg- oder Schweißdrüsen in Beziehung stehen, werden heute meist als die Folge von embryonalen Fehlbildungen mit gutartigem Charakter aufgefaßt. Sie sind also als Hamartome im Sinne E. ALBRECHTs zu betrachten, gehören somit in die im weitesten Sinne gefaßte Gruppe der *Naevi*. Nur in seltenen Fällen kommt es vor, daß durch später hinzutretende Faktoren diese benignen epithelialen Tumoren bösartig werden.

Trotz ihrer histologischen Vielgestaltigkeit besitzen viele benigne Epitheliome klinisch so wenig Charakteristisches, daß eine klinische Diagnose ohne mikroskopische Untersuchung oft kaum möglich ist.

Ein Teil dieser Geschwülste bildet nur kleine, höchstens kirschkerngroße, fast immer multipel auftretende, sehr oft nur papelähnliche Efflorescenzen von unbegrenzter Dauer. Manche von ihnen, namentlich diejenigen, welche wir mit den Schweißdrüsenelementen in Zusammenhang bringen, waren in bezug auf ihre Histogenese Gegenstand lebhafter Diskussionen. Andere sind bezüglich ihrer Größe und sonstiger klinischen Eigenschaften leicht als Tumoren erkennbar, besitzen aber ebenfalls keine makroskopisch wahrnehmbare Zeichen, welche für ihre Abstammung charakteristisch wären und selbst die mikroskopische Entscheidung kann bedeutende Schwierigkeiten bieten. Eine einheitlichere Auffassung vertritt KROMPECHER, der in den Hautdrüsenepitheliomen verschiedene Abarten seines Basalzellencarcinoms sieht, weil auch die benignen Drüsenepitheliome von den Basalzellen abstammen und den Charakter eines Basalzellentumors beibehalten. Andere sehen den Schwerpunkt der Frage in der Entscheidung, ob das ausgereifte Organ, oder dessen embryonale Anlagen den Ausgangspunkt der Geschwulst bildet.

In die Gruppe der benignen Epitheliome bzw. Adenome werden gewöhnlich auch solche Veränderungen gereiht, welche eigentlich nur Drüsenhyperplasien darstellen mit oder ohne Teilnahme des Bindegewebes. Diese Gebilde beanspruchen nicht nur dermatologisches, sondern auch allgemein pathologisches Interesse, da gewisse Formen, wie das Adenoma sebaceum PRINGLE mit Veränderungen anderer Organe, insbesondere des zentralen Nervensystems verbunden sind. Sie bilden eigentlich ausgebreitete Systemerkrankungen, bei welchen öfters nicht nur Bildungsanomalien der ektodermalen Gewebselemente, wie Drüsen- und Nervengewebe, sondern auch solche des mesodermalen Gewebes in Form von gleichzeitig vorkommenden Bindegewebstumoren, wie Fibrome, Lipome, Myome usw. beobachtet werden.

Wir können uns lediglich an die JADASSOHNsche Einteilung halten, die er in seinem Referat auf dem Londoner Kongreß gegeben hat, und wollen hier die benignen Epitheliome sensu strictiori, nämlich die *benignen cystischen Epitheliome*, die *Syringome*, die *zylindromatösen Tumoren* speziell der behaarten Kopfhaut, die *verkalkten Epitheliome*, dann die *Adenome der Talgdrüsen* und die PRINGLEsche *Krankheit*, sowie von den „Naevi atheromatosi" JADASSOHNs die *Epidermoide, Dermoide* und *Milien*, dazu noch die *traumatischen Epithelcysten*, abhandeln. Es hätte auch das neuestens unter dem Namen „Carcinoid" bekannte Krankheitsbild an dieser Stelle Platz finden können, doch wurde dasselbe wegen seinen nahen Beziehungen zu anderen multiplen Basalzellencarcinomen bei den Präcancerosen beschrieben.

Epithelioma adenoides cysticum (BROOKE).

(Trichoepithelioma papulosum multiplex JARISCH. Akanthoma adenoides cysticum UNNA. Naevi epitheliomatosi cystici M. WINKLER [JADASSOHN]. BROOKEsches Epitheliom ARNDT. Naevus trichoepitheliomatosus WERTHER. Naevus trichoepitheliomatosus adenoides cysticus MASCHKILLEJSSON.)

BROOKE hat im Jahre 1892 auf Grund von 4 Fällen eine Geschwulstform mit allen, auch heute noch für charakteristisch anerkannten klinischen und histologischen Eigenschaften beschrieben, die er *Epithelioma adenoides cysticum* benannt hat. Schon früher haben BALZER und MENETRIER (1885), sowie BALZER und GRANDHOMME (1886) vollkommen ähnliche Fälle als Adenomata sebacea publiziert (s. auch bei Adenoma sebaceum PRINGLE), welche UNNA, später RICKER und SCHWALB mit dem BROOKEschen Epithelioma adenoides cysticum identifizierten. Es folgte im selben Jahre die Beobachtung von FORDYCE bei Mutter und Tochter, im Jahre 1894 die Publikation von JARISCH, der in Anbetracht des deutlichen Zusammenhanges der epithelialen Stränge mit den Haarfollikeln, des multiplen Auftretens und der papulösen Form, die Benennung *Trichoepithelioma papulosum multiplex,* bzw. für die Fälle, in denen es auch zur oberflächlichen Ulceration kommt, noch das Beiwort rodens vorschlug. Die weitere Reihe kasuistischer Mitteilungen, von welchen ich WERTHERs Arbeit wegen der verhältnismäßig großen Zahl der Beobachtungen — 6 Fälle — hervorheben möchte, hat die Selbständigkeit in klinischer und histologischer Beziehung dieser gutartigen Epitheliome, ihre Beziehungen zu anderen benignen Epitheliomen, ihr Verhältnis zu den Naevi in manchen Punkten aufgeklärt.

RICKER und SCHWALB teilen die aus der Literatur gesammelten Fälle in *solitäre* und *multiple.* Letztere überwiegen. In neuerer Zeit wurde besonders auf das gleichzeitige Vorkommen des Epithelioma adenoides cysticum mit anderen, teils epithelialen (Cylindrome — FRIBOES, REJSEK, WATANABE, BIBERSTEIN), teils mesenchymalen Geschwülsten (Hämangiome — BACHER) aufmerksam gemacht und die Histogenese im Sinne anderer naevogener epithelialer Bildungen erörtert (KYRLE, H. FISCHER).

Das Epithelioma adenoides cysticum kommt am häufigsten im Gesicht und zwar an der Stirn, den Nasenflügeln, Augenlidern und Wangen vor, weniger häufig am behaarten Kopf, Hals und Nacken sowie an den Schultern und oberen Teilen des Rumpfes. Noch seltener sind Bauchgegend und Extremitäten (JADASSOHN) beteiligt. Meistens treten die Geschwülstchen multipel auf, entweder verstreut oder in Gruppen geordnet (BERNHARDT, KLEINTJÈS, SHOEMAKER und BOSTON). Oft bedecken sie in großer Zahl das Gesicht und besitzen in diesem Falle nur Hirsekorn- bis Linsengröße. Die selteneren solitären Geschwülste sind für gewöhnlich größer; sie können sogar haselnußgroß werden. Die sie bedeckende Haut ist von normaler Farbe, meistens etwas verdünnt, gelblich oder bläulich durchschimmernd. Die Geschwülstchen ragen nur wenig, höchstens einige Millimeter hoch über das Hautniveau empor, ihre Konsistenz ist mäßig hart, sie enthalten an ihrer Oberfläche oft milienartige Gebilde, welche durch die verdünnte Epidermis als weiße Punkte hervortreten und auch in der Umgebung aufzufinden sind; letztere zeigen histologisch bereits das Bild eines Epithelioma adenoides cysticum mit besonderem Hervortreten der Horncysten (BIBERSTEIN). Auf ihrer Unterlage sind die Geschwülstchen leicht verschiebbar, sie sitzen im Corium. In einigen Fällen ist oberflächliche Erosion oder geringgradige Ulceration beobachtet worden (JARISCH, KLEINTJÈS, BERNHARDT, LITTLE).

In den meisten Fällen entwickeln sich die Geschwülstchen, sowohl die solitär, wie die multipel auftretenden, während und nach der Pubertätszeit. Spärlich sind die Angaben über das Auftreten im späteren Alter (BERNHARDT, mit 50 Jahren), als angeborene Mißbildung will sie nur WOLTERS beobachtet haben. Spontane Involution ist nie beobachtet worden. Aus der von SAVATARD bis zum Jahre 1921 zusammengestellten Statistik von insgesamt 43 Fällen geht die auch schon früher gemachte Erfahrung der auffallenden Bevorzugung des weiblichen Geschlechtes hervor (30 von 43 Fällen). Das schon von BROOKE betonte *familiäre Vorkommen* wurde in 28 Fällen bestätigt. SAVATARD teilt selbst eine eigene Beobachtung mit, in welcher Mutter, 3 Töchter, 1 Sohn und der dritte Sohn der ältesten Schwester Epithelioma adenoides cysticum-Geschwülste trugen. Ganz überraschend ist aber in dieser Beziehung die auch von RICKER und SCHWALB mitgeteilte Beobachtung von SUTTON bei einer 60jährigen Negerin, in deren Familie in 3 Generationen sich 50 Fälle von Epithelioma adenoides cysticum feststellen ließen. In der Zusammenstellung von SAVATARD finden sich 35 multiple Fälle gegen 8 solitäre. Doch glaube ich mit SAVATARD, daß diese Zahlen die wahren Verhältnisse nicht treu wiedergeben, da man bei der Beurteilung der Häufigkeit nicht außer acht lassen darf, daß kleine unansehnliche solitäre Geschwülste leichter übersehen werden; sie stören den Träger auch viel zu wenig, als daß er deswegen den Arzt aufsuchen würde.

Die klinischen Eigenschaften allein lassen, wie bei manchen anderen kleinen gutartigen epithelialen Tumoren, die Diagnose nicht mit Sicherheit stellen. Die mikroskopische Untersuchung ist unerläßlich.

Der *mikroskopischen* Beschreibung will ich eigene Untersuchungen an einem typischen Fall von solitärem Epithelioma adenoides cysticum zugrunde legen und dabei die Befunde anderer Beobachter berücksichtigen.

Status praesens: 50jähriger Patient, bei welchem als Nebenbefund unter dem rechten unteren Augenlid eine flach prominente, bohnengroße, ovale, gelbliche Geschwulst mit verdünnter Oberhaut festgestellt wird. An der übrigen Gesichtshaut klinische Zeichen der senilen Dystrophie, mit verstreuten Milien. Die Geschwulst wurde in toto exzidiert.

Die bedeckende Epidermisschicht ist über dem ganzen Tumor verdünnt, an den peripheren Teilen nur 2—3 Zellreihen breit; die Körner- und Hornschicht ist überall gut entwickelt. Nur der zentrale Teil der Epidermis zeigt stellenweise eine Verbreiterung. Aus dieser gehen dünne, aus 3—4 Zellreihen bestehende Stränge hervor, welche, unter der Papillarschicht bogenförmig umbiegend, eine horizontale Lagerung annehmen, dadurch die Papillarschicht von der Cutis propria trennen und mit weiter gelegenen Stellen der Epidermis verschmelzen (s. Abb. 65). Das Stratum basale ist hier reichlich, in der Umgebung weniger pigmentiert. Dicht unter der Epidermis, oft mit ihr nachweisbar zusammenhängend, findet man *Cysten* mit konzentrisch geschichtetem lamellösem Inhalt und verschieden dicker epithelialer Wand, bestehend aus 2—3,

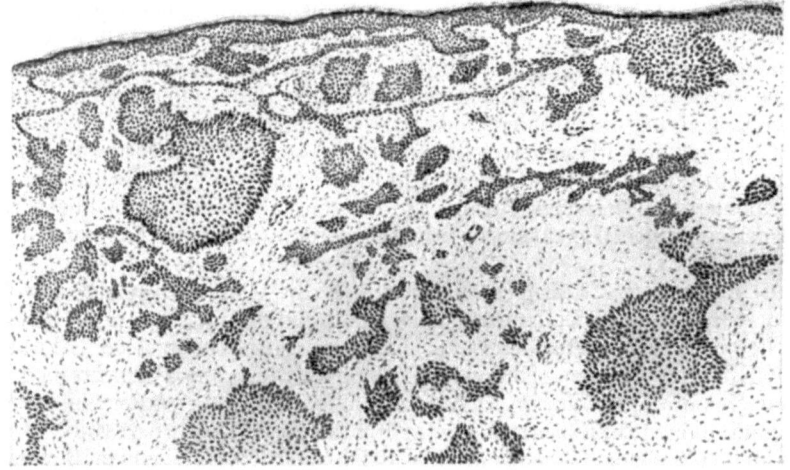

Abb. 65. Epithelioma adenoides cysticum. Dünne, horizontal verlaufende Epithelstränge unter der Papillarschicht.

stellenweise aber auch aus mehreren Zellreihen, mit einer, nach innen gut ausgebildeten Körnerschicht. Diese Cysten sind als in die Tumormasse eingelagerte Milien auch makroskopisch, wie schon erwähnt, sichtbar. Aus der Cystenwand gehen an mehreren Stellen lange, schlanke, parallel konturierte und tief in die Cutis verfolgbare Stränge hervor, welche aus kubischen Epithelzellen bestehen und Schweißdrüsenausführungsgängen sehr ähnlich sind. Sie besitzen aber kein Lumen und auch keine Membrana propria. Aus anderen Cysten entspringen kurze, unregelmäßige, plumpe Ausläufer. Vereinzelt sind Bruchstücke von Lanugohärchen im Inhalt dieser Cysten nachweisbar, die demnach als Retentionscysten aufzufassen sind. Man findet auch einige ganz kurze, kümmerlich entwickelte, der Länge nach geschnittene Follikel mit weiter Öffnung und mit über die Oberfläche hervorragendem Horninhalt, aber an keinem dieser Gebilde, ebensowenig im ganzen Bereich des Tumors, sind Talgdrüsen oder auch nur vereinzelte Talgdrüsenzellen zu sehen. Hingegen ist der Tumor beiderseits bzw. rings herum von gut entwickelten Talgdrüsen begrenzt. Der mittlere Teil der Geschwulst ist von großen plumpen Epithelnestern ausgefüllt; in den oberen Schichten besitzen die soliden Zellhaufen eine wenig ausgebildete, nur angedeutete adenoide Struktur mit unregelmäßigen Ausbuchtungen und Ausläufern (s. Abb. 66). In der äußeren Zone befinden sich kleine cystische Gebilde, kaum größer als der Umfang von 3 bis 4 Zellen (s. Abb. 67), welche entweder eine fein gekörnte, mit polychromem Methylenblau

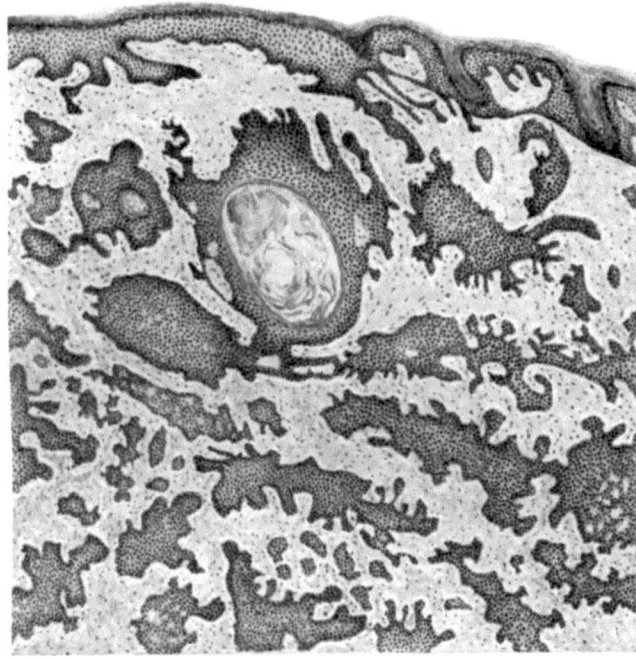

Abb. 66. Epithelioma adenoides cysticum. Cyste mit unregelmäßigen plumpen Ausläufern. Epithelnester mit angedeuteter adenoider Struktur.

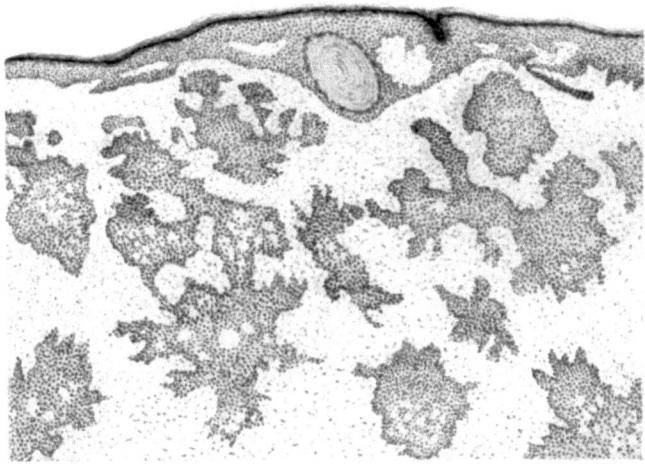

Abb. 67. Epithelioma adenoides cysticum. Dicht unter der Epidermis eine Cyste mit konzentrisch geschichtetem lamellösem Inhalt. Im Geschwulstparenchym zahlreiche kleine cystische Gebilde.

sich metachromatisch rötlich färbende Masse, oder eine ganz homogene, glasige, hellblaue Substanz enthalten. Das tiefer liegende Parenchym beherbergt große, kugelige oder ovale Cysten, stellenweise so dicht nebeneinander, daß sie nur durch eine, auf 1—3 Zellreihen reduzierte Wand voneinander getrennt sind und lebhaft an das Parenchym der Schilddrüse erinnern (s. Abb. 68). Der Inhalt dieser Cysten ist derselbe wie der der oberflächlichen kleinen Cysten, d. h. er besteht teilweise aus der fein gekörnten metachromatischen Masse, teilweise aus homogenen Kugeln, welche stellenweise zusammenfließen und noch Kerne oder Kerntrümmer enthalten. Auf die Bedeutung dieser zwei verschiedenen Substanzen kommen wir später noch zurück. Die peripheren Teile der Geschwulst bestehen teils aus kleineren Inseln, teils aus schlanken, reich verzweigten zierlichen Epithelsträngen, die meistens überhaupt keine Cysten enthalten, mit Ausnahme einiger umschriebener Bezirke.

Die äußerste Zellreihe des Parenchyms ist überall aus palisadenartig geordneten Zylinderzellen gebildet, welche die aus einem ovalen Kerne und

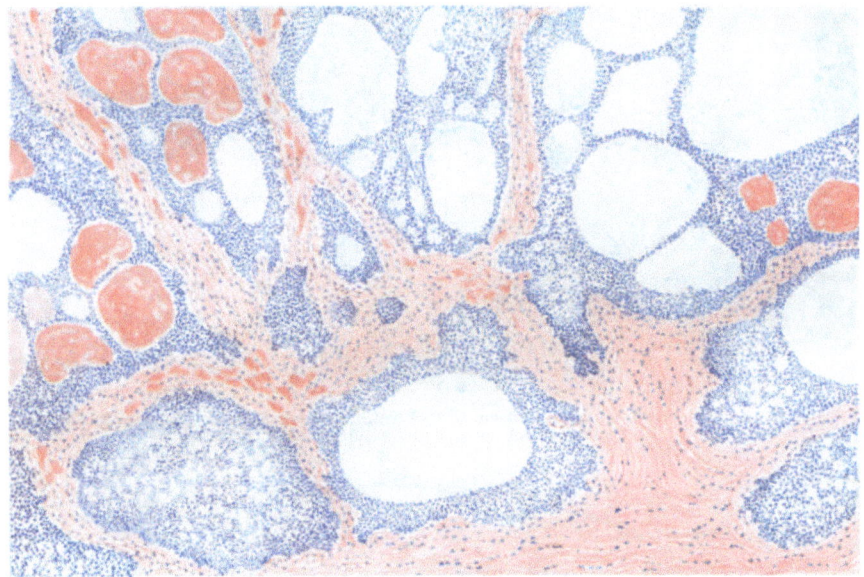

Abb. 68. Epithelioma adenoides cysticum. Dicht nebeneinanderstehende Cysten. Hyaline Bindegewebsdegeneration.

schmalem Protoplasma bestehenden Zellmassen umrahmen. Das Stroma besteht aus einem grobmaschigen, netzartig angelegten, nicht sehr zellreichen Bindegewebe. Zum großen Teil entpuppen sich die Bindegewebszellen bei geeigneter Färbung als kleine Mastzellen, während der faserige Teil eine eigenartige Umwandlung erlitten hat. Nach unten ist das Tumorgewebe von einem dichten schmalen Saum der Cutis propria begrenzt und vom subcutanem Gewebe getrennt. Die Geschwulst liegt also, wie schon klinisch feststellbar war, intracutan. An der äußeren und unteren Grenze des Tumors sind noch teils wohl erhaltene, teils cystisch erweiterte Schweißdrüsenschläuche sichtbar. An vereinzelten Stellen des intertumoralen Stromas sind Inseln von mucinös degeneriertem, metachromatisch gefärbtem (polychromes Methylenblau) Bindegewebe zu finden, welche manchmal vom Epithel umschlossen sind. Bei fortschreitender Degeneration löst sich dieses mucinöse Bindegewebe in eine feinfaserige und granulierte Substanz auf, mit teilweise noch erhaltenen, vereinzelten verästelten freien Bindegewebszellen. Es entsteht durch diese Umbildung eine *dritte Abart von Cysten*.

Sowohl das subepidermale, wie auch das zum Teil neugebildete interparenchymale Bindegewebe hat tiefgreifende Veränderungen erlitten, die wahrscheinlich als eine Form der senilen Dystrophie aufzufassen sind und in der Gesichtshaut auch sonst häufig vorkommen. Jedenfalls ist es merkwürdig, daß die degenerativen Vorgänge auch in jenem Teil des Bindegewebes aufgetreten sind, welcher durch sein feinfaseriges Gefüge und größerem Zellreichtum als neugebildetes, mit dem Wachstum des Parenchyms entstandenes Bindegewebe aufzufassen ist. Elastische Fasern fehlen vollständig, das Auffallendste ist aber, daß zwischen den Bindegewebsfasern an zahlreichen Stellen homogene, mit Eosin hellrosa gefärbte, das saure Orcein nicht aufnehmende Kugeln, Schollen und Stränge eingelagert sind, welche hyalinen oder kolloiden Massen entsprechen (s. Abb. 68). Kerne von Bindegewebszellen liegen ihnen oft dicht an. Aus dem histologischen Bilde geht klar hervor, daß diese kolloide Substanz ausschließlich aus den Bindegewebsfasern hervorgeht. Ähnliche Kugeln und Haufen finden sich auch mitten im epithelialen Parenchym und machen den Eindruck kleiner kolloidhaltiger Cysten, welche aus dem Epithel hervorgegangen sind. Eine genauere Betrachtung lehrt uns aber, daß auch diese bindegewebiger Abstammung sind und dadurch entstehen, daß das Epithel das kolloiddegenerierte Bindegewebe umwächst und abschnürt; zum anderen Teil sind diese Gebilde als in das Epithel eingedrungene Capillaren zu deuten, die eine ähnliche Degeneration erlitten haben. Die Verschiedenheit des Cysteninhaltes wird auf diese Weise leicht erklärlich. Die feinkörnige, mit polychromem Methylenblau metachromatisch gefärbte Substanz der Cysten ist epithelialer Herkunft. Sie ist das Sekretions- oder Zerfallsprodukt der Epithelzellen, während die zweite Cystenart durch die Umschließung von kolloidentartetem Bindegewebe im Sinne UNNAS entsteht. Bei der dritten Form der Cystenbildung ist mucinös entartetes Bindegewebe in den Hohlraum eingeschlossen. Sehr deutlich kommen diese Verhältnisse auch an den nach der MARESCH-BIELSCHOWSKYschen Methode imprägnierten Schnitten zum Vorschein. Diese zeigt uns auch den großen Reichtum an Gitterfasern. Die epithelialen Nester sind von einem zirkulären Geflecht von Gitterfasern umgeben. Die von BROOKE, JARISCH, CHRISTIAN und einigen anderen Autoren angegebene Membrana limitans der Zellnester besteht aus einem Gitterfasergeflecht. Auch sonst findet sich im Stroma ein Netz von Gitterfasern, welche auch die kolloiden Klumpen einschließen, die ebenfalls eine dunkle, braunschwarze Imprägnationsreaktion geben.

In dem beschriebenen Fall handelt es sich um Epitheliomnester und -stränge, die sowohl *aus dem Deckepithel* wie auch aus den *rudimentären Bälgen der kleinen Lanugohaare* in Form des Basalzellenepithelioms hervorgehen. Das BROOKEsche Epithelioma adenoides cysticum ist eigentlich ein Basalzellenepitheliom, welches nach RIBBERT in die Gruppe der adenogenen Carcinome gehört. Die Abstammung vom Deckepithel + Follikelepithel haben auch eine Reihe anderer Forscher, BROOKE selbst, FORDYCE, WOLTERS, CSILLAG, SUTTON, SCHOPPER beobachtet; noch häufiger aber ist ein Zusammenhang allein mit den Haarwurzelscheiden angenommen worden: so in den Fällen von JARISCH, HARTZELL (HARTZELL bezeichnete seinen Fall als Syringocystadenom, von RICKER und SCHWALB wurde er aber als Epithelioma adenoides cysticum erkannt), SHOEMAKER und BOSTON, CHRISTIAN, KLEINTJÈS, DOHI, WERTHER, MASCHKILLEJSSON. Es gibt auch Fälle, welche ausschließlich vom Deckepithel abgeleitet wurden, wie derjenige von PERTHES, ein späterer Fall von WOLTERS (1908), RUGGLES, BIBERSTEIN, während ein zweifelloser Zusammenhang mit dem Follikelepithel nicht erbracht worden ist. BERNHARDT leitet seinen Fall nur von den Ausführungsgängen der Talgdrüsen ab und auch in den älteren Beobachtungen von BALZER und MENETRIER und BALZER und GRANDHOMME wird nur von einem gemeinsamen Ausführungsgang der Geschwulstläppchen mit Talgdrüsen, dabei aber von einem nachweisbaren Zusammenhang mit hyperplastischem Haarfollikelepithel nicht gesprochen. Im Falle W. Picks soll die Geschwulstmasse aus pathologisch veränderten Talgdrüsen hervorgegangen sein. Dieser Fall weicht aber insofern von den typischen Fällen ab, als der eine Tumor, in welchem dieser Zusammenhang nachweisbar war, zum größten Teil aus hypertrophischen Talgdrüsen bestanden hat und in Picks Sinne eher als Adenom der Talgdrüsen zu bezeichnen war.

Während also der Ausgangspunkt vom Deckepithel und von den, meist kümmerlich entwickelten talgdrüsenlosen, nackten Haarbälgen als sichergestellt anzunehmen ist, ist ein Ursprung aus dem Talgdrüsenepithel sehr fraglich. In den allermeisten Fällen findet man im Bereiche der Tumoren, wie auch in meinem Falle, überhaupt keine Talgdrüsen. Vom histogenetischen Standpunkt scheinen also Deckepithel und Haarwurzelscheide gleichwertig zu sein. Aus diesem Grunde ist die Benennung Trichoepitheliom weniger bezeichnend als die rein morphologische Epithelioma adenoides cysticum.

Bindegewebsveränderungen ähnlicher Art, wie wir sie beschrieben haben, hat auch W. Pick beobachtet und deutete sie als Kollastin und Kolloid im Sinne Unnas. Sein Fall, in welchem der eine Tumor eine Mischform von Epithelioma adenoides cysticum und Adenoma sebaceum gewesen zu sein scheint, bezieht sich, wie unser Fall, auf einen älteren, 43jährigen Mann. Auch Schopper fand degeneriertes Bindegewebe, welches wir ebenfalls als Kollastin deuten können, wobei es nicht verwundern kann, daß die Degeneration bei einer verhältnismäßig jugendlichen Person (27jähriges Mädchen) aufgetreten ist. Wir wissen, wie das auch Kyrle wieder hervorhob, daß in der Gesichtshaut schon sehr früh Degenerationsvorgänge der Bindegewebsfasern stattfinden können, ohne die geringsten makroskopisch wahrnehmbaren Veränderungen der betreffenden Stellen.

Das Bindegewebskolloid, welches nach Unna sowohl aus Elastin wie aus Kollagen hervorgeht, nach Kreibich aber das Degenerationsprodukt der elastischen Fasern allein darstellt, beansprucht unsere Aufmerksamkeit, weil es — wie in unserem Falle — in solchen Mengen und in solcher Anordnung vorkommen kann, daß dadurch das mikroskopische Bild einer anderen Form von Basalzellentumoren, nämlich dem Cylindrom ähnlich werden kann. Das „Hyalin" des Cylindroms aber, mit welchem wir uns später eingehender befassen müssen, ist von verschiedener Seite, so von Ricker und Schwalb, von Pinkus, Watanabe, als vom Epithel abstammend bzw. als vom Epithel ausgeschieden angesehen worden. Dieser Auffassung gegenüber stehen die Erfahrungen von Friboes, Krompecher, de Beurmann u. a., welche bei der Hyalinbildung auch dem Bindegewebe eine gewisse Rolle zukommen lassen (s. Cylindrom). Jedenfalls scheint zwischen beiden Geschwulstformen eine engere Beziehung zu bestehen, denn sie können gleichzeitig auftreten (Friboes, Biberstein, Watanabe, Jadassohn), oder sich sogar an der gleichen Stelle als Mischform kombinieren (Watanabe). Wenn auch das bindegewebige Kolloid und das epithelio-conjunctivale Hyalin verschiedene Produkte wären, könnten diese beiden Degenerationsvorgänge Bilder veranlassen, welche morphologisch als Cylindrome zu bezeichnen sind. Da auch die Matrix beider Geschwülste dieselbe ist und der Zellcharakter und die Wachstumsart bei beiden dem Typus des Basalzellenepithelioms entsprechen, so ist die Einreihung beider Geschwulstarten in dieselbe Gruppe, wie das auch Friboes getan hat, gerechtfertigt.

In mehreren Fällen von Epithelioma adenoides cysticum wurde auch das gruppenweise Auftreten von *Riesenzellen* im Bindegewebe beobachtet (Schopper, Bacher, Biberstein, Watanabe, Kyrle). Die Riesenzellen entstehen in der Umgebung von hornhaltigen Epithelcysten, besonders dann, wenn die Wand der Cysten vollständig dem Verhornungsprozesse anheimfällt und die im Bindegewebe freiliegenden Hornmassen als Fremdkörper ihre Reizwirkung ausüben. Innerhalb dieser Hornmassen können sich Kalkschollen ablagern (SCHOPPER, KYRLE).

Das familiäre Auftreten des Epithelioma adenoides cysticum spricht für eine *hereditäre* Anlage. Ob aber embryonale Keime den Ausgangspunkt für das Geschwulstparenchym liefern, ist hier ebenso nur eine, wenn auch anscheinend gut begründete, Hypothese, wie beim Syringom, welches übrigens früher oft mit dem Epithelioma adenoides cysticum verwechselt wurde und in neuerer Zeit wieder in engere Beziehung mit ihm gebracht wird (H. FISCHER). RICKER und SCHWALB lassen das Epithelioma adenoides cysticum aus vollentwickelten Organen, d. h. den Haarbälgen entstehen, so wie sie das Syringom aus den Schweißdrüsenausführungsgängen ableiten. KYRLE glaubt, daß das Epithelioma adenoides cysticum aus Keimteilen von Follikeln entspringt, welche durch Differenzierungshemmung auf einer tieferen Entwicklungsstufe stehen geblieben sind. Diese Erklärung läßt sich aber schwer auf diejenigen Epithelwucherungen anwenden, welche aus dem Deckepithel hervorgehen; in solchen Fällen ist kein Beweis dafür vorhanden, daß der betreffende Ausgangspunkt einem Follikelkeim entsprochen hat. H. FISCHER greift zur Erklärung der Histogenese des Epithelioma adenoides cysticum auf den primären Epithelkeim von MARKS und RÖMER zurück, eben so wie beim Syringom: Differenzierungshemmungen in den verschiedenen Potenzen (Fähigkeit zur Haar-, Talg- und Drüsenentwicklung) führten zu verschiedenen Wachstumsanomalien, und so erkläre sich eigentlich die Entstehung des Epithelioma adenoides cysticum, wie die des Syringoms aus derselben Grundlage (s. auch beim Syringom).

Als *differentialdiagnostisches* Mittel steht uns zumeist als einzige Waffe das Mikroskop zur Verfügung. ADAMSON und LITTLE verweisen auf klinische und histologische Ähnlichkeiten zwischen Ulcus rodens und Epithelioma adenoides cysticum und glauben sogar, daß es sich um den gleichen pathologischen Vorgang handelt. Zweifellos kann eine Differentialdiagnose in den wenigen Fällen, in denen das Epithelioma adenoides cysticum ulceriert ist (s. oben), oder dort, wo gelegentlich beide nebeneinander vorkommen, erschwert sein. Im allgemeinen werden aber der klinisch absolut gutartige Charakter, das lange unveränderte Bestehen, das familiäre Auftreten, histologisch die typische Cystenbildung, welche beim Ulcus rodens ja doch nicht, oder nur ausnahmsweise vorzukommen pflegt, noch mehr aber die scharfe Abgrenzung des Herdes in der Cutis eine Verwechslung mit dem Ulcus rodens nicht erlauben.

Damit hängt auch die Frage zusammen, ob das Epithelioma adenoides cysticum bösartig werden kann. Die vereinzelt beobachteten Ulcerationen müssen ja den Verdacht einer möglichen Malignität erwecken. Die beiden Fälle, welche RICKER und SCHWALB zum Beweis einer malignen Degeneration des Epithelioma adenoides cysticum anführen, nämlich der Fall von W. PICK und derjenige von GAVAZZENI, sind nicht überzeugend, da es sich bei beiden um Epitheliome handelt, die aus Talgdrüsenhyperplasien hervorgegangen sind; sie werden übrigens auch von ihren Autoren nicht als Epithelioma adenoides cysticum aufgefaßt. Doch wird die Möglichkeit einer malignen Entartung auch von SAVATARD zugegeben.

Mit dem Problem der *Behandlung* hat man sich im allgemeinen sehr wenig befaßt. Das ist bei der klinischen Bedeutungslosigkeit des Epithelioma adenoides cysticum leicht verständlich. In solitären Fällen ist die chirurgische Entfernung das entsprechendste Vorgehen. LITTLE lobt die Anwendung von Kohlensäureschnee; auch die Röntgenbestrahlung kann, wie beim Basalzellenepitheliom überhaupt, zur Heilung der Tumoren führen (ebenso Radium, bzw. Mesothorium).

Die Syringome.

(Lymphangioma tuberosum multiplex KAPOSI, Haemangioendothelioma tuberosum multiplex JARISCH, ELSCHNIG, WOLTERS, Hidradénomes éruptifs DARIER und JACQUET, Syringocystadenoma TÖRÖK, UNNA, Cellulome épithélial éruptif QUINQUAUD, Cystadénomes épithélieaux bénins BESNIER, Syringocystom NEUMANN, Syringoma UNNA, Naevi cystepitheliomatosi disseminati GASSMANN, gutartige Epitheliome vom Typus des Syringoms ARZT.)

Die kleinen Geschwülste, welche heute allgemein als *Syringome* oder *Syringocystadenome* genannt werden, wurden zuerst im Jahre 1872 von KAPOSI und BIESIADECKY unter dem Namen Lymphangioma tuberosum multiplex beschrieben. Sie leiteten auf Grund der von letzterem gemachten mikroskopischen Untersuchung die Neubildungen aus den Lymphgefäßen der Cutis ab. BENEKE und E. LESSER schlossen sich dieser Auffassung an, während JARISCH 1894, ELSCHNIG 1895 und WOLTERS 1900 ähnliche Fälle mit der Wucherung des Blutgefäßendothels erklärten und KROMAYER 1895 die Endothelzellen der cutanen Bindegewebsspalten (eigentlich gewöhnliche Bindegewebszellen) für das Zustandekommen dieser Gebilde verantwortlich machte. Diese verschiedenen Hypothesen über die bindegewebige Abstammung der entsprechend verschieden genannten Geschwülstchen haben heute, man darf wohl sagen, nur mehr ein historisches Interesse.

DARIER und JACQUET haben im Jahre 1887 zuerst den Beweis erbracht, daß die Zellen der „Hidradénomes éruptifs" echte Epithelien sind. Die epitheliale Abstammung wurde dann von TÖRÖK schon im Jahre 1889, von UNNA 1894 bestätigt und in der überwiegenden Zahl der späteren Mitteilungen anerkannt. Nur SAALFELD und OESTREICH sind im Jahre 1914 und 1917 wieder für die endotheliale Natur dieser Gebilde eingetreten. GANS will, wie dies RICKER und SCHWALB schon für den KAPOSI-BIESIADECKYschen Fall getan haben, einen der SAALFELD-OESTREICHschen Fälle von den Syringomen abtrennen und als Hämangioendotheliom anerkennen. Damit werden gewissermaßen die Gegensätze überbrückt; die übrigen Fälle müssen jedoch als echte Syringome, also als epitheliale Tumoren aufgefaßt werden. Die Frage der näheren speziellen Histogenese der Syringome, d. h. die Frage, aus welchen epithelialen Gewebsteilen die Syringome hervorgehen, wird, wie wir später sehen werden, auch heute noch diskutiert.

Die Syringome sind kleine stecknadelkopf- bis erbsengroße, hellrote oder gelblichrot durchschimmernde papel- oder knötchenähnliche Gebilde von mäßig derber Konsistenz. Sie überragen nur wenig, kaum 1—2 mm, das normale Hautniveau, sind von kugelrunder oder ovaler Form und werden nie von entzündlichen Symptomen, nicht einmal von einem hyperämischen Hof begleitet. Subjektive Symptome fehlen; nur selten wurde mäßiges Jucken (GASSMANN) oder anfallsweise auftretender Juckreiz beim Warmwerden oder im Sommer (M. WINKLER, KIESS) beobachtet. Ihr häufigster Sitz ist der Stamm und die Augenlider. Am Stamm sind sie in der vorderen und seitlichen Brustpartie, in der Hals-, Supraclavicular- und Nackengegend am häufigsten anzutreffen und am dichtesten verstreut, während kleinere Gruppen und einzelne Efflorescenzen auch am Rücken und am Bauch bis zur Symphyse vorkommen können. Ihre Zahl nimmt also von oben nach unten allmählich ab. Von den

Augenlidern sind am häufigsten die unteren befallen; M. WINKLER sieht in dieser Lokalisation ein wichtiges differentialdiagnostisches Moment. Auch die Kombination beider Lokalisationen kommt ziemlich häufig vor. Seltener treten sie auch an der Innenseite der Extremitäten auf. Am Stamm entspricht ihre Lokalisation oft den Spaltrichtungen der Haut, sie können aber auch ganz unregelmäßig zerstreut sein. Gleich DARIER will auch ARZT den Fällen, in welchen sich die Geschwülstchen ausschließlich an den Augenlidern (nach DARIER auch an der Nasenwurzel und in der präaurikulären Gegend) lokalisieren, klinisch eine Sonderstellung zuerkennen.

Die typischen Syringome sind nie kongenital. Sie entstehen bei beiden Geschlechtern meist am Ende des ersten oder im Laufe des zweiten Dezenniums, können aber auch später sichtbar werden und an Zahl langsam zunehmen. Die vollentwickelten Efflorescenzen bleiben sehr lange unverändert bestehen, regressive Veränderungen werden an ihnen nicht beobachtet; wenn ausnahmsweise nach langen Jahren eine spontane Rückbildung (NEUMANN) oder Verkleinerung der Knötchen (FRANÇOIS-DAINVILLE) verzeichnet wird, so kann das aus der Altersinvolution des Bindegewebsstromas erklärt werden. In einigen Beobachtungen wird familiäres Auftreten und Heredität hervorgehoben (ELSCHNIG, GASSMANN, M. WINKLER, CSILLAG, STOCKMANN, E. HOFFMANN). Es wurde auch auf die Möglichkeit eines entwicklungsgeschichtlich bedingten Zusammenhangs zwischen Syringome und Nervenleiden, wie er beim Adenoma sebaceum und der tuberösen Hirnsklerose besteht, hingewiesen (PEISER).

Die Syringome gehören nicht zu den häufigen Veränderungen und sind für ihre Träger meist belanglos, so daß sie meist nur Nebenbefunde bei Patienten bilden, die sich wegen anderer Krankheiten vorstellen. RICKER und SCHWALB berichteten im Jahre 1914 über 70 Fälle aus der Literatur, 11 Jahre später zählte KIESS schon 170 Fälle. Das große Interesse, welches sie erweckten, findet ihre Erklärung in der vielumstrittenen Frage ihrer Histogenese.

Besondere Formen dieser Geschwülstchen sind von NAEGELI als Syringoma circinosum und von W. L. L. CAROL als Syringo-Hamartoma annulare beschrieben worden. Ersteres ist durch zentrale Involution, letzteres durch atypische Lokalisation, kongenitales Auftreten und auch durch das etwas abweichende klinische und mikroskopische Bild gekennzeichnet.

Das *histologische* Bild, obwohl es sehr verschieden gedeutet wurde, ist sehr typisch. Das Oberflächenepithel über der kleinen Geschwulst ist von den meisten Beobachtern unverändert oder verdünnt (DARIER), von mehreren aber auch verdickt gefunden worden — mit verlängerten und verbreiterten interpapillären Zapfen. GANS legt besonderes Gewicht auf diese im allgemeinen geringe Akanthose, in welcher er eine aktive Mitbeteiligung des Oberflächenepithels an dem Prozeß erblickt. Das Corium ist etwas verbreitert (JACQUET und DARIER, TÖRÖK, STOCKMANN, GANS), was aber nicht von einer Zunahme des Bindegewebes, sondern nur von der durch die parenchymatösen Einlagerungen bedingten Auseinanderdrängung der Bindegewebsbündel herrührt. Entzündliche Elemente fehlen, doch ist oft eine Vermehrung der Fibroblasten, besonders um die Gefäßen und ein Reichtum an Mastzellen verzeichnet worden. Die eigentlichen Tumorelemente, welche im Corium eingelagert bis in das subpapilläre Gewebe gelangen, die Subcutis aber nicht erreichen, bestehen aus *Zellsträngen, Zellhaufen und Cysten*. Die Stränge sind aus 2—4 Reihen zumeist etwas länglicher, spindelförmiger oder polygonaler Zellen mit spärlichem Protoplasma und ovalem Kern zusammengesetzt. Eine Membrana propria fehlt. Die Stränge verlaufen in den verschiedensten Richtungen senkrecht, schräg und horizontal, sehen, trotz fehlender Lumina Schweißdrüsenausführungsgängen auffallend ähnlich, besitzen aber oft kurze, hirschgeweihähnliche Verzweigungen. Der Zusammenhang dieser Zellstränge mit dem Oberflächenepithel konnte in keinem Falle nachgewiesen werden. Ein Teil der Stränge endet in kolbenförmiger Auftreibung, deren zentraler Teil einen Hohlraum aufweist. Aber auch im Verlauf der Stränge findet man perlenschnurartig eingelagerte solide oder cystische Auftreibungen. Die Cysten sind oft in großer Anzahl vorhanden, besonders in den Syringomen der Lider (M. WINKLER), und entstehen nicht nur in den Strängen, sondern auch aus selbständigen Zellhäufchen. GASSMANN, M. WINKLER fanden mehrmals einen Zusammenhang der Cysten mit den Schweißdrüsenausführungsgängen — ein Befund, welcher schon früher, wenn auch nicht so beweisend, von BLASCHKO und NEUMANN erhoben wurde. Ihre Wand besteht aus einer oder aus mehreren Zellagen, welche durch den Druck des Cysteninhaltes platt und in die Länge gezogen erscheinen. Der Cysteninhalt wird, besonders in älteren Arbeiten, als „Kolloid" bezeichnet. Er besteht nämlich aus einer homogenen, gut färbbaren, von der innersten Zellage meistens etwas retrahierten Masse; oft kann man auch eine schollige oder granulierte Masse mit wohl unterscheidbaren kernhaltigen Zelltrümmern (EVENING, ARZT, KIESS), seltener geschichtete Hornmassen (CSILLAG, STOCKMANN, M. WINKLER, ARZT, GANS, KIESS) in der Cyste beobachten. Wenn man die Cystenbildung in ihren ersten Anfängen beobachtet, so sieht man, daß die zentral gelegenen Zellen sich bläschenförmig umwandeln, hell werden und zusammenfließen, so daß der Inhalt als

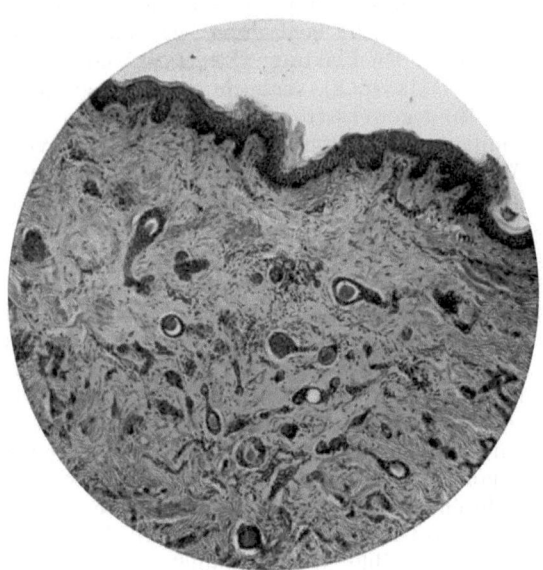

Abb. 69. Syringocystadenom. Zahlreiche Cysten, verzweigte Zellstränge, unregelmäßige Zellhäufchen.

Degenerationsprodukt der Zellen aufzufassen ist. ROTHE konnte sowohl in den Cysten und Zellhaufen, wie in den sie verbindenden Strängen Glykogen nachweisen; in den Cysten gelang der Nachweis jedoch nur in den gut erhaltenen Zellen, während es in dem homogenen Inhalt vollständig fehlte. KYRLE faßt den Inhalt der Cysten als Endprodukt einer Absonderung des Epithels im Sinne einer holokrinen Drüsenfunktion auf und bestärkt damit seine Annahme (s. unten) über die Herkunft und den Entwicklungsgang der Syringome. Die Cysten können ausnahmsweise auch in der verbreiterten Epidermis auftreten bzw. mit ihr (GASSMANN) oder mit den Haarfollikeln (H. FISCHER) in Verbindung stehen, was ebenfalls für die Erklärung der Histogenese von Wichtigkeit sein kann. Die Bedeutung der öfters erhobenen Befunde von roten Blutkörperchen im Innern der Cysten hat neuerlich durch GANS eine Klärung gefunden. Es hat sich herausgestellt, daß kleine Blutgefäße sich der Cystenwand anschmiegen, ja sich selbst in die Cyste hineindrängen; dadurch ist die falsche Annahme zustandegekommen, daß die blutgefüllten Räume Abkömmlinge von Blutgefäßen seien, also ihre Zellwand nicht aus Epithel, sondern aus Endothel bestehe.

Das lebhafteste Interesse erweckte, wie das schon aus den mannigfachen Benennungen hervorgeht, die Klärung der *Histogenese* dieser eigenartigen Geschwülstchen. Wenn auch die epitheliale Abstammung des Parenchyms heute nicht mehr bestritten werden kann, so ist damit doch nur *eine* der Grundfragen gelöst. Die Frage aber, welche Elemente des epidermalen Überzuges oder der Anhangsorgane den Ausgangspunkt zur Syringombildung liefern und in welchem Stadium der Hautentwicklung die abnormen Vorgänge sich abspielen, bleibt unbeantwortet. Ein Teil der Forscher wollte sie aus fertigen, bis zur normalen Funktion entwickelten Organen ableiten. So meinte DARIER nach Untersuchung seines ersten Falles, daß das Parenchym der Geschwülste von normalen Schweißdrüsen abstamme, RICKER und SCHWALB leiteten es von den Schweißdrüsenausführungsgängen ab, während TÖRÖK als erster den Ausgangspunkt in fehlerhaft angelegte embryonale Schweißdrüsenkeime verlegte. DARIER schloß sich später der TÖRÖKschen Auffassung an. Die Abstammung aus embryonal abgesprengten Epithelien haben auch QUINQUAUD, JACQUET und PHILIPPSON angenommen, weichen aber von TÖRÖK darin ab, daß sie als Mutterzellen noch gänzlich undifferenzierte Epidermiszellen annehmen, welche vom Mutterboden abgelöst und abgeschnürt in die Cutis gelangen. Spätere Forscher haben bis zum heutigen Tage fast einstimmig eine embryonale epitheliale Keimanlage als Ausgangspunkt der Syringome angenommen und weichen in ihren Anschauungen nur insofern ab, als sie die biokinetischen Eigenschaften, die biologischen Charaktere der embryonalen Epithelzellen, welche zur Syringombildung führen, verschieden auslegen. Nur OESTREICH und SAALFELD halten an dem alten Standpunkt der hämangio- bzw. lymphangioendothelialen Abstammung der kleinen Geschwülste fest. Indem sie die mikroskopischen Merkmale des Parenchyms mit Blut- bzw. Lymphgefäßen identifizieren, wollen sie sogar klinische Unterschiede feststellen und das mehr rötliche Hämangioma von dem gelblich durchschimmernden Lymphangioma tuberosum multiplex abgrenzen. Ihre Beweise, welche sich hauptsächlich auf den Inhalt der cystischen Gebilde, den gefäßähnlichen Verzweigungen der Zellzüge und dem Fehlen der Membrana propria anlehnen, sind aber nicht überzeugend und haben lebhaften Widerspruch ausgelöst.

Wenn man auf die auch von ARZT angenommene ältere QUINQUAUD-JACQUET-PHILIPPSONsche Ansicht zurückgreift, nach welcher die aus dem Oberflächenepithel losgelösten Keime die Matrix der Syringome bilden, der Zeitpunkt der Keimabschnürung aber, um die Entwicklung in der speziellen Richtung des Syringoms erklären zu können, in jener Phase angenommen wird, in welcher „ein Spielraum in der Weiterentwicklung der Zellen noch möglich war" (ARZT), so wird es immerhin schwer zu erklären sein, warum die noch völlig undifferenzierten Zellen sich immer in derselben Richtung, nämlich in der Art des schweißdrüsenähnlichen Baues fortpflanzen. Es wäre dieser Umstand nur dann erklärlich, wenn man annehmen könnte, daß die morphologisch und funktionell indifferenten Zellen potentiell doch schon die biologische Differenzierungsfähigkeit ausschließlich zu Schweißdrüsen besitzen. Dann kann es aber nicht mehr gleichgültig sein, welche Zellen der Epidermis sich abschnüren, es könnten vielmehr nur solche sein, welche zur Weiterentwicklung zu Schweißdrüsen prädestiniert sind. GANS zieht zur Erklärung der Syringome den BETTMANNschen Begriff der Genodermien resp. Genodermatosen heran. Die keimplasmatisch bedingten Störungen im Aufbau und in der Entwicklung des gesamten Schweißdrüsenapparates dienen zur Lösung der Frage. Dieser etwas zu sehr hypothetischen Auffassung gegenüber müssen wir die von KYRLE äußerst klar gefaßte Meinung hervorheben, die der neuesten von H. FISCHER entwickelten Anschauung sehr nahe steht. KYRLE weist auf den auffallenden Umstand hin, daß Handteller und Fußsohlen, die an Schweißdrüsen reichsten Teile der Körperbedeckung, nie Sitze des Syringoms sind. ,,Es ist doch kaum vorzustellen, daß eine Differenzierungshemmung, die allem Anschein nach zu einem biologisch ganz bestimmt veranlagten Zellkomplex Affinität besitzt, gerade dort nicht in Wirkung tritt, wo für ihrem Angriff beste Bedingungen gegeben sind." Das Syringom besitzt aber doch alle Eigentümlichkeiten einer Systemschädigung. Es können also weder beliebige abgeschnürte Epithelien, noch in ihrer Entwicklung gehemmte oder fehlerhaft angelegte Schweißdrüsenkeime die Matrix dieser Geschwülstchen bilden, sondern es läßt sich alles ungezwungen erklären, wenn wir *die Syringome aus Fehlbildungen apokriner Drüsen- bzw. Haarkeime ableiten.* KYRLE zieht zum Beweis außer den morphologischen Eigentümlichkeiten auch die beobachteten sekretorischen Vorgänge und besonders die *Lokalisation* der Syringome herbei, welche den SCHIEFFERDECKERschen Prädilektionsorten der apokrinen Drüsen sehr wohl entsprechen. Bei den Syringomen handelt es sich also nicht nur um eine *Hemmungsbildung,* sondern auch um einen *Atavismus* (KYRLE).

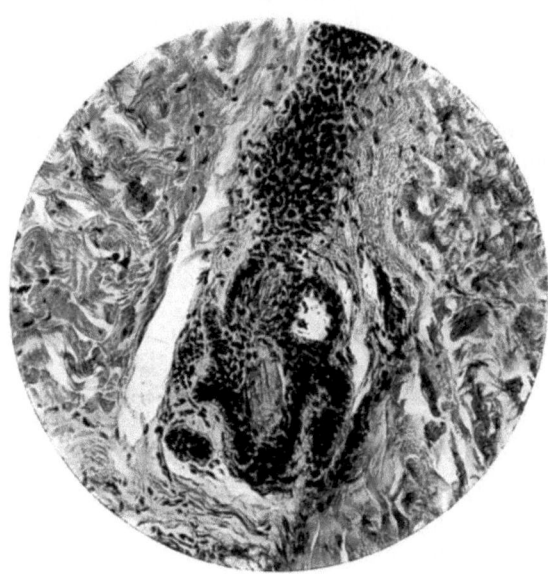

Abb. 70. Syringocystadenom mit Beteiligung eines Haarfollikels.

H. FISCHER sieht im Syringom, im Epithelioma adenoides cysticum und im Haarfollikel- und Talgdrüsennaevus eng verwandte Mißbildungen, deren gemeinsamen Boden die MARKS- und RÖMERschen *Epithelkeime* bilden. Diese sind die gemeinsamen Anlagen für α-Drüsen, Talgdrüsen und Haare. Wird der Epithelkeim in früher Zeit von einer Entwicklungshemmung getroffen, so wird es vom Rückbildungsgrade der einzelnen Potenzen abhängen, ob diese oder jene Form der Mißbildung, ob Syringom oder Epithelioma adenoides cysticum entsteht. Die FISCHERsche Erklärung ist also vom allgemeinen histogenetischen Standpunkt aus noch umfassender, als die KYRLEsche. Im Grunde genommen greift aber FISCHER sowohl was den Ausgangspunkt wie auch was die Art der Störung betrifft, zur selben Erklärung wie KYRLE.

Eigene Beobachtung: 27jährige Frau hat wegen einer typischen Pityriasis rosea die Klinik aufgesucht. Als Nebenbefund ungefähr 20, bis großlinsengroße, gelblich hellrosa farbige, 1—2 mm prominierende papelartige Läsionen in der Infraclaviculargegend, vereinzelt auch supraclavicular und an den Brüsten. Ihre Konsistenz ist nicht sehr derb, ihre Oberfläche leicht konvex und wachsartig glänzend. Histologisch: typisches Syringom, mit verzweigten Zellsträngen, zahlreichen Cysten und einigen unregelmäßigen Zellhäufchen. In der Tiefe normale Schweißdrüsenknäuel. Besondere Beachtung verdient das Verhältnis zu den Follikeln. Im Bereich des kleinen Tumors sind drei wohlentwickelte Talgdrüsen zu sehen. Die Hauptmasse des Geschwulstparenchyms wird an beiden Seiten von je einem Haarfollikel begrenzt. Die äußere Wurzelscheide des einen Follikels ist sehr verbreitet und bildet *in der Höhe des Wulstes verzweigte Epithelwucherungen.* In der Wurzelscheide selbst hat sich in der Nähe dieser Wucherungen eine schöne Cyste gebildet, eine andere liegt so nahe zum Follikel, daß sie den Eindruck einer abgeschnürten follikulären, nicht syringealen Cyste macht (Abb. 70). Die Bilder sehen den FISCHERschen vollkommen ähnlich und erlauben auch dieselbe Erklärung.

Differentialdiagnostisch kann bei der oft erheblichen Ausbreitung der Syringome am Rumpf und ihrem klinisch papulösen Charakter, sowie der gelbrötlichen Farbe und ihrer Konsistenz ein papulöses Syphilid in Betracht gezogen werden. Sie werden tatsächlich öfter damit verwechselt. Das lange Bestehen, das Fehlen sonstiger syphilitischer Erscheinungen, die negative Wa.R. werden uns vor Fehldiagnosen bewahren. Im Gesicht, wo sie mit Vorliebe an den Augenlidern und in deren Umgebung auftreten, muß auf Milien, Xanthome und Kolloidmilien geachtet werden. Die mehr weißliche Farbe, größere Härte und Ausschälbarkeit der Milien, die schwefelgelben, meist polygonalen Läsionen der beiden letzteren Affektionen, werden jedoch eine Verwechslung schon klinisch ausschließen. Die Biopsie dient in den meisten Fällen nur mehr zur Bestätigung der klinischen Diagnose.

Da ihr Bestehen sozusagen unbegrenzt ist, ist die *Prognose*, was die Heilung anbelangt, als ungünstig zu bezeichnen. Sonst sind die Syringome aber harmlos und ihre Entfernung kommt meistens nur aus kosmetischen Rücksichten in Betracht. DARIER empfiehlt Elektrolyse der einzelnen Knötchen; auch der scharfe Löffel kann angewendet werden. Röntgenbestrahlungen führten nur sehr vereinzelt zu einem Erfolg. Man hat sich überhaupt sehr wenig mit der Therapie dieses unansehnlichen Leidens beschäftigt.

Verschiedene Formen der Schweißdrüsenepitheliome.

Außer den Syringomen gibt es noch eine Reihe von Epitheliomen, welche teils nach ihrem Bau, teils, weil sie mit Schweißdrüsenanteilen nachweisbar zusammenhängen, zu den Schweißdrüsentumoren gerechnet werden müssen. Diese Epitheliome sind ziemlich selten, bieten aber in bezug auf ihren mikroskopischen Bau großes pathologisch-anatomisches Interesse. RICKER und SCHWALB teilen sie in Adenome und Epitheliome ein, welche wieder in mehrere Untergruppen geordnet sind, je nach dem sie mit der Oberhaut zusammenhängen oder nicht, und je nach dem sie als besonderes Merkmal Schleim oder Hyalin einschließen. Schon UNNA bemühte sich, die damalige, noch spärliche Kasuistik zu klassifizieren und hat die Spiradenome, Knäueldrüsengeschwülste von den Syringadenomen, Ausführungsganggeschwülsten getrennt. KROMPECHER unterscheidet das Hidrocystom, das Hidradenom und Adenoma hidradenoides, schließlich das Hidradenoma papilliferum.

Die Kasuistik dieser verschiedenen Schweißdrüsenepitheliome ist sehr abwechslungsreich. Die einzelnen Fälle weisen in ihren Einzelheiten oft Abweichungen auf, so daß ihre übersichtliche Gruppierung nicht leicht gelingt. Sie besitzen Naevuscharakter, was nicht nur aus ihrem klinischen, oft systematisiertem Auftreten und ihrer Entwicklung hervorgeht, sondern auch aus dem Umstand, daß manche dieser Tumoren neben schweißdrüsenähnlichen Organbildungen noch ein Parenchym besitzen, welches aus *typischen Naevuszellen* besteht. Die Anwesenheit dieser Zellen hat besonders WERTHER in einem Falle von Syringadenoma papilliferum betont. Es scheint, daß auch RICKER und SCHWALB in ihrem eigenen Falle von papillärem Schweißdrüsenadenom ähnliches gesehen haben (s. Abb. 5, Tafel III—IV), es aber mit „kleinzelliger Infiltration" verwechselten. Unlängst wurde in meiner Klinik ein nußgroßer Tumor des Gesichtes von BALOG bearbeitet, in welchem ebenfalls neben charakteristischen Schweißdrüsenschlauchbildungen sehr wohl erkennbare Zellhaufen typischer Naevuszellen vorhanden waren. Der Fall hat die Veranlassung gegeben, die KYRLEsche Auffassung über die Histogenese der

Schweißdrüsentumoren, wie das im Kapitel über Syringom entwickelt wurde, zu bestätigen.

Im Gegensatz zum Syringom sind diese Geschwülste von sehr verschiedener, meistens ziemlich bedeutender Größe. Im Falle von ARZT und KUMER bedeckte die Geschwulst einen großen Teil der Schläfen- und Gesichtsgegend, sie kommen auch öfters einzeln, aber auch in der Mehrzahl vor. Sie können sich flach ausbreiten oder bilden mehr hervorragende, sogar gestielte Tumoren, enthalten manchmal schon makroskopisch erkennbare Cystchen, zeigen manchmal auch Tendenz zur Ulceration, evtl. mit Übergang in Carcinom. Echte Schweißdrüsenepitheliome und Epitheliome, die trotz der strangartigen Anordnung ihres Parenchyms als echte Basalzellentumoren der Oberhaut aufzufassen sind, wurden vielfach zusammengeworfen.

Eine besondere Gruppe dieser Schweißdrüsentumoren bilden jene Geschwülste, welche als charakteristisches histologisches Merkmal neben wohlausgebildeten, mit zwei oder mehreren Epithelzellreihen ausgekleideten Schläuchen, unregelmäßige cystische Räume mit eindringenden papillären, zottigen Wucherungen besitzen. Diese intracaniculären Zotten entstehen durch primäre Wucherung des Epithels mit sekundär gebildetem bindegewebigem Stroma (BLASCHKO, WOLTERS, ARZT und KUMER). Der innerste oberflächliche Zellbelag besteht aus Zylinderzellen, die äußeren, dem Stroma anliegenden Reihen sind aus mehr abgeflachten oder kubischen Epithelien zusammengesetzt. Das Stroma selbst ist ein feinfaseriges zellreiches Bindegewebe, öfter mit reichlichen, plasmomartigen Plasmazelleneinlagerungen (HEDINGER, ROTHE, BLASCHKO, HOFFMANN und FRIBOES, ARZT und KUMER, BIBERSTEIN). Wie schon erwähnt, ist die Größe dieser Tumoren sehr verschieden, aber alle zeichnen sich durch eine unebene verruköse oder papilläre Oberfläche aus, welche oft mit Borken bedeckt erscheint; die größeren können außerdem gelappt sein (Fall 1, ARZT und KUMER). Ihrem mikroskopischen Bau entsprechend werden diese Tumoren als *Cystadenoma papilliferum* (BARTEL), *Adenocystoma intracanaliculare* (ELLIOT), *Syringadenoma papilliferum* (WERTHER, FISCHER), *Hidrocystoma papilliferum* (ROTHE) benannt. Ihre Lokalisation ist sehr verschieden. Sie wurden am Kopf (HEDINGER, KLAUBER, BIBERSTEIN Fall 1), in der Scheitelgegend (ROTHE, BIBERSTEIN Fall 2), am Thorax (BIBERSTEIN Fall 3), am Bauch (BARTEL), am Ohr (KYRLE), in der Achselhöhle (WERTHER), am Oberschenkel (FISCHER, HOFFMANN und FRIBOES) u. a. beobachtet. Ein Zusammenhang der Schläuche und Cysten mit den Schweißdrüsen oder deren Ausführungsgängen konnte in mehreren Fällen leicht nachgewiesen werden. HEDINGER beobachtete krebsige Umwandlung eines Schweißdrüsenadenoms des behaarten Kopfes.

Die Frage, ob sie von völlig ausdifferenzierten Schweißdrüsen, oder von embryonalen Keimen ausgehen, ist noch nicht geklärt. Auch BIBERSTEIN konnte zu keiner definitiven Entscheidung kommen. Uns scheint es von Wichtigkeit zu sein, daß öfter eine Beziehung zu den Haarbälgen und Talgdrüsen gefunden wurde, wie z. B. in der ersten Mitteilung von KREIBICH, im Fall 3 von ARZT und KUMER, denn dieser Umstand könnte auch hier im Sinne einer Beteiligung der α-Drüsenanlagen ausgelegt werden. KROMPECHER schreibt der Basalzellenschicht der Oberhaut im allgemeinen eine Multi- resp. Omnipotenz zu und ist dementsprechend der Meinung, daß jede Basalzelle und jeder abgesprengte embryonale Epidermiskeim die Fähigkeit besitzt, sich in der Form von Talg- oder Schweißdrüsen weiter zu entwickeln. Diese Auffassung kann mit den entwicklungsgeschichtlichen Vorgängen nicht in Einklang gebracht werden und ist demnach nicht befriedigend. Auch RICKER hat gegen diese Ansicht KROMPECHERs, insbesondere was die Schweißdrüsen anbelangt, Stellung genommen.

Das Hidrocystadenoma papilliferum ist nur durch radikale Exstirpation zu entfernen. Anderen *therapeutischen* Eingriffen gegenüber erweisen sie sich oft ziemlich refraktär. So kam es vor, daß sie nach Auskratzen mit dem scharfen Löffel rezidivierten (WERTHER). HOFFMANN und FRIBOES haben Kohlensäureschnee und Mesothoriumbehandlung vorgeschlagen, allerdings haben sie kleine Geschwülstchen zu behandeln gehabt. Röntgenbehandlung scheint gleichfalls von günstigem Einfluß zu sein. — — — — —

Einen anderen Typus der Schweißdrüsengeschwülste bildet die von L. PICK zuerst zusammengefaßte Gruppe der *Schweißdrüsenadenome der Schamlippen*. Auch RICKER und SCHWALB haben diese durch ihre besondere Lokalisation auffallenden Geschwülstchen von den anderen Schweißdrüsentumoren getrennt.

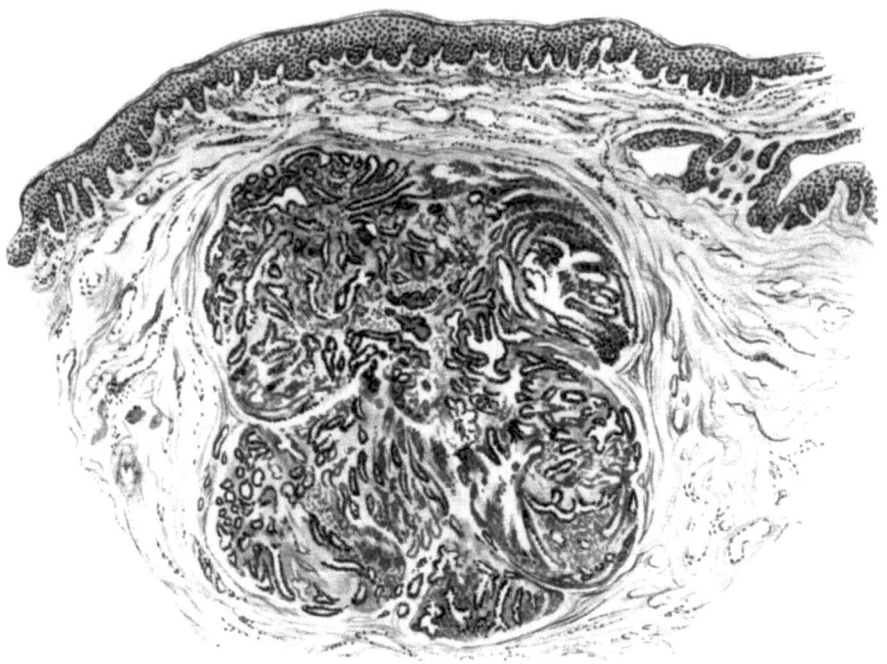

Abb. 71. Schweißdrüsenadenom der Schamlippen. (Nach PICK.)

Diese Trennung erscheint trotz der spärlichen Kasuistik auch in Anbetracht des einheitlichen mikroskopischen Befundes gerechtfertigt. Es sind das erbsen- bis kirschkerngroße Geschwülstchen zumeist an den großen, manchmal auch an den kleinen (SCHICKELE) Schamlippen oder in ihrer unmittelbaren Nachbarschaft. Sie entstehen oft schon in der Kindheit (GROSS), in anderen Fällen werden sie erst beim Erwachsenen sichtbar. Sie liegen im Corium, sind auf ihrer Unterlage verschieblich und verursachen keine subjektiven Beschwerden. Mikroskopisch sind sie durch einen „Wirrwarr tubulöser Drüsenschläuche charakterisiert", welche nach L. PICK den sog. destruierenden Adenomen äußerst ähnlich sehen. Der Nachweis des Zusammenhanges mit den Schweißdrüsenausführungsgängen ist öfter gelungen (L. PICK, RUGE, FLEISCHMANN); in der Mehrzahl der Fälle wurde auch eine Membrana propria elastica der Schläuche beobachtet, während die ganze Geschwulst zumeist in einer bindegewebigen Kapsel eingeschlossen ist. Ihr Zusammenhang mit den Schweißdrüsenausführungsgängen läßt nach L. PICK eigentlich die Benennung als Schweißdrüsenadenom nicht zu, da sie nicht aus dem sekretorischen Teil der Drüsen hervorgehen; mehr entspricht für sie die Bezeichnung *Adenoma hidradenoides.* Eine Trennung in dieser Richtung scheint uns aber auch noch heute, mehr als 20 Jahre nach der Pickschen Arbeit nicht nur wegen der spärlichen Kasuistik, sondern auch wegen der noch nicht geklärten Histogenese willkürlich, weil aus den heute bekannten Tatsachen noch immer nicht entschieden werden kann, ob die Matrix dieser Gebilde trotz ihres oft späten Auftretens, doch nicht auf embryonale Keimanlagen zurückzuführen ist.

Das Cylindrom.
(Carcinoma basocellulare hyalinicum Krompecher. Épithéliomes bénins du cuir chevelu Dubreuilh und Auché. Spieglersche Tumoren. Multiple hyalinhaltige Schweißdrüsenepitheliome Ricker und Schwalb.)

Die Ansichten über das Cylindrom haben seit Billroth und Volkmann in den verflossenen Dezennien eine mehrfache Umwandlung erlitten, weniger in bezug auf den klinischen Begriff, als vielmehr ihre Histogenese betreffend. In den letzten Jahren ist sogar ihre selbständige Stellung gewissermaßen bezweifelt worden.

Ihren Namen verdankt das Cylindrom jenen hyalinen, kolbigen, zylindrischen, oft auch verzweigten Massen, welche sich im frischen Zustande aus ihnen herauslösen lassen. Das dermatologische Interesse für das Cylindrom ist erst durch Spieglers grundlegende Publikation im Jahre 1899 wachgerufen worden, in welcher er die von ihm beobachteten verschieden großen multiplen Tumoren der Kopfhaut als vom Lymphgefäßendothel ausgehende Endotheliome bezeichnet hat. Wenn sich auch die Spieglersche Auffassung der endothelialen Genese als irrtümlich erwiesen hat, war seine Publikation doch fruchtbar für die weiteren ziemlich zahlreichen Arbeiten. Einzelne Beobachtungen, welche schon vor Spiegler publiziert worden sind und klinisch mit den Spieglerschen Fällen identisch, histologisch ihnen nahe verwandt zu sein scheinen, wurden von ihren Beschreibern teils als Epitheliome (Poncet 1890, Nasse 1892, Rafin 1896) teils als Endotheliome (Riehl 1894, Mulert 1897, Seitz 1898) aufgefaßt. Es gibt auch Autoren, die sich über die Histogenese ihres Falles überhaupt nicht geäußert haben (Koulnieff 1895).

Der Streit über die Histogenese dieser Tumoren, namentlich ob sie von Lymphgefäßendothelien oder vom Deckepithel bzw. seiner Anhangsorgane hervorgehen, ist seit Spieglers Veröffentlichung besonders rege geworden. Haslund und Juliusberg publizierten ihre Fälle als Endotheliome, Hedinger, de Beurmann, Verdun und Bith, Dubreuilh und Auché, Dalous, van Leeuven, Polland erklären ihre den Spieglerschen analoge Fälle als Epitheliome, bis endlich Friboes im Jahre 1912 und Ricker und Schwalb im Jahre 1914 in ihren zusammenfassenden Monographien entschieden für die epitheliale Abstammung dieser Tumoren eingetreten sind. Schon vor ihnen hat aber Krompecher im Jahre 1903 alle die fälschlich als Endotheliome bezeichneten verschiedenen Tumoren, unter anderen auch die Spieglerschen, als Basalzellengeschwülste erkannt. Auch Fick hat in ganz energischer Weise gegen alle sog. Endotheliome der Haut Stellung genommen. Während aber Friboes die Cylindrome aus „naevusartigen hautfarbenen Papeln" ableitet und sie zusammen mit dem Epithelioma adenoides cysticum, der Anregung E. Hoffmanns folgend, in die gemeinsame Gruppe der *adenoiden Naevoepitheliome* einreiht, rechnen sie Ricker und Schwalb zu den Schweißdrüsentumoren. Das gemeinsame Vorkommen der beiden Geschwulstarten ist seit Friboes öfter verzeichnet worden

(s. weiter unten und auch im Kapitel Epithelioma adenoides cysticum), so in neuester Zeit auch von JADASSOHN.

Während sich in der deutschen und französischen Literatur die Auffassung über die epitheliale Abstammung des Cylindroms Bahn gebrochen hat, tritt im italienischen Schrifttum neuestens wieder die Betonung der endothelialen Abstammung infolge der Publikationen von MAJOCCHI, ANGLESIO und MALAN in den Vordergrund, so daß wir noch immer entfernt von einer einheitlichen Erklärung sind. Dasselbe gilt natürlich auch für die Deutung von der Abstammung der hyalinen Massen, welche teils vom Bindegewebe, teils vom Epithel abgeleitet werden (s. unten).

Tumoren verschiedener Organe können einen cylindromatösen Bau annehmen. Nach RIBBERT kommt das Cylindrom hauptsächlich in der Umgebung der Mundhöhle, der Speicheldrüsen, in den Nebenhöhlen der Nase, in der Stirnhöhle, Orbita, im äußeren Gehörgang und an der Wange vor. Das dermatologische Interesse beschränkt sich aber allein auf die sog. SPIEGLERschen Tumoren. Sie sitzen in der überwiegenden Mehrzahl der Fälle am behaarten Kopf. Diese Lokalisation bildet sozusagen das Typische. Neben dieser Lokalisation kann aber auch der Rumpf mehr oder weniger befallen sein (PONCET, SPIEGLER. DE BEURMANN u. a.), während im Gesicht besonders der Nasenrücken (KROMPECHER, DE BEURMANN, MALAN) und die Wange (SCHOENHOF) bevorzugt sind. Auch in der Genitalgegend können die Tumoren vorkommen (RAFIN, KUMER), am seltensten scheinen die Extremitäten befallen zu sein (Fall 1, FRIBOES). Zu ihrer klinischen Eigenart gehört das multiple Auftreten; ihre Zahl ist zumeist nicht angegeben, aber aus den Abbildungen der publizierten Fälle ist zu erkennen, daß sie öfters kaum unter 100 geblieben ist. Viel seltener sind die solitär auftretenden Geschwülste, welche RICKER und SCHWALB, ebenso wie sie das beim Epithelioma adenoides cysticum getan haben, gesondert unter dem Namen der „Schweißdrüsenepitheliome mit Hyalin" besprechen. Im ganzen konnten sie 9 solche solitäre Fälle aus der Literatur sammeln. Seitdem haben MAJOCCHI, ANGLESIO, SCHOENHOF, THIELEMANN und NOBL solitäre Fälle beobachtet mit verschiedener Lokalisation, zumeist im Gesicht. Die Zahl der multiplen Fälle ist ebenfalls sehr gering; RICKER und SCHWALB konnten bis zum Jahre 1914 im ganzen 15 ausfindig machen, auch seitdem ist ihre Zahl nicht sehr gewachsen. Die Fälle von REJSEK, JAKOBI, PINKUS und WATANABE, KUMER (am Genitale). VOIGT, BIBERSTEIN und neuestens der von KROICZIK kommen hinzu. Das weibliche Geschlecht ist wenigstens zweimal häufiger betroffen als das männliche.

Die Geschwülste sind von sehr verschiedener Größe; bohnen- bis faustgroße Gebilde sitzen nebeneinander und können den Kopf so dicht bedecken, daß kaum noch etwas von der normalen Haut und Behaarung sichtbar ist. Die kleineren Tumoren liegen flach ihrer Unterlage auf, die größeren sind mehr oder weniger gestielt und gelappt, knollig oder tomatenförmig, wodurch die Kopfhaut den Eindruck einer „großlockigen Perücke" macht. Die Geschwülste sind von normal aussehender, oder bräunlich verfärbter Haut bedeckt, welche bei den größeren Tumoren, der Spannung entsprechend, verdünnt und oft mit erweiterter, verästelter Gefäßnetzzeichnung versehen ist. Die größeren Tumoren sind öfter oberflächlich ulzeriert; tiefe Geschwürsbildung mit ausgiebigem Gewebszerfall kommt selten vor und kann spontan vernarben. Die Geschwüre haben also keinen bösartigen Charakter und können nicht im Sinne einer malignen Degeneration gedeutet werden. Die Tumoren haben eine prall elastische Konsistenz und sind auf ihrer Unterlage verschieblich, sie liegen in der Lederhaut und im Unterhautzellgewebe. Milienartige, mohnkorngroße Einlagerungen sind geradeso wie beim Epithelioma adenoides cysticum, öfters in den Tumoren beobachtet worden. Zum größten Teil kommen die Geschwülste in den mittleren Jahren vor und erreichen unter langsamem Wachstum zwischen 40 und 60 ihre volle Ausbildung. Ihr Anfang im frühesten Kindesalter ist ebenfalls öfter verzeichnet worden; TISCHNENKO (Diskussion zu KROICZIKs Demonstration) machte in einem jüngsten Falle sogar auf das Angeborensein der Tumoren aufmerksam. Familiäres Auftreten ist öfter vermerkt worden, so bei SPIEGLER (Vater und Tochter), auch bei anderen älteren Autoren und neuestens bei A. KROICZIK (Mutter,

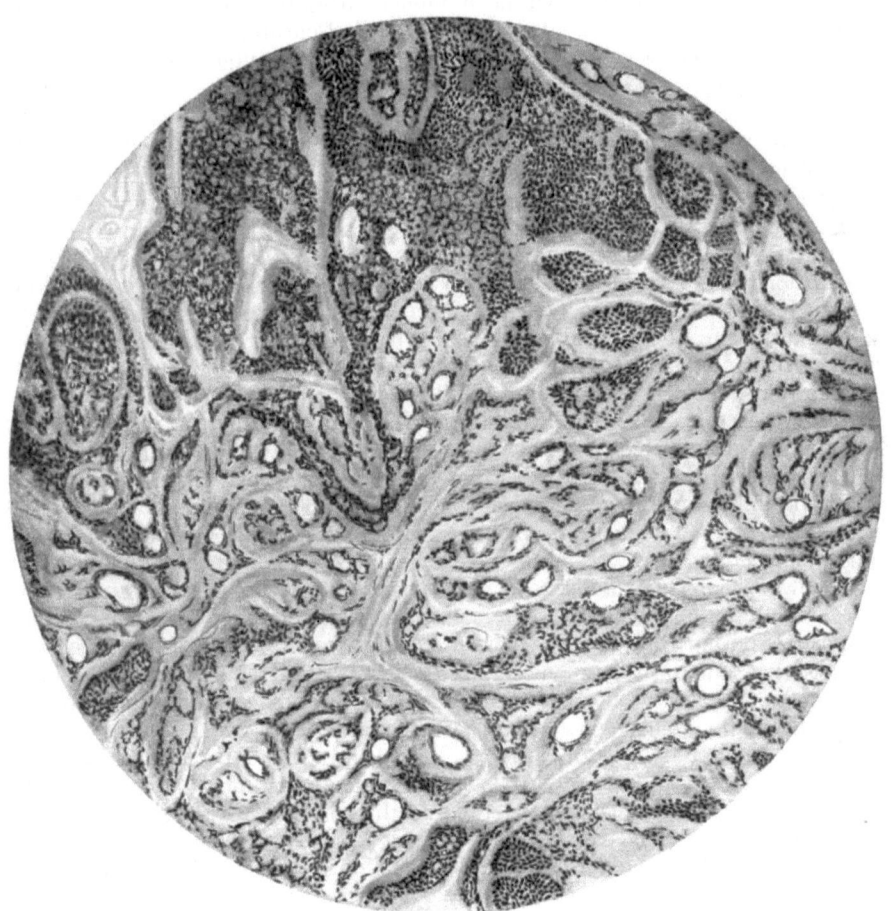

Abb. 72. Naevus epithelioma-cylindromatosus mit ausgedehnter Hyalinbildung. (Aus GANS: Histologie II.)

Tochter und Sohn), doch scheint die Vererbung nicht so regelmäßig feststellbar zu sein, wie beim Epithelioma adenoides cysticum.

Das *mikroskopische* Bild wird von üppigen Zellnestern und Strängen verschiedenster Form beherrscht; die Nester sind durch spärliche Bindegewebssepten voneinander getrennt und von einer gemeinsamen bindegewebigen Kapsel umgeben. Das sie überziehende Oberflächenepithel ist verdünnt, hat sein Leistensystem eingebüßt und ist von einem schmalen cutanen Bindegewebsstreifen von den Tumormassen getrennt. In manchen Fällen konnte indessen ein Zusammenhang der Tumorzellen mit dem Deckepithel in Form von verzweigten Zellsprossen, feinen Zellzügen oder breiteren Epithelzapfen nachgewiesen werden; allerdings wurde auch die Frage aufgeworfen, ob diese Verbindungen primär, oder durch sekundäre Verschmelzung entstanden sind (BIBERSTEIN). Die verschiedenen Formationen der Zellalveolen erklären sich ohne weiteres, wenn wir uns den Gesamttumor ähnlich wie eine Baumkrone gewachsen denken, und durch diese einen Schnitt legen würden (FRIBOES). Bei stärkerer Vergrößerung läßt sich das für das Cylindrom charakteristische Bild feststellen. Man sieht nämlich, daß das Parenchym von schmalen, bandartigen, homogenen Massen umschlossen ist, welche sich mit Eosin rosa, mit van Gieson gelbrot oder rot färben. Auch im Innern des Parenchyms kommen verschieden große quergeschnittene Inseln vor, oder längsgeschnittene, oft bizarr geformte, gewundene Stränge aus derselben Substanz bestehend, welche als *Hyalin* bezeichnet wird und die verschieden geformten Hohlräume des Parenchyms ausfüllt. Um die hyalinen Streifen, welche die epithelialen Bestandteile umgeben, liegen meistens feine Bindegewebsfasern mit spärlichen Zellen. Das Parenchym besteht aus Zellen mit einem gut färbbarem, ovalem oder rundem Kern und wenig Protoplasma, welches keine Faserung oder Stacheln erkennen läßt. Die Zellen haben oft Ei- oder Spindelform, die äußerste Zellage besteht aus kubo-zylindrischen Zellen, das Parenchym besitzt also den Charakter von Basalzellen. Sie sehen zweifellos auch Endothelien äußerst ähnlich und da SPIEGLER scheinbare Zusammenhänge mit Lymphcapillarendothelien feststellen zu können glaubte, hat er die Tumoren als Endotheliome aufgefaßt. FRIBOES hatte Gelegenheit einen der SPIEGLERschen Tumoren von neuem zu bearbeiten und konnte den Zusammenhang des Geschwulstparenchyms mit dem Deckepithel einwandfrei nachweisen,

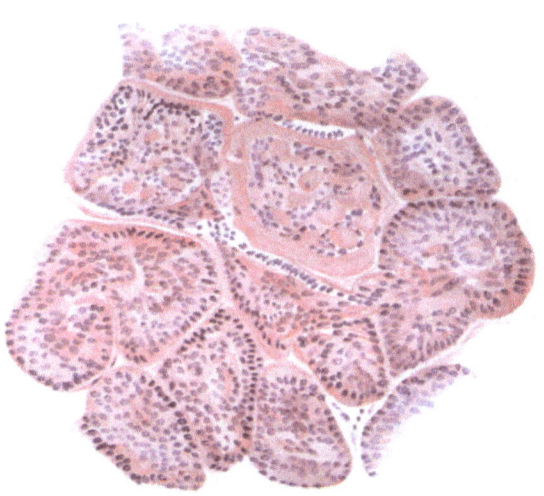

Abb. 73. Durchschnitt durch Cylindromzapfen; hyaline Einschlüsse und hyaline Hüllen um die Zapfen. (Sammlung PINKUS.) (Aus GANS: Histologie II.)

was übrigens POLLAND in den alten SPIEGLERschen Präparaten schon früher gelang. MALASSEZ und DARIER haben schon früher die epitheliale Natur dieser Geschwülste verfochten, DALOUS, DE BEURMANN, DUBREUILH und AUCHÉ und andere, teils schon eingangs aufgezählte Autoren schlossen sich dieser Auffassung an, und in den neueren deutschen Beobachtungen wird ausnahmlos der Ausgang vom Epithel nachgewiesen bzw. angenommen. Die Abweichungen der einzelnen Beobachtungen betreffen eher die Frage, ob Deck-, Haarfollikel- oder Schweißdrüsenepithel die eigentliche Matrix bilden. Letzteres ist besonders von RICKER und SCHWALB behauptet worden. Es ist übrigens erklärlich, wenn beim Cylindrom, welches meistens nach jahrelangem Bestand und Wachstum zur Beobachtung kommt, der Zusammenhang mit dem Ausgangsorgan verwischt und nicht mehr nachweisbar ist. PINKUS und WATANABE erklärten das gemischte Vorkommen von Epithelioma adenoides cysticum und Cylindrom äußerst lehrreich in der Weise, daß nur aus dem Epithelioma adenoides cysticum, welches vom Haarfollikelepithel hervorgegangen ist, die cylindromatösen Massen ausgewachsen sind, so daß zwischen Cylindrom und Follikel- bzw. Oberhautepithel vielfach ein ,,Trichoepitheliom" eingeschaltet ist.

BURNIER und REJSEK betonen die engen Beziehungen zwischen dem Adenoma sebaceum BALZER und MENETRIER (d. h. Epithelioma adenoides cysticum) und dem Cylindrom und meinen, daß letzteres ein fortgeschritteneres Stadium des ersteren bildet. Diese Annahme ist nicht einfach von der Hand zu weisen, wenn man berücksichtigt, daß gewisse klinische Eigenheiten, wie Lokalisation, Bevorzugung des weiblichen Geschlechtes, Heredität beiden gemeinsam sind, daß beide, nebeneinander beobachtet, eigentlich nur durch ihre verschiedene Größe von einander getrennt werden können, daß beide echte Basalzellentumoren sind, und daß schließlich bei beiden ähnliche, wenn nicht identische Degenerationsvorgänge im Bindegewebe und Epithel stattfinden. Jedenfalls müßte das Verhältnis des Bindegewebskolloid des Epithelioma adenoides cysticum zum Hyalin der Cylindrome geklärt werden, was bis jetzt noch nicht geschehen ist. Faßt man die beiden Tumorarten als Naevi auf (BIBERSTEIN), so kann man ihr Vorkommen nebeneinander nach JADASSOHN auch so erklären, daß die gleiche Entwicklungsstörung, wenn sie Hautpartien trifft, die nicht gleichmäßig in der Entwicklung vorgeschritten sind, an der einen Stelle die eine, an der anderen die andere Form der Naevusbildung bedingt.

Einen weiteren Stoff zur Diskussion bot die Frage nach der Abstammung der hyalinen, cylindromatösen Massen, welche das eigentliche charakteristische Merkmal der Tumoren bilden [1]. Schon BILLROTH und VOLKMANN waren in ihrer Ansicht über die Herkunft des Hyalins nicht einig, indem ersterer es aus dem Stroma, letzterer aus den Tumorzellen hervorgehen ließ (s. bei KROMPECHER). Neue eingehende Studien an Hautcylindromen stammen von PINKUS und WATANABE. Diese Autoren betrachten, von normal anatomischen Verhältnissen ausgehend, die Membrana propria der Schweißdrüsen und die Glashaut des Haares als dem pathologischen Hyalin des Cylindroms analoge Bildungen und treten für die *epitheliale Abstammung* ein. Auch RICKER und SCHWALB deuten die hyaline Grenzzone ihrer Schweißdrüsenepitheliome (Cylindrome) als Abkömmlinge der Membrana propria und halten sogar das Vorhandensein dieser Membrana propria-artigen Bildungen für einen Beweis der Abstammung von den Schweißdrüsen. Demgegenüber hat FRIBOES den kontinuierlichen Zusammenhang der hyalinen Balken und Stränge mit dem die Tumorfelder umgebenden Bindegewebe nachweisen können und hat es als Tunica propriaartiges Bindegewebe bezeichnet, in welchem die Kerne der Zellen meistens zugrunde gegangen sind. Auch KROMPECHER, DE BEURMANN und andere sahen, daß das Bindegewebe um die Zellnester herum hyalin entartet, während ALEZAIS und PEYRON die Entstehung der hyalinen Massen als Bildungen der Epithelzellen durch „hyaloplasmatische Einschmelzung" im Sinne RETTERERS und durch Sekretion der Zellen erklären. Diesen mehr einheitlichen, entweder epithelialen oder bindegewebigen Abstammungslehren gegenüber stehen jene Erklärungen, welche das Vorkommen sowohl bindegewebigen, wie epithelialen Hyalins nebeneinander und sogar vermischt annehmen. Nach RIBBERT handelt es sich bei den hyalinen Massen „teils um die Folgen einer hyalinen Infiltration des Bindegewebes, teils um schleimige Sekretionsprodukte des Epithels." Dieselbe Anschauung äußert BORST. RIBBERT hebt noch hervor, daß besonders das neugebildete Bindegewebe, das „eigene Stroma" der Tumoren Neigung zur hyalinen Entartung besitzt. G. HERZOG bezeichnet die „Hohlraumausgüsse" im Epithel und die peripheren, die Epithelwucherungen umschließenden hyalinen Bänder als epitheliale Produkte, führt aber gleichzeitig den Beweis, daß auch das feinfibrilläre Bindegewebe, welches diese umgibt bzw. in die epithelialen

---

[1] Nur wenige Autoren hatten Gelegenheit, an Hautcylindromen das Hyalin zu studieren, zumeist beziehen sich die Untersuchungen auf Cylindrome anderer Organe.

Abschnitte eindringt, hyalin entarten kann und mit dem Hyalin epithelialer Abstammung verschmilzt. Auch HERZOG erblickt, wie PINKUS, in den hyalinen Bildungen Vorgänge, die der Bildung der normalen Glashaut analog sind; diese besteht nach STÖHR aus zwei Schichten, einer äußeren bindegewebigen und einer inneren, vom Epithel ausgeschiedenen. Darnach ist also anzunehmen, daß sowohl das Bindegewebe, wie auch das Epithel zur Bildung des Hyalins beitragen.

Außer diesen Forschern haben noch mehrere, besonders pathologische Anatomen, LUBARSCH, MARCHAND, KAUFMANN, KIRSCHNER u. a. zur Frage der Hyalinbildung Stellung genommen. Ihre Untersuchungen bezogen sich auf Cylindrome der Drüsen oder Schleimhäute.

In Anbetracht der speziellen Struktur der Hautcylindrome wäre in bezug auf *Ätiologie und Pathogenese* die Frage zu lösen, welche besondere Umstände zur Bildung der hyalinen Massen bei diesen Basalzellentumoren führen. Weder die Untersuchung der Cylindrome der Schleimhäute, Speicheldrüsen usw. noch die der Haut können diesbezüglich eine befriedigende Erklärung liefern. Warum und unter welchen Verhältnissen die hyaline Absonderung der Epithelien bzw. die hyaline Umwandlung des Bindegewebes stattfindet, das harrt noch der Aufklärung. Die Entstehung oder das raschere Wachstum der Tumoren selbst ist in manchen Fällen auf ein Trauma (SPIEGLER, FRIBOES Fall 2), in anderen auf durchgestandene Infektionskrankheiten (PONCET, KOULNIEFF, MULERT, FRIBOES Fall 1, BIBERSTEIN) von den Kranken selbst zurückgeführt worden, während in einer Anzahl von Fällen eine Vererbung nachgewiesen werden konnte (SPIEGLER, RAFIN, KROICZIK).

Das klinische Bild, namentlich bei voller Entwickelung und Multiplizität der Tumoren auf der Kopfhaut ist so charakteristisch, daß die *Diagnose* in den meisten Fällen ohne Schwierigkeit zu stellen ist. Den sicheren Beweis wird man aber immer nur durch die mikroskopische Untersuchung liefern können. Eine Verwechslung mit multiplen Atheromen, Epidermoiden wird wohl kaum in Frage kommen, höchstens in jenen seltenen Fällen, in welchen eine epitheliomatöse Entartung der Atheromcystenwand stattgefunden hat. Diese pflegt aber äußerst selten multipel zu sein, auch zeigt sie nur ausnahmsweise die Struktur des Basalzellentumors, sondern ist gewöhnlich ein Hornkrebs (s. Atheromcarcinom). KROMPECHER vermutete, daß bei manchen sog. Endotheliomen der Kopfhaut aus dem Grund *kein* Zusammenhang des Tumorgewebes mit der Oberhaut gefunden wurde, weil sie mit Basalzellentumoren aus Epidermoiden verwechselt wurden. Das dürfte aber in Anbetracht der von einander wesentlich abweichenden typischen mikroskopischen Bilder der beiden Tumorarten kaum je der Fall gewesen sein.

Die *Prognose* der Cylindrome der Haut ist ihrem klinischen Charakter entsprechend als gut zu bezeichnen. Nur der in der Literatur oft zitierte älteste ANCELLsche Fall (1842) verlief infolge von Tumorbildung in der Bauchhöhle tödlich. Doch konnte selbst der Beobachter nicht feststellen, ob die multiplen Bauch- und Lebergeschwülste Metastasen oder selbständig aufgetretene Tumoren waren. Der HASLUNDsche, ebenfalls tödlich verlaufene Fall wurde von FRIBOES auf Grund der nachuntersuchten mikroskopischen Präparate als ein in die Lymphspalten einwachsendes bösartiges Carcinom erkannt. Der Benignität der SPIEGLERschen Tumoren quoad vitam steht aber ihre unbegrenzte Dauer, die oft beobachtete Neigung zur Ulceration und die Seltenheit einer spontanen Rückbildung (DE BEURMANN) gegenüber.

Bemerkenswert sind die Ergebnisse der *therapeutischen* Versuche, zu welchen DE BEURMANN in seinem Falle mit Radiumbestrahlungen gelangt ist. Schwache, äußerlich angewandte Dosen haben zur Umwandlung des basalzelligen Cylindroms zu einer stachelzelligen, also bösartigeren Epitheliomform geführt. Starke und gleichzeitig mittels Transfixation im Tumorinnern angewandte Dosen führten zum Schwund der epitheliomatösen Massen, begünstigten aber in ungeahnter Weise die Bildung des Hyalins im Bindegewebe. Sonst wurde die operative Entfernung der Tumoren versucht, welche aber in Anbetracht ihrer meistens beträchtlich großen Zahl auf technische Schwierigkeiten stoßen kann.

Das verkalkte Epitheliom. Épithéliome calcifié des glandes sébacées (MALHERBE et CHENANTAIS)[1].

„Verkalkte Epitheliome sind Neubildungen, die zumeist abgekapselt in der Subcutis liegen, ein Parenchym von nekrotischen, bisweilen auch verhornten Epithelzellen in alveolärer Anordnung und meist ein sehr gefäß- und zellarmes bindegewebiges Stroma besitzen." Diese Definition von BILKE enthält in kurzen Worten alles, was die Morphologie des verkalkten Epithelioms charakterisiert. Nachdem schon früher einzelne Beobachtungen von verkalkten Epitheliomen gemacht worden sind (WILKENS 1858), hat MALHERBE am internationalen Kongreß in London 1881 das seltene Krankheitsbild umschrieben. Sein Schüler CHENANTAIS hat im selben Jahre in seiner These mehrere Fälle bearbeitet. Ähnliche Fälle wurden in ziemlich großen Zeitabschnitten von v. NOORDEN 1888, PILLIET 1890, DENECKE 1893, PERTHES 1894, STIEDA 1896, SOULIGOUT und PILLIET 1898, THORN 1898, LINSER u. a. beschrieben, so daß letzterer bis zum Jahre 1900 36 Fälle sammeln konnte. Spätere Beobachtungen von REVERDIN 1901, CHILESOTTI 1904, WALKHOFF 1907, LAPOINTE 1907, MURAKAMI 1911, STRASSBERG 1911, DOESSEKKER 1921, DUBREUILH und E. CAZENAVE 1922 und BILKE 1922 haben die Fälle bedeutend vermehrt, da in manchen Publikationen mehrere Fälle — oft allerdings ohne klinischen Daten — histologisch aufgearbeitet worden sind. So berichten BILKE über 3, MURAKAMI über 4, DOESSEKKER über 6, DUBREUILH und CAZENAVE über 7 Fälle. Bezüglich ihrer Abstammung herrscht heute eine ziemlich einheitliche Auffassung, nachdem früher das verkalkte Epitheliom mit verkalkten Atheromen zusammengeworfen und verwechselt wurde.

Klinisch bietet das verkalkte Epitheliom ein ganz unbedeutendes, einförmiges Bild. Am häufigsten kommt es am Kopf, Gesicht, Oberkörper und an den Oberarmen vor, ist meistens kaum auffallend oder überhaupt nicht sichtbar, nur tastbar. Es bildet hanfkorn- bis hühnereigroße Tumoren, welche sich, je nach der Dicke des Unterhautzellgewebes, in welchem oder an dessen Grenze sie liegen, und der Cutis, welche über sie hinwegzieht, mehr oder weniger hervorwölben oder sogar ganz flach im Hautniveau liegen. Beim Betasten erweisen sie sich knochenhart, ihre Oberfläche ist meistens uneben, höckerig. Die sie bedeckende Haut pflegt von normaler Farbe und Beschaffenheit zu sein. Die Geschwülste sind scharf umschrieben und leicht verschieblich. Sie sind von unbegrenztem Bestand. Wahrscheinlich treten sie immer in sehr frühem Kindesalter auf, werden aber oft wegen ihrer Bedeutungslosigkeit und ihres sehr langsamen, kaum merklichen Wachstums oder gar ihres Wachstumstillstandes spät entdeckt. Schmerzen oder sonstige subjektive Symptome fehlen.

Zwei von mir beobachtete Fälle verkalkten Epithelioms boten alle diese, im allgemeinen nur wenig bezeichnenden, klinischen und die im folgenden darzulegenden äußerst charakteristischen mikroskopischen Merkmale.

Der eine Fall bezieht sich auf ein an Xeroderma pigmentosum leidendes, mehrere Jahre lang beobachtetes und vor kurzem im 9. Lebensjahre an Marasmus verstorbenes Kind. Im Alter von 5 Jahren bemerkten wir an der rechten Parotisgegend eine bohnengroße knochenharte Geschwulst, welche in jeder Richtung gut umfaßbar und leicht

---

[1] Vgl. hierzu NÄGELI, dieses Handbuch Bd. IV/3, S. 428.

beweglich war. Die Haut über der Geschwulst war, wie an den anderen Stellen des Körpers, trocken, xerotisch, pigmentiert, mit kleinen weißlichen Atrophien. Nach der Exstirpation zeigte sie im Querschnitt eine bröckelige Substanz von weißer Farbe, aus Kalkmassen bestehend. Die Entkalkung erfolgte in Salpetersäure.

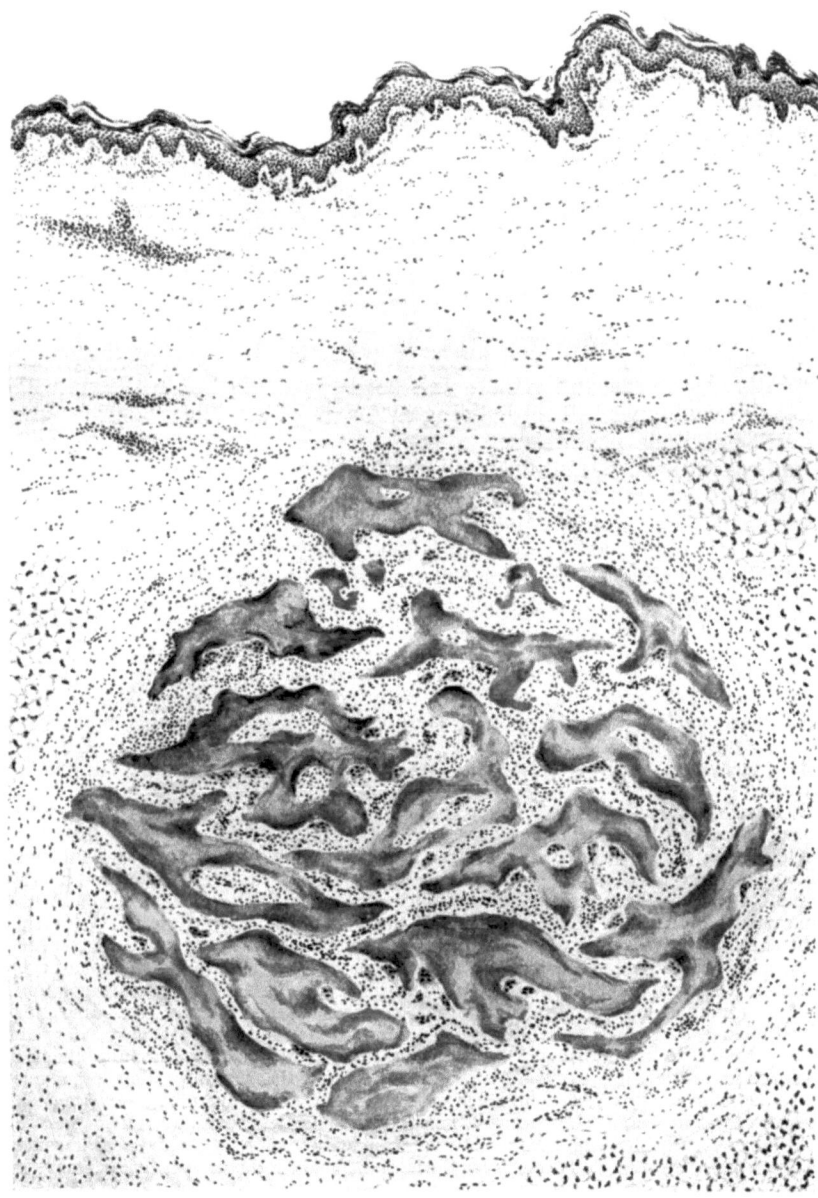

Abb. 74. Verkalkung eines spinocellulären Krebses bei Xeroderma pigmentosum.

Die *mikroskopische* Untersuchung ergab, daß die Geschwulstmasse aus einem System unregelmäßiger, balkenartig und in Nester geordneter Massen besteht, die aus eigentümlich nekrotischen Zellen zusammengesetzt sind. Das Ganze ist von einer straffen, faserigen, dünnen Bindegewebskapsel umgeben, enthält im mittleren Teil ein sehr zellarmes, fast homogen-hyalinartiges, bindegewebiges Stroma mit spärlichen Gefäßlumina und ziemlich vielen Spalten, während mehr peripherwärts das Bindegewebe bedeutend zellreicher ist. Die ganze Geschwulst grenzt nach oben an die Cutis, nach unten und beiderseits liegt das subcutane Fettgewebe.

Das eigentliche Parenchym bilden die ungleich gefärbten, unregelmäßig geformten nekrotischen Balken und Nester, in welchen die Zellkonturen noch wohl erkenntlich, die Kernhöhlen deutlich sichtbar sind; an vielen Stellen sind sogar die sternförmig geschrumpften Kerne und besonders die Kernkörperchen bei stärkerer Färbung (van Gieson) noch tingiert. Eine Zwischensubstanz ist nicht nachzuweisen, die Zeichnung der Zellkonturen gibt ein dem Epithelgewebe entsprechendes Bild. Neben dieser eigenartigen Nekrose, mit Beibehaltung der Zellform und der Kernbestandteile, kommen auch Keratohyalinbildung und Verhornung, selbst einzelne Hornperlen vor. Das mehr peripher gelegene zellreiche feinfaserige Bindegewebe enthält Bindegewebszellen verschiedenster Form und viele Riesenzellen vom Charakter der Fremdkörperriesenzellen, mit zentral zusammengehäuften, oft sehr zahlreichen (60—100) Kernen. Sie liegen oft am Rande des abgestorbenen Epithels und besorgen wahrscheinlich dessen Abbau. Infolge der vollkommenen Entkalkung sind weder kristallinische noch amorphe Mineralbestandteile nachweisbar.

Das Deckepithel der Haut über den Geschwülsten ist an manchen Stellen etwas verdünnt, an anderen mäßig akanthotisch, an ersteren mit stark pigmentierter Basalschicht. In der Cutis finden sich einige Schweißdrüsen, viel kümmerlich entwickelte Lanugohaarbälge mit auffallend dicker epithelialer Wand, spärlichen Talgdrüsen oder eingelagerten Talgzellen. Ein Zusammenhang der Geschwulst mit dem Deckepithel oder dem Epithel der Anhangsorgane ist nirgends nachweisbar.

Später traten beim Patienten noch zahlreiche echte verhornende und exulcerierte Carcinomknoten auf, aber keine von den vielen untersuchten Geschwülsten enthielt Kalkmassen oder die in charakteristischer Form abgestorbenen Epithelbalken.

Der zweite Fall betraf einen 14jährigen, sonst gesunden und gut entwickelten Knaben, bei welchem ungefähr im vierten Lebensjahre gleichzeitig an der rechten Wange und am linken Oberarm je ein kleiner harter Knoten entstand, ohne die geringsten Beschwerden. Patient überstand alle infektiösen Kinderkrankheiten, mit 11 Jahren Pneumonie und Pleuritis.

2 cm vom Tragus des rechten Ohres entfernt ist ein haselnußgroßes abgeflachtes Gebilde tastbar, welches mit der Oberhaut verwachsen, über der Subcutis leicht beweglich ist. Die Oberfläche ist uneben, höckerig, die Konsistenz knochenhart, die bedeckende Haut vollkommen normal. Der Tumor am Arm stimmt in allem mit demjenigen im Gesicht überein. Der Gesichtstumor wird exstirpiert. An der Schnittfläche weiße bröckelige Konkremente, von einer Bindegewebskapsel umgeben. Die mikroskopische Untersuchung ergibt ein dem obigen ganz ähnliches Bild, mit einigen Abweichungen, unter welchen das auffallendste die an manchen Stellen auftretende *Knochenbildung* ist. Die unregelmäßig geformten Knochenbälkchen legen sich an das Epithel an, enthalten sternförmige Knochenzellen in ihrem Inneren und Osteoblasten an ihrem freien Rande. Die abgestorbenen Epithelzellen zeigen noch an vielen Stellen eine Andeutung von Stacheln oder Epithelfaserung und sind an manchen Stellen bei van Gieson-Färbung wie mit einem feinen wolkenartigen, dunkelblau gefärbten Staub bedeckt (Kalkreste). Das bindegewebige Stroma ist hier überall viel zellreicher als im ersten Falle, auch hier erweisen sich die Bindegewebszellen äußerst polymorph mit sehr vielen Riesenzellen, welche meistens an den Kanten der Epithelbalken sitzen. Auch Hornperlen sind in mäßiger Zahl vorhanden. Die Geschwulst liegt an der Grenze der Cutis und Subcutis; keine von beiden zeigt irgendwelche Veränderungen.

Einen Umstand möchte ich noch hervorheben, daß nämlich in der Cutis neben normal entwickelten Haarbälgen auch solche mit bizarr geformten Epithelausläufern vorkommen, welche an manchen Stellen abgeschnürt erscheinen. (In Ermangelung lückenloser Serien kann ich das nicht mit Bestimmtheit behaupten.) Es wird dies bei der Pathogenese noch berücksichtigt werden. Etwas tiefer liegen einige Schweißdrüsen.

Die eben beschriebenen Fälle stimmen in allen wesentlichen morphologischen Eigenschaften mit denen anderer Beobachter überein. Auch die im zweiten

Falle verzeichnete Verknöcherung gehört zum gewöhnlichen Bilde des verkalkten Epithelioms, ohne obligatorisch zu sein. BILKE meint, daß die universelle Verknöcherung seines zweiten Falles durch die oberflächlichere, intracutane Lage des Tumores verursacht wurde, und schließt sich der WALKHOFFschen Annahme an, daß nämlich das Gewebe der verkalkten Neubildung durch ihren oberflächlicheren Sitz Traumen mehr ausgesetzt ist und auch durch die Spannung der Haut bei Bewegungen mehr gereizt werden kann, worauf das Gewebe mit Knochenbildung reagiert. Eine Umwandlung von Epithel in Knochen, wie das DENECKE behauptet hat, ist sehr unwahrscheinlich, es kann höchstens eine

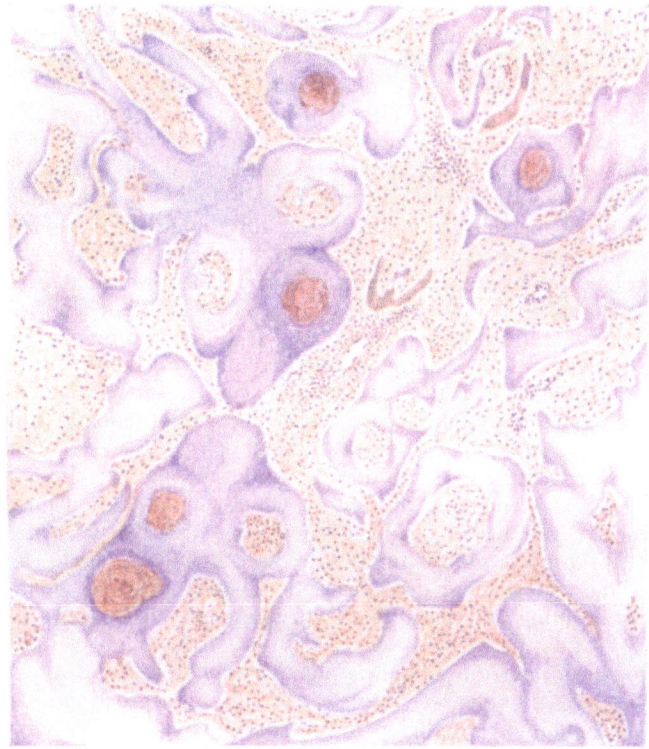

Abb. 75. Verkalktes subcutan gelegenes Epitheliom (14jähriger Knabe).

Substitution des zugrunde gegangenen Epithels durch Bindegewebe und später durch Knochen angenommen worden. HENZI führt die Knochenbildung auf junges Granulationsgewebe zurück, das in die Epithelmassen hinein wuchert und zu Knochenmark metaplasiert. Dieselbe Anschauung vertritt BILKE, und denselben Eindruck habe auch ich aus meinen Präparaten gewonnen.

Die merkwürdigste Eigenschaft der Tumoren ist die *Verkalkung*, welche zu einer Sonderstellung dieser gutartigen Epitheliome Anlaß gegeben hat. Der Verkalkung müssen aber immer regressive Metamorphosen in Form von Nekrose und Verhornung des Epithels vorangehen, so daß STRASSBERG, BILKE und DOESSEKKER wohl mit Recht darauf hingewiesen haben, daß nicht die Verkalkung, sondern die Nekrose von wesentlicher Bedeutung ist. ,,Die Grundbedingung für Kalkinkrustation eines Gewebes scheint prinzipiell allgemein eine Störung der vitalen Funktionen der Zelle zu sein" sagt DOESSEKKER. LIESEGANG beantwortet die Frage nach den Ursachen der Verkalkung pathologischen Gewebes vom chemischen Standpunkt aus mit der Feststellung, daß die lebende Zelle immer Kohlensäure produziert, die Calciumphosphat und Calciumcarbonat löst; sobald aber diese Produktion aufhört, kann es zur Verkalkung der Zellen kommen. Als Hauptursache der primären Zellveränderungen wird die mangelhafte Blutversorgung angenommen. DENECKE hat endarteritische Gefäßveränderungen nachgewiesen, BILKE fand ausgesprochene Gefäßarmut der Tumoren und hat mit Lipoidfärbungsverfahren verschiedene Zerfallsprodukte in den Zellen gefunden. In meinem zweiten Falle ist das zellreiche Stroma nicht als gefäßarm zu bezeichnen, doch ist es als neugebildetes Granulationsgewebe aufzufassen, welches erst sekundär zwischen die Epithelbalken hineinwuchs. Der Kalk kann natürlich nur durch den Säftestrom des Bindegewebes zu den verkalkenden Geweben geführt werden, welche vorher eine durch Zirkulationsstörungen bedingte, durch BILKE näher charakterisierte Nekrose erlitten haben.

Der einstimmigen Annahme einer epithelialen Abstammung des verkalkten Epithelioms ist PERTHES entgegengetreten, indem er nicht nur seinen, sondern auch alle früheren Fälle für *Endotheliome* erklärt hat. Seine in manchem anscheinend überzeugende Beweisführung fand keinen Anklang. THORN konnte in einem Falle sogar den Zusammenhang mit dem Oberflächenepithel nachweisen. STIEDA und LINSER haben den PERTHESschen Fall als verkalktes Endotheliom anerkannt, LINSER publizierte freilich einen weiteren Fall von Endotheliom, gleichzeitig aber auch einen Fall von verkalktem Epitheliom, nimmt also beide Entwicklungsmöglichkeiten an. Indessen wurde die ganze Gruppe der Endotheliome in ihrem Fundamente erschüttert. KROMPECHER und vielleicht noch entschiedener JOH. V. FICK und in neuerer Zeit VAN DUYSE bezweifeln, wie bekannt, ganz und gar die Existenz der Endotheliome (hier wären die Psammome auszunehmen; vgl. dieses Handbuch Bd. XII/2), und auch wir nehmen den Standpunkt ein, daß die sog. Endotheliome der Haut, insbesondere auch die in Rede stehenden verkalkten Geschwülste echte Epitheliome sind.

In welcher Weise sie sich aus der Epidermis entwickeln, das wird verschieden aufgefaßt. MALHERBE und CHENANTAIS haben sie von den Talgdrüsen abgeleitet, auf dem Wege über das Atherom. Später haben sie auch die Möglichkeit der Abstammung von Schweißdrüsen zugegeben. MURAKAMI hat zwei seiner Fälle ebenfalls aus Talgdrüsen bzw. Talgdrüsenanlagen abgeleitet und wendet sich entschieden gegen die Annahme der atheromatösen Natur der verkalkten Epitheliome. BILKE hat versprengte, in die Cutis verlegte Epithelkeime, welche ja in der Epitheliomgenese allgemein eine große Rolle spielen, als Ausgang der Tumoren betrachtet und bringt ihre Entstehung in Analogie mit den Cholesteatomen. Dasselbe tat FICKER. Ich habe schon oben auf die vom normalen abweichenden Bau der Follikel in meinen beiden Fällen hingewiesen. Diese sprechen für eine Störung in der Follikelentwicklung, welche mit der Epitheliombildung in Zusammenhang gebracht werden kann und mit der Annahme einer embryonalen Entwicklungsstörung im Epithel gut vereinbar ist. So wäre also das verkalkte Epitheliom in die Reihe der naevusartigen Bildungen einzureihen. Doch ist auch die Möglichkeit einer traumatischen Entstehung in späterem Lebensalter, durch Verlagerung von Epithel in die Subcutis, wie z. B. im WALKHOFFschen Fall nach einer Bißwunde, nicht von der Hand zu weisen. DUBREUILH und CAZENAVE leiten die verkalkten Epitheliome aus ektodermalen Zellen mit ganz spezifischem Typus ab, welche keine Differenzierungsfähigkeit besitzen, sondern früh nekrotisieren. Merkwürdigerweise wollen sie die Härte nicht den Kalkablagerungen, sondern dem sehr straffen Bindegewebe zuschreiben.

Die Diagnose der verkalkten Epitheliome ist, wie die aller anderen gutartigen Epitheliome, ohne Mikroskop schwer zu stellen. Ob Kalk im fraglichen

Gebilde vorhanden ist, kann eventuell röntgenologisch festgestellt werden. Verwechslungen können in erster Reihe mit den häufigeren verkalkten Atheromen vorkommen, welche in bezug auf ihre Lokalisation, Größe, Konsistenz und Entwicklungsdauer mit den in Frage stehenden Tumoren oft übereinstimmen. Auch das krebsig entartete Epidermoid und Dermoid kann verkalken; meistens sind aber die „Atheromkrebse" (s. auch bei den Präancerosen) keine gutartigen Gebilde; rasches Wachstum, Ulceration oder Fistelbildung lassen sie leicht unterscheiden. Kalkablagerungen anderer Art, Knochenbildungen in der Cutis, Subcutis oder in den Muskeln, ebenfalls äußerst seltene Vorkommnisse, könnten gelegentlich Verwechslungen möglich machen, immerhin werden hier einige Anhaltspunkte, wie Form, Beweglichkeit, Schmerzen, Entwicklungsdauer sowie allgemeine konstitutionelle Erkrankungen die Differentialdiagnose erleichtern. Eher ist eine Verwechslung mit harten, cutanen oder subcutanen Fibromen denkbar, die viel häufiger sind und die wir ebenfalls nur mikroskopisch diagnostizieren können.

Absolute *Gutartigkeit* charakterisiert die verkalkten Epitheliome. Malherbe und Reverdin haben zwar Rezidive nach Exstirpation beobachtet, trotzdem stellt letzterer selbst in diesem Falle eine durchaus günstige Prognose.

Therapeutisch kommt allein die chirurgische Entfernung in Betracht, welche in den meisten Fällen technisch keine Schwierigkeiten hat.

Adenoma sebaceum.

Von

Michael Lang-Pécs.

Unter der Bezeichnung Adenoma sebaceum finden wir in der Literatur verschiedenartige Veränderungen zusammengetragen, deren Auffassung als Talgdrüsenadenome zunächst von der Stellungnahme des betreffenden Autors zum Adenombegriff abhängt.

Man war ursprünglich geneigt alle Neubildungen, welche die gleiche Struktur, wie die Drüse haben, von welcher sie ausgehen, für Adenome zu halten, auch wenn der Typus der Drüse exakt wiedergegeben ist (Darier, Hallopeau, Chambard, Förster, Lücke, Birch-Hirschfeld, Perls, Thoma, Broca). Daß bei dieser Definition auch die hyperplastischen Zustände, d. h. die auf einfacher Vergrößerung und Vermehrung der Acini beruhende Volumzunahme der Talgdrüsen, unter den Adenomen figurieren müssen, bedarf wohl keiner weiteren Begründung. Die Schwierigkeiten sind hier hauptsächlich durch den geweblichen Aufbau der Talgdrüse gegeben, wodurch die Abgrenzung einfachen hyperplastischen Prozessen gegenüber kaum möglich wird.

Cohnheim und mit ihm Barlow verstehen unter Adenom eine Drüsenneubildung, welche „zwar mehr oder weniger den Bau einer Drüse nachahmt, aber doch vom Muttergewebe verschieden ist und vor allem Dingen die Funktion derselben nicht mehr erfüllen kann". Nun kann aber die Funktionslosigkeit nicht mehr als Charakteristikum der Adenome gelten, seitdem wir wissen, daß sowohl die benignen, homologen Tumoren, als auch Carcinome (z. B. Lebercarcinome) die Funktion des Muttergewebes fortsetzen können.

Unna verlangt vom „Steatadenom" eine „in neuen Bahnen sich bewegende Wucherung", welche man sich in der Weise vorzustellen hat, daß vom Talgdrüsenepithel zunächst solide Sprossen abgehen, in welchen des weiteren eine fettige Degeneration der Zellen stattfindet, wodurch an das ursprüngliche Organ erinnernde Gebilde entstehen. Wachsen jedoch diese Epithelsprossen zu soliden Epithelmassen oder Epithelsträngen aus, so haben wir es nicht mit einem Adenom, sondern mit irgendeinem, von der Talgdrüse ausgehenden Akanthom zu tun. Unna legt also bezüglich der Abgrenzung der Talgdrüsenadenome von den Epitheliomen großes Gewicht auf die fettige Metamorphose, was jedoch — nach dem oben Gesagten — unseren heutigen Kenntnissen über die Epitheliome keineswegs entspricht.

Kothe schließt sich der Definition von Cornil und Ranvier an, die nur solche Geschwülste zu den Adenomen zählen, ,,welche aus wirklich neugebildetem Drüsengewebe bestehen und in welchen eben die Wucherung das Wesentliche ist, nicht nur als akzidenteller Vorgang neben anderen Neubildungen sich findet". Kothe ergänzt diese Definition dahin, daß die sekretorische Tätigkeit vermindert, aber nicht aufgehoben ist.

Ob wir uns nun für die eine oder die andere Definition entscheiden, so werden wir doch immer die Schwierigkeiten empfinden, die sich der Abgrenzung von den einfachen hyperplastischen Prozessen einerseits, den epitheliomatösen Prozessen andererseits entgegenstellen. Jedenfalls müssen wir von einem Talgdrüsenadenom den Ausgang von einer Talgdrüse oder zumindest von der Anlage einer solchen, weiters das Vorhandensein der Drüsenstruktur mit mehr oder weniger Abweichung vom normalen Aufbau sowohl in bezug auf die Acini, als auch die einzelnen zelligen Elemente verlangen. Nun können aber Epitheliome ebenfalls von den Talgdrüsen ausgehen, in ihrem Aufbau den Drüsentypus nachahmen, ja auch die spezifischen Zellfunktionen können — wie bereits erwähnt — erhalten bleiben. Man wird daher Jadassohn vollkommen zustimmen können, wenn er der Ansicht ist, ,,daß eine Abgrenzung zwischen Adenomen und Epitheliomen immer etwas Subjektives haben muß".

Die Interpretierung der in der Literatur bekanntgegebenen Fälle durch die verschiedenen Autoren ist ein sprechendes Beispiel für die Uneinigkeit, welche in der Talgdrüsenadenomfrage herrscht. Unna hält den Bockschen Fall für ein echtes Talgdrüsenadenom, hebt jedoch selbst die Ähnlichkeit mit dem Epithelioma adenoides cysticum hervor. Krompecher identifiziert ihn mit seinem Basalzellencarcinom. Reitmann rechnet außer einen eigenen Fall nur den Fall von *Monti* zum Adenoma sebaceum, beide Fälle werden jedoch von Carol als Epitheliome angesprochen. Carol kommt nach eingehendem Studium der Literatur zur Überzeugung, daß weitaus die meisten, als Adenomata sebacea bezeichneten Fälle auf diesen Namen keinen Anspruch erheben können; sie gehören teils zu den Epitheliomata adenoid. cystica, teils zu den Hyperplasien und Hypertrophien, teils zu den angeborenen Geschwülsten (Hamartome und Naevi) — eine Auffassung, die sich mit derjenigen von Ricker und Schwalb deckt, welcher sich auch Gans angeschlossen hat. So erklärt Carol den von van der Valk als Adenoma glandularum sebacearum vorgeführten Fall als Naevus sebaceus. Die Fälle von Vitolo, Pettinari sind ebenfalls zu den Naevi zu rechnen, dagegen entspricht Flarers Fall mit den ausgesprochenen Drüsenzellwucherungen, die zum Teil noch im Zusammenhang mit normal gebildeten Alveolen stehen, zum Teil schon isoliert im Bindegewebe gefunden werden und keine Zeichen von Verfettung aufweisen, mit der geringen Zahl von Ausführungsgängen, der Cystenbildung mit teilweise hornigem Inhalt usw. eher einem Epithelioma adenoides cysticum.

Wir müssen uns daher mit der Tatsache abfinden, daß die bereits seit Jahrzehnten dauernde Streitfrage, ob es ein Talgdrüsenadenom gibt oder nicht, auch heute noch nicht als gelöst betrachtet werden kann.

Eine wesentliche Klärung in das chaotische Gebiet der gutartigen Talgdrüsentumoren brachten die Beobachtungen von Jadassohn, auf welche wir später noch zurückkommen werden. Aus diesen geht nämlich zweifellos hervor, daß die Talgdrüsen am Aufbau von Naevi beteiligt sein können und führten somit zur Aufstellung einer, wenn auch nicht pathologisch-anatomisch, so doch genetisch einheitlichen Gruppe der Talgdrüsennaevi.

Talgdrüsennaevi [1].

Sie gehören zu den sog. Organnaevi. Klinisch kann man sie in isolierte, systematisierte und multiple, symmetrische Naevi einteilen.

Die isolierten Talgdrüsennaevi stellen pfefferkorn- bis haselnußgroße, selten noch größere, gelblich-weiße oder rötlich-gelbe, flach oder halbkugelig prominente Tumoren von teils fleischiger, teils pastöser Konsistenz dar. Ihre Oberfläche ist meist höckerig, zuweilen mehr oder weniger verrukös, und weist einzelne stark ausgeprägte Follikelmündungen auf, aus welchen sich auf Druck eine fettige Substanz von der für das Sebum charakteristischen Beschaffenheit entleert. In anderen Fällen finden wir mehrere kleine, stecknadelkopf- bis hanfkorngroße, dicht aneinandergelagerte, eventuell rosettenförmig angeordnete Knötchen; durch Konfluenz solcher Knötchengruppen können des weiteren beetförmige Geschwülste entstehen. Ihr Lieblingssitz ist das Gesicht (Nase) und der behaarte Kopf. Beschwerden fehlen.

Als systematisierte Naevi kommen sie nur selten rein vor, sondern meistens mit weichen Naevi, Schweißdrüsennaevi, Hydrocystomen, cystischen Epitheliomen, Atheromen kombiniert (JADASSOHN, FABRY, BUSCHKE, DORST und DELBANCO u. a.). Auch Kombination mit Hauthorn wurde beobachtet (BERGMANN, GELBJERG-HANSEN).

Unter der Bezeichnung „senile (resp. präsenile) rein hyperplastische Talgdrüsentumoren, speziell des Gesichts" wurde von HIRSCHFELD aus der Berner Klinik JADASSOHNS eine bei älteren Leuten (häufiger bei Männern, als bei Frauen) auftretende Affektion beschrieben, welche nach dem Autor wahrscheinlich als seniler Naevus aufzufassen ist. Es handelt sich um stecknadelkopf- bis linsengroße, weißgelbliche oder etwas bräunliche, mäßig derbe, oberflächlich in der Cutis gelegene, leicht erhabene, rundliche oder polygonale Knötchen, deren glatte Oberfläche meist eine oder mehrere Öffnungen aufweist, aus welchen sich Talg exprimieren läßt. Sie treten häufiger in der Mehrzahl auf und lokalisieren sich in unregelmäßiger Dissemination vorzüglich an der Stirne, seltener an den Wangen und der Nase. Die Entwicklung vollzieht sich langsam und unmerklich und sie bleiben dann jahrzehntelang unverändert bestehen. Die beobachteten Patienten waren alle über 40 Jahre. HIRSCHFELD glaubt den W. PICKschen Fall (mit Ausnahme des in ein Epithelioma adenoides cysticum umgewandelten Knötchens) hierher rechnen zu dürfen und erwähnt, daß ähnliche Beobachtungen auch von UNNA gemacht wurden. In der Folge wurde dann von RÓNA, CSILLAG, REITMANN über analoge Befunde berichtet. Nach REITMANN kann jedoch hier von Naevi nicht die Rede sein; die fraglichen Läsionen stellen nur eine funktionelle Hypertrophie der Talgdrüsen in der Greisenhaut dar und sind mit den senilen Angiomen und im Senium auftretenden Pigmentstörungen in eine Linie zu setzen. Sie verdienen beachtet zu werden, da sie den Ausgangspunkt für echte Neubildungen abgeben können, wie das der W. PICKsche und ein zweiter von GAVAZZENI mitgeteilter Fall beweist.

Die *histologischen Veränderungen* der bisher beschriebenen klinischen Bilder sind ziemlich gleichartig, so daß sie gemeinsam besprochen werden können. Im Grunde genommen handelt es sich um hyperplastische, resp. hypertrophische

---

[1] Genauere Beschreibung der Talgdrüsennaevi, siehe im Bd. XII/2, S. 636 dieses Handbuches.

Prozesse — um Vorgänge, welche besonders bei den Vergrößerungen der Talgdrüsen schwer auseinanderzuhalten und wohl auch meistens gleichzeitig vorhanden sind. Die Hauptmasse der Tumoren besteht aus großen, eine reiche alveoläre Gliederung aufweisenden, dicht aneinander gelagerten Talgdrüsen, deren Zellen normale Strukturverhältnisse aufweisen und die physiologische Funktion der Talgbildung erfüllen. Infolge dieser Massenhaftigkeit erscheint im Präparat Drüse an Drüse gelagert und auch die untere Abgrenzung der Drüsen reicht meist tiefer in die Cutis, oft bis in die Region der Schweißdrüsen hinab. Außer der abnormen Größe ist das nächst auffallendste Symptom das Verhalten der Ausführungsgänge; diese münden nämlich häufig nicht in den Haarbalg, sondern vielfach mit selbstständiger Mündung an der Oberfläche. Die Epidermis zeigt stellenweise trichter- oder kraterförmige Vertiefungen, in welche in der Regel mehrere Gänge einmünden. Die Haare fehlen entweder vollkommen, oder sind nur spärlich vorhanden. Auch die Schweißdrüsen können fehlen, sie können aber auch sehr groß und mächtig erscheinen (BANDLER, POLLITZER). Häufig ist auch das Oberflächenepithel am Prozeß beteiligt. Neben einer mäßigen Verdickung der Epidermis findet sich zumalen eine unregelmäßige Verbreiterung

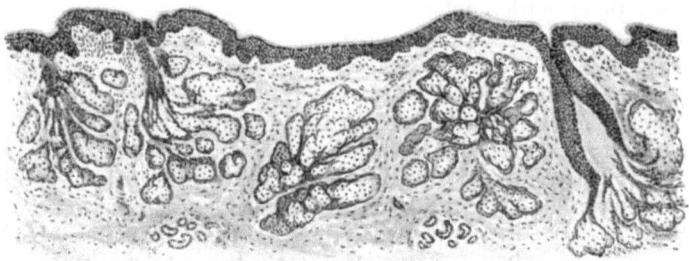

Abb. 76. Naevus sebaceus (Adenoma sebaceum). Große Talgdrüsen, teils an Follikel gebunden, teils frei und ohne Ausführungsgang. (Aus GANS: Histologie II.)

oder kolbige Form der Retezapfen. In der basalen Zellschicht ist zumalen reichlich dunkelbraunes, feinkörniges Pigment angehäuft, wie auch im Corium zahlreiche pigmentführende Zellen gefunden werden können.

Die weiteren Veränderungen sind durch Verdrängungserscheinungen an den übrigen Geweben der Haut gegeben. Das interstitielle Bindegewebe zwischen den einzelnen Acini ist zusammengedrängt, zell- und gefäßarm, das elastische Gewebe meist der Druckatrophie anheimgefallen. Die Musculi arrectores pilorum verlaufen in den verschiedensten Richtungen zwischen den Drüsen und sind häufig atrophisch.

Neben diesen aus typischen, oder annähernd typischen Talgdrüsen aufgebauten Naevi (Beobachtungen von FÜHRER, PORTA, LÜCKE, WERNER und JADASSOHN, OPPENHEIM-MÄRKLIN, BANDLER, HIRSCHFELD, BENKMANN, JÄGER, HIDAKA, STÜMPKE, JEAN) kommen auch solche vor, welche teils im Aufbau der Drüsen, teils im Verhalten der Umgebung mehr oder weniger ausgeprägte Abweichungen aufweisen. So kann man in manchen Fällen sowohl an den Drüsen, wie an deren Ausführungsgängen mit Talg gefüllte Cysten beobachten (MONTI, AUDRY, JADASSOHN, VITOLO, GELBJERG-HANSEN, MARTINOTTI, S. POLLITZER), welche auf eine Verstopfung der Ausführungsgänge mit Horn und Talg zurückgeführt werden können. Auch Schweißdrüsencysten wurden beobachtet (BUSCHKE).

Es wurde schon oben die Beteiligung des Oberflächenepithels erwähnt, welches unter Umständen eine mächtigere Hyperplasie (JADASSOHN, MARTINOTTI,

BENKMANN) und eine mehr oder weniger ausgesprochene Hyperkeratose aufweisen kann (JADASSOHN, BERGMANN, GELBJERG-HANSEN).

Das Bindegewebe ist zuweilen vermehrt; es bildet sich dann öfters eine wahre Bindegewebskapsel um die vergrößerten Drüsen herum aus (GOTTHEIL, KLINGEL, COENEN). KLINGEL spricht in diesem Sinne von einem Fibroadenom.

Bemerkenswert sind die Fälle, welche mit typischen, in Strängen und Nestern angeordneten Naevuszellen einhergehen (MÖLLER, KLINGEL) und somit geeignet sind weitere Beweise für die Naevusnatur dieser Gebilde beizutragen.

Von besonderem Interesse sind die Veränderungen am Talgdrüsenepithel, wodurch es zu einem mehr oder weniger atypischen Bau der Drüse kommt. Am häufigsten wird eine Verbreiterung der nicht vertalgten Zellschicht beobachtet (BOCK, HIRSCHFELD), ja auch ganze Acini können aus solchen nicht verfetteten Zellen gebildet werden (PETTINARI). Im Falle BOCKs zeichnete sich der talgige Brei der Läppchen durch stellenweise vorhandene Verkalkung aus. Im Falle MÖLLERs („Naevus lichenoides" an der Haut des Penis, Scrotum und Perineum) zeigten die Acini ausgeprägte regressive Veränderungen mit aufgehobener Funktion, indem sich die Zellen gegen das Zentrum immer mehr und mehr abplatteten, sich konzentrisch ordneten, um schließlich eine Art Grenzmembran zwischen den äußeren Zellschichten und den inneren, deutlich atrophischen Talgzellen zu bilden.

Endlich sind hier noch jene Befunde zu erwähnen, welche durch epitheliale Auswüchse und Sprossenbildung an den Acini und Ausführungsgängen zu den Epitheliomen, in erster Linie zum Epithelioma adenoides cysticum hinüberführen (FLARER u. a.) bzw. als solche gedeutet werden können, besonders dann, wenn an der epithelialen Wucherung nicht nur die Talgdrüsen, sondern auch die Haarfollikel und das Deckepithel teilnehmen (WOLTERS, CSILLAG, BETTMANN, MAYR u. a.).

Die *Diagnose* wird meistens nur unter Zuhilfenahme des histologischen Präparates gestellt werden können. Aber auch das histologische Bild reicht nicht immer für die richtige Beurteilung des einzelnen Falles aus. Es sei hier vor allem an die Hyperplasien erinnert, welche sich im Laufe chronisch entzündlicher Prozesse, vor allem beim Rhinophym an den Talgdrüsen abspielen und zu den oben beschriebenen ganz analogen Bildern führen können. UNNA machte auf die Talgdrüsenhyperplasien in der Umgebung von Carcinomen, besonders des Gesichtes aufmerksam, welchen man auch dann begegnet, wenn die Carcinome nicht von den Talgdrüsen, sondern vom Deckepithel ausgehen. Um Fehldiagnosen vorzubeugen, ist es daher unbedingt erforderlich, den histologischen Befund mit dem klinischen Bild in Einklang zu bringen.

Bei der *Prognosestellung* ist in Betracht zu ziehen, daß — wenn auch selten — immerhin die Möglichkeit der Umwandlung dieser Talgdrüsennaevi in wirkliche Epitheliome besteht (W. PICK, GAVAZZENI, ARNDT). Davon abgesehen, haben wir es mit vollkommen gutartigen Tumoren zu tun, die ihren Träger meist kaum belästigen und oft nur einen zufälligen Nebenbefund bilden.

Die *Therapie* besteht in der Entfernung der Geschwülste, was bei größeren am zweckmäßigsten mit dem Messer (Totalexstirpation) vorgenommen wird, für kleinere kommt Elektrolyse, Elektrokauter, Kaltkaustik, Gefrierung mit Kohlensäureschnee in Betracht. Auch Röntgen oder Radium kann versucht werden.

Einer besonderen Besprechung bedürfen die multiplen, symmetrischen Naevi, der sogenannte Morbus PRINGLE.

Morbus PRINGLE (Adenoma sebaceum PRINGLE).

Synonyme. *Multiple symmetrische Gesichtsnaevi* — JADASSOHN. *Naevus multiplex* PRINGLE — REITMANN. *Naevus fibrosebaceus* — BAUMGARTEN. *Naevus fibromatosus angiectaticus symmetricus faciei* — PASINI. *Naevi symmetrici fibroangiomatosi* — CSILLAG. *Hamartoma pilosebaceum* — CAROL. *Multiple umschriebene Talgdrüsenhypertrophie* — UNNA. *Adenoma sebaceum disseminatum* — KOTHE. *Pilo-sebaceous adenom* — ALLAN JAMIESON. *Naevi vasculaires verruqueux de la face* — DARIER. *Naevi symétriques de la face* — HALLOPEAU.

Das Krankheitsbild wurde zuerst von PRINGLE 1890 unter der Bezeichnung *Adenoma sebaceum* beschrieben. Es handelte sich um eine 25jährige, geistig etwas schwerfällige Frau, welche im Gesicht, hauptsächlich in der Nasengegend und an der Vorderfläche der Wangen, ferner am Kinn, an den Lidern zahlreiche stecknadelkopf- bis kleinerbsengroße, einzeln oder in Gruppen stehende braunrote Knötchen aufwies. Außerdem bestanden zahlreiche Teleangiektasien im Gesicht und in der Haut zwischen den Schulterblättern. Nach Ablauf eines Jahres war eine Anzahl von Geschwülsten unter Hinterlassung von Narben verschwunden. Die histologische Untersuchung eines Excisionsstückes vom linken Nasenwinkel ergab eine Vermehrung der Talgdrüsen, welche in der Tiefe des Coriums angesammelt waren, des weiteren eine Vermehrung des Coriumbindegewebes in der oberen Schicht. Die Talgdrüsen, welche zum Teil talghaltig waren und keine regressiven Veränderungen aufwiesen, standen nur spärlich mit Haarbälgen in Verbindung. Bei der Zusammenstellung der Literatur fand PRINGLE nur sehr wenig Fälle, welche nach seiner Meinung in das beschriebene Krankheitsbild hineinpaßten. So den von BALZER und MENETRIER im Jahre 1885 ebenfalls unter dem Namen Adenoma sebaceum beschriebenen Fall, welcher ein 21jähriges Mädchen betraf, bei dem das Leiden seit dem 11. Lebensjahre bestand. Es fanden sich in symmetrischer Anordnung dicht gedrängt an den Stirnhöckern, an der Nasenwurzel, in den Nasolabialfurchen und am Kinn, spärlich an der Oberlippe und an den Augenlidern feste, indolente, stecknadelkopf- bis linsengroße Knötchen von der gleichen Farbe, wie die umgebende Haut. Einen zweiten ganz ähnlichen Fall publizierte BALZER mit GRANDHOMME, nur soll hier der Ausschlag stets bestanden haben. Des weiteren wurden von PRINGLE auf Grund der klinischen Ähnlichkeit noch die Fälle von BROCQ, HALLOPEAU und VIDAL hierher gerechnet, obzwar eine histologische Untersuchung bei diesen nicht stattfand.

PRINGLES Mitteilung folgten nun bald weitere Fälle, wie die von CASPARY, CROCKER, JAMIESON, TAYLOR und BARENDT, BARLOW. Letzterer unterzog in seiner Monographie die bis dahin mitgeteilten Fälle einer kritischen Sichtung und machte dabei auf die vielen Unterschiede aufmerksam, welche unter diesen bestehen. Neben klinischen (verschiedentlich starke Vascularisation, bald früheres, bald späteres Auftreten, nicht immer nachweisbare Intelligenzstörungen) waren es hauptsächlich histologische Differenzen, welche BARLOW dazu bewogen, die Zusammengehörigkeit dieser Fälle zu bestreiten. Er teilte die Fälle vom sog. Adenoma sebaceum der Autoren in drei Gruppen ein und unterschied 1. Hypertrophie und Hyperplasie der Talgdrüsen (Fall CASPARY), 2. wirkliche Adenome (Fall BALZER und MENETRIER, BALZER und GRANDHOMME), 3. Naevi mit sekundärer Hyperplasie der Talgdrüsen (Fall PRINGLE, CROCKER, TAYLOR und BARENDT).

UNNA sieht in dem von PRINGLE beschriebenen Fall ebenfalls kein Adenom und faßt ihn, ebenso wie den CASPARYschen Fall als eine „multiple, umschriebene Talgdrüsen-Hypertrophie" auf. Auch der Identifizierung mit den BALZERschen Fällen kann er nicht beipflichten, welche nach ihm ein typisches Akanthoma adenoides cysticum darstellen. JARISCH identifiziert die BALZERschen Fälle mit seinem Trichoepithelioma multiplex und hält sie in histologischer Hinsicht von den Fällen von Pringle, Caspary, Crocker für verschieden, glaubt aber dennoch auf Grund zahlreicher Analogien des klinischen Bildes, des Sitzes und des Verlaufes, daß beide Formen identisch sein dürften.

Zu einer ganz anderen Auffassung bezüglich der Natur des Leidens kamen die französischen Autoren, namentlich Darier, Hallopeau und Leredde. Darier publizierte unter der Benennung „Cas de naevi vasculaires verruqueux de la face, affection confondue avec les adénomes sébacés" den Fall eines 17jährigen Mädchens, welches ein der Pringleschen Krankheit ähnliches klinisches Bild bot, bei dem jedoch die Knötchen histologisch hauptsächlich aus enorm dilatierten Gefäßen der Papillen und des subpapillären Plexus, und einer bindegewebigen Hypertrophie des Papillarkörpers bestanden. Talgdrüsen waren zwar reichlich vorhanden, aber nicht vermehrt und nicht hypertrophiert. Darier stellt die Diagnose auf einen vasculären Naevus des Gesichtes, welcher von dem Balzerschen Adenoma sebaceum zu trennen ist; letzteres hält Darier für eine Art „épithélioma tubulé bénin avec kystes parti des glandes sébacées".

Eine Erweiterung erfuhr das Krankheitsbild unter Beibehaltung des Naevusbegriffes auch durch Hallopeau. In einem mit Leredde publizierten Fall wurden zwei Knötchen des Gesichtes histologisch untersucht. Den Hauptbefund bildete eine fibröse Hypertrophie; im ersten Präparat waren außerdem auch vermehrte Talgdrüsen vorhanden, woraus Verfasser schließen zu können glauben, daß die fibrösen Knötchen aus den glandulären durch den Untergang der Drüsen hervorgehen. Sie bezeichnen ihren Fall adénomes sébacés à forme scléreuse, halten die Balzerschen und Pringleschen Fälle für identisch und meinen auf Grund klinischer und histologischer Übergänge, daß es sich um ein und dieselbe Krankheit handelt, zu der auch der Dariersche Fall zu rechnen ist. Sie charakterisieren dieselbe folgendermaßen: „le début dans l'enfance, la symétrie des altérations faciales, leur forme lobulée et dont l'aspect varie suivant que l'élément sébacé, l'élément fibreux, ou l'élément vasculaire y prend la prédominance". Darier schloß sich dieser Auffassung vollkommen an. In seinem Lehrbuch (Traité pratique de Dermatologie) bezeichnet Hallopeau die Adenomata sebacea als „Naevi symétriques de la face" und ordnet sie in die Gruppe der „Naevi associés" ein, deren Hauptmerkmale die Multiplizität und das Zusammentreffen von nervösen, psychischen und organischen Anomalien sein sollen. Die Naevi symétriques de la face teilt er in drei Gruppen ein und unterscheidet, je nachdem in der Neubildung die glandulären Elemente, die Blutgefäße oder das Bindegewebe die Oberhand haben: 1. einen *Typus* Balzer (Adénomes sébacés), 2. einen *Typus* Darier-Pringle (Naevi télangiectasiques), 3. einen *Typus* Hallopeau-Leredde (Naevi fibreux).

In der deutschen Literatur ist besonders Jadassohn für die Naevusnatur der Affektion eingetreten. Er gelangte zu dieser Auffassung durch die histologische Untersuchung eines Falles von Naevus linearis, bei welchem die einzelnen linearen Streifen histologisch sehr verschieden gebaut waren; während das von der Linea alba exzidierte Gewebsstück einen weichen Naevus, dasjenige vom inneren Fußrand einen ichthyosiformen Naevus ergab, setzte sich der schmale Streifen am Oberschenkel hauptsächlich aus typischen Talgdrüsen zusammen. Den gleichen Befund ergab ein strichförmiger verruköser Naevus vom Halse eines zweiten Patienten. Jadassohn schließt hieraus, „daß es Naevi gibt, welche ganz oder zu einem wesentlichen Teil aus Talgdrüsen bestehen, die an sich normal und nur in ihrer Größe und Massenhaftigkeit für die betreffende Stelle der Haut abnorm sind". Da diesen Talgdrüsen ein atypischer Bau fehlt, dürfen sie nicht als Talgdrüsenadenome bezeichnet werden, wie auch die überwiegende Zahl der als multiple Adenomata sebacea beschriebenen Gebilde keine Adenome sind. „Ist somit erwiesen, daß es Talgdrüsennaevi wirklich gibt, so ist die Auffassung der sog. Adenomata sebacea als solche die einfachste." Auch die Bezeichnung dieser Gebilde als Hypertrophien oder Hyperplasien ist nach JADASSOHN nicht zutreffend, da es sich um Geschwulstbildungen handelt, welche auf einer abnormen Keimesanlage beruhen. Einen pathologisch-anatomischen Namen gibt es hierfür nicht, sie werden eben am besten in die Gruppe der Organnaevi eingereiht, womit dem ätiologischen Moment als wichtigsten Faktor Rechnung getragen wird. JADASSOHN schlägt daher für die PRINGLEsche Affektion die Bezeichnung *Naevi* vor und ergänzt dieselbe zwecks näherer Charakterisierung mit den Beiworten: multiplices faciei, lineares, verrucosi, teleangiectatici usw.

Dieser Auffassung schloß sich dann eine Anzahl weiterer Autoren, darunter auch W. PICK an, welcher nur insofern JADASSOHN nicht beistimmen kann, als er unter Beibehaltung des klinischen Begriffes *Naevus,* auch den pathologisch-anatomischen Verhältnissen Rechnung tragen will, um den Naevusbegriff nicht immer mehr erweitern und Zusammengehöriges trennen zu müssen; der Autor glaubt daher, daß an der Bezeichnung Adenoma sebaceum für die PRINGLEsche Affektion auch weiterhin festgehalten werden soll.

Eine weitere Bestätigung fand die Naevusnatur des Leidens durch eine Mitteilung von M. WINKLER aus der JADASSOHNschen Klinik. In diesem Falle konnte nämlich, ebenso wie in einem früheren von TAYLOR und BARENDT, das familiäre Vorkommen erwiesen werden, indem 4 Brüder und eine Schwester des Patienten die gleiche Affektion hatten. Histologisch erwies sich das untersuchte Knötchen, ähnlich wie in dem bereits erwähnten DARIERschen Falle, als ein Fibroangiom. Nach Durchsicht der gesamten einschlägigen Literatur unternahm WINKLER folgende histologische Gruppierung:

I. Typus CASPARY. Die Tumoren bestehen fast nur aus normal gebauten Talgdrüsen.

II. Typus PRINGLE. Außer Talgdrüsengewebe finden wir noch Bindegewebs- und Gefäßvermehrung.

III. Typus DARIER. Vermehrung von Bindegewebe und Gefäßen (Fibroangiom). Talgdrüsen normal.

Als IV., jedoch zweifelhafter Typus, wird der *Typus* PERRY erwähnt, in welchem das auffallendste Symptom eine Vermehrung und Vergrößerung der Schweißdrüsen war.

Die Fälle BALZER-MENETRIER und BALZER-GRANDHOMME scheiden bei dieser Gruppierung aus und werden zu den benignen adenoiden Epitheliomen gezählt.

Gegen die Naevusnatur wendet sich KOTHE, welcher die JADASSOHNsche Arbeit einer eingehenden Kritik unterzieht und zu dem Schluß kommt, daß die multiplen, miliaren, symmetrischen Talgdrüsengeschwülste nicht mit den systematisierten Talgdrüsennaevi identifiziert werden dürfen. „Sie gehören auch ätiologisch wahrscheinlich nicht zur Gruppe der Naevi und sind als wirkliche Adenome aufzufassen."

Im Gegensatz hierzu häuften sich jedoch immer mehr die Beobachtungen, welche für die Naevusnatur des Leidens sprachen (PEZZOLI, FELLÄNDER, HINTZ, PICCARDI, KRZYSZTALOWICZ, REITMANN, POÓR, RIVA, PAUTRIER, ROEDERER und LÉVY, PAYENNEVILLE u. a.). In der neueren Literatur beschäftigt sich CAROL eingehender mit der Frage. Er faßt den Typus PRINGLE als ein Hamartom (Hamartoma pilosebaceum) auf, welchem eine Sonderstellung zukommt und nicht mit dem HALLOPEAU-LEREDDEschen und DARIERschen Typus zu identifizieren ist; letzterer ist ein verruköser, vasculärer Naevus, welcher auch sehr fibrös sein kann (HALLOPEAU-LEREDDE) und im Gesichte dieselbe Lokalisation zeigt wie das Adenoma sebaceum PRINGLE. Daneben unterscheidet er noch die

Naevi sebacei, welche vereinzelt, disseminiert oder strichförmig angeordnet vorkommen können, dem Hamartoma pilosebaceum gegenüber bedeutende histologische Differenzen aufweisen (vermehrte, jedoch normal gebaute Talgdrüsen, Fehlen sonstiger histologischer Veränderungen, insbesondere ist das elastische Gewebe normal) und von sonstigen Erscheinungen auf der Haut nicht begleitet sind.

Klinisch setzt sich das Krankheitsbild aus zahlreichen, teils zerstreut liegenden, teils dicht aneinandergerückten, jedoch nicht konfluierenden, manchmal

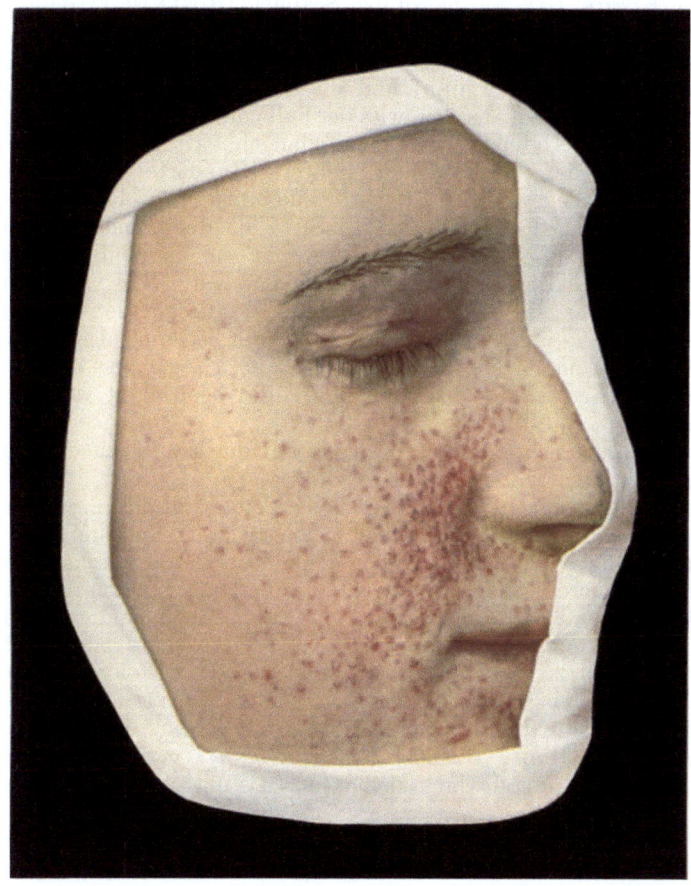

Abb. 77. Adenoma sebaceum PRINGLE.
(Aus FINKELSTEIN-GALEWSKY-HALBERSTAEDTER: Hautkrankheiten.)

auch linienförmig angeordneten Knötchen zusammen. Die Größe der halbkugelig prominenten oder manchmal auch mehr abgeflachten, selten gestielten Knötchen variiert zwischen der eines Stecknadelkopfes und der einer kleinen Erbse, ihre Farbe ist je nach dem Gefäßreichtum bald weiß-gelblich bis gelblich-rot, bald rötlich-braun bis dunkelrot, ihre Konsistenz fest, prall-elastisch. Bei genauer Betrachtung der Oberfläche fallen manchmal kleine, punktförmige gelbliche Einlagerungen auf, welche vergrößerten Talgdrüsen entsprechen; selten können auch erweiterte Talgdrüsenausführungsgänge beobachtet werden. Bei stärkerer Vascularisation der Knötchen sieht man auf dem braunroten Untergrund ein feines Netz von dilatierten Capillaren. Auch an der Haut zwischen den Knötchen können oft Teleangiektasien beobachtet werden.

Die Knötchen lokalisieren sich in vollkommen symmetrischer Weise im Gesicht und zwar am zahlreichsten an den Nasenflügeln, den seitlichen Partien der Nase, den angrenzenden Wangenteilen und Nasolabialfalten, spärlicher an den Lippen, am Kinn, an den Augenlidern, der Stirn und den lateralen Partien der Wange. Nur selten ist die Lokalisation eine asymmetrische, so in den Fällen von AUDRY, LUIGI, PAIS, FORDYCE, WHITEHOUSE, DOWLING, ROSCHER. Ebenso selten ist die Lokalisation außerhalb des Gesichtes; am häufigsten sind noch der Nacken (KOTHE, LANGER) bis zu den Scapulae (ROSENTHAL), dann der Hals (KOTHE, FELLÄNDER, BAUMGARTEN, REITMANN Fall 1), seltener der behaarte Kopf (CRAWFORD, ROSCHER), der Rücken (FELLÄNDER, NOBL, ALLAN JAMIESON, BUSCHKE), die Brust (CRAWFORD) und die Extremitäten (KOTHE, BUSCHKE) befallen. Eine seltsame Lokalisation wies der Fall von HUDELO, JAY und CAILLIAU auf, wo am Rumpf, Abdomen, an den proximalen Partien der Glieder, in den Achselhöhlen und der Genitalregion mehrere Hunderte von Knötchen zu beobachten waren, dagegen das Gesicht vollkommen frei blieb.

Das Leiden tritt meistens in der frühesten Kindheit, manchmal erst zur Zeit der Pubertät auf; öfters beobachtet man in der Pubertät eine Vermehrung der im Kindesalter entstandenen Knötchen. Nur vereinzelt finden sich in der Literatur Angaben über das erste Manifestwerden der Krankheit im späteren Alter; so war eine Patientin NOBLs im 35., diejenige von HUDELO, JAY und CAILLIAU im 44., der Kranke von BALASSA sogar erst im 56. Lebensjahre. Ebenso selten ist die Affektion kongenital beobachtet worden (VIDAL, AUDRY, ADAMSON, WINKLER).

Die beiden Geschlechter zeigen in bezug auf die Häufigkeit des Auftretens keinen nennenswerten Unterschied.

Das einmal entwickelte Krankheitsbild bleibt stationär; eine spontane Rückbildung der Knötchen ist nur selten zu beobachten (PRINGLE, BUKOWSKY).

Äußerst mannigfaltig wird das Krankheitsbild durch die verschiedenen damit kombinierten Tumoren, welche zerstreut an der ganzen Hautoberfläche vorkommen können und hauptsächlich naevusartiger Natur sind. So finden wir behaarte (FELLÄNDER, DRABKIN-SLUTZKY, MEIROWSKY) oder unbehaarte Pigmentnaevi (HINTZ, PAYENNEVILLE, ARZT, NOBL, EICHHORN, DRABKIN-SLUTZKY, HALLOPEAU-LEREDDE, EITNER, AUDRY, REITMANN), vitiliginöse Stellen (MEIROWSKY, NOBL, PERNET, RANDAK, FISCHER, EICHHORN), weiche Naevi (REITMANN, DOHI, BOSELLINI, BENKMANN), verruköse Naevi (MEIROWSKY, ANDREWS), anämische Naevi (GRÜNMANDL, SALOMON), Talgdrüsennaevi (CSILLAG).

Besonders häufig kommen fibromatöse Neubildungen vor, und zwar teils in reichlicher Aussaat als breit aufsitzende (KOTHE, LUIGI PAIS, CAROL, ARZT, MEIROWSKY, NOBL, FISCHL, HAXTHAUSEN, HALLOPEAU-LEREDDE, KNOWSLEY SIBLEY, BAUMGARTEN), oder als gestielte Fibrome (KOTHE, FELLÄNDER, HINTZ NOBL, PERNET, DEKEYSER, LANGER, HÜGEL, DRABKIN-SLUTZKY, EITNER, SUTTON, BAUMGARTEN, BUSCHKE, CSILLAG), teils in Gruppen vereinigt (EICHHORN, EITNER) bzw. zu verschieden großen Herden verschmolzen (DRABKIN-SLUTZKY, HALLOPEAU-LEREDDE), teils als sklerotisch verdickte Hautstellen, fleckförmig verteilt am ganzen Körper (FISCHER), oder gar als elephantiastische Verdickung der Haut (REITMANN).

Neben diesen, ohne bestimmte Lokalisation auftretenden fibromatösen Veränderungen gibt es zwei andere Arten von Hautanomalien, welche in ganz bestimmter Lokalisation aufzufinden sind. Die eine besteht in einer eigentümlichen, von feinen Furchen durchzogenen chagrinlederartigen Verdickung der

Haut, welche bis handtellergroße Herde bilden kann, an deren Peripherie oft hanfkorn- bis erbsengroße, einzeln stehende oder kleinere Gruppen bildende Knötchen beobachtet werden. Diese Art von Veränderungen finden wir in der Sacral- und Lumbalgegend, eventuell noch am unteren Teil des Rückens (HALLOPEAU-LEREDDE, DRABKIN-SLUTZKY Fall 1, SCHUSTER, BAUMGARTEN, PERNET, ARZT). Die andere besteht aus hanfkorn- bis erbsengroßen, länglich ovalen, rötlich-braunen, meist knorpelharten Fibromen, welche aus dem Nagelfalz der Finger- und Zehennägel hervorsprießen (KOTHE, HINTZ, REITMANN, EITNER, FELLÄNDER, FUHS, *eigener Fall*).

Als seltenere Fibromformen kommen kleinste, wenig erhabene, an Milien erinnernde Knötchen vor (EITNER), welche mikroskopisch aus feinfaserigem Bindegewebe bestehen.

Auch die *Schleimhäute* können häufig in Mitleidenschaft gezogen sein und zwar am häufigsten die *Mundschleimhaut*. So beschrieben FELLÄNDER, KOTHE und FUHS an der Gingiva, BUSCHKE und KOTHE an der Wangenschleimhaut, KOTHE und URBACH am harten Gaumen stecknadelkopf- bis linsengroße Knötchen, oft mit zahlreichen Teleangiektasien versehen. Ähnliche Efflorescenzen fand KOTHE auch an der Innenseite der Unterlippe, auf den vorderen Gaumenbögen und auf der Uvula, des weiteren papillomartige Gebilde auf dem Zungenrücken. Letzterer Befund wurde auch von FUHS und SACHS gemacht, dagegen hatten die von URBACH beobachteten Läsionen, welche als linsen- bis erbsengroße, rötlichgelbe, bzw. gelbe Knötchen am Zungenrücken und Zungenrand saßen, keinen papillomatösen Charakter. BRÜNAUER beschreibt stärkere Entwicklung der Gaumenleisten.

Prädilektionsstelle der Efflorescenzen ist die Gingiva, wo sie bald in dichter Aussaat, bald nur vereinzelt auftreten. Ihre Farbe entspricht der normalen Schleimhaut; nur dann, wenn zahlreiche Teleangiektasien vorhanden sind, nehmen sie eine dunkelrote, bzw. bläulichrote Farbe an. Bei gedrängter Anordnung der Knötchen kann, wie KREN mit Recht betont, das Bild des Lupus vulgaris vorgetäuscht werden, doch wird die meist hellere Farbe und härtere Konsistenz der Naevusknötchen, dann die nie fehlenden typischen Hautveränderungen bei Morbus PRINGLE, die Differentialdiagnose leicht ermöglichen.

Es ist noch der Fall KOFLERS zu erwähnen, in welchem zahlreiche Teleangiektasien der Mund-, Nasenschleimhaut und Conjunctiva in der Form von hirsekorngroßen, bläulichroten, wenig erhabenen, leicht blutenden Stellen gefunden wurden. An der Haut des Nasenrückens und beider Wangen waren seit früher Kindheit bestehende, bläulichrote, stecknadelkopf- bis linsengroße Knötchen vorhanden, welche auf Druck nur wenig abblaßten. Histologische Untersuchung wurde nicht vorgenommen. Der Autor hält diesen Fall für eine Kombination von Naevus PRINGLE der Haut mit Teleangiektasien der Schleimhäute — eine Auffassung, welche keine allgemeine Zustimmung fand; der Fall wird vielmehr mit ähnlichen, in der laryngologischen Literatur mitgeteilten Beobachtungen, als eine eigene Naevusart gedeutet, und von der PRINGLEschen Krankheit abgetrennt (KREN).

Seltenere Schleimhautlokalisationen sind die *Nasenschleimhaut* (TAYLOR und BARENDT) und die *Konjunktiven* (ROSCHER). An den Konjunktiven stellen die Knötchen gelblichrote, über der Sklera verschiebliche, geschwulstartige Verdickungen dar.

Von besonderem Interesse sind die häufig zu beobachtenden psychischen und nervösen Störungen. Die psychischen Alterationen können von einfachen Intelligenzdefekten (PRINGLE, HINTZ, TAYLOR und BARENDT, DRABKIN-SLUTZKY, PAYENNEVILLE, CAROL, ARZT, ZEISLER, PERNET, DEKEYSER, CHARGIN, SAPHIER-KIENDL, KLAUDER, BECHET, BALIÑA, ARNDT, HALLE, *eigener Fall*) bis zur Demenz und Idiotie (PERNET, KRUSEWITZ, OLESSOV, HAMILTON, NOBL, RANDAK) in allen Graden vorkommen. SCHAMBERG betont die Häufigkeit des Morbus PRINGE in den Anstalten für geistig minderwertige Kinder. BENKMANN sammelte bis 1909 in einer Dissertation 40 Fälle aus der Literatur; Angaben über das geistige Verhalten fand er bei 24 Patienten, wovon die Hälfte als mehr oder weniger geistesschwach beschrieben war. Von nervösen Störungen werden am häufigsten Epilepsie (DRABKIN-SLUTZKY 2 Fälle, HALLOPEAU-LEREDDE, RICKER und SCHWALB, EICHHORN, VAN RHEE, NOBL, OLSON, SOUQUES-MATHIEU, THIBIERGE und RABUT, HAMILTON) und epileptiforme Krämpfe (KELLER, NOBL, LANGER, POEHLMANN, BOSELLINI, CRAWFORD) beobachtet. GREIG beschrieb einen Fall mit typischer JACKSON-Epilepsie, die allmählich zu einer rechtsseitigen Lähmung geführt hat. Der Fall kam zur Operation, wobei ein vasculärer Tumor an der Hirnoberfläche gefunden wurde. Nach der Operation gingen die Lähmungen zurück, die Anfälle blieben aus, nach 8 Jahren stellte sich jedoch Verblödung ein. Im Falle FEULARDS waren neben Idiotie Stummheit und rechtsseitige spastische Hemiplegie vorhanden.

Diese Beobachtungen lenkten dann die Aufmerksamkeit auf eine im Jahre 1880 von HARTDEGEN und BOURNEVILLE unabhängig voneinander beschriebene Affektion, auf die *tuberöse Sklerose des Gehirns*. Die Benennung stammt von BOURNEVILLE; HARTDEGEN faßte seine Fälle als Glioma gangliocellulare auf. Das Wesen der Erkrankung besteht darin, daß sich im Gehirn, namentlich in der Rinde knotenartige Verdickungen zeigen. Außerdem kann man noch stecknadelkopf- bis erbsengroße unregelmäßige Knoten in den Seitenventrikeln, des weiteren Verlagerungen von Rindensubstanz in die Marksubstanz beobachten. Alle diese Veränderungen sind angeboren. Histologisch bestehen die Tumoren aus Neuroglia; ferner wurden noch verlagerte Ganglienzellen und sehr große Zellen beschrieben, die weder Ganglienzellen noch Neuroglia ähnlich sind. Die Symptome der tuberösen Sklerose bestehen in erster Linie in einer Störung der geistigen Entwicklung, dann in epileptischen Anfällen, des weiteren können halbseitige oder auf einzelne Gliederteile beschränkte Paresen, Lähmungen und Kontrakturen vorhanden sein. Nun sind aber diese Symptome nicht so charakteristisch, daß sie zur Unterscheidung von klinisch ähnlichen Bildern der Idiotie und genuinen Epilepsie ausreichen würden. Hier helfen dann die oben beschriebenen Hautveränderungen über die diagnostischen Schwierigkeiten hinweg, welche also ebenso wie die noch zu erwähnenden Tumoren innerer Organe als koordinierte Störungen der Hirnveränderung aufzufassen sind. Nach VOGT ist die Diagnose der tuberösen Hirnsklerose als gesichert zu betrachten, wenn neben den psychischen und nervösen die körperlichen Symptome oder eines der letzteren nachweisbar sind. Die Hautsymptome, in ihrer charakteristischen, der klinischen Untersuchung leicht zugänglichen Erscheinungsform, besitzen daher großen diagnostischen Wert. Sind nur Hautsymptome ohne psychischen oder sonstigen Störungen vorhanden, so kann man von einer *Abortivform* der tuberösen Hirnsklerose sprechen. Es können aber auch Fälle von tuberöser Hirnsklerose bei gesunder Haut und gesunden inneren Organen vorkommen.

Von den inneren Organen sind am häufigsten Herz und Niere ergriffen. PELAGATTI beschrieb einen zur Sektion gekommenen Fall, bei welchem außer den typischen Hautveränderungen und gliomatösen Hirnveränderungen in den Nieren Leiomyome, in der Herzmuskulatur ein Rhabdomyom gefunden wurde. Letztere stellen kongenitale, früh zum Tode führende Mißbildungen dar, welche mikroskopisch aus embryonalen Muskelzellen bestehen. Unter den Nierentumoren finden wir außer Fibro-, Lipo- und Leiomyomen auch Sarkome, namentlich Myxoliposarkome (HARBITZ) und Teratome (CRUTCHFIELD) beschrieben. Sie besitzen oft den Charakter von Hypernephromen, welche bekanntlich als Entwicklungsstörungen auf der Grundlage von Keimverlagerung aufzufassen sind. Auch an den übrigen Organen, wie Leber, Därmen usw. können sich Mißbildungen zeigen. Interessant und lehrreich ist in dieser Beziehung der Fall von RICKER und SCHWALB. Es handelte sich um ein 17jähriges Mädchen mit den typischen Gesichtsefflorescenzen des Morbus PRINGLE, welches seit Jahren an Epilepsie litt und unter halbseitigen epileptischen Krämpfen starb. Die Obduktion ergab: 1. Im Ependym der Seitenventrikel hirsekorn- bis kleinerbsengroße Ependymgliome, im ganzen Groß- und Kleinhirn rundliche, undeutlich begrenzte Gliome. 2. Im Herzen bis linsengroße, scharf begrenzte Lipome. 3. Im Mastdarm zahlreiche, über hanfkorngroße, zum Teil dünngestielte Submucosafibrome. 4. In beiden Nieren, hauptsächlich in der Rinde und in der Grenzzone des Markes, zahlreiche mohnkorn- bis bohnengroße Geschwülstchen, die sich mikroskopisch teils als Lipome, teils als Lipomyofibrome, teils als Angiome erwiesen.

Von sonstigen Mißbildungen wurde von PEZZOLI eine Hasenscharte in der rechten Hälfte der Oberlippe, von REITMANN ein rudimentärer Schneidezahn in der Oberkiefermitte, von LANGER Iriskolobom, Irisschlottern und großes Aderhautkolobom, von KELLER Situs inversus beschrieben.

Es sei noch auf die charakteristischen Augenveränderungen aufmerksam gemacht, welche erstmalig von VAN DER HOEVE 1921 mitgeteilt wurden. Dieser Autor fand bei einem an Morbus PRINGLE und tuberöser Hirnsklerose leidenden 17jährigen Mädchen multiple Netzhauttumoren und einseitig auch einen cystösen Tumor auf der Sehnervenscheide. Die allgemeine Bedeutung der Augenveränderungen sieht VAN DER HOEVE darin, daß der Augenbefund in zweifelhaften Fällen von tuberöser Sklerose den Ausschlag für die Erkennung des Leidens geben kann. Auch in einem Falle von RECKLINGHAUSENscher Krankheit fand VAN DER HOEVE Papillen- und Netzhautgeschwülste. An weiteren Augenveränderungen wurden von PERNET bei einer 32jährigen Patientin auf dem rechten Augenhintergrund mehrere bis 1 mm prominierende, von der Glaslamelle ausgehende Drüsentumoren, von PATERSON bei einem 13jährigen Knaben prominente Augen, Ödem beider Sehnervenscheiden, Retinochorioiditis und Sehschwäche konstatiert.

Gewisse Ähnlichkeiten mit den Symptomen der RECKLINGHAUSENschen Krankheit ließen manche Autoren auf einen Zusammenhang mit derselben denken. Einer der ersten, welcher auf die Beziehungen zwischen *Morbus PRINGLE* und RECKLINGHAUSEN die Aufmerksamkeit lenkte, war HINTZ, welcher in seinem Falle die am Körper zerstreuten zahlreichen Pigmentflecke und Knötchen, die reichlichen Fibrome der Halsgegend, die Kyphoskoliosis und die Imbezillität der Patientin als Symptome des Morbus RECKLINGHAUSEN auffaßte und der Meinung Ausdruck gab, daß beide Krankheiten als Anlagefehler zusammengehören. Derselben Ansicht sind auch RIEHL, OPPENHEIM, C. S. FREUND, NOBL. Nach NOBL handelt es sich beim Morbus PRINGLE und RECKLINGHAUSEN um morphologisch abweichende Äußerungen einer genetisch eng zusammengehörenden Entwicklungsanomalie. Der wesentlichste Unterschied zwischen beiden Krankheiten bestehe darin, daß, während die RECKLINGHAUSENsche Krankheit sich hauptsächlich im peripheren Nervensystem auswirkt, die PRINGLEsche Krankheit als geringfügige Nebenerscheinung der gliomatös entarteten zentralen Schädigung zu betrachten sei. Weitere Beobachtungen, welche auf einen eventuellen Zusammenhang von Morbus PRINGLE und RECKLINGHAUSEN schließen lassen, wurden von REDLICH, LANGER, SAPHIER und KIENDL, MICHELSON, OLSON, RANDAK, F. FREUND, BALIÑA, URBACH, PAYENNEVILLE mitgeteilt. Nach letzterem Autor muß man in dem Adenoma sebaceum ein, das klinische Bild der RECKLINGHAUSENschen Krankheit ergänzendes Hautsymptom erblicken, das sich sehr gut in die mutmaßliche Pathogenese des Morbus RECKLINGHAUSEN einfügt. Derselben Auffassung sind auch ORZECHOWSKI und NOWICKI, welche ebenso wie BIELSCHOWSKY, auf Grund histologischer Untersuchungen für die Identität der Hirnveränderungen bei beiden Krankheiten eintreten.

Entschieden wendet sich gegen eine Identifizierung dieser Krankheitsbilder CAROL, welcher auf Grund eigener Beobachtungen, sowie des Studiums der einschlägigen Literatur zu dem Schlusse kommt, daß der Morbus PRINGLE und der Morbus RECKLINGHAUSEN „zwei wesentlich verschiedene Krankheiten sind, und daß Übergänge oder Kombinationen bis jetzt nicht einwandfrei beobachtet worden sind"

Jedenfalls ist die Frage der Identität beider Krankheiten nach dem heutigen Standpunkte unserer diesbezüglichen Kenntnisse noch nicht vollkommen spruchreif und weiteren Untersuchungen ist es vorbehalten, hier Klarheit zu schaffen. Soviel kann aber auch jetzt schon gesagt werden, daß sowohl im klinischen Bilde wie im Verlauf, als besonders in ätiologischer Beziehung soviel Ähnlichkeit besteht, daß eine Verwandtschaft des Morbus PRINGLE und RECKLINGHAUSEN zumindest als wahrscheinlich betrachtet werden muß.

Pathologische Anatomie. Die hauptsächlichsten Veränderungen finden wir in der Cutis und an den Anhangsgebilden der Haut. Die Cutis ist häufig verbreitert, zellreich (PEZZOLI, CAROL, ROSENTHAL, FELLÄNDER, BOSELLINI, BAUMGARTEN, REITMANN, FLARER, HAXTHAUSEN, CAMPLANI, PASINI, KOPP), der Faserstruktur nach feinfaserig und feinretikuliert (EITNER, CSILLAG, HINTZ) oder auch grobfaserig, echten Fibromen ähnlich (HALLOPEAU-LEREDDE). Diese Veränderungen erstrecken sich entweder auf die ganze Breite des Bindegewebes oder nur auf die Papillarschicht, welche übrigens bei stärker ausgebildeter Hyperplasie des Bindegewebes vollkommen fehlen kann, und auf die obersten Schichten des Str. reticulare (PRINGLE, KOTHE). Das Bindegewebe besteht hauptsächlich aus kollagenen Fasern; die elastischen Fasern fehlen im Bereiche der Neubildung entweder vollkommen (SUTTON, CSILLAG, WINKLER, HINTZ, REITMANN, CAMPLANI, CAROL) oder sind mehr — weniger vermindert (AUDRY, FELLÄNDER, ALLAN JAMIESON, EITNER, PERNET, MINAMI, PASINI), nur selten sind sie normal entwickelt oder gar vermehrt. Im letzteren Falle handelt es sich meistens um Verdrängung durch die hyperplastischen Talgdrüsen (KOTHE). Häufig finden wir auch Degenerationserscheinungen und zwar sowohl an den elastischen Fasern als Elacin (MARULLO), wie auch gleichzeitig an den kollagenen Fasern in der Form von Kollastin (PICK, KOTHE).

Von den Anhangsgebilden sind am häufigsten die Talgdrüsen in Mitleidenschaft gezogen. Sie sind meistens vergrößert, der Zahl nach vermehrt (PRINGLE, CASPARI, TAYLOR und BARENDT, MARULLO, KRZYSZTALOWICZ, BUKOWSKY, PEZZOLI, KOTHE, FELLÄNDER, EITNER, ROSENTHAL, SUTTON, DRABKIN-SLUTZKY, HUDELO, JAY und CAILLIAU, KRUSEWITZ, MIBELLI, PICCARDI, BALASSA, POÓR, PERNET), nur selten vermindert (BAUMGARTEN, WINKLER, *eigene Beobachtung*), oder gar fehlend (BOSELLINI, CAROL). Der Bau der Talgdrüsen ist im allgemeinen normal, ebenso auch ihre sekretorische Tätigkeit, wie das an Osmiumpräparaten leicht nachgewiesen werden kann (CASPARY, PEZZOLI, KOTHE, FELLÄNDER). Vereinzelt finden sich jedoch in der Literatur auch Angaben über Abweichungen von der Norm im Aufbau der Acini. So kann die periphere Schicht der nicht vertalgten Zellen verbreitert sein (KOTHE, FELLÄNDER, PELAGATTI, PEZZOLI, SUTTON). Im Falle KOTHEs bestand diese aus mehreren Schichten kubischer und abgeplatteter Zellen mit großem ovalem Kern und spärlichem Protoplasma; von hier drangen aus abgeplatteten Zellen bestehende schmale Septen zwischen die normal ausgebildeten Talgzellen ein, wo sie ein weitmaschiges Netz bildeten. Ähnliche Bilder beschrieb auch FELLÄNDER. Es können sich des weiteren Störungen in der fettigen Metamorphose der Drüsenzellen einstellen: so fand PEZZOLI, daß die Zellen bis in das Zentrum der Läppchen ihre Kerne behalten hatten und — obzwar sie die Fettreaktion gaben — nicht in einen Brei zerfallen waren. Auch Umwandlung der Talgzellen in Epidermiszellen (AUDRY) und Hornbildung im Zentrum einiger Läppchen (PELAGATTI) wurde beschrieben. Es kann auf diese Weise zur Bildung regelrechter Horncysten kommen, welche jedoch auch von den Haarbälgen ihren Ausgang nehmen können (BOSELLINI, *eigener Fall*). Manchmal sind die vergrößerten Drüsen von einer Bindegewebskapsel umgeben (AJELLO, PELAGATTI), oder die intraacinösen Septen weisen eine Verdickung auf (SUTTON).

Seltener sind die Veränderungen seitens der Haarfollikel, welche ebenfalls vermindert (PEZZOLI, BAUMGARTEN) oder vermehrt (POÓR, ALLAN JAMIESON, BOSELLINI, BAUMGARTEN, CAROL) sein können. Da letzterer Befund das hervorstechendste histologische Merkmal unseres Falles ist, wollen wir diesen hier kurz beschreiben:

Anamnese. 49jährige Frau. Der Ausschlag im Gesicht besteht seit der Kindheit. Vater und ein Bruder sollen angeblich an derselben Krankheit leiden. Eine Totgeburt, ein Kind starb mit 9 Monaten an Darmkatarrh, eines mit 12 Jahren an Epilepsie.

Status praesens. Im Gesicht in der üblichen Lokalisation, mit Ausnahme der Stirn, typische Effloreszenzen des Morbus PRINGLE mit zahlreichen Teleangiektasien der affizierten Gesichtshaut. Die Knötchen sind stecknadelkopf- bis

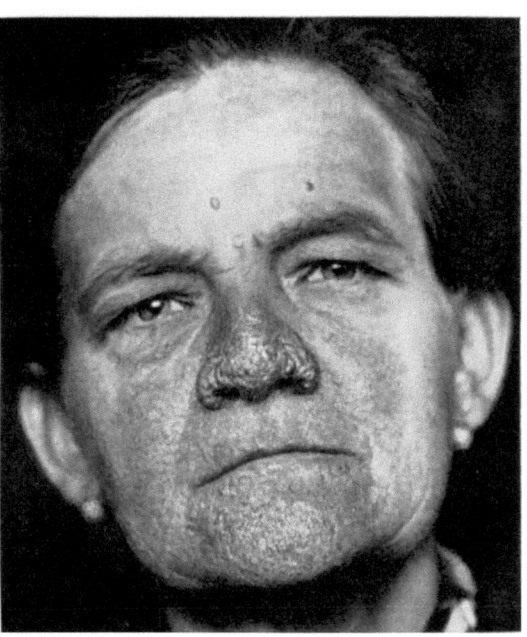

Abb. 78. Adenoma sebaceum PRINGLE. An der Stirn Mollusca pendula.

erbsengroß, meist bräunlichrot, stellenweise gelblich durchscheinend, in besonders reichlicher Aussaat an den Nasenflügeln. Einzelne der größeren Knötchen sind an ihrer Basis ein bischen eingeschnürt und erinnern der Form nach an ein Fibroma pendulum.

An der Stirn, am Nacken, am Rumpf zerstreut einige Mollusca pendula, am Rumpf außerdem einige kleine Pigment- und vasculäre Naevi.

Die Fingernägel zeigen Längsfurchung. Aus dem Nagelfalz sprießen hanfkorn- bis kleinerbsengroße, länglich ovale, knorpelharte, rötliche papillomatöse Gebilde hervor. Zahlreicher sind sie an den Zehen, wo einzelne die Größe einer kleinen Bohne erreichen. Die Nagelplatte der Zehen ist verdickt.

An der Wangen- und Lippenschleimhaut, am Zahnfleisch teils einzeln, teils in Gruppen, mohnkorn- bis stecknadelkopfgroße typische Schleimhauttalgdrüsen.

Exzidiert wurde je ein Knötchen aus der Gegend der rechten Nasenfurche, vom rechten Nasenflügel, vom Rücken und vom Nagelfalz einer Zehe.

In den aus der Gegend der Nasenfurche stammenden Präparaten ist das auffälligste Symptom eine enorme Zahl von Haarfollikeln. Diese sind rudimentär entwickelt, in den meisten ist ein Lanugohärchen zu sehen, häufig von desquamierten Hornlamellen umgeben. Einzelne dieser Follikel sind zu cystischen Höhlen erweitert, welche von locker zusammengefügten Hornlamellen erfüllt sind, zwischen welchen das Lanugohärchen meistens noch auffindbar ist. An mehreren Follikeln sind seitliche Knospungen zu beobachten, welche sich mit ebensolchen von Nachbarfollikeln verbinden, wodurch stellenweise ein wahres

Follikelnetz entsteht. Nirgends sind in diesen Knospungen atypische Zellteilungsfiguren zu sehen (Abb. 79).

Talgdrüsen sind nur sehr vereinzelt in ganz rudimentärer Form vorhanden. Die Mm. arrect. pil. fehlen vollkommen.

Die Follikel sind in ein zellreiches, feinfaseriges Bindegewebe eingebettet. Die Zellen entsprechen hauptsächlich jungen Bindegewebszellen, vereinzelt finden sich unter ihnen auch Mastzellen. Um einzelne, stark erweiterte Follikel ist des weiteren eine mäßige Anhäufung von Lymphocyten zu sehen, worunter auch einige Plasmazellen beobachtet werden können. Die elastischen Fasern fehlen im Bereiche der eigentlichen Neubildung fast vollkommen, nur hier und da sind im bindegewebigen Follikelbalg einzelne schwach färbbare dünne Fasern zu sehen. Am Rande der Neubildung, gegen die Subcutis hin, findet man plumpe, kurze Fäden, welche stellenweise zu kleineren, unregelmäßigen Haufen zusammengedrängt sind. In diesem Bereiche zeigen die mit polychromem Methylenblau gefärbten Präparate ausgesprochene Kollastinbildung.

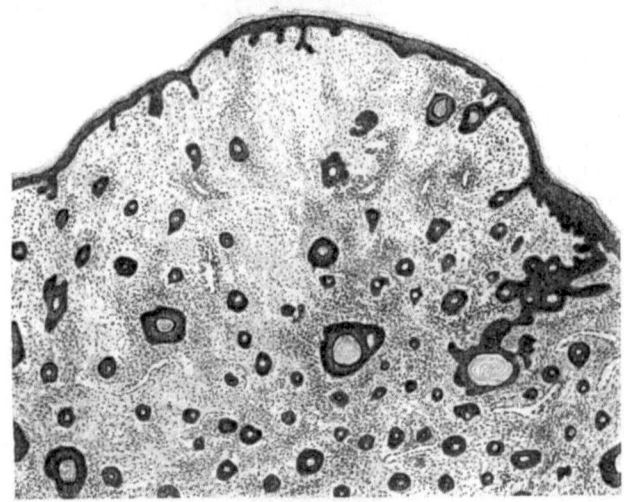

Abb. 79. Adenoma sebaceum PRINGLE. Zahlreiche quergeschnittene rudimentäre Haarfollikel, welche in ein zell- und gefäßreiches, feinfaseriges Bindegewebe eingebettet sind.

Die Gefäße sind vermehrt, stark erweitert, sie bestehen aus einem Endothelrohr und mäßig entwickelter Adventitia; eine Media ist nirgends vorhanden. Die stärker erweiterten Gefäße sind von einer ähnlichen Zellansammlung umgeben, als die stark erweiterten Follikel.

Schweißdrüsenausführungsgänge oder Knäuel sind nirgends zu sehen.

Das Epithel ist verschmälert, zeigt aber sonst keine Abnormitäten im Aufbau. Der Pigmentgehalt der Basalschicht ist normal.

Die Papillarschicht ist im Bereiche der Neubildung abgeflacht; hier und da sind Schollen von Blutpigment zu sehen.

Die Präparate vom Nasenflügel unterscheiden sich insofern von den obigen, als hier regelrecht gebaute Talgdrüsen vorhanden sind, jedoch nicht in so reichlicher Anzahl, wie man sie in der Haut der Nasenflügel zu sehen gewohnt ist. Die Follikel zeigen dieselben Verhältnisse, nur kann in einzelnen Seitensprossungen eine Umwandlung der Epithelzellen in Talgzellen wahrgenommen werden.

Im Bindegewebe ist neben den Fibroblasten die große Zahl von Mastzellen auffallend. Auch das oben bereits erwähnte perifolliculäre und perivasculäre Infiltrat ist hier ausgesprochener.

Die Mm. arrectores, elastischen Fasern und Schweißdrüsen fehlen auch hier.

Das Knötchen vom Rücken erwies sich als ein Fibrom, ebenso auch dasjenige vom Nagelfalz, welches aus sehr zellarmem kollagenem Gewebe, mit sklerotisch verdickten Fasern bestand.

Zusammenfassend handelt es sich um eine Hyperplasie der Haarbälge verbunden mit Fibroangiomatose, Hypoplasie der Talgdrüsen, Aplasie der Knäueldrüsen, sowie der elastischen Fasern und der Mm. arrect. pil. Der Fall ähnelt somit in histologischer Beziehung am meisten dem BOSELLINIschen und CAROLschen, wogegen in den Fällen von POÓR und ALLAN JAMIESON auch reichlich Talgdrüsen vorhanden waren; letzterer Autor bezeichnet die Affektion als „pilo-sebaceus adenom". In den Präparaten von BAUMGARTEN waren vereinzelte Epithelstränge zu beobachten, welche von den Übergangsstellen der Follikel in die Epidermis ihren Ausgang nahmen.

Auch die Knäueldrüsen können in der Form teilweiser (PELAGATTI, BAUMGARTEN, EITNER) bzw. vollkommener Aplasie (KOTHE, BOSELLINI, CAROL, ALLAN JAMIESON, CSILLAG, *eigener Fall*), oder Hypertrophie und Hyperplasie (CROCKER, PEZZOLI, REITMANN) beteiligt sein. Von PERRY ist ein Fall beschrieben, wo die Knötchen nur aus einer Hyperplasie der Knäueldrüsen bestanden.

Gefäßveränderungen leichten Grades, wie Erweiterung und mäßige Vermehrung, vornehmlich der Capillaren sind gar nicht so selten (BOSELLINI, KRZYSZTALOWICZ, MIBELLI, PASINI, *eigener Fall*). Die Gefäße der Cutis bestehen häufig nur aus einem Endothelrohr (CSILLAG, HINTZ), andererseits können aber auch Wucherungen der Adventitiazellen vorkommen (PAUTRIER, ROEDERER und LÉVY). Ab und zu sind diese Gefäßveränderungen derart ausgeprägt, daß sie den hauptsächlichsten Befund bilden und im Zusammenhang mit einer Bindegewebsvermehrung wahre Hämangiofibrome darstellen. So waren in dem eingangs erwähnten Falle DARIERs neben einer fibrösen Hypertrophie des Corpus papillare, die Gefäße der Papillen und des Plexus subpapillaris stark erweitert, sie bildeten gewundene Schläuche oder waren zu wahrhaften Blutlachen ausgeweitet und besaßen die Struktur von Capillaren; stellenweise waren sie von Rundzellen umgeben. Ähnliche Bilder beschrieben auch KOPP, M. WINKLER, CSILLAG.

Das *Pigment* kann sowohl in der Basalschicht (REITMANN) wie in der Papillarschicht (KOTHE, KRZYSZTALOWICZ, CSILLAG, WINKLER, KOPP) vermehrt sein. CSILLAG beschreibt teils um die Bindegewebszellen, teils zwischen den Bindegewebsbündeln liegende Massen eines gelblichen Pigments, welches von dem Autor als Blutpigment erklärt wird. Zur Bildung desselben ist in den blutreichen Tumoren genug Gelegenheit vorhanden. In CSILLAGs Fall enthielt die Basalzellenschicht kein Pigment; dasselbe Verhalten der Basalzellenschicht bei gleichzeitiger Pigmentanhäufung in der Papillarschicht wurde auch von KOPP erwähnt. In einigen histologischen Befunden ist eine bedeutende Vermehrung der Melanoblasten und Chromatophoren hervorgehoben (PAUTRIER, ROEDERER und LÉVY, PERNET, CAMPLANI); PAUTRIER, ROEDERER und LÉVY fanden ein wahres Netz von Chromatophoren.

An sonstigen zelligen Elementen in der Cutis verdienen besonderes Interesse die Naevuszellen, welche kleinere oder größere Nester bilden und als solche von KRZYSZTALOWICZ, BUKOWSKY, BOSELLINI, FLARER, CAMPLANI, RIVA beschrieben wurden. Auch Mastzellen können manchmal in größerer Zahl zwischen den Bindegewebszellen gefunden werden (CAMPLANI, CSILLAG, *eigener Fall*). CSILLAG fand in seinen Präparaten auch Riesenzellen, welche von ihm als Fremdkörperriesenzellen gedeutet wurden.

Am wenigsten pflegt die Epidermis in Mitleidenschaft gezogen zu sein; sie ist manchmal verdickt (BOSELLINI), manchmal verdünnt, atrophisch (AUDRY, CAROL, *eigene Beobachtung*), zeigt jedoch ansonsten keine Abnormitäten in ihrer Struktur.

Alle diese Veränderungen können sich in den einzelnen Fällen, ja sogar in den einzelnen Tumoren desselben Falles in der mannigfachsten Art und Weise kombinieren, und nur selten wird es vorkommen, daß die Knötchen nur aus einer Vermehrung der Talgdrüsen (Typus sebaceus), des Bindegewebes (Typus fibrosus), des Bindegewebsgefäßapparates (Typus fibroangiomatosus) usw. bestehen. Das Typische ist eben das abnorme Mischungsverhältnis der Gewebe bzw. der Gewebe und Organe der Haut, was in der Typeneinteilung nicht zum Ausdruck kommt, weshalb man sie am besten unterläßt.

Der Typus BALZER der HALLOPEAUschen Einteilung hat mit dem Morbus PRINGLE nichts zu tun; in den BALZERschen und ähnlichen Fällen handelt es sich um benigne Epitheliome vom Typus des Epithelioma adenoides cysticum (s. Differentialdiagnose).

Ätiologie. Entgegen der früheren Annahme, daß es sich beim Morbus PRINGLE um gutartige Geschwüste vom Bau der Talgdrüsen handelt, ist heute auf Grund zahlreicher klinischer Beobachtungen kaum mehr daran zu zweifeln, daß wir es hier mit einem Naevus — wenn auch im weiter gefaßten Sinne — zu tun haben. Wir verstehen mit MEIROWSKY unter Naevi keimplasmatisch bedingte Veränderungen der gesamten Hautdecke, oder umschriebener Stellen derselben. Es handelt sich also um Störungen in der Entwicklung, wobei es sowohl zu einer Überschußbildung wie auch zu einer Hemmungsbildung kommen kann. Beide Formen von Fehlbildungen finden sich beim Morbus PRINGLE; sie spielen sich hauptsächlich am Follikelapparat, eventuell auch an den Schweißdrüsen ab. Die so entstandenen tumorartigen Bildungen benignen Charakters können wir mit Recht als Hamartome im Sinne E. ALBRECHTs betrachten. Es ist dabei für die Auffassung der Erkrankung als Naevus ganz nebensächlich, ob Naevuszellen vorhanden sind oder nicht, wie auch die Kongenitalität keine wichtige Rolle spielt, seitdem wir wissen, daß Naevi auch in den späteren Jahren der Entwicklung auftreten können. Eben die Pubertät spielt hier eine große Rolle, während welcher infolge der gewaltigen Umwälzungen, welche im ganzen Organismus und natürlich auch in der Haut vor sich gehen, eine bisher latente Anlage zur Entwicklung angefacht werden kann.

In demselben Sinne scheinen auch manche Infektionskrankheiten zu wirken. So erwähnt CASPARY das Manifestwerden der Hauterscheinungen nach Variola, BUSCHKE nach Masern, KOPP nach Scharlach, PINELES nach Grippe,

Von besonderer Wichtigkeit für die keimplasmatische Bedingtheit des Leidens ist die öfters beobachtete Heredität (TAYLOR und BARENDT, RIEHL, REITMANN, SIEMENS, FUHS, KLAUDER, WOLF, HAMILTON, ADAMSON, LOUSTE, CAILLIAU, DUCOURTIOUX und LOTTE, URBACH), dann das gleichzeitige Vorkommen bei Geschwistern (WINKLER, RANDACK, WOLF, PAYENNEVILLE Fall 2). FUHS konnte an der Hand der D-Tafel einer kinderreichen Familie die dominante Vererbung des Morbus PRINGLE durch 5 Generationen nachweisen.

Die Ursache der keimplasmatischen Schädigung entzieht sich so gut wie vollkommen unserer Kenntnis. LOUSTE, CALLIAU, DUCOURTIOUX und LOTTE machen hierfür die Lues verantwortlich, welche sie anamnestisch durch 2 Generationen nachweisen konnten. Derselben Auffassung ist auch F. FREUND. NOBL fand einige Male nahe Blutverwandtschaft der Eltern.

Diagnose. Die Erkrankung mit dem typischen Knötchenausschlag im Gesicht, den eventuell begleitenden Intelligenzstörungen oder sonstigen Erscheinungen der tuberösen Hirnsklerose, dem Auftreten in den jugendlichen Jahren bietet ein derart charakteristisches klinisches Bild, daß sich diagnostische Schwierigkeiten nur selten ergeben werden. Am ehesten kann noch das Epithelioma adenoides cysticum den Anlaß dazu geben, welches im Gesicht in derselben Lokalisation vorkommt, meistens in der Pubertät auftritt, aber auch angeboren sein kann und ebenfalls häufig ein hereditäres Leiden darstellt. Es wurden aber beim Epithelioma adenoides cysticum keine Intelligenzstörungen beobachtet, der Gesichtsausschlag ist nicht von den übrigen Hauterscheinungen des Morbus

PRINGLE begleitet, sondern es sind eventuell gleichzeitig andere gutartige benigne Epitheliome vorhanden, so z. B. im Falle von REJSEK oder PINKUS und WATANABE Cylindrome an der Kopfhaut. Oft wird aber die Differentialdiagnose nur durch die histologische Untersuchung entschieden werden können, wobei die nicht nur vom Follikel-, sondern auch vom Oberflächenepithel ausgehenden zierlichen Epithelstränge und -nester ein von der PRINGLEschen Krankheit durchaus abweichendes Bild zeigen.

Auch das *Syringom* kann unter Umständen in ähnlicher Lokalisation auftreten, doch sind hier meistens gleichzeitig auch typische Efflorescenzen im oberen Teil der Brust vorhanden: in zweifelhaften klinischen Fällen muß auch hier die histologische Untersuchung zur Entscheidung der Diagnose herangezogen werden.

Die *Rosacea*, an welche die mit zahlreichen Teleangiektasien einhergehende Formen erinnern können, tritt im vorgeschrittenen Alter auf und geht mit entzündlichen Knötchen einher.

Die Knötchen *der rosaceaähnlichen Tuberkulide* unterscheiden sich durch die weiche Konsistenz, die gelbliche bis gelbbraune Farbe, welche auch bei Glasdruck beobachtet werden kann. In zweifelhaften Fällen muß auch hier die histologische Untersuchung entscheiden.

Dasselbe gilt auch vom *Lupus miliaris*, nur ist hier die gelbbraune Farbe der Knötchen bei Glasdruck ausgeprägter, oft dem Lupusknötchen ganz ähnlich, außerdem finden wir bei längerem Bestehen zwischen den Efflorescenzen nach der Involution derselben zurückgebliebene kleine, tief eingezogene Narben.

Die *Acnitis* wird mit der tiefen Lage und der zentralen Nekrose ihrer Läsionen nur selten diagnostische Schwierigkeiten bereiten.

Die *Granulosis rubra nasi* zeichnet sich durch blaß- bis hellrote Knötchen aus, welche die Größe eines Stecknadelkopfes nur selten überschreiten, an den Schweißdrüsenmündungen lokalisiert sind und durch die gleichzeitig bestehende Hyperidrosis der Nase unschwer von den Knötchen des Morbus PRINGLE differenziert werden können.

Die im Gesicht lokalisierten *Mollusca contagiosa* sind durch die zentrale Nabelung und durch die exprimierbare grützige Masse leicht als solche erkennbar.

Die *Prognose* ist quoad sanationem bei einigermaßen ausgebreiteten Efflorescenzen und zahlreichen Teleangiektasien ungünstig, quoad vitam ist sie vom Grundleiden (tuberöse Hirnsklerose) abhängig.

Die *Therapie* besteht in der Entfernung der kleinen Tumoren (was meist aus kosmetischen Gründen verlangt wird), wozu der Galvanokauter (SABOURAUD, KOTHE, DOWLING) bzw. der Mikrobrenner (FELLÄNDER, POEHLMANN), die Elektrolyse (PEZZOLI, REITMANN, MIBELLI, HALLE, RULISON), die Elektrokoagulation (BUSCHKE, ANDREWS, WUCHERPFENNIG), die Gefrierung mit Kohlensäureschnee (OLESSOV) dienen kann. RULISON empfiehlt auch Ätzung mit Trichloressigsäure. Von strahlentherapeutischen Maßnahmen wurde von BECHET, RULISON, WILLIAMS die Kromayerlampe mit Kompression, von LANGER, BALZER und BARCAT, HUDELO, DARBOIS und GALLET Radium, von STÜMPKE Röntgen in Vorschlag gebracht. Wir behandelten unseren Fall mit Elektrokoagulation und erzielten damit ein leidlich gutes kosmetisches Resultat.

Dermoide, Epidermoide (HESCHL, FRANKE) und traumatische Epithelcysten (REVERDIN, GARRÉ).

Von

S. C. BECK †- Pécs.

Die Brei- oder Balggeschwülste, cutan- oder subcutan gelegene cystische Tumoren und tumorähnlichen Gebilde wurden früher, bis zu den grundlegenden Arbeiten von CHIARI im Jahre 1890, FRANKE 1887—98, REVERDIN 1887, GARRÉ 1894 und den experimentellen Forschungen von KAUFMANN 1884—87, SCHWENINGER 1886, GUSZMAN 1904, PELS-LEUSDEN 1905 u. a. mit dem gemeinsamen Namen der *Atherome* oder *Atheromcysten* bezeichnet. CHIARI gebührt das Verdienst, den Begriff des Atheroms gewissermaßen geklärt zu haben. Er hat die sog. Follikelcysten von den Atheromen, welche Dermoide darstellen, getrennt und nachgewiesen, daß erstere durch Störungen der Follikelfunktion, Ansammlung und Stauung von Talgdrüsensekret und Hornmassen, Erweiterung des Follikelganges entstehen, also Retentionscysten sind, während er den Ursprung der echten Atherome, den Dermoiden entsprechend, auf embryonale Keimanlagen zurückgeführt hat, welche mit Vorliebe in der Nachbarschaft embryonaler Verschlußlinien oder an Orten embryonaler Spalten vorkommen.

CHIARI trennt die Follikelcysten weiterhin in Haarbalg- und Talgdrüsencysten. UNNA faßt sie einheitlich auf, da ja nicht der Haarbalg bzw. die Talgdrüse selbst, sondern immer nur ihr gemeinsamer Ausführungsgang cystisch erweitert ist. UNNA unterscheidet je nach ihrem Inhalt Horn- und Talgcytsen. Diese Art der „Atherome", diese Pseudotumoren, gehören nicht in unser Gebiet. Nur die als echte Tumoren zu betrachtenden Dermoide und Epidermoide werden hier abgehandelt. Der Unterschied zwischen Dermoiden und Epidermoiden ist, wie wir später sehen werden, ein rein anatomischer. SIEMENS will aber in neuester Zeit auf Grund seiner Erblichkeitsstudien die beiden auch genetisch von einander trennen.

Wenn wir die als Retentionscysten erkannten Atherome aus unseren Betrachtungen ausschließen, so bleibt noch eine Gruppe der alten Atherome, welche bei vollkommener klinischer Gleichheit durch ihre zweifellos nachweisbare verschiedene Entstehungsart eine weitere Sonderung einzelner Formen erlauben. FRANKE, der in den Jahren 1887—94 in sehr ausführlichen Arbeiten die Atheromfrage zu lösen suchte, kam zur Überzeugung, daß die Dermoide und Epidermoide aus embryonal abgeschnürten Epidermisteilchen oder Drüsenanlagen entstehen, welche unter günstigen Verhältnissen zu cystischen Geschwülsten auswachsen. Die klinischen Beobachtungen von REVERDIN und GARRÉ, sowie die experimentellen Forschungen von KAUFMANN (Enkatarraphie), SCHWENINGER, RIBBERT und GUSZMAN liefern aber den Beweis dafür, daß nicht nur embryonal abgeschnürte, sondern auch durch traumatische Eingriffe künstlich verlagerte Epidermisteile oder selbst die einfache Verletzung der Anhangsorgane durch in die Cutis gelangte Fremdkörper (PELS-LEUSDEN, HESSE) zu cystischen Bildungen führen können. Auf Grund dieser Erkenntnis mußte also von neuem eine Gruppe von cystischen Geschwülsten, welche zwar klinisch keine auffallende Besonderheiten bot, durch ihre traumatische Genese aber wohl charakterisiert war, aus dem Atheromtopf herausgehoben werden. So entstand jenes Krankheitsbild, welches wohl mit vollem Recht den Namen der *traumatischen Epithelcysten* (Kystes traumatiques von REVERDIN) führt.

Damit wurde die Klärung des ganzen Komplexes der Atheromfrage bedeutend gefördert. Es war nun eine *genetische* Einteilung der früher allgemein als

Atherome bezeichneten Bildungen möglich, die wir nach HESSE folgendermaßen wiedergeben können:

1. *Atherome*, oder die Follikularcysten CHIARIS, einfache Retentionscysten, welche uns nur insoweit beschäftigen, wie eine Differenzierung von den nachfolgenden oder ein Vergleich mit denselben notwendig ist.

2. *Dermoide und Epidermoide*, echte Geschwülste, welche ihre Entstehung embryonal abgeschnürten Epidermisteilchen oder Drüsenanlagen verdanken und in die Gruppe der *Choristome* gehören.

3. *Traumatische Epithelcysten* von REVERDIN und GARRÉ, welche dadurch zustande kommen, daß kleine Stückchen der lebensfähigen Epidermis oder Häufchen von Epithelzellen durch traumatische Insulte aus ihrer Kontinuität losgerissen in die tieferen Hautschichten verlagert werden und dort durch weitere Proliferation zu cystischen Geschwülsten heranwachsen.

Wegen ihrer klinischen Gleichheit und ihrer Ähnlichkeit im anatomischen Bau, können Dermoide, Epidermoide und traumatische Epithelcysten gemeinsam besprochen, die letzteren sollen wegen bestimmter spezieller Eigentümlichkeiten später noch gesondert gewürdigt werden.

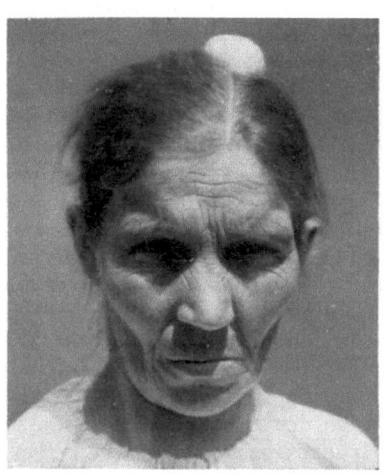

Abb. 80. Epidermoid der Kopfhaut.

Klinisch erscheinen alle diese Gebilde als hanfkorn- bis hühnereigroße, ausnahmsweise noch größere, runde oder ovale, cutan oder subcutan gelegene Gebilde. Sie wölben sich ihrer Größe entsprechend über das Hautniveau hervor und sind von normaler Haut überzogen, mit welcher sie öfters verwachsen sind. An ihrer Unterlage sind sie zumeist frei verschiebbar, manchmal aber, besonders die größeren, auch fixiert. Ihre Oberfläche fühlt sich unter der Haut glatt an; die Tumoren sind von derb-elastischer Konsistenz, können aber je nach dem Flüssigkeitsgrade ihres Inhaltes auch mehr oder weniger Fluktuation zeigen. Sie wachsen äußerst langsam, können Jahre, selbst jahrzehntelang bestehen, ohne besondere Beschwerden zu verursachen. Die kongenital angelegten Dermoide und Epidermoide wachsen oft schon im Kindesalter zu bemerkbarer Größe, während die traumatisch bedingten Cysten gewöhnlich mehrere Jahre nach dem Trauma zur Entwicklung kommen.

Während die Follikelcysten, welche mittels ihres verstopften Ausführungsganges mit der Außenwelt kommunizieren, pyogenen Infektionen ausgesetzt sind, oft vereitern und sich entleeren können, ist das bei den Dermoiden und Epidermoiden, welche jede Verbindung mit der Hautoberfläche verloren haben, seltener der Fall. Durch mechanische Insulte können aber auch hier Entzündungen auftreten, welche zu festeren Verwachsungen mit der Umgebung Anlaß geben.

Abgesehen von den häufigen multiplen „Atheromen" der Kopfhaut, kommen die Dermoide und Epidermoide nicht besonders oft vor und werden häufiger von Chirurgen als von Dermatologen beobachtet. So hat z. B. CEDERBAUM in fünf Jahren (1907—12) in der KÜTTNERschen Klinik zu Breslau 54 Fälle sammeln können; die multiplen Kopfhautatherome sind in dieser Statistik natürlich nicht aufgenommen. Auch ohne diese saßen 33, d. h. 61% am Kopfe, welcher der häufigste Sitz dieser Gebilde ist. Mit besonderer Vorliebe treten sie in der Augen- und Stirngegend auf, wo in den frühen embryonalen

Entwicklungsstadien am meisten Gelegenheit zu Epithelabschnürungen gegeben ist, namentlich bei der Bildung der Linse und der Einstülpung der Riechgrübchen (v. MIKULICZ, CEDERBAUM). Verhältnismäßig häufig ist noch die Lokalisation am Hals, sowie am Penis und an der Raphe des Scrotums, wo bei ihrer Bildung die Verschlußlinien der Epidermis in Betracht kommen.

Wohin gehören aber die aus praktischen Gesichtspunkten wichtigsten multiplen „Atherome" der behaarten Kopfhaut? Sind es Retentionscysten, oder Epidermoide? FRANKE hat im Jahre 1887 das häufige Vorkommen von Atheromen auf der Kopfhaut auf embryonale Entwicklungsstörungen der Epidermis zurückgeführt und behauptet, daß die viel reichlicheren epithelialen Einstülpungen zum Zweck der Haarbildung und das tiefere Einwuchern des Epithels in die Subcutis, leichter Gelegenheit zu Epithelabschnürungen bieten, als an anderen Hautstellen. HESSE hingegen betrachtet sie ausnahmslos als Retentionscysten, während SIEMENS sie auf Grund ihrer Erblichkeitsverhältnisse zu den Epidermoiden, also kongenitalen Cysten rechnet. Die Erblichkeit, welche auch von ASCHOFF und vor ihm schon von anderen (s. bei W. SIEMENS) betont wurde, kann zweifellos als Beweis des kongenitalen Ursprunges herangezogen werden. Nun ist nach den Untersuchungen von SIEMENS an 109 Atheromfällen bei 34 ein familiäres Auftreten beobachtet worden und zwar fast durchwegs mit multipler Lokalisation am behaarten Kopf; 17 mal war aber bei vollkommen analogen Fällen keine Erblichkeit zu verzeichnen. Da nicht anzunehmen war, daß familiäre und nicht familiäre Fälle in Anbetracht des gleichen klinischen Bildes verschiedener Herkunft seien, so schließt SIEMENS, daß die Epidermoide sich schätzungsweise bei etwa zwei Drittel der mit der krankhaften Erbanlage behafteten manifestieren und kommt gleichzeitig zur Überzeugung, daß bei den Follikularcysten die idiotypische Ätiologie keine Rolle spielt. Trotzdem muß aber SIEMENS zugeben, daß auch bei der Entstehung der gewöhnlichen Follikularcysten die Erbanlagen gelegentlich von Bedeutung sein können. Die Rolle der Erblichkeit, ihre ausschlaggebende Bedeutung für die Beurteilung, ob man im gegebenen Falle Epidermoid oder Follikularcyste annehmen soll, ist also in Anbetracht der komplizierten Verhältnisse doch noch nicht geklärt. Dabei hat HESSE schon früher darauf hingewiesen, daß ja eine stärkere Talg- oder Haarbalgdrüsentätigkeit und dadurch die Neigung zur Bildung von Retentionscysten erblich sein kann. Die SIEMENSschen Ergebnisse haben auch unsere bisherige Auffassung über die nahe Verwandtschaft der *Dermoide* und der *Epidermoide* in ein ganz anderes Licht gestellt. Die Wesensgleichheit der beiden Geschwulstarten wurde eigentlich nie bezweifelt. Der Unterschied liegt ja nach der bis zur neuesten Zeit gültigen Auffassung nicht in ihrer Genese, sondern ausschließlich in ihrem verschiedenen anatomischen Bau. Die Dermoide sind Hautsäcke, welche alle Schichten und alle Anhangsorgane der normalen Haut enthalten. Sie haben also eine papilläre Struktur, aus ihrer epidermisähnlichen Innenwand gehen Haarfollikel, Talg- und Schweißdrüsen hervor, während die Epidermoide eine nur aus wenigen Zellreihen bestehende Epithelauskleidung besitzen, meistens ohne Papillen und immer ohne Anhangsorgane. Beide bestehen aus einer leicht ausschälbaren Kapsel und aus einem Inhalt, welcher entweder eine breiig grützige, bröckelige, schmierige Masse oder eine dickflüssige rahm- oder ölartige gelbe oder braune Flüssigkeit darstellt. Der Inhalt der Cysten ist insofern verschieden, als die Dermoide auch Haare, sowie Sekrete der Talg- und Schweißdrüsen enthalten können. Die äußere Wand besteht aus faserigem, zellarmen Bindegewebe, manchmal mit elastischen Fasern. Ausnahmsweise geht eine zottige papilläre Wucherung aus der Innenwand der Dermoide oder Epidermoide hervor. In solchen Fällen können die Hornmassen über die langgestreckten Papillen als echte Hauthörner heranwachsen und das Cystenlumen ausfüllen (v. VERESS, BERGH, FRANKE, ZIMMERMANN). Selbst krebsige Entartung kann vorkommen (s. präcanceröse Affektionen der Haut). Die Dermoide entstehen dementsprechend durch die Abschnürung und Verlagerung von Hautteilchen, welche die Fähigkeit besitzen, sämtliche Elemente der Epidermis zu reproduzieren, während die Epidermoide dann entstehen, wenn die abgeschnürten Epidermiszellen nur Deckepithel mit Hornbildung hervorbringen können. Nach SIEMENS ist aber der ausschlaggebende Unterschied zwischen Epidermoiden und Dermoiden darin gelegen, daß die Dermoide *nicht familiär auftreten, nicht erblich sind*; so muß für die Dermoide eine von den Epidermoiden verschiedene Ätiologie angenommen werden. ,,Erst durch diese Erkenntnis gewinnt nunmehr auch der von HESCHL vorgeschlagene Name ,,Epidermoid" eine wirkliche Berechtigung" (SIEMENS).

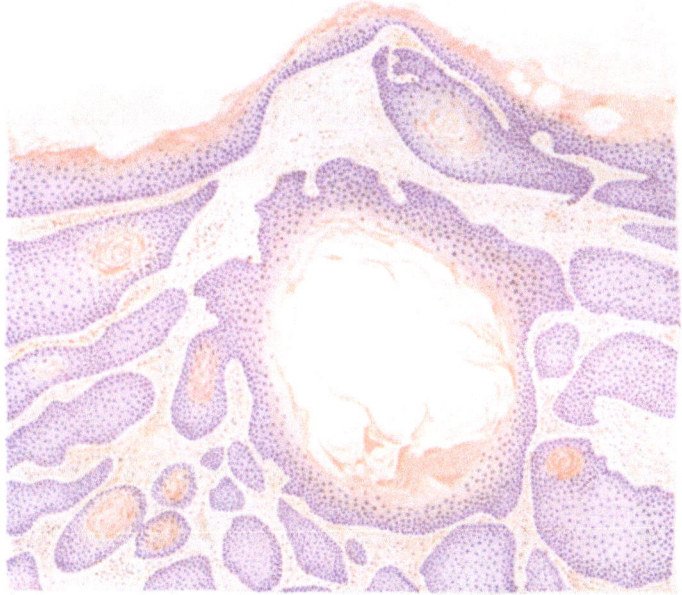

Abb. 81. Spinalzellenkrebs, entstanden durch krebsige Entartung eines Epidermoids.

Es ist immerhin fraglich, ob man allein auf Grund der Erblichkeit berechtigt ist, Krankheitserscheinungen, welche einander anatomisch und anscheinend auch in ihrer Entstehungsart so nahe stehen, wie das Epidermoid und das Dermoid, voneinander scharf zu trennen, besonders auch in Anbetracht dessen, daß ja SIEMENS selbst eine Reihe von Epidermoiden ohne nachweisbare Erblichkeit gefunden hat. Selbst die anatomische Trennung von Dermoid und Epidermoid ist oft keine leichte Aufgabe, da Übergänge zwischen beiden Gebilden beobachtet werden; CHIARI und TÖRÖK gingen sogar so weit, die Epidermoide für ,,Dermoide einfachsten Charakters" zu halten.

Bei der Betrachtungsweise von SIEMENS kommt man zum Ergebnis, daß Dermoide und Follikularcysten trotz verschiedener Genese in mancher Beziehung einander ähnlicher sind, als Dermoide und Epidermoide. Keine der beiden ist erblich, beide sollen im Gegensatz zu den multiplen Epidermoiden vereinzelt auftreten, so daß wir differentialdiagnostisch nur in der Lokalisation (Nähe embryonaler Einstülpungen und Hautverschlußlinien), in ihrer Größe (Dermoide erreichen meistens beträchtlichere Größe) und in dem nicht immer feststellbaren Zeitpunkt des Auftretens (Dermoide sind angeboren und werden meistens früh bemerkt, Follikularcysten entwickeln sich später) Anhaltspunkte suchen können. Mikroskopisch hingegen ist eher eine Verwechslung mit Epidermoiden ermöglicht, so daß der anatomische Bau der Tumorwand oft keine Rückschlüsse auf ihre Entstehung erlaubt. Reste des Follikels oder der Talgdrüsen, sowie der Zusammenhang mit dem Deckepithel können vollkommen verschwinden; der anfänglich intracutane Sitz der Follikelcyste kann bei zunehmendem Wachstum durch Eindringen in die Tiefe subcutan werden; die Wand, welche gewöhnlich aus einem schmalen Epithel besteht, sowie der Inhalt der Cyste stimmt vollkommen mit der Wand und dem Inhalt des echten Epidermoids überein. Ja, in den Retentionscysten kann sich sogar ein Papillarkörper bilden (ORTH, ASCHOFF u. a.), wie dies gelegentlich auch bei den Epidermoiden vorkommt. Es wird also immer nur eine typische Follikularcyste von einem typischen Epidermoid und von einem typischen Dermoid zu unterscheiden sein; sonst kann die Beurteilung der Genese auf große Schwierigkeiten stoßen.

Einfacher gestalten sich die Verhältnisse bei den sog. *„traumatischen Epithelcysten"*. REVERDIN hat als erster im Jahre 1887 auf Grund klinischer Beobachtungen behauptet, daß die cystischen Tumoren der Hohlhand und der Finger die Folge traumatischer Einwirkungen sind. Kleine Epidermisstückchen werden aus ihrem Zusammenhang durch das oft berufsmäßige Trauma losgelöst, gelangen in die tieferen Cutisschichten und entwickeln sich bei Beibehaltung ihrer Proliferationstätigkeit zu cystischen Gebilden. In Deutschland ist die Kenntnis der traumatischen Epithelcysten erst durch GARRÉS Publikation im Jahre 1894 allgemeiner geworden. Seit dieser Zeit häuften sich die diesbezüglichen Beobachtungen, so daß PIETZNER bis zum Jahre 1905 schon 75 Fälle sammeln konnte. In neuerer Zeit hat BLOND allein 6 Fälle beschrieben. FRANKE hielt aber an seinem ursprünglichen Standpunkt fest, betrachtet diese Erkrankungen als Epidermoide kongenitalen Ursprungs und will nur ausnahmsweise eine traumatische Genese zugeben. Nach ihm kommt im allgemeinen das Trauma höchstens als auslösendes Moment in Betracht.

Die Experimente von KAUFMANN, SCHWENINGER, GUSZMAN, V. KÜGELGEN und RIBBERT ergänzen in glücklicher Weise die Beobachtungen REVERDINs, GARRÉS u. a., indem sie festgestellt haben, daß die experimentell in die Unterhaut oder selbst an andere Stellen (Iris MASSE, Bauchhöhle RIBBERT) eingepflanzten Epidermisstückchen zu cystischen Tumoren auswachsen. Die Tendenz des Weiterwachsens und Fortkriechens des Epithels auf der Wand des durch das Trauma bedingten Spaltes oder Risses erklärt das Zustandekommen eines geschlossenen Hohlraumes, welcher mit den epidermidalen Produkten ausgefüllt wird (normale Hornsubstanz, degenerierte Epithelien und deren Abbauprodukte). Die anatomische Struktur entspricht der des Epidermoids. Die Experimente von KAUFMANN, noch überzeugender jene von GUSZMAN zeigen aber, daß in der neugebildeten Cystenwand auch Andeutungen von Haarbälgen und Haare entstehen können, so daß sich gelegentlich sog. *einfache* Dermoidcysten bilden. BLOND erklärt ausdrücklich, daß es nicht einzusehen sei, warum es nicht auch traumatische Dermoide geben könne. Eine Beobachtung von RINGEL spricht tatsächlich für diese Annahme. In seinem Falle entstand 12 Jahre nach einer Mammaamputation ein echtes Dermoid mit Haarbüscheln unter der Narbe.

Die überwiegende Mehrzahl der Fälle von traumatischen Epithelcysten werden, wie schon erwähnt, an den Handtellern und der Volarseite der Finger beobachtet, einfach aus dem Grunde, weil die Hand und die Finger in erster Reihe traumatischen Insulten ausgesetzt sind. Aus diesem Grunde sind die traumatischen

Epithelcysten fast ausschließlich bei Männern beobachtet worden. In einigen Fällen entwickelten sich die Cysten in der Stirnhaut (GUSZMAN, CHAJES, DUBREUILH, JACOBSOHN), wo sie vielleicht gar nicht so selten sind, nur können sie hier leicht mit kongenitalen Epidermoiden oder Follikularcysten verwechselt werden (JACOBSOHN).

Zu den traumatischen Epithelcysten sind auch jene zu rechnen, welche nach Operationen in oder neben der Hautnarbe entstehen (s. oben Fall RINGEL), da ihr Ursprung zweifellos auf Hautstückchen zurückzuführen ist, welche während der Operation zufällig in die Tiefe gelangt sind. Solche Fälle haben ja direkt die Beweiskraft eines Experimentes. Öfter wurden solche postoperative Epithelcysten bei eingewachsenen Nägeln (MARTIN) und nach Circumcision (TRZEBICKY) beobachtet.

Nicht selten wurden in den traumatischen Epithelcysten oder in ihrer Umgebung diejenigen Fremdkörper aufgefunden, die bei dem Unfall in die Haut hineingelangt sind und die durch sie losgerissenen Epidermisteilchen mit in die Tiefe gerissen haben. Vorwiegend waren es Eisensplitter (BOHN, WEGENER, LE FORT u. a.). Holzspäne eitern zumeist heraus, da an ihrer rauhen Oberfläche der Schmutz mit pyogenen Mikroorganismen eher haftet. Bei der entzündlichen Eiterung gehen dann auch die eventuell mitgerissenen Epithelien zugrunde. In dem Bindegewebe, welches die eingedrungenen Fremdkörper umgibt, treten Riesenzellen auf, als Ausdruck eines allgemein gültigen pathologischen Prozesses. Als Fremdkörper kann auch die losgerissene Hornsubstanz fungieren (BOHN). Riesenzellen können um die Cystenwand herum auch ohne Mitwirkung von Fremdkörpern auftreten.

Neben dem REVERDIN-GARRÉschen Entstehungsmodus können nach den Experimenten von PELS-LEUSDEN und HESSE auch auf anderem Wege traumatische Epithelcysten entstehen. Durch vorsichtiges Einschieben von Fremdkörpern (Magnesiumplättchen) unter die Epidermis in der Weise, daß keine Epidermisteilchen losgerissen, sondern nur das Epithel der Follikel verletzt wurde, konnten Epithelcysten gebildet werden. Die Vorbedingung ist, daß „die Hohlräume im Bereiche der Anhangsgebilde der Haut geschaffen werden und daß sie eine Weile durch einen Fremdkörper erhalten bleiben" (PELS-LEUSDEN). Als zweite Vorbedingung muß eine *Verletzung* der Anhangsgebilde gelten (HESSE). Unter solchen Verhältnissen geht die Epithelisierung des Hohlraumes vom Epithel der verletzten Follikel aus. Ob außer den Follikeln und Talgdrüsen auch aus den verletzten Schweißdrüsen eine Epithelisierung der Hohlräume stattfinden kann, ist nicht einwandfrei bewiesen, und so kann die PELS-LEUSDEN-HESSEsche Annahme für die Genese der Hohlhandcysten nicht in Betracht gezogen werden.

Eigentlich ist zwischen der REVERDIN-GARRÉschen und der PELS-LEUSDEN-HESSEschen Genese kein prinzipieller Unterschied, doch wurden die beiden Auffassungen öfters einander entgegengestellt. Bei beiden Entstehungsarten handelt es sich um Trennung des Epithels aus seiner Kontinuität, nur ist diese Trennung in dem einen Falle vollkommen, im anderen unvollkommen. Die Epithelisierung des Hohlraumes wird immer von der Basalzellenschicht ausgehen, einerlei ob es Basalzellen der Epidermis oder des Follikels sind. In bezug auf Proliferationstüchtigkeit und Proliferationsfähigkeit sind diese Zellarten gleichwertig.

Bei der *Diagnose* der Epidermoide, Dermoide und traumatischen Epithelcysten ist vor allem ihre Lokalisation maßgebend. An den typischen Stellen sind sie leicht zu erkennen. Am Scrotum kommen differentialdiagnostisch außer den Follikularcysten auch die von BLASCHKO und GUMPERT beschriebenen verkalkten Scrotalxanthome in Betracht. An Stellen, wo sie seltener vorzukommen pflegen, kann eine Verwechselung mit anderen cutan oder subcutan gelegenen Tumoren von ähnlicher Größe und Form stattfinden und es werden dann hauptsächlich Fibrome oder Lipome der Haut in Betracht kommen. Erstere sind gewöhnlich konsistenter, letztere weicher anzufühlen. Ein spontaner Durchbruch oder Einstich in das verdächtige Gebilde mit Entleerung des charakteristischen Inhaltes sichert die Diagnose. Bei sekundärer Entzündung der Umgebung oder Vereiterung des Cysteninhaltes können unsere Gebilde auch subcutane Abscesse vortäuschen.

In *prognostischer* Beziehung sind die Cysten nicht immer ganz harmlos. Zwar sind sie in den meisten Fällen auch bei bedeutender Größe ohne böse Folgen, können aber ausnahmsweise bösartig degenerieren und zu Epitheliombildung Anlaß geben (s. Präcancerosen).

Als *therapeutische* Maßnahme kommt der chirurgische Eingriff in erster Reihe in Betracht. Es ist darauf zu achten, daß die Cyste zusammen mit ihrer bindegewebigen äußeren Wand in toto entfernt werde. Eine Ausschälung aus der Umgebung gelingt meistens leicht mit einem stumpfen Instrument durch den oberflächlich geführten Hautschnitt. FREETH empfiehlt die Incision nicht über den größten Durchmesser, sondern seitwärts parallel der Tangente des kleinsten Durchmessers zu führen und die Auslösung mit kleinen Wundhacken vorzunehmen, wodurch die Narbe bedeutend kleiner wird. Das Herausschälen der Geschwülste kann in Fällen von Verwachsungen Schwierigkeiten bereiten. Insbesondere muß bei der Entfernung traumatischer Epithelcysten darauf geachtet werden, daß die Hautnarbe, mit welcher die Cyste verwachsen sein kann, vorsichtig abgeschält wird. Oft wird trotz aller Vorsicht die Verletzung des Cystensackes nicht zu vermeiden sein. In solchen Fällen gestaltet sich die totale Ausschälung bedeutend schwieriger, und es wird die Entfernung nur stückweise gelingen. Immer muß aber darauf geachtet werden, daß der Sack möglichst vollkommen entfernt oder wenigstens die epitheliale Auskleidung durch Auskratzen, eventuell Einträufeln von Jodtinktur vernichtet werde, denn aus dem zurückgebliebenen Epithel können Rezidive entstehen. BORDIER hat Elektrokoagulation in der Weise empfohlen, daß man nach Entfetten und Desinfektion einen $1/2$ cm breiten Hautstrich mit der Spatelelektrode auf der Höhe der Geschwust koaguliert, nachher auf diesen Streifen bis an den Sack einschneidet und den Tumor enucleiert. Bei größeren Geschwülsten wird nach der Thermokoagulation der Sack aufgeschlitzt und nach Auspressen des Inhaltes mittels Hackenpinzette herausgezerrt.

Das Milium. Grutum. Hautgrieß.

Die kleinen stecknadelkopf- bis höchstens hanfkorngroßen, weißlichen körnchenartigen Gebilde, die gewöhnlich in der Gesichtshaut, ausnahmsweise auch an anderen Körperstellen vorkommen, wurden schon von VIRCHOW zu den Hautcysten gerechnet. Er deutete sie als Retentionscysten und verlegte ihre Bildungsstätte in die Bälge der kurzen Lanugohaarfollikel. RINDFLEISCH hat alle Milien für Haartalgcysten gehalten. Nach HEBRA und KAPOSI sollten sie sich aus einzelnen Talgdrüsenläppchen oder auch aus ganzen Talgdrüsen entwickeln. Auch VIDAL und LELOIR glaubten sie aus Talgdrüsen ableiten zu dürfen. UNNA hat sich der VIRCHOWschen Auffassung angeschlossen, indem er ebenfalls die Lanugohaarbälge für die Bildung der echten Milien verantwortlich macht und zwar sollen sie aus dem mittleren Teil derselben hervorgehen. Andere Forscher wie DARIER, messen auch den Schweißdrüsenausführungsgängen eine bedeutende, ja sogar die Hauptrolle bei der Bildung der Milien zu. Seitdem BÄRENSPRUNG, KAPOSI, später besonders französische Autoren, Milien auf dem Boden anderer Hautkrankheiten, insbesondere blasiger Erkrankungen und in Narben verschiedenster Herkunft beobachtet haben, wird gewöhnlich das *echte oder primäre* vom *sekundären oder falschen* Milium (Pseudomilium BALZERs) getrennt, aber beide eigentlich als Horncysten retentionellen Ursprungs betrachtet.

Dieser Auffassung steht der schon von ROBINSON, PHILIPPSON und in neuester Zeit von KYRLE vertretene Standpunkt gegenüber, nach welchem die primären Milien auf embryonale Anlagen zurückzuführen wären. Auch BROCQ, BALZER und GALLIOT geben die Möglichkeit einer Entwicklungsstörung im Bereiche der Epidermis oder der Anhangsorgane zu. In diesem Sinne wären also die Milien mit den Epidermoiden in eine Reihe zu stellen und zu den benignen Epitheliomen (JADASSOHN) zu rechnen, während die sekundären Milien auch weiterhin als Retentionscysten aufgefaßt werden müßten. Inwiefern die Trennung gerechtfertigt ist oder nicht, soll weiter unten noch erörtert werden.

Klinisch lassen sich die *primären* Milien von den *sekundären* nur in bezug auf ihre Entstehungsweise und durch die bei den letzteren oft beobachtete rasche Heilungstendenz durch Exfoliation voneinander trennen. Sonst ist ihr klinisches Bild vollkommen gleich und sehr charakteristisch. Die Milien sind weiße oder gelbliche, kleine perlenartige Körnchen, welche einzeln, verstreut oder in Gruppen geordnet in den oberflächlichsten Hautschichten gelegen sind. Ihre Größe schwankt von kaum sichtbaren punktförmigen Gebilden bis zu hanfkorngroßen Kügelchen, welche die verdünnte Epidermis vorwölben. Sie sind ziemlich hart, erweichen nie, wachsen äußerst langsam und bleiben nach erreichter, für die einzelner verschiedener Größe stationär. Manchmal treten sie eng zusammengehäuft, als Konglomerat kleiner Einzelefflorescenzen auf und breiten sich dann plaqueförmig aus. Einen Ausführungsgang besitzen sie nicht, sind dementsprechend ohne Verletzung der bedeckenden dünnen Hautschichte nicht ausdrückbar. Nie sind sie von Entzündungserscheinungen begleitet. Ihr Lieblingssitz ist das Gesicht, besonders die Augenlider und deren Umgebung, sowie die Backen- und Nasengegend, auch an den Genitalien können sie häufiger vorkommen, wo sie aber leicht zu Verwechslung mit anderen ähnlichen Gebilden Anlaß geben können (s. Differentialdiagnose). Milien können sehr lange, selbst jahrelang bestehen, können aber auch spontan heilen, besonders bei Leuten, welche durch häufiges Waschen und Reiben des Gesichtes die verdünnte Epidermis und sehr zarte Bindegewebsschicht über den Milien verletzen und so ihre Exfoliation erleichtern. Sekundäre Milien können am ganzen Körper vorkommen, häufiger sind sie jedoch an den Extremitäten (Abb. 82); sie verdanken ihre Bezeichnung dem Umstande, daß sie sich an Stellen abgelaufener blasiger Erkrankungen nach Pemphigus, Dermatitis herpetiformis, Epidermolysis bullosa, Impetigo contagiosa usw. oder in und um die Narben von Brandwunden, Lupus vulgaris, tertiärer Syphilis und anderer geschwüriger Prozesse bilden. Ihre Zahl ist oft sehr groß, mehrere Hundert können an den Stellen der abgelaufenen primären Erkrankung auftreten und in wenigen Wochen wieder verschwinden. Sekundäre Milien können auch andere benigne Epitheliome begleiten, so finden sie sich häufig an den kleinen Geschwülsten des Epithelioma adenoides cysticum (s. dort) auf.

Milien können in jedem Alter auftreten, bei Säuglingen ebenso wie bei alten Leuten. Die bei Säuglingen, nicht selten schon bei ihrer Geburt beobachteten Milien sind aber nach UNNA und PHILIPPSON Talgcysten, die als solche von den Milien abgetrennt werden müssen. Doch gibt es Beobachtungen, welche beweisen, daß außer diesen auch echte Milien bei ganz jungen Kindern vorkommen können (G. LITTLE, BALZER und GALLIOT). Am häufigsten sind sie jedoch im jugendlichen und mittleren Alter. Besondere Prädilektion eines Geschlechtes ist zwar nicht zu konstatieren, sie werden aber beim weiblichen Geschlecht öfters beobachtet, wahrscheinlich nur aus dem Grunde, weil Frauen aus kosmetischen

Rücksichten eher ärztlichen Rat und Hilfe suchen. Es kann auch Erblichkeit bestehen (JADASSOHN). Manchmal kommen die Milien zusammen mit anderen kleineren Fehlbildungen, Naevi, besonders Pigmentflecken vor.

In seinem *histologischen* Bau stellt das Milium ein *rein epitheliales Gebilde dar*. Die kugelige Wand besteht aus wenigen, morphologisch den MALPIGHIschen Zellen entsprechenden, jedoch plattgedrückten Lagen von Epidermiszellen. Die Zahl der Zellager ist verschieden und wechselt je nach den Größenverhältnisssen und der fortschreitenden Hornbildung im Innern der Cyste. Die Wand kann sich bis zu einer einfachen Zellage verdünnen, kann aber auch an ein und demselben Gebilde stellenweise verschieden dick sein und selbst 8 bis 10 Zellreihen enthalten. Die innerste Zellage enthält fast immer reichlich Keratohyalinkörner. Wo die epitheliale Wand dicker ist, kann sogar eine Andeutung von Papillenbildung, eine wellenförmige Grenzlinie gegen das umgebende cutane Gewebe bemerkbar sein. Primäre, wie sekundäre Milien liegen entweder ganz frei, von allen Seiten mit Bindegewebe umgeben, in den obersten Cutisschichten, oder sie hängen mit einem epithelialen Ansatz mit der Epidermis oder einem kleinen Follikel zusammen. Sie können aber auch im obersten Teil eines Schweißdrüsenausführungsganges sitzen; dann sieht man den Ausführungsgang als

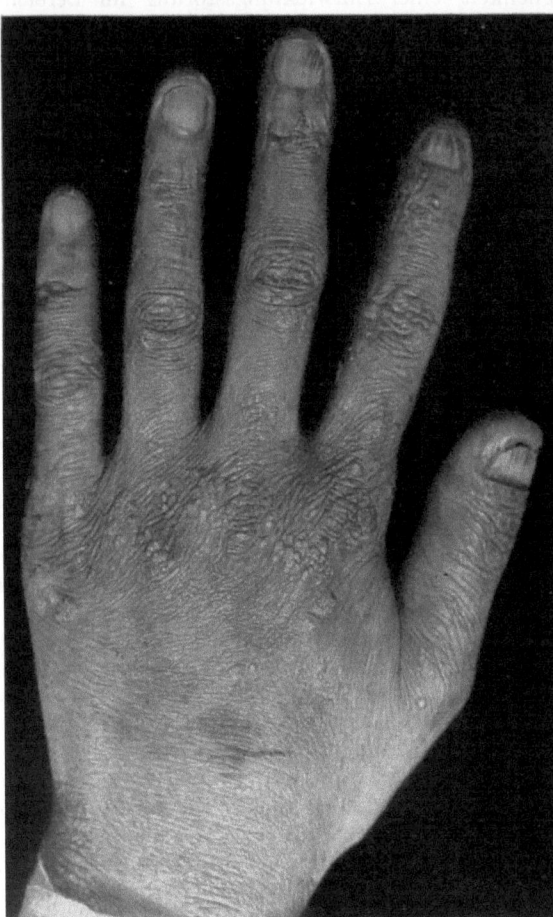

Abb. 82. Sekundäre Milien nach Epidermolysis bullosa hereditaria dystrophica.

schwanzartigen Anhang von der Miliumwand abgehen. Seltener ist auch die intraepidermale Lage, besonders bei sekundären Milien beobachtet worden. Der Inhalt der Milien besteht aus reiner, zwiebelschalenartig geschichteter zartlamellöser Hornsubstanz, stellt also eigentlich eine Hornperle dar. Eine Beimengung von Talg oder Detritusmassen spricht für eine Retentionscyste und gegen das Milium. Einen echten bindegewebigen Balg besitzt das Milium nicht, die feinen Fasern des papillären und subpapillären Bindegewebes ordnen sich aber zirkulär um seine Wand. In dem umgebenden Bindegewebe sind die Capillaren und Präcapillaren erweitert, worauf schon JOSEPH hingewiesen hat. Entzündungserscheinungen fehlen aber auch im histologischen Bild. In einem oder anderen Falle wurden Riesenzellen um die Milien beschrieben, so von HANAWA am Scrotum, von NAEGELI bei gruppierter Milienbildung an den Ohren, Wangen und der Nasenspitze. Es handelte sich aber im ersteren Falle, wie die histologische Untersuchung bewiesen hat, um Talgcysten, im zweiten um eine follikuläre Hyperkeratose mit entzündlichen Erscheinungen, also um keine echte Milien.

Die Trennung der Milien in primäre und sekundäre oder echte und Pseudomilien (BALZER) (nicht zu verwechseln mit dem Pseudomilium colloidale, welches der Ausdruck einer Bindegewebsdegeneration ist) geschah, wie schon erwähnt wurde, auf Grund der *Genese*. Die Bildungsstätte und die Bildungsart der primären Milien ist aber ebensowenig einheitlich, wie diejenige der sekundären. Die primären können sich ebensogut in der Follikelwand, bzw. in den Auswüchsen derselben (TÖRÖK), wie in den Schweißdrüsenausführungsgängen (DARIER) bilden.

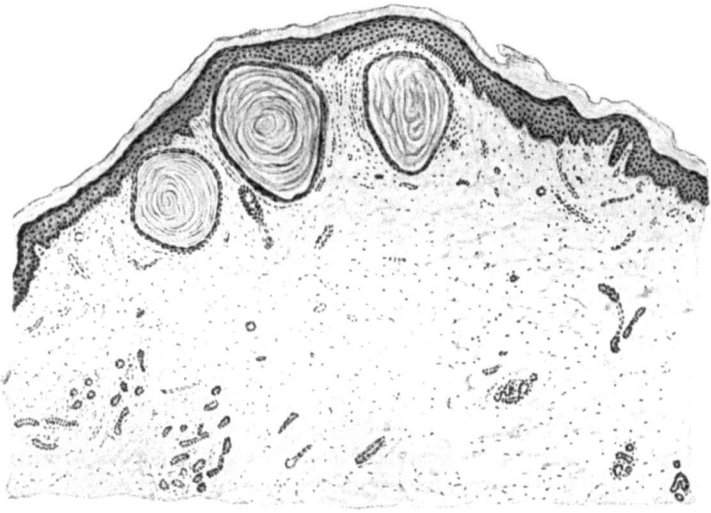

Abb. 83. Milien. (Aus LESSER: Lehrbuch der Hautkrankheiten.)

Aber auch die sekundären werden von denselben Organen abgeleitet (BEHREND, ALLGEYER, CSILLAG, BUKOVSZKY, ENGMANN und MOOK, SAKAGUCHI). Wenn wir bei den primären Milien eine angeborene Neigung zu dieser Mißbildung annehmen, so wird dieselbe bei den sekundären als erworbene, durch die pathologischen Verhältnisse begünstigte Neigung zur gleichen Mißbildung aufzufassen sein. Es scheint sogar, daß sich sowohl primäre wie sekundäre Milien nicht nur im Epithel der Anhangsorgane, sondern auch intraepidermal, in der MALPIGHIschen Schichte selbst bilden können. Bei den sekundären Milien z. B. im Epithelioma adenoides cysticum kann man sich davon leicht überzeugen; dieselben treten in den von der Oberhaut ausgehenden unregelmäßigen Leisten auf (eigene Beobachtung). MARTINOTTI, der sekundäre Milien im Gefolge eines Handekzems beobachtete, konnte auch feststellen, daß dieselben nicht vom Drüsenapparat ausgingen.

Die Entstehung der primären Milien aus abgesprengten Epithelkeimen, wie dies ROBINSON, PHILIPPSON und TÖRÖK behauptet haben, hat auch bei den sekundären Milien ein Analogon. Bei der Blasenbildung von Pemphigus, Dermatitis herpetiformis, Epidermolysis bullosa hereditaria bleiben häufig kleine Epithelzellengruppen, oft in Zusammenhang mit Follikeln oder Schweißdrüsen, oft aber auch unabhängig von diesen am Blasengrund auf oder zwischen den Papillen zurück. Untersuchungen an Serienschnitten sprechen mit großer Wahrscheinlichkeit dafür, daß aus diesen abgelösten Epithelien ebenso Cysten, in Form der sekundären Milien, hervorgehen können, wie aus den hypothetischen abgesprengten embryonalen Epithelkeimen die primären Milien. Eine ähnliche Erklärung gibt H. BRÜTT für die Entstehung der Horncysten bei einem Falle von ausgebreiteter Hauttuberkulose.

Auf Grund dieser Erfahrung und Überlegungen ist eine strenge genetische Trennung der Milien in primäre und sekundäre nicht gerechtfertigt. Die Trennung hat nur insofern eine Berechtigung, als sie uns über die Verhältnisse des klinischen Auftretens Aufschluß gibt und uns belehrt, ob ihnen eine Erkrankung vorangegangen ist, oder ob sie spontan in scheinbar gesunder Haut aufgetreten sind. Sonst sind aber die Bedingungen ihrer Entstehung von ähnlichen Faktoren abhängig.

Es kann auch die Frage aufgeworfen worden, warum die Milien in ihrem Größenwachstum begrenzt bleiben und ihr Inhalt weiteren regressiven Metamorphosen nicht anheimfällt, sondern immer nur aus reiner Hornsubstanz besteht, d. h. warum sie nicht zu echten Epidermoiden auswachsen. Die Bedingungen der Milienentwicklung sind ja nach unserer heutigen Auffassung denjenigen der Epidermoide verwandt. Zur Beantwortung der eben erwähnten Frage kann die außerordentlich oberflächliche Lage und vielleicht die geringe Zahl der pathologisch angelegten Follikelzellen oder abgesprengten bzw. losgelösten Epithelzellen, aus welchen sich die Milien entwickeln, herangezogen werden. Immerhin ist es möglich, daß sie in pathologischer Beurteilung nicht ganz streng von den Epidermoiden zu sondern sind und wahrscheinlich auch klinisch Übergänge zwischen den beiden bestehen. Es gibt ja Lokalisationen, z. B. am Scrotum oder an den kleinen Labien, wo Milien die Größe eines kleinen Epidermoids erreichen können. Wie wir trotz der Untersuchungen von SIEMENS, welcher die Epidermoide als hereditäre Mißbildungen von den nicht hereditären Dermoiden streng trennen will, zugeben müssen, daß anatomisch Übergänge zwischen den beiden bestehen, so können wir auch annehmen, daß es zwischen Milien und wahren Epidermoiden sowohl klinisch wie anatomisch Übergänge gibt.

Die Diagnose der Milien ist in Anbetracht des charakteristischen klinischen Bildes meist sehr leicht. Am ehesten könnten sie mit Retentionscysten der Talgdrüsen verwechselt werden, wie sie besonders bei Neugeborenen zu sehen sind (UNNA). Beim Erwachsenen erreichen die Talgcysten eine ansehnlichere Größe. Lokalisation, mehr gelbliche Farbe, sichtbarer Ausführungsgang, sowie die leichte Ausdrückbarkeit, welche bei den Milien ohne einen oberflächlichen Hautritz nicht gelingt, sichern die Differentialdiagnose. Kleinere oder größere Horncysten in Form der schwarzköpfigen Comedonen, sowie kleine Aknepusteln, welche letztere durch ihren eitrigen Inhalt und ihre entzündliche Umgebung abweichen, bereiten wohl auch keine differentialdiagnostische Schwierigkeiten. Nicht immer so leicht ist es, Milien, die manchmal auch gruppiert vorkommen, von echten Talgdrüsen, wo diese in sehr dünner Haut liegen, zu unterscheiden. Dies kann namentlich der Fall sein bei den im inneren Präputialblatt manchmal sichtbaren Talgdrüsengruppen. Diese exfoliieren nie, sind ständige, sehr kleine, meist etwas gelbliche Organe, die fest im oberflächlichen Bindegewebe liegen und nicht aushebbar sind, wie die Milien. Die häufigen milienähnlichen Gebilde der Scrotalhaut sind meistens Follikularcysten im Sinne FRANKEs, wie das auch durch den HANAWAschen Fall bewiesen wurde.

Palpebrale und subpalpebrale Xanthome im Anfangsstadium, sowie das sog. Kolloidmilium können noch bei der Differentialdiagnose in Betracht kommen.

Beide sind mehr schwefelgelb und sind bei etwas größerer Ausdehnung ihrer Plaques polygonal und flach.

Die Milien sind unbedeutende, kleine benigne Epitheliome, welche zunächst nur als kosmetische Fehler gelten. Sie können sehr lange bestehen, drängen sich aber oft schließlich doch bis zur Hornschicht empor und exfoliieren mit derselben. Bei den sekundären Milien verläuft dieser Prozeß gewöhnlich rascher. Nie entwickeln sich aus ihnen größere oder gar maligne Tumoren, sie sind also prognostisch auch in dieser Beziehung vollkommen harmlos.

Wenn die Milien nur vereinzelt vorhanden sind, kann man sie, nach einem ganz oberflächlichen Ritz der Epidermis mit einer Nadel, einer kleinen Lanzette oder einem Scarificationsmesser leicht ausheben, eventuell mit einem Comedonenquetscher ausdrücken. Wenn eine größere Anzahl vorhanden ist, ist das oft ziemlich mühsam. Man kann dann bei nicht zu zarter Haut energische Waschungen mit grober Sandseife verordnen; die Sandkörnchen besorgen das Aufritzen der Hornschicht. Allerdings beansprucht dieses Verfahren etwas längere Zeit und es gelangen nur die ganz oberflächlich gelegenen Milien zur Exfoliation. Auch mit wiederholten energischen Schälkuren, z. B. mit der UNNAschen Resorcinschälpaste, kann ein Teil der Milien mit der abgeschälten Hornschicht entfernt werden.

Literatur.
I. Allgemeiner Teil.
Geschichtliches.

ADAMKIEVICZ: (a) Untersuchungen über den Krebs und das Prinzip seiner Behandlung. Wien 1893. (b) Zur Krebsparasitenfrage. Dtsch. med. Wschr. 1895. — ASELLI: Zit. nach WOLFF, Bd. 1, S. 57.
BARD: Anatomie pathologique générale des tumeurs. Arch. Physiol. norm. et path. 5, 247 (1885). — BARNARD: The microscopical examination of filterable viruses associated with malignant new growth. Lancet, 1925 II. — BAZIN: Leçons cliniques et théoretiques sur les affections cutanées de nature arthritiques et dartreuses. Paris 1868. — BEHLA: (a) Die Carcinomliteratur. Berlin 1901. (b) Veröffentlichungen des Komitees für Krebsforschung. Jena 1902. — BELLELI: Zit. nach WOLFF, Bd. 1, S. 555. — BENEKE: (a) Ein Fall von Osteoid-Chondrosarkom der Harnblase mit Bemerkungen über Metaplasie. Virchows Arch. 161, 70 (1900). (b) Bemerkungen zur allgemeinen Onkologie. Beitr. path. Anat. 9, 440 (1891). — BICHAT, X.: Anat. gén. Paris 1821. — BILLROTH, TH.: Kritische und erläuternde Bemerkungen zu dem Werk von Prof. C. THIERSCH. Arch. klin. Chir. 7, 848 (1866). — BLUMENTHAL, F.: Beiträge zur Frage der Entstehung bösartiger Tumoren. Dtsch. med. Wschr. 1926, Nr 31. — BORREL: Évolution de la sphère attractive dans la cellule cancéreuse. Soc. Biol. Paris 1900, p. 331. — BOSC: Le cancer. Maladies infectieuses à sporozoaires. Paris 1898. — BUDBECK, O.: Zit. nach WOLFF, Bd. 1, S. 57. — BUZENET: Du chancre de la bouche. Paris 1858.
CAZIN: Des origines et des modes de transmission du cancer. Thèse de Paris 1894. — CLASSEN, A.: Über ein Cancroid der Cornea und Sclera, ein Beitrag zur Entwicklungsgeschichte der Carcinome. Virchows Arch. 50, 56 (1870). — COHNHEIM, J.: Vorlesungen über allgemeine Pathologie. Berlin 1882. — CORNIL: Mémoires sur les tumeurs épithéliales du col de l'uterus. J. l'Anat. 1864. — CORNIL et RANVIER: Manuel d'histologie pathologique, Tome 1, p. 29. — COUÉNON: Sur le parasitisme vésical. Thèse de Paris 1881. — CREIGTHON: On the infection of the connective tissue in scirrhous cancers of the breast. J. Anat. a. Physiol. 14, 29. — CRUVEILHIER: Traité d'anatomie pathologique générale, Tome 3. 1854.
DAMASCHINO: Des altérations occasionnées par le Distome haematob. dans les voies urinaires et dans le gros intestin. Soc. méd. Hôp. 1881. — DESCARTES, R.: Zit. nach WOLFF, Bd. 1, S. 57. — DOYEN: Zit. nach WOLFF, Bd. 1, S. 550. — DUPLAIX u. CAZIN: Recherches sur la natur parasit. du cancer. Congr. internat. Hyg. Londres 1891. Semaine méd. 1891, 349.
EBERTH u. WADSWORTH: Die Regeneration des Hornhautepithels. Virchows Arch. 51, 361 (1870). — EHRLICH u. APOLANT: Beobachtungen über maligne Mäusetumoren. Berl. klin. Wschr. 1905, Nr 28. — ENGEL, J.: (a) Über krebsige Destruktion. Österr. med. Wschr. 1841, 1011. (b) Über Krebskrase. Österr. med. Wschr. 1842.
FABRE-DOMERGUE: Les Cancers épithéliaux. Paris 1898. — FEINBERG: Über den Bau der einzelligen tierischen Organismen und über Vorkommen derselben in den Krebs-

geschwülsten. Dtsch. med. Wschr. **1902**, 11. — FIEBIGER, J.: Recherches sur la production expérimentale du cancer chez le rat et la souris. Bull. Assoc. franç. Étude Canc. **1921**. — FOA: Sopra alcuni corpi inclusi nelle cellule cancerose. Gazz. med. Torino **1891**, No 36; Zbl. Bakter. **12** (1892). — FREUND u. KAMINER: Über Beziehungen zwischen Tumorzellen und Blutserum. Wien. klin. Wschr. **1910**, 1221.

GALEN, C.: De tumoribus praeter naturam. C. Lipsiae: Gottlob Kühn 1821—23. — GUSSENBAUER, C.: Ein Beitrag von der Verbreitung des Epithelialkrebses durch Lymphdrüsen. Arch. klin. Chir. **14**, 561 (1872). — GYE: The etiology of malignant new growths. Lancet **1925 II**.

HANAU: Erfolgreiche experimentelle Übertragung von Carcinom. Arch. klin. Chir. **39**, 678. — HANNOVER, A.: Den pathologiske Anatomies swar paa Spörgsmaalet: Hvad er Cancer. Kopenhagen 1843. — HANSEMANN, V.: (a) Die mikroskopische Diagnose der bösartigen Geschwülste. Berlin 1902. (b) Über asymmetrische Zellteilung in Epithelkrebsen und deren biologische Bedeutung. Virchows Arch. **119** (1890). — HARVEY, W.: Zit. nach WOLFF, Bd. 1, S. 57. — HAUSER, G.: Das Zylinderepithelcarcinom des Magens und des Dickdarms. Virchows Arch. **137**, H. 3 (1894). — HEIBERG: Über die Neubildung des Hornhautepithels. Strickers Studien, 1870. H. 2. — HELLER: Untersuchungen über die feineren Vorgänge bei der Entzündung. Erlangen 1869. — HERTWIG, O. u. R.: Die Cölomtheorie. Versuch einer Erklärung des mittleren Keimblattes. Jena 1881. — HIPPOKRATES: Zit. nach WOLFF, Bd. 1, S. 4. — HIS, W.: Häute und Höhlen des Körpers. Basel 1865. — HOFFMANN, F. A.: Epithelneubildung auf der Cornea. Virchows Arch. **51**, 373 (1870).

JACOB: Zit. nach WOLFF, Bd. 1, S. 215. — JENSEN, C. O.: Experimentelle Untersuchungen über Krebs bei Mäusen. Hosp.tid. (dän.) **1902**, Nr 19. — JÜRGENS: Über Protozoen des Carcinoms. Verh. Berl. med. Ges., 2. Nov. **1892**.

KAPOSI: Pathologie und Therapie der Hautkrankheiten. Wien u. Leipzig: Urban & Schwarzenberg 1893. — KARG, C.: (a) Über das Carcinom. Dtsch. Z. Chir. **34** (1892). (b) Die Elementarorganismen und ihre Beziehungen zu den Zellen. Leipzig 1890. — KARTULIS: (a) Über das Vorkommen der Eier des Distomum Haematobium Bilharzia in den Unterleibsorganen. Virchows Arch. **99**, 152 (1885). (b) Weitere Beiträge zur pathologischen Anatomie der Bilharzia (Distomum Haematobium). Virchows Arch. **152** (1898). — KLEBS: (a) Regeneration des Plattenepithels. Arch. f. exper. Path. **2**, 154 (1875). (b) Bemerkungen über Larynxgeschwülste. Virchows Arch. **38**, 212 (1867). (c) Allgemeine Pathologie, Teil II, S. 399. Jena 1889. — KLIEN: Über die Beziehungen der RUSSELschen Fuchsinkörperchen zu den ALTMANNschen Zellgranulis. Beitr. path. Anat. **11**, 117 (1892). — KÖSTER, K.: (a) Die Entwicklung der Carcinome und Sarkome. Würzburg 1869. (b) Unterkiefertumor. Virchows Arch. **40**, 468 (1867). — KOROTNEFF, A.: Sporozoen als Krankheitserreger. Berlin 1893. — KROMPECHER, E.: (a) Der Basalzellenkrebs. Jena: Gustav Fischer 1903. (b) Über die Beziehungen zwischen Epithel und Bindegewebe bei den Mischgeschwülsten der Haut und der Speicheldrüsen und über die Entstehung der Karzinosarkome. Beitr. path. Anat. **44** (1908). (c) Über Verbindungen und Umwandlungen zwischen Epithel- und Bindegewebe, etc. Beitr. path. Anat. **37**, 28 (1905).

LABBÉ et COYNE: Traité des tumeurs bénignes du sein. Paris 1876. — LAENNEC, R.: (a) Note sur l'anatomie pathologique. Paris 1804. (b) Traité inédit sur l'anatomie par R. I. LAENNEC. Paris 1884. — LANCEREAUX: Traité d'anatomie pathologique. Paris 1879. — LEBERT, H.: Traité pratique des maladies cancereuses et des affections curables confondues avec le cancer. Paris 1851. — LEYDEN: Zit. nach WOLFF, Bd. 1, S. 680. — LOTT: Über den feineren Bau und die Regeneration der Epithelien. Zbl. Hautkrkh. **1871**, Nr 37. — LUBARSCH: (a) Die Metaplasiefrage und ihre Bedeutung für die Geschwulstlehre. Festschrift zu VIRCHOWs 80. Geburtstage, S. 205. Wiesbaden 1901. (b) Zit. nach WOLFF, Bd. 1, S. 680.

MAFUCCI u. SIRLEO: Zit. nach WOLFF, Bd. 1, S. 660. — MAIER, R.: Lehrbuch der allgemeinen pathologischen Anatomie. Leipzig 1871. — MÉNÉTRIER: Le Cancer. Paris 1926. — MICHAELIS, L.: Zit. nach WOLFF, Bd. 1, S. 533. — MINAMI: Versuche an überlebendem Carcinomgewebe. Über den Stoffwechsel der Tumoren (WARBURG). S. 85. Berlin: Julius Springer 1926. — MOREAU, H.: Recherches expérimentales sur la transmissibilité de certains néoplasmes. Arch. Méd. expér. et Anat. path. **1894**, 677. — MÜLLER, J.: Über den feineren Bau und die Formen der krankhaften Geschwülste. Berlin 1838. — MÜLLER, W.: Zit. nach WOLFF, Bd. 1, S. 254.

NEDOPIL, M.: Über die Psoriasis der Zungen und Mundschleimhaut und deren Verhältnis zum Carcinom. Arch. klin. Chir. **20**, 324 (1876). — NEISSER, A.: Über das Epithelioma (sive Molluscum contagiosum). Vjschr. Dermat. **15**, 553 (1888). — NOEGGERATH: Beiträge zur Struktur und Entwicklung des Carcinoms. Wiesbaden 1892.

ORTH, J.: Kompendium der pathologisch-anatomischen Diagnostik. Berlin 1884.

PAGENSTECHER, E.: Beitrag zur Geschwulstlehre. Virchows Arch. **45**, 490 (1869). — PAGET: (a) On disease of the mammary areola. St. Barth. Hosp. Rep. **1874**, 87. (b) On the origin of cancer. London 1872. — PELAGATTI: Blastomyceten und hyaline Degeneration. Virchows Arch. **150**, 247 (1897). — PETERSEN, W.: (a) Beiträge zur Lehre vom Carcinom. Beitr. klin. Chir. **32** (1902). (b) Über den Aufbau des Carcinoms und seine plastische Darstellung. Virchows Arch. **164**, 570 (1901). — PFEIFFER, L.: Die Protozoen als Krankheitserreger. Jena 1890. — PLIMMER: On the aetiology and histology of cancer. Practitioner April **1899**. — PLUMBE: Practical treatise of the diseases of the skin. London 1837. — PODWYSSOXKY u. SAWTSCHENKO: Über Parasitismus bei Carcinomen nebst Beschreibung einiger in den Carcinomgeschwülsten schmarotzenden Sporozoen. Zbl. Bakter. **11**, 491 (1892). — POTT, PERCIVAL: Cancer scroti „chimney sweeper". The chirurgical works of PERCIVAL POTT, Vol. 3, p. 225. London 1783. — PROWAZEK: Zit. nach HODARA: Zur parasitären Ätiologie des Carcinoms. Virchows Arch. **174**, 96 (1903).

RANVIER: Manuel d'histologie pathol. 1873. — RAUM: Zit. nach WOLFF, Bd. 1, S. 663. — RÉCAMIER, C.: Recherches sur le traitement du cancer par la compression et sur l'histoire générale de la même maladie. Paris 1829. — RECKLINGHAUSEN: Die Adenomyome und Cystadenoma des Uterus und der Tubenwandung. Berlin 1896. — REMAK, R.: (a) Entwicklung des Hühnchens im Ei. 1843. (b) Über extracelluläre Entstehung tierischer Zellen und über die Vermehrung derselben durch Teilung, 1852. — RIBBERT, H.: (a) Histogenesis des Carcinoms. Virchows Arch. **135**, 433 (1894). (b) Zur Entstehung der Geschwülste. Dtsch. med. Wschr. **1896**. (c) Die Entstehung des Carcinoms. Bonn 1905. (d) Über die Entstehung der Geschwülste. Dtsch. med. Wschr. **1895**, H. 1/4. — ROKITANSKY, K.: (a) Über die Entwicklung der Krebsgerüste. Sitzgsber. der Akad. Wiss. Wien, Math.-naturwiss. Kl. 8, 391 (1852). (b) Lehrbuch der pathologischen Anatomie. Wien 1855. — RONCALI: Sopra particolari parassiti rinvenuti in uno adeno-carcinoma della ghiandola ovarica. Policlinico **2**. 182 (1895). — ROUSSY, G.: L'état actuel du probleme du cancer. Gauthier-Villars et Cie. Paris. — RUFFER: The so called parasitic protozoa of mammary cancer. Lancet **1893 II**. 1476. — RUSSEL: An adress on a characteristic organisme of cancer. Brit. med. J. **1890**.

SAMUEL, S.: Handbuch der allgemeinen Pathologie. Stuttgart 1879. — SANFELICE: Contributo alla morfologia e biologia dei blastomyceti. Ann. Inst. Igiene **4** (1894). — SCHATTOCK u. BALLANCE: Zit. nach WOLFF, Bd. 1, S. 435. — SCHEUERLEN: Über die Ätiologie des Carcinoms. Dtsch. med. Wschr. **1887**. — SCHLEICH, L.: Die Ätiologie der Geschwülste. Versuch einer Analyse ihres Wesens. Selbstverlag 1890. — SCHLEIDEN: Zit. nach WOLFF, Bd. 1, S. 125. — SCHÜPPEL: Zur Lehre von der Histogenese des Leberkrebses. Arch. Heilk. **9**, 4. — SCHWANN, TH.: Mikroskopische Untersuchungen über die Übereinstimmung in der Struktur und dem Wachstum der Tiere und Pflanzen. Berlin 1838. — SCHWIMMER: Die idiopathischen Schleimhautplaques der Mundhöhle (Leukoplakia buccalis). Wien 1878. — SJÖBRING: Ein parasitärer protozoenartiger Organismus in Carcinomen. Fortschr. Med. **1890**, Nr 14. — SONSINO: Zit. nach WOLFF, Bd. 1, S. 555. — SOUDAKEWITSCH: Recherches sur le parasitisme intracellulaire et intranucléaire chez l'homme. Ann. Inst. Pasteur **1892**, 145. Parasitisme intracellulaire des néoplasies cancereuses. Ann. Inst. Pasteur **1892**, 547. — STEINHAUS: Über Carcinomeinschlüsse. Virchows Arch. **126**, 533 (1891). — STERNBERG: Der heutige Stand der Lehre von den Geschwülsten. Wien: Julius Springer 1926. — STROEBE, H.: Zur Kenntnis verschiedener cellulärer Vorgänge und Erscheinungen in Geschwülsten. Beitr. path. Anat. **11**, H. 1 (1892).

THIERSCH, C.: Der Epithelialkrebs, namentlich der Haut. Leipzig 1865. — THIN, G.: Zit. nach WOLFF, Bd. 1, S. 293. — THOMA: Über eigenartige parasitäre Organismen in den Epithelzellen der Carcinome. Fortschr. Medizin **7**, 413 (1889). — TILLMANNS, H.: Die Ätiologie und Histogenese des Carcinoms. Arch. klin Chir. **50**, 507 (1895).

UNNA, P. G.: (a) Über Pseudoparasiten der Carcinome. Z. Krebsforsch. **1905**. (b) Die Histopathologie der Hautkrankheiten. Berlin: August Hirschwald 1894. (c) Hyaline Degeneration der Carcinomepithelien. Dermat. Z. **1893**.

VERNEUIL: Diathèse néoplasique. Revue Sci. Paris **1884**. — VERNEUIL et ROUX: Observations pour servir à l'histoire des tumeurs de la peau. Arch. gén. Méd. **1852**. — VIRCHOW, R.: (a) Zur Entwicklungsgeschichte des Krebses. Virchows Arch. **1**, 94 (1847). (b) Die krankhaften Geschwülste. Berlin 1863. (c) Pathologie des tumeurs. Paris 1871. (d) Krankheitswegen und Krankheitsursachen. Virchows Arch. **79**, 190 (1880). (e) Cellularpathologie, 1871.

WALDEYER: (a) Die Entwicklung der Carcinome. Virchows Arch. **41**, 470 (1867). (b) Über den Krebs. Slg klin. Vortr. **1873**, Nr 33. — WARBURG, O.: Über den Stoffwechsel der Tumoren. Berlin: Julius Springer 1926. — WEHR: Demonstration der durch Impfung von Hund auf Hund erzeugten Carcinomknötchen. Dtsch. Chir.kongr. 1888; Arch. klin. Chir. **39**, 226. — WOLFF, J.: Die Lehre von der Krebskrankheit, Bd. 1. Jena: Gustav Fischer 1907. — WOODWARD: Smithonian miscell. collect. 266. Schmidts Jb. **185**.

YAMAGIWA, K. u. J. ISCHIKAWA: Experimental study of the pathogenesis of carcinoma. J. Cancer Res. **1918**.

Begriffsbestimmung und Einteilung der Epitheliome der Haut und der Schleimhäute.

ARNING: Multiples Basalzellencarcinom der Haut. Dermat. Ges. Hamburg-Altona, Sitzg 2. Nov. 1924. Dermat. Wschr. **79**, 1597 (1924). — AUSPITZ: Verhältnis der Oberhaut zur Papillarschicht, insbesondere bei pathologischen Zuständen der Haut. Arch. f. Dermat. **2**, 25—57 (1870).

BESNIER, ERNST u. ADRIEN DOYON: Französische Übersetzung des KAPOSIschen Lehrbuches der Hautkrankheiten mit Anmerkungen und Zusätzen versehen. 2. franz. Ausgabe. Paris: G. Masson 1891. — BLOCH u. DREYFUSS: Über die künstliche Erzeugung von metastasierenden Mäusecarcinomen durch Bestandteile des Teerpeches. Arch. f. Dermat. **140**, 6 (1922). — BLOODGOOD, JOSEPH C.: The surgical treatment of cutaneous malignant growhts. J. amer. med. Assoc. **55**, 1615—1662 (1910). — BORRMANN: Erwiederung auf KROMPECHERS Bemerkungen. Z. Krebsforsch. **1906**, 91. — BORST: Die Lehre von den Geschwülsten. Wiesbaden 1902.

CORNIL u. RANVIER: Épithéliome lobulé. Manuel d'histologie pathologique. Paris 1886. — CROCKER, R. u. G. PERNET: Neoplastic yellow plaque case of H. RADCLIFFE-CROCKER. Ikonogr. dermat. (Kioto) **6**, 243. Zit. nach KROMPECHER: Der Basalzellenkrebs.

DARIER: Contribution à l'étude de l'épithéliome des glands sudoripares. Arch. Méd. expér. et Anat. path. **1892**, No 3. — DEELMANN: (a) Über die Bedeutung des Teerkrebses für die Krebsfrage. Klin. Wschr. **1922**, Nr 1, 1455. (b) Über experimentelle maligne Geschwülste durch Teereinwirkung bei Mäusen. Z. Krebsforsch. **19**, 125. — DELBANCO: Epitheliom, Naevus. M. Dermat. **22**. — DELBANCO, E. u. G. W. UNNA: Die bösartigen Geschwülste der Haut. Handbuch von ZWEIFEL u. PAYR: Klinik der bösartigen Geschwülste, Bd. 1. Leipzig: S. Hirzel. — DUCREY, C.: La dermatosi praecancerosa del BOWEN. Roma 1923.

ELIASCHEFF: De l'épithéliome pagetoide. Ann. de Dermat. **4**, No 7, 433—444 (1923). — ENGMANN: External cancer. J. amer. med. Assoc. **84**, 103 (1925).

FABRE-DOMERGUE: Les cancers épithéliaux. Paris 1898. — FIEBIGER u. BANG: Experimentelle Untersuchungen über Teerkrebs. Hosp.tid. (dän.) **64** (1921).

GRAY, A. M. H.: Fall von generalisiertem Ulcus rodens. Proc. roy. Soc. Med., dermat. sect., 19. Febr. **1920**. Ref. Dermat. Wschr. **71**, 147 (1921).

HALBERSTAEDTER: Über das Röntgencarcinom. Z. Krebsforsch. **19**, 105 (1922). — HANNOVER, A.: Das Epithelioma, eine eigenartige Geschwulst, die man im allgemeinen bisher als Krebs angesehen hat. Arch. Anat., Physiol. u. wiss. Med. Leipzig **1852**. — HANSEMANN: Die mikroskopische Diagnose der bösartigen Geschwülste. Berlin 1902.

JADASSOHN, J.: Die benignen Epitheliome. Arch. f. Dermat. **117**, 577 (1913).

KAPOSI: Pathologie und Therapie der Hautkrankheiten. Wien u. Leipzig 1893. — KROMPECHER: Der Basalzellenkrebs. Jena 1906.

LIPSCHÜTZ: Zur Frage der experimentellen Erzeugung der Teercarcinome. Wien. klin. Wschr. **1921**, 613. — LITTLE, G.: Erythematoid benign epithelioma. Brit. J. Dermat. **35** (1923).

MARTINOTTI: Gli epiteliomi superficiali della cute. Arch. ital. Chir. **10** (1924). — MASSON, P.: Considérations sur la maladie de PAGET. Bull. Soc. franç. Dermat. **1925**, 6. — MENDEZ DA COSTA: Über Hautepitheliome. Nederl. Tijdschr. Geneesk. **65 II**, Nr 20, 2456 bis 2465 (1921).

NÉKÁM: Basalioma adenoides cysticum esete. Orv. Hetil. (ung.) **1901**.

PAGET, J.: (a) The Orgine of Cancer. London 1872. (b) The Morton Lecture of Cancer. Brit. med. J., Nov. **1887**, 1091—1094. — PAUTRIER, L. M. et G. LÉVY: Considérations sur la dyskératose et le groupe des affections dites dyskératosiques. Bull. Soc. franç. Dermat. **1925**, 19. — PETERSEN: Über den Aufbau des Carcinoms und seine plastische Darstellung. Virchows Arch. **164** (1901).

RIBBERT: (a) Bemerkungen zu dem Aufsatze von HAUSER. Beitr. path. Anat. **23**, H. 1. (b) Über die Entstehung der Geschwülste. Dtsch. med. Wschr. **1895**. — RUBENS-DUVAL u. LACASSAGNE: Classific. pratique. Paris 1912.

SAVATARD, L.: Further remarks on early epithelioma of the skin. Brit. J. Dermat. **34**, 6—11 (1922). — STERNBERG: Der heutige Stand der Lehre von den Geschwülsten. Leipzig 1927.

THIERSCH: Der Epithelialkrebs, namentlich der äußeren Haut. Leipzig 1865.

UNNA: Die Histopathologie der Hautkrankheiten. Berlin 1894.

WALDEYER: Die Entwicklung der Carcinome. Virchows Arch. **41** u. **55**.

Klinik.

ADAMSON, H. G.: Case of multiple superficiale rodent ulcer; possible embryonic sweatduct origin. Proc. roy. Soc. Med. **16**, Nr 3. Ref. Zbl. Hautkrkh. **8**, 455.

BEADLES, C. F.: Trans. path. Soc. Lond. **1897**. — BESNIER, E. u. A. DOYON: Französische Übersetzung des KAPOSIschen Lehrbuches der Hautkrankheiten, mit Anmerkungen und

Zusätzen versehen. 2. franz. Ausgabe. Paris: G. Masson 1891. — BLOODGOOD: The surgical treatment of cutaneous malignant growhts. J. amer. med. Assoc. 55, 1615—1662 (1910). — BOWLBY, A. A.: Pathology of rodent ulcer. Path. Soc. London, 20. Febr. 1894. Ref. Brit. med. J., 24. Febr. 1894, 409, 410. — BOYCE u. THIN: Pathology of rodent ulcer. Path. Soc. London, 6. März 1894. Ref. Brit. med. J., 24. März 1894, 524.

DARIER: Les épithéliomes primitifs de la peau. Brit. J. Dermat. 34, Nr 5, 145 (1922). — DELBANCO, E. u. G. W. UNNA: Die bösartigen Geschwülste der Haut. Handbuch von ZWEIFEL u. PAYR, Klinik der bösartigen Geschwülste, Bd. 1. Leipzig: S. Hirzel. — DUBREUILH u. AUCHÉ: De l'ulcus rodens. Ann. de Dermat. 2 (1901). — DUCREY: La dermatosi precancerosa del BOWEN. Roma 1923.

ELIASCHEFF: De l'épitheliome pagetoide. Ann. de Dermat. 4, 433 (1923). — EVE, F. S.: Adenoma of the cutaneous glands partially calcified. Trans. jap. path. Soc. 33 (1882).

HUTCHINSON: J. of cutan. Dis. incl. Syph. 31, 161 (1913).

JESIONEK: Biologie der gesunden und kranken Haut. Leipzig: F. C. W. Vogel 1916.

KANTHACK: Pathology of rodent ulcer. Path. Soc. London, 20. Febr. 1894. Ref. Brit. med. J., 24. Febr. 1894, 409.

LITTLE: Ulcus rodens. Brit. J. Dermat., April 1915. — LUBARSCH: Zur Lehre von den Geschwülsten und Infektionskrankheiten. Wiesbaden 1899.

MARTINOTTI: (a) Contribuzioni allo studio dell epithclioma adenoide cistico. Roma 1919. (b) Dei siringomi dell palpebre. Roma 1920.

PALTAUF: Proliferation der Tumorzelle. Zit. bei C. STERNBERG: Lehre von den Geschwülsten, S. 30. Wien: Julius Springer 1924. — PAUL, F. T.: Pathology of rodent ulcer. Path. Soc. London, 20. Febr. 1894. Ref. Brit. med. J., 24. Febr. 1894, 409. — PAYNE, S. F.: Rodent ulcer. Path. Soc. London, 6. März 1894. Ref. Brit. med. J. 1894, 524.

RIBBERT: (a) Zur Kenntnis des Carcinoms. Dtsch. med. Wschr. 1906, Nr 42. (b) Geschwulstlehre. Bonn 1904.

SPENCER: Rodent Ulcer. Path. Soc. London, 6. März 1894. Ref. Brit. med. J. 1894, 524. THIERSCH: Der Epithelialkrebs, namentlich der äußeren Haut. Leipzig 1865.

UNNA, P. G.: Die Histopathologie der Hautkrankheiten. Berlin: August Hirschwald 1894.

VIDAL, E.: Épithéliome aigu, à marche rapide, développé à la face. C. r. Réunion clin. méd. Saint-Louis, 13. Juni 1889, 215.

WALKER, NORMAN: Rodent ulcer. Path. Soc. London, 6. März 1894. Ref. Brit. med. J. 1894, 524.

Multiplizität.

ADAMSON: Two cases of multiple rodent ulcer. Lancet 17, 1135 (1908). — ARNDT: Multiple, gutartige Epitheliome an der Rückenhaut. Berl. dermat. Ges., Sitzg 8. Nov. 1921. Ref. Zbl. Hautkrkh. 3, 341. — ARNING: Fall von multiplen Carcinoiden der Haut. 12. Kongr. dtsch. dermat. Ges. Hamburg, Mai 1921. Ref. Arch. f. Dermat. 138, 458 (1922).

BILLROTH: Beiträge zur pathologischen Histologie, 1858. — BORRMANN: Die Entstehung und das Wachstum des Carcinoms. Z. Krebsforsch. 1904, 1. — BUMANN, DE: Über multiple Basalzellenepitheliome der Rumpfhaut. Arch. f. Dermat. 141, 212 (1922).

FREUDENTHAL, W.: Verruca senilis und Keratoma senile. Arch. f. Dermat. 152, 505 (1926). — FUSS: Multiple Epitheliome, sogenannte SPIEGLERsche Tumoren des behaarten Kopfes. Tagg südwestdtsch. Dermat. Marburg, 19. März 1927.

GANS, O.: Histologie der Hautkrankheiten, Bd. 2. Berlin: Julius Springer 1928.

JACOBI: Multiple Basalzellenepitheliome. 14. Kongr. dtsch. dermat. Ges. Dresden 1925. — JADASSOHN: SCHWALBEs Lehrbuch der Greisenkrankheiten, 1909.

KLAUDER: Multiple epitheliomas. Philad. dermat. Soc., 9. Febr. 1925. Ref. Arch. of Dermat. 12, 557 (1925).

LIPSCHÜTZ: Z. Krebsforsch. 21, 50.

MARASOVICH, G.: Beitrag zur Statistik der Carcinome des Gesichts und der behaarten Kopfhaut. Dtsch. Z. Chir. 104, 183—194 (1910). — MARTENSTEIN, H.: Multiple Basalzellenepitheliome. Schles. dermat. Ges., Sitzg 22. Nov. 1924. Ref. Zbl. Hautkrkh. 16, 879 (1925). — MENDES DA COSTA: Über Hautepitheliome. Nederl. Tijdschr. Geneesk. 65, Nr 20, 2456—2465 (1921).

NOBL: Vorstufen und Haftstätten primärer multipler Epitheliome. Med. Klin. 1915, Nr 4, 96.

OWEN: Multiple malignant neoplasm. J. amer. med. Assoc. 76, Nr 20 (1921).

PAUTRIER u. LÉVY: Vaste ulcer rodens de la region de la nuque. Bull. Soc. franç. Dermat. 32, 1 (1925).

RUGGLES: Preliminary report upon a case of multiple benign. cystic. epithelioma and multiple fibroma in the same patient. J. of cutan. Dis., Mai 1910.

SAPHIER: Hautkrebs. Münch. dermat. Ges., Sitzg 22. Mai 1921. — SEQUEIRA: Two cases of multiple Carcinoma. Proc. roy. Soc. Med., sect. dermat. 16, Nr 3, 23 (1923). — STERNBERG: Der häutige Stand der Lehre von den Geschwülsten. Leipzig 1927.

THEILHABER: (a) Z. Krebsforsch. **9**, 555. (b) Z. Krebsforsch. 8, 466. — TRIMBLE: Multiple basalcellepithelioma. Arch. of Dermat. **10**, Nr 1 (1924). WALTER, M.: Über das multiple Auftreten primärer bösartiger Neoplasmen. Arch. klin. Chir. **53**, 1. — WEIDENFELD: Über generalisierte multiple Epitheliome der Haut. Arch. f. Dermat. 111, 467—494 (1912).

Histologie der Epitheliome.

A. Der Stachelzellenkrebs.

BECHER: Über Riesenzellenbildung in Cancroiden. Virchows Arch. **156**, 62 (1899). — BECK u. KROMPECHER: Die feinere Architektur der primären Hautcarcinome und insbesondere die bei ihnen obwaltenden verschiedenen Beziehungen zwischen Epithelwucherung und Bindegewebswiderstand. Dermatologische Studien. Hamburg u. Leipzig: Leopold Voß 1903. — BEHR: Über das Vorkommen von Glykogen in Geschwülsten. Diss. Göttingen 1897. — BEST: Über Glykogen, insbesondere seine Bedeutung bei Entzündung und Eiterung. Beitr. path. Anat. **33**, 585 (1903). — BIERICH: Über die Beteiligung des Bindegewebes bei der experimentellen Krebsbildung. Virchows Arch. **239**, 1 (1922). — BORRMANN: (a) Die Entstehung und das Wachstum des Hautcarcinoms nebst Bemerkungen über die Entstehung der Geschwülste im allgemeinen. Z. Krebsforsch. **2**, 1—170 (1904). (b) Diskussion über Krebs. Verh. dtsch. path. Ges. **1908**. — BORST: (a) Die Lehre von den Geschwülsten. Wiesbaden 1902. (b) Allgemeine Pathologie der malignen Geschwülste. Leipzig: S. Hirzel 1924. — BRAULT: Arch. gén. Méd., 31. Jan. **1899**. — BRUNNER: Glykogen in der Haut. 9. Kongr. dtsch. Dermat. Ges. 1906. Ref. Arch. f. Dermat. **82**, 309.

CHAMBARD, E.: Contribution a l'étude de la transformation cancéreuse des neoplasmes bénins de la peau. Ann. de Dermat. **4**, 61—70 (1883). — COLLINA: Die elastischen Fasern in den Tumoren. Morgagni **1901**, No 6. — CORNIL et RANVIER: Manuel d'histologie pathologique.
DEELMAN: Über die Histogenese des Teerkrebses. Z. Krebsforsch. **19**, 125. — DUBREUILH et AUCHÉ: Épithélioms bénins multiples du cuir chevelu. Ann. de Dermat. **1902**. — DÜNSCHMANN: Observations on the role of leucocytes and giant cells in epithelioma of the tongue. J. of Path. **3**, 118—123 (1896).

EVANS and CLARKE: Rodent ulcer. Path. Soc. London, 6. März 1894. Ref. Brit. med. J. **1894**, 524.

FISCHER, H.: Allgemeine Geschwulstlehre in Handbuch der normalen und pathologischen Physiologie, Bd. 14, S. 2. — FREUDENTHAL, W.: Verruca senilis und Keratoma senile. Arch. f. Dermat. **152**, 505 (1926).

GANS: Histologie der Hautkrankheiten. Berlin: Julius Springer 1928 — GOLDMANN: Vitale Färbung und Chemotherapie. Berl. klin. Wschr. **1912**, 1689.

HANDLEY, W. S.: (a) The dissemination of mammary carcinome. Lancet **1905**, 15—22. (b) The natural cure of cancer. Brit. med. J., 6. März **1909**, 582. — HANSEMANN: (a) Die mikroskopische Diagnose der bösartigen Geschwülste. Berlin 1902. (b) Studien über die Spezifität. Berlin 1893. — HAUSER: Zur Histogenese des Krebses. Virchows Arch. **138**, 482 (1894). — HEDINGER: Gutartiges Epitheliom der behaarten Kopfhaut. Zbl. Path. **21** (1910). — HOMMA: Verhalten der Gitterfasern bei Hautcarcinomen. 87. Verslg dtsch. Naturforsch. Leipzig, Sitzg 20. Sept. 1922.

JÜRGENS: Zur Ätiologie des Carcinoms. Verh. Berl. med. Ges., 18. Juli **1900**. Ref. Berl. klin. Wschr. **37**, 987 (1900).

KROMAYER: Zur Histogenese des Krebsstromas. Z. Krebsforsch. **24** (1926). — KROMPECHER: (a) Über Verbindungen, Übergänge und Umwandlungen zwischen Epithel und Bindegewebe bei Embryonen, niederen Wirbeltieren und Geschwülsten. Beitr. path. Anat. **37**, 28 (1905). (b) Der drüsenartige Oberflächenepithelkrebs. Beitr. path. Anat. **28**, 1 (1900). (c) Zur Histogenese und Morphologie der Mischgeschwülste der Haut, sowie der Speichel- und Schleimdrüsen. Beitr. path. Anat. **44**, 102 (1908).

LAHM, W.: Die Prognose des bestrahlten Uteruscarcinoms im Lichte der mikroskopischen Untersuchung. Strahlenther. **25**, 78 (1927). — LUBARSCH: (a) Über die Geschwulstbezeichnung „Zylindrom". Virchows Arch. **122**, 373 (1890). (b) Neueres zur Histogenese und Ätiologie des Carcinoms. Sitzg Ges. dtsch. Naturforsch. Rostock.

MARCHAND: Über ein Endotheliom mit hyalinen Kugeln (Cylindrom). Beitr. path. Anat. **13**, 477. — MENETRIER: Metaplasie des tissus et cancer. Paris méd. **14**, No 7, 145—150 (1924). — MESNIL, DU: Beitrag zur Anatomie und Ätiologie einiger Hautkrankheiten. Würzburg 1890.

NEDJELSKI, W.: Über die amitotische Teilung in pathologischen Neubildungen, hauptsächlich Sarkomen und Carcinomen. Beitr. path. Anat. **27**, 435—483 (1900). — NEUBER, E.: Über das Verhalten der elastischen Fasern der Haut mit spezieller Berücksichtigung des Hautkrebses. Arch. f. Dermat. **94**, 3 (1909). — NEUMANN: Jodreaktion der Knorpel und Chordazellen. Arch. mikrosk. Anat. **14**.

Orth: Präcarcinomatöse Krankheiten und künstliche Krebse. Z. Krebsforsch. **10**, 42.
Parkhurst, H. J.: The tissue reaction malignant epitheliomas of the skin. Its value in diagnosis a prognosis. Arch. of Dermat. **6**, 401—412 (1922). — Petersen: Beitrag zur Lehre vom Carcinom. Beitr. klin. Chir. **32**, 543 (1902). — Peyri, J. et Correros: Les réactions du tissu conjonctif sur les épithéliomes. I. Congr. Dermat. Syph. de Langue franç. Paris. Juni 1922. Ref. Presse méd. **30**, 572 (1922). — Pinkus, F.: Anatomie der Haut. Handbuch der Haut- und Geschlechtskrankheiten, Bd. 1. — Pollak, D. u. L. Daniels: Über das Stroma in Carcinomen. Virchows Arch. **165**, 238—248. — Prytek: Über die Plasmazellen bei Epitheliomen der Haut. Arch. f. Dermat. **120**, 611 (1914).
Retterer et Levièvre: La differentiation cellulaire et l'histogenèse se font dans le néoplasmes d'après les mêmes lois que dans les tissus normaux. Bull. Assoc. franç. l'Étude Canc. **1910**, 168. — Ribbert: Beitrag zur Histogenese der Carcinome. Virchows Arch. **135**, 433 (1894). — Rubens-Duval: Épithéliome mixte cylindrique et pavimenteux du col et de l'uterus. Bull. Assoc franç. Étude Canc. **9**, 305.
Schiele: Über Glykogen in normalen und pathologischen, geschichteten Epithelien. Zbl. med. Wiss. **1880**, 648. — Schmidt, B.: Zit. nach H. Fischer. Schwarz, L.: Über ein Epithelioma papillare. Virchows Arch. **175**, 507—533 (1904). — Stroebe: Zur Kenntnis verschiedener cellulärer Vorgänge und Erscheinungen in Geschwülsten. Beitr. path. Anat. **8** (1890). — Stuart. C. Way u. G. H. Klövekorn: Hautkrankheiten und Gitterfasern. Dermat. Z. **48**, 139.
Unna: (a) Histologischer Atlas zur Pathologie der Haut. Hamburg u. Leipzig: Leopold Voß 1900. (b) Die Histopathologie der Haut. Berlin: August Hirschwald 1894. (c) Elastin und Elacin. Mh. Dermat. **19**, 397 (1894).
Zieler: Über gewebliche Einschlüsse in Plattenepithelkrebsen, vornehmlich der Haut, nebst Bemerkungen über das Krebsgerüst. Arch. f. Dermat. **62**, 357 (1902). — Zurhelle: Über den Anteil feinster Bindegewebsfibrillen, der sogenannten Gitterfasern, am Aufbau syphilitischer und anderer Hauteffloreszenzen, gleichzeitig ein Beitrag zu ihrer Konsistenz, insbesondere zur Härte des Primäraffektes. Dermat. Z. **35**, 251 (1922).

B. Der Basalzellenkrebs.

Beck u. Krompecher: Die feinere Architektur der primären Hautcarcinome. Dermatologische Studien. Hamburg u. Leipzig: Leopold Voß 1903. — Bloch, Br.: Über benigne, nicht naevoide Melanoepitheliome der Haut nebst Bemerkungen über das Wesen und die Genese der Dendritenzellen. Arch. f. Dermat. **153**, 20 (1927). — Borrmann: Die Entstehung und das Wachstum des Hautcarcinoms. Z. Krebsforsch. **1904**, 1. — Borst: (a) Die Lehre von den Geschwülsten. Wiesbaden: J. F. Bergmann 1902. (b) Ursachen und Wesen der Geschwülste. Würzburg. Abh. **6** (1906).
Caudière, M.: (a) Recherches sur l'évolution des cellules pigmentaires dans certains épithéliomas envahissant l'épiderm. Ann. d'Anat. path. **3**, 119 (1926). — (b) Les cellules pigmentaires dans certains épithéliomas Malpighiens cutanés. Ann. d'Anat. path. **3** (1926). Clairmont: Diagnose und Therapie des Basalzellenkrebses. Arch. klin. Chir. **84**, 98 (1907).
Darier: Contribution à l'étude de l'épithéliome des glands sudoripares. Arch. Méd. expér. et Anat. path. Paris **1892**, No 3. — Darier-Ferrand: Épithéliome pavimenteux mixte et intermédiaire. Ann. de Dermat. **1922**, 385.
Frieboës, W.: Grundriß der Histopathologie der Hautkrankheiten. Leipzig: F. C. W. Vogel 1921.
Gans: Histologie der Hautkrankheiten. Berlin: Julius Springer 1928. — Goldmann: Verbreitungswege des Carcinoms. Beitr. klin. Chir. **18**, 595 (1897). — Gray: Case of generalised rodent ulcer. Proc. roy. Soc. Med. **13**, 690 (1920).
Homma: Über Gitterfasern bei Hautcarcinomen. 87. Verslg dtsch. Naturforsch. Leipzig, Sitzg 20. Sept. 1922.
Jadassohn: (a) Epitheliom und Lymphocytom. Schles. dermat. Ges. Breslau, Sitzg 19. Nov. 1927. Ref. Zbl. Dermat. **27**, 245 (1928). (b) Ganz flache Basalzellenepitheliome am Rumpf. Kriegstagg Berl. dermat. Ges. mit Beteiligung dtsch. dermat. Ges., März 1918.
Krainz, W.: Über drüsenartige Bilder bei Basalzellenkrebsen. Dermat. Wschr. **73**. 1297 (1921). — Kreibich, C.: Über Geschwülste bei Xeroderma pigmentosum Kaposi. Arch. f. Dermat. **57**, 123 (1901). — Krompecher, Ö.: (a) Die Entstehung der Basalzellenkrebse. Z. Krebsforsch. **3** (1905). (b) Der Basalzellenkrebs. Jena: Gustav Fischer 1903. (c) Über die Beziehungen zwischen Epithel und Bindegewebe bei den Mischgeschwülsten der Haut und der Speicheldrüsen und über die Entstehung der Carcinosarkome. Beitr. path. Anat. **44**, 88 (1908). (d) Zur Histogenese und Morphologie der Mischgeschwülste der Haut, sowie der Speichel- und Schleimdrüsen. Beitr. path. Anat. **44**, 51 (1908). (e) Über Verbindungen, Übergänge und Umwandlungen zwischen Epithel und Bindegewebe bei Embryonen, niederen Wirbeltieren und Geschwülsten. Beitr. path. Anat. **37**, 28 (1905). Kumer, L.: Zur Kenntnis des Ulcus rodens pigmentosum. Dermat. Wschr. **95**, 965 (1932).

KYRLE: Beitrag zur Frage der Basalzellengeschwülste der Haut. Arch. f. Dermat. **121**, 246 (1916).
MONTGOMERY, HAMILTON: Superficial epitheliomatosis. Arch. of Dermat. **20**, 339 (1929).
NEUBER, E.: Über das Verhalten der elastischen Fasern der Haut mit spezieller Berücksichtigung des Hautkrebses. Arch. f. Dermat. **94**, 3 (1909).
PARDO-CASTELLO: Pigmented epithelioma. Arch. of Dermat. **19**, Nr 4 (1929). — PAUTRIER et DISS: Épithélioma baso-cellulaire du cuir chevelu. Bull. Soc. franç. Dermat. **36**, 498 (1929). — PETERSEN: Beiträge zur Lehre vom Carcinom. Beitr. klin. Chir. **32**, 543 (1902). — PINKUS, F.: Anatomie der Haut. Handbuch der Haut- und Geschlechtskrankheiten, Bd. 1/I. Berlin: Julius Springer 1927. — POLITZER: Eine eigentümliche Carcinose der Haut. Arch. f. Dermat. **76**, 323 (1905).
RIBBERT: Das Carcinom des Menschen, S. 45. Bonn: Friedrich Cohen 1911. — RICKER u. SCHWALB: Die Geschwülste der Hautdrüsen. Berlin: S. Karger 1914.
SAVATARD, L.: Intra-Epidermal Carcinoma of the Skin. Brit. J. Dermat., April **1931**. — SAVILL: Multiple rodent Ulcer. Dermat. Soc. London, Sitzg Febr. 1920. Ref. Brit. J. Dermat. **32**, 135 (1920). — SCHRÖPL, E.: Ulcus rodens pigmentosum. Arch. f. Dermat. **154**, 61 (1928). — SENIN: Über die Gitterfasern bei einigen Hautkrankheiten. Russk. Vestn. Dermat. **3**, 574. Ref. Zbl. Dermat. **18**, 881 (1926).
UNNA: (a) Die Histopathologie der Hautkrankheiten. Berlin: August Hirschwald 1894. (b) Naevi und Naevocarcinome. Berl. klin. Wschr. **1893**. (c) Die epitheliale Natur der Naevuszellen. Verh. anat. Ges. Gent **1897**.
WIRZ: Basalzellenepitheliom mit Hämosiderinablagerungen. Münch. dermat. Ges., Sitzg 24. Juli 1928. Ref. Zbl. Hautkrkh. **28**, 756 (1929).

C. Die Hautkrebse mit gemischtem Typ und mit Übergangsepithelien.

DARIER-FERRAND: Épithéliome pavimenteux mixte et intermédiaire. Ann. de Dermat. **1922**, 285.
FISCHER, BERNHARD: Zit. nach JUON.
GANS: Histologie der Hautkrankheiten. Berlin: Julius Springer 1928.
JUON, M.: (a) Über die „metatypischen" Formen der Hautepitheliome. Arch. f. Dermat. **157**, 81 (1929). (b) Über ein primäres metatypisches Epitheliom der Wange mit bläschenförmigen Bildungen. Arch. f. Dermat. **157**, 97 (1929).
KORBL: Zit. nach DARIER. — KROMPECHER: Der Basalzellenkrebs. Jena: Gustav Fischer 1903.
MONTGOMERY, HAMILTON: Basal-squamous-cell epithelioma. Arch. of Dermat. **18**, 50 (1928).
NICOD, J. L.: Zit. nach JUON.
PAUTRIER u. G. ARCHAMBAULT: Zit. nach JUON.

Therapie der Hautepitheliome.

ALCINDOR: Krebsbehandlung mit Trypsin. Ref. Dtsch. med. Wschr. **1908**, 163. — ALLEN, CH.: The treatment of cutaneous epitheliomata. N.Y. med. J. **74**, 861 (1901). Ref. Arch. f. Dermat. **64**, 460. — ARLOING, S. et J. COURMONT: Sur le traitement des tumeurs malignes de l'home par les injections de serum d'une normal ou préalablement inoculé avec du suc d'épithéliome. Bull. Acad. Méd. Paris **35**, 517 (1896).
BAINBRIDGE: Enzymbehandlung des Carcinoms. Mitteilung des New York Skin and Cancer Hospital. Ref. Dtsch. med. Wschr. **1910**, 1459. — BATTY: S. ZELLER. — BECK, S. C.: (a) Adatok a börrákoknak CZERNY-TRUNEČEK szerint való kezeléséhez. Magy. orv. Lapja **1902**, 2. (b) Beiträge zur Behandlung der Hautkrebse nach der Methode von CZERNY-TRUNEČEK. Mh. Dermat. **36**, 375 (1903). — BAYER, C.: Adenoides Gewebe und Carcinom. Ref. Dtsch. med. Wschr. **1910**, 137. — BEARD: Zit. nach MORTON. — BECHET: Healed epithelioma after curettage and cauterization. Arch. of Dermat. **7**, 672 (1903). — BELL, BLAIR W.: (a) The influence of saturnine compounds on cell-growth. Lancet **203**, 1005 (1922). (b) Influence of lead in normal and abnormal cell-growth. Lancet **206**, 266 (1924). (c) The lead treatment of cancer. Brit. med. J. **1925**, 962. — BENNECKE: Carcinombehandlung (Sitzungsbericht). Ref. Dtsch. med. Wschr. **1912**, 1360. — BERGELL: Zur Behandlung des Carcinoms mit Trypsin. Med. Klin. **1906**, Nr 9. — BIER: (a) Beeinflussung bösartiger Geschwülste durch Einspritzung von artfremdem Blut. Dtsch. med. Wschr. **33**, 1161 (1907). (b) Demonstration zur Carcinomfrage (Sitzungsbericht). Ref. Dtsch. med. Wschr. **1914**, 2138. — BLUMENTHAL, A.: Die therapeutische Beeinflussung des Carcinoms durch Kolloide. Presse méd. belg., 15. Dez. **1912**. Ref. Arch. f. Dermat. **117**, 446. — BLUMENTHAL, F.: S. LEYDEN u. BLUMENTHAL. — BLUMENTHAL u. HALBERSTAEDTER: Gibt es eine Serumtherapie des Carcinoms? Dtsch. med. Wschr. **49**, 1046 (1923). — BOECK: Das Jodoform-Lapisätzmittel in der Hauttherapie. Arch. f. Dermat.

18, 53 (1886). — Borst, M.: Allgemeine Pathologie der malignen Geschwülste, S. 43. Leipzig: S. Hirzel 1924. — Bullrich, A. Rafael u. Luis U. Rabuffetti: Resultate der Chemotherapie bei einigen Krebsfällen. Semana méd. **30**, 786 (1923). Ref. Zbl. Hautkrkh. **12**, 31.

Cade, A. et P. Girard: Le selenium dans le traitement du cancer. Lyon méd. **118**, 1476 (1912). — Campbell: Trypsinbehandlung einer malignen Geschwulst. J. amer. med. Assoc. Nr 3. Ref. Dtsch. med. Wschr. **1907**, 315. — Carle: Trois cas d'ulcus rodens. Considérations cliniques, histologiques et thérapeutiques. Ann. de Dermat. **1901**, 593. — Casarini, C.: Cura degli epiteliomi cutanei col metodo di Cerny-Truneček: Riforma med. **1900**. Ref. Arch. f. Dermat. **54**, 403. — Caspary: Tumor und Immunität. Strahlenther. **15**, 831 (1923). — Cerny et Truneček: (a) Guerison radicale du cancer épithelial. Semaine méd. **17**, 161 (1897). (b) Sur les formes du cancer justiciables a l'application arsenicale. Semaine méd. **19**, 97—100 (1899). — Citelli e Caliceti: Due casi inoperabili di carcinoma cutaneo nasale e dell'orecchio guariti coll. anidride arseniosa. Tumori 8, 165 (1921). Ref. Zbl. Hautkrkh. **3**, 467. — Claes: Un cas clinique de sarcom maxillaire recidivé guéri par la cancroidine (Antimeristem). Presse méd. belge, 18. Okt. 1908. — Czerny, Vincenz: (a) S. Zeller. (b) Über die nichtoperative Behandlung der Geschwülste. Münch. med. Wschr. **1912**, 2209. (c) Über die Behandlung inoperabler Krebse. Ther. Gegenw. **41**, 202; Arch. klin. Chir. **61**, 286 (1900). (d) Über Krebsheilungen. 1. internat. Konfer. Krebsforsch. Heidelberg-Frankfurt a. M., 25.—27. Sept. 1906. Ref. Dtsch. med. Wschr. **1906**, 1683.

Daels, F. et E. de Somer: Over de werking van electroselenium. Geneesk. Tijdschr. Belgie **4**, 3—7 (1913). — Darier: Die Epitheliome und deren Behandlung. Ber. wiss. Verh. 5. internat. dermat. Kongr. Berlin 1905. Ref. Arch. f. Dermat. **75**, 103. — Davidson: External cancers. Their treatment at the Los-Angeles cancer clinic. California Med. **22**, 324 (1924). Ref. Zbl. Hautkrkh. **15**, 169. — Davis, Charles N.: Trichloressigsäure und ihre Verwendung in der Dermatologie. J. of cutan. Dis. incl. Syph. **32**, 69 (1914). Ref. Arch. f. Dermat. **112**, 715. — Delbanco, E. u. G. W. Unna: Die bösartigen Geschwülste der Haut. Klinik der bösartigen Geschwülste von P. Zweifel u. E. Payr, Bd. 1. — Demonte, S.: Contributo allo studio della cura dell'epitelioma cutaneo colla miscela arsenicale Cerny-Truneček. Giorn. ital. mal. vener. pelle **34**, 564. Ref. Arch. f. Dermat. **62**, 152. — Deutschmann: Über die Behandlung eines Carcinoms beider Augenlider mit einem neuen tierischen Serum. Ärztl. Ver. Hamburg, Sitzg 17. Jan. 1922. Ref. Dtsch. med. Wschr. **1922**, 508.

Ehrlich: Experimentelle Studien an Mäusetumoren. Z. Krebsforsch. **5**, 59 (1906). — Endler: Autoserumtherapie und Krebsproblem. Arch. klin. Chir. **126**, 176 (1923); Dtsch. med. Wschr. **78**, 443.

Fenwick, James: The treatment of cancer by the use of potashium bichromate. Brit. med. J. 6. März **1909**, 589. — Ferré, G.: Essais de serothérapie anticancéreuse. 2. Congr. franç. méd. int. Bordeaux, Aug. 1895. Zit. nach Wolff: Die Lehre von der Krebskrankheit, Bd. 3/II, S. 459. Jena: Gustav Fischer 1913.

Gastou et Haury: Cancer épithéliale et methode de Cerny-Truneček. Soc. franç. Dermat. 1898; Semaine méd., 16. Nov. 1898. — Gaube de Gers, J.: La cuprase et le cancer. Paris 1913. — Gaucher: Le traitement des épithéliomes cutanés. J. Méd. **1911**. Ref. Arch. f. Dermat. **112**, 329. — Gemmill, W. M.: Ulcus rodens, behandelt mit Kaliumbichromat. Ref. Arch. f. Dermat. **103**, 476. — Ginestous, E.: (a) Acide arseniceux et orthoforme dans le traitment du cancer épithélial. Gaz. Soc. méd. Bordeaux **1898**, 174. (b) De la valeur du traitment du cancer par la méthode de Cerny-Truneček. Gaz. Soc. méd. Bordeaux, 20. Aug. **1898**. (c) Traitment des ulcérations cancereuses par le badigeonnage d'acide arseniceux et d'orthoforme. Gaz. Soc. méd. Bordeaux **1898**, No 15. (d) Traitment du cancer épithélial par les caustiques. Gaz. Soc. méd. Bordeaux **32**, 376 (1911). — Goeth: Pankreasbehandlung des Krebses. Ref. Dtsch. med. Wschr. **1907**, 692. — Goldmann: Vitale Färbung und Chemotherapie. Berl. klin. Wschr. **1912**, 1689. — Gray: Ulcus rodens, behandelt mit As-Paste. Ref. Arch. f. Dermat. **117**, 117.

Handley, W. S.: The dissemination of mammary carcinome. Lancet, April **1905**, 15, 22. — Harlinger: Notes on the treatment of epithelioma by means of caustic potash. J. of cutan. Dis. incl. Syph. **24**, 8 (1907). Ref. Arch. f. Dermat. **88**, 428. — Harttung: Beiträge zur Behandlung inoperabler Geschwülste. Bruns' Beitr. **131**, H. 1 (1924). — Hazen: Skin Cancer. St. Louis 1916. — Hermet: Cicatrisation d'un épithéliome ulcéré de la face par un procédé nouveau d'application d'acide arséniceux (Méthode de Cerny). Ann. de Dermat. **1898**. — Heyerdahl, S. A.: Empirical results of the treatment of cancerous tumors with radium. Acta chir. scand. (Stockh.) **52**, 511 (1919). — Hoffmann, R.: Über Pancreatin bei Carcinom. Münch. med. Wschr. **1907**, 2276. — Hübschmann: Studien über Verdauung der Carcinome mit Trypsin. Dermat. Wschr. **73**, 1145 (1921).

Imre, J. jun.: Szemhéjplastikák. Verl.: Studium. Budapest.

Jenssen, Fr.: Ein Beitrag zur Behandlung des Carcinoms mit Antimeristem (Schmidt). Dtsch. med. Wschr. **1910**, 758. — Jesionek u. Tappeiner: Zur Behandlung der Hautcarcinome mit fluorescierenden Stoffen. Dtsch. Arch. klin. Med. **82**, H. 3/4 (1905). — Joannovicz: Zur Wirkung fermentativer Spaltungsprodukte von Geweben und Bakterien. Wien. klin. Wschr. **1920**, 649. — Johannsen: Über drei Versuche der Behandlung inoperabler Carcinome mit Antimeristem. Zbl. Gynäk. **36**, 426 (1912).

Karczag, L. u. L. Németh: Über die chemotherapeutische Beeinflussung der experimentellen malignen Geschwülste durch Fermentgifte. Klin. Wschr. **6**, 1090 (1927). — Karrenberg: Zur Isaminblaubehandlung von Hautcarcinomen. Klin. Wschr. **7**, 1269 (1928). — Keysser: Diskussion zum Vortrag Pflaumers: Beobachtungen über Autolysatbehandlung maligner Tumoren. Verh. dtsch. Ges. Chir. **43**, 171 (1914). — Kolb: Mißerfolge mit Antimeristem (Cancroidin Schmidt). Münch. med. Wschr. **1911**, Nr 20. — Kotzenberg: Neue Gesichtspunkte zur Carcinomtherapie. Arch. klin. Chir. **121**, 97 (1922). — Kümmel: Erfolge der Blutinjektion zur Heilung von Carcinomen (Sitzungsbericht). Ref. Dtsch. med. Wschr. **1921**, 1112. — Kuhn, E.: Carcinombehandlung mit Pancreatin, Radium und Röntgenstrahlen. Z. klin. Med. **63**, H. 5/6. Ref. Dtsch. med. Wschr. **1907**, 1059.

Lahm, W.: Die Prognose des bestrahlten Uteruscarcinoms im Lichte der mikroskopischen Untersuchung. Strahlenther. **25**, 78 (1927). — Lamprecht: Weitere Mitteilungen zur Wirkung fermentativ gewonnener Spaltungsprodukte auf Carcinome. Dermat. Z. **15**, H. 5/6 (1924). — Landolfi: Zit. bei Voelker, Chlorzinkätzungen bei inoperablen Tumoren. Bruns' Beitr. **27**, 592, 596 (1900). — Lassar: Therapie des Cancroids mit interner Arsenanwendung. Mh. Dermat. **33**, 521. — Leredde: Die Behandlung der Hautepitheliome mit Arsenik. Mh. Dermat. **40**, 573. — Lewin, C.: (a) Über die Verwendung einer Cerium-Jodverbindung (Introcid) in der Therapie der Geschwulstbildungen. Med. Klin. **30**, 1319 (1924). (b) Klinische und experimentelle Untersuchungen über Krebsimmunität. Med. Klin. **18**, 961 (1922). (c) Immunotherapie des Carcinoms (Sitzungsbericht). Ref. Dtsch. med. Wschr. **1922**, 959. (d) Immunisierungs- und Heilversuche mit Autolysaten bei Rattentumoren. Z. Krebsforsch. **1912**, 317. — Leyden u. Bergell: Therapeutische Verwendung des Trypsins (Pancreatin) beim Carcinom. Z. klin. Med. **61**, 360 (1907). — Leyden u. Blumenthal: (a) Vorläufige Mitteilungen über einige Ergebnisse der Krebsforschung. Dtsch. med. Wschr. **1902**, Nr 36. (b) Über Rückbildung bösartiger Geschwülste durch die Behandlung mit dem eigenen Tumorextrakt. Z. Krebsforsch. **11**, 430 (1912). — Little, Graham: The treatment of the ulcus rodens. Brit. med. J. **1911**, 13. Ref. Arch. f. Dermat. **112**, 185. — Lortat-Jacob: (a) Comment employer la neige carbonique pour le traitement des dermatoses; crayons et cryocautères, technique, indications de la méthode. Paris méd. **12**, 237 (1922). (b) Cryocautère a chàrgement direct, présentation de l'appareil. Soc. franç. de Dermat. Sitzg 6. April 1922. — Lunckenbein: Zur Behandlung maligner Geschwülste. Münch. med. Wschr. **1914**, 18. — Luzenburger: Über die medikamentöse Ionisation. Ref. Arch. f. Dermat. **117**, 682.

Magni: Behandlung des Epithelioms mit Chlorkalium. Ref. Arch. f. Dermat. **2**, 282. — Manninger, V.: Biologische Eigenschaften maligner Tumoren. Gyógyászat (ung.) **67**, 318 (1927). — Mannino: Resorcin in der Behandlung des Epithelioms. Ref. Arch. f. Dermat. **15**, 146. — Marsden: A new and succesful mode of treating certain forms of cancer. London 1874. — Mattiesen: Carcinombehandlung mit Antimeristem (Schmidt). Arch. Gynäk. **109**, H. 3. — Menetrier: Metaplasie des tissus et cancer. Paris méd. **14**, 145 (1924). — Mibelli: (a) Sulla cura dell epitelioma cutaneo con la miscela arsenale di Cerny e Truneček: Giorn. ital. mal. vener. pelle **33**, 615 (1900). Ref. Arch. f. Dermat. **54**, 403. (b) La cura caustica arsenicale nell'epitelioma cutaneo. Giorn. ital. mal. vener. pelle **6** (1904). Ref. Arch. f. Dermat. **76**, 308. — Morestin, H.: Über die Behandlung eines Gesichtscarcinoms mit Formol. Ref. Arch. f. Dermat. **122**, 191 (1915). — Morton: Trypsin zur Carcinombehandlung. Prag. med. Wschr. **1907**, Nr 17. — Morton u. Jones: Carcinombehandlung mit Pankreasferment. Ref. Dtsch. med. Wschr. **1907**, 1699. — Müller, P.: Über Behandlungsversuche inoperabler Carcinome mit Glycerinextrakten der eigenen Tumoren. Straßburg 1910.

Neuberg, C.: Chemische Pathologie der Krebse und Dyskrasie. Z. Krebsforsch. **10**, 55 (1911). — Nosek, J.: Die Behandlung des Krebses mit Antimeristem. Wien. klin. Wschr. **24**, 1666 (1911).

Papenguth: Zit. nach Czerny. Pasini, A.: X-Zellen und hyaline Körperchen im Hautepitheliom. Mh. Dermat. **34**, 125 (1904). — Périn, A. L.: La thermocauterisation dans le traitment des épithéliomes cutanées. Paris méd. **15**, No 12 (1925). — Piazza Misorici, Antonio: Sulla efficocia dell' anidride arseniosa per la cura del cancro della pelle. Arch. ital. Otol. **37**, 418 (1926). Ref. Zbl. Hautkrkh. **22**, 755. — Piccardi: Sulla cura dell' epitelioma con la resorcina e con l'anidride arsenicosa. Giorn. ital. mal. vener. pelle **25**, 228 (1901). Ref. Arch. f. Dermat. **62**, 152. — Powel, M.: Formalin bei der Behandlung des Krebses. Ref. Mh. Dermat. **38**, 96 (1904).

RAVOGLI:. Formalin in der Behandlung der Seborrhöe, der Hyperhydrosis und des Carcinoms. Ref. Mh. Dermat. **32**, 407 (1901). — RENSCH: Heilung eines Vulvacarcinoms mit dem ZELLERschen Verfahren. Münch. med. Wschr. 1915, 1607. — RIBBERT, H.: Heilungsvorgänge im Carcinom, nebst einer Anregung zu seiner Behandlung. Dtsch. med. Wschr. 1916, 278. — RICHET, CH. et HÉRICOURT: Traitement et guérison de deux cas de cancer par la sérothérapie. Acad. Sci. Sitzg 29. April 1895. Ref. Semaine méd. 1895, 199; C. r. Acad. Sci. Paris **120**, 948; **121**, 567 (1895). — RITCHIE, L. C. P.: Das Verschwinden eines Hautkrebses unter lokaler Behandlung mit Adrenalin. Lancet, 29. Juni 1912. Ref. Dermat. Wschr. **55**, 1758. — RONCALI, D. B.: Über die Behandlung bösartiger Tumoren durch Injektionen der Toxine des Streptococcus erysipelatis, zugleich mit denen des Bacillus prodigiosus, sowie den nach den Methoden von RICHET u. HÉRICOURT und nach den von EMMERICH u. SCHOLL zubereiteten sog. anticancerösen Serumarten. Zbl. Bakter. **21**, 792, 858 (1897). — ROOSEN, R.: (a) Zur Chemotherapie der bösartigen Geschwülste. Dtsch. med. Wschr. **49**, 538, 577 (1923). (b) Isaminblaubehandlung von Hautcarcinomen. Bemerkung zur Arbeit von KARRENBERG. Klin. Wschr. **7**, 1865 (1928). — RUBENS-DUVAL: (a) Épithéliome mixte cylindrique et pavimenteux du col de l'uterus. Bull. Canc. Assoc. franç Étude **9**, 305 . (b) Atlas du cancer. Assoc. franç. Étude Canc. Fond. Henri Rothschild. Paris: Felix Alcan 1930.

SCHERBER: Zur Wirkung fermentativ gewonnener Spaltungsprodukte auf Carcinome. Wien. klin. Wschr. 1920, Nr 30. — SCHICK, S.: Die Krebsbehandlung ZELLERs. Wien. med. Wschr. 1912, Nr 48. — SCHMIDT, O.: Über mehrere Heilungen von inoperablem Uteruscarcinom bei Behandlung mit Antimeristem. Zbl. Gynäk. **35**, 1711 (1911). — SEIDELIN: Epitheliombehandlung mit Äthylchlorid. Ref. Arch. f. Dermat. **69**, 200. — SHERWELL, S.: (a) Die Anwendung des Arsens bei krebsigen und anderen malignen Neubildungen. Med. Rec. **57**, 744 (1900). (b) Epithelioma treated with acid nitrate of mercury. J. of cutan. Dis. incl. Syph. **29**, 594 (1911). — SPUDE: Erfolgreiche Behandlung von Gesichtskrebsen durch Einstichelung von Eisenoxyduloxyd, kombiniert mit Arseninjektionen. Berl. klin. Wschr. 1913, Nr 24. — STAMMLER: Diskussion zum Vortrag PFLAUMERs: Beobachtungen über Autolysatbehandlung maligner Tumoren. Verh. dtsch. Ges. Chir. **43**, 169 (1914). — STAUDENMAYER: Die Krebsbehandlung mit medikamentösen Mitteln. Münch. med. Wschr. 1912, 2397. — STERNBERG, A.: Beiträge zur experimentellen Krebserzeugung durch Teer. Z. Krebsforsch. **20**, 420 (1923). — STRAUSS, A.: Epitheliombehandlung mit Kupfersalzen (Kupferlecithin). Dtsch. med. Wschr. 1912, 2122.

THIES: Zur Behandlung der bösartigen Tumoren. Vortrag, gehalten in Med. Ges. Leipzig 1925. Ref. Dtsch. med. Wschr. 1925, 2057. — TRUNEČEK: Radikalbehandlung des Epithelkrebses mit Arsenik (Methode CERNY-TRUNEČEK) Klin.-ther. Wschr. **7**, 3, 37 (1900). — TUGENDREICH: Über die Behandlung von Ulcerationen der Haut bei Krebskranken mit Isoamylhydrokuprein. Berl. klin. Wschr. 1916, Nr 10.

UNNA, P. G. (a) Zur Carcinombehandlung. Mh. Dermat. **32**, 293 (1901). (b) Die X-Zellen der Carcinome. Dtsch. Med.ztg, 15. Sept. 1904, 825. (c) Über X-Zellen des spitzen Condyloms. Mh. Dermat. **38**, 1 (1904). (d) Über Dunstumschläge mit Verdauungsflüssigkeiten. Dermat. Wschr. **62**, 403 (1916).

VIDAL: Serumtherapie maligner Tumoren. 2. internat. Konfer. Krebsforsch. Paris, 1.—5. Okt. 1910. Ref. Dtsch. med. Wschr. 1910, 2125.

WARBURG, O.: Über den Stoffwechsel der Tumoren. Berlin: Julius Springer 1926. — WASILIEWSKY u. WÜLKER: Zur Beurteilung der SCHMIDTschen Krebshypothese. Münch. med. Wschr. 1912, 421. — WASSERMANN, v. A., FRANZ KEYSSER u. MICHAEL WASSERMANN: Beiträge zum Problem Geschwülste von der Blutbahn aus therapeutisch zu beeinflussen. Dtsch. med. Wschr. 1911, 2389. — WEIL, R.: Die Wirkung des kolloidalen Kupfers mit einer Analyse der therapeutischen Kriterien beim menschlichen Carcinom. Ref. Dermat. Wschr. **60**, 376 (1915). — WEINBRENNER: Epitheliombehandlung mit Salicylsäure. Münch. med. Wschr. **14**, 127. — WEISS, H.: Zwei weitere mit Kupfer und Quarzlampe geheilte Fälle von Ulcus rodens. Dtsch. med. Wschr. **40**, 1478, 1479 (1914). — WERNER: Über die neuen biologischen und chemotherapeutischen Behandlungsmethoden des Krebses. Strahlenther. **15**, 843 (1923). — WINKLER: Mißerfolge mit Antimeristem (Cancroidin Schmidt). Med. Klin. 1909, Nr 44. — WOGLON, W. H.: A critique of tumor resistance. J. Canc. Res. Nr 4 (1923). — WOLFFHEIM, W.: Über den heilenden Einfluß des Erysipels auf Gewebsneubildungen, insbesondere bösartige Tumoren. Z. klin. Med. **92**, 507 (1921).

ZELLER, A.: Behandlung und Heilung von Krebskranken durch innerlich und äußerlich angewendete medikamentöse Mittel. Münch. med. Wschr. 1912, 1841, 1916. — ZERNER: Katalasegehalt des Blutes. Z. Krebsforsch. **19**, 263 (1922).

Die Strahlentherapie der Epitheliome.

ACKER, E. VAN: Histologische Veränderungen nach Bestrahlungen. Vlaamsch. geneesk. Tijdsch. **6**, Nr 23—24, 377—387 (1925). Ref. Zbl. Hautkrkh. **19**, 484. — ADLER: Die Radiumbehandlung maligner Tumoren. Wien u. Berlin: Urban & Schwarzenberg 1919. —

ALBERTI, W.: Die Frage der biologischen Wirkung harter und weicher Röntgenstrahlen in ihrer Beziehung zur Röntgentherapie des Hautcarcinoms. Strahlenther. **23**, H. 1, 31—40 (1926). — ALBERTI, W. u. G. POLITZER: (a) Über den Einfluß der Röntgenstrahlen auf die Zellteilung. 2. Mitt. Arch. mikrosk. Anat. u. Entw.mechan. **103**, H. 1/2, 284—307 (1924). Ref. Zbl. Hautkrkh. **16**, 668 (b) Experimentalbiologische Vorstudien zur Krebstherapie. Fortschr. Röntgenstr. **32**, H. 1/2, 56—64 (1924). — ANDERSEN, ERNST: Über die Behandlung von Carcinomen mit Kochsalzbrei und über die Verstärkung der Röntgenstrahlenwirkung durch Kochsalzanreicherung des Körpers. 2. Mitt. Münch. med. Wschr. **71**, Nr 43, 1493 bis 1494 (1924). — ANGLE, EDWARD J. and LEONARD J. OWEN: Treatment of cancer of the lower lip with special reference to radium and electrocoagulation. Urologic Rev. **27**, Nr 11, 688—692 (1923). Ref. Zbl. Hautkrkh. **15**, H. 1/2, 53. — APOLANT: Über die Rückbildung des Mäusecarcinoms unter dem Einfluß der Radiumstrahlen. Dtsch. med. Wschr. **1904**, Nr 31. — ARMANI LODOVICO: Contributo alla röntgenterapia dei cancri cutanei ulcerati. Giorn. Clin. med. **8**, H. 3, 91—106 (1927). Ref. Zbl. Hautkrkh. **24**, 626. — ARZT u. FUHS: (a) Praktisch-therapeutische Erfahrungen mit BUCKYs Grenzstrahlen. Arch. f. Dermat. **155**, 79. (b) Röntgen-Hauttherapie. Wien u. Berlin: Julius Springer 1925. — ASCHOFF, KRÖNIG u. GAUSS: Zur Frage der Beeinflußbarkeit tiefliegender Krebse durch strahlende Energie. Münch. med. Wschr. **60**, 337—413 (1913). — ASTIER, BRAHIC, LAGARDE et CASABIANCA: Un cas d'épithéliome spinocellulaire de la peau, guéri par la radiographie. Marseille méd. **60**, No 20, 990—992 (1923). Ref. Zbl. Hautkrkh. **12**, H. 5/6, 278.

BACKER, P. DE et F. DEROM: Contribution à l'étude des formes de regression de tumeurs malignes sous l'action de l'irradiation. Bull. Soc. franç. Étude Canc. **12**, No 8, 635—663 (1923). Ref. Zbl. Hautkrkh. **14**, 190. — BAENSCH, W.: Die Ergebnisse der Röntgentherapie chirurgischer Erkrankungen. Arch. klin. Chir. **135**, 567—604. — BAILEY HAROLD and HALSEY J. BAGG: Vulval and vaginal cancer treated by filtered and unfiltered radiumemanation. Trans. amer. gynec. Soc. **46**, 319—330 (1921). Ref. Zbl. Hautkrkh. **7**, 324. — BARCAT, J.: (a) Precis de radiumtherapie. Paris: A. Maloine 1912. (b) Die Radiumtherapie in der Dermatologie. Strahlenther. **4**, 322—375 (1914). — BARKLA: (a) Der Stand der Forschung über die sekundäre Röntgenstrahlung. Jb. Radioakt. u. Elektrotech. **5**, 246. (b) Sekundäre Röntgenstrahlen in der Medizin. Strahlenther. **4**, 570 (1914). — BAYET: (a) Le traitement des épithéliomes spinocellulaires de la cavité buccale. Ann. Mal. Oreille **42**, No 10, 1016—1020 (1923). Ref. Zbl. Hautkrkh. **13**, 49. (b) La radiumchirurgie au Congrés de Londres. Le Cancer **1925**, No 3, 108. (c) La radiumpuncture dans le traitement du cancer. Le Scalpel **74**, No 46, 1081—1097 (1921). Ref. Zbl. Hautkrkh. **4**, 130. — BAYET, A. et F. SLUYS: La radiumtherapie dans le traitement du cancer de la langue. Le Scalpel **75**, No 34, 821—830 (1922). Ref. Zbl. Hautkrkh. **7**, 323. — BEAU, H.: La radiorésistance acquise à la suite de traitements répétés: Cause d'échec dans la radiothérapie des épithéliomas cutanés. Paris méd. **17**, No 16, 383—387 (1927). Ref. Zbl. Hautkrkh. **24**, 351. — BECK: Die Bedeutung und die Probleme der Strahlentherapie in der Chirurgie unter besonderer Berücksichtigung der Erfahrungen der Kieler Chirurgischen Klinik. Strahlenther. **19**, 199 (1925). — BECKER, W.: Therapie des Carcinoms mit Hilfe von Sonnenstrahlen. Z. Krebsforsch. **21**, 253, 254 (1924). — BÉCLÈRE: (a) Die postoperative Präventiv-Röntgentherapie der Brustkrebses. Strahlenther. **19**, 62 (1925). (b) Ergänzende Bemerkungen zur postoperativen Präventivröntgentherapie des Brustkrebses. Strahlenther. **21**, 567 (1926). (c) Über die Radiosensibilität der Neoplasmazellen. Strahlenther. **23**, H. 1, 9—14 (1926). (d) Die Radiosensibilität der Zellen des Neoplasma. Acta radiol. **6**, H. 1/6, 141—145 (1926). Ref. Zbl. Hautkrkh. **21**, 284. — BELOT, J.: (a) A propos du traitement des épithéliomas cutanés par la radiothérapie. Persistance des résultats. Bull. Soc. Radiol. méd. France **12**, No 108, 101—103 (1924). Ref. Zbl. Hautkrkh. **14**, 187. (b) A propos de la radiorésistance des épithéliomas cutanés. Bull. Soc. franç. Étude Canc. **16**, No 6, 411—418 (1927). Ref. Zbl. Hautkrkh. **25**, 663. — BIE, W.: (a) Untersuchungen über die bakterientötende Wirkung der verschiedenen Abteilungen des Spektrums und über das Vermögen des Lichtes, Sproß- und Schimmelpilze zu töten. Mitteilungen aus Finsens Lichtinstitut. Leipzig 1900. (b) Die Anwendung des Lichtes in der Medizin, 1905. BIOGLIO, MARIO AUGUSTO: Appunti di radiumtherapie. Radiol. med. **2**, No 7, 421—429 (1924). Ref. Zbl. Hautkrkh. **14**, 446. — BIRCH-HIRSCHFELD: (a) Die Strahlentherapie in der Ophthalmologie. Lehrbuch der Strahlentherapie, Bd. 2. Herausgeg. von Prof. H. MEYER. Bremen 1925. Wien u. Berlin: Urban & Schwarzenberg. (b) Zur Frage der Schädigung des Auges durch Röntgenstrahlen. Strahlenther. **12**, H. 2. — BISSÉRIE: Zit. nach WETTERER. — BLUMENTHAL, F.: Über die Behandlung bösartiger Geschwülste mit Sonnenbestrahlung nach der Methode von Dr. W. BECKER. Z. Krebsforsch. **21**, 255 (1924). — BLUMENTHAL, F.: 25 Jahre Krebsbehandlung. Med. Klin. **1925**, Nr 15, 535. — BLUMENTHAL, FR.: Strahlenbehandlung bei Hautkrankheiten. Berlin: S. Karger 1925. — BÖHM u. ZWEIFEL: Die Prognose bestrahlter Carcinome nach dem histologischen Bild. Zbl. Gynäk. **1926**, Nr 1. — BORAK, J.: (a) Die derzeitigen Strahlungsmethoden maligner Geschwülste vom Standpunkt der zeitlichen Dosenverteilung. Strahlenther. **21**, H. 3 (1926). (b) Beitrag zum Wirkungsmechanismus der Röntgenstrahlen auf Carcinome. Strahlenther. **25**, H. 1, 105—120 (1927). — BROCK, WALTER: Welche Bedingungen sind maßgebend für die Röntgenbehandlung der Hautkrebse? Strahlenther. **13**, H. 1, 1—39 (1921). — BROCQ et BELOT: Traitement des épithéliomes cutanés superficiels par le raclage et la radiothérapie. Presse méd. **31**, No 65, 715 (1923). — BUCKY, G.: Tatsächliche Oberflächentherapie und ihre Beziehung zu inneren Organen. Strahlenther. **23**, 136 (1926). — BUMM, E. u. K. WARNEKROS: Heilung tiefliegender Carcinome durch Röntgenbestrahlung von der Körperoberfläche aus. Münch. med. Wschr. **61**, 1601 (1914). — BURROWS, ARTHUR: The treatment of tumours of the skin by radium alone or in combination. Brit. J. Radiol. **30**, 269—275 u. 304—321 (1925). Ref. Zbl. Hautkrkh. **19**, 637. — BUSCHKE: Kombinierte Thallium-Strahlenbehandlung. Berl. dermat. Ges., Sitzg 22. Juni 1926. Ref. Zbl. Hautkrkh. **20**, 642.

CAPIZZANO: Behandlung des Lidkrebses mit Radonplatinnadeln. Semana méd. **34**, 795—798 (1927). — CASPARI, W.: (a) Biologische Grundlagen zur Strahlentherapie der bösartigen Geschwülste. Strahlentherapeutische Monographien, Bd. 3. Dresden u. Leipzig: Theodor Steinkopff 1922. (b) Weiteres zur biologischen Grundlage der Strahlenwirkung. Strahlenther. **18**, H. 1. 17—36 (1924). — CLÉMENT et JOLY: Zit. nach WETTERER. — CLUNET: Recherches expérimentales sur les tumeurs malignes. Thèse de Fac. Méd. Paris **1910**. — COSTE, JULES: Roentgenthérapie des épithéliomas cutanés et cutanéomuqueux. Méthode de la longueur d'onde moyenne, feu nu, séance unique. Application à la roentgenthérapie anti-néoplasique et à la roentgenthérapie en général. J. belge Radiol. **15**, H. 4, 291—357 (1926). Ref. Zbl. Hautkrkh. **23**, 370. — COUTARD, A.: (a) Ein röntgenbestrahlter Fall von Stachelzellenkrebs der seitlichen Pharynxwand. Bull. Assoc. franç. Étude Canc. **10**, 160—184 (1921). (b) Über zwei röntgenbestrahlte, tiefe, dem Stachelzelltypus angehörende Epitheliome der Mundhöhle. Bull. Assoc. franç. Étude Canc. **10**, 193—218 (1921). (c) Über den Zeitpunkt des Auftretens und der Entwicklung der durch die Röntgenstrahlen hervorgerufenen Haut- und Schleimhautreaktionen des Mundes und des Pharynx. C. r. Soc. Biol. Paris **86**, 1140 (1922). (d) Siehe CL. REGAUD, H. COUTARD, O. MONOD u. G. RICHARD. (e) Die Röntgenbehandlung der epithelialen Krebse der Tonsillengegend. Strahlenther. **33**, 249 (1929). (f) Zusammenfassung der Grundlagen der röntgentherapeutischen Technik der tiefgelegenen Krebse. Strahlenther. **37**, 50 (1930).

DALAND, ERNEST M.: End results of radium treatment of skin cancer. J. amer. med. Assoc. **86**, Nr 7, 471—475 (1926). Ref. Zbl. Hautkrkh. **20**, 294. — DARIER, J.: Précis de Dermatologie. Paris: Masson & Cie. 1923. — DAUBRESSE-MORELLE, E.: Radiumthérapie des cancers de la peau. Le Scalpel **79**, No 30, 675—683 (1926). Ref. Zbl. Hautkrkh. **22**, 206. — DAUTWITZ: Beitrag zur Radiumbestrahlung des Hautkrebses mit statistischen Bemerkungen. Strahlenther. **29**, 634. — DEAN jr., ARCHIE L.: The treatment of epithelioma of the penis with radium and Roentgen rays. Amer. J. Roentgenol. **15**, Nr 1, 36—43 (1926). Zbl. Hautkrkh. **22**, 451. — DEGRAIS, P.: Utilité et utilisation des rayons béta du radiumthérapie. Presse méd. **31**, No 13, 145—146 (1923). — DEHLER, H.: Zur Strahlenbiologie des Krebses. Strahlenther. **25**, 239 (1927). — DELBET: Cancer de la langue. Progrès méd. **48**, No 18, 192—194 (1921). Ref. Zbl. Hautkrkh. **2**, 180. — DELPORTE, F. et J. COHEN: Le traitement radiochirurgical des épithéliomes de la vulve. Le Cancer **1925**, No 2. — DESPEIGNES: Zit. nach WETTERER. — DESPLATS: Un cancroide de la lèvre inferieure du type spinocellulaire, étendu d'une commissure à l'autre, guéri depuis seize ans par les rayons X. J. Radiol. et Électrol. **5**, No 11, 491—492 (1921). Ref. Zbl. Hautkrkh. **4**, 353. — DESSAUER u. KRÜGER: Die Nachbehandlung operierter Carcinome mit homogener Strahlung. Berl. klin. Wschr. **1908**, Nr 11, 536. — DICKINSON: Zit. nach WETTERER. — DUBOIS-ROQUEBERT, H.: Traitement des adénopathies cervicales, consécutives aux épithéliomas des lèvres et de la langue. Thèse Fac. Méd. Paris: L. Arnette 1924. — DUBOIS-TRÉPAGNE: Disparition des signes cliniques d'un cancer de la langue soumis au traitement radiothérapique. J. de Radiol. **11**, H. 1, 50—54 (1922). Ref. Zbl. Hautkrkh. **5**, 458. — DUNCAN, REX: Superficial epitheliomata with results and observations in the treatment of more than 500 cases with radium. Urologic Rev. **26**, 19—27 (1922).

ELLER, JOSEPH JORDAN: X rays, radium, endothermy and other physical agents in dermatology. Med. J. a. Rec. **125**, Nr 8, 541—545; Nr 9, 593—595 (1927). Ref. Zbl. Hautkrkh. **25**, 307. — ELLINGER, PHILIPP: Steigerung und Abgrenzung der biologischen Röntgenstrahlenwirkung. Fortschr. Röntgenstr. **30**, H. 2, 174—176 (1922). — ELLINGER, PH. u. O. GANS: Über biologische Röntgenstrahlenwirkung. 3. Mitt. Zur Analyse der Röntgenstrahlensensibilisierung durch Thoriumsalze. Naunyn-Schmiedebergs Arch. **110**, H. 5/6, 295—299 (1926). Ref. Zbl. Hautkrkh. **20**, 446. — ELLIS: Zit. nach WETTERER. — ENGMANN: Zit. nach WETTERER. — EXNER, A.: Über die Art der Rückbildung von Carcinommetastasen unter der Einwirkung von Radiumstrahlen. Wien. klin. Wschr. **1904**, Nr 7. — EYKMANN: Kanker en Roentgenstraalen. Haarlem: Erven F. Bohn 1902. Zit. nach WETTERER.

FABRY: Über kombinierte Behandlung der Hautcarcinome mit Kohlensäuregefrierung und Röntgenstrahlen. Arch. f. Dermat. **116**, 389—394 (1913). — FAILLA, G., FRANK

ADAIR, EDITH H. QUIMBY, KANEMATSU SUGIURA, JOHN C. AENELL and NORRIS W. GOLDSMITH: Dosage study relative to the therapeutic use of unfiltered radon. Amer. J. Roentgenol. **15**, Nr 1, 1—35 (1926). Ref. Zbl. Hautkrkh. **21**, 430. — FAILLA, GIOACCHINO: The physical basis of radium therapy. Arch. of Dermat. **3**, 133—141 (1921). Ref. Zbl. Hautkrkh. **1**, 120 (1921). — FERNAU, ALBERT: Physik und Chemie des Radiums und Mesothor. Wien: Julius Springer 1926. — FERRARI, M.: Cancer de la verge. Curiethérapie. Résultat après 20 mois. Presse méd. **1925**, No 47. — FINKENRATH, KURT: Zur Kasuistik der Wirkung von Strahlenkombinationen auf die Haut. Strahlenther. **25**, H. 3, 591—592 (1927). — FINSEN: (a) Über die Bedeutung der chemischen Strahlen des Lichtes für Medizin und Biologie. Leipzig 1899. (b) Neue Untersuchungen über die Anwendung des Lichtes auf die Haut. Mitteilung aus Finsens medizinischem Lichtinstitut. Leipzig 1903. — FLECKER, H.: Further experiences in deep X-ray therapy. Med. J. Austral. **2**, Nr 4, Suppl., 536—542 (1924). Ref. Zbl. Hautkrkh. **16**, 196. — FORCHHAMMER: FINSENS Lichttherapie und ihr gegenwärtiger Stand in der Dermatologie. 7. Kongr. dtsch. Ges. Dermat. Breslau, 28. bis 30. Mai 1901. Ref. Münch. med. Wschr. **1901**, 983. — FORSELL, GÖSTA: Experiences in the permanency of radiological cure in cancer. Amer. J. Roentgenol. **12**, Nr 4, 301—311 (1924). Ref. Zbl. Hautkrkh. **16**, 775. — FRANKL, O. u. J. AMREICH: Zur pathologischen Anatomie bestrahlter Uteruscarcinome. Strahlenther. **11** (1920). — FREUND, LEOPOLD: (a) Zur Indikation der Intensiv-Röntgentherapie. Wien. klin. Wschr. **35**, Nr 48, 939—940 (1922). (b) Über eine beachtenswerte Indikation der Röntgentherapie. (Bestrahlung der offenen Wunden nach Excision größerer Keloide, fehlerhafter Narben, maligner Neoplasmen, Lupusherde und Naevi pigmentosi. Fortschr. Röntgenstr. **34**, H. 5, 713—716 (1926). (c) Über die Röntgenstrahlenbehandlung von Hautgeschwülsten und Hautgeschwüren. Fortschr. Röntgenstr. **29**, H. 6, 739—746 (1922). (d) Einige Betrachtungen zur Röntgentherapie von Hautkrankheiten. Wien. klin. Wschr. **39**, Nr 13, 349—353 (1926). — FREUND u. KAMINER: Biochemische Grundlagen der Disposition für Carcinom. Wien 1925. — FRICK u. POSENER: Zit. nach WETTERER. — FRIEDRICH u. BENDER: Strahlenther. **11** (1920). — FRIEDRICH, W.: Physikalische Grundlagen der Radiumtherapie. Strahlenther. **26**, 4 (1927). — FUHS, H.: Physikalische Therapie der Hautkrankheiten. Wien. klin. Wschr. **1929**, 361. — FÜLLSACK, HANS: Erfahrungen mit der Traubenzuckertherapie nach E. G. MAYER bei gleichzeitig röntgenbestrahlten bösartigen Neubildungen. Strahlenther. **28**, 795 (1928). — FÜRST, WALTER: Die Vorbestrahlung bei Collumcarcinom des Uterus und ihr Einfluß auf die postoperative Infektion aus endogener Ursache. Zbl. Gynäk. **1925**, Nr 5, 224.

GAMLEN: Zit. nach WETTERER. — GARCIA, DONATO J. u. V. GARCIA DONATO: Röntgenbehandlung des Krebses der Mundhöhle. Progrès Clinica **31**, No 2, 145—151 (1925). Ref. Zbl. Hautkrkh. **17**, 648. — GARGANO, CLAUDIO: Dokumenti istologici per una possibile terapia degli epiteliomi cutanei. Giorn. ital. mal. vener. pelle **64**, H. 3, 892—895 (1923). Ref. Zbl. Hautkrkh. **9**, H. 9, 451. — GASSUL: Über Röntgenstrahlenwirkung auf lebendes Gewebe in vitro (Morphologische Studien mittels Explantationsmethodik. Strahlenther. **27**, 545—560 (1927). — GASTOU et DECROSSAS: Zit. nach WETTERER. — GASSUL, R.: Fortschr. Röntgenstr. **33**, 801 (1925). — GHILARDUCCI: WETTERERS Referate in der Strahlentherapie, **17**, 526 (1924). — GREBE u. BICKENBACH: Die Beziehung der R-Einheit zur SABOURAUD-Einheit. Strahlenther. **37**, 358 (1928). — GREBE, L. u. H. MARTIUS: (a) Über die Röntgenstrahlenmessung in absolutem Maß und die zur Erreichung des Hauterythems nötige Röntgenstrahlenmenge. Strahlenther. **20**, H. 1, 128—140 (1925). (b) Zur Standardisierung der Röntgenstrahlenmessung. Dtsch. med. Wschr. **52**, Nr 28, 1156—1159 (1926). GRIER, G. W.: Further observations on the treatment of superficial Malignancy. Amer. J. Roentgenol. **26**, 461—466 (1931). — GROEDEL, FRANZ M. u. ERICH SCHNEIDER: Experimentelle Untersuchungen zur Frage der biologischen Wirkung der Röntgenstrahlen. Strahlenther. **23**, 411 (1926). — GROSSMANN: Zit. nach WETTERER. — GUARINI, CARLO: (a) Il metodo GHILARDUCCI per la utilizzatione dei raggi secondarii in roentgenterapia. Riforma med. **38**, No 16, 361—364 (1922). Ref. Zbl. Hautkrkh. **6**, H. 11, 514. (b) La roentgenterapia del epitelioma cutaneo secondo il metodo proposto dal GHILARDUCCI. Rinasc. med. **1**, No 3, 54—57 (1924). Ref. Zbl. Hautkrkh. **13**, 50. — GUDZENT: Zit. nach WETTERER. — GUILLEMONAT: Zit. nach WETTERER. — GURNIAK: Zuckerinjektion bei Tumoren. Strahlenther. **24**, H. 4, 750 (1927).

HAENDLY, P.: Pathologisch-anatomische Ergebnisse der Strahlenbehandlung. Strahlenther. **12**, 1—87 (1921). — HALBERSTAEDTER, L.: (a) Biologische Fragen bei der Strahlentherapie maligner Tumoren. Dtsch. med. Wschr. **47**, Nr 39, 1154—1155 (1921). (b) Über Strahlentherapie der Hautcarcinome. Hufeland-Ges. Berlin, Sitzg 10. Febr. 1927. Ref. Zbl. Hautkrkh. **23**, 29. (c) Intrakorporale Radiumbehandlung. Einlage-, Nadel-, Spickverfahren und biologische Grundlagen. Strahlenther. **26**, H. 1, 20—44 (1927). (d) Zur Technik der intratumoralen Behandlung mit Thorium X. Strahlenther. **29**, 707 (1928). (e) Über eine neue Methode der intratumoralen Behandlung mit Thorium X. Dtsch. med. Wschr. **49**, Nr 41, 1295—1296 (1923). — HALBERSTAEDTER u. SIMONS: (a) Strahlenther. **15**, 65 (1923). (b) Experimenteller Beitrag zur postoperativen Strahlenbehandlung bösartiger

Geschwülste hinsichtlich Wundheilung und Verhütung örtlicher Rezidive. Acta radiol. (Stockh.) **5**, H. 6, 501—505 (1926). Zbl. Hautkrkh. **23**, 370. (c) Die Anwendung von Thorium-X-Stäbchen zur intratumoralen Behandlung. Strahlenther. **20**, 268 (1925). — HALBERSTAEDTER, L. u. OSKAR WOLFSBERG: Funktionssteigerung und -schädigung von röntgenbestrahlten tierischen Geweben im Licht der Vitalfärbung. Z. exper. Med. **32**, H. 5/6, 367—377 (1923). Ref. Zbl. Hautkrkh. **8**, H. 7, 335. — HAMPERL, H. u. G. SCHWARZ: Zur genaueren Kenntnis der Röntgenwirkung auf Krebsgeschwülste. (Über einen röntgenbestrahlten Basalzellenkrebs der Haut.) Strahlenther. **24**, H. 4, 607—659 (1927). — HANDLEY: The encirclement method of radium treatment. Internat. Kongr. London 1925. — HAZEN, H. H.: (a) Roentgen-ray treatment of cutaneous cancer. J. amer. med. Assoc. **76**, 1222—1227 (1921). Ref. Zbl. Hautkrkh. **2**, 341. (b) Lessons learned from failures in roentgen ray treatment of cutaneous cancer. J. of Canc. Res. **9**, 404 (1925). — HAZEN, H. and EUGENE R. WHITMORE: The end results in Roentgen-ray treatment of cutaneous cancer. Amer. J. roentgenol. **13**, Nr 2, 144—157 (1925). Ref. Zbl. Hautkrkh. **19**, 635. — HERTWIG: Radiumwirkung auf lebendes Gewebe. Handbuch der Radiumbiologie von LAZARUS. München: J. F. Bergmann 1913. — HEYERDAHL: Behandlung des Hautkrebses mit Radium. 3. Kongr. nord. dermat. Ges. Christiania, Juni 1916. Ref. Dermat. Zbl. **21**, 173 (1918). — HIMSBERG: Beitr. klin. Chir. **139**. Zit. nach STRAUSS. Med. Klin. **1927**, 965. — HINTZE, ARTHUR: Bestrahlungserfolge bei inopcrablen Geschwülsten. Arch. klin. Chir. **148**, 47—51 (1927). — HIRSCH: Die Röntgenbestrahlung bösartiger Tumoren in Verbindung mit Dextrocidbehandlung. Strahlenther. **26**, 279 (1927). — HIRSCHBERG: Heilung eines Hautcarcinoms. Berl. med. Wschr. **42**, 1310—1312 (1905). — HOLFELDER, HANS: (a) Die Röntgentiefentherapie der malignen Tumoren und der äußeren Tuberkulose. Strahlenther. **13**, H. 2, 438—467 (1922). (b) Die Erfahrungen mit der Röntgentherapie der malignen Tumoren an der SCHMIEDENschen Klinik. Klin. Wschr. **2**, Nr 50, 2287—2289, Nr 51, 2322—2325 (1923). (c) Die geeignete zeitliche Verteilung der Röntgendosis, „Das Problem" in der Strahlentherapie. Arch. klin. Chir. **134**, H. 2/3, 647—662 (1925). (d) Kritische Übersicht über die Grundlagen der modernen Röntgentherapie. Med. Klin. **1926**, H. 7, Beih. — HOLTHUSEN, H.: (a) Der Zeitfaktor bei der Röntgenbestrahlung. Strahlenther. **21**, H. 2, 275—305 (1926). (b) Der Grundvorgang der biologischen Strahlenwirkung. Strahlenther. **25**, 157—173 (1927). — HOLZKNECHT, G.: (a) Röntgentherapie. Revision und neuere Entwicklung. Berlin-Wien: Urban & Schwarzenberg 1924. (b) Röntgendosierung in der Praxis. Münch. med. Wschr. **73**, Nr 46, 1913—1915 (1926). (c) Zur Verstärkung der Röntgenwirkung mittels intravenöser Dextroseinjektion nach E. G. MAYER. Acta radiol. (Stockh.) **5**, H. 6, 561—564 (1926). Ref. Zbl. Hautkrkh. **23**, 661. (d) Schwachbestrahlung. Strahlenther. **24**, 722—727 (1927). (e) Die Höhe der Röntgendosis vom biologischen Standpunkt. Jkurse ärztl. Fortbildg **12**, H. 8, 30—32 (1921). — HOLZKNECHT, G. u. F. PORDES: Zur Erkenntnis vom Wesen der Röntgenwirkung. Strahlenther. **20**, H. 3, 555—564 (1925).

JACOBI: Experimentelle Untersuchungen über die Schädigungen des Auges durch Röntgenstrahlen. Strahlenther. **16**, 492 (1924). — JACOBS, J.: Erfahrungen über die Steigerung der Röntgenstrahlenwirkung mit Dextrocid. Strahlenther. **29**, 403 (1928). — JAMES, WILL D. and ALBERT W. JAMES: Epitheliomata prophylactic and curative measures. Internat. J. Surg. **36**, Nr 3, 109—113 (1923). — JANEWAY: Zit. nach WETTERER. — JOHNSTON, LANGLOH: Radium in the treatment of rodent ulcers at Sydney hospital. Med. J. Austral. **2**, Nr 18, 467—471 (1924). Ref. Zbl. Hautkrkh. **16**, 775. — JÜNGLING, O.: Zur Frage der örtlichen oder Allgemeinwirkung der Röntgenstrahlen bei Carcinom. Bruns' Beitr. **139**, H. 1, 28—34, 50—55 (1927). Ref. Zbl. Hautkrkh. **24**, 624.

KANITZ, HEINRICH: Über die Behandlung des Hautkrebses mit Röntgenstrahlen. Arch. f. Dermat. **82**, 351. — MACKEE, GEORGE M. and GEORGE ANDREW: Injurious combined effect of roentgen rays or radium and topical remedies. J. amer. med. Assoc. **77**, Nr 19, 1489—1492 (1921). Ref. Zbl. Hautkrkh. **6**, 349. — KELLER, PHILIPP: Besonderheiten der dermatologischen Röntgentherapie. Fortschr. Röntgenstr. **35**, H. 2, 337—339 (1926). — KENNEDY, WILLIAM: (a) Radium, the treatment of Choice in cutaneous epithelioma. Urologic. Rev. **24**, 595 (1920). (b) Radium treatment of epithelioma of the ear. Radiology **7**, 249—252 (1926). — KERKGROHEN: Six cas d'épithéliomas de la face non sterilisés par les rayons X et guéris par le radium. Arch. Électr. méd. **34**, 81—84 (1926). — KINGERY: Saturation in roentgentherapy. Its estimation and Maintenance. A preliminary report. Arch. of Dermat., N. s. **1**, 423—433 (1920). — KIRSCH: Technik und klinische Erfahrungen mit den BUCKYschen Grenzstrahlen an der Jenaer Hautklinik. Arch. f. Dermat. **155**, 82. — KLEIN, G.: Praktikum der Histochemie. Berlin: Julius Springer 1929. — KLÖVEKORN: Zit. nach GREBE und BICKENBACH. Strahlenther. **27**, 358 (1928). — KNOX, ROBERT: (a) Some aspect of the cancer problem. Amer. J. Roentgenol. **2**, Nr 1, 1—13 (1924). Ref. Zbl. Hautkrkh. **16**, 194. (b) Treatment by X ray and radium. With special reference to the value of these agents. Edinburgh med. J. **26**, 273—293; Nr 6, 348—355 (1921). Ref. Zbl. Hautkrkh. **2**, 40. — KÖHLER u. HERXHEIMER: Zur Röntgentherapie des Carcinoms.

Fortschr. Röntgenstr. 8, H. 5, 367. — KÖNIG, FR.: Über die Operationen im röntgenbestrahlten Gebiet. Med. Klin. 17, Nr 43, 1283—1285 (1921). — KÖRBEL: Die Röntgenbehandlung des Hautcarcinoms, speziell des Basalzellenkrebses; sein histologisches Verhalten vor und nach der Bestrahlung. Arch. klin. Chir. 97, H. 3. — KOK, FRIEDRICH: (a) Experimentelle Beiträge zur Strahlenbehandlung des Carcinoms. Dtsch. med. Wschr. 49, Nr 28, 910—911 (1923). (b) Weitere tierexperimentelle Studien über die Wirkung der Röntgenstrahlen auf das Carcinom. Dtsch. med. Wschr. 50, Nr 10, 298 (1924). (c) Biologische Versuche über die Wirkung der Bestrahlung auf das Carcinom, Teil IV. Strahlenther. 18, H. 1, 90—109 (1924). (d) Biologische Versuche über die Wirkung der Bestrahlung auf das Carcinom, Teil III. Strahlenther. 17, H. 1, 134—157 (1924). — KOK, FR. u. K. VORLÄNDER: Biologische Versuche über die Wirkung der Bestrahlung auf das Carcinom. Strahlenther. 14, H. 3, 497—515 (1922); 15, H. 5, 561—604 (1923). — KROMPECHER: Der Basalzellenkrebs. Jena: Gustav Fischer 1903. — KUMER: Radiumtherapie der Hautkrankheiten. Wien. klin. Wschr. 41, 444—446 (1928). — KÜSTNER, H.: Wieviel R-Einheiten entspricht die HED? Strahlenther. 26, H. 1, 120—146 (1927).

LABORDE, SIMONE: Notions générales concernant la radiosensibilité des tissus. Déductions qu'on en peut tirer au point de la radiothérapie des cancers. J. Radiol. et Électrol. 8, No 7, 289—306 (1924). Ref. Zbl. Hautkrkh. 16, 314. — LACASSAGNE, ANTOINE: Rôle de l'histologie dans l'appréciation de la radiosensibilité des cancers épithéliaux cutanés et cutanéo-muqueux. Paris méd. 13, No 17, 376—379 (1923). Ref. Zbl. Hautkrkh. 11, 113. — LACASSAGNE et MONOD: Les caryocines atypiques etc. Arch. franç. Path. gén. et expér. 1 (1922). — LAHM, W.: Die Prognose des bestrahlten Uteruscarcinoms im Lichte der mikroskopischen Untersuchung. Strahlenther. 25, 22 (1927). — LAIN, EVERETT S.: Treatment of cancer of the lip by radiation. Arch. of Dermat. 6, Nr 4, 434—447 (1922). Ref. Zbl. Hautkrkh. 7, H. 5, 258. — LAMMERS, H.: Radium treatment of cancer of the lip. Acta radiol. (Stockh.) 2, H. 5, 497—508 (1923). Ref. Zbl. Hautkrkh. 13, 155. — LANDABURU, JUAN CARLOS: Consideraciones radiólogicas sobre los tumores cutáneos. Rev. méd. lat.-amer. 11, 166—176 (1925). Ref. Internat. Radiother. 1, 507. — LARS, EDLING: On plastic means of application in radiumtherapy. Acta radiol. (Stockh.) 1, Nr 1, 60—88; H. 2, 219—242 (1921). Ref. Zbl. Hautkrkh. 4, 342. — LAZARUS, PAUL: (a) Handbuch der gesamten Strahlenheilkunde. München: J. F. Bergmann 1928. (b) Report of the Manchester District Radium Institute, 1919. Zit. nach WETTERER. (c) Zur Radium-, insbesondere Betabestrahlung der Carcinome. Med. Klin. 23, Nr 9, 309—312; 1927, Nr 10, 339—341. — LAZARUS-BARLOW: Mitteilungen aus dem Majesty-s stationary office. London 1921 u. 1922. — LEDOUX-LEBARD: Cancer de la langue et de l'isthme du gosier. Le Cancer 1925, No 3. — LEREDDE, M.: (a) Traitement des épithéliomes de la face. Soc. Thér. Paris, Tome 8 I. 1908. Ref. Presse méd. 11 II, No 4 (1908). (b) La photothérapie. Bull. Soc. Thér. 1901. (c) Le traitement du cancer de la peau par les rayons X. Gaz. Hóp. 77, 368 (1904). — LEWIN, CARL: Über die Verwendung einer Cerium-Jodverbindung (Introcid) in der Therapie der Geschwulstbildungen. Med. Klin. 1924, Nr 38, 1319. — LEWIS, RAYMOND W.: The treatment of rodent ulcers by radiation. Ann. Surg. 84, Nr 2, 233—236 (1926). Ref. Zbl. Hautkrkh. 21, 827. — LIECHTI, A.: (a) Untersuchungen über die Wirkung von Metallen als Sekundärstrahler. Klin. Wschr. 3, Nr 19, 825—828 (1924). (b) Zur Frage der Sekundärstrahlensensibilisierung durch Metalle. Klin. Wschr. 5, Nr 13, 545 bis 548 (1926). — LIEGNER: Zur Prognose des Cervixcarcinoms aus der Probeexcision. Zbl. Gynäk. 50, 2485—2488 (1926). — LITTLE, E. G. GRAHAM: Three cases of multiple rodent ulcer. Proc. roy. Soc. Med. 15, Nr 9, sect. dermat. 36—37 (1922). Ref. Zbl. Hautkrkh. 7, 38. — LOEWENSTEIN, L.: Zur Behandlung des Basalzellenepithelioms. Med. Klin. 23, Nr 2, 53 (1927).

MACCOY, J. N.: Carcinoma cutis and its cure by Röntgen-rays; a soft ray technique. Interstate med. J. 22, 758—762 (1915). — MALLET, LUCIEN: (a) Les bases rationelles de la radiothérapie. Progrès méd. 51, No 20, 239—242 (1923). Ref. Zbl. Hautkrkh. 13, 48. (b) Essai d'une technique radiothérapique basée sur la période de radiosensibilité des cellules néoplasiques. Bull. Soc. Radiol. méd. France 11, No 98, 129—140 (1923). Ref. Zbl. Hautkrkh. 11, 416—417. — MARESCH: Morphologie und Ätiologie des Carcinoms. Die Krebskrankheit. Wien: Julius Springer 1925. — MARSCHALKÓ, v. THOMAS: (a) Beitrag zur Histologie der durch die Röntgenstrahlen verursachten Veränderungen bei malignen Tumoren der Haut. Arch. f. Dermat. 84, 411. (b) Über den Einfluß der Röntgenstrahlen auf die malignen Tumoren der Haut. Verh. 5. internat. Kongr. Berlin 1904. — MARTENSTEIN, H.: (a) Radium und Mesothorium in der dermatologischen Therapie. Klin. Wschr. 1, Nr 26, 1312 (1922). (b) Strahlenbehandlung gut- und bösartiger Geschwülste von HEIMANN. Stilke 1928. — MARTIN, J. M.: (a) Fifteen years' experience with the fractional dose method of treating cutaneous malignancies. Amer. J. Roentgenol. 10, Nr 9, 726—733 (1923). Ref. Zbl. Hautkrkh. 13, 154. (b) X-ray therapy in skin malignancies. Radiology 8, Nr 3, 204—214 (1927). Ref. Zbl. Hautkrkh. 24, 349. — MARTIUS, H.: (a) KRAUSES Handbuch der Röntgentherapie. Lief. 4. Leipzig: W. Klinkhardt 1924. (b) Die sog. Reizbestrahlungen in der Gynäkologie. Strahlenther. **21**, 242 (1926). (c) Prinzipielles zur Strahlenbehandlung des Gebärmutterhalscarcinoms. Klin. Wschr. **1927**, 956. (d) Die Röntgenstrahlenmessung in R-Einheiten. Acta radiol. **7**, 193—200 (1926). — MASCHERPA, FERMO: Una nuova tecnica nella röntgenterapia dei tumori maligni? L'Actinoter. **2**, 270 bis 271 (1922). Ref. Zbl. Hautkrkh. **6**, 348. — MAYER, ERNST G.: (a) Wesentliche Steigerung des Röntgeneffektes bei Tumoren. Fortschr. Röntgenstr. **34**, H. 4, 546—547 (1926). (b) Zur Kombination der Röntgenstrahlung mit intravenösen Dextroseinjektionen in der Therapie des Carcinoms. Strahlenther. **23**, H. 4, 604—630 (1926). (c) Bisherige Erfahrungen in der Röntgentherapie der Carcinome bei Kombination von Röntgenstrahlen mit intravenösen Dextroseinjektionen. Fortschr. Röntgenstr. **34**, Kongreßh., 37—40 (1926). (d) Erhebliche Steigerung der Röntgenwirkung bei Bestrahlung maligner und benigner Tumoren. Wien. klin. Wschr. **39**, Nr 6, 170—173 (1926). — MAYON, STEPHAN: Rodent ulcer treated by the Röntgen rays. Path. Soc. London, 2. Dez. 1902. Ref. Lancet **1902**, 1542. — MELDOLESI, G. e U. NUVOLI: La filtratione variabile di GHILARDUCCI nella radioterapia dei canceri cutanei ulcerati. Arch. di Radiol. **1**, H. 6, 908—1021 (1925). Ref. Zbl. Hautkrkh. **20**, 763. — MEYER, M. FRITZ: Zur Frage der röntgenrefraktären Fälle. Strahlenther. **2**, H. 2 (1913). — MIESCHER, G.: (a) Röntgenbiologie der gesunden und kranken Haut. Arch. f. Dermat. **155**, 43. (b) Die Röntgenbestrahlung der Hautcarcinome. Schweiz. Rdsch. Med. **22**, Nr 23, 757—760 (1922). (c) Erythemdosis. Schweiz. med. Wschr. **26**, Nr 26, 632 (1923). (d) Carcinomtherapie mit superponierten (verzettelten) Röntgenbestrahlungen. Strahlenther. **36**, 434 (1930). (e) Gegenwärtige Methoden der Krebsbestrahlung und ihre Erfolge. I. Einmalige Höchstdosis. Strahlenther. **37**, 17 (1930). — MIESCHER, G. u. R. GUGGENHEIM: Die Radiumbehandlung der Hautcarcinome. Schweiz. med. Wschr. **51**, Nr 36, 825—828 (1921). — MILLIGAN, WILLIAM: Treatment of carcinoma of the tongue by radio-diathermy. Brit. med. J. **1926**, Nr 3440, 1092—1095. Ref. Zbl. Hautkrkh. **23**, 759. — MONTGOMERY, W. DOUGLASS and GEORGE D. CULVER: (a) Epithelioma of the lip, treated with radium. California Med. **22**, Nr 12, 628—631 (1924). Ref. Zbl. Hautkrkh. **16**, 553. (b) In reference to the behaviour of radium in cancer of the lip. Urologic Rev. **26**, Nr 1, 16—19 (1922). Ref. Zbl. Hautkrkh. **4**, 428. — MORROW, HOWARD and LAURENCE TAUSSIG: Statistics and technique on the treatment of malignand disease of the skin by radiation. Amer. J. Röntgenol. **10**, Nr 3, 212—218 (1923). Ref. Zbl. Hautkrkh. **10**, 40. — MURPHY, JAMES B.: Experimental studies in Roentgenray effects. Amer. J. Roentgenol. **2**, Nr 6, 544—546 (1924). Ref. Zbl. Hautkrkh. **14**, 443. — MURPHY, JAMES B., RAYMOND G. HUSSEY, WARO NAKAHARA and ERNEST STURM: Studies on X-ray effects. VI. Effect of the cellular reaction induced by X-rays on cancer grafts. J. of exper. Med. **33**, Nr 3, 299—313 (1921). Ref. Zbl. Hautkrkh. **1**, 501. — MURPHY, JAMES B., JOSEPH MAISIN et E. STURM: (a) Contribution a la connaissance du mechanisme d'action des rayons X sur le développement des tumeurs spontanées chez la souris. Bull. Assoc. franç. Étude Canc. **13**, No 2, 120—127 (1924). (b) Local resistance to spintaneous mause cancer induced by X-rays. J. of exper. Med. **38**, Nr 5, 645—653 (1923). Ref. Zbl. Hautkrkh. **11**, 416. — MÜHLMANN: Beobachtungen über Strahlentherapie in Verbindung mit Traubenzuckerinjektionen. Strahlenther. **27**, 306 (1928). — MÜLLER, W.: Experimentelle Untersuchungen über die biologische Wirksamkeit künstlich erzeugter Sekundärstrahlen. Strahlenther. **10**, 219—233 (1920).

NABIAS, S. DE et J. FORESTIER: Sur le traitement curiethérapique des épithéliomas malpighiens. C. r. Soc. Biol. Paris **88**, No 2, 83—85 (1923). Ref. Zbl. Hautkrkh. **8**, 394. — NATALE-MARZI, PAOLO: Considerazioni intorno ai risultati ottenuti nella cura di epiteliomi cutanei per mezzo della ionoforesi argentica e della irradiazione Roentgen. Radiol. med. **11**, Nr 10, 624—637 (1924). Ref. Zbl. Hautkrkh. **16**, 407. — NEMENOW, M.: Beitrag zur Theorie der biologischen Wirkung der Röntgenstrahlen. Strahlenther. **10**, 299 (1925). — NERPIN, A.: Die Behandlung des Hautkrebses mit Röntgenstrahlen nach den Erfahrungen des Reichsinstitutes für Röntgenologie und Radiologie. Vestn. Rentgenol. (russ.) **3**, Nr 3/4, 193—198 (1925). Ref. Zbl. Hautkrkh. **19**, 735. — NOGIER, TH.: (a) Peut on compter sur la constance du rayonnement des tubes ou des aiguilles de radium? Arch. Électr. méd. **29**, 110—112 (1921). Ref. Zbl. Hautkrkh. **2**, 172. (b) Curiethérapie de surface avec la „paraffine armée". Lyon méd. **133**, No 20, 623—625 (1924). Ref. Zbl. Hautkrkh. **16**, 553. (c) Soins à donner aux appareils à radium. Lyon méd. **53**, 417—425 (1921). Ref. Zbl. Hautkrkh. **1**, 566 (1921). — NÜRNBERGER, L.: Klinische Blutuntersuchungen bei der gynäkologischen Tiefentherapie. Dtsch. med. Wschr. **41**, 700—703, 730—733 (1915).

OPITZ, E.: (a) Über die Biologie der Strahlenbehandlung des Krebses. Strahlenther. **15**, H. 6, 750—765 (1923). (b) Zum Problem der Dosierung von Röntgen- und Radiumstrahlen. Klin. Wschr. **2**, Nr 6, 243—247 (1923). (c) Die biologischen Grundlagen der Strahlenbehandlung des Carcinoms, insbesondere derjenigen des Uterus. Strahlenther. **21**, H. 3 (1926). — OPPER, ED.: Traitement du cancer de la langue par le radium. Stud. méd. et chir. **58**, 269, 270 (1926).

PAGENSTECHER, A.: Über Dauertherapie. Strahlenther. **5**, 401 (1915). — PANCOAST: Zit. nach WETTERER. — PARÉS: Note sur la curithérapie des épithéliomes cutanés spinocellulaires. J. belg. Radiol. **15**, H. 3, 273—275 (1926). Ref. Zbl. Hautkrkh. **23**, 207. — PERACCHIA: Il potere oncolitico dei sieri cancerosi in rapporto alla roentgenterapia. L'Actinoter. **1926**, H. 2. — PERTHES: (a) Über den Einfluß der Röntgenstrahlen auf epitheliale Gewebe, insbesondere auf das Carcinom. Arch. klin. Chir. **71**, 955. (b) Über die Bestrahlung bösartiger Geschwülste. Arch. klin. Chir. **116**, H. 2, 353 (1921). (c) Die Behandlung des Carcinoms mit Röntgenstrahlen und der Einfluß der Röntgenstrahlen auf die Zellteilung. Dtsch. med. Wschr. **1904**, Nr 8, 302. (d) Versuche über den Einfluß der Röntgen- und Radiumstrahlen auf die Zellteilung. Dtsch. med. Wschr. **1904**, 632—668. (e) Nachkontrolle mit Röntgenstrahlen behandelter Carcinome. Münch. med. Wschr. **1906**, 1641. (f) Zur Biologie und Klinik der Röntgentherapie der chirurgischen Krebse. Strahlenther. **15**, H. 6, 695—714 (1923). — PETER, G.: Die fortgesetzte Kleindosis in der Behandlung maligner Tumoren. Strahlenther. **18**, 858 (1924). — PFAHLER, G.: (a) The treatment of skin cancer by X rays radium and electrocoagulation. N. Y. med. J. a. med. Rec. **116**, Nr 10, 553—555 (1922). Ref. Zbl. Hautkrkh. **8**, 121. (b) Treatment of malignant disease by radium, X rays and electrocoagulation. Internat. J. Surg. **35**, Nr 12, 423—427 (1922). Ref. Zbl. Hautkrkh. **8**, 336. (c) The saturation in roentgentherapy as applied to deepseated malignant diseases. Arch. of Radiol. **31**, Nr 307, 45—58 (1926). Ref. Zbl. Hautkrkh. **20**, 562. — PFAHLER, G. E., JOSEPH V. KLAUDER and JAMES L. MARTIN: Experimental studies on the combined effects of roentgen rays and ultraviolet rays. Amer. J. Roentgenol. **16**, Nr 2, 150—154 (1926). Ref. Zbl. Hautkrkh. **22**, 644. — PFÖRRINGER: 18 Jahre Röntgentherapie. Fortschr. a. d. Röntgenstr. **30**, H. 5/6, 536—548 (1923). — PIANESE: Beitrag zur Histologie und Ätiologie des Carcinoms. Beitr. path. Anat. **1896**, Suppl. — PICCALUGA, PACETTO u. PERACCHIA: L'Actinoter. **1926**, H. 2. — PINCH, A. E. HAYWARD: (a) Present position of radium therapy. Lancet **214**, 602 (1928). (b) Die Radiumtherapie der bösartigen Hauterkrankungen. LAZARUS, Handbuch der gesamten Strahlenheilkunde, Bd. 2, S. 348—366. München: J. F. Bergmann 1931. — PORCELLI, RODOLPHO: (a) Il Trattamento degli epiteliomi cutanei ulcerati e distruttivi (inoperabili) colla röntgenterapia a filtrazione variabile associata alla ionoforesi (secondo GHILARDUCCI). Considerazioni. Contributo proprio. L'Actinoter. **5**, H. 1, 1—10 (1925). Ref. Zbl. Hautkrkh. **19**, 483. (b) Il trattamento dei cutanei cancri col metodo GHILARDUCCI. Contributo proprio. Giorn. ital. Dermat. **66**, H. 2, 331—332 (1925). Ref. Zbl. Hautkrkh. **18**, 49. — PROTASS, L. P.: Zur Frage der Sensibilisierung mittels Glucoseinfusionen. 4. russ. Röntgenkongr. Leningrad, 21. Mai 1926. Internat. Radiother. **1**, 488 (1926). — PROUST, ROBERT: Curietherapie et Radiothérapie dans le traitement du cancer de la langue et des tumeurs de la face. Bull. méd. **36**, No 23, 457—459 (1922). Ref. Zbl. Hautkrkh. **6**, 514. — PRYM, P.: (a) Histologische Veränderungen nach therapeutischer Röntgenbestrahlungen beim Carcinom. Strahlenther. **21**, 319 (1926). (b) KRAUSES Handbuch der Röntgentherapie, Lief. 5. Leipzig: W. Klinkhardt 1924.

QUICK, DOUGLAS (a) Radiumtechnik in the treatment of malignant diseases of the skin. Arch. of Dermat. **4**, Nr 3, 322—341 (1921). (b) Die Behandlung des Zungenkrebses. Strahlenther. **25**, 611 (1927). (c) Radium in intra-oral cancer. Urologic Rev. **27**, Nr 4, 219—224 (1923). (d) The value of interstitial radiation. Amer. J. Roentgenol. **9**, Nr 3, 161—166 (1922). Ref. Zbl. Hautkrkh. **8**, H. 7, 335. (e) The treatment of carcinoma of the tongue. Arch. of Radiol. **31**, 81—93 (1926). Ref. Zbl. Hautkrkh. **23**, 208. — QUIGLEY: The treatment of superficial cancer, with statistics and technique. Amer. J. Roentgenol. **10**, 161 (1923).

RAPP, H.: Über eine neue Dickfiltermethode für die Röntgentherapie. Münch. med. Wschr. **1921**, Nr 3, 73. — RATERA, J. u. S.: (a) Epitheliom des Augenlids durch einmalige Röntgenbestrahlung geheilt. Rev. clin. Madrid, Sept. **1914**. Ref. Dermat. Wschr. **62**, 407. (b) Radiumtherapie in der Dermatologie. Actas dermo-sifiliogr. **19**, No 2, 91—109 (1927). Ref. Zbl. Hautkrkh. **27**, 781. — REGAUD, CLAUDE: (a) Some biological aspects of the radiation therapy of cancer. Amer. J. Roentgenol. **12**, Nr 2, 97—101 (1924). Ref. Zbl. Hautkrkh. **16**, 408. (b) Sur la radio-immunisation des tissus cancéreux et sur méchanisme de l'action des rayons X et des rayons gamma du radium sur les cellules et les tissus vivants en général. Bull. Acad. Méd. **91**, No 20, 604—607. Ref. Zbl. Hautkrkh. **15**, 178. (c) Traitement du cancer des lèvres par les radiations. Bull. Assoc. franç. Étude Canc. **10**, 294—295 (1921). Ref. Zbl. Hautkrkh. **3**, 289. (d) Des fondements radiophysiologiques de la radiothérapie des néoplasmes malins. Paris méd., 7. Febr. **1925**. (e) Sur la curiethérapie des épithéliomas de la langue et de leurs adénopathies secondaires. J. de Radiol. et Éléctrol. **10**, No 2, 49—53 (1926). Ref. Zbl. Hautkrkh. **20**, 665. (f) Distribution chronologique rationelle d'un traitement de cancer épithélial par les radiations. C. r. Soc. Biol. Paris **86**, No 18, 1085—1088 (1922). Ref. Zbl. Hautkrkh. **7**, H. 8/9, 473. (g) Influence de la durée d'irradiation sur les effets déterminés dans le testicule par le radium. C. r. Soc. Biol. Paris **86**, No 14, 787—790 (1922). Ref. Zbl.

Hautkrkh. **6**, 349. (h) Principes du traitement des épithéliomas épidermoides par le radiation. Application aux épidermoides de la peau et de la bouche. Ann. Mal. Oreille **42**, No 10, 1020—1024 (1923). Ref. Zbl. Hautkrkh. **13**, 49. (i) Quelques fondements radiophysiologiques de la radiothérapie des néoplasmes malins. Paris méd. **15**, No 6, 113—125 (1925). Ref. Zbl. Hautkrkh. **18**, 548. (j) A propos de la durée d'application en curiethérapie et sur la valeur pratique de l'index caryokinétique. Bull. Assoc. franç. Étude Canc. **12**, No 6, 482—487 (1923). Ref. Zbl. Hautkrkh. **12**, 362. (k) La radiosensibilité des néoplasmes nalins dans ses rélation avec les fluctuations de la multiplication cellulaire. C. r. Soc. Biol. Paris **86**, No 17, 993—995 (1922). Ref. Zbl. Hautkrkh. **6**, 349. — REGAUD, CL., H. COUTARD, O. MONOD et G. RICHARD: Radiotherapie des cancers de la région orbitopalbébrale. Résultats et techniques de l'institut du radium de Paris de 1919—1923. Annales d'Ocul. **163**, H. 1, 1—30 (1926). Ref. Zbl. Hautkrkh. **20**, 295. — REGAUD et R. FERROUX: Discordace des effets des rayons X, d'une part dans la peau d'autre part dans le testicule par le fractionnement de la dose: Diminution de l'efficacité dans le testicule. C. r. Soc. Biol. Paris **97**, No 23, 431—434 (1927). Ref. Zbl. Hautkrkh. **25**, 780. — REGAUD, CL., J. JOLLY, A. LACASSAGNE, J. L. ROUX, BERGER, H. CESBRON, H. COUTARD, O. MONOD et G. RICHARD: Sur le traitement des cancers des lèvres par le rayons X et le radium. Bull. Assoc. franç. Étude Canc. **10**, 321—340 (1921). Ref. Zbl. Hautkrkh. **3**, 468. — REGAUD, CL. et ANT. LACASSAGNE: Immutabilité de la structure dans les récidives locales successives des cancers traités par les radiations. C. r. Soc. Biol. Paris **88**, No 9, 599—601 (1923). Ref. Zbl. Hautkrkh. **9**, 300. — REGAUD, CL. et S. MUTTERMILCH: L'infection secondaire des cancers, son rôle au point de vue du traitement radiothérapique. Paris méd. **13**, No 5, 121—126 (1923). Ref. Zbl. Hautkrkh. **8**, 249. — REGAUD, CL. et L. REVERCHON: Sur un cas d'épithélioma épidermoide developpé dans le massif maxillaire superieure, étendu aux teguments de la face, aux cavités buccale, nasale et orbitaire, ainsi qu'aux ganglions du cou, guéri par la Curiethérapie. Rev. de Laryng. **42**, 369—378 (1921). — REICHOLD, A.: Die Wirkung der Röntgenstrahlen auf die Mitosen im Carcinomgewebe und auf die Blutgefäße. Münch. med. Wschr. **1921**, Nr 28, 881. — RIBAS, ISERN: Betrachtungen über die Behandlung des Mundkrebses bei der Anwendung von Radium an der Oberfläche. Med. ibera **21**, 9—10 (1927). Ref. Zbl. Hautkrkh. **25**, 666. — RIEHL, G.: Über den derzeitigen Stand der Radiumbehandlung bösartiger Geschwülste. Wien: Julius Springer 1926. — RIEHL, G. u. L. KUMER: Radium- und Mesothoriumtherapie der Hautkrankheiten. Berlin: Julius Springer 1924. — ROFFO: Die Wirkungen der Röntgenstrahlen auf das in „vitro" gezüchtete Herz. Strahlenther. **19**, 745 (1925). — ROST, G. A.: Die Strahlenbehandlung des Hautkrebses. Strahlenther. **16**, H. 6, 782—794 (1923).

SÁINZ DE AJA, E. ALVAREZ u. FORNS MIGUEL: Epitheliome und Radium. Actas dermosifiliogr. **13**, No 2, 50—54 (1921). Ref. Zbl. Hautkrkh. **3**, 365. — SCHINZ, HANS R.: Gegenwärtige Methoden der Krebsbestrahlung und ihre Erfolge. II. Verteilte Dosis. Strahlenther. **37**, 31 (1930). — SCHLASBERG: Über Hautepitheliome und ihre Behandlung mit Finsenlicht. Hygiea (Stockh.) **1906**, Nr 1. — SCHMIDT, E. A.: Experimentelle und histologische Untersuchungen über den Einfluß der Röntgenstrahlen auf die vitale Färbbarkeit der Gewebe. Strahlenther. **12**, 517—548 (1921). — SCHMIDT, H. E.: Röntgenrefraktäres Ulcus rodens durch Röntgenbestrahlung geheilt, nach vorangegangener Sensibilisierung. Verh. dtsch. Röntgenges. 7. Kongr. Ref. Dermat. Wschr. **54**, 742. — SCHOCH: Eosinophilie in Probeexcisionen, ein prognostisch günstiges Zeichen für die Strahlenbehandlung der Portiocarcinome. Münch. med. Wschr. **1925**, 380. — SCHÖNHOF, SIEGM.: (a) Röntgentherapie bei Hautcarcinomen. Fortschr. Röntgenstr. **31**, H. 5/6, 786 (1924). (b) Zur Röntgenbehandlung des Hautkrebses. Med. Klin. **20**, Nr 35, 1203—1208 (1924). (c) Zur Röntgenbehandlung des Ulcus rodens. Dtsch. dermat. Ges. tschechoslov. Republik, Sitzg 20. April 1926. Ref. Zbl. Hautkrkh. **21**, 129. — SCHOLTZ, W.: (a) Über den Einfluß der Röntgenstrahlen auf die Haut in gesundem und krankem Zustande. Arch. f. Dermat. **59**, 87. (b) Über die Wirkung der Röntgenstrahlen auf die Zellen. Zugleich ein Beitrag zur Darstellung der Mitosen durch die Nuclealreaktion. Dtsch. med. Wschr. **53**, Nr 16, 643—646 (1924). — SCHUBERT, M.: Biologische Röntgenstrahlenwirkung, ihre Erforschung mittels der Gewebeexplantationsmethode. Strahlenther. **26**, 423 (1927). — SCHWARZ, G.: (a) Über einige strahlenbiologische Phänomene in ihren Beziehungen zur therapeutischen Methodik. Wien. klin. Wschr. **36**, Nr 51, 906—907 (1923). (b) Über einen scheinbar gesetzmäßigen Unterschied zwischen gutartigem und bösartigem Wachstum im Verhalten gegenüber der Röntgenwirkung. Klin. Wschr. **2**, Nr 21, 969—970 (1923). (c) Strahlenbiologische Untersuchungen zum Malignitätsproblem. Strahlenther. **16**, H. 3/4, 394—411 (1924). (d) Zur Kenntnis der Röntgenreaktion der Haut. Reversion und Röntgenallergie. Vorl. Mitt. Strahlenther. **18**, H. 2, 483—485 (1924). (e) Die fortgesetzte Kleindosis und deren biologische Begründung. Strahlenther. **19**, 325 (1925). (f) Zur Biologie bestrahlter Geschwülste. Über „Bröckelmitosen" in einem bestrahlten Basalzellencarcinom und deren zeitliches Auftreten. Strahlenther. **20**, H. 1, 67—83 (1925). (g) Über strahlentherapeutische Sensibilisierung mittels Senföl. Strahlenther. **23**, H. 4, 702—705 (1926). (h) Über die theoretischen und praktischen Grundlagen einer Lang-schwach-Bestrahlungsmethode. Strahlenther. **37**, 709 (1930). — SCHWARZ, G., CZEPA u. SCHINDLER: Zum Problem der wachstumsfördernden Reizwirkung der Röntgenstrahlen bei höheren Pflanzen. Fortschr. Röntgenstr. **31**, H. 5/6, 665—680 (1924). — SEITZ, L.: Lokale oder allgemeine Wirkung der Röntgenstrahlen? Strahlenther. **15**, H. 4, 436—442 (1923). — SEITZ u. WINTZ: Unsere Methode der Tiefentherapie mit Röntgenstrahlen. Strahlenther. **5**, Sonderbd. (1920). — SIEDAMGROTZKY, KURT u. HUGO PICARD: Krebsbestrahlung nach Sensibilisierung mit Thoriumnitrat. Strahlenther. **15**, H. 5, 634—639 (1923). — SIGHINOLFI: Zit. nach WETTERER. — SIMON: Zit. nach WETTERER. — SIMONDS: Zit. nach WETTERER. — SIMONS, A.: (a) Ausgedehnte Hautcarcinome des Gesichts mit schwerer Zerstörung der Augenlider. Z. physik. Ther. **31**, H. 5, 438—439 (1926). (b) Ergebnisse bei Behandlung von Carcinomen der Augenlider mittels Thorium-X-Stäbchen. Z. Augenheilk. **61**, H. 4/5, 211—229 (1927). — SIMPSON u. FLESHER: (a) Epithelioma of the tongue. Treated with radium emanation. Arch. of Dermat. **12**, Nr 3, 428 (1925). (b) Radon (radium emanation) as a palliative agent in the treatment of intra-oral cancer. J. amer. med. Assoc. **87**, Nr 9, 655—657 (1926). Ref. Zbl. Hautkrkh. **22**, 765. — SLUYS, F.: (a) Les traitements des tumeurs malignes de la langue par la curiepuncture et les rayons X associés. J. de Radiol. **11**, H. 2, 115—123 (1922). Ref. Zbl. Hautkrkh. **6**, 256. (b) Curiepuncture et radiothérapie associées dans le traitement des cancers de la langue. Le Scalpel **75**, No 5, 97—106 (1922). Ref. Zbl. Hautkrkh. **5**, 145 . (c) Tendances actuelles en curiethérapie. Appareilles de gammathérapie profonde pour tumeurs étendues aux territoires lymphatiques. J. belge Radiol. **14**, H. 2, 75—83 (1925). Ref. Zbl. Hautkrkh. **20**, 46. — SOILAND, ALBERT and WM. E. COSTOLOW: Radiation treatment of superficial malignancies. California Med. **24**, Nr 4, 494—497 (1926). Ref. Zbl. Hautkrkh. **21**, 288. — SPIESS, GUSTAV: Zur kombinierten Chemo- und Strahlentherapie bösartiger Geschwülste. Mit einem Beitrag: Über Sekundärstrahlentherapie von FRIEDRICH VOLTZ. Fortschr. Röntgenstr. **26**, 341—354 (1918/19). — SPIESS u. VOLZ: Fortschr. Röntgenstr. **26**, 341 (1919). — STANSFIELD, F. J.: X-ray treatment of the skin and its appendages. Med. J. Austral. **2**, Nr 9, 217—229 (1923). Ref. Zbl. Hautkrkh. **12**, 261. — STEPHAN, R.: (a) Über die Steigerung der Zellfunktion durch Röntgenenergie. Strahlenther. **11**, 517—562 (1920). (b) Reticulo-endothelialer Zellapparat und Blutgerinnung. Münch. med. Wschr. **67**, 309 (1920). — STERN u. BOLT: Über Uteruscarcinomrezidive bei Bestrahlung. Strahlenther. **21**, 426 (1926). — STOCK, W.: Strahlenbehandlung in der Ophthalmologie. Klin. Mbl. Augenheilk. **76**, 542 (1926).

TAUSSIG, LAURENCE: (a) Carcinoma of the tongue and its treatment with radium. Arch. of Dermat. **6**, Nr 4, 424—427 (1922). Ref. Zbl. Hautkrkh. **7**, 182. (b) The limitations of radiumtherapy in dermatology. Amer. J. Roentgenol. **14**, Nr 2, 121—130 (1925). Ref. Zbl. Hautkrkh. **19**, 485. — THEDERING: (a) Neuere radiologische Erfahrungen. Strahlenther. **12**, H. 3, 796—807 (1921). (b) Röntgenbestrahlung des Hautkrebses. Z. physik. Ther. **31**, H. 3, 57—62 (1926). (c) Über den toten Punkt in der Strahlenbehandlung. Münch. med. Wschr. **73**, Nr 8, 319—320 (1920). — THEILHABER, A.: Die Reiztheorie und die Lichtbehandlung. Strahlenther. **24**, H. 2, 372—377 (1926).

ULLMANN, K.: Bemerkungen über Dosierung, Reizdosis und Radiosensibilität. Wien. klin. Wschr. **35**, Nr 51, 994—995 (1922).

VAN DER VELDEN: Speicherung des Jods in malignem Gewebe. Zit. bei C. LEWIN: Die Chemotherapie der malignen Geschwülste. Z. Krebsforsch. **27**, 132—137 (1928). — VOLTZ, FRIEDRICH: Sensibilität und Sensibilisierung in der Strahlentherapie. Fortschr. Röntgenstr. **29**, H. 1, 61—80 (1922).

WACHTEL, HEINRICH: Die Radiumpunktion mittels stark gefilterter Radiumnadeln. Z. physik. Ther. **29**, H. 2, 45—56 (1924). — WÄTJEN, J.: (a) Zur Pathologie der Strahlenwirkung. Strahlenther. **22**, 579 (1926). (b) Zur Pathologie der Strahlenwirkung bei Krebs. Strahlenther. **29**, 615 (1928). — WAIL, S. S. u. S. B. FRENKEL: Über den Einfluß der Röntgenstrahlen auf das Zellplasma. Virchows Arch. **257**, H. 3, 846—850 (1925). — WAIL, S. u. J. LIBERSON: Experimentelles Studium des Einflusses der Röntgenstrahlen auf die Zelle im sogenannten Latenzstadium. Russk. Klin. **5**, 183—188, und englische Zusammenfassung 1926, S. 188. Ref. Zbl. Hautkrkh. **20**, 760. — WALLON, EMILE: Quelques cancers cutanés guéris par la curiethérapie. Bull. Soc. franç. Dermat. **32**, No 5, 198—206 (1925). — WARBURG, O.: Über den Stoffwechsel der Tumoren. Berlin: Julius Springer 1926. — WARD, GRANT EBEN: Radium and electro thermo methode in the treatment of lesions of the oral cavity. Internat. J. of Med. a. Surg. **39**, Nr 12, 475—480 (1926). Ref. Zbl. Hautkrkh. **24**, 352. — WASSINK, W. F.: Die Behandlung von Lippenkrebs. Nederl. Tijdschr. Geneesk. **70**, Nr 10, 1059—1069. Ref. Zbl. Hautkrkh. **22**, 764. — WASSINK, W. F. u. C. PH. WASSINK-VAN RAAMSDONK: Erfolge der Strahlenbehandlung des Hautkrebses. Acta radiol. (Stockh.) **4**, H. 2, 146—155 (1925). — WEED, WALTER A.: Combined methods in the treatment of malignancies of the lower lip. Urologic Rev. **26**, Nr 6, 346—348 (1922). Ref. Zbl. Hautkrkh. **6**, 158. — WERNER, R.: (a) Über die Behandlung chirurgischer Carcinome und Sarkome mit radioaktiven Substanzen. Strahlenther. **15**, H. 6, 732—749 (1923). (b) Über Technik und Ergebnisse der Strahlenbehandlung bösartiger Neubildungen. Acta radiol. (Stockh.) **7**,

H. 1, 604—625 (1926). (c) Weitere Mitteilungen über die Ergebnisse einer radiochemischen Behandlung der inoperablen bösartigen Neubildungen des Menschen. Strahlenther. **25**, 76 (1927). (d) Neuere Behandlung von inoperablen Krebsgeschwülsten. Chirurg. **1929**, H. 6, 241. (e) Carcinom und Sarkome. Lehrbuch der Strahlentherapie, Bd. 2. Herausgeg. von H. MEYER. Berlin u. Wien: Urban u. Schwarzenberg 1925. — WETTERER: (a) Handbuch der Röntgen- und Radiumtherapie, Bd. 1—2. Leipzig: Otto Nemnich 1928. (b) Wien. med. Wschr. **1926**, Nr 45. (c) Internat. Radiotherapie **1925/26**, S. 1004. Darmstadt: L. C. Wittich 1926. (d) Zur Röntgenbehandlung bösartiger Geschwülste, in Kombination mit Blutserum- und Traubenzuckerinjektion. Wien. med. Wschr. **76**, 1343, 1344 (1926). — WICKHAM, L. et DEGRAIS: Radiumthérapie. Paris: Libr. J. B. Baillière et Fils 1909. — WINKLER, FERD.: Klinische und experimentelle Carcinomstudien. Arch. f. Dermat. **132**, 487—508 (1921). — WINTZ: Die Röntgenbehandlung des Uteruscarcinoms. Leipzig: Georg Thieme 1924. — WINTZ, H.: Erfahrungen mit der Röntgenbehandlung des Carcinoms. Vortrag Tagg dtsch. Röntgenol. Tschechoslov., Okt. 1925. Strahlenther **21**, 368 (1926). — WUCHERPFENNIG, V.: Die Dosierung mit der Bariumplatincyanür-Tablette. Strahlenther. **30**, 113 (1928). — WYNEN, WALTER: Die Hyperämie als Sekundärstrahlensensibilisierer bei der Röntgenbestrahlung. Strahlenther. **22**, H. 3, 503 bis 513 (1926).

ZACHERL: (a) Die Beeinflussung der PHILIPPschen Virulenzprobe beim Collumcarcinom durch Bestrahlung. Strahlenther. **20**, 57 (1925). (b) Beitrag zur Allgemeinwirkung der Röntgenstrahlen. Strahlenther. **23**, 272 (1926). — ZANDER, RUDOLPH: Über Radiumdosierung. Arch. Gynäk. **115**, H. 2, 253—263 (1921). — ZUPPA, ARMANDO: Röntgen-terapia degli epiteliomi cutanei col metodo GHILARDUCCI modificato dal GUARINI. Arch. di Radiol. **2**, H. 2/3, 196—208 (1926). Ref. Zbl. Hautkrkh. **22**, 500.

Die Diathermie in der Behandlung der Epitheliome.

ALDEN, HERBERT S. and JACK W. JONES: The use of the high frequency current in dermatology. Med. J. a. Rec. **128**, 547 (1928). Ref. Zbl. Hautkrkh. **30**, 596. — ARCHAMBAULT, GUSTAVE et ALBERIC MARIN: L'électro-desiccation en dermatologie. Bull. Soc. franç. Dermat. **1928**, 477.

BORDIER, H.: (a) Électrodes pour diathermie chirurgicale. J. Radiol. et Électrol. **1922**, No 12. (b) Occlusion du rectum guérie par la diathermocoagulation. Arch. Électrol. méd. **32**, 44 (1924).

CATALANO, O.: La diatermia nei trattamento degli epiteliomi cutanei. Rinnov. med., gazz. internaz. med. chir. e interessi profess. **29**, 428 (1926). Ref. Zbl. Hautkrkh. **24**, 231. — CLARK, WILLIAM L.: (a) Electrodesiccation and electrocoagulation in neoplastic and allied diseases of the oral cavity and adjacent parts. Amer. J. Surg. **6**, 257 (1929). Ref. Zbl. Hautkrkh. **31**, 176. (b) Electrothermic methods in treatment of neoplastic and allied diseases. J. amer. med. Assoc. **86**, 595 (1926). — CORBUS, BUDD C.: Presentation of a case prickle celled carcinoma of the penis treated by diathermy and radium. Urologic Rev. **25**, 204, 218 (1921).

DAVIES, COLLEY R.: Diathermy in surgical practice. Lancet **1922**. — DELBANCO, E.: Zur Einwirkung des elektrischen Stromes auf Epithel- und Krebszelle. Virchows Arch. **254**, 302 (1925); Dermat. Wschr. **79**, 1595 (1924). — DURIN, J.: Résultats de la diathermocoagulation en dermatologie. J. de Radiol. **13**, 641 (1929).

GALA, A.: Carcinombehandlung mit Elektrokoagulation. Bratislav. lék. Listy **9**, 733 (1929) und deutsche Zusammenfassung. Ref. Zbl. Hautkrkh. **33**, 95. — GERNEZ et MALLET: Traitement par la diathermo-coagulation et la curiethérapie de surface des épithéliomas buccaux. Straßburg méd. **85**, 275 (1929). Ref. Zbl. Hautkrkh. **32**, 435. — GIACARDY et DURAND-DASTÈS: Un cas d'épithélioma baso-cellulaire du gland traité par la diathermocoagulation. Guérison maintenue un an après. Ann. de Dermat. **10**, 1256 (1929). — GIRAUDEAU: De l'emploi du bistouri diathermique et des ondes entretenus en dermatologie. Bull. Soc. franç. Dermat. **30**, 20—26 (1929).

HARRISON, W. J.: Diathermy in diseases of the throat and nose. Brit. med. J. **1921**, 220. — HECHT, HUGO: Epitheliom der Haut nach Diathermiebehandlung. Dermat. Wschr. **88**, 501 (1929). — HOFFMANN, C. A.: Medizinische und chirurgische Diathermie bei Hautkrankheiten, kosmetischen Affektionen und Geschlechtsleiden. Zbl. Hautkrkh. **31**, 1 (1929). — HORNYÁNSZKY, KÁROLY: Die Verwendung der diathermischen Elektrokoagulation in der Dermatologie. Börgyógy. Szemle (ung.) **8**, 28 (1930). — HUGHES, W. KENT: Diathermy in the treatment of malignant growths. Med. J. Austral. **2**, 152 (1922). Ref. Zbl. Hautkrkh. **10**, 254.

JACOBI: Die Behandlung des Lupus mittels Diathermie. Strahlenther. **4**, 244 (1914). KELLY, H. A. and G. E. WARD: The radical breastoperation with the endothermknife (acusector) and without ligatures. Ann. Surg. **83**, 42 (1926). — KEYSSER: Behandlung inoperabler und erfolglos bestrahlter Geschwülste mittels Elektrokoagulation und Geschwulstimpfstoffen. Fortschr. Ther. **4**, 212 (1928). — KIME, E. N.: Electrosurgery Physic.

Ther. **46**, 427 (1928). Ref. Zbl. Hautkrkh. **29**, 291. — Koenig, C. J.: Un cas d'épithélioma du conduit auditif externe et de la conque guéri sans cicatrice en dix séances de diathermocoagulation. Otol. internat. **16**, 340 (1928). Ref. Zbl. Hautkrkh. **29**, 515. — Kowarschik, J.: Die Diathermie, 6. Aufl. Wien u. Berlin: Julius Springer 1928.
Lanovsky, A.: Die chirurgische Diathermie als Methode der Behandlung bei einigen Hautkrankheiten. Russk. Vestn. Dermat. **7**, 820 (1929). Ref. Zbl. Hautkrkh. **33**, 165. — Laurentier, Ch.: Histologie d'un épithéliome traité par ,,électrocoagulation". Ann. de Dermat. **8**, 178 (1927). — Levin, Isaac: A double active electrode for diathermic coagulation in cancer. J. amer. med. Assoc. **90**, 1789 (1928). Ref. Zbl. Hautkrkh. **28**, 272. — Liebesny, P.: Experimentelle Untersuchungen über Diathermie. Wien. klin. Wschr. **1921**, Nr 11. — Louste, Salmon et Cailliau: Nouveau cas de naevo-carcinome pigmentaire traité par l'électrocoagulation. Bull. Soc. franç. Dermat. **34**, 852 (1927).
Matagne: (a) L'électro coagulation dans le traitement du cancer. Le Scalpel **74**, 657 (1921). (b) Quelques considérations sur le cancer de la langue et son traitement. Le Scalpel **75**, 417 (1922). (c) Présentation de malades traités par l'électro-coagulation et le cautère froid. Le Scalpel **75**, 1221 (1922). — Mayer, A.: Über Diathermooperationen. Zbl. Gynäk. **1929**, 1555.
Nagelschmidt: Lehrbuch der Diathermie, 3. Aufl. Berlin 1926. — Narat, J. K.: Surgical diathermy in the treatment of superficial malignant neoplasms. Arch. physic. Ther. **8**, 594 (1927). Ref. Zbl. Hautkrkh. **26**, 373.
O'Brien, Frederick W.: Radiation and electrothermy in superficial lesions. New England J. Med. **198**, 621 (1928). Ref. Zbl. Hautkrkh. **28**, 440.
Paganetto, E.: Behandlung der Epitheliome durch Elektrokoagulation. Prensa méd. argent. **16**, 845 (1929). Ref. Zbl. Hautkrkh. **34**, 199. — Patterson, Norman: (a) The treatment of some cancerous growths by diathermy. Acta oto-laryng. (Stockh.) **7**, 455 (1925). Ref. Zbl. Hautkrkh. **19**, 217. (b) Diathermy for malignant diseases of the mouth, pharynx and nose. With notes on seventeen successful cases. Brit. med. J. **1923**, 56. — Pfahler, George E.: The treatment of skin cancer by X-rays, radium and electrocoagulation. N. Y. med. J. a. med. Rec. **116**, 553 (1922). Ref. Zbl. Hautkrkh. **8**, 121. — Poma, Carlos S.: Ein durch Diathermiekoagulation nach Bordier geheilter Fall von Ulcus rodens. Semana méd. **1930**, 109. Ref. Zbl. Hautkrkh. **34**, 199.
Ravaut et Ferrand: Le traitement des naevocarcinomes par la diathermocoagulation. Bull. Soc. franç. Dermat. **1927**, 96. — Rihova, Vlasta: Therapie der Hautcarcinome durch Elektrokoagulation. Ceská Dermat. **8**, 238 (1927). Ref. Zbl. Hautkrkh. **27**, 285. — Rivière, J. A.: Cytolyse alto-fréquente du cancer. Ann. Électrobiol. et Radiol., Sept. **1908**. — Rost, G. A. u. Philipp Keller: Unsere Erfahrungen mit diathermischer Elektrokoagulation in der Dermatologie. Dermat. Z. **53**, 768 (1928). — Rostenberg, Adolph: Physical agents in the treatment of some common dermatoses. N. Y. State J. Med. **26**, 349 (1926). Ref. Zbl. Hautkrkh. **20**, 759.
Sauerbruch u. Lebsche: Die Behandlung der bösartigen Geschwülste. Dtsch. med. Wschr. **1922**, 83, 122. — Schwarz, G.: Über Verminderung und Vermehrung der Strahlenempfindlichkeit tierischer Gewebe in ihrer Bedeutung für die Radiotherapie. Münch. med. Wschr. **1921**, 766. — Schultze, Walther: Erfahrungen bei der Anwendung der Diathermie, besonders der chirurgischen Diathermie in der Dermatologie. Dermat. Wschr. **83**, 1534 (1926). — Simons, Albert: Die Diathermotherapie bösartiger Neubildungen. Z. Krebsforsch. **27**, 90 (1928). — Stevens, J. Thompson: (a) Ray treatment of cancer. N. Y. med. J. a. med. Rec. **116**, 386 (1922). (b) Electrothermic methods, radium and Röntgen rays for dermatoses. Physic. Ther. **46**, 273 (1928). Ref. Zbl. Hautkrkh. **29**, 52.
Templeton, H. J.: The radio knife in dermatologic surgery. California Med. **30**, 83 (1929). Ref. Zbl. Hautkrkh. **30**, 810. — Theilhaber, A.: Der Einfluß der Diathermiebehandlung auf das Carcinomgewebe. Münch. med. Wschr. **1919**, 1260. — Turner, Philip: A case of epithelioma of the nose and lip treated by diathermy fourteen years ago. Proc. roy. Soc. Med. **21**, 1164 (1928). Ref. Zbl. Hautkrkh. **28**, 287.
Ward, G. E.: Efficient method of hemostasis without suture. Med. J. Rec. **121**, 470 (1925). — Wise and Ellen: Zitiert nach C. A. Hoffmann. — Wucherpfennig, V.: (a) Das elektrische Schneiden mit der Diathermieschlinge in der operativen Dermatotherapie und kleinen Chirurgie. Münch. med. Wschr. **1929**, 786. (b) Das elektrische Schneiden mit der Diathermieschlinge bei kleinen chirurgischen Eingriffen. Chirurg **2**, 300 (1930). — Wyeth, George A.: (a) Surgical endothermy in malignancy and precancerous conditions. N. Y. med. J. **114**, 379 (1921). Ref. Zbl. Hautkrkh. **3**, 525. (b) Surgical endothermy in accessible malignancy. N. Y. med. J. **114**, 685 (1921). Ref. Zbl. Hautkrkh. **7**, 26. (c) Endothermy. N. Y. med. J. **115**, 437 (1922). Ref. Zbl. Hautkrkh. **8**, 121. (d) The endotherm. Amer. J. Electrother. a. Radiol. **1924**, 186. (e) Surgery of neoplastic diseases by electrothermic methods. New York: P. B. Holbar 1926. (f) The extension of the surgery of neoplastic diseases by endothermy. Amer. J. Surg. **4**, 413 (1928).
Yocom jr., Albert L.: Treatment of carcinoma of the lip. Urologic Rev. **28**, 458 (1924).

II. Spezieller Teil.
Die Epitheliome des Kopfes.

ARNDT: Metastatisches Carcinom der Kopfhaut. Berl. dermat. Ges., Sitzg 12. Juni 1923. BERGMANN, V.: Zit. nach WINIWARTER. — BORRMANN: Statistik und Kasuistik über 290 untersuchte Hautcarcinome. Dtsch. Z. Chir. **76** (1905). DREYFUSS, W. u. BR. BLOCH: Über die künstliche Erzeugung von metastasierenden Mäusecarcinomen durch Bestandteile des Teerpechs. Arch. f. Dermat. **140**, 6 (1922). FISCHER, H.: Zur Genese von Hautcarcinomen. Köln. dermat. Ges., Sitzg 30. Okt. 1925. Ref. Zbl. Hautkrkh. **19**, 22 (1926). GOMOIN u. VASILIU: Primärer Krebs der Kopfhaut mit paradoxalen Metastasen. Dermat. Wschr. **58**, 218 (1914). KAPOSI: Fall von ausgedehntem Medullacarcinom des Schädels. Verh. Wien. dermat. Ges., Sitzg 22. Mai 1895. Ref. Arch. f. Dermat. **32**, 244 (1895). ONOZUKA, J.: A case of multiple glandular cancer in the head. Jap. J. Dermat. **26**, 6 (1926). Ref. Zbl. Hautkrkh. **20**, 316 (1926). SÁINZ DE AJA: Die primitiven Epitheliome der Kopfhaut. Actas dermosifiliogr. **16**, No 1, 19 (1923). Ref. Zbl. Hautkrkh. **18**, 74 (1925). — STRAUSS: Das Krebsheilungsproblem. Z. Krebsforsch. **19**, 185 (1922). WINIWARTER, V.: Beiträge zur Statistik der Carcinome mit besonderer Rücksicht auf die dauernde Heilbarkeit durch operative Behandlung. Stuttgart 1878. — WIRZ: Basalzellenepitheliom der Kopfhaut. Münch. dermat. Ges., Sitzg 19. Juni 1925. Ref. Zbl. Hautkrkh. **18**, 28 (1925).

Die Epitheliome der Gesichtshaut.

AUDRY: Carcinose aigue sycosiforme du cuir chevelu. J. Mal. cutan. **1903**, 81, 504. Ref. Arch. f. Dermat. **74**, 134 (1905). BARCAT: Usurierendes Epitheliom an der Stirn. Verh. Soc. franç. Dermat., Sitzg 4. März 1909. Ref. Arch. f. Dermat. **97**, 112 (1909). — BERGMANN-KÜTTNER, V.: Handbuch der Chirurgie von BRUNS, GARRÉ, KÜTTNER, Bd. 1, S. 568. Stuttgart: Ferdinand Enke 1913. — BLATT: Epithelioma faciei. Sitzg Lemberg. dermat. Ges., 22. April 1926. Ref. Zbl. Hautkrkh. **21**, 138 (1926). — BOGDANOV: Epithelioma frontis bei einem 27jährigen Mann. Moskau. venerol.-dermat. Ges., Sitzg 8. Okt. 1925. Ref. Zbl. Hautkrkh. **21**, 406 (1926). — BONDE: Zit. nach LOOS. — BORRMANN: (a) Die Entstehung und das Wachstum der Hautcarcinome. Z. Krebsforsch. **2** (1904). (b) Statistik und Kasuistik über 290 untersuchte Hautcarcinome. Dtsch. Z. Chir. **76** (1905). CROCKER, R. and G. PERNET: Neoplastic yellow plaque case of H. RADCLIFFE-CROCKER. Morphoeiform rodent ulcer of PERNET. Ikonogr. Derm. **6**, 243. DANLOS u. FLANDRIN: Cancroid des Gesichtes. Verh. Soc. franç. Dermat., Sitzg 4. Nov. 1909. Ref. Arch. f. Dermat. **103**, 141 (1910). — DARIER: (a) L'épithéliom pavimenteux mixte et intermédiaire. Ann. de Dermat. **6**, 385 (1922). (b) Épitheliom basocellulaire térébrante. Précis de Dermatologie. Paris: Masson et Co. 1928. — DELBANCO, E. u. G. W. UNNA: Die bösartigen Geschwülste der Haut. Klinik der bösartigen Geschwülste, Bd. 1. Leipzig: S. Hirzel. — MCDONAGH, I. E. R.: Die Pathologie der Haut von den Augenlidern und den Nasolabialfalten. Brit. J. Dermat. **1912**. — DONOVAN, W. I. O.: Case of carcinoma faciei apud puellam. Proc. roy. Soc. Med. **16**, Nr 9, sect. dermat., 87 (1923). Ref. Zbl. Hautkrkh. **10**, 363 (1924). ELLIOT, I. A.: The treatment of skin and mucous membrane cancers. South. med. J. **18**, 343 (1925). Ref. Zbl. Hautkrkh. **18**, 78. — EVANS, MUIR: Ulcus rodens. Lond. path. Ges. 1894. FISCHER, K.: Das Epitheliom der Augenlider. J. amer. med. Assoc., 29. Aug. **1915**, 74. Ref. Arch. f. Dermat. **122**, 919 (1915). — FOLLMANN, E.: Ein Fall von Epitheliom im jugendlichen Alter. Dermat. Wschr. **85**, Nr 27 (1927). — FUSS: Flaches oberflächliches Hautepitheliom mit eigenartigen histologischen Befunden. Aus der dermatologischen Abteilung der städtischen Krankenhäuser Ludwigshafen. Arch. f. Dermat. **153**, 75. HAGENBACH: Papillomatoses Carcinom der Stirnhaut und des inneren Augenwinkels. Ref. Dtsch. med. Wschr. **1912**, 200. — HALBERSTÄDTER: Carcinom des Gesichtes. Verh. Breslau. dermat. Ges., Sitzg 3. Dez. 1902. Ref. Arch. f. Dermat. **67**, 138 (1903). — HARTZELL: Epithelioma in a boy of fourteen. N. Y. med. J. **47**, Nr 10, 311 (1898). Ref. Arch. f. Dermat. **49**, 148 (1899). — HENK u. FRIBOES: Ein Fall von cystischem basocellulärem Epitheliom der Gesichtshaut. Dermat. Z. **1911**, H. 7, 654. — HEIDINGSFELD: Sklerodermähnliches Epitheliom. Verh. Naturforsch. Münster. Ref. Dermat. Wschr. **55**, 1385 (1912). — HOLLÄNDER: Carcinom von der Lippe eines 13jährigen Mädchens. Verh. Berl. dermat. Ges., Sitzg 12. Febr. 1906. Ref. Arch. f. Dermat. **86**, 296 (1907). IMRE, J. jun.: Szemhéjjplastikák és az arc egyébb lágyrészeinek mütétei. Studium. Budapest 1928.

Kopff: Epitheliomes volumineux de la conjunctive bulbaire. Méd. moderne **1898**, No 38. Ref. Arch. f. Dermat. **50**, 415 (1899). — Krasnobajew: Epithelioma nasi bei einem 12jährigen Knaben. Med. Obozr. Nižn. Povobzja (russ.) **1894**. Ref. Arch. f. Dermat. **32**, 433 (1895). — Kreibich: Carcinom an der Stirn. Verh. Wien. dermat. Ges. **1900**. Ref. Arch. f. Dermat. **51**, 294 (1900). — Kren: Ulceriertes Wangenepitheliom. Verh. Wien. dermat. Ges., Sitzg 16. Nov. **1916**. Ref. Arch. f. Dermat. **125**, 11 (1918). — Krompecher, E.: Der Basalzellenkrebs. Jena: Gustav Fischer 1903. — Kyrle: Epitheliom in der Gegend über dem rechten Ohr. Verh. Wien. dermat. Ges., Sitzg 10. Mai 1914. Ref. Arch. f. Dermat. **122**, 809 (1915). — Kyrle: Epitheliom der linken Schläfengegend. Verh. Wien. deutsch. Ges., Sitzg 14. Dez. **1916**. Ref. Arch. f. Dermat. **125**, 33 (1918).

Lindt: Typisches Ulcus rodens. (Tomatenform.) Dtsch. dermat. Ges. tschechoslov. Republik, Sitzg 4. März 1923. Ref. Zbl. Hautkrkh. **9**, 84 (1923).

McLeod: Cystisches Ulcus rodens. Verh. Roy. Soc. of Med., Sitzg 21. Okt. 1909. Ref. Arch. f. Dermat. **101**, 409 (1910). — Martinotti, L.: Interessante osservazione di cisti multiple bilaterali simmetriche del collo. Giorn. ital. mal. vener. pelle **65**, 1925 (1924). Ref. Zbl. Hautkrkh. **12**, 458. — Marasovitchs: Beitrag zur Statistik der Carcinome des Gesichtes und der behaarten Kopfhaut. Dtsch. Z. Chir. **104**, 183 (1910). — Michail, D.: Épithéliome sébacé primitiv des glandes de Zeiß. Annales d'Ocul. **161**, 8117 (1914). Ref. Zbl. Hautkrkh. **16**, 690 (1925). — Michelson: (a) Epitheliom of the cheek in lupus erythematosus scar and active lupus erythematosus discoides of hands. Arch. of Dermat. **6**, 646 (1922). Ref. Zbl. Hautkrkh. **7**, 341 (1923). (b) Basalcell epithelioma of the morphea type. Arch. of Dermat. **7**, 848 (1923). Ref. Zbl. Hautkrkh. **10**, 55 (1924). — Montgomery, D. W.: Two instances of inveterete epithelioma formation. Med. Rec. **100**, 625 (1921). Ref. Zbl. Hautkrkh. **5**, 33 (1922). — Montgomery, D. W., W. Douglas and George Culver: Epithelioma of the auricle. Arch. of Dermat. **7**, 472 (1923). Ref. Zbl. Hautkrkh. **9**, 459 (1924). — Morestin: Usurierendes Epitheliom der Stirn. Verh. Soc. franç. dermat., Sitzg 4. Nov. 1909. Ref. Arch. f. Dermat. **103**, 141 (1910).

Ohren: Über Endresultate des Carcinom des Gesichtes. Arch. klin. Chir. **37** (1888).

Pautrier, L. M.: Épithelioma spinocellulaire de la face a marche rapide chez une fillette de neuf ans. Bull. Soc. franç. Dermat. **33**, No 4, 257. Ref. Zbl. Hautkrkh. **21**, 315 (1926). — Pereyra, G.: Adenocarcinoma palpebrale cysticum von den Meibomschen Drüsen ausgehend. Arch. Ottalm. **29**, 271 (1922). Ref. Zbl. Hautkrkh. **8**, 132 (1923). — Pernet, G.: Mixed follicular Rodent and suferficial Epithelioma. Proc. roy. Soc. Med., dermat. sect., Sitzg 16. Mai 1922. Ref. Dermat. Wschr. **1922**, Nr 47. — Pierre, P. J.: Épithéliome basocellulaire développé sur une excoriation traumatique du sillon rétroauriculaire. Bull. Soc. Anat. Paris **93**, No 3, 254 (1923). Ref. Zbl. Hautkrkh. **10**, 55 (1923).

Queyrat: Épithéliome de la narine droite et des nodules métastasiques. Bull. Soc. franç. Dermat., 22. Jan. **1920**. Ref. Arch. f. Dermat. **137**, 160 (1921).

Schamberg, J. F.: Basal-cell carcinoma of the face. Surg. Clin. N. Amer. **7**, 113 (1927). Ref. Zbl. Hautkrkh. **24**, 232 (1927). — Sgambatti: Ulcerierte Wangenepitheliom der Basalzellen der Malpighischen Schleimhaut. 24. Kongr. ital. Ges. Chir. Rom., 7. Nov. 1912. Ref. Arch. f. Dermat. **115**, 970 (1912). — Spitzer, E.: Ulcus rodens der Ohrmuschel. Verh. Wien. dermat. Ges., Sitzg 10. Jan. **1906**. Ref. Arch. f. Dermat. **81**, 404 (1906). — Steiner, P.: (a) Beiträge zur Krebsstatistik. Dtsch. Z. Chir. **1906**. (b) Beiträge zur Behandlung des Lippenkrebses. Hildebrands Jber. **1908**, 336. — Strauss: Das Krebsheilungsproblem. Z. Krebsforsch. **19**, 185 (1922). — Sutton, R. L.: A clinical study of carcinoma of the nose. J. amer. med. Assoc. **77**, 1561 (1921). Ref. Zbl. Hautkrkh. **4**, 148 (1922).

Tumagalli u. Alfieri: Un caso di epithelioma epibulbare con forme blastomicetiche. Gazz. med. Torino **1897**, 96. Ref. Arch. f. Dermat. **48**, 274 (1899).

Weck: Fall von Heilung eines rezidivierenden Gesichtscarcinoms. Verh. Breslau. dermat. Ges., Sitzg 3. Febr. **1906**. Ref. Arch. f. Dermat. **72**, 419 (1906). — Wetterer: Handbuch der Röntgen- und Radiumtherapie. Leipzig: Otto Nemnich 1928. — Winiwarter, v.: Beiträge zur Statistik der Carcinome mit besonderer Rücksicht auf die dauernde Heilbarkeit durch operative Behandlung. Stuttgart 1878. — Woerner, A.: Zit. nach Wolff, Bd. 4, S. 92. — Wolff, J.: Die Lehre von der Krebskrankheit. Jena: Gustav Fischer 1907.

Der Lippenkrebs.

Ancilotti, G.: Sopra una lesione precancerosa dell labbro. Riforma med. **38**, 411 (1922). Ref. Zbl. Hautkrkh. **6**, 96 (1922).

Bauer, J.: Wandlungen des Konstitutionsproblems. Klin. Wschr. **1929**, Nr 4, 145. — Blumenthal, Fr.: Über prophylaktische postoperative Carcinombehandlung. Dtsch. med. Wschr. **1920**, 505. — Bonsdorff, v.: Über die Behandlung des Lippenkrebses. Hildebrands Jber. **1908**, 396. — Borrmann: Die Entstehung und das Wachstum der Hautcarcinome. Z. Krebsforsch. **2** (1904). — Brewer, G. Emerson: Carcinoma of the lip and cheek general principles involved in operations and results obtained at Presbyterion Memorial

and Roosevelt hospitals. Surg. etc. **36**, 169 (1923). — BRUNS, v.: Handbuch der praktischen Chirurgie, Bd. 3, S. 473. Tübingen 1859. — BUDAY: Statistik der im pathologischen Institut Kolozsvár 1870—1905 obduktierten Krebsfälle. Z. Krebsforsch. **6** (1908). — BURHANEDDIN: Zit. nach WETTERER. — BUSCHKE: Zungencarcinom bei Lues. Berl. dermat. Ges., Sitzg 23. Nov. 1926. Ref. Zbl. Hautkrkh. **22**, 175 (1927).
CRILE, G. W.: Carcinoma of the jaws, tongue cheek and lips. Surg. etc. **36**, 159 (1923). DOLLINGER: Rákos betegek statisztikája. Magy. Stat. Közl. **19** (1907).
EBEL, H.: Zur Statistik des Carcinoms der Unterlippe. Bruns' Beitr. **40**, 821 (1903). — ESCHWEILER: Über das Carcinom der Unterlippe. Dtsch. Z. Chir. **39** (1889). Ref. Arch. f. Dermat. **22**, 769 (1890).
FRICKE: Beiträge zur Statistik der Lippenkrebse. Dtsch. Z. Chir. **50** (1899).
HALLSTRÖM: Über die Operation des Lippenkrebses. Zbl. Chir. **1907**, 901. — HUETER, B.: Grundriß der Chirurgie. Leipzig 1884.
JANOWSKY, J. L.: Zur Frage des Lippenkrebses. Arch. klin. Chir. **65**, 18. Ref. Arch. f. Dermat. **72**, 143 (1904).
KESSLER, G. and A. WEISS: Corne cutanée de la lèvre superieure chez une malade atteint de leucoplasie buccale avec dégénérescence maligne. Bull. Soc. franç. Dermat. **32**, No 4, 82 (1925). Ref. Zbl. Hautkrkh. **18**, 75 (1925). — KOCH: Beiträge zur Statistik des Carcinoma labii inferioris. Dtsch. Z. Chir. **15** (1881).
LESCHINSKY: Spinal und Basalzellenepitheliom bei einer 84jährigen Frau. Schles. dermat. Ges., Sitzg 9. Juni 1923. Ref. Zbl. Hautkrkh. **11**, 284 (1924). — LEXER: Chirurgie des Gesichtes. Handbuch von BRUNS-GARRÉ-KÜTTNER, Bd. 1, S. 443. Stuttgart: Ferdinand Enke 1913. — LÖHE: Epitheliom der Oberlippe. Berl. dermat. Ges., Sitzg 30. Okt. 1926. Ref. Zbl. Hautkrkh. **21**, 556 (1926). — LOOS: Zur Statistik des Lippenkrebses. Bruns' Beitr. **27**, 57 (1900). — LÖWENTHAL, C.: Zit. nach WOLFF, Bd. 2, S. 133.
MAIWEG: Über den Lippenkrebs. Bonn 1887. Zit. nach WOLFF, Bd. 2, S. 533. — MELLER: Zur Statistik der Schleimhautcarcinom des Mundes und Rachens. Dtsch. Z. Chir. **84** (1906).
PAUTRIER: Epithéliome en nappe de toute la lèvre inferieure. Bull. Soc. franç. Dermat. **32**, 185 (1925). Ref. Zbl. Hautkrkh. **20**, 66 (1926). — PFAHLER, G.: The treatment of cancer. N. Y. med. J. a. med. Rec. **1116**, Nr 7, 386 (1922). — PUSEY, A.: A subsequent report of Carcinom discharged as Hopeless and Reported as a Failure. J. amer. med. Assoc. **39**, 487 (1902). Ref. Arch. f. Dermat. **67**, 471 (1903).
REGULSKI, M.: Beitrag zur Statistik und Klinik der Lippencarcinome. Inaug.-Diss. Jurgew 1893. Zit. nach WOLFF, Bd. 2, S. 92. — ROEDERER, J. et R. COMUS: Epithelioma de la lèvre inferieure en nappe superficielle. Bull. Soc. franç. Dermat. **33**, No 4, 269 (1926). Ref. Zbl. Hautkrkh. **20**, 786 (1926).
SIEMENS: Multiple Epitheliome der Unterlippe. Münch. dermat. Ges., Sitzg 5. Febr. 1923. Ref. Zbl. Hautkrhk. **8**, 233 (1923). — STEINER: Die Zungencarcinome der Heidelberger Klinik. Bruns' Beitr. **6**, 561 (1890). — STERNBERG: Der heutige Stand der Lehre von den Geschwülsten. Wien: Julius Springer 1926.
THIELEMANN, M. B.: Ein Cylindrom der Oberlippe. Ein Beitrag zur Frage der Mischgeschwülste. Folia oto-laryng. **13**, 221 (1924). Ref. Zbl. Hautkrkh. **18**, 78 (1925). — THIERSCH: Der Epithelialkrebs namentlich der Haut. Leipzig 1865. — TRENDELENBURG: (a) Chirurgische Krankheiten des Gesichts. Dtsch. Z. Chir. **1886**. (b) Zit. nach BORRMANN-TWYMAN, E.: Epithelioma of the lip. J. amer. med. Assoc. 78, Nr 5, 348 (1922). Ref. Zbl. Hautkrkh. **5**, 235.
WETTERER: Handbuch der Röntgen- und Radiumtherapie. Leipzig: Otto Nemnich 1928. — WINIWARTER, V.: Beiträge zur Statistik der Carcinome mit besonderer Rücksicht auf die dauernde Heilbarkeit durch operative Behandlung. Stuttgart 1878.

Die Epitheliome der Zunge und der Mundschleimhaut.

BARBEZAT, CH.: Über die gutartige Epithelioma spino et basocellulare des harten Gaumens. Zbl. Path. **28**, 233 (1917). — BENNET: On cancerous and cancroid growths. Edinburgh 1849. Zit. nach WOLFF, Bd. 2, S. 537. — BERGER: Tumeurs mixtes du voile du palais. Rev. de Chir. **17** (1897). — v. BERGMANN-KÜTTNER: Handbuch der Chirurgie von BRUNS, GARRÉ u. KÜTTNER, Bd. 1, S. 584. Stuttgart: Ferdinand Enke 1913. — BINDER, C.: Über 40 Fälle von Zungencarcinom. Bruns' Beitr. **17**, 253 (1896). — BLOODGOOD, J. C.: Carcinoma of the lower lip. Surg. etc. **1914**. Ref. Zbl. Chir. **1914**, 1121. — BOENNINGHAUS, G.: Der Drüsenkrebs des harten Gaumens. Beitr. klin. Chir. **111**, 215 (1918). — BONNET ROY, F.: A propos des deux observations d épitheliomas bucco-lingaux a localisations multiples. Bull. méd. **39**, 1413 (1925). Ref. Zbl. Hautkrkh. **20**, 786 (1926). — BILLROTH: Zit. nach Handbuch von BRUNS, GARRÉ u. KÜTTNER. — BRAUN: Perforierendes Carcinom am Schädel. Verh. dtsch. Ges. Chir., 2. Kongr., **1893**, 439. — BROCQ, LÉVY u. PAUTRIER: Epitheliom auf dem Boden einer Sporotrichose. Verh. Soc. franç. Dermat.

Ref. Arch. f. Dermat. 115, 637. — BUTLIN, H.: Illustrations of very early conditions of cancer of the tongue. Brit. med. J., Mai **1906**, 1201. Ref. Arch. f. Dermat. **83**, 278 (1907).

CIRILLO, GIUSEPPE: Cancro infiltrato della lingua d' origine leucoplasica. Riforma med. **42**, 788 (1926). Ref. Zbl. Hautkrkh. **22**, 867. — COENEN: (a) Zur Statistik des Carcinoms der Unterlippe. Bruns' Beitr. **40** (1903). (b) Epitheliome der Haut. Z. klin. Chir. **76** (1905). (c) Mehrere Gaumengeschwülste. Arch. klin. Chir. **75** (1905). (d) Die Chirurgie. KIRSCHNER-NORDMANN, Bd. 2, S. 1—292. Wien u. Berlin: Urban & Schwarzenberg 1930.

DARIER: Précis de Dermatol, p. 281. Paris: Masson & Co. 1928. — DAVIS, G.: Magenkrebs. J. amer. med. Assoc. **1915**, 711. Ref. Arch. f. Dermat. **122**, 919 (1915). — DOLLINGER: Rákos betegek statisztikája. Magy. Stat. Közl. **19** (1907).

EISENMAYER: Gutartige Epitheliome am harten Gaumen. Zbl. Chir. **38** (1894).

FOURNIER: Des rélations de la leucoplasie buccale avec la syphilis et le cancer. Gaz. méd. Chir., 15. Nov. **1900**. Congr. internat. Méd. Paris 1900.

GOUGEROT, H.: Stomatite végétante préépitheliomateuse. Regréssion par les arsénobenzénes. Dégénerescence cancéranse d'un ilot leucokeratosique linguale et mort. Bull. Soc. franç. Dermat. **32**, 454 (1925). Ref. Zbl. Hautkrkh. **20**, 787 (1926). — GURLT: Beiträge zur chirurgischen Statistik. Arch. klin. Chir. **25**, 421.

HUTCHINSON: Zit. nach v. BRUNS, GARRÉ u. KÜTTNERs Handbuch der Chirurgie, Bd. 1, S. 988.

JUDD, E. u. B. GORDON: Carcinoma of the tongue. General principles involved in operations and results obtained in Mayo clinic. Surg. etc. **36**, 163 (1923).

KÜMMEL, W.: Die Frühdiagnose des Zungenkrebses. Münch. med. Wschr. **70**, 471 (1923). — KÜTTNER, H.: (a) Ausbreitung des Zungenkrebses. 27. Chir.kongr. Berlin, April 1897. Zit. nach WOLFF, Bd. 2, S. 546. (b) Der Zungenkrebs. Ther. Gegenw. **63**, 444 (1922). Ref. Zbl. Hautkrkh. **10**, 56 (1923). (c) Über die Lymphgefäße und Lymphdrüsen der Zunge mit Beziehung auf die Verbreitung des Zungencarcinoms. Bruns' Beitr. **21**, 732. Zit. nach WOLFF, Bd. 2, S. 542.

LANDAU, TH. u. MEYER: Die Zungenkrebsoperationen der Göttinger Chirurgischen Klinik in der Zeit von 1875—1885. Inaug.-Diss. Göttingen 1885. Zit. nach WOLFF, Bd. 4, S. 111. — DE LARABRIE: Recherches sur les tumeurs mixtes des glandules de la muqueuse buccale. Arch. gén. Med. **1890**. — LEBERT: Traité pratique des maladies cancéreuses. Paris 1851. Zit. nach WOLFF, Bd. 2, S. 537. — LEXER: (a) Über die Behandlung der flachen Hautkrebse. Ther. Gegenw. **1908**. (b) Allgemeine Chirurgie, 6. Aufl., 1912.

MARASOVITCH: Beitrag zur Statistik der Carcinome des Gesichtes und der behaarten Kopfhaut. Dtsch. Z. Chir. **104**, 183 (1910). Ref. Arch. f. Dermat. **115**, 71 (1912). — MELLER: (a) Zur Statistik der Schleimhautcarcinome des Mundes und Rachens. Dtsch. Z. Chir. **84** (1906). (b) Zur Statistik der Hautcarcinome des Kopfes und Halses. Z. Krebsforsch. **6** (1907). — MEYER, FR.: Beiträge zur Statistik der Zungencarcinome in der operativen Behandlung. Inaug.-Diss. Kiel 1888. — MORESTIN: Epithelioma de la lèvre inférieure et de la face. Ann. de Dermat. **1906**, 1207. Ref. Arch. f. Dermat. **88**, 425 (1907).

OPPENHEIM: Carcinom der Zunge. Verh. Wien. dermat. Ges., Sitzg 10. Febr. 1904. Ref. Arch. f. Dermat. **70**, 1 (1904).

POIRIER: Le cancer des fumeurs syphilitiques. Bull. Acad. Méd. **1906**, No 36. Zit. nach WOLFF, Bd. 2, S. 539.

ROEDIGER: Weitere Beiträge zur Statistik des Zungencarcinoms. Bruns' Beitr. **31**, 381. — ROSENFELD, L.: Carcinoma uvulae auf syphilitischem Boden. Južn. med. Ž. (russ.) **1926**, Nr 34. Ref. Zbl. Hautkrkh. **23**, 97. — ROUX-BERGER: Sur le traitment des cancers des levres par les rayons X et le radium. Bull. Assoc. franç. Étude Canc., Juli **1921**. Zit. nach WETTERER, Bd. 2, S. 283.

SCHERBER: (a) Carcinombildung auf einer Leukoplakie. Verh. Wien. dermat. Ges., Sitzg 4. April **1918**. (b) Die Verhütung von Carcinomen bestimmter Lokalisation. Med. Klin. **1924**, Nr 49. — SCHLEICHER, H.: Wesen und Ätiologie des Zungenkrebses mit spezieller Prüfung der ätiologischen Rolle der Lues. Z. Krebsforsch. **22** (1925). — SCHMIDT: Verbreitungsweise des Carcinoms. Jena 1903. — STEINER: Die Zungenkrebse der Heidelberg-Klinik in den Jahren von 1878 bis 1888. Beitr. klin. Chir. **6** (1890).

THEISEN: Zit. nach WOLFF, Bd. 2, S. 556.

VOLKMANN: Gutartige Epitheliome am harten Gaumen. Z. Chir. **41** (1895).

WETTERER: Handbuch der Röntgen- und Radiumtherapie. Leipzig: Otto Nemnich 1928. — WINIWARTER, v.: Über das Zungencarcinom. Habil.vortr. 1876. — WÖLFLER, A.: Zur Geschichte der operativen Behandlung des Zungenkrebses. Arch. klin. Chir. **26**, 314 (1888). — WUNDERLICH: Handbuch der Pathologie und Therapie, Bd. 3, S. 758. Stuttgart 1854. Zit. nach WOLFF, Bd. 2, S. 538.

Die Epitheliome des Rumpfes.

Kasuistik befindet sich bis zum Jahre 1920 in Roses Dissertation: Über Rumpfhautcarcinome. Breslau 1920.

Adamson: Ein Fall von multiplem ulceriertem Basalzellenepitheliom mit zoniformer Verteilung möglicherweise von den Schweißdrüsen ausgehend. Brit. J. Dermat., April 1917, 81. Ref. Arch. f. Dermat. **125**, 907 (1918). — Allworthy, S. W. and G. Pernet: A case of multiple Carcinoma of the skin. Brit. J. Dermat., Okt. **1900**. — Arndt: (a) Epitheliom der Rückenhaut. Demonstr. Berl. dermat. Ges., Sitzg 12. Nov. 1907. Ref. Arch. f. Dermat. **89**, 117 (1908). (b) Multiple gutartige Epitheliome an der Rückenhaut. Berl. dermat. Ges., Sitzg 8. Nov. 1921. Ref. Zbl. Hautkrkh. **3**, 341 (1922).

Battle, W. H. u. D. C. Maybury: Primäres Epitheliom der Brustwarze bei einem 11jährigen Mädchen. Lancet, 31. Mai **1913**. — Beinhauer: Multiple superficial epitheliome. Arch. of Dermat. **9**, Nr 6 (1924). — Bloch, Br.: Carcinom der Halsgegend (bronchiogen) unter dem Bilde einer Aktinomykose. Schweiz. med. Wschr. **55**, Nr 32 (1925). — Brandweiner: Epitheliom am Rücken, sehr ausgebreitet. Wien. dermat. Ges., Sitzg 20. Okt. 1909. Ref. Arch. f. Dermat. **101**, 369 (1910). — de Buman, M.: Über multiple Basalzellenepitheliome der Rumpfhaut. Arch. f. Dermat. **141**, 212 (1922).

Cheatle: Zit. nach Rose.

Davidson, A.: External cancers. Their treatment at the Los Angelos cancer clinic. California Med. **22**, Nr 7 (1924).

Ehrmann, S.: Flaches ekzematoides Epitheliom. Wien. dermat. Ges., Sitzg 6. Dez. 1923. Ref. Zbl. Hautkrkh. **12**, 137 (1924).

Jacobi: Multiple Basalzellenepitheliome. 14. Kongr. dtsch. dermat. Ges. Dresden, 13. bis 16. Sept. 1925. Ref. Zbl. Hautkrkh. **18**, 521 (1926). — Jadassohn: (a) Epitheliom am Rumpf. Außerord. Kriegstagg Berl. dermat. Ges., 26. bis 27. März 1918. Ref. Arch. Hautkrkh. **125**, 759 (1918). (b) Demonstration von selteneren Hautepitheliomen. Bruns' Beitr. **136**, H. 2 (1926). — Justus, J.: Demonstration von Epitheliomen der 1. Bauchhaut, 2. Skapulargegend. 19. Kongr. dtsch. dermat. Ges. Dresden, 13. bis 16. Sept. 1925. Ref. Zbl. Hautkrkh. **18**, 530 (1926).

Königstein: Basalzellenepitheliom am Rücken. Demonstr. Wien. dermat. Ges., Sitzg 21. Jan. 1926. Ref. Zbl. Hautkrkh. **20**, 29 (1926).

Macari: Contributo clinico et istologico allo studio degli epiteliomi piani superficiali delle cute. Giorn. ital. Dermat. **66**, H. 2 (1925).

Naegeli: Multiple Epitheliome. 10. Kongr. schweiz. Dermat., 10. April 1926. Ref. Zbl. Hautkrkh. **23**, 638 (1927). — Nobl, G.: Seborrhoisches Ekzemplaque ähnelndes Epitheliom. Wien. dermat. Ges., Sitzg 6. Dez. 1923. Ref. Zbl. Hautkrkh. **12**, 135 (1924). — Norman, P.: Pagetoid or erythematoid basalcell epithelioma. Med. J. Austral. **2**, Nr 16 (1923).

Ormsby: Superficial epitheliomatosis with metastases. Arch. of Dermat. **13**, Nr 5 (1926). — Ormsby and Mitchell: (a) Epitheliomatosis. Arch. of Dermat. **10**, Nr 3 (1925). (b) Multiple superficial epitheliomatosis. Arch. of Dermat. **12**, Nr 1 (1925).

Pautrier, L. M. et G. Levy: Vaste ulc. rodens le la région de la nuque. Bull. Soc. franç. Dermat. **32**, Nr 1 (1925). — Pfahler: Extensiv multiple epithelioma ressembling psoriasis. Arch. of Dermat. **15**, Nr 15 (1927). — Poláček: Epitheliom der Rückenhaut. Wien. dermat. Ges., Sitzg Juni 1922. Ref. Zbl. Hautkrkh. **6**, 498 (1922). — Pollitzer, J.: Eine eigentümliche Carcinose der Haut. Arch. f. Dermat. **76**, 323 (1905).

Roederer, J. et E. Stulz: Epitheliome basocellulaire du dos simulant une plaie atone. Bull. Soc. franç. Dermat. **1924**, No 7.

Schütz, J.: Über ein frühzeitig exstirpiertes Carcinom der Bauchhaut. Arch. f. Dermat. **70**, 347 (1904).

Thibièrge et Hufnagel: (a) Epitheliom en nappe de la région sacrée simulant la maladie de Paget. Bull. Soc. franç. Dermat., Sitzg 9. Juni 1921. (b) Un cas d'epitheliome ulceré chez l'homme avec noyaux dermolymphodermiques. Bull. Soc. franç. Dermat., Sitzg 14. April 1921. — Towle: Epitheliom des Rückens (Pagets disease). Demonstr. 45. Jtagg amer. dermat. Assoc. 1912. — Trimble: Multiple basalcell epithelioma. Arch. of Dermat. **10**, Nr 1 (1924).

William: Multiple epithelioma. Arch. of Dermat. **5**, Nr 3 (1922).

Die Epitheliome der Extremitäten.

Alderson, H. E.: Einige Fälle aus der dermatologischen Klinik der Leland Stanford jr. University school of Medicine. Fall 2. Tbc. verrucosa cutis und Epitheliom mit Vortäuschung von Blastomykose. Dermat. Wschr. **62**, 31 (1916). — Arzt: Multiple Carcinome. Demonstr. Wien. dermat. Ges., 23. Juni 1921. Ref. Zbl. Hautkrkh. **2**, 162 (1921). — Asis, C. de: Cutaneous carcinoma of the lower extremitis. A study of cases of the Barnes and the Barnard Free skin and cancer hospitals of St. Louis. Ann. Surg. **83**, Nr 5 (1926).

BECHET: Epithelioma of the foot. Arch. of Dermat. 5, Nr 5 (1922). — BERGER: L'épithéliome des extremités. J. Prat. 1906, No 27. — BURKE: Epithelioma of the leg. Arch. of Dermat. 6, Nr 2 (1922). — BUSCHKE: Carcinoma des Handrückens. Demonstr. Berl. dermat. Ges. 17. Juni 1921. Ref. Zbl. Hautkrkh. 2, 155 (1921).
COENEN, H.: Handkrebs als Spätfolge einer Kriegswunde. Berl. klin. Wschr. 1914, Nr 35.
ELLIOT, J. A.: The treatment of skin and mucous membran cancers. South. med. J. 18, Nr 5 (1925).
FOX, T. COLCOTT: Epitheliom von 2jährigem Bestand am linken Handrücken. Verh. Roy. Soc. of Med., dermat. sect., 15. Juni 1911. — FOX, HOWARD: Primäres Epitheliom der Hand. J. of cutan. Dis., Jan. 1915.
GARFIELD: Epidermoid carcinome of the hand. Arch. of Dermat. 13, Nr 3 (1926).
HABERMANN: Carc. dorsi pedis. Demonstr. dtsch. dermat. Ges. tschechoslov. Republik, 13. Dez. 1925. Ref. Zbl. Hautkrkh. 19, 199 (1926).
NOBL, G.: Kombinierte Erscheinungsform eines Fersencarcinoms mit tuberöser Elephantiasis. Demonstr. Wien. dermat. Ges., 22. Nov. 1923. Ref. Zbl. Hautkrkh. 11, 464 (1929).
PAROUNOGIAN: (a) Epithelioma of the left hand. Arch. of Dermat. 8, Nr 1 (1923). (b) Epithelioma of the inner aspect of the little toe. Arch. of Dermat. 11, Nr 6 (1925). — PARKER, R.: Epitheliom der Hände und Drüsen. Brit. med. J., 30. März 1912. — PENET, CH.: Cas de phlyctenose recidivante (AUDRY) des extremités avec épithéliome d'un doigt et onychogryphose. Ann. de Dermat. 7, No 9/10 (1919). — PERKINS, W. A.: Epithelioma of hand. A study in differential diagn. bitween epithelioma and endothelioma. California Med. 22, Nr 9 (1924). — PUENTA, J. J.: Epithelioma vegetans des Beines. Rev. dermat. argent. 10, 146 (1923).
RITTER, H.: Carcinoma auf dem Handrücken. Demonstr. dermat. Ges. Hamburg-Altona, 6. Dez. 1925. Ref. Zbl. Hautkrkh. 20, 13 (1926).
STAHR: Schusterdaumenkrebs. Dtsch. med. Wschr. 47, Nr 48 (1921). — SWEITZER: Carcinoma of the sool. Arch. of Dermat. 13, Nr 3 (1926).
WALZ, E.: Ein Beitrag über die Krebsentwicklung am Unterschenkel nach Verletzung. Diss. Erlangen 1918.

Die Epitheliome der äußeren Genitalorgane.

A. Männliche Geschlechtsorgane.

ARZT: Demonstr. Wien. dermat. Ges., 17. Nov. 1921. Ref. Zbl. Hautkrkh. 4, 103 (1922). — AUDRY: Épithéliomateuse juvenile disseminé des organes génitaux externes. J. Mal. cutan. 1901, 322.
BARATINO, AMADEO: Peniscarcinom. Prensa méd. argent. 11, No 17 (1924). — BARRINGER, B. S. and A. L. DEAN: Epithelioma of the penis. J. of Urol. 11, Nr 5 (1924). — BERNUCCI, F.: Epiteliomatosi papulo erosiva papillom. diffus. del glande e del prepuc. Il Dermosifilogr. 1, No 2. — BLOCH: Demonstr. Schweiz. dermat. Ges. Bern, 23. Juli 1914. — BUSCHKE u. LÖWENSTEIN: Über carcinomähnliche Condylomata acuminata des Penis. Klin. Wschr. 1925, Nr 36.
CHARGIN: Epithelioma of penis. Arch. of Dermat. 11, Nr 5 (1925). — CORUZZI, C.: Sul un caso di carc. del pene. Policlinico 33, H. 37 (1926). — CRAWFORD: Carcinoma (basalcell) of penis. Arch. of Dermat. 10, Nr 2 (1924). — CUBERO: Epitheliom der Glans über einer Leukoplakie. Actas dermo-sifiliogr. 16, No 3 (1924).
DELBANCO: Kraurosis glandis et praeputii penis. Verh. dtsch. dermat. Ges. Frankfurt a. M., 8.—10. Juni 1908. Ref. Arch. f. Dermat. 91, 384 (1908). — DRESCHER: Peniscarcinom. Demonstr. schles. dermat. Ges. Breslau, 14. Febr. 1925. Ref. Zbl. Hautkrkh. 97, 271 (1925).
FANTL: Papillomatosis cutis. Arch. f. Dermat. 129, 332 (1921). — FISCHL: Carcinoma penis. Demonstr. Wien. dermat. Ges., 13. Jan. 1921. Ref. Zbl. Hautkrkh. 1, 14 (1921). — FÖDERL: Zur Klinik und Statistik des Peniscarcinoms. Dtsch. Z. Chir. 198, H. 3/4 (1926). — FOURNIER, A. et J. DARIER: Zitiert nach DARIER. Précis de Dermat. 1923. — FREI, W.: Zur Behandlung spitzer Kondylome vom Aussehen maligner Tumoren. Schles. dermat. Ges. Breslau, Sitzg 2. Juli 1927. Ref. Zbl. Hautkrkh. 25, 401 (1928). — FRÖHLING, C.: Über Peniscarcinom. Diss. Leipzig 1919.
GALEWSKY: Kraurosis penis. Demonstr. Tagg mitteldtsch. Dermat., 5. Dez. 1920. Ref. Arch. f. Dermat. 137, 181 (1921).
HADDA: Totale Emaskulation bei ausgedehntem Peniscarcinom. Arch. klin. Chir. 117, H. 2. — HOWARD, A. KELLY and G. E. Ward: The treatment of Carc. of the penis with endothermy usw. Surg. etc. 42, Nr 5 (1926).
KAUFMANN: Verletzungen und Krankheiten der Harnröhre und des Penis, 1886. — KORN: Condylomata acuminata mit Perforation des Praeputiums. Schles. dermat. Ges. Breslau, Sitzg 6. Febr. 1926. Ref. Zbl. Hautkrkh. 20, 23 (1926). — KÜTTNER, H.: (a) Zur

Verbreitung und Prognose des Peniscarcinoms. Arch. klin. Chir. **59** (1889). (b) Über das Peniscarcinom und seine Verbreitung auf dem Lymphwege. Beitr. klin. Chir. **26**, Nr 1 (1900).

LABORDE, J.: Beitrag zur Kenntnis des Peniscarcinoms mit besonderer Berücksichtigung der erektiven Form und der Behandlung. Diss. Bordeaux. — LAUX, E.: Beitrag zur Kenntnis des Peniskrebses. Diss. Montpellier 1911. — LE MERC-DANDOG: Amput. d. penis et d. corps cavern. Policlinique **1912**, No 2. — LENZ: Demonstr. Münch. dermat. Ges., Nov. 1923. — LOUSTE, CAILLAUD et MARASSI: Un cas d'érythroplasie génitale d'apparence chancriforme avec épithélioma. Bull. Soc. franç. Dermat. **35**, No 5 (1925).

MC DONALD, CH.: Venereal wart couverted into carcin. by cauterisation. Illinois med. J. **40**, Nr 3 (1921). — MENDELSOHN, B. W. and A. G. ELLIS: Cancer as a public health problem in Siam. J. trop. Med. **27**, Nr 20 (1924). — MIERZECHI: Carcinoma penis. Demonstrat. Lemberg. dermat. Ges., 20. Mai 1926. Ref. Zbl. Hautkrkh. **21**, 120 (1927). — MORESTIN: 2. internat. Kongr. Chir. Brüssel **1**, 490 (1908). Verh. — MUCHA: Basalzellenkrebs der Harnröhre. Demonstr. Wien. dermat. Ges., 29. Jan. 1920. Ref. Arch. f. Dermat. **137**, 36 (1921).

NELSON, K. FORSTER: Epitheliom of th. penis following phagedenic chancroidal infection. Urologic Rev. **27**, Nr 8 (1923). — NIELSEN, L.: Demonstr. dän. dermat. Ges., 7. Okt. 1925.

PELLIER: A propos d'un cas de leucoplasie pénienne (Kraurosis). Ann. de Dermat. **1912**, No 6. — PETERS, W.: Zur Prognose des Peniscarcinoms. Z. Urol. **15** (1921). — PEYRI: Die reine weiße und rote Kraurosis der Gegend der Eichel und Praeputiums. Rev. dermat. argent. **11**, Sondernummer (1926). Ref. Zbl. Hautkrkh. **23**, 383 (1927).

QUEYRAT: Erythroplasie du gland. Bull. Soc. franç. Dermat. **22**, No 8 (1911).

REYNES, H.: Apropos des cancers de la verge. Arch. franco-belg. Chir. **27**, No 10 (1924). — ROY, AUGUS. W.: Three cases of epith. of the penis. Med. J. Austral. — RUSCH: Carcinoma glandis penis. Demonstr. Wien. dermat. Ges., 27. Jan. 1921. Ref. Zbl. Hautkrkh. **1**, 17 (1921).

SACKENREITER, G.: Epitheliom primit. du gland. Bull. Soc. franç. Dermat. **32**, No 1 (1925). — SERAFINI, G.: La diagnosi precoce del carcinoma dei genitali esterni. Minerva med. **5**, No 35/36 (1925). — SHIVERS, CH. H. DE T.: Epithelioma of the penis. report of 5 cases. J. amer. med. Assoc. **89**, Nr 6 (1927). — SLAGLE, CH. E. und A. E. BENETT: Carcin. of the penis. Urologic Rev. **26**, Nr 11 (1922). — STÜHMER: Balanitis xerotica obliterans (post operationem) und ihre Beziehungen zur Kraurosis glandis et praeputii. Arch. f. Dermat. **156**, 613 (1928).

TAKAHASHI: (a) Über Carcinoma penis recidiva und die totale Penisamputation. Jap. J. of Dermat. **22**, Nr 9 (1922). (b) A case of amput. penis. Jap. J. of Dermat. **26**, Nr 9 (1926).

WOLLBARST, A. L.: Is circumcision a prophylactic against penis cancer? Le Cancer **3**, No 4, 48 (1926). — WOOLF, A. E. MORTIMER: Case of (?) epithelioma of the penis. Proc. roy. Soc. Med. **16**, Nr 3, clin. sect., 1—2 (1923). — WOSSIDLO, G.: Vier Fälle von Peniscarcinom. Diss. Kiel 1902.

ZIEGLER: Condylomata acuminata von tumorartigem Wachstum. Schles. dermat. Ges. Breslau, Sitzg 28. Juni 1926. Ref. Zbl. Hautkrkh. **25**, 173 (1928). — ZINSSER: Carcinoma penis. Demonstr. Köln. dermat. Ges., 23. Nov. 1923. Ref. Zbl. Hautkrkh. **11**, 463 (1924).

B. Weibliche Geschlechtsorgane.

ACKERMANN, FR.: Ein Fall von Klitoriscarcinom bei einer Jugendlichen. Diss. Erlangen 1917. — AURRAY et THINK: Cancer du clitor par transform. malign. d'un naevus pigment. Bull. Soc. Anat. Paris **18**, No 2 (1921).

BESNIER-DOYON-KAPOSI: Pathol. et traitement des maladies de la peau, Tome 2, p. 657. Paris: E. Masson 1891. — BRÜNAUER: Aussprache zu Demonstr. RUSCH, Carcinoma vulvae. Demonstr. Wien. dermat. Ges., 23. Nov. 1922. Ref. Zbl. Hautkrkh. **7**, 451 (1923). — BUCURA: Leukoplakie und Carcinom der Vulva; Totalexstirpation mit Drüsenausräumung usw. Wien. klin. Wschr. **1912**, Nr 17.

EDERLE, R.: Über einen Fall von primärem Carcinom der Clitoris auf Grund eines 15 Jahre bestehenden Papilloms. Diss. München 1918.

FABRICIUS: Primäres Carcinom der BARTHOLINischen Drüse. Mschr. Geburtsh. **40**, H. 1. — FALKENSTEIN: Epithelioma labii majoris. Demonstr. Köln. dermat. Ges., 25. Juni 1926. Ref. Zbl. Hautkrkh. **21**, 358 (1927). — FALLS, F. H.: Carc. of BARTHOLINI's gland. Trans. amer. gynec. Soc. **48** (1923). — FINSEN: 2 Fälle von Clitoriscarcinom bei Jugendlichen. Demonstr. dän. dermat. Ges., 7. April 1926. Fortschr. Med. **38**, Nr 5 (1921).

GALA, C.: Primäres Carcinom der Clitoris. Čas. lék. česk. **65**, Nr 26 (1926).

HEMSEN: Demonstr. Sitzg geburtsh. Ges. Hamburg, 1. Mai 1923.

KUMER: Kraurosis vulvae. Demonstr. Wien. dermat. Ges., 29. Jan. 1920. Ref. Arch. f. Dermat. **137**, 34 (1921).

Lockwood, Ch. D.: Carcinoma of the Clitoris. J. amer. med. Assoc. 1911, 1609.
Müller, H.: Neurodermitis und Clitoriscarcinom bei jungem Mädchen. Dermat. Z. 35, 70 (1921).
Neuwirth, K.: Ein weiterer Beitrag zum Studium des Carcinoms der Bartholinischen Drüse. Mschr. Geburtsh. 70, H. 1/2 (1925).
Olim, Th.: Über die Wirkung des Radiums bei Carcinoma vulvae. Lancet, 6. Febr. 1915. — Ott, J.: Su due casi di Carc. primitivo de clitoride. Clin. ostetr. 27, H. 6 (1925).
Roth, K.: Beitrag zur Pathologie und Therapie des Vulvacarcinoms. Diss. Erlangen 1918.
Savaré, M.: Kraurosis vulvae. Soc. Tosc. Obstetr. e Ginec. 1911. Morgagni, 22. Nov. 1911. — Schmidtlechner, K.: Carcinoma clitoridis. Arch. Gynäk. 74, H. 1 (1905). — Sukman, L.: Beginnendes Vulvacarcinom. Dermat. Wschr. 79, 998 (1924).
Taussig, F. J.: Contribution to the pathol. of vulvar diseases. Amer. J. Obstetr. 6, Nr 4 (1923). — Taussig, St.: Precancerous lesions of the skin of the vulva. Arch. of Dermat. 38, 1920, Juni. — Temesvary, M.: Über ein multiples Krompechersches Carcinom der Vulva. Zbl. Gynäk. 1926, Nr 24. — Teuffel, R.: Kraurosis und Cancroid. Zbl. Gynäk. 1913, Nr 27. — Tobler, Th. P.: Zur Lehre des Carcinoma cylindrocellularis gelatina vulvae, ausgehend aus der Bartholinischen Drüse. Z. Geburtsh. 83, H. 3 (1921).
Witkopf, H.: Carcinom der Bartholinischen Drüsen. Zbl. Gynäk. 1915, Nr 22.

Der metastatische Hautkrebs.

Arzt: Carcinommetastasen am rechten Oberschenkel. Wien. dermat. Ges., Sitzg 26. Okt. 1922. Ref. Zbl. Hautkrkh. 7, 245 (1923). — Askanazy: Klinik und Pathologie des metastasierenden Krebses der Haut im besonderen des Hautnervenapparates. Berl. klin. Wschr. 1912, Nr 46.
Buday, v.: Statistische Daten. Z. Krebsforsch. 5, 26 (1908).
Dahms, W.: Ein Carcinom des Pankreas mit ungewöhnlicher Generalisation. Inaug.-Diss. Würzburg 1902. — Daus, S.: Über sekundäre Hautkrebse. Virchows Arch. 190 (1907). — Dürbeck, Kr.: Zwei Fälle von Krebs mit Hautmetastasen. Klin. Wschr. 1926, Nr 3.
Ernst: Über das Wachstum und Verbreitung bösartiger Geschwülste, insbesondere des Krebses in den Lymphbahnen der Nerven. Festschrift für Arnold, 1905.
Furuta, S.: Über die Ausbreitungswege der Carcinommetastasen in der Haut. Arch. f. Dermat. 147, H. 2, 251 (1924).
Heimann: Verbreitung der Krebserkrankungen. Arch. klin. Chir. 58, 31.
Kaufmann-Wolff, M.: Klinische und histologische Beobachtungen bei Hautmetastasen im Anschluß an Carcinome innerer Organe. Arch. f. Dermat. 112, 709 (1912). — Kitain, A.: Zur Kenntnis der Häufigkeit und der Lokalisation der Krebsmetastasen mit besonderer Berücksichtigung ihres histologischen Baus. Virchows Arch. 238, 289 (1922). — Kreibich: Über sekundären Scirrhus der Haut. Med. Klin. 1909, Nr 38. — Küttner: (a) Miliare Hautcarcinose bei primärem Magencarcinom. Breslau. chir. Ges., Sitzg 19. Mai 1924. Ref. Zbl. Chir. 51, Nr 29 (1924). (b) Beiträge zur Pathologie des Mammacarcinoms. Eine bisher unbekannte Form des kombinierten Mamma- und Mamillakrebses Erysipelas carcinomatosum. Bruns' Beitr. 131, H. 1 (1925).
Mielezki: Metastasen. Z. Krebsforsch. 2 (1913).
Neudörfer, V.: Der reticulo-endotheliale Apparat bei malignen Neoplasmen. Wien. klin. Wschr. 1918, Nr 29.
Porias: Magencarcinom mit Hautmetastasen. Wien. dermat. Ges., Sitzg 10. April 1924. Ref. Zbl. Hautkrkh. 13, 138. — Prety: Krebsmetastasen im Unterhautbindegewebe. Gazz. med. ital., No 21. Ref. Arch. f. Dermat. 102, 462 (1910).
Raamsdonk, W.: Einwachsen in die Gefäße bei Carcinom und seine Bedeutung für die Metastasenbildung. Nederl. Tijdschr. Geneesk. 65 (1921). Ref. Zbl. Hautkrkh. 2, 490 (1921). — Redlich: Sektionsstatistik. Z. Krebsforsch. 5, 361. — Reitmann: Das sekundäre Carcinom der Haut bei primären Carcinomen innerer Organe. Arch. f. Dermat. 90, 35 (1908). — Ribbert: Das Carcinom des Menschen. Bonn: F. Cohen 1911. — Riehl: Aussprache zu Porias' Vorstellung: Magencarcinom mit Hautmetastasen. Wien. dermat. Ges., Sitzg 10. April 1924. Ref. Zbl. Hautkrkh. 13, 138.
Stahr, F.: Fall von primärem Lebercarcinom mit multiplen Metastasen. Inaug.-Diss. München 1922.
Ullmann, K.: Aussprache zu Porias' Vorstellung: Magencarcinom mit Hautmetastasen. Wien. dermat. Ges., Sitzg 10. April 1924. Ref. Zbl. Hautkrkh. 13, 138.

Das Rezidiv.

Borrmann: Entstehung und Wachstum des Hautcarcinoms. Z. Krebsforsch. 2, 156. — Broca, P.: Traité des tumeurs. Tome 1. Paris 1866/69.

König, Fr.: Lehrbuch der allgemeinen Chirurgie. — Körbel: Die Röntgenbehandlung des Hautcarcinoms, speziell des Basalzellenkrebses; sein histologisches Verhalten vor und nach der Bestrahlung. Arch. klin. Chir. 97, H. 3.
Levesque: Contribution a l'étude des inoculations opératoires. Thèse de Paris 1903.
Miescher: Zitiert nach Wetterer. — Milner, R.: Gibt es ein Impfcarcinom? Arch. klin. Chir. 74 (1904).
Petersen: Beitr. klin. Chir. 32 u. 34 (1902).
Ribbert, H.: Das Carcinom des Menschen. Bonn: F. Cohen 1911.
Schmidt, M. B.: Die Verbreitungskreise des Carcinoms und die Beziehung generalisierter Sarkome zu den leukämischen Neubildungen. Jena 1903.
Thiersch, C.: Der Epithelialkrebs, namentlich der Haut. Leipzig: Wilhelm Engelmann 1865.
Willmanns, R.: Über Implantationsrezidive. Bruns' Beitr. 42 (1904). — Winter: Über die Rezidive des Uteruskrebses. Z. Geburtsh. 27 (1893).

Die Präcancerosen. Erkrankungen und Veränderungen der Haut und der angrenzenden Schleimhäute, welche zu Epitheliombildung führen können. Die Präcancerosen der Haut und der Schleimhäute.

Alexander, A.: Carcinomentwicklung auf psoriatischer Basis. Arch. f. Dermat. 129, 5 (1921). — Arndt: Zungencarcinom und interstitielle Glossitis. Berl. dermat. Ges., 8. Mai 1923. Ref. Zbl. Hautkrkh. 9, 369 (1924). — Arzt: (a) Carcinoma in lupo erythematoso. Wien. dermat. Ges., Sitzg 19. Nov. 1925. Ref. Zbl. Hautkrkh. 19, 716. (b) Carcinoma in lupo erythematoso. Wien. dermat. Ges., Sitzg 21. Jan. 1926. Ref. Zbl. Hautkrkh. 20, 30. (c) Carcinomrezidiv in lupo erythematoso. Wien. dermat. Ges., 11. Febr. 1926. Ref. Zbl. Hautkrkh. 20, 276 (1926). — Ashihara, N.: Über das Lupuscarcinom. Arch. f. Dermat. 57, 193 (1901). — Audry et Nové Josseraud: Tumeurs multiples de la peau. Lyon méd. 69 (1892). Zitiert nach Ricker u. Schwalb.
Bang, Fridtjof: Le cancer des cicatrices. Étude clinique et expérimentale. Bull. Assoc. Étude Canc. 14, 203—218 (1925). Ref. Zbl. Hautkrkh. 19, 51 (1926). — Barinbaum, M.: Lues und Carcinom. Arch. f. Dermat. 134, 251 (1921). — Beck, R.: Über das Lupuscarcinom, insbesondere der Extremitäten. Diss. Leipzig 1920. — Belot, J. et L. Nahan: Considérations sur les traitements des naevo-carcinomes. Bull. Assoc. franç. Étude Canc. 14, No 3, 139—147 (1925). Ref. Zbl. Hautkrkh. 18, 379 (1926). — Bering: Lupuscarcinom. Frühjahrstagg Ver.igg rhein.-westfäl. Dermat. Essen, 16. Mai 1926. Ref. Zbl. Hautkrkh. 21, 46 (1927). — Bertier u. Weissenbach: À propos d'un cas de naevocarcinom. Ann. de Dermat. 5, 171 (1912). — Biberstein, Hans: Talgdrüsennaevus und Epitheliom. Arch. f. Dermat. 147, 177—183 (1924). — Bloch, Br.: (a) Carcinome infolge Röntgentherapie. Schweiz. med. Wschr. 52, 572 (1922). (b) Les naevo-carcinomes. Paris méd. 15, 161 (1925). Ref. Zbl. Hautkrkh. 18, 376 (1926). (c) Pigmentloses Naevocarcinom. Kongr. schweiz. dermat. Ges. Zürich, Sitzg 4.—5. Juli 1925. Ref. Zbl. Hautkrkh. 21, 41 (1927). — Bloch u. Dreyfuss: Über die künstliche Erzeugung von metastasierenden Mäusecarcinomen durch Bestandteile des Teerpeches. Arch. f. Dermat. 140, 6 (1922). — Bloch u. Ryhiner: Histochemische Studien usw. Z. exper. Med. 5, 416 (1917). — Bogrow: Epitheliom und Lupus erythematosus. Dermat. Z. 39, 83 (1923). — Bohac, C.: Über Leukoplakie und Kraurosis der Schleimhaut und der Haut. Arch. f. Dermat. 105, 179 (1910). — Bohnstedt: Ein serpigino-ulceroses Syphilid, kombiniert mit Carcinom. Neissers stereosk. med. Atlas, Lief. 14, Taf. 166. Cassel: Th. G. Fisher & Co. 1896. — Bommer: Zur Frage der Röntgenbehandlung des Lupus vulgaris. Strahlenther. 20, 523 (1925). — Borst, M.: (a) Atypische Epithelwucherungen und beginnendes Carcinom. Zbl. Path. 15, 541 (1904). (b) Die Kerngröße der Krebszellen. Sitzgsber. physik.-med. Ges. Würzburg 1910. (c) Krebserzeugung durch lokale Reize bei gleichzeitiger Cholesterinfütterung. (Nach Versuchen an Kaninchen.) Z. Krebsforsch. 21, 337—340 (1924). Ref. Zbl. Hautkrkh. 17, 148 (1925). — Boveri: Zur Frage der Entstehung maligner Tumoren. Jena 1914. — Breisky: Zitiert nach Galewsky. — Buschke: Carcinom in Lues III. Berl. dermat. Ges., 13. Jan. 1920. Ref. Dermat. Wschr. 70, 173 (1920).
Camera: Ein Fall von Epitheliom, das sich auf einem ulcerierten syphilitischen Gumma entwickelte. Riv. osped. 1913, No 12. Zit. nach Barinbaum. — Cary, A.: Frequency of Syphilis with Cancer of the Lip, Tongue and Buccal Mucous Membrane. J. amer. med. Assoc. 75, Nr 13, 25. Sept. 1920. — Chiari: Über die Genese der sog. Atheromcysten der Haut und des Unterhautzellgewebes. Z. Heilk. 12 (1891). — Curtillet et Largot: Cancer du cuir chevelu sur une cicatrice chez un enfant. Bull. Soc. Anat. Paris 92, No 10 (1922).
Darier: (a) Contribution à l'étude de l'épithéliome des glandes sudoripares. Arch. Méd. expér. et Anat. path. 1, 115 (1899). Zit. nach Richer u. Schwalb. (b) Grundriß der Dermatologie. Berlin 1913. (c) Des Naevocarcinomes. Bull. Assoc. franç. Canc., 13. Nov. 1913. (d) Lemaître et Monier; États précancereux de la muqueuse buccale. Bull. Soc. franç. Étude Can. 13, No 4, 5—15. (e) Atlas du Cancer, 1922. H. 1. (f) Carcinom auf lupöser

Grundlage. Précis de Dermat. Paris: P. Masson & Co. 1923. — DELBANCO: Kraurosis glandis et praeputii penis. Verh. dtsch. dermat. Ges., 10. Juni 1908. Ref. Arch. f. Dermat. **91**, 384 (1908). — DICKE, BERNHARD: Über Carcinomentwicklung bei Lupus erythematodes. Dermat. Z. **44**, 24 (1925). — DIETEL, FRIEDRICH: Ein Fall von Carcinom auf einem Lupus erythematodes. Dermat. Z. **42**, 97 (1924). — DITTEL: Zitiert nach BARINBAUM. — DOHI: Drei Fälle vom Narbenkrebse nach Verbrennung. Jap. J. of Dermat. **23**, Nr 4 (1923). — DOUTRELEPONT: Zitiert nach BARINBAUM. — DUBREUIHL: (a) Lupus der Oberlippe. Arch. Clin. Bordeaux **1893**, No 12. (b) Engolures gangreneuses héréditaires. Soc. franç. Dermat. et Syph., Sitzg 11. Jan. 1906. Bull. Soc. franç. Dermat. **17**, 34 (1906).

EHRMANN: Kasuistische Mitteilung und tertiäre Sklerose, Glossitiden, ihre Beziehungen zu Carcinom und perioralem Ekzem. Dermat. Wschr. **69**, 475 (1919). — EISELT: Über Pigmentkrebs. Zit. nach DARIER. — EVE: Zitiert nach KAUFMANN-WOLF.

FEHÉR: Cystische Hautgeschwüre. Orvosképzés (ung.) **12** (1922). — FIBIGER: Über eine durch Nematoden (Spiroptera) hervorgerufene, papillomatöse und carcinomatöse Geschwulstbildung im Magen der Ratten. Berl. klin. Wschr. **1913**, Nr 7. — FISCHER, H.: Zur Genese von Hautcarcinomen. Krkh.forsch. **3**, 1 (1926). — FÖDERL: Ein Fall von Cancroid in einem Epidermoid des Kopfes. Zbl. Chir. **51**, Nr 34 (1924). — FOURNIER, A. et I. DARIER: Épithéliome bénin syphiloide de la verge. Bull. Soc. franç. Dermat. **1893**. — FRAENKEL, A.: Die Krebskrankheit. Über den Brustkrebs. Wien: Julius Springer 1925. — FRANKE: Über das Atherom, besonders mit Bezug auf seine Entstehung. Arch. klin. Chir. **34**, 507. — FREUDENTHAL, W.: Verruca senilis und Keratoma senile. Arch. f. Dermat. **152**, 505 (1926). — FRÜHWALD: Ulcus cruris varicosum mit Carcinom. 4. Tagg mitteldtsch. Dermat. Chemnitz, Sitzg 29. Juni 1924. Ref. Zbl. Hautkrkh. **15**, 409 (1925). — FUCHS: Zur Kenntnis der Leukoplakia penis. Arch. f. Dermat. **91**, 91 (1908).

GALEWSKY: Über Leukokeratosis (Kraurosis) glandis et praeputii. Arch. f. Dermat. **100**, 263 (1910). — GAVAZZENI: Talgdrüsenhyperplasie und Epitheliom. Arch. f. Dermat. **92** (1908). — GOTTHEIL: Carcinomatöse Entartung des Ulcus cruris. J. amer. med. Assoc. 6. Juli **1912**. — GOUBEAU: Krebsentwicklung auf Schankernarbe der Lippe. Bull. Soc. franç. Dermat. **1922**, No 1. — GRAHAM LITTLE: Proc. roy. Soc. Med., sect. dermat. **17** (1924). Zit. nach NOBL u. LÖWENFELD. — GRÜNDAHL: Ein Fall von Keratosis der Glans penis. Diss. Greifswald 1894. — GRYNFELT: Un cas d'épithélioma baso-sébacé. Étude des cellules génératrices des glandes sébacés. Bull. Soc. franç. Étude Canc. **13**, No 6, 474 (1924).

HALLOPEAU: Hydradénome compliqué d'épithéliome vulgaire. Soc. Dermat., 13. Nov. 1890. Ref. Ann. de Dermat. **1890**, 872. Zit. nach RICHER u. SCHWALB. — HEIBERG: Studien über Haut-Epithel-Atypie bei Krebs und Granulationsgewebe und die diagnostische Verwendung und Kerngröße. Virchows Arch. **234**, 369 (1921). — HEIDINGSFELD: Lancet, 8. Juli **1916**. — HODARA: Das Verhalten der Epithelfaserung während der Entwicklung der weichen Muttermäler und der alveolären Carcinome. Mh. Dermat. **25**, 205 (1897). — HUTCHINSON, I.: A smaller Atlas of illustrations of clinical surgery. London 1895.

IVASAKI: Leukoplakia penis mit carcinomatöser Umwandlung. Dtsch. Z. Chir. **119**, Nr 1/2 (1912).

JADASSOHN: (a) Die Tuberkulose der Haut. Handbuch der Hautkrankheiten von MRAČEK, Bd. 4. 1907. (b) Lupus erythematodes. MRAČEKs Handbuch, 1907. (c) Lehrbuch der Greisenkrankheiten von SCHWALB, 1909. — JAFFÉ: Fall von Lupuscarcinom. Arch. f. Dermat. **137**, 4 (1921). — JASSNITZKY: Ein Fall von Carcinoma papillare auf einer Narbe nach Verbrennung. Russ. Z. Hautkrkh. **1**, Nr 5 (1913). — JESIONEK, A. u. ST. ROTHMAN: Die physikalischen Behandlungsmethoden des Lupus vulgaris. Klin. Wschr. **1923**, 883. — JUST: Zitiert nach KAUFMANN-WOLF.

KAUFMANN: Über Enkatarrhaphie von Epithel. Virchows Arch. **97** (1884). — KAUFMANN-WOLF, M.: Beitrag zur Kenntnis der präcarcinomatösen Alterationen bei pigmentierten Naevi. Arch. f. Dermat. **144**, 73 (1923). — KAYSERLING: Geschwülste der Haut. Handbuch für Haut- und Geschlechtskrankheiten, Bd. XII, 2. — KISSMEYER: Die Herkunft der Naevuszellen durch das Dopaverfahren beleuchtet. Arch. f. Dermat. **130**, 478 (1921). — KREIBICH: (a) Über Naevuscarcinom. Arch. f. Dermat. **130**, 542 (1921). (b) Naevus oder Naevuscarcinomrezidiv. Dtsch. dermat. Ges. tschechoslov. Republik, Sitzg 19. Dez. 1926. Ref. Zbl. Hautkrkh. **22**, 844 (1927). — KREN: Diskussion zu ARZTs Fall. Wien. dermat. Ges., 19. Nov. 1925. — KREUTZER, FR.: Lupus erythematodes in Verbindung mit verhornendem Plattenepithelkrebs. Dermat. Z. **42**, 38—40 (1924). — KRIESCHE: Ein Fall von primärem KROMPECHERschem drüsenartigem Oberflächenepithelkrebs in geschlossenem Atherom. Beitr. klin. Chir. **31** (1901). — KROMPECHER: Der Basalzellenkrebs. Jena 1903. — KÜTTNER: (a) Zitiert nach SCHERBER. (b) Über die Lymphgefäße und Lymphdrüsen der Zunge mit Beziehung auf die Verbreitung des Zungencarcinoms. Bruns' Beitr. klin. Chir. **21** (1898). (c) Die Verletzungen und Erkrankungen der Mundhöhle und der Zunge. Aus WULLSTEIN und WILMS' Lehrbuch der Chirurgie, Bd. 1. 1913. — KYRLE: Histologie der menschlichen Haut. Berlin: Julius Springer 1925.

Lang: Lupus und Carcinom. Arch. f. Dermat. **6**, 165 (1874). — Lang u. Szathmáry: Az erythroplasia glandisról. Beck emlékkönyv. Dunántul ny. **1930**. — Lewandowsky u. Ritter: Untersuchungen zur Wirkung der Röntgenstrahlen auf Carcinomzellen. Strahlenther. **4**, 412 (1914). — Linser: Über die Entwicklung von Epitheliomen und Carcinomen in Dermoidcysten. Beitr. klin. Chir. **31** (1901). — Lücke, A.: (a) Die Lehre von den Geschwülsten, 1869. Pitha-Billroths Handbuch der Chirurgie. (b) Beiträge zur Geschwulstlehre. (Eingebalgte Epithelgeschwülste.) Virchows Arch. **28**, 537. — Lücke u. Weichselbaum: Beiträge zur Geschwulstlehre. Virchows Arch. **28**, 537.

Martenstein, H.: Basalzellenepitheliom der Zunge auf Grundlage einer Leukoplakie. Schles. dermat. Ges., 24. Nov. 1923. Ref. Zbl. Hautkrkh. **11**, 402 (1924). — Martenstein, H. u. A. Bobovitsh: Über Strahlenempfindlichkeit bei Xeroderma pigmentosum. Arch. f. Dermat. **150**, 165 (1926). — Martschke: Über das Vorkommen von Carcinom auf der Basis von Lupus und Geschwüren. Diss. Göttingen 1904. — Masson: Die Langerhansschen Zellen. Bull. Reun. dermat. et syph. Strasb., Sitzg 20. März 1921. — Melchior: Handrückencarcinom auf der Narbe einer alten Schußverletzung. Münch. med. Wschr. **1915**, Nr 10, 371. — Mertens: Carcinom auf dem Boden eines Dermoids. Beitr. klin. Chir. **31** (1901). — Michelson: Epitheliom der Wange in einer Lupus erythematosa-Narbe und aktiver Lupus erythematosa discoides der Hände. Arch. of Dermat. **6**, Nr 5 (1922). — Miyahara: Zur Frage der atypischen Epithelwucherung beim Lupus und ihre Beziehung zu Carcinom. Frankf. Z. Path. **9** (1912). — Minami: Lupus erythematodes und Carcinom. Dermat. Wschr. **78**, 213 (1924).

Nobl: (a) Simultanauftreten von Lupus vulg. und Epitheliom. Wien. dermat. Ges., Sitzg 5. März 1925. Ref. Zbl. f. Hautkrkh. **17**, 415 (1925). (b) Diskussion zu Arzts Fall. Wien. dermat. Ges., 19. Nov. 1925. — Nobl, G. u. Wolfgang Löwenfeld: Carcinoma als Komplikation von Lupus erythematodes. Dermat. Wschr. **83**, Nr 44, 1599—1603 (1926). Nomico: Vergleichende Untersuchungen über die Kerngröße, insbesondere bei Carcinom. Würzburg 1910.

Pflanz: Über idiopathische Schleimhautleukoplakien mit besonderer Berücksichtigung der Leukoplakia penis. Dermat. Z. **1909**, 619. — Polland: Über Cylindroma epitheliale. Mh. Dermat. **43** (1906).

Queyrat: Erythroplasie du gland. Bull. Soc. franç. Dermat. **1911**, 378—382.

Rasch: Epitheliom bei einem Lupus erythematodes. Nord. dermat. Kongr., 10. bis 12. Juni 1919. Demonstr. Ref. Dermat. Wschr. **73**, 1019 (1921). — Rave: Zitiert nach Kaufmann-Wolf. — Remenovsky, F.: Über einen seltenen Fall von Carcinom auf Psoriasis vulgaris. Arch. f. Dermat. **131**, 465 (1921). — Reyn: Zitiert nach Strandberg. — Richer u. Schwalb: Die Geschwülste der Hautdrüsen. Berlin: S. Karger 1904. — Riehl, G. jun.: Lupuscarcinom. Wien. dermat. Ges., Sitzg 10. Jan. 1906. Zit. nach Silberstein. Ref. Arch. f. Dermat. **81**, 405 (1906). — Rothman, St.: (a) Folgezustände der Röntgenbehandlung bei Lupus vulgaris. Strahlenther. **13**, 325 (1922). (b) Untersuchungen über Xeroderma pigmentosum. Arch. f. Dermat. **144**, 440 (1923). — Rouhier et Billiard: Epitheliomatose Entartung eines Ulcus varic. Bull. Soc. Anat. Paris **93**, No 5 (1923).

Sachs, Otto: Lues und Carcinom. Wien. med. Wschr. **75**, Nr 9, 527 (1925). Ref. Zbl. Hautkrkh. **17**, 669 (1925). — Scholtz: Geschwülste der Haut. Handbuch für Haut- u. Geschlechtskrankheiten, Bd. XII, 2. — Sequeira: Lupuscarcinoma. Brit. J. Dermat. **1908**. Ref. Dermat. Wschr. **51**, 365 (1910). — Silberstein: Über das Lupuscarcinom. Arch. f. Dermat. **121**, H. 4 (1915). — Stahr: Durch andauernde Haferfütterung erzeugtes Epitheliom der Rattenzunge. Beitr. path. Anat. **61** (1915). — Steiner: Zitiert nach Scherber. — Sternberg: Der heutige Stand der Lehre von den Geschwülsten. Wien: Julius Springer 1926. — Strandberg: Syphilis carcinoma. Acta dermato-vener. (Stockh.) **2**, H. 1, 8 (1921). — Strassberg: Carcinom auf Lupus erythematodes. Wien. dermat. Ges., 12. Febr. 1920. Ref. Dermat. Wschr. **70**, 276 (1920). — Stümpke: (a) Lues und Carcinom. Arch. f. Dermat. **123**, 1082 (1916). (b) Lupuscarcinom und Röntgenstrahlen. Dermat. Wschr. **62**, 226 (1916). — Schaumann: Verh. 2. Kongr. nord. dermat. Ver. Stockholm, 5.—7. Juni 1913. — Scherber: (a) Carcinombildung auf einer Leukoplakie. Verh. Wien. dermat. Ges., Sitzg 4. April 1918. Ref. Arch. f. Dermat. **125**, 502 (1918). (b) Die Verhütung von Carcinomen bestimmter Lokalisation. Med. Klin. **1924**, Nr 49, 50. — Schmiedt, H. E.: Zur Ätiologie des Carcinoma penis. Diss. Erlangen 1889. — Schönhof, S.: Carcinomentwicklung in einem Dermoid der Haut. Arch. f. Dermat. **140**, 388 (1922). — Schwank: Hautcarcinom auf luetischer Basis. Česká Dermat. **1924**, Nr 8.

Teuffel, R.: Kraurosis und Cancroid. Zbl. Gynäk. **1913**, Nr 27. — Thieme: Über Lupuscarcinom. Arch. of Dermat. **145**, 209 (1924). — Tryb: (a) Über eine seltene Form von Acanthoma papillaris auf luischer Basis. Dermat. Wschr. **57**, 819 (1913). (b) Ein Beitrag zur Kenntnis der präcancerösen Wucherungen. Dermat. Wschr. **60**, 553 (1915). — Tyschnenko: Lupus erythematodes und Carcinom. Moskau. vener. dermat. Ges., 25. Sept. 1919. Ref. Dermat. Wschr. **73**, 880 (1921).

ULLMANN, K.: (a) Bei der Erdölgewinnung und Paraffinfabrikation entstehende Berufsdermatosen. Österr. San.wes. **1912**. (b) Zur Klinik und Genese des Arsencarcinoms. (Kongreßbericht.) Arch. f. Dermat. **138**, 337 (1922). — UNNA: (a) Mh. Dermat. **4**, 277 (1885). (b) Histopathologie der Hautkrankheiten. Berlin: August Hirschwald 1894.
VOLK: Lupuscarcinom. Wien. dermat. Ges., Sitzg 4. Mai 1922. Ref. Zbl. Hautkrkh. **6**, 328 (1923).
WANDER, W. G.: Epitheliomas developing in lupus erythematosa. Arch. of Dermat. **3**, Nr 1 (1921). — WICHMAN, P.: (a) Behandlung des Lupus mit Radium. Dtsch. med. Wschr. **1910**, Nr 25. (b) Zur Ätiologie des Lupuscarcinoms. Arch. f. Dermat. **132**, 475 (1921). — WOLF: Carcinom auf dem Boden eines Dermoids. Beitr. klin. Chir. **62**.

PAGETs disease of the nipple.

ALCOCK: Lancet, 24. Sept. 1901. — ARCHIBALD, R. G.: A case of PAGETS dis. etc. Amer. J. trop. Med. **2**, Nr 2 (1922). Ref. Zbl. Hautkrkh. **6**, 518 (1922). — ARNDT: Präcanceröse Dermatose an der Mamille. Zbl. Hautkrkh. **1**, 394 (1921). — ARZT: (a) PAGETs disease. Wien. dermat. Ges., Sitzg 20. Okt. 1926. Ref. Dermat. Wschr. **84**, 179 (1927). (b) PAGETsche Krankheit. Wien. dermat. Ges., Sitzg 19. Mai 1927. Ref. Dermat. Wschr. **85**, 1362 (1927). (c) PAGETs disease. Wien. dermat. Ges., Sitzg 3. Mai 1928. Ref. Dermat. Wschr. **87**, 1814 (1928). — ARZT, L. u. O. KREN: Die Paget disease mit besonderer Berücksichtigung ihrer Pathogenese. Arch. f. Dermat. **148**, 284 (1925).
BARDUZZI, D.: La malattia del PAGET (PAGETS disease of the nipple). Giorn. ital. mal. vener. pelle **1890**, No 1. Ref. Arch. f. Dermat. **23**, 292 (1891). — BENJAMINO, C. E.: PAGETs disease of the nipple. Zitiert nach ROUSSET. — BLOODGOOD, J. C.: PAGETs disease of the female nipple etc. Arch. Surg. **8** (1924). Ref. Zbl. Hautkrkh. **13**, 276 (1924). — BORST: Sitzungsbericht. Ref. Dtsch. med. Wschr. **1910**, 1586. — BUTLIN, H. T.: Cancer of the scrotum in chimneysweeps and others. Three lectures on Cancer. Ref. Arch. f. Dermat. **25**, 512 (1893).
CHEATLE, G. L.: PAGETs disease of the nipple. Brit. J. Surg. **12**, Nr 46. Ref. Zbl. Hautkrkh. **16**, 570 (1925). — CROCKER, R.: Diseases of the skin. London 1888.
DARIER: (a) Sur une nouvelle forme de psorospermose ou maladie de PAGET. C. r. Soc. Biol. Paris **1889**. (b) Le musée de 1 hopital St. Louis, H. 38. (c) Note sur la dyskeratose en particulier dans la maladie de PAGET. Bull. Soc. franç. Dermat. **32**, Nr 3 (1925). — DIETRICH, A.: Über beginnenden PAGET-Krebs und über Ekzem bei Carcinom der Mamma. Verh. path. Ges., München **1914**. — DUBREUILH, W.: PAGETs disease der Vulva. Brit. J. Dermat. **13** (1891). Ref. Mh. Dermat. **1901**, Nr 11. — DUHRING: Zwei Fälle von „PAGETs Erkrankung der Brustwarze". Amer. J. med. Sci., Juli **1883**. Ref. Arch. f. Dermat. **16**, 139 (1884).
ELIASCHEFF, O.: De l'épithélioma pagetoide. Ann. de Dermat. **4**, 433 (1923). — ERHARDT: Über PAGETs disease. Z. Chir. **54** (1900). — Mc EWEN: PAGETs disease. Chicago dermat. Soc., 17. Jan. 1923. Ref. Zbl. Hautkrkh. **9**, 316 (1924).
FORDYCE, J.: PAGETs disease der Glutealregion. J. of cutan. Dis. **23**, H. 5. Ref. Arch. f. Dermat. **79**, 473 (1906).
GRASKE, E.: Über PAGETsche Krankheit usw. Diss. Königsberg 1912. — GRINTSCHAR: Über einen extramammalen Fall von PAGETscher Krankheit. Russ. Z. Hautkrkh. **25** (1913). Ref. Dermat. Wschr. **57**, 1156 (1913).
HALLOPEAU: Maladie de PAGET. Ann. de Dermat. **10**, 216 (1889). — HANNEMÜLLER and LANDOIS: PAGETs disease of the nipple. Beitr. klin. Chir. **40**, 269. — HANSEMANN: Über pathologische Anatomie und Histologie des Carcinoms. Dtsch. med. Wschr. Nr 33. Virchows Jber. **1**, 317 (1901). — HARTZELL: PAGETs disease außerhalb der Mamma. J. of cutan. Dis. **1910**, Nr 8. Ref. Arch. f. Dermat. **104**, 355 (1910). — HIRSCHEL, G.: (a) Über PAGETsche Krankheit. Beitr. path. Anat., Festschrift für J. ARNOLD, 1905. (b) Die klinische Bedeutung des sog. PAGETschen Brustkrebses. Münch. med. Wschr. **1910**, Nr 50. — HOLZKNECHT: Ein Fall von PAGETscher Krankheit. Klin. Wschr. **1903**, 1318.
JACOBAEUS, H. C.: PAGETs disease und ihr Verhältnis zum Milchdrüsencarcinom. Virchows Arch. **178** (1904). — JESSNER: Die BOWENsche Krankheit. Arch. f. Dermat. **134**, 361 (1921).
KARG: Über das Carcinom. Dtsch. Z. Chir. **34** (1892). — KELLER: Morbus PAGET. Verslg südwestdtsch. Dermat. Freiburg, Sitzg 24.—25. April 1926. Ref. Zbl. Hautkrkh. **20**, 545 (1926). — KILGORE, A. R.: Is PAGETs disease of the nipple primary or secundary of the underlying breast? Arch. Surg. **3**, Nr 2 (1921). — KREN: (a) PAGETsche Erkrankung am Anus und Genitale. Wien. klin. Rdsch. **1914**, Nr 5. (b) PAGETs disease. Wien. dermat. Ges., Sitzg 27. Jan. 1927. Ref. Dermat. Wschr. **84**, 830 (1927). — KYRLE: Drüsenkrebs der Mamma unter dem klinischen Bilde von PAGETs disease. Arch. f. Dermat. **83**, 187 (1907).
LEO, E.: Sul morbo di PAGET. Ann. ital. Chir. **2**, H. 5 (1923). Ref. Zbl. Hautkrkh. **10**, 442 (1924). — LILIENSTEIN: PAGET disease. Dermat. Ges. Hamburg-Altona, Festsitzg

14. Juni 1925 aus Anlaß des 70. Geburtstages von E. ARNING. Ref. Zbl. Hautkrkh. **19**, 194 (1926). — LINDT: Über PAGETs Krankheit. Thèse de Berne **1895**.
MASSON, P.: Cosiderations sur la maladie de PAGET. Bull. Soc. franç. Dermat. **32**, No 3 (1925). — MORRIS, B.: PAGETs disease of the nipple. Third. Internat. Congr. Dermat. **1896**. Trans. p. 911. London: Waterlow. a. sons. — MUNRO, R.: PAGETs disease of the nipple. Glasgow med. J. **16**, 342 (1881).
NAPIER, A.: A case of eczema of the nipple and areola with remarks on the nature and diagnosis of the affection. Glasgow med. J. **18**, 177 (1882). — NEISSER: Über den gegenwärtigen Stand der Psorospermienlehre mit mikroskopischen Demonstrationen. Verh. dtsch. dermat. Ges. **1892**. Zit. nach ROUSSET.
PAUTRIER, L. et G. LÉVY: Considérations sur la dyskeratose etc. Bull. Soc. franç. Dermat. **32**, No 3 (1925). — PAUTRIER, L. M., G. LÉVY et A. DISS: Maladie de PAGET du sein, cancer canaliculaire épidermotrope vérifié histologiqument aprés exstirpation chirurgical du sein. Réun. dermat. de Strasbourg. Ref. Bull. Soc. franç. Dermat. **33**, 261—268 (1926). — PICK, F. J.: Der Befund von Psorospermien in einem Falle von PAGET-Krankheit an der Glans penis. Prag. med. Wschr. **1891**, Nr 24, 282. — POLLAND, R.: PAGETs disease an der Wange. Dermat. Z. **21** (1914).
RAVOGLI: Die Ätiologie der PAGETschen Krankheit. Mh. Dermat. **19** (1894). — RIBBERT, H.: Das Carcinom des Menschen. Bonn: F. Cohen 1911. — ROSENBERG, J.: Zur PAGETschen Krankheit. Mh. Dermat. **49**, 235 (1909). — ROST: Verslg südwestdtsch. Dermat., 24.—25. April 1926. — ROUSSET, J.: (a) Les diskératinisations épithéliomateuses. Paris: Masson & Co. 1931. (b) L'épithelioma dit pagetoide. Sci. méd. prat., 1. Febr. **1931**.
SATANI, J.: Ein Fall von extramammärer PAGETscher Krankheit usw. Brit. J. Dermat., April **1920**. — SCHAMBACHER, A.: Anatomisches über PAGETs disease of the nipple. Dtsch. Z. Chir. **80**, 332. — SCHWEINITZ, G. E.: A case of PAGETs disease of the nipple and areola. Med. News **44**, 126 (1884). — SONDAKEWITSCH: Recherches sur le parasitisme intracell. chez 1 homme. Ann. Inst. Pasteur **6**.
THIN, G.: Malignant papillary dermatitis of the nipple and the breast tumours with wich it is found associated. Clin. Soc. Trans. **14**, 222 (1881). — TOMMASOLI: Contributo allo studio dell epithelioma epidermico. (Malattia di PAGET della verge.) Giorn. ital. mal. vener. pelle **28** (1893). — TÖRÖK, L.: Die protozoenartigen Gebilde des Carcinoms und der PAGETschen Krankheit. Mh. Dermat. **16** (1893).
UNNA, P. G.: Histopathologie der Hautkrankheiten. Berlin: August Hirschwald 1894.
WICKHAM, L.: (a) Anat. pathol. et nature de la maladie de PAGET. Arch. Méd. éxper. **1890**. (b) Maladie du mamelon dit de PAGET. Ann. de Dermat. **1890**. — WINIWARTER, H. v.: Über PAGETsche Krankheit. Arch. f. Dermat. **85**, 239 (1907). Festschrift für NEISSER.

Die BOWENsche Krankheit.

ARNING: Fall von multiplen Carcinoiden der Haut. 12. Kongr. dtsch. dermat. Ges. Hamburg 1921. Ref. Arch. f. D rmat. **38**, 458 (1922). — ARZT, L. u. M. BIACH: Morbus BOWEN. Arch. f. Dermat. **148**, H. 3, 635 (1925).
BACK, R.: Ein Fall von präanceröser Dermatose BOWEN. Dermat. Z. **42**, 267 (1925). — BLOCH, BR.: (a) BOWENsche Dermatose, histologische Veränderungen unter dem klinischen Bild der Kraurosis et Leukoplakia vulvae. 9. Kongr. schweiz. dermat. Ges. Zürich. Ref. Zbl. Hautkrkh. **21**, 42. (b) Die experimentelle Erzeugung von Röntgencarcinomen beim Kaninchen nebst allgemeinen Bemerkungen über die Genese der experimentellen Carcinome. Schweiz. med. Wschr. **54**, 857 (1924). — BOAS: Dän. dermat. Ges. **1919**. Ref. Dermat. Z. **31**, 46. — BOSELLINI, P. L.: (a) BOWENs Disease. Proc. roy. Soc. Med. **18**, Nr 11, sect. dermat., 21. Mai 1925, 57 (1925). Ref. Zbl. Hautkrkh. **19**, 48 (1926). (b) On BOWENs Disease. Brit. J. Dermat. **38**, 47 (1926). Ref. Dermat. Wschr. **83**, 1180. — BOWEN, J. F.: (a) Precancerous Dermatoses etc. J. of cutan. Dis. **1912**, 241. Ref. Dermat. Wschr. **55**, 1131 (1912). (b) J. of cutan. Dis. **1915**, 787. Ref. Dermat. Wschr. **68**, 315 (1919). — BR. PUDOR: Zitiert nach JAMAMOTO. — BRUUSGARD, E.: Multiple Hautcarcinose und BOWENs präcarcinomatöse Krankheit. Norsk. Mag. Laegevidensk. **87**, Nr 8, 724—725 (1926). Ref. Zbl. Hautkrkh. **22**, 378 (1927). — BUSCHKE: PAGETs disease oder BOWENsche Dermatose am Penis. Berl. dermat. Ges., Sitzg 12. Mai 1925. Ref. Zbl. Hautkrkh. **17**, 620.
DARIER, J.: (a) La dermatose précancereuse de BOWEN, dyskératose lentic. et en disque. Ann. de Dermat. **1914**, Nr 8/9. (b) Le cancer de la dermatose de BOWEN. Ann. de Dermat. **1920**, No 2. — DAVIES: BOWENs disease. Proc. roy. Soc. Med., sect. dermat. **20**, Nr 10, 111 (1927). — DEELMANN: Über die Histogenese des Teerkrebses. Z. Krebsforsch. **19**, 125. — DELBANCO, E.: Zur BOWENschen Krankheit. Dermat. Z. **45**, 134 (1925). — DREIFUSS u. BLOCH: Über die künstliche Erzeugung von metastasierenden Mäusecarcinomen durch Bestandteile des Teerpeches. Arch. f. Dermat. **140**, 6 (1922). — DUCREY, CH.: La dermatosi precancerosa del BOWEN. Roma 1923.
ELIASCHEFF, OLGA: De l épithélioma pagetoide. Ann. de Dermat. **4**, 433 (1923).

Godinho, A. P.: Über drei weitere Fälle der Bowenschen Krankheit. Arch. f. Dermat. **153**, 326 (1927). — Grütz: (a) Zur Bowenschen präcancerösen Dermatose. Dermat. Wschr. **79**, 1193, 1227 (1924). (b) Klinisch-histologische Beobachtungen zum Problem der Krebsentstehung. Z. Krebsforsch. **21**, H. 6 (1924). (c) Bowensche Präcancerose. Tagg nordwestdtsch. Dermat. Kiel, 18. April 1926. Ref. Zbl. Hautkrkh. **20**, 410. (d) Bowensche Dermatose und Basalzellenepitheliom. Nordwestdtsch. dermat. Ver.igg Kiel, Sitzg 18. April 1926. Ref. Zbl. Hautkrkh. **20**, 420. — Gutmann, C.: Über die Bowensche Dermatose. Dermat. Wschr. **80**, 641, 676 (1925).

Heimann: Zitiert nach Jamamoto. — Hissink, A. C.: Die Bowensche Krankheit. Demonstr. Niederl. dermat. Ges. Amsterdam, Okt. 1921. Ref. Zbl. Hautkrankh. **5**, 31 (1922).

Jadassohn: Demonstration von selteneren Hautepitheliomen (Bowen-ähnliches Röntgenepitheliom.) Bruns' Beitr. **136**, 345 (1926). — Jamamoto, J.: (a) Über zwei Fälle von Bowenscher Krankheit. Arch. f. Dermat. **148**, 441 (1925). (b) Histological findings of Bowens disease. Jap. J. of Dermat. **25**, 26 (1925). Ref. Zbl. Hautkrkh. **18**, 374. — Jessner: Die Bowensche Krankheit. Arch. f. Dermat. **134**, 361 (1921).

Kissmeyer: Bowensche Krankheit. Verh. dän. dermat. Ges. **1921/22**; Hosp.tid. (dän.) **65**, Nr 50. Ref. Zbl. Hautkrkh. **8**, 261 (1923). — Kleeberg: Bowensche Dermatose am Penis. Demonstr. Berl. dermat. Ges., 12. Febr. 1925. Ref. Zbl. Hautkrkh. **16**, 518. — Königstein: Morbus Bowen. Wien. dermat. Ges., Sitzg 6. Mai 1926. Ref. Zbl. Hautkrkh. **21**, 51. — Korsbjerg: Siehe bei Mount. — Kreibich, C.: Zum Wesen der Bowen-Erkrankung. Arch. f. Dermat. **154**, 287 (1928).

Langer, E.: Bowensche Krankheit. Dermat. Wschr. **78**, 417 (1924). — Lipschütz, B.: Fall von multiplen naevusartigen Bildungen der Haut mit stellenweisem Übergang in Epitheliom. Wien. dermat. Ges., Sitzg 9. Juni 1921. Ref. Zbl. Hautkrkh. **2**, 5 (1921). — Little: Three cases of multiple rodent ulcer. Proc. roy. Soc. Med. **15**, Nr 9 (1922). Ref. Zbl. Hautkrkh. **7**, 38 (1923). — Louste, Thibaut et Barbier: Un nouveau cas de maladie de Bowen. Bull. Soc. franç. Dermat. **1924**.

Martinotti, L.: (a) Nuovo Contributo allo studio del morbo di Bowen in rapporto alle altre forme epiteliomatose superficiali della cute. Neuer Beitrag zum Studium der Bowenschen Krankheit in ihren Beziehungen zu den anderen oberflächlichen Epitheliomformen der Haut. Ref. Zbl. Hautkrkh. **13**, 455. (b) Sulla dermatosi precancerosa di Bowen. Giorn. ital. mal. vener. pelle **63**, H. 2, 182—197 (1922). Ref. Zbl. Hautkrkh. **5**, 477. — Morrow u. Lee: Siehe bei Mount. — Mount, L. B.: The Bowen typ of epithelioma. Arch. of Dermat. **4**, 769 (1921).

Pautrier, L. M.: Dermatose précancéreuse de Bowen. Bull. Soc. franç. Dermat. **1922**, No 6, 57.

Rasch: Dän. dermat. Ges. 1916. Ref. Dermat. Z. **30**, 303. — Richon, L.: (a) La maladie de Bowen des muqueuses et sa cancérisation. Thèse Méd. Paris: Legrandó 1924. (b) La maladie de Bowen des muqueuses (trois premiers cas). Ann. de Dermat. **1925**, No 3, 191. — Rinaldi: Un caso di morbo di Bowen. Arch. ital. Chir. **1923**. Ref. Zbl. Hautkrkh. **11**, 132. — Roffo, A. H.: Die Bowensche präcanceröse Dermatose. Bol. Inst. Med. exper. Canc. Buenos Aires **1**, 249 (1925). Ref. Zbl. Hautkrkh. **18**, 373 (1925). — Rousset: Les dyskératinisations épithéliomateuses. Paris: Masson & Co. 1931. — Rusch: Morbus Bowen. Verslg Wien. dermat. Ges., Sitzg 20. Mai 1926. Dermat. Wschr. **83**, 1450.

Savatard, L.: Precancerous dermatosis of Bowen. Brit. J. Dermat. **35**, 405 (1923). Ref. Zbl. Hautkrkh. **11**, 431 (1924). — Sequeira, J. H.: Multiple cc. of the skin. Precancerous dermatosis of Bowen. Brit. J. Dermat. **33** (1921). — Szathmáry, S.: Über die leukoplakieartige Form der Bowenschen Krankheit. Dermat. Wschr. **88**, 117 (1929).

Tommasi: Über einen Fall von Bowenscher Krankheit. (A proposito di un caso di morbo del Bowen.) Giorn. ital. Dermat. **67**, No 3 (1926). Ref. Dermat. Wschr. **83**, 1709.

Unna, jun. u. Delbanco: Zwei typische Fälle von Bowenscher Erkrankung. Dermat. Z. **53**, 658 (1928).

Die Hautcarcinoide.

Arning: Fall von multiplen Carcinoid der Haut. Verh. dtsch. dermat. Ges., 12. Kongr. Hamburg 1921. Arch. f. Dermat. **138**, 458 (1922). — Arzt: Diskussion zu Arning. Arch. f. Dermat. **138**, 460 (1922). — Aschoff: (a) Über die sog. Appendixcarcinome. Münch. med. Wschr. **1910**, 1914. (b) Pathologische Anatomie, 1913.

Darier: Précis de Dermatol. Paris: Masson & Co. 1925. — Dietrich: Die Carcinome des Wurmfortsatzes. Dtsch. med. Wschr. **1910**, Nr 13.

Eliassow: Über eine ungewöhnliche Form des Hautcarcinoms nebst Bemerkungen über seine Genese. Dermat. Wschr. **78**, 365 (1924). — Engel: Zitiert bei Fuss.

Friboes: (a) Diskussion zu Arning. Arch. f. Dermat. **138**, 459 (1922). (b) Siehe im Kapitel Cylindrome. — Fuss: Über die multiplen Carcinoide der Haut. Acta dermatovener. (Stockh.) **7**, 233 (1926).

Gray: Brit. J. Dermat. Zitiert bei Fuss.

JADASSOHN: Diskussion zu ARNING. Arch. f. Dermat. 138, 459 (1922).
KETRON: Ungewöhnliche Formen oberflächlicher Epitheliome. Arch. of Dermat. 1919. Zitiert nach FUSS. — KOULNIEFF: Siehe im Kapitel Cylindrome. — KYRLE: Diskussion zu ARNING. Arch. f. Dermat. 138, 459 (1922).
LEWANDOWSKY: Diskussion zu ARNING. Arch. f. Dermat. 138, 459 (1922). — LIPSCHÜTZ: Fall von multiplen naevusartigen Bildungen der Haut mit stellenweisem Übergang in Epitheliom. Wien. dermat. Ges., 9. Juni 1921. Ref. Zbl. Hautkrkh. 2, 5 (1921). — LITTLE, G.: (a) Erythematoid benign Epithelioma. Brit. J. Dermat., Nov. 1923. (b) Case of erythematoid benign Epithelioma. Proc. roy. Soc. Med. 18, Nr 8, sect. dermat., 19. Febr. 1925. Ref. Zbl. Hautkrkh. 18, 372 (1925).
MAYR, J.: Über primäre multiple Hautcarcinome. Dermat. Wschr. 76, 330 (1923). — MILNER: Die entzündlichen Pseudocarcinome des Wurmfortsatzes. Dtsch. med. Wschr. 1910, Nr 25. — MULERT: Siehe im Kapitel Cylindrome.
OBERNDORFER: (a) Multiple, primäre beginnende Darmcarcinome. Beitr. path. Anat. 29 (1901). (b) Carcinoide Tumoren des Dünndarms. Frankf. Z. Path. 1, 425 (1907). (c) Appendixtumoren. Erg. Path. 13 (1909).
PONCET: Siehe im Kapitel Cylindrome.
RIBBERT: Geschwulstlehre. Bonn: F. Cohen 1914.
SALTYKOW: Über die Genese carcinoider Tumoren, sowie der Adenomyome des Darms. Beitr. path. Anat. 54 (1912). — SAPHIER: Hautkrebs. Münch. dermat. Ges., 22. April 1921. Ref. Zbl. Hautkrkh. 1, 397 (1921). — SCHMIDT, F.: Zur Kenntnis der multiplen Carcinoide der Haut. Dermat. Z. 48, 273 (1926). — SCHOBER: Zur Auffassung der sog. Carcinoide der Appendix als Progonoblastome. Virchows Arch. 232, 325 (1921).
VOLK: Diskussion zu ARNING. Arch. f. Dermat. 138, 459 (1922).
ZIELER: Diskussion zu ARNING. Arch. f. Dermat. 138, 459 (1922).

Die gutartigen Epitheliome der Haut und ihrer Anhangsorgane.
Epithelioma adenoides cysticum (BROOKE).

ADAMSON: Epithelioma aden. cyst. BROOKE, Trichoepith. pap. multipl. JARISCH. Verh. Roy. Soc. Med., 19. Febr. 1914. Ref. Arch. f. Dermat. 119, 53 (1914).
BACHER, FR.: Über einen Fall von Epithelioma adenoides cysticum in Kombination mit hämangiomatösen Bildungen. Arch. f. Dermat. 141, 118 (1922). — BALZER et GRANDHOMME: Nouveau cas d'adénomes sébacés de la face. Arch. de Physiol., III. s. 8 (1886). Ref. bei RICKER u. SCHWALB. — BALZER et MÉNETRIER: Études sur un cas d'adénomes sébacés de la face et du cuir chevelu. Arch. de physiol., III. s. 6 (1885). Ref. bei RICKER u. SCHWALB. — BERNHARDT, R.: Epithelioma adenoides cyst. (poln.). Ref. Mh. Dermat. 45, 166 (1907). — DE BEURMANN, VERDUN u. BITH: Tumeurs de la face et de cuir chevelu à type de cylindrome. Ann. de Dermat. 1911, 577. — BIEBERSTEIN, H.: Epithelioma adenoides cysticum im Gesicht und Cylindrome am behaarten Kopf. Arch. f. Dermat. 142, 428 (1923). — BROOKE: Epithelioma adenoides cysticum. Mh. Dermat. 15 (1892).
CHRISTIAN: Über das gutartige Epitheliom der Haut. Inaug.-Diss. Berlin 1903. Ref. CSILLAG: Beitrag zur Kenntnis des Epithelioma adenoides cysticum (BROOKE). (Trichoepithelioma multiplex pap. JARISCH.) Arch. f. Dermat. 80, 163 (1906).
DOHI: Über Organnaevi. Jap. J. of Dermat. 25, Nr 21 (1925). Ref. Zbl. Hautkrkh. 18, 370 (1925).
FISCHER, H.: Zur Genese benigner epithelialer Hauttumoren. Dermat. Wschr. 83, 1509 (1926). — FORDYCE, J. A.: Multiple benign cystic epithelioma of the skin. J. of cutan. Dis. 10 (1892). — FRIBOES, W.: Beitrag zur Klinik und Histopathologie der gutartigen Hautepitheliome. Berlin: S. Karger 1912.
GAVAZZENI: Talgdrüsenhyperplasie und Epitheliom. Arch. f. Dermat. 92, 323 (1908).
HARTZELL: Benign cystic. epithelioma and its relationship to socalled syringocystadenoma. Brit. J. Dermat. Okt. 1904. Ref. in RICKER u. SCHWALB.
JADASSOHN, J.: (a) Bemerkungen zur Histologie des systematisierten Naevi und über „Talgdrüsen-Naevi". Arch. f. Dermat. 33, 355 (1895). (b) Demonstration von seltenen Hautepitheliomen. Bruns' Beitr. 136, H. 2 (1926). — JARISCH, A.: (a) Zur Lehre von den Hautgeschwülsten. Arch. f. Dermat. 28, 163 (1894). (b) Die Hautkrankheiten, S. 7—87. Wien: Alfred Hölder 1900.
KLEINTJÉS, L. L.: Über einen Fall von Epithelioma adenoides cysticum. Inaug.-Diss. München 1904. Ref. bei RICKER u. SCHWALB. — KREIBICH: Über Bindegewebsdegeneration. Arch. f. Dermat. 130, 535 (1921). — KROMPECHER, E.: Der Basalzellenkrebs. Jena: Gustav Fischer 1903. — KYRLE: Histobiologie der Haut, Bd. 1. Berlin: Julius Springer 1925.
LITTLE GRAHAM, E. G.: Two cases of Epithelioma adenoides cysticum (BROOKE). Brit. J. Dermat., April 1914. Ref. Dermat. Wschr. 59, 814 (1914).
MASCHKILLEJSSON, L. N.: Zur Lehre vom Epithelioma adenoides cysticum (BROOKE). Arch. f. Dermat. 153, 721 (1927).

PERTHES: Über gutartige Epitheliome, wahrscheinlich kongenitalen Ursprungs. Dtsch. Z. Chir. **65** (1902). — PICK, W.: Über das Epithelioma adenoides cysticum (BROOKE) und seine Beziehungen zum Adenom der Talgdrüsen. Arch. f. Dermat. **58**, 201 (1901). — PINKUS: SPIEGLERsche Tumoren. Berl. dermat. Ges., 11. Jan. 1921. Ref. Zbl. Hautkrkh. **1**, H. 1/2. — REJSEK: Cylindrome der behaarten Haut (tschech.). Ref. Zbl. Hautkrkh. **10**, H. 1/2 (1923). — RIBBERT, H.: Das Carcinom des Menschen. Bonn: F. Cohen 1911. — RICKER u. SCHWALB: Die Geschwülste der Hautdrüsen. Berlin: S. Karger 1914. — RUGGLES: Preliminary report upon a case of multiple benign cystic epithelioma and multiple fibroma in the same patient. J. of cutan. Dis., Mai 1910.
SAVATARD, L.: Epithelioma adenoides cysticum. Brit. of Dermat. **34**, Nr 12 (1922). Ref. Zbl. Hautkrkh. **7**, 489 (1922). — SCHOPPER: Epithelioma adenoides cysticum (BROOKE). Arch. f. Dermat. **98**, 199 (1909). — SHOEMACKER and BOSTON: Benign cystic epithelioma. J. amer. med. Assoc. **47** (1906). Ref. bei RICKER u. SCHWALB. — SUTTON, R.: A differential study of multiple benign cysticum epithelioma and adenoma sebac. in the negro. J. of cutan. Dis. **29** (1911).
UNNA: Histopathologie. Berlin: August Hirschwald 1894.
WATANABE, J.: Über das Cylindrom und das Epithelioma adenoides cysticum. Arch. f. Dermat. **140**, 208 (1922). — WERTHER: (a) Trichoepithelioma papulosum. Arch. f. Dermat. **88** (1907). (b) Ikonogr. dermat. (Kioto) 1908, H. 3. — WOLTERS: (a) Epithelioma adenoides cysticum. Arch. f. Dermat. **56**, 197 (1901). (b) Über das Epithelioma adenoides cysticum (BROOKE). Dermat. Z. **15** (1908).

Die Syringome.

ARZT: Zur Kenntnis des sog. Syringoms. Beitr. path. Anat. **69**, 408 (1926).
BARTEL: Ein Fall von Cystadenoma papilliferum der Schweißdrüsenausführungsgänge mit Hypertrophie und Cystenbildung der Schweißdrüsen selbst. Z. Heilk. **21** (N. F. 1); Pathologische Anatomie, 1900. — BIBERSTEIN, HANS: Talgdrüsennaevus und Epitheliom. Arch. f. Dermat. **147**, 177—183 (1924). — BISIADECKI: Untersuchungen aus dem pathologisch-anatomischen Institut in Krakau. Wien 1872. — BLASCHKO: (a) Syringocystadenom. Berl. dermat. Ges., 14. Juni u. 5. Juli 1898. Ref. Arch. f. Dermat. **46**, 127, 451 (1898). (b) Das Hydrocystoma papilliferum. Ein Beitrag zur Lehre von den Schweißdrüsengeschwülsten. Dermat. Stud. **21**, 560 (1910) (UNNA-Festschrift II).
CAROL: Syringohamartoma annulare. Acta dermato-vener. (Stockh.) **6**, 334 (1925). — CSILLAG: (a) Über das Syringom. Arch. f. Dermat. **72**, 175 (1904). (b) Beitrag zur Lehre von den symmetrischen Gesichtsnaevi. Arch. f. Dermat. **80**, 37 (1906). (c) Beitrag zur Kenntnis des Epithelioma adenoides cysticum (BROOKE), Trichoepithelioma multiplex papulosum — JARISCH. Arch. f. Dermat. **80**, 163 (1906).
DARIER: (a) Contribution a l'étude de l'épithéliome des glandes sudoripares. Arch. Méd. expér. et Anat. path., I. s. **1**, 115 (1889). (b) Sur un cas de naevi vasculaires et verruqueux de la face, affection confondue avec les adénomes sébacés. Arch. f. Dermat. **20**, 873 (1890).
ELLIOT, G.: Adenocystoma intracanaliculare occurring in Naevus unius lateris. J. of cutan. a. genit.-urin. Dis., Mai 1893. Zit. nach RICKER u. SCHWALB. — ELSCHNIG: (a) Haemangio-endothelioma tuberosum multiplex (JARISCH). Verh. 5. Kongr. dtsch. dermat. Ges. Graz 1895. Ref. Arch. f. Dermat. **34** (1896). Fall I. (b) Haemangio-endothelioma tuberosum multiplex. Wien. dermat. Ges., 26. Jan. 1898. Ref. Arch. f. Dermat. **45**, 130 (1898). Fall II und III. — EVENING: Beitrag zur Frage der Syringome. Arch. f. Dermat. **146**, 355 (1924).
FLEISCHMANN: Beitrag zur Kasuistik des Adenoma hidradenoides vulvae. Mschr. Geburtsh. **21** (1905). — FRANÇOIS-DAINVILLE: Verh. Soc. franç. Dermat., 6. Juni **1907**. Ref. Arch. f. Dermat. **87**, 108 (1907). — FRIBOES: Beitrag zur Klinik und Histopathologie der gutartigen Hautepitheliome. Berlin: S. Karger 1912.
GANS: Über Syringome. Arch. f. Dermat. **141**, 232 (1922). — GASSMANN: Fünf Fälle von Naevi cystepitheliomatosi disseminati (Hidradénomes JACQUET et DARIER etc.). Arch. f. Dermat. **58**, 177 (1901).
HEDINGER: Zur Frage des Plasmazytoms. Granulationsplasmazytom in Kombination mit einem krebsig umgewandelten Schweißdrüsenadenom des behaarten Kopfes. Frankf. Z. Path. **7** (1911). — HOFFMANN, E.: (a) Über Retention von Talgdrüsensekret mit Erhaltung des zelligen Charakters innerhalb der Hornschicht. Arch. f. Dermat. **64**, 185 (1903). (b) Syringocystadenoma. Berl. dermat. Ges., 3. Febr. 1903. Ref. Arch. f. Dermat. **65**, 266 (1903). (c) Multiple, zum Teil tomatenähnliche Epitheliome der Kopf-, Gesichts- und Körperhaut (sog. Endotheliome SPIEGLERS). Niederrhein. Ges. Naturforsch. u. Heilk. Bonn (med. Abt.), 18. Juli 1910. Dtsch. med. Wschr. **1910**, Nr 50.
JACQUET et DARIER: Hydradénomes éruptifs. (Epitheliomes adénoides des glandes sudoripares ou adénomes sudoripares.) Ann. de Dermat., II. s. **1887**. — JARISCH: Zur Lehre von den Hautgeschwülsten. Arch. f. Dermat. **28**, 163 (1894).

Kaposi: Lymphangioma tuberosum multiplex, Handbuch der speziellen Pathologie und Therapie, redigiert von R. Virchow, Hebra und Kaposi, Lehrbuch der Hautkrankheiten. Bd. 2, S. 282. Stuttgart 1876. — Kiess: Beitrag zur Kenntnis des Syringoms. Dermat. Wschr. 80, 1 (1925). — Klauber: Über Schweißdrüsentumoren. Bruns' Beitr. 41 (1904). — Kromayer: Zwei Fälle von Endothelioma tuberosum colloides (Lymphangioma tuberosum multiplex Kaposi) nebst einigen Bemerkungen über die Lymphgefäße der Cutis. Virchows Arch. 139 (1895). — Krompecher: (a) Z. Krebsforsch. 13, 1. (b) Zur Histogenese und Morphologie der Mischgeschwülste der Haut, sowie der Speichel- und Schleimdrüsen. Beitr. path. Anat. 44 (1908). — Kumer: Ein Fall von Cylindroma epitheliale. Wien. dermat. Ges., Sitzg 20. Jan. 1920. Ref. Arch. f. Dermat. 137, 35 (1921). — Kyrle: Ein Fall vom Syringocystadenom. Sitzg Wien. dermat. Ges., 3. März 1916. Ref. Arch. f. Dermat. 122, 794 (1916).

Lesser u. Beneke: Ein Fall von Lymphangioma tuberosum multiplex (Kaposi). Virchows Arch. 123 (1891).

Marke: Syringome. Verslg südwestdtsch. Dermat. 24. Okt. 1924. Ref. Zbl. Hautkrkh. 16, 165 (1925). — Martinotti: Interessante Beobachtungen über multiple bilateral symmetrisch auftretende Cysten. Giorn. ital. Mal. vener. Pelle 65, H. 1, 19—25 (1924).

Naegeli: Syringoma circinosum. Arch. f. Dermat. 124, 99 (1917). — Neumann: Das Syringocystom. Arch. f. Dermat. 54, 3 (1900).

Peiser: Syringocystadenoma. Dermat. Wschr. 78, Nr 20, 565 (1924). — Philippson: Die Beziehungen des Kolloidmilium (Wagner), der kolloiden Degeneration der Cutis (Besnier) und des Hydradenoms (Darier, Jaquet) zueinander. Mh. Dermat. 11 (1890). — Pick, Walter: Über das Epithelioma adenoides cysticum (Brooke) und seine Beziehungen zum Adenom der Talgdrüsen. Arch. f. Dermat. 58, 201 (1901).

Quinquaud: Internat. Dermatologenkongr. Paris 1889. Ref. Ann. de Dermat. 1889, 983.

Ricker u. Schwalb: Die Geschwülste der Hautdrüsen. Berlin: S. Karger 1914. — Rothe: Über Syringome. Arch. f. Dermat. 108, 457 (1911). — Ruge, Herrmann: Über Vulvaaffektionen und ihre gynäkologische Bedeutung (Schweißdrüsencarcinome). Z. Geburtsh. 56 (1905).

Saalfeld u. Oesterreich: Über Haemangioma tuberosum multiplex und Lymphangioma tuberosum multiplex. Arch. f. Dermat. 120, 1 (1914); 124, 124 (1917). — Schickele: Weitere Beiträge zur Lehre der mesonephrischen Tumoren. Beitr. Geburtsh. 6 (1902). — Schwalb: Das Syringom. Med. Klin. 1, 289 (1916). — Stockmann: Über Hydrocystoma tuberosum multiplex. Arch. f. Dermat. 92, 145 (1908).

Török: Kritische Beobachtungen zur Frage des Syringocystadenoms. Arch. f. Dermat. 65, 119 (1903).

Unna, P. G.: Histopathologie der Hautkrankheiten, 1894.

Werther: Syringadenoma papilliferum. Arch. f. Dermat. 116, 865 (1913). — Winkler: Über einen Fall von eigenartig lokalisierten Syringomen in Kombination mit anderen Entwicklungsanomalien. Arch. f. Dermat. 120, 343 (1914). — Wolters: (a) Epithelioma adenoides cysticum. Arch. f. Dermat. 56, 89 (1901). (b) Über das Epithelioma adenoides cysticum (Brooke). Dermat. Z. 15 (1908).

Verschiedene Formen der Schweißdrüsenepitheliome. Das Cylindrom.

Alezais et Peyron: (a) Sur le mode de développement des tumeurs dites mixtes et des cylindromes de la région de la face. C. r. Acad. Sci. Paris 17, No 12 (1921). (b) Sur l'histogenèse des tumeurs à type de cylindrome. Inst. des recherches sur le cancer. C. r. Soc. Biol. Paris 88, No 11 (1923). Ref. Zbl. Hautkrkh. 9, H. 9 (1923). — Anglesio: Contributo allo studio dei cilindromi. Arch. ital. Chir. 6, H. 2 (1922). Ref. Zbl. Hautkrkh. 7, 331 (1923).

Balzer et Menetrier: Étude sur un cas d'adénomes sébacés de la face et de cuir chevelu. Arch. de Physiol. 6 (1885). — de Beurmann, Verdun et Bith: Cylindroma. Ikonogr. dermat. (Kioto) 1914, H. 7. — Bieberstein: Epithelioma adenoides cysticum im Gesicht und Cylindrome am behaarten Kopf. Arch. f. Dermat. 142, 428 (1923). — Billroth: Zitiert nach Krompecher u. G. Herzog. — Borst: Allgemeine Pathologie der malignen Geschwülste. Leipzig: S. Hirzel 1924. — Burnier et Rejsek: Tumeurs multiples du cuir chevelu. Bull. Soc. franç. Dermat. 1923, No 2.

Civatte: Tumeurs multiples du cuire chevelu. Bull. Soc. franç. Dermat., 22. Jan. 1920.

Dalous: Cylindromes de la peau. Ann. de Dermat., April 1902. — Darier: (a) Examen histol. d'un cas de cylindrome de la région parotidienne. Ann. de Dermat. 1897. (b) Classification des épithéliomas de la peau. Internat. dermat. Kongr. Berlin 1904. — Dubreuilh et Auché: Epitheliomes bénins multiples du cuir chevelu. Ann. de Dermat., Mai 1902.

Fick: Über die Endotheliome der Autoren. Mh. Dermat. 48 (1909). — Friboes: Beitrag zur Klinik und Histopathologie der gutartigen Hautepitheliome. Berlin: S. Karger 1912.

Haslund: Multiple Endotheliome der Kopfhaut. Ein Beitrag zur Kenntnis der Geschwülste der Haut. Arch. f. Dermat. 82, 274 (1906). — Hedinger: Gutartiges Epitheliom

der behaarten Kopfhaut (sog. Adenoma sebac.). Zbl. Path. **21** (1910). — HERZOG, G.: Neue Beiträge zur Cylindromfrage. Beitr. path. Anat. **69** (1921).
JADASSOHN: Demonstration von selteneren Hautepitheliomen. Bruns' Beitr. Chir. **136**, H. 2 (1926). — JAKOBI: Multiple Basalzellenepitheliome. 14. Kongr. dtsch. dermat. Ges. Dresden, 13.—16. Sept. 1925. Ref. Zbl. Hautkrkh. **18**, 521 (1925). — JULIUSBERG: (a) Lymphangio-Endothelioma Cutis. Ein Beitrag zur Kenntnis der Endotheliome der Haut. Arch. f. Dermat. **89**, 191 (1908). (b) Zur Endotheliomfrage. Mh. Dermat. **49**, 107 (1910).
KIRSCHNER: Das Endotheliom (Cylindrom) des Antrum Highmori. Arch. f. Laryng. **15** (1903). — KOULNIEFF: Cylindromes multiples de la peau. Soc. russ. Syph. et Dermat. Petersbourg 1894. Ref. Ann. de Dermat. **1895**. — KROICZIK: Endotheliome multiplex (SPIEGLER). Ges. Haut- u. Geschlechtskrkh. Kiew, 18. Mai 1926. Ref. Dermat. Z. **50**, H. 3 (1927). — KROMPECHER: (a) Der Basalzellenkrebs. Jena: Gustav Fischer 1903. (b) Zur Histogenese und Morphologie der Mischgeschwülste der Haut, sowie der Speichel- und Schleimdrüsen. Beitr. path. Anat. **44** (1908). — KUMER: Kraurosis vulvae; Cylindroma epitheliale. Demonstr. Wien. dermat. Ges., Jan. 1920. Ref. Arch. f. Dermat. **137**, 34 (1921).
LEEUWEN, VAN: Multiple Epitheliome der Haut mit Mischgeschwulst der Parotis. Virchows Arch. **207** (1912). — LUBARSCH: Über die Geschwulstbezeichnung Cylindrom. Virchows Arch. **122** (1890).
MAJOCCHI: Sopra un caso di cilindroma cutaneo (Nota clinico-histolog.). Giorn. ital. Mal. vener. Pelle **63**, H. 2 (1922). — MALASSEZ: Sur le cylindrome. Arch. Physiol. norm. et path. **1883**. — MALON: Cylindrome du dos du nez. Arch. internat. Laryng. etc. **1**, No 6 (1922). Ref. Zbl. Hautkrkh. **7**, 490 (1923). — MARCHAND: Über ein Epitheliom mit hyalinen Kugeln des Antrum Highmori. Beitr. path. Anat. **13** (1893). — MULERT: Ein Fall von multiplen Endotheliomen der Kopfhaut, zugleich ein Beitrag zur Endotheliomfrage. Inaug.-Diss. Rostock 1897. Ref. bei RICKER u. SCHWALB.
NASSE: Fall von multiplen Hautgeschwülsten des Kopfes. Freie Ver.igg Chir. Berlin, 9. Febr. 1891. Ref. bei RICKER u. SCHWALB. — NOBL: (a) Cylindroma epitheliale pendulum. Wien. dermat. Ges. Demonstr., 12. Febr. 1925. Ref. Zbl. Hautkrkh. **17**, 132 (1925). (b) Cylindrom des Lidwinkels. Wien. dermat. Ges. Demonstr., 28. Mai 1925. Ref. Zbl. Hautkrkh. **18**, 159 (1925).
PINKUS: Cylindrom des Kopfes mit Bemerkungen über die Glashaut des Haares. 12. Kongreß dtsch. dermat. Ges. Hamburg 1921. Ref. Arch. f. Dermat. **138**, 347 (1921). — POLLAND: Über Cylindroma epitheliale. Mh. Dermat. **43**, 279 (1906). — PONCET: Note sur une varieté de tumeurs confluentes du cuir chevelu siégeant également sur la peau d'autres régions. Rev. de Chir. **10** (1890).
RAFIN: Tumeurs sébacées multiples. Lyon méd. **82** (1896). — RIBBERT: Das Carcinom des Menschen. Bonn: Fr. Cohen 1911. — RICKER u. SCHWALB: Die Geschwülste der Hautdrüsen. Berlin: S. Karger 1914. — RIEHL: Über Endotheliome der Haut. Verslg dtsch. Naturforsch. Wien 1894. Ref. Mh. Dermatol. **19** (1894).
SCHÖNHOF: Cylindrom der Wange. Dtsch. dermat. Ges. tschechoslov. Republik, Demonstr., Sitzg 4. Febr. 1923. Ref. Zbl. Hautkrkh. **8**, 379 (1923). — SEITZ: Ein Fall multipler Cylindrome der Kopfhaut. Inaug.-Diss. München 1898. Ref. bei RICKER u. SCHWALB. — SPIEGLER: Endotheliome der Haut. Arch. f. Dermat. **50**, 163 (1899).
THIELEMANN: Ein Cylindrom der Oberlippe. Z. Laryng. usw. **13**, H. 3. — TISCHNENKO: Diskussion zu KROICZIK: Demonstration. Siehe dort.
VOIGT: Cylindrome. Nürnberg. dermat. Ges., 12. Nov. 1924. Ref. Dermat. Wschr. **82**, Nr 17 (1926). — VOLKMANN: Ein neuer Fall von Cylindergeschwulst. Virchows Arch. **1857**.
WATANABE, J. Über das Cylindrom und das Epithelioma adenoides cysticum. Arch. f. Dermat. **140**, 208 (1922).

Das verkalkte Epitheliom.

BILKE: Über verkalkte Epitheliome der Haut und Verknöcherung darin. Virchows Arch. **236** (1922).
CHENANTAIS: L'épithéliome calcifié. Thèse de Paris 1881. Zit. nach v. NOORDEN. — CHILESOTTI: Les carcinomes calcifiés de la peau (Epitheliomes calcifiés). Rev. méd. Suisse rom. **24** (1904). Zit. nach MURAKAMI.
DENECKE: Beitrag zur Kenntnis der verkalkten Epitheliome. Arb. path. Inst. Göttingen **1893**. — DOESSEKKER: Beitrag zur Kenntnis der Kalkablagerungen mit spezieller Berücksichtigung der sog. verkalkten Epitheliome der Haut. Arch. f. Dermat. **129**, 260 (1921). — DUBREUILH et CAZENAVE: De l'epithéliome calcifié. Étude histologique. Ann. de Dermat. **3**, 257 (1922). — DUYSE, VAN: Les „endothéliomes", „angiosarkomes", „cylindromes". Ce qui en reste. Le Scalpel **75**, No 24 (1922). Ref. Zbl. Hautkrkh. **6**, 358 (1922).
FICK, JOH. V.: Über die Unbrauchbarkeit der Arbeitshypothese „Endotheliom". Dermat. Wschr. **54**, 488 (1912). — FIRKET: Über das Schicksal abgesprengter Epithelkeime in der

Haut eines 5monatigen Kindes. Virchows Arch. **208** (1912). — FOLLMANN, J.: Beiträge zur Histologie der endokrinen Drüsen und der Geschwülste bei Xeroderma pigmentosum. Heliodermatrophia blastomatogenes. Arch. f. Dermat. **166**, 297 (1932).
HENZI: Über Verknöcherung in verkalkten Epitheliomen. Frankf. Z. Path. **15**.
KROMPECHER: Der Basalzellenkrebs. Jena: Gustav Fischer 1903.
LAPOINTE: Epithéliome sébacé calcifié. Bull. Soc. Anat. Paris **82** (1907). — LIESEGANG: Über Kalkablagerungen der Haut. Arch. f. Dermat. **139**, 73 (1921). — LINSER: Über verkalkte Epitheliome und Endotheliome. Bruns' Beitr. **26** (1910).
MALHERBE: Recherches sur l'épithéliome calcifié des glandes sébacées. Trans. internat. med. Congr. London 1881. Zit. nach v. NOORDEN. — MURAKAMI: Zur Kenntnis der verkalkten Epitheliome der Haut. Arch. f. Dermat. **109**, 51 (1911).
NOORDEN, V.: Das verkalkte Epitheliom. Bruns' Beitr. **3** (1888).
PERTHES: Über verkalkte Epitheliome im Unterhautzellgewebe. Bruns' Beitr. **12** (1894). — PILLIET: Deux cas d'epitheliome calcifié. Bull. Soc. Anat. Paris **65** (1898).
REVERDIN: Epithéliome calcifié, opéré et recidivé. Rev. de Chir. **21** (1901).
SOULIGOUT et PILLIET: Epitheliome calcifié de la tempe. Bull. Soc. Anat. Paris **73** (1898). Zit. nach MURAKAMI. — STIEDA: Über das verkalkte Epitheliom. Bruns' Beitr. **15** (1896). — STRASSBERG: Über heterotope Knochenbildung in der Haut. Virchows Arch. **203** (1911).
THORN: Über das verkalkte Epitheliom. Arch. klin. Chir. **56** (1898).
WALKHOFF: Ein neuer Fall von verkalktem Epitheliom der Haut. Festschrift für RINDFLEISCH, 1907. — WILKENS: Über die Verknöcherung und Verkalkung der Haut und die sog. Hautsteine. Inaug.-Diss. Göttingen 1968. Zit. nach MURAKAMI.

Adenoma sebaceum.

ADAMSON, H. G.: Zwei Fälle von Adenoma sebaceum bei Mutter und Sohn. Verh. med. Ges. London, dermat. sect. **4**, Nr 6. Sitzg 16. März 1911. — AJELLO: (a) Contributo allo studio dell' adenoma sebaceum. Riforma med., 12. Sept. 1899. Ref. Arch. f. Dermat. **53**, 470. (b) Beitrag zum Studium des Adenoma sebaceum. Boll. malat. vener. pelle 1901, No 1. Ref. Mh. Dermat. **32** (1901). — ANDREWS: (a) Adenoma sebaceum. N. Y. Acad. Med., sect. on dermat., 6. Okt. 1925. Ref. Arch. of Dermat. **13**, Nr 2, 278 (1926). (b) Adenoma sebaceum. Manhattan dermat. Soc., 8. Dez. 1925. Ref. Arch. of Dermat. **13**, Nr 4, 590 (1926). — ANDRUSZEWSKI: Adenoma sebaceum. Typus PRINGLE. Lemberg. dermat. Ges., Sitzg 26. Juni 1924. Ref. Zbl. Hautkrkh. **16**, 524. — ARNDT: (a) Multiple symmetrische Gesichtsnaevi. Berl. dermat. Ges., Sitzg 2. Jan. 1921. Ref. Zbl. Hautkrkh. **1**, 13. (b) Adenoma sebaceum. Berl. dermat. Ges., Sitzg 12. Juni 1928. — ARZT: Naevus multiplex PRINGLE mit Bindegewebsnaevus in der Sacralgegend. Wien. dermat. Ges., Sitzg 2. Nov. 1926. Ref. Zbl. Hautkrkh. **22**, 617. — AUDRY: (a) De l'adénome sébacé circonscrit. Ann. de Dermat. **1903**, 563. (b) De l'adénome sébacé circonscrit. Ann. de Dermat. **1904**, No 7. (c) Sur un soi disant adénome sébacé congénital unilatéral de la face. Ann. de Dermat. **1909**, No 5. — AUDRY et NOVÉ JOSSERAND: Tumeurs multiples de la peau; épithéliome et idradénome. Lyon méd. **69** (1892).
BALASSA, B.: Talgdrüsenadenoma der Gesichtshaut. Demonstrationen der dermatologischen Abteilung des israelitischen Hospitals (Kaszab-Polikl.) in Budapest, Sitzg 19. April 1925. Ref. Zbl. Hautkrkh. **22**, 31. — BALIÑA, PEDRO: Adenoma sebaceum vom Typus BALZER-PRINGLE. Soc. dermat. argent. Buenos-Aires, Sitzg 7. Juni 1923. Ref. Zbl. Hautkrkh. **17**, 175. — BALZER et BARCAT: Un cas d'adénome sébacé; traitement par le radium. Bull. Soc. franç. Dermat. **1910**, 57. — BALZER, F., BARCAT et H. GODLEWSKI: Naevi miliaires télangiectasiques (hémolymphangiome) et granuleux de la face, variété du polyadénome sébacé télangiectasique de PRINGLE. Bull. Soc. franç. Dermat. **1912**, 82. — BANDLER: Zur Histologie des Naevus sebaceus. Arch. f. Dermat. **49** (1899). — BAUMGARTEN, GEORG: Beitrag zum Naevus hydrosebaceus. (Adenoma sebaceum.) Dermat. Z. **1911**, Erg.-H. Juli, 128. — BECHET: (a) Adenoma sebaceum treated by desiccation. Dermat. Soc. New York, 24. Okt. 1922. Ref. Arch. of Dermat. **7**, 272 (1923). (b) Adenoma sebaceum: Results of treatment with actinotherapy. N. Y. Acad. Med., sect. on dermat., 1. Mai 1923. Ref. Arch. of Dermat. **8**, Nr 4, 561 (1923). — BENKMANN: Über einen Fall von Naevus sebaceus. Inaug.-Diss. Berlin 1909. — BERGSTAD, EVERS: Fall von Hautveränderung, hervorgerufen durch Demodex folliculorum. Acta dermato-vener.(Stockh.) **6**, 3, 329 (1925). — BESNIER-BROCQ-JACQUET: La pratique dermatologique, Tome 1, p. 284. Paris: Masson & Co. — BLATT: Adenoma sebaceum. Lemberg. dermat. Ges., Sitzg 4. Juni 1926. Ref. Zbl. Hautkrkh. **21**, 141. — BOCK: (a) Über ein Adenom der Talgdrüsen. Virchows Arch. **81** (1881). (b) Ein Fall von Adenom der MEIBOMschen Drüsen. Wien. klin. Wschr. **1888**, 799. — BOSSELLINI: Über einen Fall von sog. Adenoma sebaceum PRINGLE. Symmetrischer Naevus des Gesichts. Mh. Dermat. **51**, 495 (1910). — BROCK, W.: Ceruminaldrüsen und Adenom des Gehörgangs. Z. Laryng. usw. **14**, 349 (1926). Ref. Zbl. Hautkrkh. **22**, 377. — BRÜNAUER: (a) Naevus sebaceus Typus PRINGLE. Wien. dermat. Ges., Sitzg 7. Juni 1923. Ref. Zbl. Hautkrkh. **9**,

373. (b) Wien. klin. Wschr. **39**, 409, 447 (1926). — BUKOWSKY: Adenoma sebaceum. Poln. Z. Dermat. **1907**, Nr 12. Ref. Mh. Dermat. **46**, 390 (1908). — BUSCHKE: (a) Naevus sebaceus am behaarten Kopf. Berl. dermat. Ges., Sitzg 4. März 1902. Ref. Mh. Dermat. **34**, 336. (b) Zur Kasuistik des Adenoma sebaceum. Berl. dermat. Ges., Sitzg 2. Febr. 1904. Ref. Dtsch. Z. **11**, 467 (1904). (c) Naevus PRINGLE + RECKLINGHAUSENsche Krankheit + tuberöse Hirnsklerose. Berl. dermat. Ges., Festsitzg 30. Okt. 1926. Ref. Zbl. Hautkrkh. **21**, 556.

CAILLIAU, LOUSTE, DUCOURTIOUX et LOTTE: Apropos d'un cas familial et héréditaire d'adénomes sébacés symétriques de la face accompagné de néoformations épithéliales multiples. Bull. Soc. franç. dermat. **33**, No 8, 634 (1926). — CALWELL: Ein Fall von Adenoma sebac. 77. Jverslg brit. med. Assoc., 28.—30. Juli 1909. Ref. f. Dermat. **101**, 414. — CAMPLANI: Tre casi famigliari di morbo di PRINGLE. Tumori **10**, 92 (1923). Ref. Zbl. Hautkrkh. **10**, 170. — CAROL, W. L. L.: (a) Beitrag zur Kenntnis des Adenoma sebaceum PRINGLE und sein Verhältnis zur Krankheit von BOURNEVILLE und von RECKLINGHAUSEN. Acta dermato-vener. (Stockh.) **2**, 186 (1921). (b) Etwas über das Adenoma sebaceum Typus PRINGLE. Nederl. Tijdschr. Geneesk. **65**, 2202 (1921). Ref. Zbl. Hautkrkh. **3**, 360. (c) Über tuberöse Sklerose der Haut. 64. Sitzg niederl. dermat. Ver., 3. Dez. 1922. Ref. Zbl. Hautkrkh. **4**, 29. (d) Über das Adenom der Talgdrüsen und das Talgdrüsenzellenadenom. 65. Sitzg niederl. dermat. Ver., 25. März 1923. Ref. Zbl. Hautkrkh. **10**, 52. — CASPARY: Über Adenoma sebaceum. Arch. f. Dermat. **23**, 371 (1891). — CHARGIN: Adenoma sebaceum (Type PRINGLE). N. Y. Acad. Med., sect. on dermat., 6. Jan. 1925. Ref. Arch. of Dermat. **12**, 284 (1925). — CLARKE, WILLIAM COGSWELL: An adenoma of sebaceous glands of the abdominal wall. Ann. of Lungery **40**, 486 (1904). Ref. Arch. f. Dermat. **76**, 310. — COENEN: (a) Über Endotheliome der Haut. Arch. f. Chir. **76** (1905). (b) Bericht über die in der Poliklinik der kgl. Universitätsklinik behandelten Geschwülste. Arch. f. Chir. **78**, 679 (1906). (c) Zur Kasuistik und Histologie des Hautkrebses. Arch. f. Chir. **78**, 801 (1906). — CRAWFORD: Adenoma sebaceum (Type PRINGLE). Pittsburgh dermat. Soc., 26. Mai 1926. Ref. Arch. of Dermat. **14**, 591 (1926). — CRUTCHFIELD: Adenoma sebaceum associated with a teratoma of the kidney. Arch. of Dermat. **38** (1920, Sept.). — CSILLAG: (a) Über das Syringom. Arch. f. Dermat. **72** (1904). (b) Beitrag zur Lehre von den symmetrischen Gesichtsnaevi. Arch. f. Dermat. **80**, 37 (1906). (c) Beitrag zur Kenntnis des Epithelioma adenoides cysticum (BROOKE). (Trichoepithelioma multiplex papulosum JARISCH.) Arch. f. Dermat. **80** (1906). — CURTIS et LAMBRET: Un cas d'adenome sébacé volumineux de la face. Rev. de Chir. **22** (1900). Ref. Arch. f. Dermat. **62**, 153.

DARIER: (a) Contribution à l'étude de l'épitnéliome des glandes suaoripares. Arch. Méd. expér. et Anat. path., I. s. **1**, 115 (1889). (b) Cas de naevi vasculaires et verruqueux de la face, affection confondue avec les adénomes sébacés. Bull. Soc. franç. Dermat. **1890**, 217. — DEKEYSER: Adénomes sébacés. Bull. Soc. belge Dermat. **1904**, No 2. Ref. Dermat. Zbl. **7**, 366. — DOCKRELL: Krankenvorstellung. Brit. J. of Dermat. **1895**, 340. — DOHI, S.: An organ nevus (Adenoma sebaceum, trichoepithelioma, Syringom). Jap. J. of Dermat. **25**, 10 (1925). Ref. Zbl. Hautkrkh. **18**, 370. — DORST-DELBANCO: Zur Anatomie der strichförmig angeordneten Geschwülste der Haut. (Acanthoma, bzw. Epithelioma adenoides cysticum und Adenoma sebaceum, bzw. multiple umschriebene Talgdrüsenhypertrophien.) Mh. Dermat. **33**, 317. — DOWLING, G. B.: Adenoma sebaceum tumours in a boy aged 19. Proc. roy. Soc. Med. **18**, Nr 9, sect. dermat., 19. März 1925. Ref. Zbl. Hautkrkh. **18**, 674. — DRABKIN-SLUTZKY: Zwei Fälle von sog. Adenomata sebacea. Inaug.-Diss. Zürich 1906.

EICHHORN: (a) Adenoma sebaceum bei jungem Mann. 4. Tagg mitteldtsch. Dermat. Chemnitz, Sitzg 29. Juni 1924. Ref. Zbl. Hautkrkh. **15**, 411. (b) Adenoma sebaceum. 4. Tagg mitteldtsch. Dermat. Chemnitz, Sitzg 29. Juni 1924. Ref. Zbl. Hautkrkh. **15**, 414. — EITNER: Zur Kenntnis des Adenoma sebaceum PRINGLE. Wien. klin. Wschr. **1909**, Nr 33.

FELLÄNDER, J.: Zur Kasuistik des Adenoma sebaceum disseminatum. Arch. f. Dermat. **74**, 203 (1905). — FINNERUD and OLIVER: Adenoma sebaceum. Chicago dermat. Soc., 19. Nov. 1924. Ref. Arch. of Dermat. **2**, 849 (1925). — FINSEN: (a) Adenoma sebaceum. Dän. dermat. Ges., Sitzg 7. Okt. 1925. Ref. Zbl. Hautkrkh. **19**, 833. (b) Adenomata sebacea. Dän. dermat. Ges., Sitzg 4. Nov. 1925. Ref. Zbl. Hautkrkh. **19**, 834. — FISCHER, W.: (a) Die Nierentumoren bei der tuberösen Hirnsklerose. Beitr. path. Anat. **50** (1911). (b) Tuberöse Hirnsklerose und Adenoma sebaceum. Beitr. path. Anat. **50**. (c) Adenoma seb. PRINGLE. Köln. dermat. Ges., Sitzg 30. Nov. 1923. Ref. Zbl. Hautkrkh. **11**, 462. — FISCHL: Naevus PRINGLE. Wien. dermat. Ges., Sitzg 23. Juni 1921. Ref. Zbl. Hautkrkh. **2**, 161. — FLARER, F.: (a) Contributo clinico ed istologico alla conoscenza dei cosidetti adenomi sebacei (PRINGLE-BALZER). 22. Riun. Soc. ital. Dermat. Roma, 18. Dez. 1925. Ref. Zbl. Hautkrkh. **20**, 886. (b) Contributo clinico ed istologico alla conoscenza dei cosidetti adenomi sebacei (PRINGLE-BALZER). Tumori **12**, 468—492 (1926). Ref. Zbl. Hautkrkh. **23**, 788. (c) Nota clinica ed istologica su un caso di adenoma sebaceo circoscritto. Arch. ital. Dermat. **2**, 282—292 (1927). Ref. Zbl. Hautkrkh. **24**, 806. — FORDYCE, J. A.: (a) Multiple benign cystic epithelioma of the skin. J. of cutan. Dis. **10** (1892). (b) Some of more unusual forms of epithelial growth of the skin. J. amer. med. Assoc. **51**, 1398 (1908). (c) Benign cystic epithelioma or adenoma sebaceum. N. Y. dermat. Soc., 28. April 1925. Ref. Arch. of Dermat. **12**, Nr 5, 753 (1925). — FREUDENTHAL: Morbus PRINGLE mit Bindegewebsnaevi. Schles. dermat. Ges., Sitzg 7. Febr. 1927. Ref. Zbl. Hautkrkh. **25**, 402. — FREUND, C. S.: Über tuberöse Hirnsklerose und ihre Beziehungen zu Hautnaevi. Berl. klin. Wschr. **1918**, Nr 12. — FREUND, F.: (a) Adenoma sebaceum (Naevus PRINGLE) bei kongenitaler Lues. Wien. dermat. Ges., Sitzg 8. Mai 1924. Ref. Zbl. Hautkrkh. **13**, 333. (b) Naevus PRINGLE mit multiplen naevusartigen Bildungen an der Haut des Stammes. Wien. dermat. Ges., Sitzg 19. Mai 1927. Ref. Zbl. Hautkrkh. **24**, 747. — FRIEBOES, W.: Über einen Fall von Naevus epitheliomatosus sebaceus capitis. Dermat. Z. **22**, 313 (1915). — FÜHRER: Zur Morphologie der Hautdrüsen. Dtsch. Klin. **1850**, H. 20. — FUHS, HERBERT: Über Naevus multiplex PRINGLE (Adenoma sebaceum). Arch. f. Dermat. **148**, H. 3, 509—515 (1925).

GAGER: Adenoma sebaceum. Minnesota dermat. Soc., 5. März 1924. Ref. Arch. of Dermat. **10**, 256—257 (1924). — GAVAZZENI, G. A.: Talgdrüsen-Hyperplasie und Epitheliom. Arch. f. Dermat. **92**, 323. — GELBJERG-HANSEN, G.: Ein Fall von Naevus sebaceus mit solitärem Hauthorn. Dermat. Z. **46**, H. 1, 29—30 (1925). — GÉRY, LOUIS: Typisches Adenoma sebaceum. (Épithéliome sébacé typique.) Réun. dermat. de Strasbourg, Sitzg 20. Juli 1921. Bull. Soc. franç. Dermat. **921**, 45. — GOTTHEIL, W. G.: Adenoma sebaceum of the non symmetrical type. J. amer. med. Assoc. **37**, 176 (1901). Ref. Arch. f. Dermat. **63**, 469. — GREIG, D. M.: A case of meningeal naevus associated with adenoma sebaceum. Edinburgh med. J. **28**, 105 (1922). Ref. Zbl. Hautkrkh. **6**, 28. — GRUND: (a) Adenoma sebaceum. Dermat. Ges. Hamburg-Altona, Sitzg 2. Febr. 1924. Ref. Zbl. Hautkrkh. **16**, 17. (b) Adenoma sebaceum PRINGLE. Dermat. Ges. Hamburg-Altona, Festsitzg 14. Juni 1925. Ref. Zbl. Hautkrkh. **19**, 196. — GRÜNMANDEL, SELMA: Morbus PRINGLE. Schles. dermat. Ges., Sitzg 20. Nov. 1926. Ref. Zbl. Hautkrkh. **22**, 611. — GUREWITSCH, B.: Über Neubildung von Talgdrüsen. Inaug.-Diss. Berlin 1910. Mh. Dermat. **52**, 44.

HALLE: (a) Adenoma sebaceum. Berl. dermat. Ges., Sitzg 11. Mai 1909. Ref. Arch. f. Dermat. **97**, 121. (b) Adenoma sebaceum. Berl. dermat. Ges., Sitzg 11. Mai 1909. Ref. Dermat. Zbl. **12**, 286. — HALLOPEAU et LEREDDE: Sur un cas d'adénomes sébacés à forme scléreuse. Unité des affections comprises sous le nom d'adénomes sébacés, naevi vasculaires verruqueux, etc. Bull. Soc. franç. Dermat. **6**, 217 (1895). — HAMILTON, G. G.: (a) Sebaceous Adenomata. Brit. med. J. **1898**, p. 501. Ref. Dermat. Zbl. **1**, 259. (b) Adenoma sebaceum. Med. J. Austral. **1**, 337 (1924). Ref. Zbl. Hautkrkh. **14**, 70. — HARBITZ, F.: Tuberöse Hirnsklerose, gleichzeitig mit Nierengeschwülsten (Myxoliposarkomen) und einer Hautkrankheit. (Aden. seb.). Zbl. Path. **23** (1912). — HAXTHAUSEN, H.: (a) Adenoma sebaceum. Dän. dermat. Ges., Sitzg 6. Okt. 1920. Ref. Zbl. Hautkrkh. **1**, 499. (b) Kolloidmilium und Talgdrüsenhyperplasie. Verh. dän. dermat. Ges., Sitzg 6. Mai 1925. Ref. Dermat. Wschr. **82**, 552. — HIDAKA SEIICHI: Über Talgdrüsennaevi. J. of orient. Med. **3**, 44 (1925). Ref. Zbl. Hautkrkh. **18**, 673. — HINTZ, A.: Ein Fall von Naevus PRINGLE und Neurofibromatosis (v. RECKLINGHAUSEN). Arch. f. Dermat. **106** (1911). — HIRSCHFELD: Über senile und präsenile, rein hyperplastische Talgdrüsentumoren, speziell des Gesichtes. Arch. f. Dermat. **72** (1904). — HOFFMANN, E.: Berl. dermat. Ges., 3. Febr. 1910. Ref. Dermat. Z. **10**, 542. — HOFFMANN, R.: Über das Rhinophyma. Z. Laryng. usw. **2** (1909). — HOPF: Adenoma sebaceum bei zwei Schwestern. Ver. Dresden. Dermat., Sitzg 1. Dez. 1926. Ref. Zbl. Hautkrkh. **22**, 612. — HUDELO, DARBOIS et GALLET: Adénomes sébacés confluents de la face traités avec succés par la radiothérapie. Bull. Soc. franç. Dermat. **1911**, 357. — HUDELO, JAY et CAILLIAU: Adénomes sébacés multiples disséminés sur tout le corps à l'exception de la face. Bull. Soc. franç. Dermat. **33**, 615 (1926). — HÜGEL: Un cas d'adénomes sébacés type PRINGLE. Bull. Soc. franç. Dermat. **1921**, 50—52.

ISRAEL, O.: Über folliculäre Epitheliome der Haut. Arch. f. Chir. **43** (1892).

JÄGER: Über den vollwertigen Organbau eines Talgdrüsenadenoms beim Hunde und eines Analdrüsencarcinoms. Virchows Arch. **199** (1910). — JAMIESON: (a) Clinical notes. Brit. J. Dermat., Mai **1891**. (b) Adenoma sebac. Brit. J. Dermat. **1893**. (c) Molluscum fibrosum pendulum and Adenoma sebaceum. Brit. J. Dermat., Nov. **1906**. — JARISCH: Zur Lehre von den Hautgeschwülsten. Arch. f. Dermat. **28**, 163 (1894). — JEAN, G.: Un cas d'adénoma sébacé circonscrit du cuir chevelu simulant le naevus verruqueux. Ann. de Dermat. **4**, 671—674 (1923). — JONES, JACK W.: Ultra-violet ray therapy in dermatology. South. med. J. **16**, 423—427 (1923). Ref. Zbl. Hautkrkh. **11**, 119.

KAUCZYNSKY: Naevus sebaceus capitis. Lemberg. dermat. Ges., Sitzg 3. Febr. 1927. Ref. Zbl. Hautkrkh. **23**, 631. — MACKEE für FORDYCE: Adenoma sebaceum. Verh. N. Y. dermat. Ges., Sitzg 27. Okt. 1914. Ref. Arch. f. Dermat. **122**, 542. — KELLER: Demonstration eines Falles von Morbus PRINGLE. Med. Ges. Freiburg, Sitzg 6. Juli 1926. Ref. Klin. Wschr. **5**, 1899—1900 (1926). — KLAUDER, JOSEPH: Adenoma sebaceum. Arch. of Dermat. **7**, 849 (1923). — KLINGEL: Zwei Fälle von Talgdrüsenadenom am äußeren Ohr. Z. Ohrenheilk. **21** (1891). — KNOWSLEY, SIBLEY: (a) Adenoma sebaceum. Verh. Roy.

Soc. Med., Sitzg 18. Juni 1914. Ref. Arch. f. Dermat. **122**, 523. (b) Fall von Adenoma sebaceum. Proc. roy. Soc. Med., dermat. sect., 15. April **1920**. Ref. Dermat. Wschr. **72**, 148. — KOFLER: Ein Fall von „Naevus PRINGLE" der Haut mit Teleangiektasien an den Schleimhäuten und wiederholten Hämorrhagien aus denselben. Wien. klin. Wschr. **1908**, 570. — KOPP: Zur Kasuistik des Naevus vasculosus verrucosus faciei (DARIER). Dtsch. Arch. klin. Med. **84** (1905). — KOTHE: Zur Lehre von den Talgdrüsengeschwülsten. Arch. Dermat. **68**, 33, 359 (1903). — KREN, O.: Naevus multiplex PRINGLE. Handbuch der Hals-, Nasen-, Ohren-Heikunde, Bd. 4, S. 559. Berlin: Julius Springer u. München: J. F. Bergmann 1928. — KRUSEWITZ: Adenoma sebaceum. Nordwestdtsch. Dermat.-Ver.igg Kiel, Sitzg 18. April 1926. Ref. Zbl. Hautkrkh. **20**, 422. — KRZYSZTALOWICZ, FR.: Ein Fall von sog. Adenoma sebaceum. Mh. prakt. Dermat. **45**, 1 (1907). — KYRLE: Zur Frage der postfetalen Talgdrüsenneubildungen. Dermat. Z., Okt. **1913**.

LANG, M.: Adenoma sebaceum PRINGLE. Ref. Orv. Hetil. (ung.) **1925**, 1184. — LANGER, ERICH: Adenoma sebaceum (Typ PRINGLE) kombiniert mit abortiver RECKLINGHAUSENscher Krankheit. Berl. dermat. Ges., Sitzg 8. Juni 1926. Ref. Zbl. Hautkrkh. **20**, 533. — LEROUX, R. et L. CORNIL: Épithélioma sebacé. Bull. Soc. Anat. Paris **93**, 352 (1923). Ref. Zbl. Hautkrkh. **10**, 170. — LIPSCHÜTZ: Adenoma sebaceum. Verh. Wien. dermat. Ges., Sitzg 12. Mai **1909**. Ref. Arch. Dermat. **98**, 127. — LITTLE, GRAHAM: Adenoma sebaceum. Verh. Roy. Soc. Med., dermat. Abt., Sitzg 15. Juli **1909**. Ref. Arch. f. Dermat. **101**, 408. — LITTLE, GRAHAM E. G.: Fall von Adenoma sebaceum. Proc. of roy. Soc. Med., dermat. sect., Sitzg 19. Mai 1921. Ref. Dermat. Wschr. **74**, 65. — LÖWENHEIM: Adenoma sebaceum. Verh. Breslau. dermat. Ver.igg, Sitzg 10. Mai 1902. Ref. Arch. f. Dermat. **64**, 424. — LÜCKE: PITHA-BILLROTHs Handbuch der allgemeinen und speziellen Chirurgie, Bd. 2, Abt. 1. Erlangen 1869.

MARTINOTTI: Über die Naevi und Tumoren der Talgdrüsen. Giorn. ital. Mal. vener. Pelle 1912. Ref. Arch. f. Dermat. **112**, 448. — MARULLO: Ein Fall diffuser chronischer Talgdrüsenhypertrophie (Adenoma sebaceum CASPARY-PRINGLE usw.). Dermat. Z. **9** (1902). — MEIROWSKY: Adenoma sebaceum. Köln. dermat. Ges., Sitzg 3. Nov. 1927. Ref. Zbl. Hautkrkh. **14**, 763. — MERK, LUDWIG: Das Wesen der RECKLINGHAUSENschen Neurofibromatose, des Adenoma sebaceum und der tuberösen Sklerose. Med. Klin. **16**, 802 (1920). — MIBELLI: Nevi simmetrici molteplici nella faccia (Adenoma sebaceo tipo PRINGLE). 17. Riun. Soc. ital. Dermat. Bologna, 5.—7. Juni 1920. Ref. Zbl. Hautkrkh. **7**, 36. — MICHELSON: (a) Hypertophied sebaceous glands. Arch. of Dermat. **9**, 131 (1924). (b) Adenoma sebaceum (PRINGLE) neurofibromatosis (v. RECKLINGHAUSEN); psoriasis vulgaris. Minnesota dermat. Soc., 7. Okt. 1925. Ref. Arch. of Dermat. **13**, 286 (1926). — MIERZECKI: Adenoma sebaceum PRINGLE. Lemberg. dermat. Ges., Sitzg 17. Juni 1926. — MINAMI, S.: Über das sog. Adenoma sebaceum. Jap. Z. Dermat. **22**, 59—60 (1922). Ref. Zbl. Hautkrkh. **7**, 490. — MÖLLER: Naevusstudien. Arch. f. Dermat. **62**, 55, 371 (1902). — MONTI: Recherches sur l'adénome sébacé, 1895. Angef. nach RICKER u. SCHWALB. — MORI, I.: A case of adenoma sebaceum. Jap. J. of Dermat. **25**, 25 (1925). Ref. Zbl. Hautkrkh. **18**, 370. — MRAČEK: Handbuch der Hautkrankheiten, S. 523. Wien: August Hölder 1902. — MURERO, G.: Contributo clinico istologico sull'adenoma sebaceum del PRINGLE. Soc. ital. Dermat. Firenze, 20.—22. Dez. 1923. Ref. Giorn. ital. Mal. vener. Pelle **65**, 344—347 (1924).

NOBL: (a) Naevus PRINGLE und tuberöse Hirnsklerose. Verh. Wien. dermat. Ges., Sitzg 20. Febr. **1919**. Ref. Arch. f. Dermat. **133**, 60. (b) Ein Fall von Adenoma sebaceum PRINGLE. Ges. Ärzte Wien, Sitzg 12. Dez. 1924. Ref. Wien. klin. Wschr. **37**, Nr 51, 1319, 1320 (1924). (c) Beziehungen des Naevus PRINGLE zu der Neurofibromatosis RECKLINGHAUSEN. Wien. med. Wschr. **76**, 914—917 (1926). (d) Fall zur Diagnose. Wien. dermat. Ges., Sitzg 11. Nov. 1926. Ref. Zbl. Hautkrkh. **22**, 615.

OLESOW, I. N.: (a) Adenoma sebaceum (PRINGLE). Moskau. vener. u. dermat. Ges., Sitzg 6. Nov. 1924. Ref. Zbl. Hautkrkh. **16**, 526. (b) Über das sog. „Adenoma sebaceum". Russk. Klin. **5**, 107—118 (1926). Ref. Zbl. Hautkrkh. **20**, 780. — OLSON, G. M.: (a) Adenoma sebaceum and tuberose sclerosis of the brain. Arch. of Dermat. **6**, 21—26 (1922). (b) Adenoma sebaceum circumscriptum. Amer. dermat. Assoc., 6. Juni 1924. Ref. Arch. of Dermat. **2**, 130—131 (1925). — OPPENHEIM: (a) Verh. Wien. dermat. Ges., Sitzg 25. Jan. 1917. Ref. Arch. f. Dermat. **125**, 42. (b) Adenoma sebaceum mit gleichzeitiger Fibromentwicklung. Verh. Wien. dermat. Ges., Sitzg 22. März 1917. Ref. Arch. f. Dermat. **125**, 57. — OPPENHEIMER-MAERKLIN, EUGEN: Ein Fall von halbseitigem Talgdrüsennaevus. Inaug.-Diss. Freiburg 1898. Ref. Dermat. Zbl. **2**, 179.

PAIS, LUIGI: Malattia del PRINGLE: Contr. clin. ed istol. alla conosc. del polimorfismo dei cosidetti adenomi sebacei simetrici della faccia. Tumori **1**, 273—306 (1927). Ref. Zbl. Hautkrkh. **25**, 559. — PASINI: Sul cosidetti adenoma sebaceo (PRINGLE) nevofibromatoso angiectasico simetrico del volto. Giorn. ital. Mal. vener. Pelle **1909**, H. 2. Ref. Mh. Dermat. **49**, 173. — PATERSON, DONALD: Case of tuberous sclerosis. Proc. roy Soc. Med. **19**, Nr 8. Ref. Zbl. Hautkrkh. **21**, 725. — PAUTRIER, L. M., ROEDERER et G. LÉVY: Adénomes sébacés du type PRINGLE. Bull. Soc. franç. Dermat. **34**, 253—254 (1927). — PAYENNEVILLE: Deux cas d'adénomes sébacés symétriques de la face (type PRINGLE et type HALLOPEAU, LEREDDE, DARIER), coexistants avec une maladie de RECKLINGHAUSEN. Bull. Soc. franç. Dermat. **32**, 92—95 (1925). — PELAGATTI, M.: Autopsie d'un cas d'adénome sébacé de BALZER. Ann. de Dermat. **1904**, 983. — PERNET, JEAN: Adenomata sebacea Typus PRINGLE bei tuberöser Hirnsklerose, verbunden mit multiplen Hauttumoren. Kongr. schweiz. dermat. Ges. Zürich. Sitzg 4.—5. Juli 1925. Ref. Zbl. Hautkrkh. **21**, 43. — PETTINARI, V.: (a) Iperplasia o neoplasia delle ghiandole sebacee. Atti Soc. lombarda Sci. med. e biol. Milano **15**, 245—250 (1926). Ref. Zbl. Hautkrkh. **22**, 363. (b) Intorno all'esistensa di un vero adenoma sebaceo. Arch. ital. Chir. **16**, 693—706 (1926). Ref. Zbl. Hautkrkh. **24**, 805. — PEZZOLI, C.: Zwei Fälle von sog. Adenoma sebaceum (HALLOPEAU-LEREDDEs Naevi symétriques de la face). Arch. f. Dermat. **54**, 193 (1900). — PICCARDI: Adenoma sebaceum und Naevus sebaceus. Giorn. ital. Mal. vener. Pelle **1900**, H. 6. Ref. Mh. Dermat. **32**, 606 (1901). — PICK, W.: Über das Epithelioma adenoides cysticum (BROOKE) und seine Beziehungen zum Adenom der Talgdrüsen. (Adenoepitheliom.) Arch. f. Dermat. **58**, 201 (1901). — PINELES: Naevus sebaceus PRINGLE. Wien. med. Wschr. **76**, 761—762 (1926). — PINKUS: (a) Adenoma sebaceum. Berl. dermat. Ges., Sitzg 14. Juni 1904. Ref. Dermat. Zbl. **7**, 344. (b) Berl. dermat. Ges., Sitzg 12. Mai 1914. Ref. Dermat. Zbl. **17**, 351. — POEHLMANN: Adenoma sebaceum (Typus PRINGLE). Münch. dermat. Ges., Sitzg 29. Febr. 1924. Ref. Zbl. Hautkrkh. **12**, 233. — POLLITZER, S.: Case of adenoma sebaceous. J. of cutan. Dis. **1893**. — PONCET: Sur un cas d'épithéliomes sébacés multiples. Méd. moderne **1899**, 679. Ref. Arch. f. Dermat. **53**, 470. — POÓR: Beiträge zur Klinik und Anatomie des sog. Adenoma sebaceum. Mh. Dermat. **40**, 379 (1905). — PORTA LUIGI: Dei tumore folliculare sebacei. Memoria letta all' i. r. istituto lombardo di science lettere ed arti, 1856. Ref. Schmidts Jb. **96**, 127 (1857). — PORTER: Multiple Lipoma of the skin. Cystic Adenoma of the sebaceous glands. Boston med. J. **137**, Nr 25 (1897). Ref. Arch. f. Dermat. **49**, 152. — PRINGLE: Über einen Fall von kongenitalem Adenoma sebaceum. Mh. Dermat. **10** (1890).

RANDAK: Adenoma sebaceum Typus PRINGLE. Wien. dermat. Ges., Sitzg 25. Okt. 1923. Ref. Zbl. Hautkrkh. **11**, 292. — REDLICH, E.: Typische Fälle von RECKLINGHAUSEN und Adenoma sebaceum (PRINGLEsche Krankheit). Die Beziehung beider zueinander und ihre neurologische Bedeutung. Ges. Ärzte Wien, Sitzg 19. Dez. 1924. Wien. klin. Wschr. **37**, 1336 (1924). — REITMANN, K.: (a) Zur Kenntnis des Adenoma sebaceum PRINGLE. Arch. f. Dermat. **83**, 177 (1907). (b) Kenntnis der Talgdrüsen und der von ihnen ausgehenden Wucherungs- und Neubildungsprozesse. Arch. f. Dermat. **99**, 125. (c) Wien. dermat. Ges., 24. Okt. 1906. Ref. Mh. Dermat. **44**, 186 (1907). — REYŠEK, BOHUMIR: Cylindrome der behaarten Haut. Čas. lék. česk. **62**, 478—480 (1923). Ref. Zbl. Hautkrkh. **10**, 52. — RHEE, VAN: (a) Adenoma sebaceum. Detroit. dermat. Soc., 20. Febr. 1923. Ref. Arch. of Dermat. **8**, 124 (1923). (b) Adenoma sebaceum. Amer. dermat. Assoc. Chicago, 8. Juni 1923. Ref. Arch. of Dermat. **8**, 878 (1923). — RIECKER u. SCHWALB: Die Geschwülste der Hautdrüsen. Berlin: S. Karger 1914. — RINDFLEISCH: Lehrbuch der pathologischen Gewebelehre, 6. Aufl., 1886, S. 345. — RIVA, SENNEN: Contributo allo studio del cosidetto adenoma sebaceo tipo PRINGLE. Tumori **9**, 181—197 (1922). Ref. Zbl. Hautkrkh. **7**, 192. — ROGER, H. et CH. MATTEI: Apropos d'un cas d'adénomes sébacés de la face, avec epilepsie et symptômes d'hypertension intracranienne: Contribution à l'étude des neuroectodermomes. Bull. Soc. méd. Hôp. Paris **39**, 1135—1138 (1923). Ref. Zbl. Hautkrkh. **11**, 219. — ROLLESTON: Mikroskopische Demonstration eines cystischen Adenoms der Talgdrüsen aus der Inguinalgegend eines 30jährigen Mannes. Lond. dermat. Ges., Sitzg 14. Juni 1899. Ref. Dermat. Zbl. **3**, 95. — ROSENTHAL: Adenoma sebaceum PRINGLE. Verh. Berl. dermat. Ver.igg, Sitzg 10. Juli **1894**. Ref. Arch. f. Dermat. **29**, 300. — RULISON: (a) Adenoma sebaceum treated with the Kromayer lamp. N. Y. dermat. Soc., 25. Juni 1922. Arch. of Dermat. **6**, 245 (1922). (b) Adenoma sebaceum. N. Y. dermat. Soc., Jan. 1923. Ref. Arch. of Dermat. **7**, 841 (1923).

SACHS: Wien. klin. Wschr. **28**, 1246 (1915). — SAGORY: Des adénomes sébacés symétriques de la face. Gaz. Hôp. **1906**, No 88. Ref. Dermat. Zbl. **10**, 208. — SALOMON: Adenoma sebaceum. Köln. dermat. Ges., Sitzg 26. Nov. 1926. Ref. Zbl. Hautkrkh. **22**, 598. — SAPHIER, J. and W. KIENDL: A combination of adenoma sebaceum, neurofibromatosis cutis and syringocystadenoma. Urologic Rev. **25**, 271—272 (1921). — SAVILL: Adenoma sebaceum. Engl. dermat. Ges., Sitzg 28. Nov. 1900. Ref. Dermat. Zbl. **4**, 189. — SCHUSTER, PAUL: Die Beziehungen der sog. tuberösen Sklerose des Gehirns zur Dermatologie. Mh. Zbl. **17**, 2. — SEQUEIRA, J. H.: Fall von Adenoma sebaceum (von PRINGLEschem Typus). Proc. roy. Soc. Med. sect. dermat., Sitzg 19. Jan. 1911, **4**, No 4. Ref. Mh. Dermat. **52**, 477. — SIMON: Adénomes sébacés symétriques de la face. Bull. Soc. franç. Dermat. **1913**, 584. — SOUQUÈS, ALAJOUANINE et R. MATHIEU: Epilepsie et malformations congénitales de la peau. (Adénomes sébacés de la face et naevi vasculaires). Encéphale **16**, 615—616 (1921). Ref. Zbl. Hautkrkh. **4**, 270. — STERN, A.: Talgdrüsentumoren in der Haut und Unterhaut. Demonstr. der dermatologischen Abteilung des israelitischen Hospitals in Budapest, Sitzg 10. Jan. 1925. Ref. Zbl. Hautkrkh. **19**, 350. — STOWERS: Fall von Adenoma sebaceum. Brit. J. Dermat. **1915**, No 7. — STÜMPKE: Über multiple Talgdrüsenhypertrophien. (Adenoma sebaceum.) Dermat. Z. **23**, Nr 5 (1916). — SUKMANN: Naevus PRINGLE. Wien. dermat. Ges., Sitzg 7. Mai 1925. Ref. bl. Hautkrkh. **18**, 156. — SUTTON, R.: A differential study of multiple benign cystic epithelioma and adenoma sebaceum in the negro. J. of cutan. Dis. **29** (1911).

TAYLOR and BARENDT: Three cases of adenoma sebaceum in one family. Brit. J. Dermat. **1893**. — THIBIERGE, G. et RABUT: Adénomes sébacés symétriques de la face. Bull. Soc. franç. Dermat. **1921**, No 8, 395—396. — THOMPSON: Vorstellung in der Dermat. Soc. of great Britain and Ireland, März 1901. Ref. Brit. J. Dermat. **1901**, 274. — TÖRÖK: Das Syringocystadenom. Mh. Dermat. **8** (1889). — TRUFFI: Adenoma sebaceo del topo. 22. Riun. Soc. ital. Dermat. Roma, 18. Dez. 1925. Ref. Zbl. Hautkrkh. **21**, 572.

UNNA: Histopathologie der Haut, S. 816 f. Berlin: A. Hirschwald 1894. — URBACH: Naevus multiplex PRINGLE, kombiniert mit Morbus RECKLINGHAUSEN. Wien. dermat. Ges., Sitzg 29. März 1928. Ref. Dermat. Wschr. **87**, 1458.

VALK, J. W. VAN DER: Adénome sébacé ou épithéliome sébacé primaire. Bull. Soc. franç. Étude Canc. **13**, 465—473. Ref. Zbl. Hautkrkh. **16**, 334. — VITOLO, EM.: Adenoma del dorso del naso. Arch. ital. Otol. **34**, 470—473 (1923). Ref. Zbl. Hautkrkh. **15**, 67. — VOGT: Tuberöse Hirnsklerose und Adenoma sebac. Mschr. Psychiatr. **24**, 106.

WALKER, NORMAN: Adenoma sebaceum. Sitzg dermat. Sekt. Kongr. Brit. med. Assoc. Ref. Dermat. Zbl. **2**, 157. — WERNER u. JADASSOHN: Zur Kenntnis der „systematisierten Naevi". Arch. f. Dermat. **33**, 341f. (1895). — WHITEHOUSE: Adenoma sebaceum. N. Y. dermat. Soc., 25. Mai 1926. Ref. Arch. of Dermat. **14**, 483—484 (1926). — WIGLEY, J. E. M.: Mucous adenomata of palate. Case for diagnosis. Proc. roy. Soc. Med. **20**, Nr 7. Ref. Zbl. Hautkrkh. **25**, 208. — WINKLER, MAX: (a) Beiträge zur Kenntnis der benignen Tumoren der Haut. Arch. f. Dermat. **67**, 3 (1903). (b) Weitere kasuistische Beiträge zu den multiplen symmetrischen Gesichtsnaevi. Arch. f. Dermat. **86**, 129 (1907). — WOLF: Adenoma sebaceum. Klin. Sitzg 46. Jverslg amer. dermat. Assoc., 23.—25. Mai 1912. Ref. Arch. f. Dermat. **117**, 344. — WOLTERS, M.: Über einen Fall von Naevus epitheliomatosus sebaceus capitis. Arch. f. Dermat. **101**, 197 (1910). — WUCHERPFENNIG, V.: (a) Zwei Fälle von Morbus PRINGLE, durch Diathermiekoagulation gut beeinflußt. Herbsttagg Ver. rhein.-westfäl. Dermat. Münster i. W., Sitzg 26. u. 27. Okt. 1929. Ref. Zbl. Hautkrkh. **33**, 323. (b) Morbus PRINGLE mit Zahnfleischerkrankung. Herbsttagg Ver. rhein.-westfäl. Dermat. Münster i. W., Sitzg 26. u. 27. Okt. 1929. Ref. Zbl. Hautkrkh. **33**, 323.

ZEISLER: Adenoma sebaceum. Chicago dermat. Soc., 17. März 1926. Ref. Arch. of Dermat. **14**, 1926.

Dermoide, Epidermoide und traumatische Epithelcysten.

ASCHOFF: Cysten. Erg. Path. **2** (1895).

BLASCHKO, H. u. M. GUMPERT: Verkalkte Scrotalxanthome. Arch. f. Dermat. **116**, 323 (1924). — BLOND: Zur Kenntnis der traumatischen Epithelcyste. Arch. klin. Chir. **120** (1922). — BOHN: Traumatische Epithelcysten und Fremdkörperriesenzellen in der Haut. Virchows Arch. **144** (1896). — BORDIER: Traîtement des loupes par la diathermocoagulation. Arch. Électr. méd. **29**, No 464 (1921). Ref. BRIGGS: Two cases of cyst of the finger. Boston med. J. Ref. **133** (1895).

CEDERBAUM: Zur Ätiologie und Klinik der Dermoide und kongenitale Epidermoide. Bruns' Beitr. **88** (1914). — CHAJES: Zur Kenntnis der traumatischen Epithelcysten. Berl. klin. Wschr. **1907**, Nr 49. — CHIARI: (a) Über die Genese der sog. Atheromcysten. Internat. med. Kongr. **1890** II, 130. (b) Über Atheromcysten. Z. Heilk. **12** (1891).

DUBREUILH: (a) Kyste dermoide traumatique. Mercredi méd. Ref. **1895**. (b) Ann. de Dermat. **1907**.

LE FORT: Contrib. à l'étude des kystes derm. traumatiques. Rev. de Chir. **1894**. — FRANKE: (a) Über die Atherome. Arch. klin. Chir. **35** (1887). (b) Dermoid und Epidermoid. Wien. klin. Wschr. **1890**, 696. (c) Über Epidermoide. Dtsch. Z. Chir. **40** (1894). (d) Über Epidermoide. Dtsch. Z. Chir. **43** (1897). (e) Zur Frage der Entstehung der Epidermoide. Zbl. Chir. **14** (1898). — FREETH: Eine einfache Methode zur Entfernung von Atheromen. Ref. Brit. med. J., 20. Aug. **1910**.

GARRÉ: Über traumatische Epithelcysten der Finger. Bruns' Beitr. **11** (1894). — GUSZMAN: (a) Beitrag zur Kenntnis und zur Anatomie der traumatischen Epithelcysten. Magy. orv. Arch. **5**, H. 3 (1904). (b) Experimentelle Untersuchungen mit implantierten Hautstücken. Virchows Arch. **14** (1905).

HESCHL: (a) Hemmungsbildung des Haarfollikels. Prag. Vjschr. **4** (1860). (b) Über Dermoidcysten. Z. prakt. Heilk. **68** (1860). — HESSE: Die Entstehung der traumatischen Epithelcysten. Bruns' Beitr. **80** (1912). (Mit sehr ausführlicher Lit.)

JACOBSOHN: Traumatische Epithelcyste der Stirnhaut. Demonstr. Berl. dermat. Ges., März 1926. Ref. Zbl. Hautkrkh. **19**, 705 (1926).

Kaufmann: (a) Über Enkatarrhaphie von Epithel. Virchows Arch. 97 (1884). (b) Über experimentelle Erzeugung von Atheromen. Virchows Arch. 107 (1887). — Klein: Vier Fälle von Epithelcysten. Münch. med. Wschr. 1906, Nr 32. — König: Epidermoid am Penis. Arch. klin. Chir. 113 (1921). — Kügelgen, v.: Zur Genese der traumatischen Epithelcysten. Diss. Göttingen, Ref. 1908.
Martin: Beitrag zur Lehre von den traumatischen Epithelcysten. Dtsch. Z. Chir. 43 (1896). — Masse: Nouvelle expér. sur les greffes irid. etc. C. r. Acad. 1881. Zit. nach Hesse. — Mikulicz, v.: Beitrag zur Genese der Dermoide des Kopfes. Wien. med. Wschr. 1876, Nr 39—44.
Orth: Zit. nach Hesse.
Pels-Leusden: Über abnorme Epithelisierung und traumatische Epithelcysten. Dtsch. med. Wschr. 1905, Nr 34. — Pietzner: Über traumatische Epithelcysten. Diss. Rostock, Ref. 1905.
Reverdin: Kystes epidermiques des doigts. Rev. méd. Suisse rom. Ref. 7, No 3/4 (1887). — Ribbert: Experimentelle Erzeugung von Epithel- und Dermoidcysten. Dtsch. Z. Chir. 47 (1898). — Ringel: Dtsch. med. Wschr. 1908, Nr 14. Zit. nach H. Simon.
Salomon: Epithelcyste der Haut. Dermat. Wschr. 74, 550 (1922). — Schneider: Über Erblichkeit des Atheroms. Münch. med. Wschr. 1913, Nr 6. — Schweninger: Beitrag zur experimentellen Erzeugung von Hautgeschwülsten (Atheromen) usw. Charité-Ann. Ref. 1886. — Siemens: Studien über Vererbung von Hautkrankheiten. V. Atherom. Zugleich ein Beitrag zur Klinik der Epidermoide und der Follikularcysten. Arch. f. Dermat. 144, 175 (1923). — Simon: Epidermoide seltener Lokalisation. Bruns' Beitr. 80 (1912).
Török: Über Entstehung der Atheromcysten. Mh. Dermat. 12 (1891). — Trzebicky: Wien. med. Wschr. 1897, Nr 10. Zit. nach H. Simon.
Unna: Histopathologie der Hautkrankheiten, 1894. S. 897—909.
Wachter: Ein Fall von multiplem Auftreten von Epithelcysten. Diss. Breslau, Ref. 1912. — Wechselmann: Über Dermoidcysten und paraurethrale Gänge der Genitoperinealraphe. Arch. f. Dermat. 68, 123 (1904). — Wegener: Beitrag zur Lehre von den traumatischen Epithelcysten. Dtsch. Z. Chir. 50 (1899). — Wörz: Über traumatische Epithelcysten. Bruns' Beitr. 18 (1897).
Zimmermann: Seltene Atheromfälle. Arch. klin. Chir. 88 (1909).

Das Milium.

Literatur über sekundäre Milienbildung bei Sakaguchi bis 1915.

Allgeyer: Histologische Untersuchung bei einem eigenartigen Fall von Dermatitis herpetiformis mit Horncystenbildung. Arch. f. Dermat. 47, 369 (1899). — Arning: Milien und Pemphigus. Dermat. Ges. Hamburg, 6. April 1919. Ref. Dermat. Wschr. 68, 381 (1919).
Balzer: Milium et pseudomilium. La pratique dermatol, Tome 3. Paris: A. Masson & Co. 1902. — Balzer et Galliot: Un cas de Milium generalisé. Bull. Soc. franç. Dermat., März 1914, No 3. — Behrend, M.: Ein Fall von Pemphigus acutus mit Horncystenbildung. Arch. f. Dermat. 36, 343 (1896). — Brocq: (a) Pemphigus congénital à tendances cicatricielles. Pemph. successif à kystes epidermiques. La pratique dermatol, Tome 3. Paris: Masson & Co. 1902. (b) Traité elementaire de Dermatol. pratique, Tome 2. Paris: O. Doin 1907. — Brütt: Eigenartige Horncystenbildung bei gleichzeitiger Hauttuberkulose. Arch. f. Dermat. 129, 216 (1921). — Bukovsky: Ein Beitrag zur Lehre von der sog. Epidermolysis bullosa heredit. Die Regenerationsbedeutung der Retentionscysten in den Schweißdrüsenausführungsgängen. Arch. f. Dermat. 67, 163 (1903).
Csillag: Beitrag zum Wesen der sekundären epidermoidalen Cysten. Arch. f. Dermat. 52, 253 (1900).
Darier: Prècis de Dermatologie. Paris: Masson & Co. 1923.
Engmann u. Mook: Zit. bei Sakaguchi.
Franke: Siehe unter dem Kapitel Dermoid, Epidermoid und traumatische Epithelcysten.
Gutman: Multiple Epidermiscysten und Cystengänge an den Händen im Anschluß an eine schwere Hautentzündung. Dermat. Z. 41, 337 (1924).
Hanawa: Über Milium mit Riesenzellengewebe. Jap. Z. Dermatol. Ref. 14, H. 3/4 (1914). — Hebra u. Kaposi: Lehrbuch der Hautkrankheiten. Erlangen: Ferdinand Enke 1874.
Jarisch: Die Hautkrankheiten, Bd. 2. Wien: Alfred Hölder 1900. — Joseph, M.: Gutartige Neubildungen der Haut. Handbuch der Hautkrankheiten von Fr. Mraček, Bd. 3. 1904.
Kaposi: Pathologie und Therapie der Hautkrankheiten. Wien u. Berlin: Urban u. Schwarzenberg 1893. — Kyrle: Histobiologie der menschlichen Haut und ihrer Erkrankungen, Bd. 1. Wien u. Berlin: Julius Springer 1925.

Leloir: Atlas des maladies de la peau, 1889—93. — Little, G.: Fall von kongenitalem Milium bei einem 3 Monate alten Säugling. Proc. roy. Soc. Med., dermat. sect., Ref., 19. Febr. 1914.

Martinotti: Contributo allo studio delle cisti epidermiche secondarie ad altre dermatosi. Boll. Sci. med. Bologna **1921**.

Philippson: Die Beziehungen des Kolloidmilium, der kolloiden Degeneration der Cutis und des Hydradenom zueinander. Mh. Dermat. **11** (1890).

Rindfleisch: Zit. nach Unna. — Robinson: Handbook of Dermatologie. Zit. nach Balzer.

Sakaguchi: Über die Epidermolysis bullosa hereditaria Köbner. Arch. f. Dermat. **121**, H. 3 (1915). (Mit ausführlicher Lit. über sekundäre Milienbildung.)

Török: Spezielle Diagnostik der Hautkrankheiten. Wien: Alfred Hölder 1906.

Unna: Histopathologie. Berlin: August Hirschwald 1894.

Virchow: Zit. nach Unna.

Wagner: Epithelmilien. Dtsch. dermat. Ges. tschechoslov. Republik, Sitzg 3. Febr. 1923. Ref. Zbl. Hautkrkh. **8**, 373 (1923).

Literaturnachtrag s. S. 1136/1137.

If you have any concerns about our products,
you can contact us on
ProductSafety@springernature.com

In case Publisher is established outside the EU,
the EU authorized representative is:
**Springer Nature Customer Service Center GmbH
Europaplatz 3, 69115 Heidelberg, Germany**

Printed by Libri Plureos GmbH
in Hamburg, Germany